医院患者关怀性护理

主　编　刘义兰　宋葆云

副主编　张红梅　罗　健　周春兰　田　丽
　　　　杨　艳　戴晓婧　李伦兰　林　征

U0196683

北京大学医学出版社

YIYUAN HUANZHE GUANHUAIXING HULI

图书在版编目（CIP）数据

医院患者关怀性护理/刘义兰，宋葆云主编.
—北京：北京大学医学出版社，2022.8
ISBN 978-7-5659-2363-0

Ⅰ. ①患… Ⅱ. ①刘… ②宋… Ⅲ. ①护理学
Ⅳ. ①R47

中国版本图书馆 CIP 数据核字（2021）第 023017 号

医院患者关怀性护理

主　　编：刘义兰　宋葆云
出版发行：北京大学医学出版社
地　　址：(100191) 北京市海淀区学院路 38 号　北京大学医学部院内
电　　话：发行部 010-82802230；图书邮购 010-82802495
网　　址：http://www.pumpress.com.cn
E - mail：booksale@bjmu.edu.cn
印　　刷：北京溢漾印刷有限公司
经　　销：新华书店
责任编辑：袁朝阳　　责任校对：靳新强　　责任印制：李　啸
开　　本：889 mm×1194 mm　1/16　印张：29.5　字数：914 千字
版　　次：2022 年 8 月第 1 版　　2022 年 8 月第 1 次印刷
书　　号：ISBN 978-7-5659-2363-0
定　　价：98.00 元

编者名单

主　编　刘义兰　宋葆云

副主编　张红梅　罗　健　周春兰　田　丽
　　　　　杨　艳　戴晓婧　李伦兰　林　征

编　委：（按姓氏笔画排序）

王伟仙	华中科技大学同济医学院附属协和医院	张　艳	华中科技大学同济医学院附属协和医院
王峥嵘	华中科技大学同济医学院附属协和医院	张红梅	河南省人民医院
方　云	华中科技大学同济医学院附属协和医院	张俊梅	河南省人民医院
田　丽	天津市第三中心医院	陈　庆	华中科技大学同济医学院附属协和医院
代　艺	华中科技大学同济医学院附属协和医院	苗金红	郑州大学第一附属医院
冯素萍	河南省胸科医院	林　征	南京医科大学第一附属医院
吕艳萍	内蒙古自治区人民医院	罗　健	华中科技大学同济医学院附属协和医院
刘义兰	华中科技大学同济医学院附属协和医院	周春兰	南方医科大学南方医院
刘小娟	首都医科大学附属北京朝阳医院	郑雪梅	西安交通大学第一附属医院
刘　蕊	空军军医大学口腔医院	赵平凡	河南省人民医院
孙　丽	华中科技大学同济医学院附属协和医院	胡雪慧	空军军医大学西京医院
杨　艳	上海交通大学医学院附属仁济医院	胡德英	华中科技大学同济医学院附属协和医院
杨　霞	华中科技大学同济医学院附属协和医院	徐　习	中国人民解放军南部战区总医院
杨红艳	北京中西医结合医院	莫蓓蓉	华中科技大学协和深圳医院
李　萍	新疆维吾尔自治区人民医院	郭舒婕	河南省人民医院
李伦兰	安徽医科大学第一附属医院	黄海燕	华中科技大学同济医学院附属协和医院
李佩丽	河南省人民医院	程文兰	河南省人民医院
李育红	河南省人民医院	楚　鑫	成都中医药大学附属医院
李智英	中山大学附属第一医院	阙纤沣	南通大学附属医院
李黎明	河南省人民医院	褚　婕	华中科技大学同济医学院附属协和医院
李燕君	华中科技大学同济医学院附属协和医院	谭翠莲	华中科技大学同济医学院附属协和医院
宋葆云	河南省人民医院	戴晓婧	中国人民解放军中部战区总医院

编写秘书　汪丽萍　薛　晶　何　娇

前　　言

关怀是护理专业的一个核心概念，从现代护理学奠基人南丁格尔开始，关怀就被深深地植入护理专业中，成为护理的核心和精髓。护理规范，作为护理人员工作的指引和规范，对护理人员具有重要意义。人文关怀有效融入护理规范，是体现护理专业本质、践行专业核心价值观的必由之路，在改善患者就医体验、提升服务品质及构建和谐医护患关系中发挥着重要的作用。国内护理人文关怀实践创新促进了人文关怀从理念、理论到实践的快速发展。但是，护理人文关怀在护理规范与实践方法等方面尚缺乏全面、系统的指导性专著，一定程度影响了护理人文关怀的效果。为切实有效地在临床实践中实施人文关怀，笔者组织了华中科技大学同济医学院附属协和医院、河南省人民医院的专家同道并邀请了部分人文护理临床专家精心撰写了《医院患者关怀性护理》一书。

本书共包含 11 章，第一章概述，主要内容包括人文关怀概述、护理规范概述、关怀性护理概述、关怀性基本护理规范要求。第二章至第十一章分别介绍了内科、外科、妇产科、儿科、五官科、老年、肿瘤科、感染性疾病科、精神科及其他专科患者关怀性护理。对不同疾病患者的关怀，从关怀性评估和护理措施、健康指导、延伸护理关怀等方面进行了详细介绍，将人文关怀融入到患者治疗护理的全过程，体现了对患者的身心整体护理。

本书立意新颖，内容丰富，系统全面，实用性强，对临床护理人文关怀实践及护理院校教学具有较强的指导性。该书既可作为临床护理人员的人文关怀护理规范指南，也适合护理院校师生教学参考使用。

本书的顺利完成得益于全体编委的辛勤劳动，在此特向各位编委表示诚挚的感谢！感谢各位领导、各位专家及同仁给予的各方面的指导和支持。

本书的编写得到了华中科技大学 2019 年度校级教材立项项目"医院患者关怀性护理"的资助，在此表示感谢。

因编者水平有限，本书难免有不妥之处，恳请各位专家不吝赐教，使其日臻完善。

刘义兰　宋葆云

2021 年 10 月

目　录

第一章

概　述

关怀是护理专业的一个核心概念，从南丁格尔开始，关怀就被深深地植入护理专业中，并随着时代的发展，成为护理的核心和精髓，其内涵与外延不断丰富和扩展。护理规范，是护理人员工作的指引，对护理质量来说具有重要意义。人文关怀有效融入日常护理规范，是体现护理专业本质、践行专业核心价值观的必要之路。本章将对护理、人文关怀、关怀性护理及关怀性基本护理进行简要阐述。

第一节　人文关怀概述

一、护理人文关怀的概念

（一）关怀

根据新华字典，关怀是指关心，含有帮助、爱护、照顾的意思。根据牛津词典，关怀（care, caring）具有不同的词性。作为名词，关怀的意思包括：①担心、焦虑；②认真关注、注意；③保护、责任。Care, Caring 作为动词，其意为①关切；②喜欢，怀有情感；③提供照顾；④照顾。Care, Caring 作为形容词，表示充满情感的，尤其是对患者或老年人的专业照顾。

（二）人文关怀

人文关怀（human caring, humanistic caring）是一个哲学范畴的概念。该概念与意大利文艺复兴时期的"人文主义"（humanism）运动及哲学家们探讨的终极关怀（ultimate concern）密切相关。人文主义运动主要倡导人文主义思想，即否定神权，提倡人权；扬弃神性，讴歌人性；反对禁欲，呼唤人情。以人为本的内涵是人文关怀的本质属性。概括而言，人文关怀的本质主要体现在以"人自身的生命价值"为本，其特征是具有人文学科的文化知识，具有"人权平等、人格尊重、人性自由、人情博爱"的人文或人道主义思想。因此，人文关怀的目的就是要营造一个充满关爱的整体，并在相互关心中达到和谐相处，促使人全面完整的发展。

（三）护理人文关怀

护理人文关怀（human caring in nursing）是一个复合概念，是哲学与护理学的有机结合。护理中的人文关怀起源于 19 世纪中叶南丁格尔在护理方面的开创性工作。她开创了护理专业并将护理照护纳入组织系统中。目前，护理界普遍认为关怀在护理上有三层含义：第一层为照顾和帮助，即护理行为。护士要护理患者，需要采取适当的护理措施来帮助患者；第二层为关心和关爱，即对患者情感的表达；第三层为小心谨慎，即对自己的行为所承担的一种责任。不同的文化背景和历史时期，对关怀有着不同的理解。美国关怀科学理论家 Watson 博士指出，人文关怀是一种主动关怀人的意愿、意识或责任，并在具体行动中体现出来的价值观和态度；关怀是一种道德观念，只有通过人际之间互动关系才能有效地实践和体现。

二、人文关怀在护理中的重要性

（一）人文关怀是患者基本且重要的需求

住院患者每天中的绝大部分或全部时间是在病房度过的。患者期望也要求从日常护理服务中获得高质量的关怀护理。研究者发现，患者认为关怀护理在他们的治疗期间是必不可缺的。护理人员通过关怀护理可以建立一种彼此相互信任与关爱的护患关系，可以减轻患者痛苦，恢复及促进患者健康；患者认为他们除了需要护理专业知识、技能外，还需要情感的支持及关怀照顾；患者认为在护理行为中，人道主义方面的护理具有最强的关怀性，患者更需要社会心理方面的关怀护理。

对患者的关怀是患者感谢和表扬医护人员的重要依据。笔者查看了医疗机构病区医患沟通本上患者或其家属的留言。留言本上，患者或其家属对医护人员写了大量的表扬信和感谢信，并说明表扬或感谢的理由及内容，其中大部分都提到感谢医护人员对患者的关怀。可见，医护人员对患者的关怀是能给患者留下深刻印象、感动患者的重要方面。能给患者提供关怀的医护人员是患者最需要的，也是患者对医疗护理服务满意的一个必备且重要的条件。

（二）人文关怀是护士的法定职责

中华人民共和国国务院 2008 年颁布的《护士条例》中明确规定：护士应当尊重、关心、爱护患者，保护患者的隐私。这从法律的高度对护理人员的职责进行了明确规定，要求护理人员要认识到自己对患者实施关怀的职责。这意味着，对患者进行人文关怀，是对护士日常工作的基本要求。如果护士在岗工作，没去关怀患者，就是失职；如果因未履行这一职责，导致患者的不满或发生伤害，患者就可能投诉。可见，关怀患者是医疗机构护理工作者的职责和义务。

（三）人文关怀是保障护士安全、提升护士职业满意度的重要手段

1. 是保障护士生命健康的需要　当今医疗环境复杂，伤害医护人员的暴力事件不断发生，医护人员的健康受到严重伤害，甚至丧失生命。这些事件的发生非常令人痛心。追溯这些事件的起因，有些事件与医护人员完全不相干，医护人员没有任何过错；但在有些事件中，肇事方提出医护人员态度不好、冷漠，就是对患者缺乏理解、尊重和关心的表现。因此，关怀患者可以提高患者的满意度，患者通过各种形式如送锦旗、写表扬信、留言等对护士表示感谢、赞美和表扬，让护士产生职业价值感，提升对职业的满意度。反之，如果护士不关怀患者，就可能引起患者的不满，轻者对护士抱怨、投诉，重者呵斥、辱骂、殴打，在极端情况下，有些患者或其家属甚至伤害医护人员，实施暴力行为。因此，护士对患者的关怀，也是对自己生命健康的一种最好的保护。

2. 是提升护士职业满意度的需要　如前所述，提高患者满意度，可以通过患者对护士的正向评价，提高护士工作的幸福感和成就感，因而提高其职业满意度。另外，护理中的人文关怀也包括医疗机构及护理管理者对护士的关怀。医院通过制定人性化的管理制度，提供足够的福利待遇、优良的工作环境和发展前景，可以有效提高护士的职业满意度。最终使护士热爱医院、热爱工作，增加医院对护理人员的吸引力和留住力，激发护士的工作潜能，对医院护理及整体发展大有帮助。

（四）人文关怀是优质护理服务的重要内涵

自 2010 年起，中华人民共和国卫生部在全国范围内开展优质护理服务示范工程活动。在这项影响中国护理模式、决定中国临床护理走向的改革中，政府部门制订并颁布了相关文件，在每年度的文件中均提到了人文关怀。中华人民共和国卫生部 2010 年 1 月 23 日颁布的《2010 年优质护理服务示范工程活动方案》中，在活动的重点内容第三项明确提出，深化"以患者为中心"理念，丰富工作内涵。具体措施包括将"以患者为中心"的护理理念和人文关怀融入到对患者的护理服务中，在提供基础护理服务和专业技术服务的同时，加强与患者的沟通交流，为患者提供人性化护理服务。2011 年卫

生部又颁布了《2011 年推广优质护理服务工作方案》，方案里提到要责任护士要全面履行护理职责，为患者提供整体护理服务，协助医师实施诊疗计划，密切观察患者病情，及时与医师沟通，随时与患者沟通，对患者开展健康教育，康复指导，提供心理护理。临床护理服务充分体现专科特色，丰富服务内涵，保障患者安全，促进患者康复，增强人文关怀意识，倡导人性化服务。《2012 年推广优质护理服务工作方案》中提出深化护理模式改革，继续推行责任制整体护理工作模式，为患者提供全面、全程、专业、人性化的护理服务。在门（急）诊、手术室等部门探索优质护理的实践形式，优化门（急）诊服务流程，推行"一站式服务"，做好对患者的健康教育和指导，为手术患者提供规范的围术期护理，保障患者安全，体现人文关怀。2015 年颁布的《深化优质护理，改善护理服务行动计划》，专门提出要"加强人文关怀和护患沟通"。因此，人文关怀是优质护理服务的重要组成部分，也是优质护理服务的重要内涵。如果说，没有关怀，就没有护理，那么，没有关怀，就更没有优质护理。在当今形势下，护理管理者和护理工作者要充分意识到人文关怀在护理专业发展中的重要性，并积极践行。

三、护理人文关怀实践的对象与范畴

（一）护理人文关怀实践的对象

护理人文关怀实践的对象是复合的。

1. 患者及其家属 护理人文关怀实践的主要对象是患者及其家属。患者到医院接受诊疗，不仅有生理上的痛苦，还有心理上的压力，部分人还有经济负担。无疑，患者是护理人员关怀的直接对象。患者一旦住院，其家庭也会受到不同程度的影响，如家人的工作安排、医疗费用、照顾者本身的辛苦、对患者疾病的期望、对医护人员的期望等都会给家庭成员带来不同程度的痛苦和压力。家属也时刻观察、体验着医护人员的态度和行为。因此，要注重关怀患者的家属，与之进行良好的沟通，使其更好地配合对患者的护理。

2. 护理同仁与自我 人人都需要关怀。作为社会的一员，护理人员也应得到关怀。在医院工作的护理人员，是医院领导、护理部领导及科室护士长的关怀对象，应从工作环境、福利待遇、生活思想等方面给予关心，并将其纳入制度中。护理人员也要进行自我关怀，使自己保持健康的身体和良好的心态。自我关怀可以从多方面实施，例如对自己有信心，给予肯定。注意休息、饮食；业余时间参加有益于身心健康的活动，如找朋友谈心、郊游、运动等，让自己放松。

3. 其他相关人员 与护理人员密切接触的其他人员也应是护理人员关怀的对象。包括医生、进修护士、实习生、辅助工作人员等。护理人员在工作中，在与各类人员接触中，应该相互尊重，相互关怀。

（二）医院护理人文关怀范畴

随着《"健康中国 2030"规划纲要》的实施，护理人员履行着为人民群众提供全方位、全周期健康服务的职责。人文关怀是护理人员的重要职责，其实践范畴也是全方位的。

1. 医院人文关怀实践

（1）门急诊人文关怀实践：门急诊服务是医院服务的第一个环节，也是医学与生命健康连接的首个端口，能直接反映医院的外部形象和文化内涵。门诊患者流动性强，急诊患者病情重且变化快；就诊者对医疗机构及诊疗流程不熟悉，对医疗服务预期高，使门急诊服务更依赖准确、高效的护患沟通。门急诊护理人员应营造温馨舒适的诊疗环境，提供高效便捷的就诊流程及人性化的医疗保障措施。

（2）病区人文关怀实践：病区是住院患者接受诊疗、护理的主要场所。患者面临着疾病的痛苦、生活上的不便、心理的压力，甚至经济的负担，特别需要得到医护人员的关心和帮助。护理人员在为患者提供各种技术操作的同时，应主动与患者沟道，了解患者有无不舒适、有何需求、是否有压力等，并有针对性地实施关怀。陪同患者住院的家属，也会承担较大的心理负担和经济压力，护理人员亦应给予关心和支持。

2. 社区人文关怀实践　社区卫生服务机构为社区内居民提供预防、保健、医疗、康复、卫生宣教及优生优育等综合服务。社区卫生服务对象包含不同年龄阶段的人员，但以老年、慢性病患者居多。这些患者身体状况差，治疗周期长，易出现治疗中断等情况。社区护理人员应为社区内居民提供人文关怀和护理。

3. 家庭人文关怀实践　家庭护理是医疗机构护理的延伸。很多患者仍有一定的健康维护需求，如心脑血管疾病、糖尿病等慢性病患者，出院回归家庭及社会后仍需要持续的治疗及护理。一些患者还可能缺乏家庭及社会支持。护理人员通过上门服务等形式，将人文关怀延伸到家庭，必定能促进患者个人及其家庭的身心健康以及家庭的和谐幸福。

（刘义兰　宋葆云）

第二节　护理规范概述

一、护理规范的定义

护理规范是以我国各级卫生主管部门制订的条例、办法、指南、制度和规范为原则，依据护理学科理论基础，结合长期临床实践经验制订而成，是护理人员从事各项护理工作应遵循的工作程序、方法等。护理规范分为广义、狭义两类，广义的护理规范是指卫生行政部门以及全国性行业协（学）会结合本行业特点制订的各种标准、规程、规范、制度以及指南等，如原卫生部委托中华医学会制订的全国"诊疗护理和技术指南"。狭义的护理规范是指由各级医疗机构制订的护士从事各项护理工作时应遵循的工作程序和操作方法。护理规范是保证临床护理高效安全的基本工作准则，有利于提高护士工作的主动性、预见性、综合分析和判断能力，为推动护士向专业化、规范化、标准化培养奠定基础。专科护理则是在基本护理的基础上，对专科护理操作提出专业化、具体化要求，以作为护士从事专科护理时必须遵循的工作方法和步骤。

二、护理规范的内涵

护理学科是一门综合自然科学、社会科学、人文科学的综合应用性学科，自有其独立、综合、科学的知识体系。当今护理学科的发展，应顺应我国卫生政策的发展趋势和医药卫生体制改革的需要，充分考虑政府和人民对护理服务的需求，注重服务内容、服务技能、服务质量评价等的标准化和规范化，有利于更好地规范护理行为，保障护士的权益和义务，促进护理专业健康持续发展。护理规范是护士在临床工作中对患者进行心身护理必须遵循的原则，是规范护理行为和满足患者健康需求的基本保证。护理规范坚持以患者为中心，既体现科学性和先进性，又具有实用性和可行性。根据疾病特点，更侧重于患者的反应和舒适度，从临床护理实际出发，制定简洁实用、指向明确的护理措施，使临床护士迅速掌握护理要点，具体指导其"做什么，如何做"，有利于疾病的治疗和预防并发症，促使患者处于治疗与康复的最佳状态，从而提高护理质量，实现标准化管理。

三、护理规范的实践意义

2008年国务院颁布的《护士条例》第十六条规定，护士执业，应当遵守法律、法规、规章和诊疗技术规范的规定。《全国护理事业发展规划（2016—2020年）》指出，要进一步提高护理队伍专业化水平，加强各专科护理人才培养，强化各层级规范化培训。然而目前现代护理技术快速发展，新业务、新技术不断涌现，使得部分护理行为暂缺参照标准，不同程度地阻碍了专科护理的规范化发展，甚至成为护理安全隐患的隐患。护理工作质量直接关系到患者安全，如何规范护士服务行为，便于护理岗位职能界定，全面落实护理职责，是当前护理管理面对的重要问题。实践证明，通过制订合法、科学、实用的护理，在护理程序、疾病预防及健康指导等方面规范护理行为，能够全面提升护士的预见性和临床观察等综合能力，促使护理工作环节规范化、标准化和具体化。为了保证各专科护理行为有章可循，有据可依，建立护士培训及质量控制的长效机制，提高护士的整体素质及执行能力，应及时制订、不断更新适合现行护理工作需要的专科护理和操作规程，全面提升护理的规范化水平及服务质量。

（宋葆云　刘义兰）

第三节　关怀性护理概述

一、关怀性护理的定义

关怀性护理是指护理中充分融入护理人文关怀内容和要求的护理。关怀性护理应该是更全面体现护理内涵、本质要求的护理，用来指导护士为不同疾病的患者提供生理、心理、社会等全方位的整体护理和人文关怀。

二、关怀性护理的内涵

（一）关怀性护理的科学内容

关怀性护理，其定位为护理，它必将容纳对不同症状、不同疾病患者的护理要素，也是经过多年来的探索研究沉淀积累的科学内容。传统护理大多包含了对患者的饮食护理、休息与睡眠等的护理、病情观察、与医生的沟通、治疗措施的实施与效果不良反应的观察、安全护理、生活护理、心理护理等内容。这些是护理人员每日工作的主要任务，对患者的症状改善、疾病康复等具有极为重要的作用。且这些内容要与时俱进，不断更新。

（二）关怀性护理的关怀本质

如理论家所言，关怀是护理的本质和核心，关怀是需要通过具体的形式来体现的。作为指导护理人员每日对患者进行护理的护理规范，是体现关怀的重要载体。关怀性护理必须充分体现对患者护理中的人文关怀的内容。在原有的一些护理常规中，对人文关怀的内容或多或少有一定的体现，但是体现得还不充分、不全面。鉴于人文关怀在整个护理中的重要性，应加大关怀措施在护理常规中的比重。

三、关怀性护理的意义

（一）指引护理人员为患者提供全方位的整体护理

护理作为护理人员每日工作的指引，其实施必定让护理人员能够在传统科学内容的基础上，注重人文关怀的实施，使得对患者的护理更加全面，更能体现护理的核心和内涵，增加患者的满意度，促进护患和谐。关怀性护理通过培训，更新护理人员的观点，强化护理人员的关怀意识，并帮助护理人员实施对患者的具体关怀。管理者还通过对关怀性常规实施情况的督导，发现问题，分析原因，不断改进。因而，关怀性护理的应用对人文关怀的全面落实和对患者整体护理质量的提高都具有重要的意义。

（二）促进护理专业的发展

护理作为一门专业，具有自己的知识体系。护理就是该知识体系的一部分。充分融入了人文关怀的护理，是对护理专业知识体系的一个重要补充。应用并不断改进和完善关怀性护理，能够丰富护理专业的知识体系，让专业的内涵得到具体体现。护理人员实施全面的规范护理，能更好地促进人们的身心健康，为人类的健康做出重要贡献。

（刘义兰　宋葆云）

第四节　关怀性基本护理

一、关怀性护理环境

1. 病室整洁，规格统一，物品配备和环境布局以满足患者需求和方便使用为原则。

（1）物有定位，用后及时还原，养成随时随地注意清理环境、保持整洁的习惯。

（2）病室内墙定期除尘，地面及所有物品用湿式清扫法。

（3）及时清除治疗护理后的废弃物及患者的排泄物。

（4）非患者必需的生活用品及非医疗护理必需用物不得带入病区。

2. 建立便民服务措施，为患者提供人性化关怀服务。科室可根据需要准备一次性水杯、针线包、雨伞、吹风机等生活用品，并告知患者便民物品的放置地点，用后及时归还。

3. 温湿度适宜。温度过高神经系统易受抑制，影响人体散热；温度过低，使机体肌肉紧张、冷气袭人导致患者在接受诊疗护理时受凉。普通病房温度保持在 18～22℃，新生儿、老年人病房、产房、手术室以 22～24℃为宜。适宜的病室湿度为 50%～60%。湿度过高，有利于细菌繁殖，且机体散热慢，患者感到胸闷不适；湿度过低，则空气干燥，人体水分蒸发快，致呼吸道黏膜干燥，口干、咽痛影响气管切开或呼吸道感染者的康复。因此，应根据季节和条件因地制宜，采用开窗通风、地面洒水、空气调节器等措施，调节室内温湿度，使患者心境愉悦。

4. 保持病室的安静。根据国际噪音标准规定，白天病区理想的噪音强度为 35～40 dB。工作人员在说话、行动与工作时应尽可能做到"四轻"，即说话轻、走路轻、操作轻、关门轻；易发出响声的椅脚应钉橡胶垫，推车的轮轴、门窗交合链应定期滴注润滑油。

5. 医院要重视护士的职业保护和需求，有激励机制和合理配置人员等措施，增加护士的职业满意度，让护士有职业认同感，能更好地对患者实施关怀性护理服务。

二、门诊患者关怀性护理

1. 分诊护士坚守岗位，热情主动地接待患者，礼貌用语，使用尊称，减轻患者初到医院的陌生感、紧张感。

2. 诊区环境保持整洁、安全、安静、舒适，通风良好、光线充足，温湿度适宜。

3. 耐心细致，标识清楚。询问患者病史，根据其主要症状、伴随症状及辅助检查，指导患者选择医师挂号，尊重患者的知情同意权。

4. 主动向患者介绍就诊须知、就诊流程、环境布局、当日医师坐诊情况等。

5. 维持良好的就诊秩序，指导患者观看叫号显示屏按序就诊，保护患者隐私，诊室做到一医一患（必要时留一陪护）。对患者隐私部位检查时，必须用屏风或布帘遮挡，不得以任何方式泄露患者的隐私与医疗信息。

6. 经常巡视候诊患者的病情变化，必要时测量体温、脉搏、呼吸、血压等，发现异常及时处理，并配合医师做好抢救工作；对危重患者、年老体弱者、残疾人、现役军人，持优诊证者实行优先就诊，危重患者住院护送至病房，确保患者就医安全。

7. 耐心回答患者及陪同人员提出的问题，及时解决患者就诊中遇到的各种困难，若护理人员本人不能解决的，需向护士长或相关人员上报，及时满足患者的就诊需求。

8. 按规定备齐急救药品、物品，并保持完好处于备用状态；用后及时补充，定期检查。

9. 做好预约挂号宣传工作，主动向患者介绍预约挂号的方式和途径，指导并帮助患者进行预约，提高预约率，节约患者时间，减少医院感染发生，改善患者就医体验。

10. 对患者及家属进行各种形式的健康教育；严格执行消毒隔离制度，防止医院感染的发生。

11. 提供多种便民服务，如免费提供平车、轮椅、针线包、一次性纸杯，提供健康宣传手册，配置手机充电站、共享充电宝等，改善患者就医体验。

12. 了解患者对门诊服务的感受，虚心听取患者的意见和建议，积极改进门诊工作。

三、急诊科患者关怀性护理

（一）急诊预检分诊关怀性护理

1. 预检分诊岗位 24 小时有护理人员值守。分诊护士仪表端庄，着装整洁，佩戴胸牌。态度和蔼，语言温和，主动热情接诊，耐心询问病情，用善意而关注的眼神平视对方以示诚意，解除患者紧张不安的心理。

2. 快速准确评估病情，根据患者病情严重程度按三区四级进行分诊。与护送患者的医务人员做好转运交接，危重症患者主动护送至抢救室或监护室。

3. 建立绿色通道，优先抢救生命垂危的患者，对于 110 和 120 送来的"三无（无姓名、无家属、无治疗经费）"人员实行先救治后付费。

4. 根据不同的患者，运用恰当准确的服务用语，措辞准确达意，语气温和，语调适中，运用通俗易通的话语对其进行解释沟通和健康宣教；对有需求的患者尽量提供帮助，如行动不便者、老年患者；也可使用关怀性动作，如量体温不方便时帮忙放置于腋窝处、量血压时帮忙弄一下衣袖等等。

5. 正确规范使用电子叫号系统，主动巡视候诊区，动态评估患者分级，保证重症患者优先就诊。

6. 免费提供一次性纸杯、轮椅、平车等便民措施。

（二）急诊抢救患者关怀性护理

1. 医护并行抢救，责任护士对患者进行快速护理评估，给予患者吸氧、建立静脉通路、心电监护、急救等措施。对神志不清的患者镇静和（或）约束。

2. 责任护士抢救技能娴熟，急救仪器熟练操作并能一次使用成功，争取在最小的空间、最短的时间为患者提供最快捷、最有效的服务，让急诊护理真正体现急、准的特点。

3. 在工作中做到热情地接待患者、细心地问清病情、精心地做好各种护理、耐心地讲解治疗护理目的、主动地帮助患者做各种检查，尽最大努力让患者满意。

4. 在病情允许且不耽误治疗抢救时，再详细解释急诊就诊、入院流程、病区环境等以及需要病人和家属协作的事项。礼貌称呼患者。如有特殊诊断，在未经许可的情况下，不在床边或大声交接。

5. 为患者提供快捷的缴费方式，保证急诊患者优先检查、优先取药、优先治疗，尽量缩短患者在抢救室的停留时间。

6. 清创缝合室保证清洁明亮。医生缝合时，及时协助。注意安抚患者情绪，特别是小儿患者及其家属。

（三）急诊留观患者关怀性护理

1. 护理操作开始之前，向病人或家属解释，并确保能理解并配合。对年纪较大的患者，可适当增加音量，放慢语速。对于无法语言有效沟通的患者，可以采用图片、手势等方式。

2. 护士可以通过使用安慰性、解释性和同情性等语言形式，或动作、眼神、表情等非语言形式患者及其家属进行交流，针对不同的患者、不同时机使用不同的沟通方式和技巧，如在患者发怒时，让其适当发泄，护士要保持沉默，观察患者，用非语言形式感化患者；患者哭泣时，要用沉默、聆听、安慰的方式安慰患者；而对有感觉缺陷者，如视力、听力障碍者，则应用语言触摸进行交流。

3. 主动巡视患者，密切观察患者的病情变化，主动询问患者有何不适及需求，对其合理需求及时提供帮助，发现异常及时报告医生。

4. 尊重患者隐私。如有抢救，以屏风隔离患者区域，避免影响救治工作。抢救后，及时清洗患者身体、床单位及地上的血迹污物等，及时安抚其他患者及家属情绪。

5. 严格床边交接班。正确完善患者信息登记及护理记录单等文件记录。

6. 动态评估病人心理状况，分析各种不良情绪的根源，建立有效沟通及投诉渠道，尽快解决患者各类问题，及时灌输正确的信念，规范健康教育。

7. 在确定收入院或出院的 20 分钟内，完成患者入院及转出相关手续的办理并记录。离观时对患者进行有针对性的健康教育。转运护士与其他各方做好有效交接并签字确认。

四、患者入院出院关怀性护理

（一）患者入院关怀性护理

1. 病区接到患者入院通知后，及时准备床单位及用物，做好新患者入院准备。

2. 热情亲切地迎接新入院患者，向患者及家属做自我介绍，正确完善患者信息、病历及护理记录单；经双人核对无误后亲自为患者佩戴腕带并解释腕带的作用和注意事项。

3. 带患者熟悉病区环境并介绍主治医生、病区护士长及病区探视制度、患者权利义务等相关情况，对患者及家属提出的疑问及时给予解答。

4. 指引或扶患者上床休息，取舒适卧位。

5. 协助患者行卫生处置：为患者修剪指甲，更换病员服等。

6. 为患者联系订餐等事宜。

7. 根据患者的病情及生活自理能力，和医生共同制订相应的护理级别，并根据护理级别提供相应的护理。

8. 及时正确执行医嘱，完成各项治疗，观察用药反应。对于有疑问的医嘱要及时与管床医生核实，确认无误后方可执行。对于患者提出的治疗上的合理需求，要及时与管床医生沟通，并及时给予患者回复。

9. 注意观察患者情绪，如有异常，给予心理支持。对于有自杀倾向的患者要向护士长报备，严格交接班，密切观察患者动态，确保患者安全。

10. 密切观察患者的病情变化，发现异常及时报告医生。

（二）患者出院关怀性护理

1. 接到患者出院医嘱后，通知患者及其家属出院时间，如患者及家属提出疑问，要及时与医生沟通并给予反馈，必要时请管床医生与患者沟通。

2. 为患者及家属介绍出院手续办理流程，对于有困难者及时提供帮助。

3. 核查患者有无出院带药，及时帮患者将口服药取回并告知用法、用量及注意事项。

4. 进行出院健康指导，包括饮食、运动、复诊时间等相关内容。

5. 询问患者及家属需要，尽量提供帮助。

6. 询问患者及家属住院期间的感受，对于其提出的问题和意见及时向护士长反馈并进行改进。

7. 协助患者整理用物，行走不便者及时提供轮椅、平车等辅助工具，护送患者出病区。

8. 根据患者的疾病种类，对患者用物进行分类处理和消毒。

9. 做好患者的电话回访工作。

五、患者转运关怀性护理

（一）一般患者转运关怀性护理

1. 转运前了解患者病情，向患者介绍转运目的、方法与配合事项。完善相关治疗，整理好各种管道，清理好患者的随身物品。

2. 安全将患者搬至轮椅或平车。如轮椅转运，要系好安全带；如用平车转运，要拉起两边床档，做好安全防护。

3. 尽量不要在雨雪天气转运患者，如必须转运时，应做好防雨保暖措施，避免患者着凉。如阳光太强时应为患者佩戴眼罩，以免引起患者眼部不适。

4. 转运途中，注意选择平稳路段，减少颠簸；上下坡时，头部朝上；转弯时注意减速。

5. 注意观察患者神色及病情变化，如出现异常及时处置。

6. 途中注意适当与患者交流，对患者提出的问题耐心解答。

7. 与转入科室医护人员交接完毕后，礼貌与患者及家属道别后再离开。

（二）危重患者转运关怀性护理

1. 转运前充分评估患者病情，暂有生命危险应就地抢救，不宜转运，待生命体征平稳后再转运。

2. 对于昏迷患者，应确保气道通畅，备口咽通气管及人工呼吸气囊，携带气管插管用物及抢救盒。

3. 对于有气管插管或气管切开的患者，应检查人工气道的固定装置，必要时再次加固以防途中滑脱。对于严重脑外伤需转运的患者，转运前应先吸净痰液，控制患者的烦躁；转运中患者的体位得当，采取头高头前位，头偏向一侧，以利颅内静脉回流，减轻脑水肿；妥善约束加护栏，以防意外摔伤。

4. 对休克患者应建立两组以上的静脉通道，确保转运途中有效的静脉通路及输液速度。

5. 检查各引流管、胃管、胸管是否固定妥善，防止脱出，胸管注意夹闭。

6. 转运途中，加强与患者的沟通，密切监测并记录其生命体征，包括血氧饱和度、意识、瞳孔状态、呼吸频率与呼吸形态，同时记录转运途中抢救和治疗经过等。

7. 在转运时采用便携式氧气瓶给氧，尽量防扭曲、折叠和脱落，避免使用氧枕供氧，因难以估计与调节氧枕的氧浓度与流量。

8. 保证转运途中有足够的急救药，如肾上腺素、阿托品、利多卡因、尼可刹米、洛贝林等，同时应根据患者的具体病情携带针对性的急救药物。

9. 护送患者到达病区后，如需抢救则协助，确保患者安全后再离开。

10. 其他事项同一般患者转运关怀性护理。

六、患者夜间关怀性护理

1. 值班护士提前到岗，向患者进行自我介绍，注意礼貌用语，态度亲切友善。

2. 与白班护士认真交接患者的病情、治疗、药物、皮肤及心理状况。

3. 进行晚间护理，保持病房整洁，增强患者舒适感。

4. 护理时动作要迅速、轻柔，切忌生拉硬拽，避免给患者增加不必要的痛苦。

5. 如因操作时用力过猛或方法不当引起患者疼痛不适时，要及时向患者道歉并安抚患者。

6. 根据患者的病情和自理能力协助患者洗漱、清洁。

7. 协助患者取舒适卧位，整理好床单位，拉起床档。

8. 适当关闭门窗，关闭顶灯（必要时可使用壁灯），减少人员走动，为患者入睡创造良好的环境。

9. 对入睡困难的患者可采取相应护理措施，如给予少量温牛奶、热水泡脚、听轻音乐，或遵医嘱给药等，促进患者睡眠。

10. 若有夜间服用降压药、安眠药等特殊治疗的患者，应发药到手、看服到口，并做好宣教，观察药物的不良反应。

11. 按时巡视患者，观察患者有何不适及需求，并提供相应的帮助。对危重或者有自杀倾向等的特殊患者要加强巡视，发现病情变化及时通知医生并配合处理。

12. 如发现患者不在病区，要询问家属患者去向。无家属者，及时电话联系家属。如确认患者出走，及时报告护士长并向保卫处备案，可向总值班申请人力支援帮忙寻找患者，确认患者安全。

七、交接班时关怀性护理

1. 接班者按要求提前 15 分钟到岗，清点物品器械，了解病区动态。

2. 床边交接班时，接班者站于患者的右侧、交班者站于患者的左侧，进行交接。

3. 交班护士礼貌称呼患者，并与患者家属打招呼。告知患者护士现在进行交接班，使患者感到亲切和被尊重。向接班者交代患者情况（姓名、年龄、诊断、入院时间、原因、入院后阳性症状和体征、目前治疗、护理、存在问题等）。

4. 接班护士礼貌向患者进行自我介绍，询问患者的感受，查看患者的情况。

5. 认真倾听患者需求，给予必要的解释及帮助。

6. 注意交接班的严谨性，对特殊患者的病情或患者的特殊情况不宜让患者知道的应在办公室或病区走廊交接后再进入病房进行床边交接，注意保护患者的隐私。

7. 夜间交接班时，先在病房外逐一介绍患者病情，再进房查看患者；无特殊情况下，使用地灯，以免影响患者休息。

8. 交接时使用医学术语，交接内容真实、富有条理性，避免不恰当的语言对患者造成负面影响。

9. 交接班内容全面，重点突出。本班工作未完成需要下一班完成的，应重点交接。

10. 不同的患者有不同的交接重点，对新患者侧重健康教育，融洽护患关系；对危重患者侧重病情观察、治疗、护理、用药、心理状况、检查情况，包括本班已完成和需下一班完成的工作，检查各种管道、皮肤状况等；对手术前患者侧重术前准备；对术后患者侧重专科情况观察；对出院患者侧重出院指导，征求意见等。

11. 对患者进行查体等，需要暴露患者身体时，注意保护患者隐私。

八、护理查房关怀性护理

1. 选择恰当的时间，不影响患者的治疗与休息。

2. 向患者及其家属做自我介绍，取得患者的配合。

3. 介绍参加查房的护理人员，礼貌、恰当称呼患者。

4. 向患者解释护理查房的目的、意义和流程，取得患者同意，并真诚感谢患者的配合。

5. 查房者站于患者床边，与患者保持亲密距离或者个人距离。

6. 查房时，在与患者以及家属沟通时保持目光交流。

7. 查房过程中，向患者灌输信任和希望，建立帮助、信任、关怀性的关系，鼓励并接受患者对积极情绪和消极情绪的表达。

8. 倾听患者的主诉，了解患者目前人文关怀需求、心理问题等，判断患者的耐受程度；对患者的疑问和顾虑，耐心解答。

9. 增加护患双向沟通过程，查房者通过姿势、面部表情、触摸、声音、语言表达等向患者传递关怀。

10. 护理体检前解释体检方法和目的，确保患者和家属能理解并配合。

11. 护理体检前应使病房处于适宜的温湿度。

12. 确保护理体检时动作轻柔，注意保暖，保护患者隐私，拉好围帘或者使用屏风。

13. 整个查房过程不影响患者休息、治疗，不加重其思想负担。

14. 查房不影响其他工作人员及其他患者。

15. 护理查房完毕，应协助患者取舒适体位。

16. 护理查房完毕，感谢患者及家属的配合。

九、护患关怀性沟通

护患关怀性沟通是指护理人员与患者近距离接触，主动倾听患者诉说，了解患者有何不适及需求，并及时给予回应，为提供进一步的帮助或解决患者问题而进行的专项沟通。

1. 目的

（1）助于患者需求满足及减轻不适；提高患者满意度。

（2）促进护患关系和谐。

（3）促进护理人员专业能力及护理专业发展。

2. 沟通前准备

（1）用物：笔、"关怀性沟通"记录单（本）、必要时备录音笔。

（2）沟通环境：室温、光线适宜，环境安静，病房内无探视人员，宜在单独房间进行沟通。

（3）护士了解患者的相关情况，如诊断、治疗、家庭社会情况、医疗付费方式等；了解上一次沟通的内容、问题及解决的程度。

（4）沟通时机：护士应选择合适的沟通时机，如患者当日治疗、操作较少时且非患者休息时间段进行。

（5）护士着装规范，仪表整洁大方

3. 关怀性沟通步骤

（1）护士到患者床边坐下，礼貌称呼患者。如有家属在场，应主动与家属打招呼；介绍自己身份，说明来意。

（2）尊重患者，多人间需拉上隔帘或陪同患者到单间，保护患者的隐私。

（3）询问患者卧位是否舒适，必要时为患者调整体位。

（4）护士面部表情亲切自然，采取稍向对方倾斜的姿势，保持目光接触。

（5）护士语言轻柔，主动询问患者问题并给予答复：

①"您好！您现在感觉怎么样？有没有不舒服的地方？"

● 若患者回答"有"，则认真倾听患者的讲述，给予患者合理的回复并采取措施减轻患者不适；若无法独自解决，则进一步请示主管医生或护士长协助处理。

● 若患者回答"没有"，则询问问题②

②"您住院有没有什么不方便的/困难，需要我帮忙吗？"

● 若患者回答"有"，则耐心倾听患者的讲述，给予患者合理、适当的帮助；若无法独自解决，则进一步请示主管医生或护士长协助处理。

● 若患者回答"没有"，则询问问题③

③"您还有其他担心的问题，或者想了解的事情吗？"

● 若患者回答"有"，则倾听患者诉说，给予必要的回应。

● 若患者回答"没有"，则准备结束沟通。

（6）向患者复述沟通中提出的问题，以验证自己的理解是否准确，并告知患者下一步处理的方法及时间。

（7）为患者取合适卧位。向患者致谢、告辞；提示患者如果有需求随时呼叫，下次也会再来看患者。

（8）将沟通内容简要记录于"关怀性沟通"记录单（本）。

（9）将沟通中未解决的问题记录于重点交班本，并进行交接。

4．注意事项

（1）尊重患者。

（2）把握恰当的沟通时机及结束时机；灵活运用各种沟通策略。

（3）沟通过程中，如发现患者身体不能耐受，则停止沟通，给予相应处理。

（4）保护患者隐私，未经许可护士不可将有关患者的重要的或隐私性的事情透露给与治疗和护理无关的人员。

（赵平凡　郭舒婕　刘义兰　杨　霞　罗　健　王峥嵘）

参考文献

［1］张艳，姜安丽．护理学"学科"概念及其内涵分析［J］．护士进修杂志，2012，27（23）：2184-2186.

［2］《护士条例》．中华人民共和国国务院令第 517 号.

［3］中共中央国务院.《"健康中国 2030"规划纲要》．2016-10-25．http://www.gov.cn/zhengce/2016-10/25/content_5124174.htm.

［4］国家卫生计生委关于印发全国护理事业发展规划（2016—2020 年）的通知．国卫医发［2016］64 号.

［5］吴欣娟．提升护士人文执业能力 达成未来健康照护愿景［J］．护理管理杂志，2021，5：305-308.

［6］潘绍山．关于人文护理理论和实践的思考与探索［J］．中国医学伦理学，2019，7：854-858.

［7］巩玉秀．规范护理行为，完善护理记录［J］．中国护理管理杂志，2003，3（1）：25-29.

［8］刘义兰，胡德英，杨春．护理人文关怀理论与实践［M］．北京：北京大学医学出版社，2017.

［9］宋葆云．对护理人员实施人性化管理的探讨［J］．护士进修杂志，2009，7：611-612.

［10］Watson J. Human Caring Science, a Theory of Nursing (2nd edition). Boston：MA：Jones & Bartlett, 2012.

［11］李小寒，尚少梅．基础护理学［M］．北京：人民卫生出版社，2017.

［12］赵平凡，宋葆云，郭舒婕．白内障患者门诊一站式医护接诊服务实践［J］．护理学杂志，2016，14：81-82.

［13］于莹，李玉洁，张焱．人性化护理在院前急救中的应用［J］．吉林医学，2009，30（24）：3208-3209.

［14］官春燕，刘义兰．门诊患者体验量性测评工具的研究现状［J］．中华医院管理杂志，2016.3：60-62.

［15］周文娟，刘义兰，胡德英，胡梅园人文关怀护理查房在骨科病区的实践［J］．护理学杂志，2015，30（22）：63-65.

［16］王峥嵘，谌晓兰，刘义兰，等．眼科护理人文关怀沟通记录表的设计与应用［J］．护理学杂志，2018，2：72-74.

第二章

内科患者关怀性护理

一、呼吸内科患者一般关怀性护理

（一）评估和观察要点

1.责任护士主动介绍自己，告知患者评估目的，取得家属的配合。

2.评估患者神志、生命体征、面色及口唇、指（趾）端皮肤颜色、体位、血氧饱和度、动脉血气分析（必要时）。

3.评估患者咳嗽、咳痰、咯血的时间、性质、量、颜色的变化及伴随症状。

4.评估患者活动能力、呼吸困难的程度及其加重诱发和缓解的因素。

5.查阅患者检查报告，了解主要检查结果。

6.评估患者心理状况，了解患者情绪、心理感受、家庭及社会支持情况。

7.询问患者及其家属住院期间有何问题、困难或需求。

8.实施各项评估时，非单人间拉隔帘，单人间关门，保护患者隐私。

9.对评估情况进行记录并及时给予答复或解决能够解决的问题。

（二）护理措施

1.责任护士采用患者喜爱的称呼，主动介绍自己，以及科室环境、规章制度、住院相关设施的使用。

2.与患者进行有效沟通，帮助患者建立治疗疾病的信心；与患者家属沟通，鼓励家属给予患者良好的家庭支持与情感、心理上的陪伴与鼓励。

3.协助患者取合适的体位，对烦躁者给予床档保护，防止坠床。

4.给予营养丰富、易消化的饮食，忌辛辣刺激性食物。

5.观察患者意识、生命体征、血氧饱和度变化，必要时监测动脉血气分析，观察有无呼吸困难、咯血等症状。

6.保持呼吸道通畅，咳痰者辅以雾化、有效咳嗽、胸部叩击方法，促进痰液引流与排出。

7.痰液量多且排出不畅，适合进行体位引流者，在责任护士指导下进行体位引流，引流后漱口以保持口腔清洁舒适；痰多且无力咳痰者，必要时行机械吸痰，吸痰时应动作轻柔，注意观察患者的面色、生命体征及血氧饱和度变化，尽量减轻吸痰中引起患者的呕吐、黏膜损伤等不良反应。

8.动脉血氧不足、呼吸困难者根据患者病情个体化给予鼻导管或面罩氧疗，观察用氧后效果与不良反应。

9. 遵医嘱正确给药，向患者及家属讲解药物的作用及用药注意事项，观察用药后反应。

10. 观察患者住院期间的情绪、心理反应与变化，当患者处于不良情绪或负性心理时，责任护士鼓励患者充分表达自己的内心感受，给予安慰，及时帮助其释放或缓解不良情绪与不良心理。

11. 根据患者病情正确指导患者进行床上或床边活动，活动强度与时间以患者能耐受、不引起其疲劳与病情变化为宜。

12. 责任护士每日与患者进行沟通，了解其当前需求与存在的问题，及时反馈与解决其问题。

（三）健康指导

1. 评估患者和家属对疾病相关知识和信息的需求，做好健康教育，及时评估健康教育效果，以保证患者和家属掌握必要的知识。

2. 指导患者避免各种诱发因素，如刺激性气体、劳累、受凉、呼吸道感染等。

3. 鼓励患者每日加强呼吸功能与体格锻炼，增强体质。

4. 对于呼吸系统慢性疾病需要家庭氧疗者，指导其氧疗方法与注意事项。

5. 饮食采取少食多餐，进食高蛋白、高维生素、易消化饮食，忌辛辣产气性食物，注意营养均衡。

6. 出院前向患者讲解出院流程、出院后饮食、活动、服药、病情自我观察及复诊。征求患者及家属对住院期间的意见与建议。

（四）延伸护理

1. 出现后定期回访患者，了解其呼吸系统疾病病情转归情况、健康生活方式依从性情况，针对其薄弱点进行再次教育与指导。

2. 根据患者随访中欠缺的知识与技能，为其提供相应的知识、技能的学习资料如视频、音频、图片与文字学习资料等，帮助其自我学习与提高。

3. 了解患者对护理服务的感受、体验、满意度，虚心倾听患者及家属对护理服务的意见与建议，持续改进护理服务。

二、肺部感染性疾病患者关怀性护理

（一）评估和观察要点

1. 评估患者生命体征，热型及伴随症状，是否存在休克的早期表现。
2. 评估患者痰液的颜色、性状、量、气味。
3. 评估痰培养及药敏结果报告，必要时隔离患者。
4. 评估患者心理状况，了解患者情绪、心理感受、家庭及社会支持情况。
5. 询问患者及其家属住院期间有何问题、困难或需求。
6. 实施各项评估时，非单人间拉隔帘，单人间关门，保护患者隐私。
7. 对评估情况进行记录并及时给予答复或解决能够解决的问题。

（二）护理措施

1. 建立信任、关怀性的关系。责任护士每日与患者交流，礼貌称呼患者，向患者及陪伴家属介绍自己的身份及职责；与患者家属进行良好沟通；鼓励家属给予患者良好的家庭支持。

2. 协助患者取舒适体位，胸痛者取患侧位，休克者取仰卧中凹位并将床护栏拉起以保证其安全。

3. 采取高热量、高维生素、易消化饮食，发热者多饮水，每日饮水量 2500 ml 以上。

4. 观察患者意识及生命体征变化，痰液的颜色、量、气味，有无胸痛、休克发生。如有休克表现，及时通知医生，并进行心电、血压监测，遵医嘱执行抗休克治疗，有条件时将患者置于环境安静的病室。

5. 遵医嘱，在使用抗生素前指导患者正确留取痰液检查标本，需要时抽取血培养标本。

6. 保持患者呼吸道通畅，痰多者协助患者进行有效咳嗽、雾化吸入、翻身叩背，体位引流。

7. 发热者协助患者进行降温处理，退热期及时擦干皮肤汗液并更换干净衣服。

8. 呼吸困难者给予氧疗，氧疗前向患者及家属讲解氧疗的目的及注意事项，并及时反馈患者及家属对氧疗注意事项的掌握情况。

9. 根据医嘱合理使用抗生素，向患者讲解药物的作用及使用注意事项，邀请患者家属共同参与观察药物作用及不良反应，保证患者用药安全。

10. 指导患者保持口腔清洁，饭后及时刷牙，防止食物残渣腐败影响患者口腔舒适度及味觉，必要时采用生理盐水或朵贝液漱口。

11. 体弱多病、免疫力低下且使用抗生素时间较长者，责任护士应注意观察是否存在继发口腔真菌感染、肠道菌群失调症状。

12. 经常巡视病房，重视患者需求，动态评估患者的身心状况，做好心理护理。多与患者交谈，适当心理疏导；采用正向鼓励、倾听等沟通技巧，鼓励并接受患者对积极情绪和消极情绪的表达，分享感受；帮助患者保持乐观情绪；倾听患者对治疗的反应与感受，及时解决患者存在的问题。责任护士自己不能解决的问题，及时向护士长或相关人员报告。

（三）健康指导

1. 指导患者自测体温及如何判断正常体温及异常体温。

2. 向患者及家属讲解肺部感染性疾病的诱发因素，指导患者避免淋雨、受寒、过度疲劳、醉酒等诱发因素。尽量避免到人多的公共场所，及时治疗上呼吸道感染。

3. 指导患者及家属自我观察病情，如有高热、寒战、胸痛、咳嗽、咳痰应立即就诊。年老体弱、慢性病患者指导其可注射流感疫苗、肺炎球菌疫苗。

4. 出院前向患者清晰讲解出院流程、出院后饮食、活动、服药、病情自我观察及复诊。征求患者及家属对住院期间的意见与建议。

（四）延伸护理

1. 出院后按时电话随访患者或家属，了解其疾病愈后情况；指导患者按时复查胸片。

2. 指导患者日常健康生活方式，并了解其依从性。

3. 为患者提供预防上呼吸道感染的相关健康教育学习资源。

4. 向患者及家属了解其对护理服务的感受、体验、满意度，虚心倾听患者及家属对护理服务的意见与建议，并持续改进。

三、肺脓肿患者关怀性护理

（一）评估和观察要点

1. 评估患者生命体征、咳嗽、胸痛情况，咯血的量。

2. 评估患者痰液的颜色、性质、气味、量和静置后是否分层。

3. 评估患者营养及体力情况。

4. 评估患者心理状况，了解患者情绪、心理感受、家庭及社会支持情况。

5. 询问患者及其家属住院期间有何问题、困难或需求。

6. 实施各项评估时，非单人间拉隔帘，单人间关门，保护患者隐私。

7. 对评估情况进行记录并及时给予答复或解决能够解决的问题。

（二）护理措施

1. 建立信任、关怀性的关系。责任护士每日与患者交流，礼貌称呼患者，向患者及陪伴家属介绍自己的身份及职责；与患者家属进行良好沟通；鼓励家属给予患者良好的家庭支持。

2. 将患者安排于空气流通、安静、阳光充足的房间。咯血者应以屏风遮挡，防止引起同病室其他病友紧张。

3. 指导患者进食高热量、高蛋白、高维生素、易消化的饮食，以补充机体过多的能量消耗。

4. 观察患者意识及生命体征变化，痰液的颜色、量、气味，咯血的颜色、量。咯血时，指导患者勿紧张，必要时指导患者进行深呼吸以缓解紧张心理。

5. 遵医嘱在抗生素使用前正确留取痰标本送检，必要时留取血培养标本。

6. 保持呼吸道通畅，痰多者指导患者有效咳嗽、雾化吸入、翻身叩背；病情允许时可采取体位引流。引流时应在饭前进行，专人守护，引流时间每次 15～20 分钟，每日 1～3 次，引流中观察患者意识及生命体征变化，如出现脉搏细速、头晕、心慌、面色苍白等现象应停止引流。引流结束后指导患者及时用清水或漱口液漱口。

7. 遵医嘱及时给予抗生素、祛痰药，向患者讲解药物的作用及用药注意事项，邀请患者家属共同参与给药查对环节及观察药物的不良反应，保证用药安全。

8. 咯血时护士陪伴在患者身边，嘱其勿紧张，指导其正确的咯血方法，必要时指导其深呼吸以缓解紧张心理；观察患者咯血的颜色、性质、量，并执行"支气管扩张"患者关怀性护理——咯血时护理。

9. 肺脓肿患者使用抗生素时间较长，定时观察患者口腔是否存在真菌感染及肠道菌群失调等二重感染表现。

10. 责任护士经常巡视病房，了解患者当前需求与存在的问题，及时反馈与解决其问题。

（三）健康指导

1. 教会患者有效咳嗽的方法，病情允许者，鼓励患者下床活动，促进排痰。

2. 痰液较多、病情允许时指导患者与家属根据病变部位正确进行体位引流，注意保障体位引流时的安全。

3. 指导患者戒烟，注意保暖，防治上呼吸道感染，加强体格锻炼以增强体质。

4. 出院前向患者清晰讲解出院流程、出院后饮食、活动、服药、病情自我观察及复诊。征求患者及家属对住院期间的意见与建议。

（四）延伸护理

1. 对患者或家属进行电话随访，了解其疾病转归情况；指导患者按时复查胸片及相关检查。

2. 指导患者遵医嘱服药，并了解其服药的依从性、用药后的反应。

3. 指导患者日常健康生活方式，并了解其依从性。

4. 为患者提供疾病治疗与护理、预防上呼吸道感染的相关健康教育学习资源。

5. 向患者及家属了解其对护理服务的感受、体验、满意度，虚心倾听患者及家属对护理服务的意见与建议，并持续改进。

四、支气管扩张患者关怀性护理

（一）评估和观察要点

1. 评估患者痰液的颜色、性质、量、气味和与体位的关系。

2. 评估患者有无咯血、咯血的量，是否存在咯血不畅、胸闷、气急、呼吸困难等窒息的表现。

3. 评估患者神志、营养状况。

4. 评估患者心理状况，了解患者情绪、心理感受、家庭及社会支持情况。

5. 询问患者及其家属住院期间有何问题、困难或需求。

6. 实施各项评估时，非单人间拉隔帘，单人间关门，保护患者隐私。

7. 对评估情况进行记录并及时给予答复或解决能够解决的问题。

（二）护理措施

1. 建立信任、关怀性的关系。责任护士每日与患者交流，礼貌称呼患者，向患者及陪伴家属介绍自己的身份及职责；与患者家属进行良好沟通；鼓励家属给予患者良好的家庭支持。

2. 将患者安排于空气流通、安静、阳光充足的房间。

3. 给予患者舒适体位，咯血者取患侧位，头偏向一侧。活动期咯血者卧床休息。

4. 指导咯血患者勿紧张，帮助其放松肌肉及情绪，避免因过度紧张加重咯血或引起咯血不畅。

5. 指导患者进食高热量、高蛋白、高维生素易消化的饮食，多饮水，每日饮水量 1500 ml 以上，使痰液稀释利于排痰。

6. 观察患者意识及生命体征变化，痰液的颜色、量、气味，咯血的颜色、量，有无窒息表现。

7. 保持呼吸道通畅，痰多者指导患者有效咳嗽、雾化吸入、翻身叩背、体位引流。

8. 咯血时的护理

（1）大咯血时绝对卧床休息，安慰患者勿紧张，请家人陪伴患者，增加其安全感。

（2）将痰或血块尽量咯出，不可屏气。

（3）遵医嘱使用止血药物，大咯血时首选垂体后叶素缓慢滴入。

（4）备好抢救药品和器械，备血。

（5）出现窒息表现时按咯血窒息急救护理：①取头低位，倾斜 45°～90°，捶击患者背部，以利血块咯出。如无效，即刻配合医生做气管插管或气管镜吸出凝血块。②高流量吸氧。③遵医嘱可拉明和洛贝林交替静脉滴入。④垂体后叶素静脉注射。使用垂体后叶素时向患者及家属讲解药物的作用及不良反应，观察用药过程中有无腹痛、心悸、便秘等不良反应。高血压及冠心病者禁用。

9. 遵医嘱及时给予抗生素、祛痰及止血药物，观察药物的不良反应。

10. 根据患者自理能力协助其生活护理，保持患者皮肤完整和口腔清洁。

11. 责任护士每日与患者进行沟通，了解其当前需求与存在的问题，及时反馈与解决其问题。

（三）健康指导

1. 指导患者尽量避免受凉，减少刺激性气体吸入，戒烟。及时治疗上呼吸道慢性病灶（如扁桃腺炎、鼻窦炎）。

2. 指导患者掌握有效咳嗽、胸部叩击、雾化吸入及体位引流的排痰方法。

3. 咯血时，协助患者取患侧卧位，无咯血以咳痰为主时，取健侧卧位，有利于痰液的排出。

4. 指导患者进食高蛋白、营养丰富的饮食，防止营养失调。

5. 出院前向患者讲解出院流程，出院后饮食、活动、服药、病情自我观察及复诊。

（四）延伸护理

1. 责任护士按时对患者进行电话随访，了解其疾病转归及用药、饮食、休息、活动情况，对其存在的问题进行再次指导。

2. 与患者及家属一起共同制订患者长期康复及防治计划，与家属共同监督及鼓励患者积极防治原发病、加强营养及体育锻炼，减少疾病复发及促进其康复。

3. 为患者提供疾病相关的健康教育视频、文字或网站学习资料。

4. 向患者及家属了解其对护理服务的感受、体验、满意度，虚心倾听患者及家属对护理服务的意见与建议，并持续改进。

五、支气管哮喘患者关怀性护理

（一）评估和观察要点

1. 评估患者喘息、呼吸困难、胸闷或咳嗽的程度、持续时间、哮喘诱发或缓解因素。

2. 评估患者胸部有无过度膨胀，观察有无辅助呼吸肌参与呼吸和三凹征、鼻翼煽动等出现。

3．评估患者既往药物过敏史及过敏原。

4．评估患者心理状况，了解患者情绪、心理感受、家庭及社会支持情况。

5．询问患者及其家属住院期间有何问题、困难或需求。

6．实施各项评估时，非单人间拉隔帘，单人间关门，保护患者隐私。

7．对评估情况进行记录并及时给予答复或解决能够解决的问题。

（二）护理措施

1．建立信任、关怀性的关系。责任护士每日与患者交流，礼貌称呼患者，向患者及陪伴家属介绍自己的身份及职责；与患者家属进行良好沟通；鼓励家属给予患者良好的家庭支持。

2．有条件时将患者安排于同类疾病的病室，保持室内空气清新，避免接触过敏原及刺激性气体。病室不宜摆放花草，避免使用皮毛、羽绒或蚕丝织物。

3．急性发作期卧床休息，抬高床头使患者取坐卧或半坐位；安慰患者，指导其放松勿紧张，增加其安全感。

4．胸闷、气促者予鼻导管或面罩给氧，根据缺氧情况及血气分析结果调节正确氧流量。

5．观察患者意识及生命体征变化、血氧饱和度，必要时监测血气分析，观察哮喘发作持续时间及患者伴随症状，及时正确判断哮喘的严重程度。

6．遵医嘱及时给予平喘药：糖皮质激素、β_2 受体激动剂、茶碱类药物，观察药物不良反应。对吸入剂型的平喘药全程指导患者药物的使用方法及注意事项，直至确认患者完全掌握。

7．指导患者进食清淡、易消化、足够热量的饮食，避免进食硬、冷、油煎食物，多饮水。勿食诱发哮喘发作的食物。鼓励患者饮水，2500～3000 ml/d，以补充因哮喘发作、呼吸急促而致的水分丢失，促进痰液稀释。

8．指导患者识别哮喘发作的先兆，如出现呼吸不畅、喉部发痒、打喷嚏等症状，及时告知医护人员。床边备好平喘及预防哮喘发作的药物。

9．保持呼吸道通畅，鼓励患者有效咳嗽，痰液黏稠者行雾化吸入及叩背，促进痰液排出。

10．哮喘急性发作期协助患者生活护理，保持其皮肤、口腔清洁。使用激素类吸入剂时指导患者及时漱口，防止口腔感染。

11．责任护士每日与患者进行沟通，了解其当前需求与问题，及时反馈与解决其问题。

12．帮助患者认识哮喘是可以完全控制的疾病，讲解哮喘发作的诱因及控制哮喘的自我管理知识，消除其紧张焦虑情绪。介绍患者及家属参与哮喘患者俱乐部，促进患者间的交流与互相支持。

（三）健康指导

1．协助患者明确引起自身哮喘发作的过敏原，避免接触已知的过敏原。

2．向患者讲解并全程示范吸入剂的使用方法，指导患者正确使用吸入剂并反馈其掌握情况。

3．指导患者避免暴饮暴食和易诱发哮喘的食物，鼓励多饮水，摄入营养丰富的清淡饮食。

4．指导患者自我监测病情，记录哮喘日记。

5．出院前向患者讲解出院流程，出院后饮食、活动、服药、病情自我观察及复诊。

（四）延伸护理

1．按时对患者进行电话随访，了解其哮喘控制状态及服药依从性；健康生活方式的依从性，对其存在的问题进行再次指导。

2．定时举办哮喘健康教育讲座及哮喘患者俱乐部活动，为患者提供预防哮喘及自我护理的知识与技能指导。

3．定时督促患者复诊，对其哮喘自我管理知识与技能掌握情况进行全面评估与指导。

4．为患者提供疾病相关的健康教育视频、文字或网站学习资料。

5．向患者及家属了解其对护理服务的感受、体验、满意度，虚心倾听患者及家属对护理服务的意见与建议，并持续改进。

六、慢性阻塞性肺疾病患者关怀性护理

（一）评估和观察要点

1. 评估患者神志及生命体征，重点评估呼吸频率、节律、深度，血氧饱和度、呼吸音、指甲及口唇发绀情况、血气分析（必要时）等。

2. 评估患者呼吸困难程度、喘气与体位的关系及其他伴随症状。

3. 评估患者咳嗽、咳痰情况，痰液的颜色、气味、量、性状。

4. 评估患者有无杵状指、桶状胸等体征及既往史情况。

5. 评估患者心理状况，了解患者情绪、心理感受、家庭及社会支持情况。

6. 询问患者及其家属住院期间有何问题、困难或需求。

7. 实施各项评估时，非单人间拉隔帘，单人间关门，保护患者隐私。

8. 对评估情况进行记录并及时给予答复或解决能够解决的问题。

（二）护理措施

1. 建立信任、关怀性的关系。责任护士每日与患者交流，礼貌称呼患者，向患者及陪伴家属介绍自己的身份及职责；与患者家属进行良好沟通；鼓励家属给予患者良好的家庭支持。

2. 与患者及家属有效沟通，建立良好的护患关系，鼓励家属给予患者良好的家庭支持。

3. 对喘息患者指导其采取半坐卧位，保持呼吸道通畅，呼吸困难者给予氧疗。

4. 指导患者进食高热量、高蛋白、高维生素、易消化的饮食，忌辛辣刺激、产气性食物。

5. 观察患者意识及生命体征变化、血氧饱和度，必要时监测血气分析，观察痰液的颜色、量、气味、患者的喘息情况。

6. 指导患者及家属进行有效咳嗽及胸部叩击，促进痰液排出。

7. 指导患者及家属进行呼吸功能锻炼　缩唇呼吸、腹式呼吸，每次重复 8～10 次，每日练习 3～4 次。

8. 指导患者及家属站立、平地行走、上下楼时呼吸的协调运动方法，指导其循序渐进运动，活动强度以不加重患者症状与不感到疲劳为宜。

9. 给予持续低流量吸氧 1～2 升/分，每日吸氧时间保持在 15 小时以上。

10. 根据患者自理能力评分结果，协助其日常生活中自理能力不足的部分，促进其身心舒适。

11. 责任护士每日与患者进行沟通，了解其当前需求与问题，及时反馈与解决其问题。

（三）健康指导

1. 指导患者和家属评估自身呼吸困难的严重程度，合理安排日常工作和生活。

2. 指导患者长期家庭氧疗，采用低流量吸氧，每天 15 小时以上。指导患者及家属家庭氧疗的方法及注意事项。

3. 向患者及家属讲解药物的使用方法、剂量及注意事项，按时正确服药，指导其进行自我病情监测。

4. 出院前向患者讲解出院流程，出院后饮食、活动、服药、病情自我观察及复诊。

（四）延伸护理

1. 按时对患者进行电话随访，了解其病情控制、生活自理状况及健康教育的依从性，对其存在的问题进行再次指导。

2. 指导家庭氧疗，指导持续低流量吸氧，注意用氧安全：防火、防油、防热、防震，吸氧装置每日清洗和消毒。

3. 了解患者自我病情监测的掌握能力，指导患者及家属病情变化或加重时及时就诊。

4.向患者及家属了解其对护理服务的感受、体验、满意度，虚心倾听患者及家属对护理服务的意见与建议，并持续改进。

七、慢性肺源性心脏病患者关怀性护理

（一）评估和观察要点

1.评估患者有无神志改变及肺性脑病的表现。

2.评估患者呼吸频率、节律、深度、发绀状态、动脉血气分析结果（必要时）。

3.评估患者痰的颜色、性质、气味、量、伴随症状、与体位的关系、影响睡眠情况。

4.评估患者生命体征、出入量是否平衡，有无心悸、尿量减少、下肢水肿等右心衰竭的表现。

5.评估患者心理状况，了解患者情绪、心理感受、家庭及社会支持情况。

6.询问患者及其家属住院期间有何问题、困难或需求。

7.实施各项评估时，非单人间拉隔帘，单人间关门，保护患者隐私。

8.对评估情况进行记录并及时给予答复或解决能够解决的问题。

（二）护理措施

1.建立信任、关怀性的关系。责任护士每日与患者交流，礼貌称呼患者，向患者及陪伴家属介绍自己的身份及职责；与患者家属进行良好沟通；鼓励家属给予患者良好的家庭支持。

2.喘息者协助其卧床，取半坐卧位，拉起床两侧护栏，保障患者安全。

3.病情严重者给予心电监护及血氧监测，向患者及家属讲解监测的必要性及注意事项，避免因监测引起患者及家属恐惧。

4.观察患者意识及生命体征变化、血氧饱和度及发绀情况，必要时遵医嘱监测血气分析。

5.观察患者痰液的颜色、量、气味，水肿情况及尿量；观察患者有无肺性脑病、消化系统及心血管系统等并发症发生。观察患者水肿的程度，动态监测其水肿进展情况。

6.指导患者进食易消化、易咀嚼的食物，鼓励少量多餐，忌产气类食物。水肿者给予低盐低钠饮食。每日饮水量＜1500 ml。

7.保持患者呼吸道通畅，持续低流量、低浓度吸氧。呼吸衰竭者遵医嘱行呼吸机辅助通气及平喘、抗感染治疗，必要时给予呼吸兴奋剂。辅助机械通气时，应选择舒适的鼻罩或口鼻罩，指导患者与呼吸机协调呼吸，做好呼吸道湿化，尽量减少因人、呼吸机不协调而引起的呼吸肌疲劳、呼吸道黏膜干燥及恐惧幽闭症发生。

8.根据医嘱及时准确用药，向患者及家属讲解药物的作用及用药注意事项，邀请患者家属参与用药前的查对及观察不良反应，保证用药安全。

9.准确记录24小时出入量。

10.疾病稳定期指导患者行呼吸功能锻炼：缩唇呼吸、腹式呼吸，每次重复8～10次，每日练习3～4次。

11.根据患者自理能力协助其生活护理　保持皮肤、口腔清洁，防止压力性损伤发生。

12.责任护士每日与患者进行沟通，了解其当前需求与问题，及时反馈与解决其问题。

13.耐心向患者及家属解释病情，消除其紧张和顾虑，向患者及家属介绍同病种治疗恢复效果好的病友，帮助其树立长期进行肺康复的信心。

（三）健康指导

1.向患者及家属讲解疾病的病因与诱因，指导其戒烟酒，避免到人多、空气污染的公共场所，防治上呼吸道感染。

2.指导患者坚持长期家庭氧疗，低流量吸氧每天大于15小时，提高生活质量。

3.积极防治原发病，避免和防止各种可能导致病情急性加重的诱因。

4. 定时复诊，病情缓解期应根据肺、心功能及体力情况进行适当的体育锻炼和呼吸功能锻炼，活动时注意循序渐进，以不疲劳为宜。

（四）延伸护理

1. 定时电话随访，了解其病情控制及生活自理状况及健康生活方式的依从性，对其存在的问题进行再次指导。

2. 为患者提供疾病相关的健康教育及自我护理的学习视频、文字或网站学习资料，提高其自我护理能力。

3. 督促患者按时复诊、定时复查肺功能及心功能情况。

4. 向患者及家属了解其对护理服务的感受、体验、满意度，虚心倾听患者及家属对护理服务的意见与建议，并持续改进。

八、肺血栓栓塞症患者关怀性护理

（一）评估和观察要点

1. 评估患者有无深静脉血栓形成史、长期卧床史、近期有无大手术创伤史、肺栓塞高危病史。

2. 评估患者神志、生命体征；胸痛的性质、持续时间；有无咯血及咯血的颜色、性质、量；呼吸的频率、节律、呼吸困难程度；咳嗽的性质、程度；有无循环衰竭或发热。

3. 评估患者心理状况，了解患者情绪、心理感受、家庭及社会支持情况。

4. 询问患者及其家属住院期间有何问题、困难或需求。

5. 实施各项评估时，非单人间拉隔帘，单人间关门，保护患者隐私。

6. 对评估情况进行记录并及时给予答复或解决能够解决的问题。

（二）护理措施

1. 建立信任、关怀性的关系。责任护士每日与患者交流，礼貌称呼患者，向患者及陪伴家属介绍自己的身份及职责；与患者家属进行良好沟通；鼓励家属给予患者良好的家庭支持。

2. 将患者安排于靠近护士站、便于监护与观察的房间，保持空气流通、安静、阳光充足及适合的温湿度。

3. 指导患者绝对卧床，必要时取半坐位或端坐位并制动，如果血栓来自下肢，忌按摩及移动，急性期应避免下肢过度屈曲。向患者讲解绝对卧床及制动的重要性，争取家属一同来督促患者严格执行。

4. 低氧血症者予鼻导管或面罩给氧。

5. 密切观察患者意识及生命体征变化，如发现剧烈胸痛、呼吸困难加剧、发绀明显、烦躁不安、大咯血、面色苍白、出冷汗、血压下降，立即通知医师并配合抢救。

6. 指导患者进食高蛋白、高维生素、营养丰富、粗纤维、易消化饮食。

7. 保持大小便通畅，指导患者勿用力咳嗽及用力排便，防止血栓脱落。

8. 观察患者胸痛的性质、持续时间及程度，遵医嘱给予止痛剂，观察药物的不良反应。

9. 采用药物如尿激酶进行溶栓者应按溶栓护理：

（1）在心电监护下进行溶栓，药物采用静脉滴注泵严格控制滴注速度。

（2）密切监测血压，血压过高或过低时均及时报告医生进行处理。

（3）密切观察患者出血征象，如有无皮肤青紫、血尿、头疼、神志改变等。

（4）每2～4小时按时抽血监测凝血酶原时间（prothrombin time，PT）或部分活化凝血酶原时间（activated partial thromboplastin time，APTT）。

10. 采用抗凝药物治疗者应指导患者正确服药，服药期间观察有无出血征象，指导患者掌握自我观察出血征象的方法。

11. 遵医嘱进行药物镇咳、补液等其他对症处理，观察药物不良反应。

12. 为患者提供基础护理，保持皮肤、口腔清洁，定时翻身，防止并发症的发生，翻身时避免过度活动有血栓的肢体。

13. 责任护士每日与患者进行沟通，耐心倾听，鼓励其表达自己的内心感受与情感，了解其当前需求与问题，及时反馈与解决其问题。

14. 穿刺后要充分压迫止血，防止皮下出血。

15. 恢复期给予患者抗栓袜或气压袜，防止血栓形成。

16. 出院前向患者清晰讲解出院流程，出院后饮食、活动、服药、病情自我观察及复诊。

（三）健康指导

1. 指导患者观察下肢深静脉血栓形成的征象　测量和比较双侧下肢周径，观察局部有无皮肤颜色变化。下肢周径的测量点为髌骨上缘 15 cm 处和髌骨下缘 10 cm 处，双侧下肢周径相差＞1 cm 有临床意义，应及时就诊。指导患者检查按压膝关节，当屈膝、踝关节背屈时出现腘窝部、腓肠肌疼痛，提示 Homan 征阳性，应就诊。

2. 遵医嘱按时服抗凝药，不得自行停药。定期复查 PT、国际标准化比率（international normalized ratio，INR）等，教会患者观察出血征象，如有异常及时就诊。没有医生处方不能自行服用阿司匹林及其他非处方药。

3. 防止血液淤滞　鼓励卧床患者进行床上肢体活动，不能自主活动的患者需进行被动关节活动；有下肢静脉曲张者可穿弹力袜等，避免下肢深静脉血液滞留，血栓复发。长期旅行应 1～2 小时站起来走动一下。

4. 降低血液凝固度　适当增加液体摄入，防止血液浓缩；有高脂血症、糖尿病等导致高血脂的患者应积极治疗原发病。

5. 认识下肢深静脉血栓形成（deep venous thrombosis，DVT）和肺血栓栓塞症（pulmonary thromboembolism，PTE）的表现　介绍 DVT 和 PTE 的表现。长时间卧床的患者，出现一侧肢体疼痛、肿胀，应注意 DVT 发生的可能；在存在相关发病因素的情况下，突然出现胸痛、呼吸困难、咯血痰等表现时应注意 PTE 的可能性，需及时告诉医护人员或及时就诊。

（四）延伸护理

1. 按时进行电话随访，了解其疾病转归情况及生活质量、活动状况。了解抗凝药等药物服用的依从性、定时复诊与复查相关血液检查项目的依从性。

2. 了解患者对"观察出血征象"知识与能力的掌握程度及执行的依从性。

3. 指导患者积极治疗引起血液高凝状态的原发病，防止血栓再次发生。

4. 与患者及家属一起讨论日常活动、作息时间与饮食安排，如何避免与处理生活中被擦伤、碰伤的意外事件发生，生活中如何预防血液淤滞的危险因素。

5. 对患者强调按时复诊与复查。

6. 为患者提供与疾病相关的健康教育学习资源。

7. 向患者及家属了解其对护理服务的感受、体验、满意度，虚心倾听患者及家属对护理服务的意见与建议，并持续改进。

九、原发性支气管肺癌患者关怀性护理

（一）评估和观察要点

1. 评估患者咳嗽的性质、音色及影响睡眠情况。评估患者血痰或咯血情况、是否存在呼吸困难或喘鸣。

2. 评估患者疼痛的性质、部位、程度。

3. 评估患者体重及营养状况。

4. 评估患者有无肿瘤肺外胸内扩展的表现，如声音嘶哑、吞咽困难、上腔静脉阻塞综合征等。

5. 评估患者有无肿瘤胸外转移或胸外表现，如杵状指、肥大性骨关节病等。

6. 评估患者心理状况，了解患者情绪、心理感受、家庭及社会支持情况。

7. 询问患者及其家属住院期间有何问题、困难或需求。

8. 实施各项评估时，非单人间拉隔帘，单人间关门，保护患者隐私。

9. 对评估情况进行记录并及时给予答复或解决能够解决的问题。

（二）护理措施

1. 建立信任、关怀性的关系。责任护士每日与患者交流，礼貌称呼患者，向患者及陪伴家属介绍自己的身份及职责；与患者家属进行良好沟通。

2. 将患者安排于光线充足、通风良好、安静的病室。

3. 观察患者意识及生命体征变化，咯血的颜色、量，胸痛的性质、持续时间，营养状况。

4. 指导患者与家属选择多样化饮食，加强营养摄入。

5. 咯血时执行咯血时护理（见支气管扩张患者关怀性护理），胸腔积液者执行胸腔积液关怀性护理；需要放疗与化疗者原则上集中于肿瘤中心诊治，按肿瘤患者放、化疗护理。

6. 定时评估患者疼痛的部位、性质、持续时间、疼痛程度。轻度疼痛，患者能耐受者，给予分散注意力方法减轻疼痛；疼痛明显时遵医嘱应用止痛"三阶梯"治疗，观察止痛效果及镇痛作用持续时间、镇痛药物的不良反应；避免引起患者疼痛加重的因素，如剧烈咳嗽、搬动患者过程中不恰当推拉动作。

7. 与患者家属讨论适合的告诉患者病情的方式与时间，并密切观察患者知晓病情后的情绪、精神情况。生活上主动关心患者，在患者无助或情绪激动时主动陪伴患者，倾听其内心的宣泄、心理需求并尽量满足。对于情绪激动、暂时无法接受病情的患者，采取必要的安全保护措施。

8. 鼓励家属及亲人陪伴患者，给予患者心理及经济上的支持。

9. 鼓励患者治疗后多下床活动。

10. 根据患者自理能力评分结果协助其生活护理，保持皮肤、口腔清洁，定时翻身，防止并发症发生。

11. 责任护士每日与患者进行沟通，了解其当前需求与问题，及时反馈与解决其问题。

12. 出院前向患者讲解出院流程、出院后饮食、活动、服药、病情自我观察及复诊。

（三）健康指导

1. 向吸烟的患者耐心讲解吸烟的害处及其与疾病的关系，指导患者戒烟，戒烟期间与患者家属一起在其烟瘾发作时陪伴与鼓励患者。

2. 指导患者生活规律，避免劳累，以免发生上呼吸道感染。

3. 指导患者定期复查血常规、肝肾功能，按时接受放疗或化疗。

（四）延伸护理

1. 按时对患者及家属进行电话随访，了解其疾病转归情况及生活质量、心理情况。

2. 介绍患者加入肺癌患者病友群，促进其与病友间的沟通与互相学习、鼓励。

3. 指导患者健康的生活方式与行为，按时复诊、放化疗及进行外周中心静脉导管（peripherally inserted central venous catheter，PICC）的维护。

4. 为患者提供疾病治疗与护理的健康教育学习资源，提高其自我护理能力。

5. 在患者群中长期鼓励患者们树立带瘤生存、乐观生活的理念与信心。

6. 向患者及家属了解其对护理服务的感受、体验、满意度，虚心倾听患者及家属对护理服务的意见与建议，并持续改进。

十、胸腔积液患者关怀性护理

（一）评估和观察要点

1. 评估患者呼吸频率、节律、深度、呼吸困难的程度。

2. 评估患者双侧胸廓是否对称、患侧有无呼吸运动受限、肋间隙饱满、语颤减弱等体征；评估患者胸痛的性质、持续时间及胸膜反应的表现。

3. 评估患者是否伴有消瘦、贫血貌、恶液质的表现。

4. 评估患者心理状况，了解患者情绪、心理感受、家庭及社会支持情况。

5. 询问患者及其家属住院期间有何问题、困难或需求。

6. 实施各项评估时，非单人间拉隔帘，单人间关门，保护患者隐私。

7. 对评估情况进行记录并及时给予答复或解决能够解决的问题。

（二）护理措施

1. 建立信任、关怀性的关系。责任护士每日与患者交流，礼貌称呼患者，向患者及陪伴家属介绍自己的身份及职责；与患者家属进行良好沟通；鼓励家属给予患者良好的家庭支持。

2. 协助患者取患侧卧位。大量胸腔积液者取半坐卧位。

3. 指导患者进食高热量、高蛋白、高维生素饮食。

4. 观察患者意识及生命体征变化，胸痛的性质、持续时间。

5. 协助医生进行胸腔穿刺术。

（1）术前对患者进行心理护理，消除其紧张。讲解术中配合要点，术中禁忌说话与咳嗽。

（2）严格无菌操作。

（3）抽液中观察患者有无头昏、心慌、出汗、面色苍白等胸膜反应，若出现胸膜反应立即停止操作，使患者平卧并吸氧，必要时皮下注射肾上腺素。

（4）每次抽液不超过 1000 ml。

（5）术后观察患者生命体征和穿刺点有无渗血、渗液等情况，早期发现和防止气胸。

6. 结核性胸膜炎进行抗结核治疗者，指导患者药物的使用方法、注意事项，指导其全程、规律、正确服用抗结核药物，观察有无药物不良反应。

7. 呼吸困难者给予氧疗。

8. 轻度胸痛者采取分散注意力或音乐疗法帮助其缓解疼痛；疼痛明显时遵医嘱采用止痛药，观察药物的不良反应。每日采用疼痛量表评估患者疼痛情况。

9. 大量胸腔积液者卧床休息，减少活动；非大量胸腔积液者逐渐活动，避免剧烈运动及过度疲劳。

10. 根据患者自理能力评分结果协助其生活护理，保持皮肤、口腔清洁，定时翻身，防止并发症发生。

11. 责任护士每日与患者进行沟通，了解其当前需求与问题并尽力协助解决。

12. 出院前向患者清晰讲解出院流程、出院后饮食、活动、服药、病情自我观察及复诊。

（三）健康指导

1. 指导患者加强营养，戒烟酒，避免各种诱发因素如劳累、受凉、呼吸道感染等。

2. 鼓励患者恢复期进行呼吸锻炼，可减少胸膜黏连的发生，定期复查 B 超。

3. 指导结核性胸膜炎患者坚持规律服药及复查，不可自行停药。

4. 出现呼吸困难加重、咳嗽、咯血症状时可能为胸腔积液复发，需及时就诊。

（四）延伸护理

1. 按时对患者或家属进行电话随访，了解其疾病转归情况及生活、心理情况。

2. 指导患者积极防治原发病，加强体格锻炼。

3. 指导患者按时复诊与复查。

4. 为患者提供疾病康复与注意事项的相关健康教育学习资源。

5. 向患者及家属了解其对护理服务的感受、体验、满意度，虚心倾听患者及家属对护理服务的意见与建议，并持续改进。

十一、自发性气胸患者关怀性护理

（一）评估和观察要点

1. 评估患者意识及生命体征。

2. 评估患者口唇、指（趾）端皮肤颜色及发绀状态，呼吸频率、节律、深度、体位、血氧饱和度。

3. 评估患者双侧胸廓是否对称，患侧有无胸廓饱满、呼吸运动减弱，纵隔有无向健侧移位。

4. 评估患者胸痛的性质、持续时间及程度。

5. 评估患者心理状况，了解患者情绪、心理感受、家庭及社会支持情况。

6. 询问患者及其家属住院期间有何问题、困难或需求。

7. 实施各项评估时，非单人间拉隔帘，单人间关门，保护患者隐私。

8. 对评估情况进行记录并及时给予答复或解决能够解决的问题。

（二）护理措施

1. 建立信任、关怀性的关系。责任护士每日与患者交流，礼貌称呼患者，向患者及陪伴家属介绍自己的身份及职责；与患者家属进行良好沟通；鼓励家属给予患者良好的家庭支持。

2. 对急性期患者指导其绝对卧床休息，限制探视，取半坐位或端坐位，床边大小便，避免用力、屏气、咳嗽等增加胸腔内压的活动。

3. 观察患者意识及生命体征变化，观察有无血压下降等循环衰竭征象，观察胸痛的性质、持续时间与程度。

4. 指导患者进食高热量、高蛋白、高维生素饮食，避免辛辣刺激性食物。

5. 给予患者中、高流量吸氧，促进其胸腔内气体吸收。

6. 协助医生进行胸腔穿刺抽气（执行胸腔穿刺护理）。

7. 需要进行胸腔闭式引流的患者按胸腔闭式引流护理。

（1）严格无菌操作，引流瓶每日更换一次，注意连接管和接头处的消毒，玻璃管应在水下 2 cm 处，确保整套装置密闭，保持引流管通畅。

（2）观察伤口有无出血、漏气、皮下血肿、感染，引流管是否通畅。

（3）鼓励患者每 2 小时进行一次深呼吸、咳嗽和吹气球练习，促进肺复张。避免剧烈咳嗽。

（4）意外情况的应急处理：患者床旁备一止血钳，一旦引流瓶打破，迅速用止血钳夹闭引流管并及时更换引流瓶。若胸腔引流管不慎滑出胸腔时，嘱患者呼气，迅速用凡士林纱布覆盖伤口，并立即通知医生。

（5）拔管前先试行夹管 24 小时，如患者无呼吸困难且 X 线显示肺复张即可拔管。

8. 根据患者自理能力评分结果协助其生活护理，保持皮肤、口腔清洁，定时翻身，防止并发症发生。

9. 责任护士每日与患者进行沟通，了解其当前需求与问题并尽力协助解决。

10. 责任护士主动告知患者治疗方法与愈后结果，消除其紧张心理。行胸腔穿刺或胸腔闭式引流前主动向其讲解治疗目的、配合要点及注意事项，减轻其恐惧心理。

11. 出院前向患者清晰讲解出院流程、出院后饮食、活动、服药、病情自我观察及复诊。

（三）健康指导

1. 指导患者戒烟，注意保暖，避免各种诱发因素如劳累、受凉、呼吸道感染、情绪激动等。

2. 指导患者避免剧烈运动、屏气、咳嗽及用力排便和抬举重物，防止胸内压剧烈增加引起气胸复发。

3. 指导患者加强营养，均衡饮食，增强体质。

4. 坚持肺部基础疾病的治疗　向患者介绍继发性气胸的发生是由于肺组织有基础疾病的存在，遵医嘱积极治疗肺部基础疾病对于预防气胸的复发极为重要。

（四）延伸护理

1. 按时对患者或家属进行电话随访，了解其疾病转归情况及生活、心理情况。对其存在的问题进行再指导。

2. 指导患者在气胸痊愈后的 1 个月内，禁止剧烈运动，如打球、跑步，保持大便通畅，以免复发。

3. 为患者提供疾病康复与预防复发的相关健康教育学习资源。

4. 向患者及家属了解其对护理服务的感受、体验、满意度，虚心倾听患者及家属对护理服务的意见与建议，并持续改进。

十二、睡眠呼吸暂停患者关怀性护理

（一）评估和观察要点

1. 评估患者是否存在睡眠呼吸暂停的高危因素，如肥胖、老年、遗传、鼻咽部疾患等

2. 评估患者打鼾程度，如频率，呼吸暂停持续时间和频率、被憋醒的次数。

3. 评估患者睡眠呼吸暂停对其他系统影响，如心血管系统、神经系统、内分泌、性功能等的影响及其对睡眠、日常生活的影响。

4. 评估患者生活习惯，有无吸烟、饮酒等；对肥胖者需评估其饮食结构与习惯。

5. 评估患者心理状况，了解患者情绪、心理感受、家庭及社会支持情况。

6. 询问患者及其家属住院期间有何问题、困难或需求。

7. 对评估情况进行记录并及时给予答复或解决能够解决的问题。

（二）护理措施

1. 建立信任、关怀性的关系。责任护士每日与患者交流，礼貌称呼患者，向患者及陪伴家属介绍自己的身份及职责；与患者家属进行良好沟通；鼓励家属给予患者良好的家庭支持。

2. 将患者置于安静的病室（有条件时将患者安排于单人间），保持病室空气流通、阳光充足及适合的温湿度。

3. 指导患者取舒适体位，尽量取侧卧位，防止软腭及悬雍垂阻塞气道。

4. 夜间尽量为患者创造安静的睡眠环境，地灯光线柔和，减少人为原因干扰。

5. 观察患者意识及生命体征、血氧饱和度的变化（尤其是处于睡眠状态时），记录睡眠中呼吸暂停的时间、频率及被憋醒的次数，警惕夜间猝死。

6. 夜间睡眠时给予低流量吸氧 1～2 升/分，无创呼吸机辅助呼吸，呼吸机采用双水平正压通气，调节吸气、呼气压力于"最佳滴定状态"，进行心电监护及血氧饱和度监测。观察呼吸机辅助通气后效果：如患者血氧饱和度上升、增快的心率减慢、鼾声减轻或消失、憋醒的次数减少说明患者通气有效。

7. 指导患者均衡饮食，禁高脂饮食。

8. 指导患者减少引起睡眠呼吸暂停的危险因素，如控制体重，避免服用安眠药，防治上呼吸道感染。

9. 需长期使用呼吸机治疗者指导患者自行佩戴面罩行呼吸机治疗，指导其每日清洗面罩及紧急情况下拆除面罩的方法，并采用海绵垫等措施垫于面罩周围，防止鼻面部皮肤损伤。

10. 责任护士每日与患者进行沟通，了解其当前需求与问题并尽力协助解决。

11. 安慰患者，减轻其睡眠时鼾声大影响他人的负疚心理，争取其家人配合，帮助患者积极配合治疗。

（三）健康指导

1. 指导患者戒烟酒，禁用镇静药及兴奋药以防意外，有计划减轻体重。

2. 指导患者积极治疗引起睡眠呼吸暂停的原发病。

3. 需使用呼吸机长期治疗者，指导其呼吸机使用方法及注意事项、清洗消毒方法，直至完全掌握。

4. 指导患者进行体育锻炼，以增加其有效通气与体质，并有利于减轻体重。

（四）延伸护理

1. 定时电话随访，了解其疾病转归情况及生活质量、运动活动状况。

2. 了解其家庭呼吸机治疗的依从性、呼吸机使用的掌握情况，对其存在的问题进行再次指导，必要时上门现场指导。

3. 与患者及家属一起制订患者减轻体重、活动、饮食的短期与长期计划，并与家属一起共同监督与鼓励其执行。

4. 为患者提供与疾病相关的健康教育学习资源。

5. 向患者及家属了解其对护理服务的感受、体验、满意度，虚心倾听患者及家属对护理服务的意见与建议，并持续改进。

十三、呼吸衰竭患者关怀性护理

（一）评估和观察要点

1. 评估患者意识、生命体征。

2. 评估患者口唇、指（趾）端皮肤颜色及发绀情况、呼吸困难程度、血氧饱和度、人工辅助通气的各项参数、血气分析结果。

3. 评估患者痰液的颜色、性质、气味、量、伴随症状、与体位的关系、影响睡眠情况。

4. 评估患者有无水、电解质紊乱，有无水肿、心律失常及消化道出血。

5. 评估患者生活自理能力及全身皮肤情况。

6. 评估患者心理状况，了解患者情绪、心理感受、家庭及社会支持情况。

7. 询问患者及其家属住院期间有何问题、困难或需求。

8. 对评估情况进行记录并及时给予答复或解决能够解决的问题。

（二）护理措施

1. 建立信任、关怀性的关系。责任护士每日与患者交流，礼貌称呼患者，向患者及陪伴家属介绍自己的身份及职责；与患者家属进行良好沟通；鼓励家属给予患者良好的家庭支持。

2. 将患者安排于靠近护士站、便于监护与观察的房间，保持空气流通、安静、阳光充足及适合的温湿度。

3. 协助患者绝对卧床休息，取半卧位，专人守护。

4. 根据血气分析结果给予鼻导管或面罩氧疗，Ⅰ型呼吸衰竭患者氧疗浓度＞35％，Ⅱ型呼吸衰竭者给予低浓度持续吸氧。密切观察氧疗后效果，氧疗效果不佳时，及时掌握机械通气的适应证进行机械通气。

5. 行机械通气者按"机械通气关怀性护理"。

6. 给予心电、血压、血氧饱和度监测，观察有无肺性脑病、酸碱平衡失调、心力衰竭等其他系统并发症。

7. 观察患者意识、生命体征、血氧饱和度及尿量，监测血气分析；观察咳嗽、咳痰情况；观察呼吸的频率、节律、深浅度、呼吸困难的程度、有无呼吸肌疲劳、三凹征等。

8. 保持呼吸道通畅，痰多者指导有效咳嗽、雾化吸入、翻身叩背，必要时吸痰。

9. 指导患者进食高热量、高蛋白、多种维生素、易消化饮食，人工通气者行鼻饲。

10. 遵医嘱给予抗感染、祛痰、呼吸兴奋剂等对症治疗，观察药物的不良反应。

11. 主动关心患者，指导其全身放松，嘱家属陪伴患者以消除其恐惧心理。

12. 加强患者基础护理，保持皮肤、口腔清洁，定时翻身，防止皮肤压力性损伤。长期卧床者指导其有效咳嗽及呼吸功能锻炼，促进肺复张，每日进行床上主动或被动运动，防止血栓或肌肉失用性萎缩。

13. 准确记录24小时液体出入量，在血压稳定的前提下出入量维持轻度负平衡。

14. 责任护士每日与患者进行沟通，了解其当前需求与问题并尽力协助解决。

15. 责任护士主动告知患者治疗方法与愈后结果，消除其紧张心理。行胸腔穿刺或胸腔闭式引流前主动向其讲解治疗目的、配合要点及注意事项，减轻其恐惧心理。

16. 出院前向患者讲解出院流程、出院后饮食、活动、服药、病情自我观察及复诊。

（三）健康指导

1. 指导患者戒烟，避免各种诱发因素如刺激性气体的环境、劳累、受凉、呼吸道感染等，预防上呼吸道感染的发生。

2. 加强呼吸功能锻炼，指导患者缩唇、腹式呼吸。

3. 增加营养，保证充足的休息，以增强机体抵抗力。

4. 积极治疗原发病。

5. 指导患者进行耐寒锻炼及呼吸功能锻炼。

（四）延伸护理

1. 按时对患者进行电话随访，了解其疾病转归情况及生活质量。了解其服药的依从性。

2. 指导患者积极防治原发病，防止呼吸衰竭再次发生。

3. 与患者及家属一起讨论合理安排日常生活膳食与活动、作息时间，避免过度劳累与耗氧量较大的活动。

4. 指导患者按时复诊与复查。

5. 为患者提供疾病康复与注意事项的相关健康教育学习资源。

6. 向患者及家属了解其对护理服务的感受、体验、满意度，虚心倾听患者及家属对护理服务的意见与建议，并持续改进。

十四、急性呼吸窘迫综合征患者关怀性护理

（一）评估和观察要点

1. 评估患意识状态、生命体征、呼吸方式、呼吸节律、胸腹运动、有无三凹征。

2. 评估患者口唇、指（趾）端皮肤颜色、发绀状态、体位、血氧饱和度、动脉血气分析结果。

3. 评估患者精神、情绪，呼吸窘迫、憋气情况及伴随症状。

4. 评估患者有无循环血量不足的早期表现，评估水、电解质、酸碱平衡情况及液体出入量。

5. 评估患者心理状况，了解患者情绪、心理感受、家庭及社会支持情况。

6. 询问患者及其家属住院期间有何问题、困难或需求。

7. 对评估情况进行记录并及时给予答复或解决能够解决的问题。

（二）护理措施

1. 建立信任、关怀性的关系。责任护士每日与患者交流，礼貌称呼患者，向患者及陪伴家属介绍自己的身份及职责；与患者家属进行良好沟通；鼓励家属给予患者良好的家庭支持。

2. 将患者置于监护室内，保持病室空气流通、安静、阳光充足及适合的温湿度。

3. 协助患者绝对卧床休息，取半卧位或端坐位，床上大小便。

4. 迅速纠正缺氧，采用面罩高浓度给氧，给氧浓度＞50%，观察氧疗后效果。

5. 给予患者持续心电、血压、氧饱和度监测。

6. 监测血气分析，一旦确诊为急性呼吸窘迫综合征，宜尽早进行机械通气。采取保护性通气策略，即小潮气量、适当的呼气末正压通气（positive end expiratory pressure，PEEP）。机械通气者按"机械通气患者关怀性护理"。

7. 密切观察患者意识、生命体征，观察呼吸频率、节律、血氧饱和度及发绀程度；

8. 观察患者有无酸碱平衡紊乱、心力衰竭等其他系统并发症发生。

9. 为患者提供高热量、易消化饮食，机械通气者采取鼻饲饮食。

10. 保持呼吸道通畅，痰多者给予雾化吸入、叩背或胸部震颤，促进痰液排出。机械通气者及时吸痰，注意呼吸道湿化，避免痰液干结。

11. 控制液体出入量，在维持血压稳定前提下保持体液负平衡，准确记录出入量。

12. 遵医嘱给予药物对症治疗，观察药物不良反应。

13. 备好各种抢救物品，如气管吸痰用品、呼吸兴奋剂、强心、利尿剂等。

14. 加强患者基础护理，保持皮肤、口腔清洁，定时翻身，防止皮肤压力性损伤。每日进行床上主动或被动运动，防止血栓或肌肉失用性萎缩。

15. 给予患者关心，采取语言、写字板等多种方式及时与患者沟通并给予其安慰与鼓励，鼓励家属探视患者，消除其恐惧心理。

（三）健康指导

1. 呼吸锻炼指导　教会患者有效咳嗽、咳痰技术，如腹式呼吸、缩唇呼吸等方法，提高患者自我护理能力。

2. 指导患者戒烟，避免各种诱发因素如刺激性气体的环境、劳累、受凉、呼吸道感染等，预防上呼吸道感染的发生。

3. 指导患者出现胸廓紧束、憋气、呼吸费力等症状时应及时就诊。

4. 指导患者定时复诊与复查胸片等相关检查。

（四）延伸护理

1. 定时电话随访，了解其疾病转归情况及生活质量。了解其服药的依从性。

2. 指导患者积极防治原发病，防止再次发生急性呼吸窘迫综合征。

3. 指导患者按时复诊与复查。

4. 为患者提供疾病康复的相关健康教育学习资源。

5. 向患者及家属了解其对护理服务的感受、体验、满意度，虚心倾听患者及家属对护理服务的意见与建议，并持续改进。

（罗　健）

第二节 心血管内科患者关怀性护理

一、心血管内科患者一般关怀性护理

（一）评估和观察要点

1. 评估患者营养状况、情绪状况、人际关系、沟通需求及家庭支持情况。

2. 了解患者饮食生活习惯、民族文化习俗，评估患者对疾病、就医及介入治疗的认知与接受程度。

3. 评估胸闷、呼吸困难发生和发展的特点，表现形式或严重程度，引起呼吸困难的活动类型。

4. 评估疼痛的诱因、部位、性质、持续时间、有无放射痛、缓解方式及有无既往病史等。

5. 评估水肿的部位、时间、程度、发展速度，以及和饮食活动的关系。

6. 评估心电图变化、心脏射血分数、心肌酶及心力衰竭等指标。

7. 评估晕厥发作时间、诱因及先兆。

8. 评估咳痰及观察大小便的颜色、性质和量。

9. 观察患者生命体征，尤其是心律、心率、血压变化。

10. 观察患者意识、面容表情、体位、睡眠、营养状况、皮肤黏膜及相关检查。

11. 观察有无颈静脉怒张、肺部湿啰音、肝大小、液体出入量、电解质及水肿情况。

12. 了解患者的服药史，观察用药疗效及反应。

13. 询问了解患者心理感受、住院期间的困难、需求及满意度。

14. 观察患者大便次数、量、颜色及性状，有无排便费力、干结、颜色暗红等。

15. 实施各项评估时，非单人间拉隔帘，单人间关门，注重保护患者隐私。

16. 对评估情况进行记录并及时解决能够解决的问题或给予答复。

（二）护理措施

1. 建立信任、关怀性的关系。责任护士每日与患者交流，礼貌称呼患者，向患者及陪伴家属介绍自己的身份及职责；与患者家属进行良好沟通；鼓励家属给予患者良好的家庭支持。

2. 根据病情给予合适的卧位。

3. 指导饮食种类及量，给予低盐、低脂、低糖的清淡易消化饮食。避免刺激性食物，进食不宜过饱，应少食多餐。心力衰竭患者，限制水的摄入。

4. 视病情需要测量体温、脉搏、呼吸、血压，并注意观察脉率（律），合并心房纤颤的患者应同时测心率和脉率一分钟。

5. 安排协助患者进行检查，告知检查目的、时间、地点、需要患者配合的注意事项等。

6. 密切观察病情变化，严格交接班。有呼吸困难时，采取半卧位。根据呼吸困难程度及发生原因选择给氧方式。遵医嘱准确记录 24 小时液体出入量。

7. 做好用药护理。严格遵守给药时间，并督促患者按时服药，看服到口；静脉输液时，应注意给药浓度、速度、持续时间及药物配伍禁忌，应用血管活性药物时应严格掌握用药方法，遵守用药注意事项；应用强心药物或是抗心律失常药物时，注意血压、心律、心率变化和洋地黄类药物的不良反应；应用利尿剂时，注意观察利尿效果及电解质，准确记录出入量；应用抗凝剂时，应注意观察皮肤黏膜有无出血点、牙龈是否有出血、大小便的颜色，有情况及时通知医生并配合处理。

8. 保持大便通畅，便秘时遵医嘱给予缓泻剂或甘油灌肠。

9. 加强皮肤护理，特别是水肿患者，防止压力性损伤。

10. 主动巡视患者，主动询问患者需求及体验并给予帮助、支持与关怀。及时解决患者存在的问题，责任护士自己不能解决的问题，及时向护士长或相关人员报告。

11. 做好对患者的健康指导，帮助患者了解疾病和药物治疗等知识。

12. 做好预见性护理，减少并发症。充分告知并消除不安全因素，提高安全意识和防范能力，预防跌倒、坠床等不良事件的发生。

13. 注意保护患者隐私；帮助患者获得家庭及社会支持，及早回归社会。

14. 鼓励患者倾诉、表达，倾听患者的内心反应与感受，帮助患者认识、了解疾病相关知识，给予鼓励与安慰，避免激动，帮助其消除对疾病及手术的恐惧心理。

15. 备好各种急救相关的器械和药物，必要时配合抢救。

（三）健康指导

1. 了解并指导患者改变不良习惯，积极控制与本病有关的一切危险因素，如高血压、糖尿病等。

2. 提高对疾病的认识，介绍病因及诱发因素，指导患者避免感染、体力劳动过量、情绪激动、饱食、寒冷刺激等诱因，减少疾病发作。

3. 指导患者制订饮食及活动计划，适当进行活动与体育锻炼，低盐低脂饮食，少食多餐，忌暴饮暴食，控制体重。适量活动，以不引起不适症状为原则，可选择散步、太极等轻柔活动项目。保持情绪稳定。

4. 遵医嘱正确服药，不可擅自改量或者停药，定期复查，及时发现不良反应，调整剂量。

5. 多食粗纤维饮食，保持大便通畅，避免排便用力，引起发病，必要时可使用缓泻剂或开塞露。

6. 指导患者养成良好的生活习惯，戒烟、限酒。

7. 冠心病患者应随身备好急救药品，指导患者识别并紧急处理心绞痛发作，掌握舌下含服硝酸甘油的时机及方法。教会患者自测脉搏，介绍疾病和药物的相关知识，做好自我护理。

8. 培训患者及家属了解并掌握心肺复苏的知识和技能，为抢救患者赢得时间，提高抢救成功率。

9. 提供出院后各项护理的书面指导材料，指导患者服用药物、定期复查等。提高患者的依从性。

（四）延伸护理

1. 建立信息平台，发送疾病相关知识及关怀祝福语。

2. 出院后定期电话、微信等形式回访患者，及时了解病情转归及自我护理等情况，并对其问题进行针对性指导。

3. 了解患者对护理服务的感受，虚心听取患者的意见和建议，改进相关护理服务。

二、冠心病患者关怀性护理

（一）评估和观察要点

1. 评估患者营养状况、情绪状况、人际关系、沟通需求及家庭支持情况。

2. 了解患者饮食生活习惯、民族文化习俗，评估患者对疾病、就医及介入治疗的认知与接受程度。

3. 观察心绞痛发作时，患者疼痛的部位、性质、程度、范围、放射性、持续时间、诱因及缓解方式，评估患者心理反应、疼痛控制方法的有效性。

4. 观察心率、心律及心电图 ST 段的变化。

5. 了解患者的服药史，观察用药疗效及反应。

6. 询问了解患者、住院期间的困难、需求及满意度。

7. 观察患者大便次数、量、颜色及性状，有无排便费力、干结、颜色暗红等。

8. 实施各项评估时，非单人间拉隔帘，单人间关门，注重保护患者隐私。

9. 对评估情况进行记录并及时解决能够解决的问题或给予答复。

（二）护理措施

1. 建立信任、关怀性的关系。责任护士每日与患者交流，礼貌称呼患者，向患者及陪伴家属介绍自己的身份及职责；与患者家属进行良好沟通；鼓励家属给予患者良好的家庭支持。

2. 指导饮食种类及量，给予低盐、低脂、高维生素或低糖的清淡易消化饮食。

3. 安排协助患者进行检查，告知检查目的、时间、地点、需要患者配合的具体事项等。

4. 避免重体力劳动，心绞痛发作时立即停止活动，卧床休息，及时测血压并做心电图，遵医嘱给药，必要时吸氧，使用治疗性抚触，耐心安慰、支持、陪伴患者，建立患者的信心。

5. 观察病情 观察疼痛的部位、性质、程度、持续时间及缓解的规律，严密监测血压、心率、心律及心电图变化，观察有无面色苍白、大汗、恶心、呕吐等，警惕心肌梗死的发生。

6. 用药护理 介绍诊疗计划，讲解药物的作用及主要不良反应，观察药物疗效及不良反应并记录。

7. 根据病情及医嘱做好介入术前准备及术后护理，必要时采取措施保证患者充足睡眠。

8. 与患者共情，鼓励患者倾诉、表达，倾听患者的内心反应与感受，帮助患者认识、了解疾病相关知识，给予鼓励与安慰，避免激动，帮助其消除对疾病及手术的恐惧心理。

9. 主动巡视患者，询问患者病情转归、需求及体验并给予帮助、支持与关怀。及时解决患者存在的问题，责任护士自己不能解决的问题，及时向护士长或相关人员报告。

10. 预防并发症及不良事件 做好预见性护理，减少并发症。充分告知并消除不安全因素，提高安全意识和防范能力，预防跌倒、坠床等不良事件的发生。

11. 注意保护患者隐私；帮助患者获得家庭及社会支持，及早回归社会。

（三）健康指导

1. 了解并指导患者改变不良习惯，积极控制与本病有关的一切危险因素，如高血压、糖尿病等。

2. 提高对疾病的认识，介绍病因及诱发因素，指导患者避免感染、体力劳动过量、情绪激动、饱食、寒冷刺激等诱因，减少疾病发作。

3. 指导患者制定饮食及活动计划，适当进行活动与体育锻炼，低盐低脂饮食，少食多餐，控制体重。

4. 指导患者保持大便通畅，防止便秘。

5. 指导患者戒烟、限酒。

6. 指导患者识别及紧急处理心绞痛发作，掌握舌下含服硝酸甘油的时机及方法。

7. 培训患者及家属进行心肺复苏的技能，为抢救患者赢得时间，提高抢救成功率。

8. 提供出院后各项护理的书面指导材料，指导患者服用药物、定期复查等。提高患者的依从性。

（四）延伸护理

1. 建立信息平台，发送疾病相关知识及关怀祝福语。

2. 出院后定期电话、微信等形式回访患者，及时了解病情转归及自我护理等情况，并对其问题进行针对性指导。

3. 了解患者对护理服务的感受，虚心听取患者的意见和建议，改进相关护理服务。

三、急性心肌梗死患者关怀性护理

（一）评估和观察要点

1. 评估患者营养状况、情绪状况、人际关系、沟通需求及家庭支持情况。

2. 了解患者饮食生活习惯、民族文化习俗，评估患者对疾病、就医及介入治疗的认知与接受程度。

3. 观察心绞痛发作时，疼痛的部位、性质、程度、范围、放射性、持续时间、诱因及缓解方式、伴随症状，评估患者心理反应、疼痛控制方法的有效性。

4．观察体温、呼吸、血压、心率、心律及心电图、心肌酶谱的动态变化。

5．了解患者的服药史，观察用药疗效及反应。

6．询问了解患者心理感受、住院期间的困难、需求及满意度。

7．观察患者大便次数、量、颜色及性状，有无排便费力、干结、颜色暗红等。

8．实施各项评估时，非单人间拉隔帘，单人间关门，注重保护患者隐私。

9．对评估情况进行记录并及时解决能够解决的问题或给予答复。

（二）护理措施

1．建立信任、关怀性的关系。责任护士每日与患者交流，礼貌称呼患者，向患者及陪伴家属介绍自己的身份及职责；与患者家属进行良好沟通；鼓励家属给予患者良好的家庭支持。

2．饮食指导　给予低盐、低脂、高维生素或低糖的清淡易消化饮食。

3．护送患者进行检查，告知检查目的、时间、地点、需要患者配合的具体事项等。

4．持续低流量吸氧，2～4升/分，指导患者绝对卧床休息24小时，取平卧位或半卧位，第2～3天起根据病情床上活动，与患者共同制订活动计划，逐步过渡到床边、室内活动，小幅增加活动量，以不感到疲劳为宜。

5．观察疼痛的发生部位、性质、程度、持续时间及缓解的规律，持续心电监护，严密监测血压、心率、心律、呼吸、体温、心肌酶谱及心电图、心电监护的变化，必要时监测肺毛细血管压和静脉压，尽早发现心律失常、低血压休克、心力衰竭、心肌再梗死等严重并发症的发生。发热时观察热型，判断是否为坏死物质吸收热，做好保暖、皮肤和口腔护理。

6．介绍诊疗计划，遵医嘱给药，讲解药物的作用及主要不良反应，观察药物疗效及不良反应并记录。

7．根据病情及医嘱做好介入术前准备及术后护理，必要时采取措施，保证患者充足睡眠。

8．嘱患者定时排便，介绍保持大便通畅的方法，对便秘患者常规给予缓泻剂或灌肠，排便过程中加强心电监测。

9．主动巡视，询问患者病情转归、需求及体验并给予帮助、支持与关怀。及时解决患者存在的问题，责任护士自己不能解决的问题，及时向护士长或相关人员报告。

10．与患者共情，使用治疗性抚触，耐心安慰、支持、陪伴患者，鼓励患者倾诉、表达，倾听患者的内心反应与感受，帮助患者认识、了解疾病相关知识，帮助其消除对疾病及手术的恐惧心理，避免情绪波动，建立信心。

11．备好抢救物品和器材，随时做好抢救的准备。

12．做好预见性护理，减少并发症。充分告知并消除不安全因素，提高安全意识和防范能力，预防跌倒、坠床等不良事件的发生。

13．注意保护患者隐私；帮助患者获得家庭及社会支持，及早回归社会。

（三）健康指导

1．了解并指导患者改变不良习惯，积极控制与本病有关的一切危险因素，如冠心病、高血压、糖尿病、肥胖等。

2．提高疾病认识，介绍病因及诱发因素，指导患者避免感染、体力劳动过量、情绪激动、饱食、寒冷刺激、用力大便等诱因，减少疾病发作。

3．指导患者识别及紧急处理心绞痛发作，掌握舌下含服硝酸甘油的时机、方法。

4．指导患者制订饮食及活动计划，进行适当活动与体育锻炼，低盐低脂饮食，少食多餐，控制体重。

5．保持大便通畅，防止便秘。

6．指导患者戒烟、限酒。

7. 培训患者及家属心肺复苏技能，为抢救患者赢得时间，提高抢救成功率。

8. 提供出院后各项护理的书面指导材料，指导患者服用药物、定期复查等。提高患者的依从性。

（四）延伸护理

1. 建立信息平台，发送冠心病、心肌梗死护理相关知识及关怀祝福语。

2. 出院后定期电话、微信等形式回访患者，及时了解患者出院后生理、心理及病情转归及自我护理等情况，并对其问题进行针对性跟踪指导。

3. 了解患者对护理服务的感受，虚心听取患者的意见和建议，改进相关护理服务。

四、心律失常患者关怀性护理

（一）评估和观察要点

1. 评估患者营养状况、情绪状况、人际关系、沟通需求及家庭支持情况。

2. 了解患者饮食生活习惯、民族文化习俗，评估患者对疾病、就医及介入治疗的认知与接受程度。

3. 观察患者的神志、生命体征、心率的快慢、心律是否整齐，及早发现危险征兆。

4. 评估心音、脉搏及颈动脉搏动情况，测量脉搏，时间应为 1 分钟，对房颤患者同时听心率。

5. 观察有无心律失常引起的胸闷、呼吸困难、头晕，面色苍白、意识丧失、各种反射消失、晕厥、甚至猝死等症状。心跳突然减慢或暂停，面色苍白、意识丧失、各种反射消失及抽搐等，为阿-斯综合征的表现。

6. 了解患者的服药史，观察用药疗效及反应。

7. 询问了解患者心理感受、住院期间的困难、需求及满意度。

8. 观察患者大便次数、量、颜色及性状，有无排便费力、干结、颜色暗红等。

9. 实施各项评估时，非单人间拉隔帘，单人间关门，注重保护患者隐私。

10. 对评估情况进行记录并及时解决能够解决的问题或给予答复。

（二）护理措施

1. 建立信任、关怀性的关系。责任护士每日与患者交流，礼貌称呼患者，向患者及陪伴家属介绍自己的身份及职责；与患者家属进行良好沟通；鼓励家属给予患者良好的家庭支持。

2. 指导饮食种类及量，给予低盐、低脂、高维生素或低糖的清淡易消化饮食。

3. 安排协助患者进行检查，告知检查目的、时间、地点、需要患者配合的具体事项等。

4. 对于无器质性病变者，应消除其思想顾虑，避免诱发心律失常的一切因素，如劳累、精神紧张、饮酒等。有器质性病变者，绝对卧床休息。给予持续 24 小时心电监护，注意观察心率和心律的变化。

5. 对于各种心律失常患者，测量脉搏时的时间要在 1 分钟以上。

6. 观察病情及用药护理

（1）心律失常因缺钾引起者，应遵医嘱补钾；因洋地黄药物中毒引起者，停用洋地黄。

（2）阵发性室上性心动过速常因情绪激动、冷热刺激、运动、体位突然变动、饮酒、吸烟及严重心脏病而发作。患者常有精神不安、胸闷、头颈部有冲动感。时间过久，血压下降、休克，脑部缺血、缺氧而发生晕厥。发作时可刺激其咽部诱发呕吐使心率减慢，无效时按医嘱给予药物治疗。静脉推注药物时和用药后注意观察心率变化。

（3）阵发性室性心动过速多发生于心肌梗死、冠状动脉粥样硬化性心脏病，也可由使用洋地黄、奎尼丁、乙胺碘呋酮引起。此病易发生休克、脑缺氧、心力衰竭。室速时间长，有引起心室纤颤的危险，应备齐抢救药物和器械，配合医生积极抢救。

（4）心房纤颤患者，注意观察脉率、心率、心律，并记录。行除颤治疗的患者当日禁食。备齐设备，配合除颤。除颤后密切观察心房颤动有无复发，有无期前收缩，有无脑栓塞。

（5）心室纤颤多见于阵发性室性心动过速后、洋地黄及奎尼丁中毒、严重缺钾、临终前。患者初感心悸、眼前发黑，继而知觉丧失、呼吸暂停、面色苍白、口唇发绀、全身抽搐。应急查心电图，确诊为心室纤颤者，按心脏骤停进行抢救。

（6）对完全性房室传导阻滞的患者，应备齐抢救药品和器械，注意观察心律、心率、血压、脉差及并发症。如患者心跳突然减慢或暂停、面色苍白、意识丧失、发生晕厥和抽搐（阿斯综合征），应立即吸氧及皮下注射 0.1% 肾上腺素 $0.5\sim1\,mg$，并通知医生。

（7）完全性房室传导阻滞如系药物中毒引起，应停止用药。禁用奎尼丁、普鲁卡因酰胺、利多卡因、胺碘酮，以免引起心室停搏、室性纤颤。

7. 应用抗心律失常药物时，密切观察药物的效果及不良反应，防止不良反应的发生。

8. 根据病情及医嘱做好射频消融术前准备及术后护理，必要时采取措施，保证患者充足睡眠。

9. 与患者共情，鼓励患者倾诉、表达，倾听患者的内心反应与感受，帮助患者认识、了解疾病相关知识，给予鼓励与安慰，避免激动，帮助其消除对疾病及手术的恐惧心理。

10. 主动巡视，询问患者病情转归、需求及体验并给予帮助、支持与关怀。及时解决患者存在的问题，责任护士自己不能解决的问题，及时向护士长或相关人员报告。

11. 做好预见性护理，减少并发症。充分告知并消除不安全因素，提高安全意识和防范能力，预防跌倒、坠床等不良事件的发生。

12. 注意保护患者隐私；帮助患者获得家庭及社会支持，及早回归社会。

（三）健康指导

1. 了解并指导患者改变不良习惯，积极控制与本病有关的一切危险因素，如高血压、糖尿病等。

2. 提高疾病认识，介绍病因及诱发因素，指导患者避免感染、体力劳动过量、情绪激动、饱食、寒冷刺激等诱因，减少疾病发作。

3. 指导患者制订饮食及活动计划，适当进行活动与体育锻炼，低盐低脂饮食，少食多餐，控制体重。

4. 保持大便通畅，防止便秘。如心动过缓者，应避免屏气用力的动作，如用力排便等，以免迷走神经兴奋而加重心动过缓。

5. 指导患者戒烟、限酒。如快速心律失常者，应戒烟、酒，避免饱餐和摄入刺激性食物和咖啡、浓茶等。

6. 教会患者及家属正确测量脉搏的方法，以利于自我监测病情；培训患者及家属心肺复苏技能，为抢救患者赢得时间，提高抢救成功率。

7. 有晕厥史的患者避免从事驾驶、高空作业等有危险的工作，发生头昏、黑蒙不适时立即平卧，以避免晕厥发作而摔伤。

8. 嘱患者遵医嘱服用抗心律失常药物，严禁随意增加剂量，教会患者观察药物疗效和不良反应，嘱咐患者出现异常情况及时就诊。

9. 对安装起搏器的患者，应介绍有关起搏器的常识。

10. 提供出院后各项护理的书面指导材料，指导患者服用药物、定期复查等。提高患者的依从性。

（四）延伸护理

1. 建立信息平台，发送心律失常的相关知识，了解患者需求及关怀祝福语。

2. 出院后定期电话、微信等形式回访患者，及时了解病情转归及自我护理等情况，并对其问题进行针对性指导。

3. 了解患者对护理服务的感受，虚心听取患者的意见和建议，改进相关护理服务。

五、心力衰竭患者关怀性护理

（一）评估和观察要点

1. 评估患者营养状况、情绪状况、人际关系、沟通需求及家庭支持情况。

2. 了解患者饮食生活习惯、民族文化习俗，评估患者对疾病、就医及治疗的认知与接受程度、受压力的影响程度。

3. 观察心力衰竭发作期，患者的卧位、姿势、面部表情、口唇、指（趾）端皮肤颜色；呼吸频率、节律、深浅度；呼吸困难的持续时间、诱因及缓解方式，痰液的性状、颜色、量及伴随症状；评估患者心理反应、胸闷控制方法的有效性。

4. 观察患者体温、呼吸、血压、心率、心律、食欲、体力、体重、水肿、尿量、液体出入量及心电图、指脉氧饱和度的动态变化。

5. 了解患者的服药史，观察用药疗效及反应。

6. 询问了解患者心理感受、住院期间的困难、需求及满意度。

7. 观察患者大便次数、量、颜色及性状，有无排便费力、干结等。

8. 动态评估患者皮肤的血液供应、张力的变化、压疮风险等。

9. 了解患者的胸片、心脏彩超、CT、肺功能、肝肾功能、电解质紊乱、B 型利钠肽（brain natriuretic peptide，BNP）、动脉血气分析等指标变化。

10. 实施各项评估时，非单人间拉隔帘，单人间关门，注重保护患者隐私。

11. 对评估情况进行记录并及时解决能够解决的问题或给予答复。

（二）护理措施

1. 建立信任、关怀性的关系。责任护士每日与患者交流，礼貌称呼患者，向患者及陪伴家属介绍自己的身份及职责；与患者家属进行良好沟通；鼓励家属给予患者良好的家庭支持。

2. 饮食指导　给予低盐、低脂、高维生素或低糖的清淡易消化饮食，少量多餐。

3. 护送患者进行检查，告知检查目的、时间、地点、需要患者配合的具体事项等。

4. 告知患者氧疗和活动原则。指导患者胸闷、气喘发作期停止活动，高流量吸氧，6～8 升/分，根据呼吸困难程度取高枕卧位、半坐卧位或端坐位休息；疾病缓解期间断低流量吸氧，2～4 升/分，鼓励患者病房内活动，与患者共同制订活动计划，小幅增加活动量，以不感到疲劳为宜。

5. 观察患者体温、呼吸、血压、心率、心律、食欲、体力、体重、水肿、尿量、液体出入量及心电图、血氧饱和度、动脉血气分析、肺部啰音、皮肤颜色、完整性的动态变化。必要时监测中心静脉压，做好容量管理，了解掌握阳性检查、检验结果，预知疾病风险，避免或尽早发现心律失常、低血压休克、急性心力衰竭等严重并发症的发生。

6. 遵医嘱给药，讲解药物的作用及主要不良作用，观察药物疗效及不良反应并记录。

7. 根据病情及医嘱做好护理，做好保暖、皮肤和口腔护理。鼓励患者尽量做缓慢的深呼吸，多翻身，尽量咳出痰液。保持环境整洁安静，温湿度适宜，必要时采取措施，保证患者充足睡眠。

8. 嘱患者定时排便，介绍保持大便通畅的方法，便秘患者常规给予缓泻剂或灌肠，排便过程中加强心电监测。

9. 主动巡视，询问患者需求及体验并给予帮助、支持与关怀。及时解决患者存在的问题，责任护士自己不能解决的问题，及时向护士长或相关人员报告。

10. 与患者共情，使用治疗性抚触、耐心安慰、支持、陪伴患者，鼓励患者倾诉、表达，倾听患者的内心反应与感受，帮助患者认识、了解疾病相关知识，消除其对疾病的恐惧心理，避免情绪波动，建立信心。指导家属正确陪伴、支持患者。

11. 备好抢救物品和器材，随时做好抢救的准备。

12. 做好预见性护理，减少并发症。充分告知并消除不安全因素，提高安全意识和防范能力，采取有效措施预防跌倒、坠床等不良事件的发生。

13. 注意保护患者隐私；帮助患者获得家庭及社会支持，及早回归社会。

(三) 健康指导

1. 了解并指导患者改变不良习惯，积极控制与本病有关的一切危险因素，如冠心病、高血压、糖尿病、心肌病、房颤、甲亢、贫血等。

2. 提高疾病认识，介绍病因及诱发因素，指导患者避免感染、体力劳动过量、情绪激动、饱食、寒冷刺激、用力大便等诱因，减少疾病发作。

3. 指导患者识别及紧急处理急性心力衰竭发作，掌握就诊治疗的时机。

4. 指导患者制订饮食及活动计划，适当进行活动与体育锻炼，低盐低脂饮食，少食多餐，控制体重，戒烟、限酒。

5. 保持患者大便通畅，防止便秘。

6. 培训患者及家属心肺复苏技能，为抢救患者赢得时间，提高抢救成功率。

7. 指导患者舒缓情绪和压力的方法，保持平和、乐观的心态。

8. 提供出院后各项护理的书面指导材料，指导患者服用药物、定期复查和自我管理的方法等，提高患者的依从性。

(四) 延伸护理

1. 建立心力衰竭患者信息平台，发送心力衰竭护理相关知识及关怀祝福语。

2. 出院后定期电话、微信等形式回访者，及时了解患者出院后生理、心理及病情转归及自我护理、定期复诊等情况，并对其问题进行针对性跟踪指导。

3. 了解患者对护理服务的感受，虚心听取患者的意见和建议，改进相关护理服务。

六、扩张型心肌病患者关怀性护理

(一) 评估和观察要点

1. 了解患者饮食生活习惯，评估患者营养、疾病认知、心理状况、沟通需求及家庭支持情况。

2. 密切观察生命体征、意识、心率、心律及有无突然晕厥现象。

3. 观察患者症状，如乏力、气促、呼吸困难、胸闷、颈静脉怒张。

4. 观察患者卧位，有无水肿及其程度和尿量情况。

5. 了解患者的服药史，观察用药疗效、反应及不良作用。

6. 询问了解患者心理感受、住院期间的困难、需求及满意度。

7. 观察患者大便情况，了解有无大便排便费力、干结、颜色暗红等。

8. 实施各项评估时，非单人间拉隔帘，单人间关门，注重保护患者隐私。

9. 对评估情况进行记录并及时解决能够解决的问题或给予答复。

(二) 护理措施

1. 建立信任、关怀性的关系。责任护士每日与患者交流，礼貌称呼患者，向患者及陪伴家属介绍自己的身份及职责；与患者家属进行良好沟通；鼓励家属给予患者良好的家庭支持。

2. 根据患者病情给予合适的卧位。合并严重心力衰竭、心律失常及阵发性晕厥的患者应绝对卧床休息，以减轻心脏负荷及心肌耗氧量。

3. 根据病情及营养状况，指导饮食种类及量，给予低盐、低脂、高维生素或低糖的清淡易消化饮食；少量多餐，多食新鲜蔬菜、水果，保持大便通畅。

4. 根据病情协助患者进行检查，告知检查目的、时间、地点、需要患者配合的具体事项等。

5. 对危重患者严密监测血压、心率及心律，给予氧气吸入，遵医嘱用药，并观察疗效。出现高度房室传导阻滞时，应立即通知医生，并备好抢救用品、药物，尽快完成心脏起搏治疗前的准备。密切观察生命体征，防止猝死。

6. 保持休息环境安静、整洁和舒适，预防呼吸道感染，避免不良刺激。对失眠者酌情给予镇静药物。

7. 为患者日常生活提供帮助，对长期卧床及水肿患者应注意保持其皮肤及床单位清洁干燥，定时翻身、拍背，防止压疮，促进排痰。

8. 合并心力衰竭者，按心力衰竭护理进行护理。

9. 出现心律失常，按心律失常护理进行护理。

10. 遵医嘱及时正确用药，观察药物疗效及不良反应。特别是应用洋地黄治疗时，须严格遵照医嘱给药，准确掌握剂量，密切注意洋地黄不良反应，如恶心、呕吐、黄视、绿视及有无室性早搏和房室传导阻滞等心律失常。

11. 耐心安慰、支持、陪伴患者，鼓励患者倾诉、表达，倾听患者的内心反应与感受。介绍诊疗计划，帮助患者认识、了解疾病相关知识，帮助其消除对疾病的恐惧心理，避免情绪波动，建立信心。指导家属正确陪伴、支持患者。

12. 主动巡视、询问患者病情转归、需求及体验并给予帮助、支持与关怀。及时解决患者存在的问题，责任护士自己不能解决的问题，及时向护士长或相关人员报告。

13. 做好预见性护理，减少并发症，随时做好抢救的心理和物品准备。充分告知并消除不安全因素，提高安全意识和防范能力，采取有效措施预防跌倒、坠床等不良事件的发生。

14. 注意保护患者隐私；帮助患者获得家庭及社会支持，及早回归社会。

（三）健康指导

1. 为患者提供舒适、整洁的病房环境，做好生活及心理护理。

2. 给予低盐、富于营养的易消化饮食，戒烟、酒，避免刺激性食物，少量多餐。耐心向患者讲解饮食治疗的重要性，以取得患者配合。

3. 指导患者识别及紧急处理心力衰竭发作，掌握就诊治疗的时机。

4. 根据患者的心功能状况，限制或避免体力和脑力劳动，以不发生症状为宜，但并不主张完全休息。有心力衰竭及心脏明显扩大者，须卧床，予以较长时间的休息。

5. 遵医嘱坚持服用抗心力衰竭、抗心律失常或 β 受体阻滞剂、钙通道阻滞剂等药物。讲解药物的名称、剂量、用法，教会患者及家属观察药物疗效及不良反应。

6. 预防指导

（1）无明显症状的早期患者，可从事轻工作，避免紧张劳累。

（2）病情严重时应卧床休息。病情缓解期，根据心功能情况，可适当活动，但切忌不可过累，应以休息为主，以促进心肌恢复。

（3）日常生活中应适当进行体育锻炼，增强机体抵抗力。有晕厥病史或猝死家族史者应避免独自外出活动，以免发作时无人在场而发生意外。

（4）积极预防、治疗可能诱发或加重扩张型心肌病的原发病。

（5）保持良好心态，避免紧张、焦虑情绪。

（6）戒烟、酒，养成健康饮食习惯，均衡营养，以促进心肌代谢与修复。

（7）随访：嘱患者定期门诊随访，症状加重时立即就诊，防止病情进展、恶化。

7. 提供出院后各项护理的书面指导材料，指导患者服用药物、定期复查和自我管理的方法等，提高患者的依从性。

（四）延伸护理

1. 建立信息平台，发送扩张性心脏病的相关知识，了解患者需求，做到进行性的健康指导。

2. 出院前责任护士为患者做详细的出院指导卡，专科知识宣传手册并详细告知出院后的用药、饮食、运动及疾病监测、复诊时间，以及专家门诊时间及地点，以方便患者就诊。

3. 出院后定期电话回访患者，及时了解患者出院后生理、心理及病情转归及自我护理等情况，并对其问题进行针对性指导。

4. 了解患者对护理服务的感受，虚心听取患者的意见和建议，改进相关护理服务。

七、心脏瓣膜病患者关怀性护理

（一）评估和观察要点

1. 评估患者营养状况、情绪状况、人际关系、沟通需求及家庭支持情况。

2. 了解患者饮食生活习惯、民族文化习俗，评估患者对疾病、就医及治疗的认知与接受程度。

3. 观察患者生命体征及心率、心律的变化。

4. 观察患者有无发热、关节痛、皮下结节、环形红斑等风湿活动表现及感染征象。将抵抗力低下、发热的患者尽量安排到患者较少的房间，使患者能够安静休息，提高抵抗力。

5. 及时发现并发症，如亚急性感染性心内膜炎、心房纤颤、心力衰竭等。

6. 观察患者有无咳嗽、咯血、呼吸困难、发绀、水肿、少尿、腹水、颈静脉怒张等心功能不全的表现。

7. 观察患者有无胸闷、心悸、气急、胸痛、心跳快、心音减弱或心包摩擦音等表现。

8. 对心房纤颤的患者，注意有无体循环栓塞的表现。

9. 了解患者的服药史，观察用药疗效及反应。

10. 询问了解患者心理感受、住院期间的困难、需求及满意度。

11. 实施各项评估时，非单人间拉隔帘，单人间关门，注重保护患者隐私。

12. 对评估情况进行记录并及时解决能够解决的问题或给予答复。

（二）护理措施

1. 建立信任、关怀性的关系。责任护士每日与患者交流，礼貌称呼患者，向患者及陪伴家属介绍自己的身份及职责；与患者家属进行良好沟通；鼓励家属给予患者良好的家庭支持。

2. 休息与卧位　心功能不全、有风湿活动者，绝对卧床休息；心功能代偿期无明显症状者，应避免体力劳动和过度疲劳。呼吸困难者，取半坐卧位、氧气吸入。

3. 饮食护理　给予高热量、高维生素、高蛋白、易消化饮食。心力衰竭时，应给予低盐或限盐饮食。

4. 基础护理　注意保持口腔卫生，必要时给予口腔护理，每日2次，对卧床的患者，保持床单位整洁干燥，注意皮肤的护理。

5. 预防感染　注意保暖，避免受凉，预防上呼吸道感染。

6. 用药护理　服用洋地黄类药物应严密观察药物的不良反应。风湿活动者给予抗风湿治疗，注意观察药物不良反应和毒性，建议饭后用药以减少对消化道的刺激。

7. 心力衰竭时，按心力衰竭护理进行护理。

8. 合并感染性心内膜炎时，按心内膜炎护理进行护理。

9. 合并脑栓塞时，按脑栓塞护理。

10. 合并心房颤动时，查脉搏的同时数心率1分钟。警惕并发栓塞，注意神志、肢体活动等神经系统改变。心房颤动在半年以内者，可行药物或电击除颤。

11. 须介入治疗者，按介入治疗护理。

12. 做好心理护理，耐心安慰、支持、陪伴患者，鼓励患者倾诉、表达，倾听患者的内心反应与感受，帮助患者认识、了解疾病相关知识，帮助其消除对疾病的恐惧心理，避免情绪波动，建立信心。指导家属正确陪伴、支持患者。

13. 做好预见性护理，减少并发症。充分告知并消除不安全因素，提高安全意识和防范能力，采取有效措施预防跌倒、坠床等不良事件的发生。

14. 注意保护患者隐私；帮助患者获得家庭及社会支持，及早回归社会。

（三）健康指导

1. 指导患者劳逸结合，有心力衰竭患者，应卧床休息，限制活动量，以减少机体消耗量，待病情好转后再逐渐增加活动。

2. 预防风湿热的发生和反复发作，应尽可能地改善居住环境中的寒冷和潮湿等不良条件。

3. 鼓励多进食高热量、高蛋白质、高维生素等易消化饮食。心力衰竭者限制盐和钠的摄入。

4. 避免感冒，积极预防和控制感染，纠正心律失常，避免劳累和情绪激动等诱因，以免发生心力衰竭。出现发热及时就诊。

5. 保持口腔卫生，建立良好的生活习惯。

6. 坚持遵医嘱服药，观察药物不良反应，如有异常及时就诊。

7. 鼓励患者多食水果、蔬菜及高纤维食品；避免排便用力，因为用力排便会使会厌关闭，胸腔内压力升高，导致收缩压升高，心脏负荷增加。

8. 指导患者舒缓情绪和压力的方法，保持平和、乐观的心态。

9. 提供出院后各项护理的书面指导材料，指导患者服用药物、定期复查和自我管理的方法等，提高患者用药依从性。

10. 定期门诊复查。

（四）延伸护理

1. 建立信息平台，发送心脏瓣膜病的相关知识，了解患者需求，做到针对性的健康指导。

2. 出院前责任护士为患者做详细的出院指导卡，专科知识宣传手册并详细告知出院后的用药、饮食、运动及疾病监测、复诊时间，以及专家门诊时间及地点，以方便患者就诊。

3. 出院后定期电话回访患者，及时了解患者出院后生理、心理及病情转归及自我护理等情况，并对其问题进行针对性指导。

4. 了解患者对护理服务的感受，虚心听取患者的意见和建议，改进相关护理服务。

八、病毒性心肌炎患者关怀性护理

（一）评估和观察要点

1. 评估患者营养状况、情绪状况、人际关系、沟通需求及家庭支持情况。

2. 了解患者饮食生活习惯、民族文化习俗，评估患者对疾病、就医及治疗的认知与接受程度。

3. 有无上呼吸道感染或消化道感染史，表现为发热、全身酸痛、咽痛、腹泻等。

4. 评估患者有无心悸、乏力、胸闷、呼吸困难、发绀、颈静脉怒张、下肢水肿等。

5. 评估患者有无胸痛、咳嗽、咯血及突然晕厥现象。

6. 密切观察生命体征、意识、心率、心律、尿量及皮肤黏膜颜色。

7. 了解患者的服药史，观察用药疗效及反应。

8. 询问了解患者心理感受、住院期间的困难、需求及满意度。

9. 实施各项评估时，非单人间拉隔帘，单人间关门，注重保护患者隐私。

10. 对评估情况进行记录并及时解决能够解决的问题或给予答复。

（二）护理措施

1. 建立信任、关怀性的关系。责任护士每日与患者交流，礼貌称呼患者，向患者及陪伴家属介绍自己的身份及职责；与患者家属进行良好沟通；鼓励家属给予患者良好的家庭支持。

2. 保持病房干净整洁、空气新鲜，注意保暖，避免受凉，预防上呼吸道及胃肠道感染。

3. 协助患者满足生活需要。保持环境安静，限制探视，减少不必要的干扰，保证患者充分的休息和睡眠时间。急性期绝对卧床，若出现心包炎、心绞痛及严重心律失常者，休息3个月以上；心脏扩大者最好休息半年至一年。心脏不大者，一般体力活动不受限制。

4. 给予高蛋白、高维生素、高热量、易消化饮食，少量多餐。病情严重伴有水肿者，应限制钠盐摄入量。戒烟、酒，不食辛辣刺激性食物。多食新鲜水果、蔬菜以摄取维生素及纤维，保持大便通畅。

5. 严密观察体温、呼吸、脉搏、血压、心率、心律的变化。如患者出现脉搏微弱、血压下降、烦躁不安、面色灰白等症状，应立即通知医生。给予氧气吸入。重症病毒性心肌炎患者，急性期应严密心电监护直至病情平稳。同时准备好抢救仪器及药物，一旦发生严重心律失常或急性心力衰竭，立即配合医生进行抢救。

6. 了解患者的服药史，遵医嘱给药，观察用药疗效及反应。应用激素、洋地黄制剂及抗凝药物时，注意观察药物疗效和不良反应。

7. 高热时，按高热护理护理。

8. 合并心力衰竭，按心力衰竭护理进行护理。

9. 出现心律失常，按心律失常护理进行护理。

10. 遵医嘱及时正确用药，观察药物疗效及不良反应。

11. 询问了解患者心理感受、住院期间的困难、需求及满意度。

12. 与患者进行有效沟通，缓解其紧张焦虑情绪，做好心理护理，使患者能积极配合治疗和得到充分的休息，保持心情愉快，避免情绪激动。

13. 实施各项评估时，非单人间拉隔帘，单人间关门，注重保护患者隐私。

14. 对评估情况进行记录并及时解决能够解决的问题或给予答复。

（三）健康指导

1. 了解并指导患者改变不良习惯，提高疾病认识，避免感染、体力劳动过量、情绪激动、饱食、寒冷刺激等诱因，减少疾病发作。

2. 指导患者制订饮食及活动计划，适当进行活动与体育锻炼，注意劳逸结合，提高和增强机体抗病能力，避免过度劳累。

3. 指导患者保持良好心态，避免紧张、焦虑情绪。戒烟酒，均衡营养，尤其是补充富含维生素 C 的食物如新鲜蔬菜、水果，以促进心肌代谢与修复。

4. 居室应保持空气新鲜、流通，定期通风换气，但要避免直接吹风，防止感冒加重病情。冬季注意保暖，预防感染。

5. 及时治疗各种细菌感染性疾病及原有的心肌疾患。

6. 教会患者及家属如何测量脉率、节律，发现有心悸及脉率、心律变化时，及时就诊。

7. 给予用药指导，勿自行停药或减量，提高用药依从性。

8. 指导患者舒缓情绪和压力的方法，保持平和、乐观的心态。

9. 提供出院后各项护理的书面指导材料，指导患者服用药物、定期复查和自我管理的方法等，提高患者用药依从性。

10. 定期门诊复查。

（四）延伸护理

1. 建立信息平台，发送病毒性心肌炎的相关知识，了解患者需求，做到针对性的健康指导。

2. 出院前责任护士为患者做详细的出院指导卡，专科知识宣传手册并详细告知出院后的用药、饮食、运动及疾病监测、复诊时间，以及专家门诊时间及地点，以方便患者就诊。

3. 出院后定期电话回访患者，及时了解患者出院后生理、心理及病情转归及自我护理等情况，并对其问题进行针对性指导。

4. 了解患者对护理服务的感受，虚心听取患者的意见和建议，改进相关护理服务。

九、先天性心脏病患者关怀性护理

(一) 评估和观察要点

1. 评估患者营养状况、情绪状况、人际关系、沟通需求及家庭支持情况。

2. 了解患者饮食生活习惯、民族文化习俗，评估患者对疾病、就医及治疗的认知与接受程度。

3. 评估患者生命体征及心律、心率、疼痛、体重及发育情况。

4. 了解患者有无发热、胸闷、气急、乏力、烦躁、心率过快、呼吸困难、缺氧（口唇发绀、杵状指）等症状以及水肿、血糖水平。

5. 有无活动后晕厥、右心衰竭、咯血、发绀、心功能不全等。

6. 询问了解患者或家属心理感受、住院期间的困难、需求及满意度。

7. 实施各项评估时，非单人间拉隔帘，单人间关门，注重保护患者隐私。

8. 对评估情况进行记录并及时解决能够解决的问题或给予答复。

(二) 护理措施

1. 建立信任、关怀性的关系。责任护士每日与患者交流，礼貌称呼患者，向患者及陪伴家属介绍自己的身份及职责；与患者家属进行良好沟通；鼓励家属给予患者良好的家庭支持。

2. 定时监测血氧饱和度并做好记录，密切观察呼吸急促、青紫、发绀等发生时间、缓解方式及程度是否加重。

3. 遵医嘱安排生化检查、X线检查、超声检查等，必要时安排手术治疗。

4. 做好介入术前护理

(1) 完善术前各项检查。

(2) 充分了解患者的生活习惯、疾病认知程度，解释疾病治疗的过程、手术目的、过程，消除紧张心理，保证手术前晚充足睡眠。

(3) 手术前防止患者发热、感冒。对有上呼吸道感染和肺部感染者必须在控制感染后才能进行手术。减少探视，保持室内空气新鲜。

(4) 术前一天做好患者皮肤准备工作（沐浴）。练习床上排便，使患者镇静，保证手术顺利进行。

(5) 行全身麻醉时，手术前12小时需禁食，术前4～6小时禁水，防止术中呕吐引起误吸甚至窒息。行局部麻醉时，普通饮食，不宜过饱。

(6) 注意安全，防止坠床、烫伤等意外的发生。

5. 介入术后护理

(1) 术后平卧，待生命体征平稳、病情允许时才可翻身活动。定时按摩腓肠肌和腰背部，防止血栓形成和腰酸背痛。

(2) 全身麻醉术后2小时内患儿不能入睡，防止呼吸抑制，4小时内禁食水，防止误吸呛咳。4小时后饮少量水，无呛咳、呕吐可适当进流食。局部麻醉术后头偏向一侧，正常饮食，嘱患者多饮水，利于造影剂排泄。注意观察尿量及颜色。

(3) 观察患者生命体征变化。先天性心脏病介入封堵术后发热可能与麻醉、封堵器植入、儿童神经系统发育不完善、中枢调节体温的能力差等有关。物理降温控制不佳时，遵医嘱给予糖皮质激素治疗。

(4) 告知患者及家属术后为了预防肺部并发症应保持呼吸道通畅，鼓励患者有效咳嗽、咳痰，促进分泌物排出。

(5) 注意观察穿刺处有无出血、渗血，伤口敷料有无脱落；双侧足背动脉搏动是否良好。告知患者不要自行抓脱敷料，必要时指导家属做好四肢约束。

(6) 嘱患者有便意时，平卧床上大小便，配合着让患者听流水声，或按摩、热敷患者下腹部诱导其排尿，诱导无效时遵医嘱行无菌导尿。

(7) 遵医嘱复查血常规、尿常规、出凝血时间，以观察有无溶血。术后第二天行X线胸片、超声心动图检查，观察封堵器的位置和残余分流情况。观察术后并发症，如残余分流、溶血、血栓与栓塞、出血、封堵器脱落、房室传导阻滞或束支传导阻滞、感染性心内膜炎等。

6. 遵医嘱及时正确用药，观察药物疗效及不良反应。

7. 询问了解患者心理感受、住院期间的困难、需求及满意度。

8. 与患者进行有效沟通，缓解其紧张焦虑情绪，做好心理护理，使患者或家属能积极配合治疗和得到充分的休息，保持心情愉快，避免情绪激动。

9. 实施各项评估时，非单人间拉隔帘，单人间关门，注重保护患者隐私。

10. 对评估情况进行记录并及时解决能够解决的问题或给予答复。

（三）健康指导

1. 注意妊娠早期保健，如积极预防风疹、流行性感冒、腮腺炎等病毒感染。避免接触放射线及一些有害物质。

2. 指导患者制订饮食及活动计划，饮食要清淡、少食多餐，适当增加营养。适当进行活动与体育锻炼，注意劳逸结合，提高和增强机体抗病能力，避免过度劳累。

3. 保持皮肤清洁，夏天勤洗澡，冬天用热毛巾擦身（注意保暖），保持居室内空气流通，随天气冷暖及时增减衣服，避免到人多拥挤的公共场所，预防感冒，以减少呼吸道感染的机会。

4. 生活要有规律，动静结合，保证充足的睡眠。

5. 给予正确用药指导，先天性心脏病介入术后需进行 3～6 个月的抗凝治疗，告知患者或家属有关抗凝药的剂量、用法、作用与不良作用，提高用药依从性。

6. 指导患者舒缓情绪和压力的方法，保持平和、乐观的心态。

7. 提供出院后各项护理的书面指导材料，指导患者服用药物、定期复查和自我管理的方法等，提高患者用药依从性。

8. 定期门诊复查，复查内容包括心脏超声，胸部 X 线片等，不适随诊。

（四）延伸护理

1. 建立信息平台，发送先天性心脏病的相关知识，了解患者需求，做到进行性的健康指导。

2. 出院前责任护士为患者做详细的出院指导卡，专科知识宣传手册并详细告知出院后的用药、饮食、运动及疾病监测、复诊时间，以及专家门诊时间及地点，以方便患者就诊。

3. 出院后定期电话回访患者，及时了解患者出院后生理、心理及病情转归及自我护理等情况，并对其问题进行针对性指导。

4. 了解患者对护理服务的感受，虚心听取患者的意见和建议，改进相关护理服务。

十、感染性心内膜炎患者关怀性护理

（一）评估和观察要点

1. 评估患者营养状况、情绪状况、人际关系、沟通需求及家庭支持情况。

2. 了解患者饮食生活习惯、民族文化习俗，评估患者对疾病、就医及对疾病的认知与接受程度。

3. 评估患者近期有无皮肤或其他器官感染。

4. 评估患者是否接受过创伤性诊疗如口腔治疗及有无静脉内滥用药物的经历。

5. 是否有周身不适、倦怠乏力、高热伴寒战等全身性感染表现的病史，体重是否下降。

6. 评估患者生命体征、心率、心律、心音、血培养、血常规及有无心脏病史。

7. 观察血流动力学状态、心脏体征必注意心脏杂音的变化情况。

8. 观察有无栓塞症状，如肾栓塞出现腰痛、血尿；脾栓塞出现左上腹剧痛、脾大等；脑栓塞出现偏瘫、失语；肺栓塞患者，可突然出现胸痛、气急、紧张、咯血；四肢动脉栓塞，出现栓塞以下部位肢体软弱无力、寒冷、动脉搏动减弱或消失等；肠系膜栓塞出现急腹症；冠状动脉栓塞时，患者突感胸痛或出现休克、心力衰竭、心律失常等心肌梗死的合并症。

9. 询问了解患者或家属心理感受、住院期间的困难、需求及满意度。

10. 实施各项评估时，非单人间拉隔帘，单人间关门，注重保护患者隐私。

11. 对评估情况进行记录并及时解决能够解决的问题或给予答复。

（二）护理措施

1. 建立信任、关怀性的关系。责任护士每日与患者交流，礼貌称呼患者，向患者及陪伴家属介绍自己的身份及职责；与患者家属进行良好沟通；鼓励家属给予患者良好的家庭支持。

2. 一级护理，急性期绝对卧床休息，为患者提供适宜的休息环境，保持安静。呼吸困难者取半坐位，给予氧气吸入，注意输液速度，避免加重心脏负荷。

3. 给予高蛋白、高热量、高维生素、易消化饮食，高热时给流质或半流质饮食，脑栓塞不能进食者可鼻饲。一旦出现心功能不全的征象，应低盐饮食，限制水分摄入。

4. 固定部位测量体温至出院，每 4～6 小时测量体温 1 次并准确绘制体温曲线，判断病情进展及治疗效果。必要时记录 24 小时液体出入量。

5. 采取血培养标本时注意严格无菌技术，避免标本污染。对于未经治疗的亚急性患者，应在第一天每间隔 1 小时采血 1 次，共 3 次。如次日未见细菌生长，重复采血 3 次后开始抗生素治疗。已用过抗生素者，停药 2～7 天后采血。急性患者应在入院后立即安排采血。在 3 小时内每间隔 1 小时采血 1 次，每次采血 10～20 ml，共取 3 次血标本后，按医嘱开始治疗。本病的菌血症为持续性，无须在体温升高时采血。

6. 遵医嘱应用抗生素，一般选用青霉素或联合抗生素治疗，观察过敏、静脉炎、电解质紊乱、肝肾功能损坏等不良反应，如出现应及时处理；注意观察停药后有无复发症状，患者对抗生素是否敏感。

7. 指导患者　保持大便通畅，适当增加含粗纤维的食物如蔬菜、水果等，便秘时可给予缓泻剂，同时应嘱患者勿用力排便，以防栓子脱落，引起栓塞。

8. 注意口腔护理和皮肤护理，观察皮肤黏膜，评估患者有无皮肤瘀点、指（趾）甲下线状出血、Osler 结节和 Janeways 损害等及消退情况。保持皮肤、床褥干燥清洁，加强翻身，防止压力性损伤。

9. 高热时，遵医嘱给予物理降温，注意避免温度下降过快。

10. 心脏超声可见巨大赘生物的患者，应绝对卧床休息，防止赘生物脱落。观察有无栓塞征象，重点观察瞳孔、神志、肢体活动及皮肤温度等。突然出现胸痛、气急、发绀和咯血等症状，要考虑肺栓塞的可能；出现腰痛、血尿等考虑肾栓塞的可能；出现神志、精神改变，失语、吞咽困难等，要考虑脑栓塞的可能；肢体突发剧烈疼痛，局部皮肤温度下降，动脉搏动减弱或消失，要考虑外周动脉栓塞的可能。出现可疑征象，应及时报告医生并协助处理。备齐抢救药品和器械。

11. 询问了解患者心理感受、住院期间的困难、需求及满意度。

12. 心理护理　与患者进行有效沟通，缓解其紧张焦虑情绪，做好心理护理，使患者或家属能积极配合治疗和得到充分的休息，保持心情愉快，避免情绪激动。

13. 实施各项评估时，非单人间拉隔帘，单人间关门，注重保护患者隐私。

14. 对评估情况进行记录并及时解决能够解决的问题或给予答复。

（三）健康指导

1. 了解并指导患者改变不良习惯，提高疾病认识，避免感染等诱因，减少疾病发作。

2. 指导患者制订饮食及活动计划，适当进行活动与体育锻炼注意劳逸结合，提高和增强机体抗病能力，避免过度劳累。

3. 保持居室空气新鲜，冬季注意开窗通风，随气候变化增减衣服，寒冷季节或有传染病流行时，避免到公共场所，有感染征兆及时就医。

4. 有心脏瓣膜病或心血管畸形的患者，应注意口腔卫生，避免口腔及呼吸道感染，预防感冒。

5. 指导患者高枕卧位，缓解气急；正确服用抗风湿药物，以减少对胃黏膜的刺激；对育龄妇女，指导计划生育。

6. 在进行心导管检查、心脏手术以及泌尿道手术等治疗前，根据指南应用抗生素。

7. 积极治疗各种心脏瓣膜病。

8. 指导正确用药，观察药物作用与不良反应，提高用药依从性。

9. 指导患者舒缓情绪和压力的方法，保持平和、乐观的心态。

10. 提供出院后各项护理的书面指导材料，指导患者服用药物、定期复查和自我管理的方法等，提高患者用药依从性。

11. 定期门诊复查，不适随诊。

（四）延伸护理

1. 建立信息平台，发送感染性心内膜炎的相关知识，了解患者需求，做到进行性的健康指导。

2. 出院前责任护士为患者做详细的出院指导卡，专科知识宣传手册并详细告知出院后的用药、饮食、运动及疾病监测、复诊时间，以及专家门诊时间及地点，以方便患者就诊。

3. 出院后定期电话回访患者，及时了解患者出院后生理、心理及病情转归及自我护理等情况，并对其问题进行针对性指导。

4. 了解患者对护理服务的感受，虚心听取患者的意见和建议，改进相关护理服务。

十一、心包炎患者关怀性护理

（一）评估和观察要点

1. 评估患者营养状况、情绪状况、人际关系、沟通需求及家庭支持情况。

2. 了解患者饮食生活习惯、民族文化习俗，评估患者对疾病、就医及介入治疗的认知与接受程度。

3. 观察心脏压塞症状如呼吸困难、发绀、烦躁不安、颈静脉怒张。收缩压下降、脉差减小以及肝脾肿大、水肿等。观察胸、腹水的颜色、性质及量。

4. 观察有无心前区尖锐的剧痛或沉重的闷痛，可放射至左肩，疼痛可随呼吸或咳嗽加剧。有无体循环瘀血征，如肝-颈静脉回流征阳性、胸腹水、面部及下肢浮肿。常有奇脉，并注意有无心律失常发生。有无心悸、气短、心包摩擦音、端坐呼吸、身重困倦的症状。

5. 了解患者的服药史，观察用药疗效及反应。

6. 询问了解患者心理感受、住院期间的困难、需求及满意度。

7. 观察患者大便次数、量、颜色及性状，有无排便费力、干结、颜色暗红等。

8. 实施各项评估时，非单人间拉隔帘，单人间关门，注重保护患者隐私。

9. 对评估情况进行记录并及时解决能够解决的问题或给予答复。

（二）护理措施

1. 建立信任、关怀性的关系。责任护士每日与患者交流，礼貌称呼患者，向患者及陪伴家属介绍自己的身份及职责；与患者家属进行良好沟通；鼓励家属给予患者良好的家庭支持。

2. 指导饮食种类及量，给予高热量、高蛋白、高维生素、低盐饮食，水肿或有胸、腹水者，限制摄入水量。

3. 安排协助患者进行检查，告知检查目的、时间、地点、需要患者配合的具体事项等。

4. 预防上呼吸道感染，避免呼吸困难加重。服装宽松，以免妨碍胸廓运动。

5. 观察生命体征的变化。急性心包炎大量积液发生心脏压塞，或出现发绀、呼吸困难、颈静脉怒张、肝大、腹水、脉差小、心力衰竭征象时，协助医生行心包穿刺术，以缓解症状。

6. 介绍诊疗计划，讲解药物的作用及主要不良反应，观察药物疗效及不良反应并记录。

7. 注意休息，保持情绪稳定，以免增加心肌耗氧量而加重病情。保持环境安静，限制探视，注意病室的温度和湿度，避免患者受凉，以免发生呼吸道感染而加重呼吸困难。出现心脏压塞时应绝对卧床休息，应协助患者日常生活，做好晨间和晚间护理。

8. 与患者共情，鼓励患者倾诉、表达，倾听患者的内心反应与感受，帮助患者认识、了解疾病相关知识，给予鼓励与安慰，避免激动，帮助其消除对疾病及手术的恐惧心理。

9. 主动巡视，询问患者病情转归、需求及体验并给予帮助、支持与关怀。及时解决患者存在的问题，责任护士自己不能解决的问题，及时向护士长或相关人员报告。

10. 预防并发症及不良事件　做好预见性护理，减少并发症。充分告知并消除不安全因素，提高安全意识和防范能力，预防跌倒、坠床等不良事件的发生。

11. 注意保护患者隐私；帮助患者获得家庭及社会支持，及早回归社会。

（三）健康指导

1. 了解并指导患者改变不良习惯，积极控制与本病有关的一切危险因素。

2. 提高疾病认识，介绍病因及诱发因素，指导患者避免感染、体力劳动过量、情绪激动、饱食、寒冷刺激等诱因，减少疾病发作。

3. 指导患者制订饮食及活动计划，给予高蛋白、高热量、高维生素、易消化饮食，限制钠盐。积极锻炼身体，提高机体抵抗疾病的能力，积极预防各种感染性疾病，告诉患者坚持足够疗程药物治疗（如抗结核治疗）的重要性，不可擅自停药，防止复发。

4. 保持大便通畅，防止便秘。

5. 指导患者戒烟、限酒。

6. 指导患者除注意监测生命体征外，应了解心前区疼痛的变化情况及呼吸状况，注意观察有无心脏压塞的表现。

7. 培训患者及家属心肺复苏技能，为抢救患者赢得时间，提高抢救成功率。

8. 提供出院后各项护理的书面指导材料，指导患者服用药物、定期复查等。提高患者的依从性。

（四）延伸护理

1. 建立信息平台，发送心包炎的相关知识及关怀祝福语。

2. 出院后定期电话、微信等形式回访患者，及时了解病情转归及自我护理等情况，并对其问题进行针对性指导。

3. 了解患者对护理服务的感受，虚心听取患者的意见和建议，改进相关护理服务。

十二、高血压病患者关怀性护理

（一）评估和观察要点

1. 评估患者营养状况、情绪状况、人际关系、沟通需求及家庭支持情况。

2. 了解患者饮食生活习惯、民族文化习俗，评估患者对疾病、就医及介入治疗的认知与接受程度。

3. 观察是否有高脂、高盐饮食、吸烟饮酒、精神紧张、体力活动量减少以及体质量变化等生活行为。

4. 观察是否有头痛、眩晕、疲劳、耳鸣等症状。

5. 评估患者瞳孔、意识、呼吸、血压、心率、尿量、血氧饱和度的变化及药物反应。

6. 了解患者的服药史，观察用药疗效及反应。

7. 询问了解患者心理感受、住院期间的困难、需求及满意度。

8. 观察患者大便次数、量、颜色及性状，有无排便费力、干结、颜色暗红等。

9. 实施各项评估时，非单人间拉隔帘，单人间关门，注重保护患者隐私。

10. 对评估情况进行记录并及时解决能够解决的问题或给予答复。

（二）护理措施

1. 建立信任、关怀性的关系。责任护士每日与患者交流，礼貌称呼患者，向患者及陪伴家属介绍自己的身份及职责；与患者家属进行良好沟通；鼓励家属给予患者良好的家庭支持。

2. 指导饮食种类及量，坚持低盐、低脂、低胆固醇饮食，鼓励患者多食水果和含有多种维生素的蔬菜。

3. 安排协助患者进行检查，讲解检查目的、时间、地点、需要患者配合的具体事项等。

4. 高血压危象患者绝对卧床，保持安静，床头抬高 30°，避免一切不良刺激和不必要的活动；减少环境中的声、光刺激，安定患者情绪，酌情使用有效的镇静药以消除患者恐惧心理。立即给予氧气吸入，一般 2～4 L/min，保持呼吸道通畅，如呼吸道分泌物较多，应及时用吸引器吸出。

5. 介绍诊疗计划，讲解药物的作用及主要不良反应，观察药物疗效及不良反应并记录。

6. 减少引起或加重头痛的因素　为患者提供安静舒适的休养环境，限制探视。护理工作相对集中操作，做到四轻。头痛时嘱患者卧床休息，抬高床头，改变体位动作要慢。遵医嘱应用降压药物治疗，测量血压的变化以判断疗效，观察药物不良反应。

7. 定时监测血压并做好记录。有头晕等症状时嘱患者卧床休息，下床活动需有人陪同，必要时床上大小便。积极预防直立性低血压。避免用过热的水洗澡或蒸汽浴。如有乏力、头晕、出汗、恶心等直立性低血压症状时采取下肢抬高平卧位卧床休息。

8. 避免劳累、寒冷、情绪激动等诱发因素，保持劳逸结合，情绪稳定。一旦发现血压急剧升高、剧烈头痛、呕吐、面色及神志改变，嘱患者绝对卧床休息，抬高床头，避免一切不良刺激，立即通知医生。遵医嘱监测生命体征，保持呼吸道通畅，迅速建立静脉通道，观察用药效果。

9. 与患者共情，鼓励患者倾诉、表达，倾听患者的内心反应与感受，帮助患者认识、了解疾病相关知识，给予鼓励与安慰，避免激动，帮助其消除对疾病及手术的恐惧心理。

10. 主动巡视，询问患者病情转归、需求及体验并给予帮助、支持与关怀。及时解决患者存在的问题，责任护士自己不能解决的问题，及时向护士长或相关人员报告。

11. 预防并发症及不良事件　做好预见性护理，减少并发症。充分告知并消除不安全因素，提高安全意识和防范能力，预防跌倒、坠床等不良事件的发生。

12. 注意保护患者隐私；帮助患者获得家庭及社会支持，及早回归社会。

（三）健康指导

1. 了解并指导患者改变不良习惯，积极控制与本病有关的一切危险因素。

2. 提高疾病认识，介绍病因及诱发因素，指导患者避免情绪激动、饱食、寒冷刺激等诱因，减少疾病发作。

3. 指导患者掌握长期自我监控血压的知识。患者如出现直立性血压偏低，伴站立不稳、视力模糊、头晕目眩、软弱无力、大小便失禁等，立即取头低脚高位，通知医生及时处理，加床挡防止意外。

4. 疾病知识指导　向患者及家属解释引起高血压的生物、心理、社会因素及高血压对健康的危害，以引起患者足够的重视。坚持长期的饮食、运动、药物治疗，将血压控制在接近正常的水平，以减少对靶器官的进一步损害。

5. 指导患者坚持低盐、低脂饮食，鼓励患者多食水果和含有多种维生素的蔬菜。根据病情与体质状况进行适量、有益的体育锻炼，若有头晕、呼吸急促、胸闷，应立即停止运动，与医师联络。

6. 改变不良的生活方式，劝戒烟，限饮酒，劳逸结合，保证充分的睡眠。学会自我心理调节，保持乐观情绪。家属也应给患者以理解、宽容与支持。

7. 根据年龄及病情选择慢跑、快步走、太极拳、气功等运动。当运动中出现头晕、心慌、气急等症状时应就地休息，避免竞技性运动和力量型运动。

8. 告诉患者及家属有关降压药的名称、剂量、用法、作用与副作用，并提供书面资料。教育患者服药剂量必须遵医嘱执行，不可随意增减药量或突然撤换药物。

9. 提供出院后各项护理书面指导材料，指导患者服用药物、定期复查等。提高患者的依从性。

（四）延伸护理

1. 建立信息平台，发送高血压病的相关知识及关怀祝福语。

2. 出院后定期电话、微信等形式回访患者，及时了解病情转归及自我护理等情况，并对其问题进行针对性指导。

3. 了解患者对护理服务的感受，虚心听取患者的意见和建议，改进相关护理服务。

（张红梅　胡光玲　薛　晶　陈慧玲　田　焕）

第三节　消化内科患者关怀性护理

一、消化内科患者一般关怀性护理

（一）评估和观察要点

1. 观察患者神志、面色，对新入室的患者，立即测量生命体征，评估血压、心率或脉搏、体温、呼吸、体重。

2. 评估有无恶心、呕吐、腹痛、腹泻、便秘、呕血、便血等症状。

3. 患者腹痛时，评估腹痛的部位、性质、持续时间、程度及与饮食的关系，如有病情变化及时向医师汇报。

4. 呕吐、呕血、便血、严重腹泻时，评估并记录次数、量、性质。

5. 评估患者的皮肤黏膜，观察有无黄染、水肿、肝掌、蜘蛛痣等异常情况。

6. 评估有无腹部压痛、反跳痛、肌紧张、黄疸等体征，动态评估腹围、体重等变化。

7. 评估患者的饮食、营养及排泄等情况，了解患者生活习惯、既往史及家族史。

8. 评估患者心理状况，了解患者情绪、心理感受、家庭及社会支持情况。

9. 查阅患者检查报告，了解主要检查结果。

10. 询问患者及其家属住院期间有何问题、困难或需求。

11. 实施各项评估时，非单人间拉隔帘，单人间关门，保护患者隐私。

12. 对评估情况进行记录并及时给予答复或解决能够解决的问题。

（二）护理措施

1. 以和蔼热情的态度接待患者及家属，根据患者病情安排床位，主动作自我介绍，介绍病区环境、设施使用，介绍安全注意事项、探陪制度，介绍病房优质护理工作内容。

2. 协助患者取合适体位，创造舒适的休养环境，保证充分休息，指导急重症或特殊治疗患者绝对卧床休息并协助床上翻身，予以 R 型枕及气垫床等保护皮肤，烦躁及年老体弱者给予床栏保护，防止坠床。

3. 建立信任、支持、和谐、关怀性的护患关系。责任护士每日与患者交流，尊重患者尊称，采用正向鼓励、倾听等沟通技巧，鼓励并接受患者对积极情绪和消极情绪的表达，分享感受；与患者家属进行良好沟通，鼓励家属给予患者良好的家庭支持。

4. 根据病情给予合适饮食，注意营养均衡。指导患者有规律地进餐，给予清淡、易消化、高蛋白、低盐或无盐、低脂肪无渣饮食，少量多餐，进食时细嚼慢咽，不要吃烫食，戒烟酒，注意饮食的色香味，促进患者食欲。患者禁食期间，根据患者的病情给予肠内或肠外营养，保证营养的供给，促进疾病的恢复，向患者讲解营养支持的重要性，提高依从性。

5. 遵医嘱正确用药，观察药物作用及不良反应，进行用药指导，及时关注是否已服药，保证治疗效果。

6. 观察患者的生命体征、尿量、腹部体征（腹部外形、呼吸运动、腹壁静脉、有无胃肠型和蠕动波、有无压痛及反跳痛、肠鸣音等）等变化，维持水电解质、酸碱平衡。观察疾病的症状、体征及辅助检查结果的变化，及时与患者及家属沟通，告知检查结果，同时根据患者心理状态注意保护性医疗制度的落实。

7. 认真执行交接班制度，按病情要求结合患者需求做好患者的基础护理、症状护理及各类专科护理，促进并保持患者舒适。

8. 指导并协助患者正确留取各类标本，及时送检；协助做好各项检查及辅助治疗如介入穿刺、CT、磁共振胰胆管成像（magnetic resonance cholangiopancreatography，MRCP）等检查治疗的护理。

9. 对需要进行消化内镜检查及治疗的患者做好检查治疗前准备、检查治疗中配合、检查治疗后护理工作。

10. 经常巡视病房，重视患者需求，动态评估患者的身心状况，做好心理护理。多与患者交谈，倾听患者对治疗的反应与感受，给予患者信心和希望，协助患者寻求健康行为，及时解决患者存在的问题。责任护士自己不能解决的问题，及时向护士长或相关人员报告；避免负性语言刺激，给予患者鼓励，增加战胜疾病的信心。

11. 治疗及时、安全，进行各项护理前向患者解释，护理治疗中关注患者的舒适；进行操作前需患者知情同意，讲解目的、注意事项、配合方法；各项操作中保护患者隐私；注意遮盖，避免患者受凉。

（三）健康指导

1. 评估患者和家属对疾病相关知识和信息的需求，根据需求做好相应的健康教育。

2. 向患者阐述一些与疾病有关的医疗知识、检查相关知识；介绍饮食知识，条件允许的情况下，根据患者喜好帮助其选择合适的饮食；介绍活动、康复锻炼知识，强调饮食种类、饮食规律及节制烟酒。

3. 指导慢性消化系统疾病患者掌握发病的规律，避免诱发因素，防止复发和出现并发症，教会患者对并发症的观察及处理。

4. 介绍药物知识，指导患者按时服药，并确认是否已服用；给予出院后用药指导：用法、用量、不良反应的自我监测等。

5. 指导患者保持情绪稳定。

6. 介绍出院流程，征求患者及家属的意见建议，进行个性化的出院指导。

（四）延伸护理

1. 评估患者出院时的病情、心理、社会支持系统状况，提供科室咨询电话、联系方式，针对性发放并讲解出院指导资料，交代清楚出院后复诊事宜，确认患者及家属掌握。

2. 出院后在与患者或家属约定的日期进行电话回访，及时了解患者出院后服药、饮食、运动、睡眠、心理及病情转归等情况，并对其问题进行针对性指导。

3. 提醒患者或家属按时复诊，有条件者选择适当时间进行家庭访视。

4. 了解患者对护理服务的感受，虚心听取患者的意见和建议，改进相关护理服务。

二、消化性溃疡患者关怀性护理

(一) 评估和观察要点

1. 评估患者疼痛的特点，腹痛部位、性质、规律、时间、程度及与饮食的关系。评估伴随症状，有无餐后上腹部饱胀、频繁呕吐、宿食等表现。

2. 评估患者大便的性状，有无黑便、柏油便等出血症状。

3. 评估有无活动性出血征象，有无头晕、呕血症状；大便的性状、颜色、量等。

4. 评估病程及此次发病的诱因，有无非甾体类抗炎药用药史。

5. 评估患者的饮食、营养及排泄等情况，了解患者生活习惯、既往史及家族史。

6. 评估既往治疗情况及效果。

7. 评估生命体征。

8. 评估患者心理状况，了解患者情绪、心理感受、家庭及社会支持情况。

9. 查阅检查报告，了解胃镜、钡餐、血红蛋白、幽门螺杆菌等检查结果。

10. 询问患者及其家属住院期间有何问题、困难或需求。

11. 实施各项评估时，非单人间拉隔帘，单人间关门，保护患者隐私。

12. 对评估情况进行记录并及时给予答复或解决能够解决的问题。

(二) 护理措施

1. 建立信任、支持、和谐、关怀性的护患关系。责任护士每日与患者交流，尊重患者尊称，主动向患者及其陪伴家属介绍自己的身份及职责；与患者家属进行良好沟通，鼓励家属给予患者良好的家庭支持。

2. 合理安排患者的休息与活动。病情较轻者可正常活动，注意生活规律和劳逸结合。溃疡病活动期且症状较重者卧床休息至症状缓解。卧床期间做好生活护理，保持环境安静、舒适，减少探视，保证患者充足的睡眠。

3. 指导患者有规律定时进食，少量多餐，进餐时宜细嚼慢咽，以质软、营养丰富、易消化的食物如面条、稀饭、软饭等为主，在两餐之间适量饮脱脂牛奶；避免生、冷、硬、粗等刺激性食物，如韭菜、芹菜、浓茶、咖啡、辣椒、酸醋等，戒烟酒。病情较重或并发出血穿孔者，暂时禁食。

4. 遵医嘱正确用药，观察药物作用及不良反应，做好用药指导。

(1) 质子泵抑制剂（如奥美拉唑、兰索拉唑、耐信等）：口服药于晨起空腹或晚间睡前服用。奥美拉唑可引起头晕，特别是用药初期，嘱患者用药期间避免开车或做其他必须高度集中注意力的工作；奥美拉唑还有延缓地西泮及苯妥英钠代谢和排泄的作用，联合应用时需慎重。兰索拉唑的主要不良反应有皮疹、瘙痒、头痛、口苦、肝功能异常等，轻度不良反应不影响继续用药，较为严重时应及时停药。

(2) H_2 受体拮抗剂：在餐中或餐后即刻服用，也可将一天的剂量集中在睡前服用；若需同时服用抗酸药，则两药应间隔 1 小时以上；若静脉给药应注意控制速度，速度过快可引起低血压和心律失常；使用西咪替丁期间要监测肾功能；H_2 受体拮抗剂还可出现一过性肝损害和粒细胞缺乏，表现为头痛、头晕、疲倦、腹泻及皮疹等，应注意观察；哺乳期应停用该药。

(3) 抗酸剂（如达喜、洁维乐）：应在餐后 1～2 小时和睡前服用，片剂嚼碎后服用，乳剂服用前充分摇匀。抗酸药避免与奶制品同时服用，因两者相互作用可形成络合物；不宜与酸性的食物与饮料同服。

(4) 根除幽门螺杆菌 (helicobacter pylori, HP) 药物：目前推荐铋剂＋质子泵抑制剂＋2 种抗菌药物组成的四联疗法，疗程为 10～14 天。质子泵抑制剂晨起空腹或晚间睡前服用，两种抗生素饭后用，铋剂于饭前服用。治疗后至少 4 周复查 HP，追踪抗 HP 治疗的效果。

5. 动态病情观察，了解患者疼痛的规律和特点，观察腹痛发作频次、疼痛程度、持续时间及缓解方式等的变化；观察有无呕血、黑便、胃肠穿孔、幽门梗阻等并发症表现，一旦发生病情变化及时汇报医生。十二指肠溃疡患者有空腹痛或夜间痛者，可准备抗酸性食物（苏打饼干等）在疼痛前进食，或服用抗酸剂以防疼痛。

6. 协助做好胃镜、尿素呼气试验等检查准备，及时与患者及家属沟通告知检查结果。

7. 经常巡视病房，重视患者需求，动态评估患者的身心状况，做好心理护理。多与患者交谈，适当心理疏导；采用正向鼓励、倾听等沟通技巧，鼓励并接受患者对积极情绪和消极情绪的表达，分享感受；帮助患者保持乐观情绪，心情愉快，避免紧张、焦虑等负性情绪；倾听患者对治疗的反应与感受，及时解决患者存在的问题。责任护士自己不能解决的问题，及时向护士长或相关人员报告。

8. 各项操作中保护患者隐私；注意遮盖，避免患者受凉。

（三）健康指导

1. 评估患者和家属对疾病相关知识和信息的需求，做好健康教育，及时评估健康教育效果，以保证患者和家属掌握必要的知识。

2. 指导患者生活要有规律，避免精神紧张、过度疲劳。

3. 指导患者养成良好的饮食习惯，戒烟酒，注意饮食卫生，饮食宜清淡易消化，忌辛辣刺激性食物。

4. 指导患者加强体育锻炼，提高机体抵抗能力。

5. 指导和帮助患者减少或去除加重和诱发疼痛的因素，遵医嘱正确、坚持服药，以防疾病复发。

6. 告知患者如有上腹部疼痛、不适、恶心呕吐、黑便等症状及时来院就诊。

（四）延伸护理

1. 评估患者出院时的病情、心理、社会支持系统状况，提供科室咨询电话、联系方式，针对性发放并讲解出院指导资料、交代清楚出院后复诊事宜，确认患者及家属掌握。

2. 出院后定期电话回访患者，及时了解患者出院后生理、心理及病情转归及自我护理等情况，并对其问题进行针对性指导。

3. 了解患者对护理服务的感受，虚心听取患者的意见和建议，改进相关护理服务。

三、非酒精性脂肪性肝病患者关怀性护理

（一）评估和观察要点

1. 评估患者有无食欲不振、疲倦乏力、恶心、呕吐、腹胀等症状。

2. 评估患者有无肝区或右上腹隐痛、发热等症状。

3. 评估患者有无黄疸、嗜睡、昏迷等肝衰竭、肝性脑病的临床表现。

4. 评估患者有无弥散性血管内凝血、牙龈出血、皮肤黏膜出血、消化道出血、阴道出血等肝功能衰竭导致的严重出血表现。

5. 评估患者的饮食、营养及排泄等情况，了解患者生活习惯、既往史及家族史。

6. 评估既往治疗情况及效果。

7. 评估患者生命体征、神志精神状态、营养状态、腹部体征、全身皮肤黏膜情况。

8. 评估患者心理状况，了解患者情绪、心理感受、家庭及社会支持情况。

10. 查阅检查报告，了解肝功能、血脂、凝血功能，B超和CT检查、肝穿刺活检组织检查等检查结果。

11. 询问患者及其家属住院期间有何问题、困难或需求。

12. 实施各项评估时，非单人间拉隔帘，单人间关门，保护患者隐私。

13. 对评估情况进行记录并及时给予答复或解决能够解决的问题。

（二）护理措施

1. 建立信任、支持、和谐、关怀性的护患关系。责任护士每日与患者交流，尊重患者尊称，主动向患者及其陪伴家属介绍自己的身份及职责；与患者家属进行良好沟通，鼓励家属给予患者良好的家庭支持。

2. 合理安排患者的休息与活动。指导患者无并发症时正常活动，平常进行中等有氧活动，为患者创造良好的休养环境，保证充足的休息与睡眠。

3. 指导患者调整饮食结构。以低糖低脂、清淡饮食为主。在满足基础营养需求的基础上，减少热量的摄入，维持营养平衡，维持正常的血糖、血脂水平。指导患者避免高脂肪食物，如动物内脏、甜食；多吃青菜、水果及富含纤维素的食物，及瘦肉、鱼肉、豆制品等，多吃有助于降低血脂的食物，如燕麦、绿豆、海带、茄子、黑木耳、山楂、苹果、猕猴桃等；食用油选用橄榄油、菜籽油、茶油等含有不饱和脂肪酸的油脂，不用动物油。

4. 遵医嘱正确用药，观察药物作用及不良反应，做好用药指导。观察保护肝功能、降低转氨酶、降脂药物的效果及不良反应，使用降脂药物者告知患者需定期检测肝功能。

5. 观察患者生命体征的变化，有无牙龈出血、皮肤黏膜出血、消化道出血、阴道出血等表现；一旦有出血表现，要安抚患者，使其情绪稳定，遵医嘱予止血、补液、补充凝血因子等的治疗。观察患者有无行为、性格的异常，如欣快激动、淡漠、睡眠倒错、健忘、嗜睡、言语不清、定向力障碍等肝性脑病的表现；处理同肝性脑病护理。

6. 经常巡视病房，重视患者需求，动态评估患者的身心状况，做好心理护理。多与患者交谈，针对患者的焦虑、紧张等心理状态，给予正确的心理疏导。倾听患者对治疗的反应与感受，及时解决患者存在的问题及临时性需求。责任护士自己不能解决的问题，及时向护士长或相关人员报告。

7. 各项操作中保护患者隐私；注意遮盖，避免患者受凉。

（三）健康指导

1. 评估患者和家属对疾病相关知识和信息的需求，做好健康教育，及时评估健康教育效果，以保证患者和家属掌握必要的知识。

2. 指导患者建立合理的饮食结构及习惯，戒烟酒，一日三餐有规律进食，避免摄食过量、夜食、吃零食，避免体内脂肪过度蓄积。避免进食速度过快。

3. 指导患者适当增加运动以促进体内脂肪消耗，运动以自身耐力为基础，循序渐进，可做中、低强度的有氧运动，如慢跑、游泳、快速步行等运动，每天运动1～2小时。

4. 指导患者保持良好的心理状态，注意情绪的调节和稳定，增强治疗信心。

5. 指导患者定期监测体重指数、腹围、血压、肝功能、血脂和血糖，每年进行肝、胆、胰、脾的B超检查，监测疾病进展情况。

（四）延伸护理

1. 评估患者出院时的病情、心理、社会支持系统状况，提供科室咨询电话、联系方式，针对性发放并讲解出院指导资料、交代清楚出院后复诊事宜，确认患者及家属掌握。

2. 出院后定期电话回访患者，及时了解患者出院后生理、心理及病情转归及自我护理等情况，并对其问题进行针对性指导。

3. 了解患者对护理服务的感受，虚心听取患者的意见和建议，改进相关护理服务。

四、酒精性肝病患者关怀性护理

（一）评估和观察要点

1. 评估患者有无恶心、呕吐、右上腹部不适、食欲不振、乏力等表现。

2. 评估患者有无黄疸、肝大、压痛、蜘蛛痣、肝掌、腹水及神经系统症状和体征。

3. 评估患者有无长期酗酒史，每天的饮酒量。

4. 评估患者的饮食、营养及排泄等情况，了解患者生活习惯、既往史及家族史；评估既往治疗情况及效果。

5. 评估患者生命体征、神志精神状态、营养状态、腹部体征、全身皮肤黏膜情况。

6. 评估患者心理状况，了解患者情绪、心理感受、家庭及社会支持情况。

7. 查阅检查报告，了解肝功能、血脂、凝血功能、B超和CT等检查结果。

8. 询问患者及其家属住院期间有何问题、困难或需求。

9. 实施各项评估时，非单人间拉隔帘，单人间关门，保护患者隐私。

10. 对评估情况进行记录并及时给予答复或解决能够解决的问题。

（二）护理措施

1. 建立信任、支持、和谐、关怀性的护患关系。责任护士每日与患者交流，礼貌称呼患者，主动向患者及其陪伴家属介绍自己的身份及职责；与患者家属进行良好沟通，鼓励家属给予患者良好的家庭支持。

2. 合理安排患者的休息与活动。指导患者注意休息，病情较轻可以适当活动，病情较重或伴并发症时多卧床休息，为患者创造良好的休养环境，保证每日充足的睡眠。

3. 严格戒酒，加强饮食指导。告知患者戒酒的重要性，积极引导患者戒酒，指导患者采用逐渐减量的原则，每天的饮酒量以减少前一天的1/3为妥，在1~2周内完全戒断，以免发生酒精戒断综合征。在戒酒的基础上给予高热量、高蛋白、低脂饮食，注意补充维生素B、维生素C、维生素K及叶酸，少量多餐，忌生冷、甜腻、辛辣食物，多吃瘦肉、鱼肉、牛奶及富含维生素的蔬菜和水果等。

4. 指导患者遵医嘱使用保肝药如腺苷蛋氨酸、多烯磷脂酰胆碱、水飞蓟素等，注意观察药物的疗效及不良反应。

5. 注意观察有无短期内肝迅速肿大、肝区持续疼痛等异常体征；观察患者戒酒过程中有无震颤、谵妄、抽搐、意识混乱等酒精戒断症状。

6. 经常巡视病房，重视患者需求，动态评估患者的身心状况，做好心理护理。戒酒过程中由于血液中的乙醇浓度迅速下降，患者可能出现情绪不安、暴躁、易怒、出汗、恶心等反应，安慰患者，适时对患者进行心理疏导，鼓励患者保持积极乐观的心态，积极配合各种治疗。征询并倾听患者对治疗的反应与感受，及时解决患者存在的问题。责任护士自己不能解决的问题，及时向护士长或相关人员报告。

7. 各项操作中保护患者隐私；注意遮盖，避免患者受凉。

（三）健康指导

1. 评估患者和家属对疾病相关知识和信息的需求，做好健康教育，及时评估健康教育效果，以保证患者和家属掌握必要的知识。

2. 指导患者充足的睡眠与休息，避免过度劳累。

3. 帮助患者认识到大量饮酒对身体的危害，协助患者建立戒酒的信心，培养健康的生活习惯，积极配合治疗。

4. 指导患者合理饮食，以高热量、低脂、清淡、富有营养，易消化为原则，少食多餐，禁忌生冷、辛辣刺激食物。

5. 指导患者皮肤瘙痒时切忌抓挠，防止皮肤损伤。

6. 指导患者定期门诊随访，测量体重，了解营养状况的改善情况。

（四）延伸护理

1. 评估患者出院时的病情、心理、社会支持系统状况，提供科室咨询电话、联系方式，针对性发放并讲解出院指导资料、交代清楚出院后复诊事宜，确认患者及家属掌握。

2. 出院后定期电话回访患者，及时了解患者出院后生理、心理及病情转归及自我护理等情况，并对其问题进行针对性指导。

3. 了解患者对护理服务的感受，虚心听取患者的意见和建议，改进相关护理服务。

五、肝硬化患者关怀性护理

（一）评估和观察要点

1. 评估患者有无上腹闷胀、腹痛、乏力和食欲不振等症状。

2. 评估患者有无肝病面容、肝大、黄疸、皮肤瘙痒、蜘蛛痣、出血点、腹水征、腹膜刺激征等体征。

3. 评估患者有无乙型肝炎病毒和（或）丙型肝炎病毒感染、嗜酒、合并糖尿病以及肝癌家族史。

4. 评估病程及此次发病的诱因，评估既往治疗情况及效果。

5. 测量并动态观察生命体征：体温、脉搏、呼吸、血压，评估瞳孔情况。

6. 观察患者意识、性格、认知、睡眠节律等方面的变化，评估有无扑翼样震颤等异常表现，及时发现肝性脑病的早期征象。

7. 评估患者的饮食、营养状况，有无水肿、腹水等。

8. 评估患者的尿量及颜色，有无尿量减少，尿色有无异常。

9. 评估患者心理状况，了解患者情绪、心理感受、家庭及社会支持情况。

10. 查阅检查报告，了解甲胎蛋白、血氨、肝肾功能、电解质，影像学检查如 B 超、CT、MRI 以及胃镜等检查结果。

11. 询问患者及其家属住院期间有何问题、困难或需求。

12. 实施各项评估时，非单人间拉隔帘，单人间关门，保护患者隐私。

13. 对评估情况进行记录并及时给予答复或解决能够解决的问题。

（二）护理措施

1. 建立信任、支持、和谐、关怀性的护患关系。责任护士每日与患者交流，尊重患者，主动向患者及其陪伴家属介绍自己的身份及职责；与患者家属进行良好沟通，鼓励家属给予患者良好的家庭支持。

2. 指导患者肝功能代偿期可参加轻工作，但应减少活动，避免劳累；失代偿期以卧床休息为主，视病情安排适量的活动，活动量以不感到疲劳、不加重症状为度。卧床期间评估患者的需求，做好生活护理，保持环境安静、舒适，减少探视，为患者创造良好的休养环境，保证患者充足的睡眠。

3. 指导患者可进食高热量、高蛋白质、高维生素、易消化饮食，严禁饮酒，避免坚硬、粗糙、刺激性食物。

（1）维持每天摄入 2000～3000 卡热量的食物，热量来源以碳水化合物为主。

（2）蛋白质来源以豆制品、鸡蛋、牛奶、鱼、鸡肉、瘦猪肉为主，蛋白质以每公斤体重 1.5～2 g 为宜，总量不大于 120 g。病情严重、血氨偏高或肝昏迷先兆的患者根据情况限制蛋白质摄入，每日蛋白质不大于 30～40 g。

（3）限制脂肪尤其是动物脂肪的摄入。

（4）限制钠水的摄入：盐和水的摄入根据患者水、电解质情况进行调整。有腹水者限制钠的摄入（食盐 1.5～2 g/d），进水量限制在 1000 ml 左右。不吃咸肉、酱菜、酱油、罐头食品、冷冻食品等含钠高的食物。告知患者限制钠和水的重要性，使患者能积极配合。限钠饮食常使患者感到食物淡而无味，可指导患者在食物中适量添加柠檬汁、食醋等，改善食物的味道，以增进食欲。

（5）维生素：多食含丰富维生素的食物，如谷类、豆类、新鲜蔬菜、水果、肉、蛋、乳类等。

（6）有食管胃底静脉曲张者，指导患者进食软质食物如菜泥、肉末等，进餐时宜细嚼慢咽，禁食带刺、骨及粗糙焦脆食物以及辛辣调味品，药物应磨成粉末，以免引起曲张的食管或胃底静脉破裂出血。

4. 遵医嘱正确用药，观察药物作用及不良反应，做好用药指导　密切观察利尿药物的效果及不良反应，准确记录 24 小时尿量，告知患者利尿速度不宜过快，每天体重减轻一般不超过 0.5 kg，有下肢水肿者每天体重减轻不超过 1 kg。大量腹水患者遵医嘱予定期输注血浆、新鲜血或白蛋白，不仅有助于促进腹水消退，也有利于改善机体的一般状况和肝功能。

5. 监测患者的体重、血白蛋白等，监测其营养状况；评估目前的活动耐力情况，为指导活动量的增加提供依据；定期测腹围，观察腹水的消长情况；观察患者生命体征的变化，观察患者有无头晕、出冷汗、肠鸣音亢进、黑便、呕血等消化道出血表现；观察患者有无行为、性格的异常，如欣快激动、淡漠、睡眠倒错、健忘、嗜睡、言语不清、定向力障碍等肝性脑病的表现；关注患者血清电解质的检查结果，及时与患者及家属沟通告知检查结果；观察患者有无表情淡漠、精神萎靡、软弱无力、心悸、肌肉痛性痉挛等低钾、低钠的表现；观察患者体温的变化，有无腹痛，腹水增长的速度，有无腹膜刺激征等并发自发性腹膜炎的表现；观察患者有无呼吸困难、发绀等呼吸系统表现，有无并发肝肺综合征。出现并发症按医嘱常规处理。

6. 经常巡视病房，重视患者需求，动态评估患者的身心状况，做好心理护理。多与患者交谈，适当心理疏导；采用正向鼓励、倾听等沟通技巧，鼓励并接受患者对积极情绪和消极情绪的表达，分享感受；帮助患者保持乐观情绪，心情愉快，避免紧张、焦虑等负性情绪；倾听患者对治疗的反应与感受，及时解决患者存在的问题。责任护士自己不能解决的问题，及时向护士长或相关人员报告。

7. 各项操作中保护患者隐私；注意遮盖，避免患者受凉。

（三）健康指导

1. 评估患者和家属对疾病相关知识和信息的需求，做好健康教育，及时评估健康教育效果，以保证患者和家属掌握必要的知识。

2. 指导患者养成良好的生活起居习惯，注意劳逸结合，按时休息，保持足够的睡眠时间；适当活动以不感觉疲劳为宜，量力而行；失眠患者应在医生指导下慎重使用镇静、催眠药物。

3. 指导患者养成良好的饮食习惯，健康饮食，规律用餐，少食多餐，不可进食过饱以免影响消化吸收；严格戒酒。非乙肝肝硬化患者要注意饮食卫生，不在街上用餐，预防感染乙肝；若是肝炎后肝硬化患者，不与他人共用餐具、洗漱用品等。

4. 指导患者坚持遵医嘱服药，不要自行加减药、换药或停药；告知有关药物的名称、剂量、用法、作用与不良反应；指导患者使用利尿剂期间准确记录 24 小时尿量，注意观察有无嗜睡、表情淡漠、精神萎靡、抽搐等电解质紊乱的表现；尿量多时可选用含钾丰富的食物如香蕉、橘子、番茄、苹果等；不随意加用药物，以免加重肝负担和导致肝功能损伤。

5. 指导患者对疾病进行自我管理，避免诱发并发症的因素。养成良好的个人卫生习惯，注意保暖，避免着凉及不洁饮食，避免感染；避免增加腹内压的动作，如剧烈咳嗽、打喷嚏、用力排便等；注意情绪的调节和稳定；合并其他疾病时，注意避免服用有肝损害的药物；学会自我监测病情变化，及时发现并发症先兆。

6. 告知患者定期门诊复查和监测肝功能，如发现腹水、水肿、鼻出血、牙龈出血、消化道出血等情况及早就医。

（四）延伸护理

1. 评估患者出院时的病情、心理、社会支持系统状况，提供科室咨询电话、联系方式，针对性发放并讲解出院指导资料、交代清楚出院后复诊事宜，确认患者及家属掌握。

2. 出院后定期电话回访患者，及时了解患者出院后生理、心理及病情转归及自我护理等情况，并对其问题进行针对性指导。

3. 了解患者对护理服务的感受，虚心听取患者的意见和建议，改进相关护理服务。

六、肝性脑病患者关怀性护理

(一) 评估和观察要点

1. 评估患者的精神、意识、性格、智能、睡眠节律等方面的变化，有无扑翼样震颤等肝性脑病的早期征象。

2. 评估既往史和病程，识别此次发病的诱因。

3. 测量并动态观察生命体征：体温、脉搏、呼吸、血压，评估瞳孔情况。

4. 评估患者 24 小时液体出入量。

5. 评估患者的饮食、营养及排泄等情况，了解患者生活习惯。

6. 评估患者心理状况，了解患者及主要照顾者情绪、心理感受、家庭及社会支持情况。

7. 查阅检查报告：了解血氨、肝肾功能、电解质、脑电图、心理智能测验、CT、MRI 等检查结果；评估患者用药及效果。

8. 询问患者及其家属住院期间有何问题、困难或需求。

9. 实施各项评估时，非单人间拉隔帘，单人间关门，保护患者隐私。

10. 对评估情况进行记录并及时给予答复或解决能够解决的问题。

(二) 护理措施

1. 建立信任、支持、和谐、关怀性的护患关系。责任护士每日与患者交流，礼貌称呼患者，主动向患者及其陪伴家属介绍自己的身份及职责；与患者家属进行良好沟通，鼓励家属给予患者良好的家庭支持。

2. 合理安排患者的休息与活动。尽量安排单人间，减少对其他患者的干扰，尽量安排专人护理，家属亲情陪护。

3. 安置患者绝对卧床，卧床时协助患者取仰卧位，头偏向一侧，或侧卧位，保持呼吸道通畅，协助定时翻身，保持患者体位舒适。卧床时拉起双侧床栏，如患者出现烦躁，床头用软枕保护，必要时在家属知情同意下使用约束带，防止发生跌倒、坠床或撞伤等意外。

4. 协助医师及时识别并去除此次肝性脑病的诱因并注意避免其他诱发因素。

(1) 避免快速利尿和大量放腹水：每次放腹水的量不超过 1000 ml，放腹水的同时可静脉注射白蛋白以维持有效循环血量。及时处理严重的呕吐和腹泻，及时纠正水、电解质紊乱。

(2) 避免使用镇静催眠、麻醉药等　患者出现烦躁不安或有抽搐时，禁用鸦片类、巴比妥类、苯二氮䓬类药物，可少量使用地西泮、东莨菪碱或异丙嗪、扑尔敏等抗组胺药。

(3) 保持大便通畅，减少氨的产生和吸收　遵医嘱予乳果糖鼻饲或灌肠，生理盐水、食醋灌肠，不仅能帮助排便，防止便秘，且可以降低肠道的 pH 值。因肥皂水呈碱性，忌用肥皂水灌肠。

(4) 遵医嘱及时、准确应用抗生素，加强翻身、拍背，每日评估导尿管留置的必要性，尽早拔除，有效预防及控制感染。

(5) 密切观察患者有无消化道出血等并发症，如发生消化道出血，需及时止血并予乳果糖、乳梨醇或 25% 的硫酸镁导泻，生理盐水或弱酸性溶液灌肠以清除肠道积血，减少氨的吸收。

(6) 对禁食或限食者监测血糖，避免发生低血糖。

5. 加强基础护理，促进患者舒适。保持床单元的清洁、整齐、干燥，给患者用气垫床，对身体受压部位给予保护性敷料，预防压疮的发生。定时为患者翻身拍背，促进痰液排出，必要时床边备吸引器，及时将痰液吸出，保持呼吸道通畅。每日行口腔护理，保持口腔清洁。协助或给予不能自理者床上擦浴、洗头等。患者两眼不能闭合时，涂抗生素软膏并用纱布覆盖，防止角膜干燥。尿潴留或失禁者予留置导尿，详细记录尿量、颜色、气味等。必要时用冰帽降低颅内温度，以减少脑细胞消耗，保护脑细胞功能。

6. 做好饮食护理，保证足够的热量摄入，每日能量摄入为 146～167 kJ/kg，昏迷禁食期间经静脉补充所需营养。指导急性期患者首日禁蛋白饮食，慢性肝性脑病患者不需禁食，每日可摄入蛋白质 $1.0\sim1.5\,g/kg$，以豆制品、蔬菜等植物性蛋白及奶制品为宜，遵医嘱静脉输注血浆或白蛋白。遵医嘱口服或静脉使用支链氨基酸制剂。

7. 遵医嘱应用抗感染、促进氨代谢、益生菌等药物，观察疗效和不良反应。

（1）遵医嘱予乳果糖鼻饲或保留灌肠。乳果糖的主要不良反应有腹胀、腹部绞痛、恶心、呕吐及电解质紊乱。可从小剂量开始，用药过程中密切观察用药效果及不良反应。乳果糖的杂糖含量低，对于有糖尿病或乳糖不耐受症者也可应用，但有肠梗阻时禁用。

（2）利福昔明、甲硝唑、新霉素可抑制肠道产尿素酶的细菌，减少氨的生成。告知患者服用新霉素不宜超过一个月，因可出现听力和肾损害，服药期间监测听力和肾功能。

（3）L-鸟氨酸-L-天冬氨酸、鸟氨酸-a-酮戊二酸等，可促进体内氨的代谢，具有降低血氨的作用。该类药物输注速度不宜过快，以免引起恶心、呕吐等不良反应。

（4）益生菌制剂：要在冰箱冷藏保存，指导患者一般饭后半小时服用效果最好，服用抗生素后间隔 2 小时再服用。

8. 密切观察患者有无肝性脑病的早期征象，如有无冷漠或欣快、理解力和记忆力的减退、行为异常（如哭泣、叫喊、当众便溺等）、有无扑翼样震颤等。意识障碍的患者可通过刺激或定期唤醒等方法评估患者意识障碍的程度。监测并记录患者体温、脉搏、呼吸、血压、脉氧及瞳孔变化，及时发现脑水肿、感染等并发症。定期复查血氨、肝肾功能、电解质，及时与患者及家属沟通告知检查结果，及时纠正水、电解质失衡，准确记录 24 小时液体出入量，预防及早期发现多脏器功能衰竭等并发症。

9. 经常巡视病房，重视患者需求，动态评估患者的身心状况，做好心理护理。患者清醒时向其讲解意识模糊的原因，安慰患者，尊重患者，切忌嘲笑患者的异常行为。做好家属宣教；倾听患者及家属对治疗的反应与感受，及时解决患者存在的问题。责任护士自己不能解决的问题，及时向护士长或相关人员报告。

10. 各项操作中保护患者隐私；注意遮盖，避免患者受凉。

（三）健康指导

1. 评估患者和家属对疾病相关知识和信息的需求，做好健康教育，及时评估健康教育效果，以保证患者和家属掌握必要的知识。

2. 向患者及家属讲解肝性脑病的诱发因素，指导患者及家属尽可能避免各种诱因，预防再次发生肝性脑病。

3. 指导患者养成良好的生活习惯，保证睡眠质量，心烦气躁时，可以通过听音乐等来舒缓心情，切勿使用安定类镇静药。

4. 指导患者避免一次性摄入过多的鱼、虾等高蛋白饮食，平时蛋白质的补充以植物性蛋白或奶制品为主，尽量避免含铵盐、尿素、蛋氨酸等含氮食物或药物，以免血氨增高而诱发肝性脑病。平时注意饮食卫生，预防急性胃肠道感染，有呕吐、腹泻时要及时治疗，防止水、电解质丢失过多导致的水、电解质、酸碱平衡紊乱。

5. 指导患者注意保暖，尽量不去人多的场合，注意个人卫生，防止呼吸道、泌尿道、皮肤等感染。

6. 指导患者保持大便通畅，养成定时排便的习惯，如有排便困难，可使用杜密克等果糖类软便剂。

7. 指导患者严格按医嘱规定的剂量、用法服药，避免服用有肝损害的药物。定期门诊随访，监测电解质情况，准确记录 24 小时尿量，尿量过多或过少时，及时到医院治疗；一旦发生消化道出血要及时治疗。

8. 指导家属给予患者精神支持和生活照顾，帮助患者树立战胜疾病的信心。指导家属学会观察患者的思维、性格、行为及睡眠等方面的改变，以便及时发现肝性脑病的表现，及早治疗。

（四）延伸护理

1. 评估患者出院时的病情、心理、社会支持系统状况，提供科室咨询电话、联系方式，针对性发放并讲解出院指导资料、交代清楚出院后复诊事宜，确认患者及家属掌握。

2. 出院后定期电话回访患者，及时了解患者出院后生理、心理及病情转归及自我护理等情况，并对其问题进行针对性指导。

3. 了解患者对护理服务的感受，虚心听取患者的意见和建议，改进相关护理服务。

七、急性胰腺炎患者关怀性护理

（一）评估和观察要点

1. 评估疼痛的特点　腹痛部位、性质、程度、放射部位和范围。

2. 评估有无发热、恶心、呕吐、腹胀等伴随症状。

3. 评估患者有无胆道或十二指肠疾病史，有无酗酒、暴饮暴食等诱因，有无外伤手术史。

4. 评估用药及疗效情况。

5. 评估生命体征、脉氧、神志、皮肤黏膜的色泽与弹性情况。

6. 评估患者的饮食、营养及排泄等情况；了解患者生活习惯、既往史及家族史。

7. 评估患者心理状况，了解患者情绪、心理感受、家庭及社会支持情况。

8. 查阅检查报告　了解血常规、血尿淀粉酶、血糖、血脂、电解质、血气、CT、B超等检查结果。

9. 询问患者及其家属住院期间有何问题、困难或需求。

10. 实施各项评估时，非单人间拉隔帘，单人间关门，保护患者隐私。

11. 对评估情况进行记录并及时给予答复或解决能够解决的问题。

（二）护理措施

1. 建立信任、支持、和谐、关怀性的护患关系。责任护士每日与患者交流，礼貌称呼患者，主动向患者及其陪伴家属介绍自己的身份及职责；与患者家属进行良好沟通，鼓励家属给予患者良好的家庭支持。

2. 嘱患者绝对卧床休息，协助患者取半卧位，弯腰屈膝侧卧，以松弛腹肌，减轻疼痛。对烦躁不安者给予安慰。防止坠床，拉起床栏，床周围不要有危险物，保证安全。卧床期间及时了解患者的需求，做好生活护理，保持环境安静、舒适，减少探视，创造良好的休息环境，保证患者充足的睡眠。

3. 患者禁食、行胃肠减压。向患者及家属解释禁食及胃肠减压的重要性，取得患者的配合。禁食期间经静脉及时补充水分和电解质，保证有效血容量。早期一般给予全肠道外营养，如无梗阻，重症胰腺炎应在入院后的48小时内给予留置鼻肠管，进行肠内营养。轻症患者经过3～5日禁食和胃肠减压，无腹痛、腹胀等表现，肠鸣音恢复正常，有饥饿感时可先给予少量无脂流质（米汤最宜），逐步过渡至清淡半流食和软食，忌油腻食物和饮酒。

4. 遵医嘱正确用药，观察药物作用及不良反应，做好用药指导。

（1）根据医嘱给予大黄鼻饲或灌肠，以促进肠蠕动，减轻或预防肠麻痹。

（2）止痛药：腹痛剧烈者，可遵医嘱给予止痛药，如哌替啶，观察药物的疗效和不良反应。禁用吗啡，以防引起括约肌痉挛，加重病情。

（3）生长抑素：如奥曲肽、善宁、思他宁等。使用生长抑素时须计算好每分钟输入量，用输液泵持续静脉滴注给药。用药时注射部位有疼痛或针刺感，需加强巡视，防止药物外渗影响治疗效果。生长抑素半衰期极短，滴注过程中不能中断，若中断超过5分钟，应重新注射首剂。

（4）胰酶抑制剂：如抑肽酶、加贝酯、乌司他丁等。静脉输液速度不宜过快，应控制在 1 mg/（kg·h）以内，勿将药液注入血管外，多次使用时应更换注射部位，药液应新鲜配制，随配随用。

5. 病情观察

（1）监护：观察患者的神志、体温、脉搏、呼吸、血压、脉氧情况，及早发现重症胰腺炎。

（2）加强巡视，询问患者感受，观察腹部症状和体征的变化，观察疼痛的部位、性质、程度、放射的部位及范围，有无发热、恶心、呕吐、腹胀等伴随症状。

（3）观察呕吐物或胃肠减压引流物的性质、量、气味和颜色。

（4）观察患者皮肤黏膜的色泽与弹性有无变化，判断失水程度。

（5）准确记录 24 小时液体出入量，作为补液的依据。

（6）定时留取标本，监测血、尿淀粉酶、血糖、电解质及血气的变化。

（7）并发症的观察与护理

1）低血容量性休克：患者出现头晕、心悸、出冷汗、血压下降、脉搏细速等症状，应警惕是否发生了低血容量性休克。协助患者取休克位，注意保暖，给予氧气吸入；迅速建立有效静脉通路，输入液体及电解质。禁食患者每天的液体入量常需在 3000 ml 以上，以维持有效循环血量，必要时可遵医嘱输注血浆或全血以补充血容量。根据患者脱水程度、年龄和心肺功能调节输液速度，必要时监测中心静脉压，若血压仍低，遵医嘱给予血管活性药物。

2）急性呼吸窘迫综合征（acute respiratory distress syndrome，ARDS）：患者出现突发性、进行性呼吸窘迫、气促、发绀、烦躁、出汗等严重低氧血症，经普通吸氧不能缓解的进行性呼吸困难，应考虑是否并发了 ARDS。安慰患者，保持患者情绪稳定，立即遵医嘱予高浓度面罩吸氧，必要时配合医生行气管插管或气管切开呼吸机辅助通气，取血查血气，及时与家属沟通血气检查结果，同时做好转重症监护室的准备。

3）急性肾衰竭：密切监测患者尿量及肾功能，当患者出现急性肾功能不全时及早进行连续性血液净化，做好相应护理。

6. 经常巡视病房，重视患者需求，动态评估患者的身心状况，及时发现患者的心理问题，帮助患者树立战胜疾病的信心，使其以良好的心态配合治疗和护理。倾听患者对治疗的反应与感受，及时解决患者存在的问题。责任护士自己不能解决的问题，及时向护士长或相关人员报告。

7. 各项操作中保护患者隐私；注意遮盖，避免患者受凉。

（三）健康指导

1. 评估患者和家属对疾病相关知识和信息的需求，做好健康教育，及时评估健康教育效果，以保证患者和家属掌握必要的知识。

2. 指导患者养成良好的饮食习惯，戒烟酒，向患者及家属介绍本病主要的诱发因素，帮助患者养成良好的生活方式，注意饮食卫生，规律进食，避免酗酒和暴饮暴食，进食低脂无刺激的食物，戒除烟酒，防止复发。

3. 指导患者避免过度劳累及情绪激动。

4. 积极治疗胆道和十二指肠疾病。

5. 如出现腹痛、腹胀、恶心、呕吐等表现，及时就诊。

（四）延伸护理

1. 评估患者出院时的病情、心理、社会支持系统状况，提供科室咨询电话、联系方式，针对性发放并讲解出院指导资料、交代清楚出院后复诊事宜，确认患者及家属掌握。

2. 出院后定期电话回访患者，及时了解患者出院后生理、心理及病情转归及自我护理等情况，并对其问题进行针对性指导。

3. 了解患者对护理服务的感受，虚心听取患者的意见和建议，改进相关护理服务。

八、炎症性肠病患者关怀性护理

（一）评估和观察要点

1. 评估腹痛的特点：腹痛部位、性质、程度、规律、发作时间、持续时间、缓解方式、与饮食的关系等。

2. 评估大便的量、颜色和性状，有无黏液、脓血，有无里急后重等。

3. 评估患者有无与自身免疫相关的肠外表现，如口腔黏膜溃疡、关节炎、皮肤结节性红斑、肛门周围病变、虹膜睫状体炎等表现。

4. 评估患者有无口渴、口唇干燥、皮肤弹性下降、尿量减少等严重腹泻导致的脱水表现；有无乏力、腹胀、肠鸣音减弱、心律失常等低钾血症的表现。

5. 评估病程及此次发病的诱因，评估临床类型、病变范围、严重程度、病情分期以及既往治疗情况及效果。

6. 评估患者的饮食、营养及排泄等情况，了解患者生活习惯、既往史及家族史。

7. 评估生命体征，肠鸣音有无亢进、减弱或消失等，腹部有无压痛、反跳痛、腹膜刺激征。

8. 评估患者心理状况，了解患者情绪、心理感受、家庭及社会支持情况。

9. 评估患者的治疗依从性（服药、饮食等），用药情况，药物的名称、剂量、用法、疗程、疗效及不良反应。

10. 查阅检查报告：了解血常规、大便常规＋隐血、血沉、C反应蛋白、血生化、粪便病原学及肠镜等检查结果。

11. 询问患者及其家属住院期间有何问题、困难或需求。

12. 实施各项评估时，非单人间拉隔帘，单人间关门，保护患者隐私。

13. 对评估情况进行记录并及时给予答复或解决能够解决的问题。

（二）护理措施

1. 建立信任、支持、和谐、关怀性的护患关系。责任护士每日与患者交流，礼貌称呼患者，主动向患者及其陪伴家属介绍自己的身份及职责；与患者家属进行良好沟通，鼓励家属给予患者良好的家庭支持。

2. 合理安排患者的休息与活动　指导患者大便次数多、腹痛明显时卧床休息。大便次数减少、腹痛好转后可起床活动，逐渐增加活动量。卧床期间指导患者做肢体的主动活动、踝泵运动，预防下肢深静脉血栓的发生。注意保暖及劳逸结合，保持环境安静、舒适，减少探视，为患者创造良好的休养环境，保证患者充足的睡眠。

3. 饮食护理　每天按时测量体重，尽可能保持标准体重或接近标准，不低于标准体重的20%。定期测量血浆白蛋白、血红蛋白等指标，评估机体的营养状态。根据营养评估结果，结合患者病情及饮食习惯，帮助患者制订饮食计划，指导与督促患者按计划进食。病变范围广的患者，可经口或鼻肠管进食能全力、百普力等肠内营养制剂；如腹泻、便血非常严重，或应用液体营养后症状反而加剧，则需暂禁食，实施胃肠道外全面营养（total parenteral nutrition，TPN）。腹泻次数减少、腹痛好转后可从流质、半流质饮食逐步过渡到软食。食物要软、易消化、少渣，有足够的热量，一般热量≥5000 kJ/d。食物必须做到煮透、煮烂，烹调简单化，食物中不要添加糖，少用或不用有刺激性的色素、香料和调味品，注意补充叶酸、锌、钙等多种维生素和微量元素。指导患者避免食用冷饮、生或半生、腌制、酿造、粗糙、辛辣、油炸、油腻、不新鲜的食物及多纤维的坚果、玉米及蔬菜等。可采用少食多餐的饮食方式，每3～4小时进食1次，每天可进食5餐，每次用餐的时间也可适当延长，利于胃肠道对食物的适应及充分的消化吸收。如有乳糖不耐受，避免牛奶和奶制品的摄入。病情有明显活动的征兆，如腹泻次数增加、便血明显时，可将水果煮熟后食用，病情稳定者可适当进食新鲜的水果，但要注意食用的速度和量，宜少不宜多，宜慢不宜快。

4. 症状护理及病情观察

（1）腹痛：对腹痛剧烈者给予安慰，协助患者卧床休息，取舒适体位，以减轻疼痛。遵医嘱使用解痉药物，但需慎用或禁用抗胆碱能药物止痛，以免并发中毒性巨结肠。可给予腹部热敷或通过行为疗法如深呼吸、冥想、音乐疗法、转移注意力等帮助患者减轻疼痛。如腹痛性质突然改变，出现腹肌紧张、反跳痛、肠鸣音减弱等体征，应警惕是否发生了大出血、肠梗阻、中毒性巨结肠、肠穿孔等并发症。一旦发生上述并发症，经内科治疗无效且伴严重毒血症症状者，做好术前准备，准备进行紧急手术。

（2）腹泻：指导患者注意腹部保暖，可用暖宝宝、热水袋等热敷腹部，以减少肠道运动，减少腹泻次数。协助患者排便后用温水清洗肛周，保持肛周皮肤的清洁干燥，可涂凡士林、抗生素软膏或赛肤润等保护肛周。指导并协助患者正确留取大便标本进行大便检测，关注大便检测结果，及时与患者及家属沟通告知检测结果。

（3）并发症观察：密切观察患者腹痛的性质、部位及伴随症状。如出现腹部绞痛、肠鸣音亢进或消失，需考虑是否并发了肠梗阻。观察患者的体温及血常规的变化，腹部有无包块，警惕是否并发瘘管形成或腹腔脓肿。观察大便的颜色、性质及量等改变，及早发现不能控制的大出血等并发症。注意肛周情况，检查有无肛门周围瘘管、脓肿及肛裂等病变。

5. 遵医嘱正确用药，观察药物作用及不良反应，做好用药指导。

（1）5-氨基水杨酸制剂：遵医嘱应用柳氮磺胺吡啶（SASP）、奥沙拉嗪、美沙拉嗪等5-氨基水杨酸制剂。指导患者餐后服药，以减少恶心、呕吐、食欲减退等消化道反应；监测和指导患者自己监测药物的不良反应，如头痛、可逆性男性不育等剂量相关性不良反应，皮疹、粒细胞减少、自身免疫性贫血、再生障碍性贫血等过敏反应。指导患者服药期间定期复查血常规，告诉患者一旦出现过敏反应，可改用其他药物。5-氨基水杨酸的灌肠剂适用于病变局限于直肠及乙状结肠者，栓剂适用于病变局限于直肠者。

（2）糖皮质激素：指导患者严格按医嘱服药，病情缓解后遵医嘱减药至停药，不能自行加、减药量或突然停药。长期使用激素者注意观察药物的疗效和不良反应，不良反应包括库欣综合征、水钠潴留、血压升高、血糖升高、精神兴奋、应激性溃疡、消化道出血、骨质疏松、继发感染、伤口不愈合、无菌性骨坏死、体重增加等。病变局限在直肠乙状结肠者可遵医嘱予激素保留灌肠，减少全身不良反应。

（3）免疫抑制剂：如硫唑嘌呤（AZA）、6-巯基嘌呤（6-MP）、环孢素A（CsA）、氨甲蝶呤（MTX）等。该类药的主要不良反应为骨髓抑制，严重者可导致致命性粒细胞缺乏症。指导患者用药期间监测白细胞，用药初期每3日查1次血常规，以后每周查1次，白细胞降至$5×10^9/L$以下时减量，降至$3×10^9/L$以下时停止用药，同时遵医嘱使用升白细胞的药物。

（4）生物制剂

1）向患者详细讲解肿瘤坏死因子单抗是常用的治疗炎症性肠病（尤其是克罗恩病）的生物制剂，其中目前最常用的英夫利昔单抗能有效改善患者的临床症状，促进黏膜愈合和窦道闭合，改善患者的生活质量。

2）英夫利昔单抗需在2~6℃冷藏条件下储存，配置时根据患者体重计算使用剂量（5 mg/kg）；药物配置好后3小时内输注完成，不能与其他药物同时输注。

3）输注前测量生命体征，确保生命体征在正常范围，没有感染、心力衰竭的症状和体征方可输注该药。输注速度要慢，用输液泵严格控制输注速度，从10 ml/h开始，输注过程中密切观察患者有无不良反应，如无不良反应，前1小时每15分钟调整一次输注速度，后1小时每30分钟调整一次，一般2小时输注完毕。

4）该药的主要不良反应有心肺反应（胸痛、低血压、高血压、呼吸困难），红斑（瘙痒、荨麻疹），严重输液反应（过敏反应、抽搐），非特异性症状（发热、寒战等）。为减少不良反应，输注前可予地塞米松静脉注射或非那根肌内注射。

5）指导患者在用药间隔期不要到人多拥挤的地方，必要时需戴口罩。保持适量运动、充足睡眠、均衡饮食，减少感染概率。用药间隔期不能进行活菌疫苗注射，用药2～4周后可注射抗原性毒素及死菌制成的疫苗。用药4周后，才可以进行任何有机会造成大、小伤口的手术。

6. 关注患者对疾病的认识与情绪，采用正向鼓励、倾听等沟通技巧，鼓励并接受患者对积极情绪和消极情绪的表达，分享感受；通过案例等帮助疏导患者的焦虑心理，帮助患者树立战胜疾病的信心，使其以良好的心态配合治疗和护理。

7. 保留灌肠护理，适用于病变局限于直肠、乙状结肠者，常用美沙拉嗪栓剂（灌肠剂）、布地奈德泡沫灌肠剂或生理盐水＋锡类散＋地塞米松（琥珀酸钠氢化考的松）＋柳氮磺胺吡啶（研成粉末、滤掉糖衣），配置成38～40℃灌肠溶液。灌肠前向患者解释灌肠的目的与效果、可能出现的不适等，以解除患者顾虑，取得配合。一般在晚上临睡前灌肠，以利于药物保留。嘱患者在灌肠前半小时排尽大便。根据病变部位不同协助患者采取不同的体位：乙状结肠病变取左侧卧位；回盲部病变取右侧卧位；横结肠病变取头低脚高位；直肠病变取头低脚高位。灌肠时用一次性吸痰管代替肛管，可减轻患者的不适，易于药液保留；肛管插入要深，约15～20 cm。灌肠时抬高臀部10～15 cm，以利药液保留。药物推注速度要慢，温度要适宜，灌肠后要静卧，保留4～6小时。灌肠后注意观察患者腹泻的次数、量、色、质、气味，有无里急后重，黏液血便的程度，及时准确留取大便标本送检，并做好记录。

8. 经常巡视病房，重视患者需求，动态评估患者的身心状况。多与患者交谈，适当心理疏导；帮助患者保持乐观情绪，心情愉快，避免紧张、焦虑等负性情绪；倾听患者对治疗的反应与感受，及时解决患者存在的问题。责任护士自己不能解决的问题，及时向护士长或相关人员报告。

9. 各项操作中保护患者隐私；注意遮盖，避免患者受凉。

（三）健康指导

1. 评估患者和家属对疾病相关知识和信息的需求，做好健康教育，及时评估健康教育效果，以保证患者和家属掌握必要的知识。

2. 疾病知识指导，向患者讲解该病的特点，告知患者虽然该病不易彻底治愈，但大部分患者的预后良好，尤其是近年来对该病的治疗水平明显提高，大部分患者经治疗后病情可以长期缓解，鼓励患者树立战胜疾病的信心，以平和的心态应对疾病，积极配合治疗。

3. 指导患者可通过逐步增加饮食及记饮食日记的方法找出自己能够耐受的食物及饮料，注意饮食卫生，避免肠道感染性疾病。

4. 指导患者适当运动，提高机体抵抗能力；保证充足的睡眠，保持积极乐观的心态；避免过度劳累、精神紧张、情绪激动、重体力劳动、感染、饮食不当等诱因。

5. 指导患者遵医嘱按时、按顿、按剂量服药，不随意换药、停药、减量。教会患者学会识别药物的不良反应，如出现疲乏、头痛、发热、手脚麻木等症状要及时就诊。

6. 指导患者自我监测，记录每天的体温情况，大便的次数、量、色、质、气味，有无黏液和脓血、体重、饮食、服药及服药后的反应等。每次就诊时携带病情记录，作为医生调整药量及选择用药的依据。

7. 定期门诊复查、随访 定期查血常规、血红蛋白、血清电解质和清蛋白，了解营养状况的变化。如出现腹泻次数增多、明显黏液脓血便甚至血便、发热、腹痛加重、乏力、心悸、腹胀等症状，需及时来院就诊。

（四）延伸护理

1. 评估患者出院时的病情、心理、社会支持系统状况，提供科室咨询电话、联系方式，针对性发放并讲解出院指导资料、交代清楚出院后复诊事宜，确认患者及家属掌握。

2. 出院后选择与患者或家属约定的日期电话回访患者，及时了解患者出院后服药、饮食、运动、睡眠、心理及病情转归及自我护理等情况，并对其问题进行针对性指导。

3. 提醒患者或家属按时复诊，有条件者选择适当时间进行家庭访视。

4. 了解患者对护理服务的感受，虚心听取患者的意见和建议，改进相关护理服务。

九、上消化道大出血患者关怀性护理

（一）评估和观察要点

1. 评估患者呕血和黑便的次数、颜色、性质、量。

2. 评估患者神志精神状态、体温、脉搏、呼吸、血压等生命体征情况及每小时尿量。

3. 评估患者皮肤和甲床色泽；有无头晕、心悸、乏力、出汗、口渴、晕厥等失血性周围循环衰竭症状；有无面色苍白、口唇发绀、呼吸急促、皮肤湿冷、精神萎靡、烦躁不安、意识模糊等休克表现；听诊肠鸣音，观察有无肠鸣音亢进。

4. 评估病程及此次发病的原因及诱因；评估既往治疗情况及效果；动态观察出血量的变化，观察有无活动性出血。

5. 评估患者平素饮食、营养及排泄等情况，了解患者生活习惯、既往史及家族史。

6. 评估患者心理状况，了解患者情绪、心理感受、家庭及社会支持情况。

7. 查阅检查报告，了解呕吐物或粪便隐血试验，血常规如外周血红细胞计数、血红蛋白浓度、红细胞压积、凝血功能、血肌酐和尿素氮、肝功能、肿瘤标志物、内镜等检查结果。

8. 询问患者及其家属住院期间有何问题、困难或需求。

9. 实施各项评估时，非单人间拉隔帘，单人间关门，保护患者隐私。

10. 对评估情况进行记录并及时给予答复或解决能够解决的问题。

（二）护理措施

1. 建立信任、支持、和谐、关怀性的护患关系。责任护士每日与患者交流，礼貌称呼患者，主动向患者及其陪伴家属介绍自己的身份及职责；与患者家属进行良好沟通，鼓励家属给予患者良好的家庭支持。

2. 合理安排患者的休息与活动，确保患者安全。指导患者安静卧床休息，注意保暖，护理工作集中进行。呕血时安慰患者，保持情绪稳定，协助患者将头偏向一侧，必要时用负压吸引器及时清除口腔内的分泌物、血液或呕吐物，保持呼吸道通畅，避免窒息、误吸。轻症患者可稍事活动，指导患者坐起、站起时动作缓慢，出现头晕、心慌、出汗时立即卧床休息并告知护士。大出血患者绝对卧床休息，加床栏保护。卧床期间做好生活护理，保持环境安静、舒适，减少探视。指导患者活动循序渐进，生命体征平稳、无活动性出血24～48小时后，抬高床头30°～45°，无头昏等症状后，逐渐在床上坐起，从适当床上活动过渡到下床活动。评估患者溃疡再出血风险类型及治疗情况，如为高风险，则控制活动量。

3. 告知食管胃底静脉曲张破裂出血、急性大出血伴恶心、呕吐者需禁食，出血停止1～2天后可进高热量、高维生素流质饮食。指导仅有黑粪或无明显活动性出血、消化性溃疡出血者，选用温凉、清淡流质饮食，1～2天后改为无渣半流饮食，逐渐过渡至软食。开始少量多餐，避免进硬食和带刺食物，如鱼、排骨、花生、核桃等，嘱患者细嚼慢咽，避免损伤食管黏膜而再次出血。不食生拌菜及粗纤维的蔬菜，避免刺激性食物和饮料，如咖啡、浓茶等。

4. 遵医嘱正确用药，观察药物作用及不良反应，做好用药指导。

（1）输血、输液：大出血时立即配血，建立两条以上静脉通路，必要时置深静脉。输血同时酌情给予林格液、右旋糖酐或其他血浆代用品以尽快补足血容量。根据血压、心率、尿量、中心静脉压等调整输液速度和输液量，对老年人尤其要注意，防止因短时间补液速度过快导致心功能衰竭。输血过程中加强巡视，注意观察有无发热等不良反应，对肝硬化患者宜用新鲜血，以补充凝血因子。消化性溃疡出血的输血目标血红蛋白为 $70\,g/L$。

（2）抑酸剂：包括质子泵抑制剂和 H2 受体拮抗剂。临床常用的有奥美拉唑、兰索拉唑、耐信等，大出血时应静脉途径给药，指导患者口服药于晨起空腹或晚间睡前服用。

（3）降低门脉压力的药物：大出血患者尽早给予生长抑素、奥曲肽、垂体加压素等药物，以减少门静脉血流量、降低门静脉压力而起到止血作用。生长抑素半衰期极短，滴注过程中不能中断，若中断超过 5 分钟，应重新注射首剂。告知患者该药需使用输液泵控制速度，原则上要 24 小时缓慢均匀输入，以取得患者的配合。垂体加压素滴速过快可引起腹痛、血压升高、心律失常、心绞痛，甚至诱发心肌梗死，应注意观察；药物外渗可致局部组织缺血坏死，故需加强巡视。

5. 动态病情观察

（1）心电监护，密切监测患者体温、脉搏、呼吸和血压的变化；观察患者的精神和意识状态的变化；观察患者呕血、黑便的量、性质、次数以及伴随症状；观察皮肤、指甲、肢端色泽、温暖与否，以及静脉充盈情况；准确记录 24 小时液体出入量，尤其是尿量。

（2）正确估计患者的出血量

1）根据呕血与黑粪的情况估计：一般来说，粪便隐血试验阳性提示每日出血量＞5～10 ml；出现成形黑粪者，提示每日出血量在 50～100 ml；胃内积血量达 250～300 ml 可引起呕血。

2）根据全身症状估计：出血后 15 分钟内无症状，提示出血量较少；一次出血量少于 400 ml 为血容量轻度减少，可由组织间液与脾贮存的血液所补充，一般不引起全身症状；出血量超过 400～500 ml，可出现全身症状，如头晕、心悸、乏力等；若短时间内出血量超过全身血量的 20％（1000 ml）时，出现口渴、出冷汗、脉速、血压下降等周围循环衰竭的表现。

3）动态观察血压、心率：若收缩压低于 80 mmHg，心率大于 120 次/分，往往提示已进入休克状态，需积极抢救。

（3）判断是否继续出血和预测再出血。一般来说，一次出血后 48 小时以上未再出血，再出血的可能性小；而过去有多次大量出血史、本次出血量大、24 小时内反复大量出血、出血原因为食管胃底静脉曲张破裂者，再出血可能性较大。以下征象认为有继续出血或再出血：

1）反复呕血及（或）黑粪次数增多，粪质稀薄；甚至呕血转为鲜红色、黑粪变成暗红色，伴肠鸣音亢进。

2）虽经输血、补液，临床观察或中心静脉压监护发现周围循环衰竭未能改善。

3）红细胞计数、血红蛋白测定与红细胞压积继续下降，网织红细胞计数持续增加。

4）无脱水或肾功能不全依据而氮质血症持续升高超过 3～4 天者或再次升高。

6. 心理护理 观察患者有无紧张、恐惧或悲观、沮丧等心理反应，特别是慢性病或全身性疾病致反复出血者，有无对治疗失去信心、不合作等表现。抢救工作应迅速而不忙乱，以减轻患者的紧张情绪。大出血时陪伴患者，使其有安全感。呕血或黑便后及时清除血迹、污物，以减少对患者的不良刺激。解释各项检查、治疗措施，听取并解答患者或家属的提问，以减轻他们的焦虑、恐惧心理。

7. 三腔二囊管压迫的护理

（1）向患者及家属解释置入三腔二囊管的目的、置入的大致过程、注意事项等，取得患者及家属的配合。插管前分别向食管囊和胃囊注气，检查气囊形状、压力，有无变形、破裂、漏气，并做好标记，同时检查胃管是否通畅；胃囊注气 150～200 ml（囊内压 50～70 mmHg），食管囊充气约 100 ml（囊内压 35～45 mmHg）；三腔管末端通过绷带悬挂 0.5 kg 的沙袋作持续重量牵引。

（2）三腔管每 12～24 小时放气 15～30 分钟，然后再注气加压，以免食管胃底黏膜受压过久而引起缺血坏死；定时自胃管内抽吸胃内容物，以观察有无继续出血。

（3）定时测量气囊内压力，以免压力不足起不到止血效果或压力过高引起局部组织坏死；当胃囊充气不足或破裂时，食管囊可向上滑动，一旦阻塞于咽喉部可致窒息，出现呼吸困难、发绀等表现，应立即抽出食管囊内气体，拔出管道。

（4）气囊压迫时间一般为 3～4 天，出血停止后放松牵引，放出囊内气体，保留管道继续观察 24 小时，若无再出血可考虑拔管；拔管前患者口服液体石蜡 20～30 ml，润滑黏膜及管、囊的外壁，抽尽囊内液体，以缓慢、轻巧的动作拔管。

（5）留置管道期间定时做好鼻腔、口腔的清洁，用液体石蜡润滑鼻腔、口唇，床旁备弯盘、剪刀、血管钳及换管所需用品，以便胃气囊漏气或紧急换管时用。

8.做好内镜、介入及手术止血的相关准备及护理，及时与患者及家属沟通，告知检查结果。

9.经常巡视病房，重视患者需求，倾听患者对治疗的反应与感受，及时解决患者存在的问题。责任护士自己不能解决的问题，及时向护士长或相关人员报告。

10.各项操作中保护患者隐私；注意遮盖，避免患者受凉。

（三）健康指导

1.评估患者和家属对疾病相关知识和信息的需求，做好健康教育，及时评估健康教育效果，以保证患者和家属掌握必要的知识。

2.针对原发病的指导 引起上消化道出血的病因很多，帮助患者和家属根据消化道出血的原因掌握自我护理的有关知识，减少再度出血的危险。

3.指导患者注意饮食卫生和饮食的规律 进食营养丰富、易消化的食物；避免过饥或暴饮暴食；避免粗糙、刺激性食物，避免过冷、过热、产气多的食物、饮料；戒烟戒酒。

4.指导患者生活起居有规律，劳逸结合，保持乐观情绪，保证身心健康，避免长期精神紧张、过度劳累。

5.指导患者按医嘱正确、坚持服药，观察药物的不良反应。

6.指导患者及家属识别早期出血征象并及时就诊 出现头晕、心悸等不适，或呕血、黑便时，立即卧床，保持安静；呕吐时取侧卧位或头偏向一侧，以免窒息或误吸。一旦出现出血表现，立即来院就诊；慢性病者定期门诊随访。

（四）延伸护理

1.评估患者出院时的病情、心理、社会支持系统状况，提供科室咨询电话、联系方式，针对性发放并讲解出院指导资料、交代清楚出院后复诊事宜，确认患者及家属掌握。

2.出院后定期电话回访患者，及时了解患者出院后生理、心理及病情转归及自我护理等情况，并对其问题进行针对性指导。

3.了解患者对护理服务的感受，虚心听取患者的意见和建议，改进相关护理服务。

（林　征　卞秋桂）

第四节　神经内科患者关怀性护理

一、神经内科患者一般关怀性护理

（一）评估和观察要点

1.评估患者意识、瞳孔、生命体征有无改变，各管道情况。

2.评估患者有无头痛、头晕，肢体活动情况。

3.评估患者皮肤完整性及液体出入量是否平衡。

4.评估患者有无失语及感觉障碍、感染等伴随症状和体征。

5.了解患者饮食嗜好及生活习惯，既往史及家族史。

6.评估患者心理状况，了解患者情绪、心理感受，家庭及社会支持情况。

7.询问患者及其家属住院期间有何问题、困难或需求。

8.对评估情况进行记录并及时给予答复或解决能够解决的问题。

（二）护理措施

1. 病室保持安静、舒适、通风、清洁。

2. 责任护士每日与患者交流，礼貌称呼患者，主动向患者及其陪伴家属介绍自己的身份及职责；与患者家属进行良好沟通，鼓励家属给予患者良好的家庭支持。

3. 一般患者卧床休息，病情危重者绝对卧床休息，慢性退行性疾病患者应下床做轻微活动。昏迷、呼吸道分泌物增多不易咳出者取平卧或半卧位。

4. 加强营养，给予低盐、低脂、低胆固醇、高维生素饮食，多吃新鲜蔬菜及水果，以保持大便通畅。轻度吞咽障碍者宜吃半流质食物，进食要慢，以防呛咳。昏迷、吞咽困难者给予鼻饲。高热及泌尿系统感染者多饮水。

5. 密切观察意识、瞳孔、体温、脉搏、呼吸、血压、肢体活动变化以及有无抽搐等，如有变化随时通知医生。

6. 昏迷或瘫痪患者，执行昏迷、瘫痪护理。

7. 昏迷、瘫痪患者、癫痫发作者加放床栏，防止坠床。

8. 尿潴留者给予导尿，留置导尿管。留置导尿管护理除常规护理外，拔管前应每 4～6 h 或有尿意时开放导尿管，以训练膀胱舒缩功能，防止排尿功能障碍。无特殊情况尽早拔出尿管。

9. 保持口腔、皮肤、会阴部的清洁。

10. 瘫痪肢体保持功能位置，防止各个关节过伸及过展，可用夹板等扶托。定时进行按摩、被动运动、主动运动，预防肌肉萎缩、肢体挛缩畸形。

11. 病情危重者做好护理记录及 24 h 液体出入量的记录。

12. 进行各项护理操作时注意保护患者隐私。

13. 备好相关的急救器械和药物，并保持良好的功能。

14. 主动巡视患者，经常使用关怀性语言与患者交流，重视患者需求，主动询问与倾听患者主观感受与心理反应，及时给予回应与反馈。适当给予心理疏导。鼓励患者树立战胜疾病的信心。

15. 及时解决患者存在的问题。责任护士不能解决的问题，及时向护士长或相关人员报告。

（三）健康指导

1. 评估患者和家属对疾病相关知识和信息的需求，做好健康教育，动态评估健康教育效果，以保证患者和家属掌握必要的知识。

2. 鼓励患者适度参加体育锻炼，避免过度劳累，防止感冒。

3. 指导患者出院后饮食护理　营养丰富、全面均衡、易消化饮食，注意保证饮食卫生及规律进食。

4. 戒烟酒，避免各种诱发因素如劳累、受凉、情绪激动等。

5. 出院前做好卫生宣教，向患者及家属介绍如何巩固疗效、预防复发等注意事项。

6. 做好家庭防护措施，积极治疗原发病。

7. 提供科室咨询电话、联系方式，交代清楚出院后复诊事宜，提供出院后各项护理的书面指导材料。

（四）延伸护理

1. 出院后定期电话回访患者，及时了解患者出院后生理、心理及病情转归及自我护理等情况，并对其问题进行针对性指导。

2. 为患者提供疾病相关的健康教育视频、文字或网站学习资料。

3. 了解患者对护理服务的感受，虚心听取患者的意见和建议，改进相关护理服务。

二、面神经炎患者关怀性护理

（一）评估和观察要点

1. 评估患者有无额纹消失、眼裂增大、鼻唇沟变浅、口角歪斜、味觉及听觉减退或丧失等。
2. 了解患者有无受风着凉、感染、中耳炎等发病诱因。
3. 了解患者饮食嗜好及生活习惯，既往史及家族史。
4. 评估患者心理状况，了解患者情绪、心理感受，家庭及社会支持情况。
5. 询问患者及其家属住院期间有何问题、困难或需求。
6. 对评估情况进行记录并及时给予答复或解决能够解决的问题。

（二）护理措施

1. 病室保持安静、舒适、通风、清洁。
2. 责任护士每日与患者交流，礼貌称呼患者，主动向患者及其陪伴家属介绍自己的身份及职责；与患者家属进行良好沟通，鼓励家属给予患者良好的家庭支持。
3. 加强营养，给予清淡、易消化、高热量、高维生素、高蛋白、无刺激性软食。
4. 保持患者口腔清洁，指导患者饭后及时漱口，清除口腔患侧滞留的食物。
5. 眼睑不能闭合者给予眼罩、眼镜及眼药等。
6. 外出时可戴口罩、围巾或使用其他改善自身形象的恰当修饰。
7. 指导患者尽早开始面肌的主动与被动运动。对镜做皱眉、举额、闭眼、露齿、鼓腮和吹口哨等动作，每天数次，每次10～15分钟，并辅以面肌按摩，以促进早日康复。
8. 了解患者心理变化，鼓励克服羞涩，积极锻炼。
9. 主动巡视，重视患者需求，主动询问与倾听患者主观感受与心理反应，及时给予回应与反馈。适当给予心理疏导，鼓励患者树立战胜疾病的信心，保持心情愉快，积极主动地配合治疗。
10. 及时解决患者存在的问题。责任护士自己不能解决的问题，及时向护士长或相关人员报告。
11. 进行各项护理操作时注意保护患者隐私。

（三）健康指导

1. 评估患者和家属对疾病相关知识和信息的需求，做好健康教育，动态评估健康教育效果，以保证患者和家属掌握必要的知识。
2. 帮助患者及家属了解疾病知识，掌握自我护理方法。
3. 指导患者出院后饮食护理 营养丰富、全面均衡、易消化饮食，注意保证饮食卫生及规律进食。
4. 按医嘱服药，遵医嘱逐渐减量，不能突然停药。
5. 加强锻炼，避免受凉，避免诱因。
6. 加强面肌功能锻炼并持之以恒。
7. 提供科室咨询电话、联系方式，交代清楚出院后复诊事宜，提供出院后各项护理的书面指导材料。

（四）延伸护理

1. 建立信息平台，发送面神经炎患者护理相关知识。
2. 定时电话随访，了解服药依从性、健康生活方式的依从性，对其存在的问题进行再次指导。
3. 定时督促患者复诊，按时复查肝肾功能，对其面肌功能锻炼自我管理知识与技能掌握情况进行全面评估与指导。
4. 为患者提供疾病相关的健康教育视频、文字或网站学习资料。
5. 了解患者对护理服务的感受，虚心听取患者的意见和建议，改进相关护理服务。

三、急性多发性神经根炎患者关怀性护理

(一) 评估和观察要点

1. 观察患者血压、脉搏、呼吸、血氧饱和度及情绪变化。

2. 评估患者有无胸闷、气短、呼吸费力、出汗、口唇及皮肤黏膜发绀等症状。

3. 观察患者用药过程中有无不良反应，如有无消化道出血、呼吸抑制等。

4. 了解患者饮食嗜好及生活习惯，既往史及家族史。

5. 评估患者心理状况，了解患者情绪、心理感受、家庭及社会支持情况。

6. 询问患者及其家属住院期间有何问题、困难或需求。

7. 对评估情况进行记录并及时给予答复或解决能够解决的问题。

(二) 护理措施

1. 病室保持安静、舒适、通风、清洁。

2. 责任护士每日与患者交流，礼貌称呼患者，主动向患者及其陪伴家属介绍自己的身份及职责；与患者家属进行良好沟通，鼓励家属给予患者良好的家庭支持。

3. 急性期绝对卧床休息，呼吸肌麻痹者取平卧位时，头偏向一侧。

4. 加强营养，给予高热量、高蛋白、丰富维生素、清淡易消化的食物，吞咽困难者可予鼻饲。

5. 严密观察体温、脉搏、呼吸、血压的变化，有咳嗽无力、呼吸浅快以及缺氧表现者，应迅速吸氧、吸痰，通知医生，备好气管插管、气管切开用物及人工呼吸机等。

6. 面神经受损、眼睑不能闭合者，给予金霉素眼膏，加用眼罩或纱布覆盖。

7. 肢体疼痛严重或小儿哭闹者，按医嘱给予镇静止痛剂，禁用哌替啶等麻醉性止痛剂。

8. 患者瘫痪肢体保持功能位，坚持肢体被动和主动运动，并加强肢体功能锻炼和日常生活活动训练。

9. 应用激素治疗者出汗多，应勤擦洗、更换衣裤，避免受凉，观察激素的疗效及不良反应。

10. 主动巡视患者，经常使用关怀性语言与患者交流，重视患者需求，主动询问与倾听患者主观感受与心理反应，及时给予回应与反馈。鼓励患者树立战胜疾病的信心，发挥其主观能动性，积极配合医疗和护理。

11. 及时解决患者存在的问题。责任护士自己不能解决的问题，及时向护士长或相关人员报告。

12. 进行各项护理操作时注意保护患者隐私。

(三) 健康指导

1. 评估患者和家属对疾病相关知识和信息的需求，做好健康教育，动态评估健康教育效果，以保证患者和家属掌握必要的知识。

2. 指导掌握本病相关知识及自我护理方法，做好心理护理指导。

3. 指导患者出院后饮食护理　营养丰富、全面均衡、易消化饮食，注意保证饮食卫生及规律进食，增强体质和机体抵抗力。

4. 避免淋雨、受凉、疲劳和创伤，防止复发。

5. 加强肢体功能锻炼和日常生活活动训练，减少并发症，促进康复。

6. 告知消化道出血、营养失调、压疮及深静脉血栓形成的表现以及预防窒息的方法。

7. 提供科室咨询电话、联系方式，交代清楚出院后复诊事宜，提供出院后各项护理书面指导材料。

(四) 延伸护理

1. 建立信息平台，发送急性多发性神经根炎护理相关知识。

2. 定时电话随访，了解其服药依从性、健康生活方式的依从性，对其存在的问题进行再次指导。

3. 定时督促患者复诊，对其肢体功能锻炼和日常生活活动训练自我管理知识与技能掌握情况进行全面评估与指导。

4. 为患者提供疾病相关的健康教育视频、文字或网站学习资料。

5. 了解患者对护理服务的感受，虚心听取患者的意见和建议，改进相关护理服务。

四、脑梗死患者关怀性护理

（一）评估和观察要点

1. 观察患者发病时间、方式，有无短暂性脑缺血发作。

2. 评估患者意识、瞳孔、生命体征、头晕、头痛及肢体活动情况。

3. 患者如使用溶栓抗凝血药时，观察有无皮肤及消化道出血倾向，如牙龈出血、黑便、皮下出血等。

4. 评估患者有无吞咽障碍。

5. 了解患者饮食嗜好及生活习惯，既往史及家族史。

6. 评估患者心理状况，了解患者情绪、心理感受、家庭及社会支持情况。

7. 询问患者及其家属住院期间有何问题、困难或需求。

8. 对评估情况进行记录并及时给予答复或解决能够解决的问题。

（二）护理措施

1. 病室保持安静、舒适、通风、清洁。

2. 责任护士每日与患者交流，礼貌称呼患者，主动向患者及其陪伴家属介绍自己的身份及职责；与患者家属进行良好沟通，鼓励家属给予患者良好的家庭支持。

3. 急性期绝对卧床休息，头放平，不宜抬高。

4. 密切观察病情变化，注意观察意识障碍以及血压、呼吸、脉搏、体温的变化。

5. 加强营养，给予低盐、低脂、高蛋白、低热量、富含维生素清淡饮食，昏迷者禁食，48小时后可给予鼻饲。

6. 预防肺部感染，注意保暖及呼吸道通畅。

7. 2～4小时翻身1次，必要时正确选用减压用具，保持皮肤清洁，预防压疮。对瘫痪肢体给予按摩并作被动运动，康复作业疗法。

8. 用血管扩张剂时应注意血压的变化，如血压偏低及时通知医生；用低分子右旋糖酐治疗，应观察有无过敏反应，如发现有发热、皮疹立即通知医生。

9. 对于失语的患者应尽早协助其进行语言训练，根据失语的不同类型，先从单词短句开始，逐渐增加，讲话内容联系日常生活，方式可多种多样，一日进行数次训练。

10. 主动巡视，经常使用关怀性语言与患者交流，重视患者需求，主动询问与倾听患者主观感受与心理反应，及时给予回应与反馈。

11. 鼓励家人多探视，使其充分享受亲情，消除有害刺激因素，帮助患者从消极情绪中解脱出来；耐心向患者解释所患疾病的性质、预后、治疗方法及目的，鼓励患者振奋精神，持之以恒投入康复锻炼中。

12. 及时解决患者存在的问题。责任护士自己不能解决的问题，及时向护士长或相关人员报告。

13. 进行各项护理操作时注意保护患者隐私。

（三）健康指导

1. 评估患者和家属对疾病相关知识和信息的需求，做好健康教育，动态评估健康教育效果，以保证患者和家属掌握必要的知识。

2. 适度参加体育活动，坚持康复锻炼，避免过度劳累。

3. 指导患者出院后饮食护理　营养丰富、全面均衡、易消化饮食，注意保证饮食卫生及规律进食。

4. 戒烟限酒。

5. 正确服用降压、降脂、降糖药物。

6. 提供科室咨询电话、联系方式，交代清楚出院后复诊事宜，提供出院后各项护理书面指导材料。

（四）延伸护理

1. 建立信息平台，发送脑卒中护理相关知识。

2. 出院后定期电话回访患者，及时了解患者出院后生理、心理及病情转归及自我护理等情况，并对其问题进行针对性指导。

3. 定时督促患者复诊，如出现头晕、言语不清、恶心呕吐、肢体瘫痪加重，随时就诊。

4. 定时举办脑卒中健康教育讲坛活动，为患者提供预防脑卒中及自我护理的知识与技能指导。

5. 为患者提供疾病相关的健康教育视频、文字或网站学习资料。

6. 了解患者对护理服务的感受，虚心听取患者的意见和建议，改进相关护理服务。

五、蛛网膜下腔出血和脑出血患者关怀性护理

（一）评估和观察要点

1. 评估患者的意识、瞳孔和肢体活动情况。

2. 观察患者生命体征，有无呕吐及头痛，有无应激性溃疡、肢体瘫痪、失语及吞咽困难等。

3. 观察患者呕吐物的性状，有无喷射性呕吐发生。

4. 了解患者是否遵医嘱使用抗凝、降压等药物。

5. 了解患者饮食嗜好及生活习惯，既往史及家族史。

6. 评估患者心理状况，了解患者情绪、心理感受、家庭及社会支持情况。

7. 询问患者及其家属住院期间有何问题、困难或需求。

8. 对评估情况进行记录并及时给予答复或解决能够解决的问题。

（二）护理措施

1. 病室保持安静、舒适、通风、清洁。

2. 责任护士每日与患者交流，礼貌称呼患者，主动向患者及其陪伴家属介绍自己的身份及职责；与患者家属进行良好沟通，鼓励家属给予患者良好的家庭支持。

3. 急性期应绝对卧床休息至少4周，减少探视和不必要的搬动，床头抬高 $15°\sim30°$，头部置冰袋以降低脑代谢。

4. 昏迷患者取平卧头侧位，取下义齿，以防误吸，确保呼吸道通畅，及时吸痰，必要时行气管切开；病情稳定时，可定时翻身、拍背，翻身时应保护头部，动作轻柔，以免加重出血。注意保暖，避免受凉。

5. 严密观察意识、瞳孔及头痛的情况，如有发生再出血或脑疝的表现，应立即给予脱水剂快速静脉滴注并告知医生，配合抢救。

6. 急性期昏迷者应暂禁食，必要时给予鼻饲；意识清楚无吞咽困难者，给予半流质或软食，协助进食时不宜过急，以免引起呕吐或呛咳。同时，要给予足够的营养和水分。保证营养的摄入，以营养丰富、多含维生素和纤维素的食物为宜。

7. 给予低流量氧气吸入，改善脑缺氧。

8. 注意安全，躁动不安时加用床栏，血压升高时，遵医嘱及时镇静、降压。遵医嘱给予冬眠药物治疗时，应预防低血压的发生；如发生呼吸困难、呼吸不规则，应及时通知医生。

9. 高热时按高热护理护理。

10. 颅内压升高时，应迅速降低颅内压。按医嘱立即给予 20% 甘露醇静脉滴注。用药时应注意有无水、电解质紊乱。

11. 合并消化道出血时，按消化道出血护理护理。

12. 预防泌尿系感染，尿潴留或尿失禁者留置导尿管，严格无菌操作，并按留置导尿管常规护理。

13. 预防压疮，保持皮肤清洁干燥，床铺平整无皱褶，翻身时按摩受压部位，合理使用减压用具。

14. 注意口腔护理，保持口腔清洁。

15. 保持大便通畅，勿用力排便，必要时给予缓泻剂或灌肠。

16. 患者两眼不能闭合时，用生理盐水纱布覆盖，以免角膜干燥。

17. 患者有肢体瘫痪时，按瘫痪护理进行护理。

18. 恢复期嘱患者保持情绪稳定，以防再出血。

19. 主动巡视，经常使用关怀性语言交流，重视患者需求，主动询问与倾听患者主观感受与心理反应，及时给予回应与反馈。鼓励患者树立战胜疾病的信心，发挥其主观能动性，积极配合医疗和护理。

20. 及时解决患者存在的问题。责任护士自己不能解决的问题，及时向护士长或相关人员报告。

21. 进行各项护理操作时注意保护患者隐私。

（三）健康指导

1. 评估患者和家属对疾病相关知识和信息的需求，做好健康教育，动态评估健康教育效果，以保证患者和家属掌握必要的知识。

2. 注意监测及控制血压，遵医嘱服用降压药物。

3. 定时、定量服用降脂、抗凝药物。

4. 指导患者出院后饮食护理　营养丰富、全面均衡、易消化饮食，注意保证饮食卫生及规律进食。

5. 保持瘫痪肢体功能位置和预防压疮护理，尽早进行肢体功能锻炼和语言康复训练。

6. 提供科室咨询电话、联系方式，交代清楚出院后复诊事宜，提供出院后各项护理书面指导材料。

（四）延伸护理

1. 建立信息平台，发送脑卒中护理相关知识。

2. 出院后定期电话回访患者，及时了解患者出院后生理、心理及病情转归及自我护理等情况，并对其问题进行针对性指导。

3. 定时举办脑卒中健康教育大讲堂活动，为患者提供预防脑卒中及自我护理的知识与技能指导。

4. 为患者提供疾病相关的健康教育视频、文字或网站学习资料。

5. 了解患者对护理服务的感受，虚心听取患者的意见和建议，改进相关护理服务。

六、癫痫持续状态患者关怀性护理

（一）评估和观察要点

1. 观察患者发作频率及发作时的抽搐部位、伴随症状、发作规律、持续时间及有无外伤。

2. 观察患者的意识、瞳孔及生命体征的变化。

3. 观察患者用药过程中药物的作用及不良反应，是否规律服药等。

4. 了解患者饮食嗜好及生活习惯，既往史及家族史。

5. 评估患者心理状况，了解患者情绪、心理感受、家庭及社会支持情况。

6. 询问患者及其家属住院期间有何问题、困难或需求。

7. 对评估情况进行记录并及时给予答复或解决能够解决的问题。

（二）护理措施

1. 发作时的护理

（1）与患者家属进行良好沟通，鼓励家属给予患者良好的家庭支持。

（2）对癫痫持续状态患者应立即平卧，解衣扣，松裤带，取下义齿，尽快将压舌板、筷子、手帕或将衣角卷成小布卷置于患者口腔一侧上下臼齿之间，防止患者咬伤舌头或颊部。

（3）观察抽搐发作的情况，及时通知医生，根据医嘱给予抗癫痫及镇静药物，并观察药物疗效。

（4）保持呼吸道通畅，使患者取侧卧位或头偏向一侧，及时吸净口腔分泌物；深昏迷者应用舌钳将舌拉出，防止舌根后坠引起呼吸道堵塞。必要时行气管切开术。

（5）立即持续低流量吸氧，建立静脉通道，保证脱水剂的快速滴入，防止脑水肿引起脑疝。

（6）注意保护患者，使用护栏时护栏应包有软包垫，防止坠床、肢体撞伤。切忌用力按压患者，以免发生骨折、关节脱位和肌肉撕裂等。

（7）对频繁发作1～2天以上不能进食者，应给予鼻饲；严禁经口腔喂食和水，以免发生呛咳、窒息和坠积性肺炎。

（8）意识不清者每2小时翻身一次，及时更换污染的衣物和床单、被服，预防压疮的发生。

（9）高热者按高热护理进行护理。

（10）及时解决患者存在的问题。责任护士自己不能解决的问题，及时向护士长或相关人员报告。

（11）主动巡视患者，使用关怀性语言与患者交流，主动询问与倾听患者家属的主观感受与心理反应，及时给予回应与反馈。

（12）进行各项护理操作时注意保护患者隐私。

2. 发作后的护理

（1）保持床铺及皮肤的清洁、干燥；保持环境安静、温暖；避免声光刺激，使患者易于安睡。

（2）抽搐停止后，患者处于朦胧状态，要防止自伤和意外发生。

（3）遵医嘱长期、规律服药，以防再次发作。

（4）主动巡视患者，经常使用关怀性语言与患者交流，重视患者需求，主动询问与倾听患者主观感受与心理反应，及时给予回应与反馈。采用正向鼓励、倾听等沟通技巧，鼓励并接受患者对积极情绪和消极情绪的表达，分享感受。

（5）帮助患者保持乐观情绪，避免紧张、焦虑等负性情绪；倾听患者对治疗的反应与感受。鼓励患者树立战胜疾病的信心，发挥其主观能动性，积极配合医疗和护理。

（6）及时解决患者存在的问题。责任护士自己不能解决的问题，及时向护士长或相关人员报告。

（三）健康指导

1. 评估患者和家属对疾病相关知识和信息的需求，做好健康教育，动态评估健康教育效果，以保证患者和家属掌握必要的知识。

2. 在医生指导下合理、长期、规律地服药至少3～5年，不能自行突然停药或减量，每月复查一次肝功能。

3. 禁止从事攀高、游泳、驾驶及发作时可能危及生命的工作。

4. 特发性癫痫且有家族史的女性患者婚后不宜生育。双方均有癫痫，或一方患有癫痫，而另一方有家族史者，不宜婚配。

5. 保持愉快的心情，适当参加社交活动和娱乐活动，避免劳累，禁忌游泳和蒸汽浴。

6. 外出活动时，随身携带个人资料卡。

7. 指导患者出院后饮食护理　营养丰富、全面均衡、清淡、无刺激的食物，注意保证饮食卫生及规律进食，避免饥饿或过饱。

8. 戒烟、酒和咖啡。

9. 提供科室咨询电话、联系方式，交代清楚出院后复诊事宜，提供出院后各项护理书面指导材料。

(四) 延伸护理

1. 建立信息平台，发送癫痫持续状态护理相关知识。

2. 定时电话随访，了解其癫痫发作控制情况及服药依从性、健康生活方式的依从性，对其存在的问题进行再次指导。

3. 定时督促患者复诊，按时复查肝功能。

4. 为患者提供疾病相关的健康教育视频、文字或网站学习资料。

5. 了解患者对护理服务的感受，虚心听取患者的意见和建议，改进相关护理服务。

七、重症肌无力患者关怀性护理

(一) 评估和观察要点

1. 评估患者有无上睑下垂、斜视、复视、构音不清、吞咽困难、四肢无力等；有无表情动作困难、闭眼无能等；有无咳嗽无力、呼吸困难等呼吸肌、膈肌受累症状。

2. 观察患者意识、瞳孔及生命体征的变化。

3. 了解患者肌电图、肌疲劳试验、新斯的明试验等检查结果。

4. 了解患者饮食嗜好及生活习惯，既往史及家族史。

5. 评估患者心理状况，了解患者情绪、心理感受、家庭及社会支持情况。

6. 询问患者及其家属住院期间有何问题、困难或需求。

7. 对评估情况进行记录并及时给予答复或解决能够解决的问题。

(二) 护理措施

1. 病室保持安静、舒适、通风、清洁。

2. 责任护士每日与患者交流，主动向患者及其陪伴家属介绍自己的身份及职责；与患者家属进行良好沟通，鼓励家属给予患者良好的家庭支持。

3. 轻症者适当休息，避免劳累、受凉、感染、创伤、激怒。病情进行性加重者须卧床休息。

4. 加强营养，给予高热量、高蛋白饮食。吞咽困难或咀嚼无力者给予流质或半流质饮食，必要时鼻饲。进食宜在口服抗胆碱酯酶药物后 30～60 分钟，以防呛咳。

5. 注意观察抗胆碱酯酶药物的疗效和不良反应，严格执行用药时间和剂量，以防因用量不足或过量导致肌无力危象的发生；严密观察病情变化和肌无力危象发生，如果发现患者呼吸困难、吞咽无力、缺氧和烦躁不安时，立即通知医生，执行肌无力危象抢救，并做好抢救准备工作。

6. 不能改善肌无力危象、出现呼吸停止时，应迅速通知医生，立即给氧、吸痰，做好气管插管或切开、人工呼吸机的准备工作，备好新斯的明等药物，尽快解除危象；如气管切开后，执行气管切开术后护理。

7. 用药指导

(1) 严格按时、按量服用抗胆碱药物。吞咽困难者应在饭前半小时服药，症状改善后再进食；不能吞咽者给予鼻饲流质饮食。

(2) 使用新斯的明时应观察有无服药过量引起的胆碱能危象，如有要立即通知医生处理。

(3) 忌用呼吸兴奋剂、麻醉剂、肌肉松弛剂和氨基甙类抗生素以及奎宁、奎尼丁药物，防止诱发危象；避免应用加重神经肌肉传递障碍的药物，如吗啡、利多卡因、链霉素、卡那霉素、庆大霉素和磺胺类药物。

(4) 使用大剂量激素治疗期间，密切注意肌无力危象、上消化道出血和感染等情况。

8. 主动巡视患者，经常使用关怀性语言与患者交流，重视患者需求，主动询问与倾听患者主观感受与心理反应，及时给予回应与反馈。鼓励患者树立战胜疾病的信心，发挥其主观能动性，积极配合医疗和护理。

9. 及时解决患者存在的问题。责任护士自己不能解决的问题，及时向护士长或相关人员报告。

（三）健康指导

1. 评估患者和家属对疾病相关知识和信息的需求，做好健康教育，动态评估健康教育效果，以保证患者和家属掌握必要的知识。

2. 保持乐观情绪，生活有规律。

3. 指导患者出院后饮食护理。营养丰富、全面均衡、清淡、无刺激的食物，注意保证饮食卫生及规律进食，避免饥饿或过饱。

4. 注意根据季节、气候增减衣服，预防受凉、感冒等。

5. 按医嘱正确服药，避免漏服、自行停服和更改药量，外出时应随身携带药物与治疗卡，包括姓名、年龄、住址、诊断证明，目前所用药物及剂量，以便在抢救时参考。

6. 重视午后休息，保证充足的睡眠，避免疲劳、感染（尤其是妊娠、分娩、月经期）、情绪抑郁和精神创伤；病情加重时及时就诊。

7. 提供科室咨询电话、联系方式，交代清楚出院后复诊事宜，提供出院后各项护理书面指导材料。

（四）延伸护理

1. 建立信息平台，发送重症肌无力护理相关知识。

2. 定时电话随访，了解其服药依从性、健康生活方式的依从性，对其存在的问题进行再次指导。

3. 定时督促患者复诊，如出现头晕、言语不清、恶心呕吐、肢体瘫痪加重，随时就诊。

4. 为患者提供疾病相关的健康教育视频、文字或网站学习资料。

5. 了解患者对护理服务的感受，虚心听取患者的意见和建议，改进相关护理服务。

（张　艳）

第五节　血液系统疾病患者关怀性护理

一、血液系统疾病患者一般关怀性护理

（一）评估和观察要点

1. 观察患者皮肤黏膜苍白程度，有无牙龈肿胀，肝、脾、淋巴结肿大。

2. 观察患者生命体征的变化，注意各系统可能出现的感染症状。

3. 观察皮肤黏膜瘀点、瘀斑，消化道、泌尿道、颅内出血及女性月经过多等出血症状。

4. 观察患者是否有弥散性血管内凝血发生的先兆表现，做好抢救准备。

5. 评估患者的健康史和可能引起疾病的原因。

6. 评估患者心理状况，了解患者的心理感受、家庭及社会支持情况。

7. 查阅患者检查报告，了解主要检查结果，如血常规、C反应蛋白、肝肾功能、骨穿等检查结果。

8. 询问患者及其家属住院期间有何问题、困难或需求，提供必要便民措施。

9. 实施各项评估时，非单人间拉隔帘，单人间关门，保护患者隐私。

10. 对评估情况进行记录并及时给予答复或解决能够解决的问题。

（二）护理措施

1. 责任护士每日与患者交流，主动向患者及其陪伴家属介绍自己的身份及职责，对患者做到全面了解，包括性格、精神面貌、个性特征和生活、职业等社会状况，在充分尊重患者的基础上与其开展沟通交流，建立良好的护患关系。

2. 对患者及其周边群体的不良心理状态有一定的了解，针对相关问题，给出相应的解决方案。

3. 了解患者主诉，观察血液系统疾病常见症状、体征及化验结果。根据病情，合理安排患者的休息和活动，保证患者充足的睡眠，必要时限制活动。

4. 根据患者平时的饮食习惯，指导进高热量、高蛋白、高维生素、易消化饮食，如面条、稀饭、软饭等；血小板过低的患者进少渣软食或流食，避免冷、硬、粗等刺激性食物。

5. 指导患者养成定期洗澡、更衣、勤漱口、便后坐浴的好习惯，协助患者保持皮肤和口腔清洁。

6. 帮助患者认识不良心理状态对身体康复不利，指导正确应对疾病的方法。

7. 遵医嘱正确用药，观察药物作用及不良反应，实施用药指导。

8. 认真执行交接班制度，按病情要求做好患者的基础护理、症状护理及各类专科护理，增加患者舒适度。

9. 指导并协助患者正确留取各类标本，及时送检；协助做好各项检查及辅助治疗如骨穿、腰穿、CT、磁共振胰胆管造影等检查治疗的护理。

10. 向患者及家属讲述疾病的相关知识，如何去除诱因、常见的治疗手段、坚持治疗的必要性及恢复期注意事项等。

（三）健康指导

1. 评估患者和家属对疾病相关知识和信息的需求，做好健康教育。

2. 向患者阐述与疾病有关的诊疗知识；适时进行饮食、活动、康复锻炼指导。

3. 加强自我护理及病情监测，发现异常及时就诊。

4. 适时地介绍药物知识，指导患者按医嘱服药，定期复查。

5. 指导患者保持情绪稳定。

6. 介绍出院流程，征求患者及家属的意见和建议，进行出院指导。

（四）延伸护理

1. 评估患者出院时的病情、心理、社会支持系统状况，提供科室咨询电话、联系方式，针对性发放并讲解出院指导资料，交代清楚出院后复诊事宜，确认患者及家属掌握。

2. 建立信息平台，网络解答患者的各种疑问，提供患者之间联系途径，以方便患者之间的交流。

3. 定期开展健康教育活动，方便患者了解疾病治疗和护理的最新动态。

4. 出院后定期电话回访，及时了解患者出院后生理、心理、病情转归及居家护理等情况，并对其问题进行针对性指导。

5. 了解患者对护理服务的感受，虚心听取患者的意见和建议，改进相关护理服务。

二、缺铁性贫血患者关怀性护理

（一）评估和观察要点

1. 观察患者是否有皮肤黏膜苍白、乏力、心悸、气促、头晕、眼花、耳鸣、胃肠功能紊乱。

2. 观察患者是否有皮肤干燥、指（趾）甲脆薄无光泽、平甲、反甲、舌痛、舌炎、口炎甚至吞咽困难。

3. 观察患者是否易兴奋、激动、烦躁、头痛，部分患者（儿童居多）可有嗜食泥土、石子、煤球、生米或冰块等异食癖。

4. 观察贫血症状、体征以及生命体征变化。

5. 评估患者营养状况及面色情况，询问有无慢性失血病史、慢性胃肠道疾病和胃肠手术史。

6. 评估患者有无需铁增加而摄入不足的情况，儿童患者有无偏食、挑食等不良饮食习惯。

7. 询问及了解患者的心理感受、家庭及社会支持情况。

8. 询问患者及其家属住院期间有何问题、困难或需求，提供必要便民措施。

9. 实施各项评估时，非单人间拉隔帘，单人间关门，保护患者隐私。

10. 对评估情况进行记录并及时给予答复或解决能够解决的问题。

（二）护理措施

1. 建立信任、关怀性的关系。责任护士每日与患者交流，礼貌称呼患者，向患者及陪伴家属介绍自己的身份及职责；与患者家属进行良好沟通；鼓励家属给予患者良好的家庭支持。

2. 保持室内清洁、空气流通，温度、湿度适宜。

3. 轻、中度贫血可适当活动，重度贫血卧床休息，减少机体耗氧量。

4. 给予高蛋白、高维生素和含铁量丰富的食品，如牛肉、肝、蛋黄、豆类、菠菜、油菜、海带等。

5. 观察贫血进展程度以及脏器功能变化，一旦出现心功能不全症状或视力障碍、吞咽困难、晕厥等表现时，应及时告知医师，给予对症处理。

6. 主动巡视患者，掌握患者实时动态，及时干预。

7. 及时解决患者存在的问题。责任护士自己不能解决的问题，及时向护士长或相关人员报告。

8. 严重贫血患者应给予氧气吸入，遵医嘱输入压积红细胞。

9. 药物护理

（1）口服铁剂易引起胃肠道反应，宜饭后服用。剂量由小逐渐增加。应使用吸管，避免牙齿染黑，按时服药，勿擅自停药。口服铁剂3周后，若血红蛋白无明显增加，即通知医师，查找原因。

（2）肌内注射铁剂，需剂量准确，行深部注射，每次更换注射部位。静脉注射铁剂应密切注意观察药物反应。

10. 各项操作中保护患者隐私；注意遮盖，避免患者受凉。

11. 与患者家属进行良好沟通，鼓励家属给予患者良好的家庭支持。

（三）健康指导

1. 向患者讲解引起缺铁性贫血的原因，从而有效控制缺铁性贫血的发生。

2. 指导患者进食营养丰富的食物，避免偏食，特别是妊娠期、哺乳期的妇女和生长发育期的少年。

3. 指导患者遵医嘱服药。

4. 指导患者定期复诊。

5. 提供出院后各项护理书面指导材料。

（四）延伸护理

1. 建立信息平台，发送缺铁性贫血护理相关知识。

2. 出院后定期电话回访，及时了解患者出院后生理、心理及病情转归及自我护理等情况，并对其问题进行针对性指导。

3. 了解患者对护理服务的感受，虚心听取患者的意见和建议，改进相关护理服务。

三、再生障碍性贫血患者关怀性护理

（一）评估和观察要点

1. 评估患者是否用过对骨髓有明显抑制的药物，详细了解患者的职业和工作环境，是否有苯、杀虫剂或电离辐射接触史，有无反复的病毒感染史。

2．评估患者出血部位、出血量、范围；测量生命体征，头痛者警惕颅内出血的可能。

3．了解患者每日血常规结果，如红细胞、白细胞及血小板计数。

4．询问患者及其家属住院期间有何问题、困难或需求。

5．实施各项评估时，非单人间拉隔帘，单人间关门，保护患者隐私。

6．对评估情况进行记录并及时给予答复或解决能够解决的问题。

（二）护理措施

1．责任护士每日与患者交流，礼貌称呼患者，主动向患者及其陪伴家属介绍自己的身份及职责；与患者家属进行良好沟通，鼓励家属给予患者良好的家庭支持。

2．每日定时开窗通风并空气消毒 1 次，保持室内空气清新，调节合适的温湿度。

3．再生障碍性贫血（简称再障），病情危重时绝对卧床休息，无严重贫血时可适当活动，但要防止碰撞、跌倒等。

4．加强营养，给予高蛋白、高热量、高维生素，富有营养、易消化饮食。

5．严重贫血患者应给予氧气吸入，并告知患者及陪伴家属注意防火、防热、防油、防震。

6．遵医嘱输入压积红细胞，巡视患者，观察有无输血反应，主动询问患者的心理感受并及时回应。

7．使用雄性激素时应注意药物的不良反应。抗胸腺细胞球蛋白（antithymocyte globulin，ATG）和抗淋巴细胞球蛋白（antilymphoblastic，ALG）可出现超敏反应、出血加重和血清病等不良反应，用药期间应注意观察评估患者，进行保护性隔离，预防感染和出血。

8．患者每日用生理盐水漱口 6 次，温水清洗肛周 2 次；便后随时清洗，有肛周疾患者每日用 1∶5000 高锰酸钾溶液坐浴 2 次。

9．勤巡视病房，重视患者需求，动态评估患者的身心状况，做好心理护理。多与患者交谈，适当心理疏导；采用正向鼓励、倾听等沟通技巧，鼓励并接受患者对积极情绪和消极情绪的表达，分享感受；帮助患者保持乐观情绪，避免紧张、焦虑等负性情绪；倾听患者对治疗的反应与感受，及时解决患者存在的问题。责任护士自己不能解决的问题，及时向护士长或相关人员报告。

10．各项操作中保护患者隐私，注意遮盖，避免患者受凉。

（三）健康指导

1．评估患者和家属对疾病相关知识和信息的需求，做好健康教育，及时评估健康教育效果，以保证患者和家属掌握必要的知识。

2．向患者说明充分休息、睡眠以及合理膳食对疾病康复的重要意义。

3．指导患者加强个人防护，养成良好的卫生习惯，避免感染和出血加重。

4．通过交谈、沟通使患者学会倾诉和自我调整，指导家属要理解和支持患者，学会倾听；必要时应寻求相关专业人士的帮助。

5．嘱患者在医生指导下按时、按量、按疗程用药，不可自行更改或停止用药。

（四）延伸护理

1．评估患者出院时的病情、心理、社会支持系统状况，提供科室咨询电话、联系方式，针对性发放并讲解出院指导资料，交代清楚出院后复诊事宜，确认患者及家属掌握。

2．出院后定期电话回访患者，及时了解患者出院后生理、心理及病情转归及自我护理等情况，并对其问题进行针对性指导。

3．了解患者对护理服务的感受，虚心听取患者的意见和建议，改进相关护理服务，帮助更多的患者。

四、溶血性贫血患者关怀性护理

（一）评估和观察要点

1. 了解患者既往史和可能引起疾病的原因。
2. 观察患者有无疲乏无力、眩晕等贫血表现
3. 评估患者的面色，有无皮肤、巩膜黄染。
4. 观察患者小便颜色、性质、量。
5. 询问患者及其家属住院期间有何问题、困难或需求。
6. 实施各项评估时，非单人间拉隔帘，单人间关门，保护患者隐私。
7. 对评估情况进行记录并及时给予答复或解决能够解决的问题。

（二）护理措施

1. 责任护士每日与患者交流，礼貌称呼患者，主动向患者及其陪伴家属介绍自己的身份及职责；与患者家属进行良好沟通，鼓励家属给予患者良好的家庭支持。
2. 每日定时开窗通风并空气消毒 1～2 次，保持室内空气清新，调节合适的温湿度。
3. 严重贫血或急性溶血的患者应卧床休息，慢性期及中度贫血者可休息与活动交替，以休息为主。
4. 加强营养，给予高蛋白、高热量、高维生素饮食，如瘦肉、牛奶、鱼、新鲜水果蔬菜等。
5. 患者在使用糖皮质激素期间应注意预防感染，若出现高热，可使用冰敷或温水擦浴，禁用酒精擦浴，注意观察体温的变化，必要时使用药物降温。
6. 严重贫血患者应给予氧气吸入，并告知患者及陪伴家属应注意防火、防热、防油、防震，遵医嘱输入洗涤红细胞时主动巡视患者，观察有无输血反应，主动询问患者的心理感受并及时回应。
7. 使用环磷酰胺治疗时应指导患者多饮水，每日饮水量 3000 ml 以上，防止出血性膀胱炎。
8. 使用环孢素治疗时应定期检查肝、肾功能。
9. 有溶血或血红蛋白尿者，准确记录尿量，观察尿液性状并及时留取尿标本。
10. 勤巡视病房，重视患者需求，动态评估患者的身心状况，做好心理护理。多与患者交谈，适当心理疏导；采用正向鼓励、倾听等沟通技巧，鼓励并接受患者对积极情绪和消极情绪的表达，分享感受；帮助患者保持乐观情绪，避免紧张、焦虑等负性情绪；倾听患者对治疗的反应与感受，及时解决患者存在的问题。责任护士自己不能解决的问题，及时向护士长或相关人员报告。
11. 各项操作中保护患者隐私；注意遮盖，避免患者受凉。

（三）健康指导

1. 评估患者和家属对疾病相关知识和信息的需求，做好健康教育，及时评估健康教育效果，以保证患者和家属掌握必要的知识。
2. 教会患者及家属如何观察皮肤巩膜黄染情况及小便颜色。
3. 告知患者坚持治疗、定期体检、复查的重要性。
4. 指导患者出院后的日常生活护理，加强营养，规律作息。

（四）延伸护理

1. 评估患者出院时的病情、心理、社会支持系统状况，提供科室咨询电话、联系方式，针对性发放并讲解出院指导资料、交代清楚出院后复诊事宜，确认患者及家属掌握。
2. 出院后定期电话回访，及时了解患者出院后生理、心理及病情转归及自我护理等情况，并对其问题进行针对性指导。
3. 了解患者对护理服务的感受，虚心听取患者的意见和建议，改进相关护理服务。

五、特发性血小板减少性紫癜患者关怀性护理

（一）评估和观察要点

1. 观察患者紫癜出现的时间、部位、数量及形态的变化，与饮食、药物的关系。

2. 观察患者疼痛的性质、部位、程度以及持续的时间，有无伴随症状，如恶心、呕吐、便血、腹泻等。

3. 观察关节局部热、肿、痛情况。

4. 观察大小便的颜色、性质及量，了解泌尿道、消化道出血及转归。

5. 评估患者的健康史和可能引起疾病的原因。

6. 询问患者有何不适；了解患者的心理感受、家庭及社会支持情况。

7. 询问患者及其家属住院期间有何问题、困难或需求，提供必要的便民措施。

8. 实施各项评估时，非单人间拉隔帘，单人间关门，保护患者隐私。

9. 对评估情况进行记录并及时给予答复或解决能够解决的问题。

（二）护理措施

1. 建立信任、关怀性的关系。责任护士每日与患者交流，礼貌称呼患者，向患者及陪伴家属介绍自己的身份及职责；与患者家属进行良好沟通；鼓励家属给予患者良好的家庭支持。

2. 倾听患者对疾病的内心反应与感受，给予其鼓励与安慰，及时安抚解除顾虑。

3. 执行血液系统疾病患者一般护理。

4. 保持室内清洁、空气流通，温度、湿度适宜。

5. 减少活动，急性期应卧床休息，使患者于安静舒适的环境中，减少因周围环境刺激产生焦虑。

6. 饮食应清淡，绝对禁用患者进食致敏食物。

7. 疼痛护理

（1）评估患者疼痛部位、程度、性质、持续时间，根据疼痛程度给予及时、正确的止痛措施。重视患者的疼痛诉求。

（2）安抚患者，采取放松、分散技术，保证患者的休息与睡眠。

（3）疼痛加剧时，遵医嘱对症处理。

（4）关节疼痛者应制动抬高肢体和冰敷疼痛部位。

8. 主动巡视患者，掌握患者实时动态，及时干预。

9. 及时解决患者存在的问题。责任护士自己不能解决的问题，及时向护士长或相关人员报告。

10. 应用糖皮质激素治疗时，向患者及家属讲明可能出现的不良反应。

11. 保持皮肤清洁，勤剪指甲，避免摩擦及搔抓皮肤。注意肛周及会阴部的皮肤清洁。

12. 各项操作中保护患者隐私；注意遮盖，避免患者受凉。

（三）健康指导

1. 避免接触或服用可疑的致敏物品、药物及食物。

2. 指导患者出院后饮食护理　营养丰富、全面均衡、易消化饮食，避免坚硬、刺激食物。

3. 加强自我护理及病情监测，发现异常及时就诊。

4. 按医嘱服药，定期复查。

5. 提供出院后各项护理书面指导材料。

（四）延伸护理

1. 建立信息平台，发送特发性血小板减少性紫癜患者护理相关知识。

2. 出院后定期电话回访，及时了解患者出院后生理、心理及病情转归及自我护理等情况，并对其问题进行针对性指导。

3. 了解患者对护理服务的感受，虚心听取患者的意见和建议，改进相关护理服务。

六、血友病患者关怀性护理

（一）评估和观察要点

1. 询问患者及其家属住院期间有何问题、困难或需求，及时有效地为患者和家属解决。
2. 评估患者有无家族遗传史。
3. 观察有无自发性或轻微受伤后出血现象。
4. 观察有无深部组织血肿、血肿压迫重要（脏）器官或重要脏器出血。

（二）护理措施

1. 建立信任、关怀性的关系。责任护士每日与患者交流，礼貌称呼患者，向患者及陪伴家属介绍自己的身份及职责；与患者家属进行良好沟通；鼓励家属给予患者良好的家庭支持。
2. 保证室内环境清洁干净、空气流通，温度和湿度适宜。
3. 尽量减少患者活动，不要过度负重或做剧烈的接触性运动。发生出血时，应避免活动，卧床休息。
4. 根据病因或原发疾病作相关指导，向患者家属讲述疾病的知识、如何去除诱因、常见的治疗手段、坚持治疗的必要性、药物的不良反应及恢复期需要注意的事项等，促进患者进一步康复。
5. 给予易消化的软食，防止食物过硬引起口腔出血。
6. 必要时可根据医嘱用药物止痛。
7. 输血的护理　使用冷沉淀物时需在 37℃ 水温中 10 分钟融化，较快速输入。输入后随时观察有无变态反应发生及止血效果；凝血因子要及时输入，观察输注后的效果。
8. 及时清除口腔血迹，协助患者做好口腔卫生，告知患者避免拔牙。
9. 勤巡视病房，重视患者需求，动态评估患者的身心状况，做好心理护理。
10. 多与患者交谈，适当心理疏导；采用正向鼓励、倾听等沟通技巧，鼓励并接受患者对积极情绪和消极情绪的表达，分享感受；帮助患者保持乐观情绪，避免紧张、焦虑等负性情绪；倾听患者对治疗的反应与感受，及时解决患者存在的问题。
11. 动态病情观察　了解患者出血部位和量。
12. 各项操作中保护患者隐私，注意遮盖，避免患者受凉。

（三）健康指导

1. 告知患者和家属，血友病的患者一定要避免碰撞，以免创伤导致出血。
2. 告知患者学会出血的自我救护的重要性，并详细讲解家庭救护的相关知识。
3. 为患者及家属做好血友病遗传咨询工作。
4. 做好与患者的沟通工作，以免患者因为终生带病、担心丧失劳动能力而焦虑，或者因害怕出血不止危及生命而恐惧害怕。
5. 告知患者避免从事易引起受伤的工作和活动。

（四）延伸护理

1. 评估患者出院时的病情、心理、社会支持系统状况，提供科室咨询电话、联系方式，针对性发放并讲解出院指导资料，交代清楚出院后复诊事宜，确认患者及家属掌握。
2. 建立各种平台，通过网络或现场解答患者的各种疑问。
3. 定期开展健康教育活动，方便患者了解疾病治疗和护理的最新动态，做好居家护理。
4. 患者出院后定期回访，及时了解患者出院后生理、心理及病情转归和居家护理等情况，并耐心解答患者的每一个问题。
5. 了解患者对护理服务的感受，虚心听取患者的意见和建议，改进相关护理服务，帮助更多的血友病患者。

七、弥散性血管内凝血患者关怀性护理

（一）评估和观察要点

1. 询问患者及其家属住院期间有何问题、困难或需求，及时有效地为患者和家属解决。

2. 观察患者有无皮肤黏膜瘀斑，伤口、注射部位渗血及呕血、黑便、泌尿道出血、颅内出血、意识障碍等症状，若有上述症状一定要安抚患者和家属，做好相应的沟通和讲解，并注意观察出血部位和出血量。

3. 观察患者有无皮肤黏膜发绀缺氧、尿少尿闭、血压下降、呼吸循环衰竭等症状，做好解释工作。

4. 观察患者有无高凝及栓塞症状　静脉采血血液迅速凝固应警惕高凝状态；观察脑栓塞、肺栓塞、肾栓塞等先兆表现，提前告知患者可能发生的情况，让患者有心理准备，以免突然发生时惊慌失措。

5. 观察患者有无黄疸溶血症状。

6. 遵医嘱，及时准确地采集标本，观察血小板计数，凝血酶原时间、血浆纤维蛋白含量、3P 试验结果等，并填写床尾检查结果登记表，以方便患者和家属查看。

7. 观察患者生命体征的变化。

8. 实施各项评估时，非单人间拉隔帘，单人间关门，保护患者隐私。

9. 对评估情况进行记录并及时给予答复或给予解决。

（二）护理措施

1. 建立信任、关怀性的关系。责任护士每日与患者交流，礼貌称呼患者，向患者及陪伴家属介绍自己的身份及职责；与患者家属进行良好沟通；鼓励家属给予患者良好的家庭支持。

2. 保证室内环境清洁干净、空气流通，温度和湿度适宜。

3. 尽量减少患者活动，给予患者舒适体位，保证充足的休息和睡眠，必要时协助患者进行床上肢体活动。

4. 根据病因或原发疾病进行相关指导，向患者及家属讲述疾病的知识、如何去除诱因、常见的治疗手段、坚持治疗的必要性、药物的不良反应及恢复期需要注意的事项等，让患者有信心的和疾病抗争。

5. 出血护理

（1）皮肤出血：护理时不要拖拉患者，动作要轻柔，避免皮肤摩擦及肢体挤压引起出血。协助患者勤剪指甲，尽量避免人为的创伤；拔针后应适当延长局部按压时间；应交替使用穿刺部位，并向患者详细讲解重要性。发生出血时安抚患者，尽快检查出出血部位，注意出血点、瘀点、瘀斑的消长情况。

（2）鼻出血：帮助患者湿润鼻腔，防止鼻黏膜干裂出血。同时告知患者防止鼻部外伤。少量出血时，可用棉球或明胶海绵填塞或肾上腺素棉球填塞，并局部冷敷。出血严重时，可用凡士林纱布油条行后鼻腔填塞术。

（3）口腔、牙龈出血：防止牙龈和口腔黏膜的损伤。牙龈渗血时，可用肾上腺素棉球或明胶海绵片贴敷牙龈。

（4）关节腔出血或深部组织血肿：减少活动量，一旦出血，立即停止活动，卧床休息，抬高患肢并固定于功能位。开始时用冰袋冷敷，出血停止后，改为热敷。

（5）消化道出血：消化道少量出血者，可进食温凉的流质饮食；大量出血时应禁食，建立静脉输液通道，配血和作好输血的准备，保证液体、止血药物和血液制品的输入，准确记录出入量。

（6）眼底及颅内出血：眼底出血时，让患者卧床休息，采用冰眼罩保护眼睛，以免患者揉擦；颅内出血时，及时与医生联系，安抚患者及家属，并协助处理：①立即去枕平卧，头偏向一侧；②随时

吸出呕吐物或口腔分泌物，保持呼吸道通畅；③给予患者高流量吸氧；④按医嘱快速静脉滴注或静脉注射20％甘露醇、50％葡萄糖液、地塞米松、速尿等；⑤观察并记录患者的生命体征、意识状态及瞳孔大小。

按医嘱给予止血药物，补充凝血因子、成分输血或抗纤溶药物。正确、及时给药，严格掌握剂量，严密观察治疗效果，监测出凝血时间等，随时按医嘱调整药物剂量，预防不良反应。

6. 微循环衰竭

（1）建立静脉通道，按医嘱给药，纠正酸中毒，维持水、电解质平衡，维持血压。

（2）意识障碍者执行安全保护措施。

（3）保持呼吸道通畅，必要时氧气吸入，教会患者有效呼吸的方法，使患者积极配合。

（4）严密观察病情变化，定时测量生命体征，观察尿量、尿色变化，及时发现患者出现的问题，做到"早发现，早处理"。

（5）做好各项基础护理，预防并发症。

7. 用药护理

（1）使用低分子肝素过程中须尽量减少肌内注射及各种穿刺，如必须进行时，动作一定要轻柔，以免引起局部血肿，做好解释工作，讲解用药的目的和注意事项；患者出现自发性出血，遵医嘱立即停药，安抚患者，必要时使用抗凝剂拮抗。

（2）使用抗纤溶药物时，静脉给药速度不宜过快。

8. 为患者做好大小便失禁护理，采用屏风或床帘遮掩以保护患者的隐私；必要时为患者行无菌导尿术；保持皮肤清洁干燥，勤换衣，保证床单位的整洁，预防压疮。

9. 重视患者需求，动态评估患者的身心状况。多与患者交谈，倾听患者对治疗的反应与感受，灌输信心和希望，协助患者寻求健康行为，及时解决患者存在的问题，帮患者克服焦虑、恐惧、悲观等不良心理，增强治疗信心。

（三）健康指导

1. 坚持原发病的治疗，定期复查。

2. 指导患者进行自我监测

（1）告知患者如何看懂血常规、凝血功能等常见指标，让患者了解自身身体状况。

（2）告知患者出院后的居家护理：①指导患者进高热量、高蛋白、高维生素、易消化饮食，血小板过低者进少渣软食或流食，并发放纸质版食谱；②不宜到人员密集的地方活动，注意空气流通，预防感染；③外出时有家人陪同，戴口罩，注意保暖，告诉家属家人陪伴的重要性。

（四）延伸护理

1. 评估患者出院时的病情、心理、社会支持系统状况，提供科室咨询电话、联系方式，针对性发放并讲解出院指导资料，交代清楚出院后复诊事宜，确认患者及家属掌握。

2. 建立信息平台，网络解答患者的各种疑问，并方便患者之间的交流。

3. 定期开展健康教育活动，方便患者了解疾病治疗和护理的最新动态。

4. 出院后定期电话回访患者，及时了解患者出院后生理、心理及病情转归及居家护理等情况，并对其问题进行针对性指导。

5. 了解患者对护理服务的感受，虚心听取患者的意见和建议，改进相关护理服务。

八、急性白血病患者关怀性护理

（一）评估和观察要点

1. 评估既往治疗情况及效果。

2. 观察皮肤黏膜苍白程度，有无牙龈肿胀、肝、脾、淋巴结肿大，中枢神经系统损害等白血病细胞浸润症状。

3. 观察患者生命体征的变化，注意各系统可能出现的感染症状。

4. 观察皮肤粘膜瘀点、瘀斑，消化道、泌尿道出血、颅内出血及女性月经过多等症状。

5. 观察弥散性血管内凝血发生的先兆表现，做好抢救准备。

6. 评估患者的健康史和可能引起疾病的原因。

7. 评估患者心理状况，了解患者的心理感受、家庭及社会支持情况。

8. 询问患者及其家属住院期间有何问题、困难或需求，提供必要便民措施。

9. 实施各项评估时，非单人间拉隔帘，单人间关门，保护患者隐私。

10. 对评估情况进行记录并及时给予答复或解决能够解决的问题。

（二）护理措施

1. 责任护士每日与患者交流。礼貌称呼患者；护士主动向患者及其陪伴家属介绍自己的身份及职责。与患者家属进行良好沟通，鼓励家属给予患者良好的家庭支持。

2. 倾听患者对疾病的内心反应与感受，给予其鼓励与安慰，及时安抚解除顾虑。

3. 执行血液系统疾病患者一般护理。

4. 保持室内清洁、空气流通，温度、湿度适宜。

5. 减少活动，使患者于安静舒适的环境中，保证充足休息。

6. 饮食应清淡，注意饮食卫生。发热时，鼓励患者多饮水。鼓励患者进食易消化软食或半流质，禁食过硬、粗糙的食物。

7. 贫血时限制活动、卧床休息，有心悸气促的患者可给予氧气吸入，做好输血护理。

8. 出血的预防及护理

（1）皮肤出血：勤剪指甲，避免抓伤皮肤。尽量避免人为创伤，交替使用穿刺部位，拔针后局部按压时间应适当延长。定期检查出血部位，注意出血点、瘀点、瘀斑的情况。

（2）鼻出血：防止鼻部外伤。少量出血时，可用棉球或肾上腺素棉球填塞，并局部冷敷。出血严重时，可用凡士林纱布油条行后鼻腔填塞术。

（3）口腔、牙龈出血：防止牙龈和口腔黏膜的损伤。牙龈渗血时，可用肾上腺素棉球或明胶海绵片贴敷牙龈。

（4）眼底及颅内出血：眼底出血时，让患者卧床休息，嘱患者不要揉擦眼睛。颅内出血时，及时与医生联系，并协助处理：①立即去枕平卧，头偏向一侧；②随时吸出呕吐物或口腔分泌物，保持呼吸道通畅；③吸氧；④按医嘱快速或静脉滴注或静脉注射20％甘露醇、50％葡萄糖液、地塞米松、速尿等；⑤观察并记录患者的生命体征、意识状态及瞳孔大小。

9. 保持皮肤清洁，避免摩擦及搔抓皮肤。注意肛周及会阴部的皮肤清洁，预防感染。

10. 主动巡视患者，及时解决患者存在的问题。责任护士自己不能解决的问题，及时向护士长或相关人员报告。

11. 应用化疗药物治疗时，向患者及家属讲明可能出现的不良反应。

12. 各项操作中保护患者隐私；注意遮盖，避免患者受凉。

（三）健康指导

1. 避免接触对造血系统有损害的药物及食物。

2. 指导患者出院后饮食护理。营养丰富、全面均衡、易消化饮食，避免坚硬刺激食物。

3. 加强自我护理及病情监测，发现异常及时就诊。

4. 按医嘱服药，定期复查。

5. 提供出院后各项护理书面指导材料。

（四）延伸护理

1. 建立信息平台，发送急性白血病患者护理相关知识。

2. 出院后定期电话回访，及时了解患者出院后生理、心理及病情转归及自我护理等情况，并对其问题进行针对性指导。

3. 了解患者对护理服务的感受，虚心听取患者的意见和建议，改进相关护理服务。

九、慢性粒细胞白血病患者关怀性护理

（一）评估和观察要点

1. 询问患者有无反复的病毒感染史。

2. 询问是否接触过放射性物质或化学毒物，如苯、油漆、染料或亚硝胺类物质。

3. 询问是否用过易诱发本病的药物，如细胞毒药物、氯霉素等；详细了解患者的职业和工作环境及家族史，既往用药情况以及是否有其他血液系统疾病。

4. 观察皮肤黏膜苍白程度，有无牙龈肿胀，肝、脾、淋巴结肿大，中枢神经系统损害等白血病细胞浸润症状。

5. 观察体温，注意各系统可能出现的感染症状。

6. 观察皮肤黏膜瘀斑，消化道、泌尿道出血、颅内出血及女性月经过多等症状。

7. 警惕脾栓塞、脾破裂的先兆症状，一旦发现，立即通知医生进行相应处理。

8. 询问患者及其家属住院期间有何问题、困难或需求。

9. 实施各项评估时，非单人间拉隔帘，单人间关门，保护患者隐私。

10. 对评估情况进行记录并及时给予答复或解决能够解决的问题。

（二）护理措施

1. 责任护士每日与患者交流，礼貌称呼患者，主动向患者及其陪伴家属介绍自己的身份及职责；与患者家属进行良好沟通，鼓励家属给予患者良好的家庭支持。

2. 保持室内清洁、空气流通，温度、湿度适宜。

3. 合理安排休息和活动，适当锻炼身体，避免劳累。

4. 给予高蛋白、高维生素、高热量、营养丰富、易消化的饮食。化疗期间鼓励患者多饮水，每日3000 ml 以上，给予清淡合乎口味的饮食。在血小板减少时，应指导患者进食少渣的软食，禁辛辣、生硬、刺激性食物。

5. 评估患者疼痛的部位、程度、性质、持续时间，根据疼痛程度给予及时、正确的止痛措施。重视患者的疼痛诉求。

6. 向患者讲解药物的作用、不良反应及有关的注意事项，化疗时注意防止外渗及静脉炎的发生，注意监测血象变化。

7. 保持皮肤黏膜的清洁，预防口腔溃疡、肛周脓肿及压疮。

8. 勤巡视病房，重视患者需求，动态评估患者的身心状况。多与患者交谈，适当心理疏导；采用正向鼓励、倾听等沟通技巧，鼓励并接受患者对积极情绪和消极情绪的表达，分享感受；帮助患者保持乐观情绪，避免紧张、焦虑等负性情绪；倾听患者对治疗的反应与感受，及时解决患者存在的问题。责任护士自己不能解决的问题，及时向护士长或相关人员报告。

9. 各项操作中保护患者隐私；注意遮盖，避免患者受凉。

（三）健康指导

1. 评估患者和家属对疾病相关知识和信息的需求，做好健康教育，及时评估健康教育效果，以保证患者和家属掌握必要的知识。

2. 指导患者避免接触 X 线或其他有害的放射线。慎用氯霉素、保泰松、细胞毒类抗癌药及免疫抑制剂类等。多进食具有防癌抗癌作用的食品。

3. 向患者讲解有关疾病及药物的知识，鼓励患者学会自我照顾，组织患者之间进行交流，帮助患

者建立良好的生活方式。向家属阐明家庭给予患者精神、物质支持的重要，减轻、消除患者焦虑、恐惧的不良心态，提高患者的生存信心。

4. 指导患者注意休息，保持心情开朗，避免受凉，以免诱发感染而加重病情。减少活动，注意卧床休息，保护脾区，避免外力碰撞，防止脾破裂。须按时服药，定期门诊复查。

（四）延伸护理

1. 评估患者出院时的病情、心理、社会支持系统状况，提供科室咨询电话、联系方式，针对性发放并讲解出院指导资料、交代清楚出院后复诊事宜，确认患者及家属掌握。

2. 出院后定期电话回访，及时了解患者出院后生理、心理及病情转归及自我护理等情况，并对其问题进行针对性指导。

3. 了解患者对护理服务的感受，虚心听取患者的意见和建议，改进相关护理服务。

十、淋巴瘤患者关怀性护理

（一）评估和观察要点

1. 评估既往治疗情况及效果。
2. 观察患者脾、淋巴结肿大程度及其相应症状。
3. 观察患者有无胸闷、气促、肺不张及上腔静脉压迫等症状。
4. 观察放疗、化疗期间的不良反应，并注意肿块大小、症状的程度等情况变化。
5. 评估患者的健康史和可能引起疾病的原因。
6. 评估患者心理状况，了解患者的心理感受、家庭及社会支持情况。
7. 询问患者及其家属住院期间有何问题、困难或需求，提供必要的便民措施。
8. 实施各项评估时，非单人间拉隔帘，单人间关门，保护患者隐私。
9. 对评估情况进行记录并及时给予答复或解决能够解决的问题。

（二）护理措施

1. 责任护士每日与患者交流。礼貌称呼患者；护士主动向患者及其陪伴家属介绍自己的身份及职责。与患者家属进行良好沟通，鼓励家属给予患者良好的家庭支持。
2. 疾病知识介绍，倾听患者对疾病的内心反应与感受，给予其鼓励与安慰，及时安抚解除顾虑。
3. 执行血液系统疾病患者一般护理。
4. 保持室内清洁、空气流通，温度、湿度适宜。
5. 使患者于安静舒适的环境中，保证充足休息。
6. 饮食应清淡。发热时，鼓励患者多饮水。鼓励患者进食易消化软食，禁食过硬、粗糙的食物。
7. 保护放疗照射区域皮肤，避免一切刺激性因素。
8. 放射损伤皮肤的护理
（1）评估患者放疗后的局部皮肤反应。
（2）局部皮肤有发红、痒感时，应及早涂油膏以保护皮肤。
（3）皮肤为干反应，可给予氢化可的松软膏外涂；如为湿反应，可给予冰片蛋清、硼酸软膏外敷。
（4）如局部皮肤有溃疡坏死，应全身抗感染治疗，局部外科清创、植皮。
9. 保持皮肤清洁，避免摩擦及搔抓皮肤。注意肛周及会阴部的皮肤清洁。预防感染。
10. 应用放疗、化疗、生物治疗时，向患者及家属讲明可能出现的不良反应。
11. 及时解决患者存在的问题。责任护士自己不能解决的问题，及时向护士长或相关人员报告。
12. 各项操作中保护患者隐私；注意遮盖，避免患者受凉。

（三）健康指导

1. 避免接触对造血系统有损害药物及食物，做好疾病知识宣教。

2. 指导患者出院后饮食护理，进食营养丰富、全面均衡、易消化饮食，避免坚硬刺激食物。

3. 加强化疗、放疗后自我护理及病情监测，发现异常及时就诊。

4. 按医嘱服药，定期复查。

5. 提供出院后各项护理书面指导材料。

（四）延伸护理

1. 建立信息平台，发送淋巴瘤患者护理相关知识。

2. 出院后定期电话回访，及时了解患者出院后生理、心理及病情转归及自我护理等情况，并对其问题进行针对性指导。

3. 了解患者对护理服务的感受，虚心听取患者的意见和建议，改进相关护理服务。

十一、多发性骨髓瘤患者关怀性护理

（一）评估和观察要点

1. 观察全身症状如贫血、乏力、消瘦、发热、肝脾肿大等。

2. 观察淋巴结肿大累及范围、大小，观察有无深部淋巴结肿大。

3. 观察有无骨痛，观察疼痛的特征及日常活动能力，警惕病理性骨折发生。

4. 观察患者有无外周神经毒性症状。

5. 观察有无尿潴留。

6. 观察患者是否并发血糖异常，评估患者营养状况，了解患者饮食嗜好及生活习惯。

7. 了解患者的心理感受、家庭及社会支持情况。了解患者及其家属住院期间有何顾虑。鼓励患者倾诉内心感受。

8. 实施各项评估时注意保护患者隐私。

（二）护理措施

1. 责任护士每日与患者交流，礼貌称呼患者，主动向患者及其陪伴家属介绍自己的身份及职责；与患者家属进行良好沟通，鼓励家属给予患者良好的家庭支持。

2. 骨痛的护理

（1）休息：一般患者适当活动，避免负重及剧烈运动，拉起病床护栏，防止患者坠床受伤。酌情规范使用腰围、夹板等护具，注意防止血液循环不良的发生。患者有骨质破坏时，不要弯腰及做剧烈运动，应绝对卧床休息，睡硬板床；护士护理患者时，避免翻身不当或过度拖、拉、推等动作，以防止发生骨折。各项操作中要保护患者隐私；注意遮盖避免患者受凉。对骨质疏松的患者，告知不要长时间处于坐位、站立位，以免增加脊椎的负担，使脊椎因受压而变形。患者病情恢复，遵循循序渐进的原则指导其进行四肢功能锻炼，例如床上蹬腿、交替抬举双下肢等，防止失用性肌萎缩。

（2）疼痛：患者骨痛主要发生于肋骨、胸骨等处。随着病情进展，骨痛症状难以缓解，骨痛程度轻重不一。因此，在护理时护士应重视患者的疼痛诉求。关心同情患者，细心护理，遵医嘱给予镇静止痛药。向患者解释疼痛的原因，减少其恐惧感。耐心倾听患者的诉说，满足其合理需求。根据患者的兴趣爱好及疼痛程度，指导其选择适合的娱乐活动，以分散注意力，缓解因疼痛带来的心理压力。除此之外，护士应向患者家属侧面了解患者的性格特征，以便对其进行有针对性的心理疏导。

3. 缓解躯体移动障碍

（1）卧床期间，协助患者洗漱、进食、大小便等。

（2）卧床时协助患者每2～3小时变换体位，保持肢体功能位。

（3）保持皮肤清洁、干燥，内衣选择吸水性强、宽大柔软的棉织品；避免一切刺激因素，如日晒、冷热、各种消毒剂、肥皂、胶布等对皮肤的刺激，预防褥疮发生。

（4）鼓励患者咳嗽和深呼吸，如果没有禁忌证，应饮水 2000～3000 ml/d，采取预防便秘的措施。

4. 预防感染　多发性骨髓瘤以呼吸道感染和肺炎为多见，其次是泌尿道感染，故应保持病室清洁空气，温湿度适宜，避免受凉和防止交叉感染，协助患者经常更换体位，及时排痰；鼓励水化利尿。

5. 出血的护理

（1）明显出血时卧床休息，待出血停止后逐步增加活动。

（2）严密观察患者出血部位、出血量、出血症状。

（3）遵医嘱给予止血药物或输血治疗。

（4）各种操作应动作轻柔，避免手术，穿刺后压迫局部或加压包扎。

（5）应避免刺激性食物以及粗硬食物。

6. 高黏滞性综合征的护理

（1）卧床休息，密切观察病情变化。

（2）遵医嘱给予化学治疗。在化疗期间患者应多饮水，每日液体入量不少于 3000 ml，并碱化尿液，以减轻肾损害。准确记录液量，维持水、电解质平衡。

7. 合并压缩性骨折的护理

（1）避免负荷过重，如不要手提或肩背重物，过度肥胖的患者嘱其减肥。

（2）饮食护理：患者因长期卧床易发生便秘，因此在日常饮食中应指导患者多喝水，且多食用水果、蔬菜及高纤维素的食物。同时应多食用高热量、高蛋白等易消化食物。应尽量限制奶制品及豆类制品等高钙食物的摄入，减少高钙血症的发生；并限制肉类、动物内脏及海鲜类高嘌呤食物的摄入，避免高尿酸血症的产生。

8. 实施各项护理措施时注意保护患者隐私。

（三）健康指导

1. 讲解疾病相关知识，让患者参与疾病治疗，将健康掌握在自己手中；

2. 向患者及家属介绍预防骨折的方法

（1）患者睡硬板床，缓慢翻身，轴线翻身，防止扭曲身体。鼓励无须卧床的患者适当活动，防止骨质疏松加剧；化疗间歇期进行适宜的运动，如散步、打太极拳等，注意运动强度和时间。

（2）患者应穿平底鞋．避免出入人群密集的地方，防止摔伤。如需沐浴，应有家属陪伴，防止跌倒发生。

（3）下肢骨受损较重患者使用手杖；腰痛或脊椎受损严重者建议使用腰托。

3. 饮食护理

（1）对高钙血症者应鼓励多饮水，限制高钙食物摄入，如奶及奶制品、海带、虾、芝麻酱等。

（2）对于贫血患者，注意饮食营养。给予高热量、高维生素、易消化的饮食。

（3）鼓励患者多食芹菜等含粗纤维的蔬菜，防止便秘。

（4）对肾功能损害患者鼓励多饮水，一般 3000 ml/d，以促进药物从肾的排泄，减少对肾的损害。同时禁食含嘌呤高的食物如动物内脏、海鲜等。

4. 告知家属患者在家的休养环境及疾病相关的注意事项，以及健康的饮食习惯、合理安排膳食结构等营养知识。

（四）延伸护理

1. 建立多发性骨髓瘤患者信息平台交流群，发送疾病护理相关知识。

2. 出院后对患者进行电话回访，及时了解患者出院后生理、心理及病情转归及自我管理等情况，并对其存在问题进行针对性指导。

3. 虚心听取患者的意见和建议，改善相关护理服务。

十二、造血干细胞移植患者关怀性护理

（一）评估和观察要点

1. 入院时

（1）询问患者喜欢的称谓，责任护主动向患者介绍自己的身份及职责。

（2）全面评估患者全身皮肤状况，了解既往有无跌倒史，有无皮肤疖痈、肛裂及肛瘘等。

（3）评估患者营养状况。

2. 住院期间

（1）责任护士每日与患者交流，礼貌称呼患者，主动向患者介绍自己的身份及职责。

（2）监测血常规，询问患者有无不适，了解患者心理感受。

（3）观察患者全身皮肤状况、生命体征变化及有无感染、出血症状、体征。

（4）评估各种静脉留置导管的功能状态。

（5）观察药物疗效。

（6）按时完成患者生活自理能力评估、营养状况评估、压痛评估、预防跌倒/坠床危险因素评估。

3. 对所有评估情况进行记录并做好重点交接，对患者及家属提出的问题、困难、需求，及时给予答复或解决能够解决的问题。

（二）护理措施

1. 入院前

（1）预约近期需入院治疗的患者及家属，专人发放宣教单，详细讲解入院需准备的物品、注意事项，关怀性语言告知无陪护病房的相关事宜，减轻或消除患者和家属的恐惧、陌生感。

（2）在讲解过程中，了解患者或家属特殊需求，便于制订个性化关怀护理措施，鼓励家属给予患者良好的家庭支持。

2. 入院当日

（1）根据患者病情合理安排药浴，护士全程协助，药浴过程中关注患者感受，做好跌倒防范。

（2）责任护士主动按照病区入院宣教模板向患者详细讲解病区内生活起居、安全、探视制度、常用护理设施的使用等，简要介绍病区治疗、护理流程，减轻、消除患者紧张情绪。

（3）根据患者病情制订个性化护理计划，并确保实施，动态评价效果。

3. 住院期间

（1）责任护士每日与患者交流，礼貌称呼患者，主动向患者介绍自己的身份及职责；根据患者状态与患者家属进行良好沟通，鼓励并指导家属给予患者良好的家庭支持。

（2）评估患者对移植治疗的心理认知与接纳程度，帮助患者尽快适应层流病房内生活，积极配合治疗、护理。

（3）合理安排患者的休息与活动：无头昏、乏力、出血征象，血小板≥50 g/L 时，可进行床边活动；反之则应卧床休息，保持环境安静、舒适。

（4）给予合适饮食：鼓励患者进食，告知患者营养的重要性。指导患者有规律进食，细嚼慢咽，以质软、营养丰富、易消化的食物如面条、稀饭、软饭等为主，避免冷、硬、粗等刺激性食物。

（5）落实基础护理，行口腔护理每日 3 次，眼、鼻护理每日 4 次，坐浴每日 1 次，睡前行肛门护理，皮肤擦洗每日 1 次。护理过程中给予相应讲解，对患者的疑问给予解答。

（6）预防跌倒、坠床、压疮等不安全事件的发生，落实健康指导，并提供坐便椅等防护设施。

（7）静脉留置导管护理，按操作规程做好使用、维护，减少并发症。

（8）预处理时：简要讲解化疗/放疗的不良反应，指导多饮水，鼓励进清淡饮食；及时清理呕吐物及排泄物，避免对患者的恶性刺激；密切观察不良反应，及时报告医生，做好应对，同时关注患者

感受，适时给予解释、安抚。

（9）造血干细胞输注护理：输注前协助患者饮水、排便，向患者讲解输注过程和注意事项：如输注过程中保持平卧或半卧位，尽量避免改变体位，以免发生输注管路脱落、造血干细胞渗漏，造成无法挽回的损失等，确保患者能理解和配合，保证输注工作顺利进行；输注过程中，责任护士在床边守护，持续向患者简要解释接下来的护理操作及可能的治疗，减轻患者紧张情绪；密切观察不良反应，及时报告医生，做好应对，同时关注患者感受，适时给予解释、安抚。

（10）密切观察病情：监测生命体征、血氧、体重变化，观察皮肤、黏膜有无感染、出血征象，有无皮肤、消化道等移植物抗宿主病的表现，准确记录 24 小时液体出入量。

（11）评估患者疼痛部位、程度、性质、持续时间，根据疼痛程度给予及时、正确的止痛措施。重视患者的疼痛诉求。

（12）发热护理：如发热，及时向医生反映，采集血培养标本。安抚患者，检查其口腔、肛周、会阴部、皮肤有无感染灶，告知发热是化疗后骨髓受抑时的常见症状，减轻或消除其紧张、害怕情绪。协助患者饮水，根据医嘱冰敷物理降温或药物降温，出汗后用温水擦浴，及时更换汗湿的衣物。

（13）勤巡视病房，重视患者需求，动态评估患者的身心状况，通过倾听、交谈、正向鼓励等沟通技巧，鼓励并接受患者对积极、消极情绪的表达，分享感受，疏导患者心理，帮助患者保持乐观情绪，避免紧张、焦虑等负性情绪。

（14）针对病情、症状、药物治疗，适时落实健康宣教，减少患者因不了解引起的紧张、害怕情绪，提高患者依从性。

（15）倾听患者对治疗的内心反应与感受，给予鼓励与安慰，及时解决患者存在的问题。责任护士自己不能解决的问题，及时向护士长或相关人员报告。

4. 转出或出院

（1）评估患者病情，合理安排，取得患者配合。

（2）前瞻性预估转运过程中可能发生的问题，做好应对准备，防止发生意外。

（3）向患者及家属做好出层流病房宣教。

（三）健康指导

1. 指导患者正确漱口方法、起床三步法、放松方法（深呼吸等）、预防血栓运动（使用握力器、踝泵运动），确保其完全掌握。

2. 根据病情指导休息、饮食，告知营养重要性，指导保证饮食卫生。

3. 介绍移植后并发症相关知识，指导自我观察。

4. 指导患者出院后做好个人、饮食、环境卫生，预防感染；告知服药重要性，按时服药（抗排斥、抗真菌、激素类药物）等，外出做好防晒，定期复查；遇身体不适，及时到医院就诊。

（四）延伸护理

1. 评估患者出院时的病情、心理、社会支持系统状况，提供科室咨询电话、联系方式，针对性发放并讲解出院指导资料，确认患者及家属掌握。

2. 出院后定期电话回访患者，了解患者出院后生理、心理及病情转归及自我护理等情况，并对其问题进行针对性指导。

3. 了解患者对护理服务的感受，虚心听取患者的意见和建议，改进相关护理服务。

（方　云　曹兰艳　胡丽丽　熊　啸　高　磊　杨　英　李　维）

第六节 肾内科患者关怀性护理

一、肾内科患者一般关怀性护理

（一）评估和观察要点

1. 评估患者的意识、精神、饮食、睡眠、大小便、活动及自理能力状况，有无明显的体重、血压变化。

2. 评估患者起病时间、起病急缓、有无明显诱因、既往史和家族史、患病后的主要症状及其特点。

3. 询问患者目前的用药情况，包括药物种类、剂量、用法，有无药物过敏史。

4. 评估患者饮食、饮水、营养及排泄等情况。

5. 评估患者检查及治疗经过 询问患者曾做过何种检查及结果，记录主要的阳性检查结果。

6. 评估患者精神及心理状态，患病对日常生活、学习或工作的影响，家庭及社会支持情况。

7. 实施各项评估时，非单人间拉窗帘，单人间关门，保护患者隐私。

8. 询问患者及其家属住院期间有何问题、困难或需求。对评估情况进行记录并及时给予答复，或解决能够解决的问题。

（二）护理措施

1. 建立信任、支持、和谐、关怀性的护患关系 护理人员主动、及时地与患者及家属沟通，营造温馨的病房环境及和谐的人文环境。充分动员发挥家庭和社会支持系统的作用，鼓励患者家属主动关心、多陪伴患者，增强交流。

2. 创造舒适安静的睡眠环境，根据患者病情合理安排休息和活动，逐渐增加活动量，避免劳累。

3. 根据患者病情限制钠的摄入，予少盐饮食，每天以 2~3 g 为宜；液体入量视水肿程度及尿量而定。若每天尿量达 1000 ml 以上，一般不需严格限水，但不可过多饮水；若每天尿量小于 500 ml 或有严重水肿者，需限制水的摄入，重者应量出为入，每天液体量不应超过前一天 24 小时尿量加上不显性失水量（约 500 ml）。给予优质蛋白饮食，包括瘦肉、奶、蛋、鱼、大豆、芝麻等。

4. 向患者讲解按时用药的重要性，介绍药物的作用、服用方法、注意事项和不良反应，指导患者按时服药，不可随意停药或减药。

5. 水肿较重的患者应注意衣着柔软、宽松，协助患者做好全身皮肤的清洁，清洗时勿过分用力，避免损伤。长期卧床者，嘱其经常变换体位，防止发生褥疮；年老体弱者，可协助其翻身或用软垫支撑受压部位。

6. 经常巡视病房，重视患者需求，动态评估患者的身心状况，做好心理护理。倾听患者述说，引导抒发情绪，缓解心理压力；采取疏导法，针对患者的负性情绪，给予合理的建议和指导；采用意识转移法，引导谈一些轻松愉快的话题，鼓励讲述有趣的、愉快的、成功的经历，激发患者的主观能动性。指导患者进行放松训练以改善心理状况，必要时求助于心理医生，帮助患者重建心理平衡。

（三）健康指导

1. 向患者详细讲解出现水肿的原因，水肿与钠、水潴留的关系。

2. 告知患者食用优质蛋白、高热量、低脂、高纤维和低盐饮食的重要性，指导其合理安排每天食物的含盐量和饮水量，协助其制订菜谱。

4. 向患者详细介绍有关药物的名称、用法、计量、作用和不良反应，并告诉患者不可擅自加量、减量和停药，尤其是糖皮质激素和环磷酰胺等免疫抑制剂。

5. 教会患者通过正确测量每天出入液量、体重等评估水肿的变化。注意监测尿蛋白和肾功能的变化。

6. 提供出院后各项护理指导材料，制订随访计划，采用微信、短信或电话形式提醒患者定期复查。

（四）延伸护理

1. 评估患者出院时的病情、心理及社会支持系统状况，提供科室的咨询电话、联系方式及信息平台，针对性发放出院指导材料，交代出院后复诊注意事项及复诊流程，并确认患者及家属掌握。

2. 为患者建立个性化的健康档案，详细记录患者的一般情况、病情和随访情况，以便了解患者居家康复期间的病情变化，并及时给予指导。

3. 采用电话、短信等方式进行定期随访，询问疾病相关情况，解决患者疑问，嘱其定期复查，鼓励主动电话咨询。填写随访记录单，了解临床指标变化并做好相关记录等。

4. 了解患者及家属对护理服务的感受，虚心听取意见和建议，改进相关护理服务。

二、急性肾小球肾炎患者关怀性护理

（一）评估和观察要点

1. 评估患者尿液异常情况，有无血尿、蛋白尿等。
2. 评估患者水肿的部位、程度、特点、消肿情况。
3. 询问患者血压控制及药物服用情况。
4. 评估患者既往史和家族史，了解有无反复咽炎、扁桃体炎等上呼吸道感染和皮肤脓疮等化脓性感染史。
5. 询问患者的饮食和排便情况，评估其营养状况，了解患者生活习惯。
6. 评估患者性格特点、人际关系、遵医行为、家庭及社会支持情况。
7. 询问患者及家属心理感受、住院期间有何问题、困难或需求。记录评估结果。及时答复或解决相关问题。

（二）护理措施

1. 建立信任、支持、和谐、关怀性的护患关系。责任护士礼貌称呼患者，主动向患者及陪伴家属介绍自己的身份及职责。与患者家属进行良好的沟通，鼓励家属给予患者良好的家庭支持。

2. 合理安排休息与活动　急性期患者应绝对卧床休息 2～3 周，部分患者需卧床休息 4～6 周，待肉眼血尿消失、水肿消退、血压恢复正常后，方可逐步增加活动量。

3. 加强饮食指导　向患者及家属说明控制饮食对疾病恢复的重要性，发放食谱。限制钠的摄入，应低盐（<3 g/d）饮食，以减轻水肿和心脏负担；给予优质低蛋白饮食，以减轻肾排泄负担；尿量明显减少者，还应注意控制水和钾的摄入；应根据肾功能调整蛋白质的摄入量，肾功能不全时应减少蛋白质的摄入。

4. 皮肤护理　患者着干净柔软病号服，床单被褥应保持清洁干燥。对水肿患者进行肌内注射时，应先将水肿皮肤推向一侧后再进针，拔针后用无菌干棉球按压穿刺部位至无渗液为止，以防止局部感染。严重水肿者应避免肌内注射，可采用静脉输注，保证药物准确输入静脉内。

5. 用药护理　介绍药物的作用、服用方法、注意事项和不良反应，指导并提醒患者按时服药。如利尿剂使用后可能出现的低钾、低氯等电解质紊乱，耳鸣、眩晕、听力丧失等暂时性耳毒性不良反应；降压过程中直立性低血压的预防及抗生素使用过程中过敏反应的观察与处理。

6. 经常巡视病房，重视患者需求，动态评估患者的身心状况，做好心理护理。由于该病起病急，且儿童多见，患者极易出现紧张焦虑不安的情绪，向患者介绍与本病有关的防治知识，鼓励患者保持积极乐观的心态。征询并倾听患者对治疗的反应与感受，及时解决患者存在的问题。责任护士不能解决的问题，及时向护士长或相关人员报告。

（三）健康指导

1. 告知患者急性期注意休息，限制活动量；平时适当参加体育锻炼，增强体质。注意选择合适的运动方式与运动量，避免过度劳累。

2. 指导患者及时治疗感冒、咽炎、扁桃体炎、皮肤感染，实施预防感染的措施，如及时增减衣被和清洁皮肤，避免大汗、淋雨及过度劳累；注意居住环境的通风，少去人员拥挤的公共场所。

3. 指导患者了解合理饮食对疾病康复的意义，指导患者及家属制订正确的饮食计划并认真实施。

4. 指导患者监测血尿、水肿和血压情况。急性肾小球肾炎临床症状消失后，蛋白尿、血尿等仍可能存在1~2年，故应随访直至完全康复。

（四）延伸护理

1. 评估患者出院时的病情、心理及社会支持系统状况，提供科室的咨询电话、联系方式及信息平台，针对性发放出院指导材料，交代清楚出院后复诊注意事项及复诊流程。

2. 教会患者使用肾病自我管理APP，记录每日出入水量、体重、血压、饮食等基本数据，及时了解患者居家康复期间的自我管理能力，生理、心理及病情转归等情况，并对其问题进行针对性指导。

3. 了解患者对护理服务的感受，虚心听取患者的意见和建议，改进相关护理服务。

三、急进性肾小球肾炎患者关怀性护理

（一）评估和观察要点

1. 评估患者尿液量及性状的改变。
2. 评估患者的饮食、营养、排泄及面色情况。
3. 询问患者心理感受、情绪、家庭和社会支持情况。
4. 询问患者及家属住院期间有无困难和需求，并给予帮助。
5. 实施各项评估时，非单人间拉窗帘，单人间关门，保护患者隐私。

（二）护理措施

1. 建立信任、支持、和谐、关怀性的护患关系　责任护士每日热情与患者及其家属交流，礼貌称呼患者。主动向患者及陪伴家属介绍自己的身份及职责，进行良好的沟通，与患者和家属一起制订护理计划。

2. 合理安排患者的休息与活动　嘱患者卧床休息至病情缓解，方可下床逐步增加活动量。不宜进行较重的体力活动，病程3个月内不适合参加体育活动。

3. 用药护理　向患者讲解按时用药的重要性，介绍药物的作用、服用方法、注意事项和不良反应，指导患者按时服药，不可随意停药或减药。长期服用糖皮质激素的患者，应了解激素的不良反应，注意钙剂的补充，预防感染和消化道溃疡等。此外，大剂量激素冲击治疗可明显抑制机体的防御能力，必要时需对患者实施保护性隔离，防治继发感染。观察利尿剂、环磷酰胺冲击治疗的相关不良反应，如血清电解质变化情况及相应的临床症状。

4. 病情监测　教授患者密切观察病情的方法，及时识别急性肾损伤的发生。如若尿量迅速减少或出现无尿，血肌酐、血尿素氮快速地进行性升高往往提示发生了急性肾损伤。

5. 经常巡视病房，重视患者需求，动态评估患者的身心状况，做好心理护理。护士应加强沟通、充分理解患者的感受和心理压力，并鼓励家属，共同疏导患者的心理压力。护士尽量多关心，及时解决患者的问题，满足其合理需要。

（三）健康指导

1. 告知患者应注意休息、避免劳累。急性期绝对卧床休息。

2. 指导患者预防感染知识和行为。

3. 向患者与家属说明严格依从治疗的重要性、药物（激素及免疫抑制剂）治疗可能出现的不良反应与转归，避免患者擅自停药或改变剂量，鼓励患者配合治疗。

4. 告知患者避免加重肾损害的因素，鼓励患者进行自我病情监测，以防止疾病复发及恶化，建立随访计划并定期复查。

5. 提供出院后各项护理指导材料。

（四）延伸护理

1. 评估患者出院时的病情、心理及社会支持系统状况，提供科室的咨询电话、联系方式及信息平台，针对性发放出院指导材料，交代清楚出院后复诊注意事项及复诊流程，并确认患者及家属掌握。

2. 在患者出院前教会患者使用肾病自我管理 APP，记录每日出入水量、体重、血压、饮食等基本数据，了解患者居家康复期间的自我管理能力。

3. 出院后定期回访，向患者及家属说明病情好转后仍需较长时间的随访，及时了解患者出院后生理、心理及病情转归等情况，提醒患者按时来院复查。

4. 了解患者对护理服务的感受，虚心听取患者的意见和建议，改进相关护理服务。

四、肾病综合征患者关怀性护理

（一）评估和观察要点

1. 评估患者水肿的部位、程度、特点、消肿情况及尿液的性状。

2. 评估患者的营养状况及面色情况。

3. 询问患者血压控制及药物服用情况。

4. 评估患者饮食、营养及排泄等情况，了解患者生活习惯、既往史及家族史。

5. 评估患者心理状况，了解患者的情绪、心理感受、家庭及社会支持情况。

6. 实施各项评估时，非单人间拉窗帘，单人间关门，保护患者隐私。

7. 询问患者及其家属住院期间有何问题、困难或需求。

8. 对评估情况进行记录并及时给予答复或解决能够解决的问题。

（二）护理措施

1. 建立信任、支持、和谐、关怀性的护患关系　责任护士每日与患者交流，礼貌称呼患者，主动向患者及陪伴家属介绍自己的身份及职责；与患者家属进行良好的沟通，鼓励家属给予患者良好的家庭支持。

2. 合理安排患者的休息与活动　指导患者注意休息，严重水肿、低蛋白血症者需卧床休息至水肿消退，但长期卧床会增加血栓形成机会，故应保持适度的床上及床旁运动。患者可在水肿消失、一般情况好转后，逐渐增加活动量，但应避免劳累。

3. 限盐、加强饮食指导　限制钠的摄入，应低盐（$<3\ \text{g/d}$）饮食；给予优质蛋白饮食，包括瘦肉、奶、蛋、鱼、大豆、芝麻等；液体入量视水肿程度及尿量而定，若每天尿量达 1000 ml 以上，一般不需严格限水，但不可过多饮水。严格限水患者可口含冰块、薄荷片等减轻口渴。

4. 向患者讲解按时用药的重要性，介绍药物的作用、服用方法、注意事项和不良反应，指导患者按时服药，不可随意停药或减药。长期服用糖皮质激素的患者，应了解激素的不良反应，注意补充钙剂，预防感染和消化道溃疡等。

5. 观察水肿的发生时间、部位、程度、特点、消肿情况，观察有无胸闷、气促、腹胀等症状，注意有无胸腔积液、腹水和心包积液的发生。

6. 经常巡视病房，重视患者需求，动态评估患者的身心状况，做好心理护理。由于该病病程长、病情容易反复和患者对疾病认识不足，患者极易出现紧张焦虑不安的情绪。向患者介绍与本病有关的防治知识，帮助其树立战胜疾病的信心。征询并倾听患者对治疗的反应与感受，及时解决患者存在的问题。责任护士不能解决的问题，及时向护士长或相关人员报告。

7. 各项操作中保护患者隐私。注意遮盖，避免受凉。

（三）健康指导

1. 评估患者和家属对疾病相关知识及信息的需求，做好健康教育，及时评估健康教育效果，以保证患者和家属掌握必要的知识。

2. 指导患者充足的睡眠和休息，避免过度劳累，同时应适量活动，以免发生肢体血栓等并发症。

3. 指导患者合理饮食，食用优质蛋白、高热量、低脂、高纤维和低盐饮食，注意每天的饮食结构合理。

4. 帮助患者掌握各类药物的使用方法、注意事项以及可能发生的不良反应，切不可随意停药或减药。

5. 指导患者注意监测体重、血压、尿量，尿蛋白和肾功能的变化，观察水肿的消退情况。

6. 指导患者定期门诊随访，了解患者的治疗效果及康复情况。

（四）延伸护理

1. 评估患者出院时的病情、心理及社会支持系统状况，提供科室的咨询电话、联系方式及信息平台，针对性发放出院指导材料，交代清楚出院后复诊注意事项及复诊流程，并确认患者及家属掌握。

2. 出院后定期电话回访患者，及时了解患者出院后生理、心理及病情转归等情况，并对其问题进行针对性指导。

3. 了解患者对护理服务的感受，虚心听取患者的意见和建议，改进相关护理服务。

五、慢性肾衰竭患者关怀性护理

（一）评估和观察要点

1. 评估患者的神志及排泄情况，了解患者的生活习惯、既往治疗经过及家族史。
2. 评估患者饮食营养及面色情况，有无食欲不振、恶心、呕吐、腹胀、腹泻等。
3. 评估患者尿量变化，有无水肿及其部位、程度、特点。
4. 实施各项评估时，非单人间拉窗帘，单人间关门，保护患者隐私。
5. 评估患者睡眠情况，了解患者有无睡眠障碍及影响因素。
6. 评估患者目前是否进行肾替代治疗及其治疗方式、方案。
7. 评估患者心理状况，了解患者的情绪、心理感受、家庭及社会支持情况。
8. 了解患者及家属住院期间有何问题、苦难和需求。
9. 对评估情况进行记录并及时给予答复或解决能够解决的问题。

（二）护理措施

1. 建立信任、支持、和谐、关怀性的护患关系　责任护士每日与患者交流，礼貌称呼患者，主动向患者及陪伴家属介绍自己的身份及职责，与患者家属进行良好的沟通，鼓励家属给予患者良好的家庭支持。

2. 提供整洁、安静与舒适的病房环境　每日进行空气消毒60分钟，开窗通风30分钟，防止交叉感染。医护人员做到走路轻、关门轻、说话轻、操作轻。

3. 指导患者保持口腔及皮肤清洁，晨起、睡前及餐后进行漱口，防止口腔感染。使用中性肥皂或者沐浴液清洁皮肤，洗后涂上润肤剂，避免皮肤干燥。皮肤瘙痒时避免抓挠，必要时遵医嘱使用炉甘石等止痒剂。对于水肿的患者，协助患者翻身时应避免推、拖、拉等动作，防止皮肤擦伤引起感染。

4. 饮食指导，优化饮食结构　应予优质低蛋白、高热量、低盐、低钾、低磷饮食，服用富含维生素 B_{12}、叶酸及铁剂的食物，以纠正贫血。改善就餐环境、烹调方法等增强患者食欲。

5. 密切观察病情变化　监测生命体征、瞳孔、意识、尿量、有无出血倾向及继发感染等，准确记录 24 小时出入水量。若患者因严重的胸水、心力衰竭等而出现胸闷、不能平卧等症状时，应及时调整患者的卧位，给予持续吸氧，观察胸闷等现象是否改善。

6. 向患者讲解遵医嘱按时用药的重要性，介绍药物的作用、服用方法、注意事项和不良反应，避免使用肾毒性药物。

7. 经常巡视病房，重视患者需求，动态评估患者的身心状况，做好心理护理。慢性肾衰竭病程迁延，患者思想负担较重，应耐心倾听患者的叙述，细心观察患者的心理状态及需求；根据不同的病情、心理状态及文化修养等选择适宜的沟通方法，增强患者战胜疾病的信心。征询并倾听患者对治疗的反应与感受，及时解决患者存在的问题。责任护士不能解决的问题，及时向护士长或相关人员报告。

8. 各项操作中保护患者隐私，注意遮盖，避免受凉。

（三）健康指导

1. 评估患者和家属对疾病相关知识及信息的需求，做好健康教育，及时评估健康教育效果，以保证患者和家属掌握必要的疾病相关知识。

2. 对患者进行饮食与运动指导，根据身体耐受情况选择合适的中、低强度运动，如慢跑、散步等。行腹膜透析治疗者，活动过程中应妥善固定透析管路。

3. 指导患者遵医嘱服药　介绍各类药物的使用方法、注意事项以及可能发生的不良反应。向患者介绍肾替代治疗的不同方法及优缺点，尊重患者的自主选择。若患者进行血液透析或腹膜透析，向其讲解相关知识及注意事项。

4. 指导患者监测体重、血压、尿量，肾功能的变化；定期复查，向患者介绍常用检查项目的目标值及意义。

5. 提供出院后各项护理书面指导材料。

（四）延伸护理

1. 评估患者出院时的病情、心理及社会支持系统状况，提供科室的咨询电话、联系方式及信息平台，针对性发放出院指导材料，交代清楚出院后复诊注意事项及复诊流程，并确认患者及家属掌握。

2. 出院后定期随访，了解患者病情动态、饮食情况及患者生理、心理变化，及时解答患者疑问，针对性的进行指导。

3. 对进行血液透析或腹膜透析治疗的患者，反复对患者进行相关知识指导及注意事项，鼓励家属参与到患者的护理当中。

4. 建立信息交流平台，定期推送疾病相关知识。

5. 了解患者对护理服务的感受，虚心听取患者意见，不断改进护理服务。

六、腹膜透析患者关怀性护理

（一）评估和观察要点

1. 腹膜透析护士每日主动与患者交流，向患者及陪伴家属介绍自己的身份及工作职责。

2. 评估患者的心理状况及对疾病的认知情况，了解患者的情绪、心理感受、家庭及社会支持情况。

3. 评估患者的血压及容量管理状况，容量超负荷者分析其原因。

4. 评估患者营养状态及饮食情况，了解患者的饮食结构及饮食习惯。

5. 评估腹透液进出是否通畅及引流液的颜色、性状、超滤量，观察出口处皮肤情况。

6. 询问患者及其家属住院期间有何问题、困难或需求。

7. 对评估情况进行记录并及时给予答复或解决能够解决的问题。

（二）护理措施

1. 术前

（1）与患者进行良好沟通，鼓励家属给予患者良好的家庭支持。

（2）向患者及主要照顾者介绍终末期肾病的替代治疗方式，腹膜透析的原理、适应证、禁忌证及操作方法，使患者及家属掌握。

（3）主动巡视病房，细心观察患者情绪变化，患者情绪波动时及时给予语言、抚触等适宜安慰，语调柔和、亲切。引导患者采取适宜的方式表达自己的意愿。

（4）倾听患者的内心感受，给予支持及鼓励，消除患者对手术的恐惧情绪。

（5）术前皮肤准备，上至两乳头连线，下至大腿上侧1/3，两侧至腋中线；注意遮盖，避免受凉。

（6）加强营养，给予高蛋白、高热量、富含维生素的低盐低脂饮食。

（7）及时解决患者存在的问题。责任护士不能解决的问题，及时向护士长或相关人员报告。

2. 术后

（1）严密监测患者生命体征的变化，观察手术切口及导管出口处有无渗血、渗液。

（2）指导并协助患者早期（术后第2天）下床活动，预防腹膜透析导管移位。

（3）评估患者疼痛部位、程度、性质、持续时间，根据疼痛程度给予及时、正确的止痛措施。重视患者的疼痛诉求。

（4）术后当日或次日开始给予1.5%腹膜透析液冲管1~2天，每日1次，每次500 ml，即进即出，观察引流液的颜色、引流量及患者腹部有无异常不适感。根据患者自身情况逐步增加每次透析剂量，直至过渡到初始透析方案。

（5）对患者腹膜透析导管出口处进行正确护理并妥善固定外接短管。

（6）主动巡视患者，询问与倾听患者术后主观感受与心理反应，及时给予回应与反馈。

（7）对患者进行腹膜透析相关知识的培训与指导，确保患者掌握腹膜透析自我护理知识：安全的换液操作、导管和出口处的护理、常见并发症的早期识别与处理等。

（8）评估患者对腹膜透析的心理认知与接纳程度，帮助、指导患者及家属逐步接纳并参与腹膜透析的护理，帮助患者树立信心和希望。

（9）各项操作中保护患者隐私，注意遮盖，避免患者受凉。

（三）健康指导

1. 鼓励患者及家属接受并适应腹膜透析治疗方式，帮助患者及家属参与护理计划。

2. 指导患者出院后的饮食注意事项：每日蛋白质摄入量为1.0~1.2 g/kg，其中一半以上是优质蛋白，同时避免高钠、高钾、高磷饮食。保证足够的热量，食物应富含维生素和纤维素。

3. 向患者及家属讲解维持液体平衡的重要性及限水技巧，指导患者正确进行腹膜透析治疗的记录。

4. 指导患者适当进行体育锻炼，以不感特别疲劳为宜，提醒患者进行体育锻炼前妥善固定好导管。

5. 指导患者规律复诊，定期进行腹膜透析平衡试验、充分性评估及按时更换腹膜透析外接短管。

（四）延伸护理

1. 根据患者情况实施电话随访、家庭随访、门诊随访或住院随访等个体化的随访方式，关注患者的生理及心理情况，针对性地解决患者存在的问题。

2. 腹膜透析中心设立腹膜透析热线，电话号码提供给患者及家属，且电话24小时保持畅通，确保患者居家发现异常情况时及时与中心取得联系。

3. 建立互联网信息平台，定期推送腹膜透析相关知识。

4. 成立患者微信群组，为其提供情感互动场所，增加患者间的情感交流。

5. 定期举行肾友会，进行经验交流分享，增加患者战胜疾病的信心。

6. 了解患者对护理服务的感受，虚心听取患者的意见和建议，改进相关护理服务。

七、血液透析患者关怀性护理

（一）评估和观察要点

1. 评估患者一般情况，包括食欲和尿量情况，有无恶心、呕吐、腹泻、便秘、水肿等。

2. 为患者测量血压、脉搏、体温、体重，评估其神志。

3. 评估患者有无出血倾向，如有无牙龈出血、血尿、体表瘀斑，女患者有无月经量增多等。

4. 评估并记录水分增长，透析间期体重改变情况。

5. 评估患者中心静脉导管管路通畅情况，有无血肿、感染，固定是否良好，置管侧肢体有无肿胀；评估内瘘通畅情况，有无感染、狭窄、血肿等。

6. 询问患者有何不适，了解患者的心理感受、家庭及社会支持情况。

7. 询问患者及其家属透析期间有何问题、困难或需求。

8. 评估透析设备，自检通过。

（二）护理措施

1. 透析准备

（1）血液净化中心环境设计和设置配备应舒适、方便，生活设施和护理治疗设施也应充分考虑患者需要，如微波炉、纸杯、营养餐、内瘘压脉带等。

（2）患者候诊区应保持地面清洁、防湿滑，不得摆放杂物，避免患者跌绊；设置清晰的透析治疗相关诊治流程提示板；患者候诊的高峰时段，安排导诊进行疏导。

（3）准备家属休息区，设透析相关健康教育展板，展示科室电话及管床医生联系方式，便于患者及家属联系，营造以患者为中心的人文环境。

（4）室内温度保持在24～26℃，湿度在55%，床单位一人一更换，提供干净的患者服装及拖鞋，由导诊搀扶患者到治疗床旁。

（5）为患者进行内瘘穿刺时先向患者告知该操作过程可能引起的不适，让患者有心理准备；在进行难度较大的操作时，应给予患者必要的安慰。穿刺应熟练沉着，努力做到一次成功，减少多次穿刺给患者带来的痛苦。

2. 透析中

（1）上机后，妥善固定内瘘穿刺针或透析导管，防止脱落和移位。向患者做好宣教，保持肢体制动。重症患者神志不清、躁动不能配合者，专人守护或给予适当约束，防止脱出造成大出血。

（2）检查脱水量、透析时间、透析模式、肝素用量。检查基础钠浓度设置是否正确。

（3）检查透析液温度及流量。观察动、静脉压及跨膜压是否正常，每小时记录一次。

（4）观察穿刺处或置管处有无肿胀、渗血，管路有无扭曲、受压，一旦发现立即处理。

（5）引血前检查体外循环各盲端夹子是否夹毕，端口帽是否密闭，各连接处是否有漏气。

（6）密切观察患者的生命体征和意识状态，每小时记录血压、呼吸、脉搏。询问患者有无不适，对有不适的患者应立即采取处理措施。

（7）透析中及时发现低血压、高血压、失衡综合征等紧急并发症，报告医生，并及时配合医生进行处理。

（8）及时处理透析机各种报警，避免报警引起的患者紧张或恐惧。

（9）当出现透析器或静脉壶血液颜色变深，有血泡沫，静脉压逐渐增高，应立即处理，必要时更换透析器和管路。

（10）主动与患者沟通，了解患者有何需求并及时提供帮助。

3. 透析后

（1）透析完成时，护士应熟练进行回血操作。

（2）护士拔针轻柔且迅速，减少患者痛苦，用弹力绷带或胶布压迫 10～20 分钟，力度以不出血为宜，避免形成血肿或渗血，影响内瘘寿命。

（3）听诊内瘘杂音良好。

（4）治疗结束后嘱患者平卧 10～20 分钟至生命体征平稳，穿刺点无出血。

（5）下机后复测患者体重并记录，核对实际脱水量有无误差。

（6）协助行动不变的患者整理衣物。

（7）感谢患者对治疗的配合。

（三）健康指导

1. 告知患者或家属遵医嘱按时进行透析治疗，不可随意更改或停止，以免加重病情。

2. 告知患者定期来医院进行相关的化验和检查，告知具体监测指标和频率。

3. 指导透析患者进食优质蛋白、低盐低钾低磷饮食，控制饮水量，两次透析之间的体重变化不超过干体重的 5%，避免加重心脏负荷。

4. 指导患者维护和监测血管通路。对采用动静脉内瘘的患者应指导其保护内瘘，掌握内瘘居家护理方法，学会内瘘自我监测；中心静脉置管患者应指导其保护导管，穿脱衣时勿牵拉导管，注意观察置管部位有无出血、局部分泌物和疼痛不适等，一旦发现异常立即就诊。

5. 指导患者记录每日尿量及每日体重，保持大便通畅；有条件时应每日三次测量血压并记录。

6. 指导患者规律生活，戒烟戒酒，避免熬夜，适当运动。

7. 提供透析间期各项护理指导书面材料。

（四）延伸护理

1. 为患者建立系统、完整的透析病历档案。

2. 建立互联网信息平台，定期推送血液透析护理相关知识。

3. 定期回访患者和家庭访视，及时了解透析患者存在的问题。

4. 定期评估患者的心理状态及生活质量，依据评估结果为患者提供心理及生活指导。

5. 制订个性化指导方案，为患者发放记录卡，包含水分、饮食、体重、血管通路监测等，下次透析时依据记录情况进行个性化的床边健康宣教。

6. 了解患者对护理服务的感受，虚心听取患者的意见和建议，改进相关护理服务。

（苗金红　李争艳）

第七节　内分泌科患者关怀性护理

一、内分泌科患者一般关怀性护理

（一）评估和观察要点

1. 观察患者的神志、面容，新入院患者测量体温、脉搏、呼吸、血压、体重、腰围、臀围等。

2. 评估患者有无身体形象改变，如体型、毛发，有无满月脸、皮肤紫纹、色素沉着，有无眼球突出、甲状腺肿大等。

3. 评估患者的饮食、运动等情况，了解患者的生活习惯、既往史及家族史。

4. 评估患者的心理状况，了解患者的情绪、心理感受、家庭及社会支持情况。

5. 评估患者有无焦虑、抑郁、自卑等心理变化，是否影响人际交往和社交活动，是否正在用药等。

6. 查阅患者的检查报告，了解主要检查结果。

7. 实施各项评估时，非单人间拉隔帘，单人间关门，保护患者隐私。

8. 对评估的情况进行记录并及时给予答复，解决能够解决的问题。

（二）护理措施

1. 建立信任、和谐的护患关系。责任护士每日与患者交流，礼貌称呼患者，耐心倾听患者的内心反应与感受，给予鼓励和安慰，使患者积极配合治疗；与患者家属进行沟通，鼓励家属给予患者良好的家庭支持；帮助患者与病友建立良好的关系，使患者尽快适应，消除紧张感。

2. 为患者进行各项操作前，认真讲解目的和意义，确保患者知情同意；操作时动作轻柔、精准，注意保暖，保护隐私，关注患者的舒适；操作后观察患者的反应，耐心告诉患者注意事项。

3. 指导并协助患者正确留取各类标本，及时送检；做好各项化验检查及辅助治疗，如糖耐量实验、动态血糖监测、胰岛素泵治疗、放射性碘治疗等的护理。

4. 遵医嘱正确指导患者用药，观察药物作用和不良反应，及时告知主管医生。

5. 根据病情给予合适饮食，注意营养均衡。指导患者规律进餐、少食多餐、戒烟限酒，详细讲解饮食宜忌知识，以促进疾病恢复。

6. 观察患者的生命体征、临床症状、辅助检查结果的变化，及时与患者和家属沟通，告知检查结果，同时根据患者心理状态注意保护性医疗制度的落实。

7. 协助患者取舒适体位，保证充分休息，急重症患者和年老体弱患者给予床栏保护，防止坠床。

8. 组织同病种患者互相交流，请治疗效果好的患者介绍配合治疗的经验，增加患者战胜疾病的信心。

9. 对于身体外形改变的患者，告诉患者这是疾病发生、发展的过程，只要积极配合治疗，部分改变可恢复正常。并指导患者改善自身形象，如甲状腺功能亢进突眼的患者外出时可戴深色眼镜；指导肥胖的患者选择合适的衣服进行恰当修饰，可增加心理舒适感和美感。

10. 经常巡视病房，重视患者的心理反应和感受。多与患者接触和交流，耐心倾听，多鼓励多安慰，患者消除紧张情绪。必要时请心理医生给予心理疏导。

（三）健康指导

1. 评估患者和家属对疾病知识和信息的需求，做好健康教育。

2. 根据患者的知识水平和理解能力进行健康教育，要与患者互动，避免使用医学术语。

3. 健康教育可以根据情况采取多种形式，如一对一讲解、小组授课、看图对话、知识竞赛等。

4. 详细讲解药物的作用、用法、用量、可能出现的不良反应，增加患者遵医嘱服药的依从性。

5. 指导患者及家属共同制订饮食、运动、监测等护理计划，提高患者的自我管理能力。

6. 指导患者保持平稳的情绪，规律的作息。

（四）延伸护理

1. 评估患者出院时的病情、心理、社会支持状况，讲解并发放出院指导资料、出院后复诊事宜，提供门诊医生的介绍、健康教育咨询电话，确认患者和家属掌握。

2. 出院后定期电话回访患者，及时了解患者出院后生理、心理及病情转归等情况，针对存在的具体问题给予再次指导。

3. 建立信息平台，定期推送疾病护理知识。

4. 了解患者对护理服务的感受，虚心听取患者的建议，切实改进相关护理服务。

二、糖尿病患者关怀性护理

（一）评估和观察要点

1. 评估患者的健康史　有无家族史、个人生活方式、饮食习惯及吸烟、饮酒史；有无病毒感染、慢性肝炎、胰腺炎等病史；有无分娩巨大儿史等。

2. 评估患者的神志、精神、生命体征，有无消瘦或肥胖，测量身高、体重并计算体重指数。

3. 了解患者既往的检查和治疗经过，目前用药情况和病情控制情况等。

4. 评估患者的血糖、糖化血红蛋白、血压、血脂、肝肾功能、尿常规等生化指标，配合医生准确留取化验标本。

5. 评估患者对疾病知识的了解程度，患病后有无焦虑、抑郁等心理变化。了解其家庭及社会支持情况。

6. 实施各项评估或进行操作时，非单人间拉窗帘，单人间关门，保护患者隐私。

7. 对评估的情况进行记录并及时给予回复，解决能够解决的问题。

（二）护理措施

1. 责任护士每日与患者交流，礼貌称呼患者，主动向患者及家属介绍自己的身份及职责；与患者家属进行良好的沟通，鼓励家属给予患者良好的家庭支持。

2. 合理安排患者的休息与活动　病情较轻者应注意生活规律，适度运动。病情较重的患者需卧床休息，卧床期间做好生活护理，保持环境安静、舒适，减少探视，保证患者充足的睡眠。

3. 饮食护理　根据患者的实际情况控制每日总热量，平衡膳食，保证各种营养物质的摄入。严格限制各种甜食，包括各种食用糖、糖果、甜点心、含糖饮料等。多食富含膳食纤维的食物。戒烟限酒。在患者原有的饮食习惯及喜好的基础上制订个性化的饮食计划。合理分配早、中、晚餐的量，一般按照 1/5、2/5、2/5 或 1/3、1/3、1/3 分配。对注射胰岛素或者口服降糖药且血糖波动大的患者，可每日进食 5～6 餐，从 3 次正餐中匀出 25～50 g 主食作为加餐用。

4. 运动护理　向患者说明坚持规律运动是控制糖尿病的基本措施。运动可以增加胰岛素的敏感性，减轻体重，改善血糖情况。根据患者的实际情况制订个体化运动处方，运动方式以有氧运动为主，如慢跑、快走、骑自行车、做广播操、打太极拳等，如无禁忌证，每周最好进行 2 次抗阻运动，最佳运动时间是餐后 1 小时。运动频率是每周 5 次，每次 30～40 分钟。运动强度为，活动时患者的脉率（次/分）＝170－年龄。

5. 遵医嘱正确用药，观察药物作用及不良反应，做好用药指导。

（1）双胍类降糖药（如格华止）：一般于餐中或餐后服用，出现轻微胃肠道反应时，要耐心讲解和指导，避免患者不必要的疑虑。服药期间限制饮酒。

（2）磺脲类降糖药（如格列齐特、格列喹酮、格列吡嗪、格列美脲等）：口服药于餐前 30 分钟服用，服药后按时进餐，以防止发生低血糖。注意药物之间的协同与拮抗。磺胺类、水杨酸制剂、保泰松、β受体阻滞剂、利血平等可增强磺脲类降糖药作用，而噻嗪类利尿药、糖皮质激素、口服避孕药可降低磺脲类降糖药作用，应注意观察血糖变化。

（3）α糖苷酶抑制剂类降糖药（如阿卡波糖、伏格列波糖）：应与第一口淀粉类食物同时嚼服。如果与胰岛素促泌剂或胰岛素合用，可能发生低血糖。发生低血糖时应给予葡萄糖口服或静脉注射，进食淀粉类食物或蔗糖无效。

（4）噻唑烷二酮类降糖药（如吡格列酮、罗格列酮）：每天服用一次，可在餐前、餐中、餐后任何时间服用，但是服药时间尽量固定。观察有无水肿、体重增加、缺血性心血管疾病及骨折的风险，一旦出现应立即停药。

（5）格列奈类降糖药（如瑞格列奈、那格列奈）：一般于餐前 10～15 分钟服用，不进餐不服药，服药后按时按量进餐，以防出现低血糖。

6. 使用胰岛素的护理

（1）准确用药：掌握各种胰岛素的名称、剂型、作用特点，准确执行医嘱，按时注射。每次注射前检查药液的有效期、是否变质等。

（2）胰岛素的保存：未开封的胰岛素放于冰箱 2～8℃冷藏保存，正在使用的胰岛素在常温下（不超过 25～30℃）可使用 28～30 天，避免过冷、过热、太阳直晒、剧烈晃动等，避免因蛋白质凝固变性而失效。

（3）注射部位的选择与轮换：皮下注射胰岛素时，应选择皮肤疏松的部位，如腹部、上臂、大腿、臀部。如果患者参加运动锻炼，不要选择在上臂、大腿等活动部位注射胰岛素。注射部位要经常轮换，长期注射同一部位可能导致局部皮下脂肪萎缩或增生、局部硬结。

（4）防止感染：注射胰岛素时应严格无菌操作，针头一次性使用。

7. 血糖监测的护理　通过规律的血糖监测可以观察生活干预及降糖药物的疗效。遵医嘱按时监测患者的餐前、餐后及夜间血糖，发现低血糖、高血糖或血糖波动过大时，应及时通知医生。

8. 使用静脉注射胰岛素泵、皮下注射胰岛素泵、动态血糖监测仪时，及时与患者及家属沟通，告知治疗的目的和结果。

9. 经常巡视病房，重视患者需求，动态评估患者的身心状况，做好心理护理。糖尿病是一种慢性、终身性疾病，患者容易产生焦虑、抑郁等负性情绪，告诉患者糖尿病目前虽不能根治，但通过合理饮食、适当运动、科学用药、保持良好的情绪可以控制病情，能像健康人一样工作、生活，使患者增加战胜疾病的信心。采用正向鼓励、倾听等沟通技巧，鼓励并接受患者对积极和消极情绪的表达，分享感受。及时解决患者存在的问题，责任护士自己不能解决的问题，及时向护士长或相关人员报告。

10. 进行各项操作和评估中，保护患者隐私，注意遮盖，避免患者受凉。

（三）健康指导

1. 评估患者及家属对疾病知识和信息的需求，做好健康宣教，及时评估健康宣教的效果，以保证患者和家属掌握必要的知识。

2. 宣教时要使用通俗易懂的语言，避免笼统表达，应量化需要表达的词语，如让患者控制饮食，需具体到量，使患者有清晰的概念。

3. 指导患者遵医嘱按时服药，不要自行停药或减量，不要听信没有科学依据的偏方。

4. 指导患者长期保持健康的生活方式，如定时定量进餐、规律运动、戒烟限酒、控制体重、保持心态平和等。

5. 指导患者定期做各项化验检查。血糖平稳时一周测 7 个点血糖（三餐前、后及睡前），血糖控制不佳时每天测 4～7 次血糖；每月至少测一次血压和体重；每三个月测一次糖化血红蛋白；每六个月测一次尿微量白蛋白；每年至少化验一次血生化；每年行一次眼底检查。

6. 指导患者定期复查，提供门诊医生介绍和咨询电话，如果症状加重应立即就诊。

7. 指导患者保持平和的心态。

8. 提供糖尿病相关护理知识的书面材料。

（四）延伸护理

1. 建立信息平台，例如微信群、QQ 群、手机 APP 等，发送糖尿病相关知识以及科室健康教育课堂的活动安排。

2. 定期电话随访，及时了解患者出院后的自我护理情况，对具体问题给予针对性的指导。

3. 定期组织讲课、糖友交流活动等，增加患者的自护知识，鼓励患者乐观面对疾病。

4. 了解患者对护理服务的感受，虚心接受患者的建议，改进相关护理服务。

三、糖尿病酮症酸中毒患者关怀性护理

（一）评估和观察要点

1. 了解患者有无诱发因素，如感染、创伤、手术、胰岛素中断或不适当增减药量、饮食不当、妊娠、分娩、精神刺激等。

2. 评估患者的神志、精神状况、生命体征，有无烦渴多饮、多尿和乏力加重等表现。

3. 评估患者有无食欲减退、恶心、呕吐、头痛、烦躁、嗜睡、呼吸有烂苹果味等症状。

4. 评估患者有无尿量减少、皮肤弹性差、眼球下陷、脉搏细速、血压下降、四肢厥冷等症状。

5. 评估患者既往的治疗经过，目前用药和病情控制情况。

6. 评估患者的化验报告，了解血糖、血气分析、血电解质、血常规、肝肾功能、尿常规等检测结果。

7. 了解患者的日常生活习惯、既往史、家族史。

8. 评估患者的心理状态、家庭及社会支持情况。若患者神志不清或无法配合，要及时与家属沟通，准确了解情况。

9. 询问患者及家属住院期间有何问题、困难或需求。

10. 实施各项评估时，非单人间拉窗帘，单人间关门，以保护患者隐私。

11. 对评估的情况进行记录并及时给予答复，解决能够解决的问题。

（二）护理措施

1. 责任护士每日耐心与患者沟通，礼貌称呼患者，主动向患者及家属介绍自己的身份和职责；与患者家属进行良好的沟通，鼓励家属给予患者良好的家庭支持。

2. 合理安排患者的休息与活动　患者需卧床休息，烦躁患者加床档保护，周围不要有危险物品。为患者营造一个良好的休息环境，确保灯光柔和，温湿度适宜，避免仪器不必要的噪声，保证充足的睡眠。

3. 饮食护理　在控制总热量的原则上，给予患者低脂肪、优质蛋白、富含纤维素和维生素的食物。患者出现食欲减退时，协助患者少食多餐，进食清淡易消化的食物。

4. 遵医嘱准确用药，观察药物不良反应，做好用药指导。

（1）补液的护理：根据病情，一般建立 2 个静脉通路补液，补液原则先快后慢，先盐后糖。通常先使用生理盐水，补液量和速度视失水程度而定。如果患者无心力衰竭，最初 2～3 小时输入 2000 ml 生理盐水。24 小时输液总量 4000～6000 ml。一般轻、中度酸中毒经充分补液及胰岛素治疗后可纠正，无须补碱。pH<7.1 时应静脉输入 1.25% 碳酸氢钠溶液治疗，同时注意监测动脉血气。

（2）胰岛素治疗的护理：短效胰岛素按照 0.1 U/(kg·h) 加入生理盐水中持续静脉滴入或泵入，根据血糖水平调整胰岛素用量。降糖速度不宜过快，以每 2 小时血糖值下降幅度不超过基础血糖值的 20% 为宜。当血糖降至 13.9 mmol/L 时，改为 5% 葡萄糖液加入短效胰岛素（按每 2～4 g 葡萄糖加 1 U 胰岛素计算），需每 2～4 小时复查血糖 1 次，及时调节液体中的胰岛素比例。尿酮体消失后，根据患者的尿糖、血糖及进食情况调节胰岛素剂量，待病情稳定后再恢复平时的治疗。

5. 动态病情观察　严密观察患者的生命体征，包括神志、瞳孔，必要时安置床旁心电监护。准确记录 24 小时液体出入量，特别是尿量。遵医嘱及时查血糖、血酮、尿酮、血钾、血气分析等。发现病情变化及时通知医生。

6. 做好各种管路护理，如输液管、吸氧管、胃管、尿管等。

7. 加强基础护理　保持床单位清洁、干燥、整齐，使患者舒适。加强口腔护理，预防口腔感染。保持皮肤清洁，及时更换衣服，皮肤瘙痒时嘱患者不要搔抓，女性患者注意会阴护理。

8. 经常巡视病房，重视患者的需求，动态评估患者的身心状态，及时发现患者的心理问题，使其以良好的心态配合治疗和护理。耐心倾听患者对治疗的反应与感受，及时解决患者存在的问题。责任护士不能解决的问题，及时向护士长或相关人员报告。

9. 为患者进行操作时，耐心讲解操作目的及注意事项，确保患者和家属能够理解和配合，减少患者的不安全感；保护患者隐私，注意保暖。

（三）健康指导

1. 评估患者和家属对疾病相关知识的需求，做好健康教育，及时评价健康教育效果，以保证患者和家属掌握必要的知识。

2. 向患者和家属讲解糖尿病酮症酸中毒的知识，如发病原因、常见诱因、临床表现及预防措施。避免使用医学术语，确保患者及家属理解接受。

3. 指导患者科学饮食，合理控制每日总热量，定时定量进餐，少食多餐。限制含糖的甜食和高油、高盐食品，增加膳食纤维。

4. 告诉患者和家属运动可增加胰岛素敏感性，有助于控制血糖和维持理想体重。指导患者根据自己的习惯，选择适合的运动方式。

5. 指导患者按医嘱服药，教会其观察药物疗效和不良反应。教会患者和家属注射胰岛素的正确方法和注意事项，尤其是低血糖的预防和自救措施。

6. 指导患者定期自我血糖监测，血糖平稳时，一周监测 7 个点血糖（三餐前后及睡前）；血糖控制较差时，每天测 4～7 次血糖；出现不适时要随时监测血糖。指导患者了解血糖控制目标。

7. 指导家属给予患者强有力的心理支持，使患者增加战胜疾病的信心。鼓励家属与患者一起学习疾病知识，督促患者长期保持健康的生活方式。

8. 告诉患者定期门诊复查的重要性，提供出院后各种护理的书面知识材料。

（四）延伸护理

1. 为患者发放延伸护理的资料，内容包括科室及医生介绍、健康教育门诊的出诊时间及咨询电话。

2. 建立信息平台，发送糖尿病的相关护理知识。

3. 出院后定期随访患者，及时了解患者出院后的自我管理情况，对其具体问题给予针对性的再次指导。

4. 了解患者对护理服务的感受，虚心听取并归纳患者的意见和建议，切实改进护理服务。

四、糖尿病高血糖高渗综合征患者关怀性护理

（一）评估和观察要点

1. 了解患者有无诱发因素，包括急性感染、手术、外伤、脑血管意外等应激状态，使用糖皮质激素、利尿药、甘露醇等药物，水摄入不足或失水，透析治疗，静脉高营养等。

2. 评估患者既往的用药和疗效以及目前的治疗情况。

3. 评估患者最初有无多饮、多尿、全身无力，多食不明显或者食欲不振等情况。

4. 评估患者有无反应迟钝、烦躁或淡漠、嗜睡、定向力障碍、偏瘫等病情加重症状。

5. 观察患者的神志、精神状态、生命体征、尿量等情况，评估有无皮肤干燥、弹性降低、口唇干裂、眼球凹陷、脉搏细速、血压降低等严重脱水症状。

6. 评估患者的血糖、尿糖、血浆渗透压、血清电解质等化验结果。

7. 了解患者的日常生活习惯、既往史、家族史。

8. 评估患者是否因病情变化而产生恐惧、焦虑等心理反应，了解其家庭及社会支持情况。若患者神志不清或无法配合，要及时与家属沟通，准确了解情况。

9. 询问患者及家属住院期间有无需求、困难。

10. 实施各项评估时，非单人间拉窗帘，单人间关门，以保护患者隐私。

11. 对评估的情况进行记录并及时给予答复，解决能够解决的问题。

（二）护理措施

1. 责任护士每日主动与患者交流，礼貌称呼患者，主动向患者及其陪伴家属介绍自己的身份和职责。与患者家属进行良好的沟通，鼓励家属给予患者良好的家庭支持。

2. 嘱患者卧床休息，烦躁及昏迷患者加床档保护，周围不要放置危险物品，保证患者安全。尽量

为患者营造良好的休息环境，确保安静、温湿度适宜，保证患者充足的睡眠。

3. 遵医嘱正确用药，观察药物作用和不良反应，做好用药指导。

（1）补液的护理：补液原则是先盐后糖，先快后慢。严重失水时，24 小时补液量可达 6000～10 000 ml。当血糖降至 16.7 mmol/L 时，可改为 5％葡萄糖溶液加入短效胰岛素控制血糖，一般不补碱。静脉补液时注意防止液体进入过多过快而引起肺水肿、脑水肿。为了减少静脉补液量，清醒患者可口服温开水，昏迷患者可用管喂温开水。

（2）应用胰岛素的护理：每小时 5 U 常规胰岛素静脉滴注，血糖过高时可给予胰岛素泵皮下持续给药。治疗中密切监测血糖，根据血糖水平调整胰岛素用量，降糖速度不宜过快。当血糖下降至 14 mmol/L 时可改为 5％葡萄糖液。

（3）及时纠正电解质紊乱：当每小时尿量不小于 30 ml 时可给予 1000～2000 ml 生理盐水并加入 10％氯化钾溶液 20～30 ml 以补钾，使血钾维持于 4～5 mmol/L。当血钾正常或有低血钾，尿量正常时应立即补钾。

4. 密切观察病情变化，及时判断治疗后病情恢复情况，包括患者的生命体征、神志、皮肤弹性、尿量、血糖、血浆渗透压等，必要时安置床旁心电图。若发现病情变化，立即通知主管医生。

5. 遵医嘱给予患者氧气吸入，准确调节氧流量。做好各种管路护理，如输液管、吸氧管、胃管、尿管等。

6. 协助患者保持口腔和皮肤清洁，及时更换衣服，保持床单位整洁干燥，使患者舒适。昏迷患者要加强安全护理。

7. 观察患者有无紧张、焦虑、悲观等情绪，经常与患者及家属交流，耐心倾听患者的主诉和需求，及时发现患者的心理问题。安慰、鼓励患者，并使用通俗易懂的语言讲解的治疗过程，使患者增加战胜疾病的信心。责任护士不能解决的问题，及时向护士长或相关人员报告。

8. 为患者进行操作时，耐心讲解操作的目的和注意事项，动作要轻柔、精准，避免增加患者的不适感。注意保护患者的隐私，注意保暖。

（三）健康指导

1. 评估患者和家属对疾病相关知识和信息的需求，做好健康教育，及时评估教育效果，使患者和家属掌握必要的知识。

2. 向患者和家属讲解糖尿病高血糖高渗综合征的相关知识，如发病原因、常见诱因、临床表现及预防措施。应根据患者的知识水平进行宣教，不可采取强灌式，多与患者互动。

3. 指导患者在原有饮食习惯的基础上，制订合理的、个性化的饮食计划。碳水化合物的摄入量占总热量的 50％～60％，适当增加高纤维食物的量。蛋白质占总热量的 10％～15％，首选优质蛋白，如瘦肉、鱼、蛋、奶等。脂肪不能超过总热量的 30％，避免油炸食品、肥肉、动物内脏的摄入。食盐摄入量限制在每天 6 g 以内。戒烟限酒，少食或不食葡萄糖、蔗糖、蜜糖及其制品。

4. 指导患者根据自己的喜好和工作生活情况，制订个性化的运动处方。运动的原则是量力而为、循序渐进、持之以恒。详细讲解运动的注意事项，防止发生意外，例如低血糖、外伤等。作息要规律，保证充足的睡眠。

5. 指导患者识别降糖药物的名称、用法、用量、不良反应，教会患者和家属胰岛素的正确注射方法，嘱患者按时用药。

6. 指导患者做好自我血糖监测，了解血糖控制目标，发现血糖波动要及时就诊。

7. 提供糖尿病相关护理知识材料，嘱患者和家属一起学习，提高患者的自我管理能力。

（四）延伸护理

1. 为患者发放延伸护理的资料，内容包括科室及医生介绍、健康教育门诊的出诊时间及咨询电话等。

2. 建立信息平台，定期推送糖尿病的相关护理知识。

3. 出院后定期回访患者，及时了解患者出院后的自我管理情况，对其问题进行针对性指导。多使用鼓励性语言，增加患者对疾病自我管理的信心。

4. 了解患者对护理服务的感受，虚心听取并归纳患者的意见和建议，切实改进护理服务。

五、低血糖症患者关怀性护理

（一）评估和观察要点

1. 了解患者的病程、发作频率、目前治疗情况，以及有无胰岛素使用过量、未按时进食或进食过少、空腹饮酒、感染等诱发因素。

2. 了解患者的生活方式、食量，询问患者有无不明原因的昏迷、阵发性精神异常等情况。

3. 评估患者有无饥饿、出汗、手抖、软弱无力、紧张、焦虑、面色苍白、心跳加快、四肢冰凉等交感神经兴奋症状。

4. 评估患者有无中枢神经功能不全的症状　初期为精神不集中、思维和语言迟钝、头晕、嗜睡、步态不稳，后期出现烦躁、易怒、性格改变、认知障碍，严重时发生抽搐、昏迷。

5. 评估患者的指血血糖、血生化检查、糖化血红蛋白、尿常规等结果，及时告知医生。

6. 评估患者既往治疗情况和疗效、日常生活习惯、既往史、家族史。

7. 观察患者的神志、精神状态、面色、生命体征等情况。

8. 评估患者的心理状态，是否因病情变化而出现紧张、恐惧等情绪，了解其家庭社会支持系统。若患者神志不清或无法配合，要及时与家属沟通，尽快了解患者的情况。

9. 实施各项评估时，单人间关门，非单人间拉隔帘，保护患者隐私。

10 询问患者及家属住院期间有何问题、困难、需求。

11. 对评估的情况进行记录并及时给予答复，解决能够解决的问题。

（二）护理措施

1. 责任护士每日与患者交流，礼貌称呼患者，主动向患者及家属介绍自己的身份及职责。与患者家属进行良好的沟通，鼓励家属给予患者有力的家庭支持。

2. 合理安排患者的活动与休息，确保患者安全　病情轻时指导患者安静卧床休息，安排家属亲情陪护。尽量为患者营造安静舒适的休息环境，确保灯光柔和，温湿度适宜，保证充足的睡眠。昏迷患者卧床时取仰卧位头偏向一侧，保持呼吸道通畅，拉起双侧床栏防止发生坠床等意外。卧床期间，协助患者保持口腔及皮肤清洁；及时更换衣服，保持床单位清洁干燥，使患者舒适。

3. 协助医生及时识别低血糖的诱因并注意避免其他诱发因素。

（1）定时监测血糖，包括三餐前后和夜间 0 点、3 点的血糖，告知医生监测结果，以利于及时调整治疗方案。

（2）指导患者定时定量进餐，餐后 1 小时运动，运动时间不超过 1 小时。对于反复发作低血糖、血糖波动大、使用胰岛素强化治疗的患者，应给予一日 5～6 餐。

（3）使用胰岛素和胰岛素促泌剂的患者，遵医嘱准确给药，服药后及时督促患者进餐。

4. 低血糖发作的护理　轻者及无意识障碍的患者，给予口服高糖食品，如 15～20 g 葡萄糖片，或者果汁、可乐、雪碧等饮料，150～200 ml。15 分钟后复查血糖，若血糖仍低于 3.9 mmol/L，再次给予 15～20 g 糖类食品；如果血糖在 3.9 mmol/L 以上，但距离下一餐时间在 1 小时以上，则给予含淀粉或蛋白质的食物。重者及有意识障碍的患者，应立即静脉补充，一般用 50% 葡萄糖 60～100 ml 静脉注射。

5. 动态观察病情　观察患者有无交感神经兴奋的临床表现，如心慌、乏力、饥饿、出汗、全身抖动、晕厥、昏倒等；观察有无脑功能障碍的临床表现，如反应迟钝、注意力不集中、视物模糊、步态不稳、行为异常等。对于有低血糖诱发因素的患者或是老年糖尿病患者，要动态观察病情，预防低血糖复发，做到早发现早预防。对于有意识障碍或昏迷的患者，遵医嘱安置床旁心电监护仪监测生命体征，准确记录 24 小时液体出入量，做好各种管路护理。

6. 心理护理　低血糖是糖尿病常见的并发症，且反复发作，容易导致患者产生紧张、焦虑、恐惧的心理，对治疗失去信心。重视患者的情绪变化，采用正向鼓励和倾听等沟通技巧，鼓励患者表达内心的感受。低血糖发生时，陪伴患者，使其有安全感。以通俗易懂的语言，主动向患者及家属讲解低血糖的诱发因素、预防方法、自救措施等，鼓励家属与患者一起面对，使患者增加战胜疾病的信心。

7. 进行各项操作前，耐心向患者及家属讲解目的和注意事项，确保患者的理解和配合。操作时动作轻柔、准确，以减少患者的不适感。注意保护患者隐私，避免患者受凉。

8. 细心询问患者及家属有何问题或需求，及时解决患者存在的问题，责任护士自己不能解决的问题，要向护士长或相关人员报告。

（三）健康指导

1. 评估患者和家属对疾病相关知识和信息的需求，做好健康教育，及时评估教育效果，使患者和家属了解低血糖的症状、预防和自救方法。

2. 指导患者定时定量进餐、少食多餐。主食应选择干性食物，避免饥饿；避免饮酒，尤其是空腹饮酒；外出时应随身携带少量食物，如饼干、糖果等。

3. 指导患者尽量选择在餐后 1 小时运动，避免空腹运动；运动时随身携带糖果或食物及糖尿病卡片；每次运动时间不要超过 1 小时；血糖低于 5.5 mmol/L 时，不宜运动。

4. 指导用药　用通俗易懂的语言，告知患者和家属按时按量服药，不可随意增减。尤其是使用胰岛素和胰岛素促泌剂时，让患者了解药物的作用机制，以预防低血糖发生。如果是老年患者，可以帮其写在药盒或记事本上。

5. 指导血糖监测　规律的自我血糖监测能够明显减少低血糖发生率。告诉患者监测血糖的重要性和必要性，教会患者及其家属使用血糖仪进行监测，正确记录结果并观察血糖变化。指导患者及其家属识别低血糖发生时的表现，以便及时采取措施。

6. 告诉患者如果出现感染、厌食、呕吐、腹泻等情况，要及时就诊。

（四）延伸护理

1. 告知患者定期门诊复查的重要性，发放延伸护理的资料，包括科室及医生介绍，健康教育课程的时间等。

2. 建立信息平台，发送糖尿病的相关护理知识。

3. 出院后定期电话回访患者，及时了解患者出院后的血糖情况，对其问题进行针对性指导。多使用鼓励性语言，增加患者对糖尿病自我管理的信心。

4. 了解患者对护理服务的感受，虚心听取患者的意见和建议，切实改进护理服务。

六、糖尿病肾病患者关怀性护理

（一）评估和观察要点

1. 了解患者的病程、目前用药及血糖控制情况，评估有无泌尿系感染、服用肾毒性药物、大量蛋白质食物摄入等诱因。

2. 评估患者的精神状态、营养状况，是否有蛋白尿、水肿、高血压及其他肾功能不全的典型表现。

3. 评估患者是否出现恶心、呕吐、食欲下降、乏力等症状。

4. 定时监测血糖、血脂、肝肾功能、血常规、尿常规、血压、体重、出入量等情况。

5. 评估患者的心理反应和情绪变化，了解患者的家庭和社会支持情况。

6. 了解患者的饮食嗜好和生活习惯以及既往史、家族史。

7. 实施各项评估时，单人间关门，非单人间拉隔帘，注意保护患者隐私，注意保暖。

8. 对评估的情况进行记录并及时给予答复，解决能够解决的问题。

（二）护理措施

1. 责任护士每日与患者交流，礼貌称呼患者，主动向患者及其家属介绍自己的身份及职责。与患者家属进行良好的沟通，鼓励家属给予患者有力的家庭支持。

2. 合理安排患者的休息与活动　病情轻者每餐饭后适当活动，注意规律作息和劳逸结合。水肿明显、血压较高或肾功能不全的患者，应卧床休息。下肢水肿明显者，卧床休息时可抬高下肢，以增加静脉回流，减轻水肿。

3. 饮食护理　在控制总热量的前提下，给予低盐、低脂、优质蛋白、高维生素、高纤维素饮食。根据患者的标准体重，计算饮食中糖类、蛋白质、脂肪的含量，合理分配三餐。各种糖类食物不宜过分严格的限制，通过提供足够的热量以减少自体蛋白质的分解，以免发生营养不良。肾功能正常者蛋白质摄入量为每日每公斤体重 0.8～1.0 g，肾功能不全者蛋白质控制在每日每公斤体重 0.6～0.8 g，应选用优质动物蛋白，如鸡蛋、牛奶、鱼、瘦肉等，以减轻肾脏负担。

4. 遵医嘱正确用药，观察药物及不良反应，做好用药指导。

（1）降糖药：谨慎选择口服降糖药，尽早使用胰岛素治疗，尽量控制空腹血糖＜6.1 mmol/L、餐后血糖＜8.0 mmol/L、糖化血红蛋白＜6.5％。使用胰岛素时注意剂型和剂量准确，定时监测血糖，预防发生低血糖或血糖波动过大。

（2）降压药：一般选用钙拮抗剂（硝苯地平）、血管紧张素转换酶抑制剂（贝那普利）、β受体阻滞剂（美托洛尔）等。如效果欠佳，可加用血管扩张剂（哌唑嗪）、利尿剂（呋塞米）等，将血压降至 120～130/80～85 mmHg。

（3）对症治疗：给予抗凝治疗以改善血液循环，如阿司匹林；伴高脂血症者给予降脂治疗，如他汀类降脂药。

（4）避免使用肾毒性药物，如庆大霉素、链霉素、丁胺卡那霉素等，避免使用碘造影剂。

5. 动态观察病情

（1）监测体重，每日晨起在固定时间穿相同衣服测量。

（2）记录 24 小时出入量，观察尿量、颜色、性状变化，出现异常及时报告医生。

（3）观察患者的血压、水肿情况、尿检和肾功结果，如有少尿、水肿、高血压，及时报告医生给予对症处理。

6. 经常巡视病房，重视患者的主诉，动态评估患者的身心状况，做好心理护理。由于病程长、难以治愈，患者易产生悲观、失望、无助的心理反应，要耐心解释病情，让患者及家属了解疾病的病因、临床表现、诊疗方法，使患者认识到，积极配合治疗可以使多数糖尿病肾病得到控制，提高患者对治疗的依从性。倾听患者对治疗的反应和感受，及时解决患者存在的问题，责任护士自己不能解决的问题，应向护士长或相关人员报告。

7. 各项操作中保护患者隐私；注意遮盖，避免患者受凉。

（三）健康指导

1. 评估患者和家属对疾病知识和信息的需求，做好健康教育，及时评价健康教育效果，以保证患者及其家属掌握必要的知识。

2. 指导患者保持健康的生活方式，戒烟戒酒，适度运动，控制体重。

3. 指导定期监测血糖、血压、血脂、肾功能，将各项指标控制在理想范围，减少血糖波动。

4. 指导定期监测肾功能、尿微量白蛋白，预防和治疗泌尿系感染。

5. 指导患者，尽量避免使用有肾毒性的药物，如庆大霉素、链霉素、阿米卡星、含马兜铃酸的中药等。

6. 指导患者保持良好的心态，增加治疗的信心。

（四）延伸护理

1. 指导患者定期复诊，提供疾病护理的书面知识材料以及健康教育门诊的咨询电话等。

2. 建立信息平台，发送糖尿病的相关护理知识。

3. 出院后定期电话回访，及时了解患者出院后生理、心理、社会等方面的信息，制订随访计划。

4. 采用多种方法，如定期举办健康大讲堂、个体化讲解或糖友交流会等，让患者学习疾病知识，促进糖友之间的交流，增加患者自我管理的信心。

5. 征求患者对护理服务工作的意见，虚心接受患者提出的建议，切实改进护理服务。

七、糖尿病足患者关怀性护理

（一）评估和观察要点

1. 评估患者的病程、目前治疗及血糖控制情况，有无足部皮肤溃破、烫伤、碰撞伤、修脚损伤、新鞋磨破伤等诱发因素。

2. 评估患者有无足溃疡的危险因素，如既往足溃疡史、下肢麻木疼痛及各种感觉减退或消失、足背动脉搏动减弱或消失、下肢皮肤颜色改变、足部皮温降低等。

3. 检查足部有无趾甲异常、胼胝、鸡眼、甲沟炎、甲癣，是否发生红肿、水疱、溃疡等。

4. 评估患者的精神状态、营养情况，了解发生糖尿病足的原因和时间。

5. 了解患者的日常生活习惯，以及既往足溃疡史或截肢史、家族史。

6. 评估患者的心理感受，了解其家庭和社会支持情况。

7. 评估患者的生活自理能力，了解患者住院期间的需求。

8. 实施各项评估时，单人间关门，非单人间拉隔帘，注意保护患者隐私，注意保暖。

9. 对评估的情况进行记录并及时给予答复，解决能够解决的问题。

（二）护理措施

1. 责任护士每日与患者交流，礼貌称呼患者，主动向患者及陪伴家属介绍自己的身份和职责。与患者家属进行良好的沟通，鼓励家属给予患者强有力的家庭支持。

2. 合理安排患者的活动与休息　病情轻者可在每餐后 1 小时活动，指导患者步行和进行腿部锻炼，注意保护患者安全。足溃疡和肢端感觉异常者，应暂时卧床休息，卧床期间做好生活护理，保持环境安静、整洁、舒适，保证患者充足的睡眠。

3. 遵医嘱给予对症治疗，观察治疗效果，做好宣教工作。

（1）严格控制血糖、血压、血脂，改善全身营养状况和纠正水肿等。

（2）给予神经修复、扩张血管、改善微循环的治疗，常用药物是甲钴胺、前列腺素 E 等。

（3）抗感染治疗。遵医嘱按时给予抗生素治疗；根据创面的性质，选择合适的敷料，做好换药。

4. 加强足部日常护理

（1）保持病室环境、床单位及患者皮肤清洁。

（2）改善局部血液循环。卧床时定时协助患者翻身，减少局部受压时间，抬高患肢，必要时使用支架。指导患者做患肢运动以促进患肢血液循环。

（3）合理饮食，改善全身营养状况。在控制总热量的前提下，给予患者低盐、低脂肪、高蛋白、高维生素饮食。

（4）检查患者的足趾、足底、足变形部位，是否有干燥、皲裂、损伤、水疱，趾甲有无异常，有无鸡眼、胼胝、足癣，检查皮肤温度、颜色、足背动脉搏动情况等。发现问题及时处理。

5. 做好糖尿病足的预防

（1）每日温水洗脚，温度<37℃，用手、手肘或请家人试水温，洗脚时间 5～10 分钟；洗脚后用柔软的毛巾擦干，尤其是脚趾间；要水平修剪趾甲，将趾甲边缘磨光滑。

（2）皮肤干燥时，应涂抹护肤软膏，但不要太油；皮肤皲裂时，擦含有尿素的皲裂霜。

（3）选择浅色、吸水、透气好的棉袜或羊毛袜，袜子不要太大或太小，袜口不要太紧，不能有破洞。

（4）选择合适的鞋子，如宽松、圆头、透气、有带的鞋子，鞋内部平整光滑；保持鞋内干燥卫生，勤洗袜子和鞋垫；穿鞋前检查鞋内是否有异物，防止足部损伤；最好下午买鞋，双脚穿袜子同时试穿；新鞋穿 20～30 分钟应脱下，检查双脚皮肤有无异常。

（5）天气冷时，不要使用热水袋或电热毯暖脚，以防烫伤，可用厚袜或毛毯保暖。夏天注意避免蚊虫叮咬。

6. 动态评估患者的身心状况，做好心理护理。经常与患者沟通，耐心倾听患者的诉求，针对患者心理压力的来源和程度给予疏导。将治疗成功的病例与患者分享，使患者增加战胜疾病的信心。询问患者及家属有何问题、困难，及时解决患者存在的问题，责任护士自己不能解决的问题，要及时向护士长或相关人员报告。

7. 为患者进行各项操作时，动作轻柔，注意遮盖，以保护患者隐私，注意保暖。

（三）健康指导

1. 指导患者保持健康的生活方式，合理饮食，适度运动，戒烟限酒，控制体重。

2. 指导患者定期监测血糖、血压、血脂，将各项指标控制在理想范围，减少血糖波动。

3. 指导患者若出现四肢麻木、疼痛，尤其是下肢的感觉减退时，及时到医院就诊。

4. 利用病例图片，详细讲解糖尿病足的常见诱因：鞋创伤、切割伤、压疮、甲沟炎、鸡眼及其他皮肤病和皮肤水肿，穿的鞋、袜子以及剪趾甲不合适等。指导患者避免诱因的发生，预防糖尿病足。

5. 指导患者保持乐观的情绪，积极配合治疗。

6. 指导患者定期门诊复查，提供相关疾病护理的知识材料。

（四）延伸护理

1. 指导患者规律门诊复查，提供门诊医生的出诊时间和健康教育门诊的咨询电话。

2. 建立信息平台，定期发送糖尿病的相关护理知识。

3. 出院后定期电话回访，及时了解患者出院后生理、心理、社会等方面的信息，制订随访计划。多使用鼓励性语言，增加患者自我管理的信心。

4. 征求患者对护理服务的意见，虚心听取患者提出的建议和意见，切实改进护理服务。

八、甲状腺功能亢进症患者关怀性护理

（一）评估和观察要点

1. 评估患者有无疲乏无力、怕热、多汗、多食、低热、消瘦、急躁易怒、排便次数增多以及心悸、胸闷、气短等表现。

2. 评估患者有无高热、大汗、心动过速、烦躁不安、谵妄、呼吸急促、恶心、呕吐、腹泻等甲状腺危象的征兆。

3. 观察患者的甲状腺肿大程度，有无突眼症。

4. 了解患者的起病时间、目前治疗情况、既往史及家族史。

5. 评估患者有无精神刺激、感染、创伤等诱发因素。

6. 了解患者的心理状态，了解患者的情绪、心理感受、需求、家庭及社会支持情况。

7. 实施各项评估时，单人间关门，非单人间拉隔帘，保护患者隐私，注意保暖。

8. 对评估的情况进行记录，及时给予答复，解决能够解决的问题。

（二）护理措施

1. 责任护士每日与患者交流，礼貌称呼患者，主动向患者及陪伴家属介绍自己的身份和职责，取得家属的理解，鼓励家属给予患者有力的心理支持和生活照顾。

2. 合理安排患者的休息与活动　在病情允许的情况下，适当活动，注意避免劳累。病情重者严格卧床休息，卧床期间做好生活护理，对大量出汗的患者，加强皮肤护理，及时更换衣服，保持床单位清洁干燥。保持病室安静、整洁、温湿度适宜，避免噪声和强光刺激，减少探视，保证患者充足的睡眠。

3. 饮食护理　加强营养，给予高热量、高蛋白、高维生素及矿物质丰富的饮食。主食应足量，可增加奶类、蛋类、瘦肉等优质蛋白以纠正负氮平衡。多摄取新鲜蔬菜和水果。鼓励患者多饮水，每日饮水 2000～3000 ml，以补充出汗、腹泻、呼吸加快所丢失的水分。禁止摄入刺激性食物及饮料，如酒类、咖啡、浓茶，以免引起患者精神兴奋。避免进食含碘丰富的食物，应食用无碘盐，忌食海带、海鱼、紫菜、慎食卷心菜、甘蓝等易致甲状腺肿的食物。

4. 遵医嘱正确用药，观察药物作用和不良反应，做好用药指导。

（1）抗甲状腺药物：常用的是硫脲类（甲硫氧嘧啶）和咪唑类（赛治）。需要按疗程足量服药，根据甲状腺功能调整药物用量。指导患者不要自行变更药物剂量或停药。密切观察药物不良反应，及时处理。抗甲状腺药物常见的不良反应：①粒细胞减少：多发生在用药后 2～3 个月内，若患者出现发热、咽痛、皮疹等症状，外周血白细胞 $<3\times10^9$/L、粒细胞 $<1.5\times10^9$/L 时，应停药。②药疹：比较常见，可用抗组胺药控制，不必停药。若出现皮肤瘙痒、团块状严重皮疹，应停药。③其他：若发生中毒性肝炎、肝坏死、精神病、胆汁瘀滞综合征等，应立即停药。

（2）β受体阻滞剂（美托洛尔）：要定时监测患者的脉搏，支气管哮喘或喘息型支气管炎患者禁用。

5. 放射性碘治疗的护理　甲状腺摄取^{131}I后释放β射线，破坏甲状腺滤泡上皮而减少甲状腺激素的分泌。因β射线在组织内的射程为 0.5～2 mm，所以电离辐射仅局限于甲状腺局部，不会累及邻近组织。此法简单、经济，治疗有效率达 95%，复发率小于 1%。但并非所有甲亢患者都适用本疗法，所以护理上应注意：

（1）评估患者有无治疗禁忌证，如年龄 <25 岁；妊娠、哺乳期妇女；肝功能差、活动性肺结核；白细胞 $<3.0\times10^9$/L 或粒细胞 $<1.5\times10^9$/L；中度浸润性突眼者；甲状腺危象；以往用过大量碘剂而甲状腺不能摄碘者。

（2）向患者说明本疗法虽然效果好，但少数患者仍可能发生甲亢、甲减或其他不良反应。

（3）服药后妥善处理患者的分泌物，以免污染环境。

（4）服药后注意监测患者的甲状腺功能、肝肾功能、血常规等。

6. 突眼的护理　预防眼睛受到刺激和伤害。遵医嘱给予眼药水湿润眼睛，避免干燥；眼睑不能闭合者用无菌纱布或眼罩覆盖双眼；睡觉或休息时抬高头部，以减轻球后水肿和眼睑胀痛感；外出戴深色眼镜，减少光线、灰尘、异物的侵害。

7. 甲状腺肿护理　告诉患者甲状腺肿大程度与病情轻重无明显关系；指导患者穿宽松高领衫修饰颈部和避免甲状腺受压；如果患者出现吞咽困难、局部疼痛等压迫症状，及时向医生汇报。

8. 病情观察　注意观察患者的神志、精神、生命体征、大小便、出入量、睡眠、体重；观察甲状腺肿大有无压迫症状；观察突眼的程度和症状，是否存在视力下降等。如果原有甲亢症状加重，并出现发热（体温 >39℃）、严重乏力、烦躁、多汗、心率 >140 次/分、食欲减退、恶心、呕吐、腹泻等，应警惕甲状腺危象发生，立即报告医生并给予处理。

9. 经常巡视病房，动态评估患者的身心状况，做好心理护理。甲亢患者多有焦虑、多疑、自卑等心理，主动与患者交谈，耐心的倾听患者对治疗的反应和感受，鼓励患者表达自己的情绪，建立互信关系。与患者共同探讨控制情绪和减轻压力的方法，指导患者保持平稳的情绪。告诉家属，患者的情绪、性格改变是暂时的，可因治疗而得到改善，鼓励家属给予患者良好的家庭支持。重视患者的需求，及时解决患者存在的问题，责任护士自己不能解决的问题，及时向护士长和相关人员报告。

10. 进行各项操作时，要关门、拉隔帘，保护患者隐私，注意遮盖，避免受凉。

（三）健康指导

1. 评估患者及其家属对疾病知识和信息的需求，做好健康宣教，及时评估教育效果，以保证患者及家属掌握必要的知识。

2. 指导患者遵医嘱按剂量、按疗程服药，不可随意减量或停药。服用抗甲状腺药物的最初 3 个月，每周查血常规 1 次，每隔 1～2 个月做甲状腺功能测定。

3. 指导患者进行自我监测　每日清晨卧床时自测脉搏，定期测量体重。脉搏减慢、体重增加是治疗有效的重要标志。如果出现高热、恶心、呕吐、不明原因的腹泻、突眼加重等，警惕甲状腺危象的可能，应及时就诊。

4. 鼓励家属主动关心和理解患者的情绪变化，促进患者与家属之间的良性互动，利于患者的康复。

5. 指导患者保持平和、愉快的心情，正确处理生活中的突发事件，避免精神刺激。鼓励患者参加团体活动，建立和谐的人际关系和良好的社会支持系统。鼓励家属主动关心患者，理解患者的情绪变化，营造轻松愉快的家庭氛围，以促进患者的康复。

6. 对有生育需要的女性患者，要告知妊娠可加重病情，应在治愈后再妊娠。

7. 出院时提供各种书面护理的知识材料。

（四）延伸护理

1. 出院时提供疾病相关的书面护理知识材料、门诊医生的介绍和健康教育门诊的咨询电话。

2. 建立信息平台，发送疾病护理相关知识。

3. 出院后定期随访，及时了解患者出院后生理、心理、社会、自我护理等情况，对存在的问题进行针对性指导。

4. 了解患者对护理服务的感受，虚心听取患者的建议，切实改进护理服务。

九、甲状腺功能减退症患者关怀性护理

（一）评估和观察要点

1. 了解患者的病程、目前用药及疗效，观察患者有无易疲劳、怕冷、行动迟缓、体温偏低、食欲减退而体重增加等情况。

2. 评估患者的神志、精神状态，有无记忆力、注意力、理解力、计算力减退，有无嗜睡、反应迟钝等情况。

3. 评估患者的眼周、手和脚的背部以及锁骨上窝有无皮肤黏液性水肿，观察患者有无皮肤干燥发凉、粗糙脱屑，有无毛发干燥稀疏、眉毛外 1/3 脱落等。

4. 评估患者的营养状况，有无便秘。

5. 评估患者的生命体征、血常规、血生化等，发现异常及时告知医生。

6. 评估患者的心理状态，了解患者的心理感受、家庭及社会支持情况。

7. 实施各项评估时，单人间关门，非单人间拉隔帘，保护患者隐私。

8. 对评估的情况进行记录，及时给予反馈，解决能够解决的问题。

（二）护理措施

1. 责任护士每日与患者交流，礼貌称呼患者，主动向患者及家属介绍自己的身份及职责。与家属进行良好的沟通，鼓励家属给予患者有力的家庭支持。

2. 合理安排患者的活动和休息。指导和鼓励患者适当活动，对于活动能力和反应能力低下者，应注意安全，保证地面干燥清洁，活动范围内无障碍物。卧床时需加床栏保护。保持病室安静、整洁、温湿度适宜（调节室温在 22～23℃），保证患者充足的睡眠。

3. 饮食护理。甲减患者肠蠕动减慢，常存在腹胀、便秘、厌食，应加强营养，给予低钠、低脂、高蛋白、高维生素、高纤维素饮食；指导患者少食多餐，细嚼慢咽，增加蔬菜、水果的摄入量。指导患者养成每天定时排便的习惯，教会患者促进便意的方法，如适当按摩腹部、肛周按摩；必要时遵医嘱使用轻泻剂，注意观察大便的次数、性质和量。

4. 遵医嘱正确用药，观察药物作用及不良反应，做好用药指导　首选左甲状腺素单药口服，需长期或终身服用，不能随意停药或变更剂量。用药前后测量患者的脉搏，若出现多食消瘦、脉搏＞100 次/分、体重减轻、发热、大汗、情绪激动等情况，及时报告医生。

5. 黏液性水肿昏迷的护理　多见于老年人或长期未获治疗者，于寒冷时发病。常见诱因有寒冷、感染、手术、严重躯体疾病、中断甲状腺激素治疗和使用麻醉剂、镇静药物等。临床表现为嗜睡、低体温（体温＜35℃）、呼吸浅慢、心动过缓、血压下降、四肢肌肉松弛、反射减弱或消失，甚至昏迷、休克。

（1）建立静脉通路，遵医嘱正确用药，首选碘赛罗宁静脉注射。

（2）保持呼吸道通畅，给予氧气吸入，必要时配合医生行气管插管或气管切开。

（3）氢化可的松 200～300 mg/d 持续静脉滴注，待患者清醒及血压稳定后减量。

（4）密切观察患者的神志、动脉血气分析、生命体征、全身黏液性水肿情况，记录 24 小时液体出入量。

（5）注意为患者保暖。

6. 动态观察病情　观察患者有无面颊及眼睑水肿、皮肤粗糙，有无毛发干燥、稀疏、易脱落等症状；观察患者的神志、精神状态，有无行动迟缓、记忆力减退、注意力不集中等，及时发现精神异常如痴呆、幻想、木僵、昏睡等问题；监测患者的生命体征，观察有无颤抖、怕冷、皮肤苍白等低体温现象，以及心律不齐、心动过缓等；观察患者有无疲乏无力、肌肉萎缩，甚至出现关节腔、胸膜腔、腹膜腔、心包积液及心脏扩大、血压升高、冠心病等，为指导患者活动提供依据。

7. 做好生活护理。协助患者洗漱、进餐、如厕等。为患者用温水擦洗皮肤，避免使用肥皂，并涂擦保湿润肤乳以防皮肤干裂。卧床的患者，定时协助翻身，保持床单平整，防止出现压疮。

8. 加强巡视，经常与患者沟通，做好心理护理。患者因动作缓慢、反应迟钝，可能造成人际关系紧张，要鼓励家属及亲友来探视患者，理解其行为，使患者获得更多家庭支持。帮助患者与其他患者建立良好的病友关系，将治疗成功的病例与患者分享，增加患者战胜疾病的信心。

9. 倾听患者对治疗的反应和感受，及时解决患者存在的问题，责任护士不能解决的问题，及时向护士长或相关人员报告。

10. 进行各种操作时，注意保护患者的隐私，及时遮盖，避免患者受凉。

（三）健康指导

1. 评估患者及其家属对疾病知识和信息的需求，做好健康教育，及时评价效果，确保患者和家属掌握必要的知识。

2. 指导患者注意个人卫生，预防感染；冬季做好防寒保暖；慎用催眠、镇静、止痛、麻醉药物。

3. 讲解终生服药的必要性，嘱患者按时服药，不可随意停药或减量。指导患者自我监测甲状腺激素服用过量的症状，如出现多食消瘦、脉搏＞100 次/分、体重减轻、发热、大汗、情绪激动等情况时，要及时就诊。

4. 指导患者制订出院后的活动计划，鼓励患者适当进行体育锻炼，提高机体抵抗力。

5. 鼓励患者多参与社交活动，多结交朋友，积极向上的心态有助于疾病恢复。

（四）延伸护理

1. 指导患者定期复查，提供门诊医生的介绍及科室咨询电话，发放疾病相关知识的书面材料。

2. 出院后定期随访患者，了解患者出院后的病情及自我护理情况，对其具体问题进行针对性指导。

3. 了解患者对护理服务的感受，虚心听取患者的意见和建议，改进护理服务。

（刘小娟　张雪梅　林　琳）

第八节　风湿科患者关怀性护理

一、风湿科患者一般关怀性护理

（一）评估和观察要点

1. 评估患者生命体征及关节肿、痛的特点、性质、持续时间及伴随症状。

2. 评估关节僵硬持续的时间、部位、活动受限的程度、有无畸形和功能障碍。

3. 评估皮肤黏膜损害的表现　皮损的部位、形态、面积大小和表面情况；肢体末梢的颜色和温度，皮肤有无苍白、发绀等。

4. 评估有无蝶形红斑、盘状红斑、雷诺现象。

5. 评估患者激素治疗的不良反应，如骨质疏松、感染等。

6. 评估患者心理状况，了解患者情绪、心理感受、家庭及社会支持情况。

7. 查阅患者检查报告，了解血沉、C反应蛋白等主要检查结果。

8. 实施各项评估时，非单人间拉隔帘，单人间关门，保护患者隐私。

9. 对评估情况进行记录并及时给予答复或解决能够解决的问题。

10. 询问患者及其家属住院期间存在的问题、困难或需求。

（二）护理措施

1. 建立信任、支持、和谐、关怀性的护患关系。责任护士每日与患者交流，礼貌称呼患者，主动向患者及其陪伴家属介绍自己的身份、职责及科室环境；采用正向鼓励、倾听等沟通技巧，鼓励并接受患者对积极情绪和消极情绪的表达，分享感受；与患者家属进行沟通，鼓励家属给予患者良好的家庭支持。

2. 用药护理　指导患者服用口服药，向患者讲解各种药物的注意事项，观察药物的作用及不良反应。告知患者坚持正规用药的重要性，在用药过程中不宜轻易换药和停药。

（1）非甾体类抗炎药：饭后服用或同时服用胃黏膜保护剂。主要不良反应为头痛、胃肠道反应、肝肾功能损害。

（2）糖皮质激素药：每日晨服一次，主要不良反应为继发感染、糖尿病、骨质疏松、低钾血症、高血压、上消化道出血、缺血性骨坏死。用药期间不能自行停药或减量过快，以免引起"反跳"现象。

（3）抗风湿药氯喹：饭后服用，主要不良反应为视网膜退行性变和视神经萎缩。根据医生建议做眼科检查。

（4）免疫抑制剂：饭后服用，主要不良反应为恶心、呕吐、白细胞减少、脱发、出血性膀胱炎、肝肾功能损伤。需关注血常规、肝肾功能。用药期间鼓励患者多饮水，观察尿液颜色，及早发现出血性膀胱炎。

（5）生物制剂：主要不良反应为过敏、注射局部红肿硬结。

3. 饮食护理　长期服用激素者，应给予低盐、高蛋白、高钾、高钙、高热量、高维生素饮食，避免辛辣刺激性食物。戒烟、禁饮咖啡。禁食芹菜、无花果、蘑菇、烟熏制品。

4. 皮肤护理 保持皮肤清洁完整，切忌挤压皮肤斑丘疹，避免抓挠，以免引起感染；保持溃疡处皮肤清洁、干燥，用温水冲洗或擦洗，禁用碱性肥皂；避免接触各种烫发剂、染发剂、农药，慎用化妆品；皮疹或红斑处避免涂各种化妆品或护肤品；避免紫外线照射，外出时戴宽边帽、防光眼镜，并穿长袖及长裤，忌日光浴。

5. 口腔护理 注意保持口腔清洁，有口腔黏膜破损时用漱口液漱口。有口腔溃疡者漱口后用中药锡类散或西瓜霜涂喷，可促进愈合。

6. 急性期卧床休息，限制活动；缓解期患者起床后可行温水浴或热水浸泡僵硬的关节，而后活动关节。睡眠时戴弹力手套保暖，可减轻晨僵程度。

7. 保持关节功能位，缓解期进行适当功能锻炼，避免疼痛关节受压负重。

8. 各项操作中保护患者隐私；注意遮盖，避免患者受凉。

9. 经常巡视病房，重视患者需求，动态评估患者的身心状况，做好心理护理。多与患者交谈，倾听患者对治疗的反应与感受，协助患者寻求健康行为，及时解决患者存在的问题。责任护士自己不能解决的问题，及时向护士长或相关人员报告。

（三）健康指导

1. 评估患者和家属对疾病相关知识和信息的需求，加强健康宣教，及时评估健康教育效果，以保证患者和家属掌握必要的疾病相关知识。

2. 进食高蛋白、高热量、易消化的食物，少吃辛辣刺激性食物以及生冷、油煎之物。过敏性疾病禁食鱼、虾、浓茶、酒等食物及饮品。

3. 遵医嘱用药，观察用药后疗效及不良反应，尤其是激素类用药不能随意增减。

4. 保持病室安静、舒适，减少刺激。病情轻者可适当活动，但不宜紧张和劳累，重者则应卧床休息，以减轻体力和能量消耗，恢复期可下床活动。

5. 根据受累关节的不同部分及病变特点，指导患者有规律地进行具有针对性的功能锻炼。

6. 有皮疹者，外出时采取遮阳措施，穿长衣长裤，避免紫外线照射，忌日光浴，以免加重皮疹。

7. 保持皮肤及口腔清洁，勿抓挠，用温水洗浴，禁忌使用刺激性肥皂，避免染发及烫发。

8. 活动期育龄妇女需避孕，青年妇女在病情稳定，心、肾功能正常时可在医生随访下结婚、生育。

9. 避免一切可能诱发或加重病情的因素，注意保暖，防止呼吸道感染。

10. 告知患者正确认识疾病，消除焦虑心理，强调规律用药和长期随访的意义和必要性。

（四）延伸护理

1. 评估患者出院时的病情、心理、社会支持系统状况，提供科室咨询电话及联系方式，针对性发放并讲解出院指导资料，交代出院后复诊事宜，确认患者及家属已掌握。

2. 出院后定期电话随访患者或建立互联网信息平台，及时了解患者出院后生理、心理及病情转归情况，并对其问题进行针对性指导。

3. 了解患者对护理服务的感受，虚心听取患者的意见和建议，改进相关护理服务。

二、类风湿关节炎患者关怀性护理

（一）评估和观察要点

1. 评估患者有无多关节疼痛、肿胀、压痛及畸形状况，其中近端指间关节、掌指关节或腕关节为早期表现。

2. 评估患者有无全身症状，如发热、淋巴结肿大、体重减轻、疲乏状况；有无皮肤损害，如红斑、皮下结节、血管炎。

3. 评估患者呼吸系统症状及体征 有无咳嗽与咳痰、肺源性呼吸困难、咯血、胸痛。

4. 评估患者心血管系统症状及体征　有无胸闷、胸痛、心悸、心慌气短、心律不齐。

5. 评估患者血液系统症状及体征　有无精神倦怠、面色苍白、少气无力、指尖塌陷。

6. 评估患者有无肾脏损害　有无持续性蛋白尿症状。

7. 评估患者神经系统症状及体征　有无感觉异常或同时伴远端肌无力、肌萎缩等运动神经损害表现。

8. 评估患者有无视觉系统的变化　如角膜炎、虹膜炎及视物模糊症状。

9. 评估患者有无继发性干燥综合征　如口眼干燥症状。

10. 评估患者激素治疗的不良反应　如骨质疏松、感染等。

11. 评估患者心理状况，了解患者情绪、心理感受、家庭及社会支持情况。

12. 查阅患者检查报告，了解自身抗体、免疫球蛋白、类风湿因子等主要检查结果。

13. 实施各项评估时，非单人间拉隔帘，单人间关门，保护患者隐私。

14. 对评估情况进行记录并及时给予答复或解决能够解决的问题。

15. 询问患者及其家属住院期间存在的问题、困难或需求。

（二）护理措施

1. 责任护士与患者进行有效沟通，仔细倾听患者是否有不良情绪，针对性地进行心理疏导，减轻患者的内心压力；与家属进行沟通，使家属给予患者一定的支持与信心，开导患者保持积极乐观的心态面对治疗。

2. 指导患者服用口服药，向患者讲解各种药物的注意事项，观察药物的作用及不良反应。告知患者遵医嘱用药，不可随意停药、换药、增减药量。

3. 遵医嘱给予患者清淡、易消化、富含蛋白质、维生素、含钾钙丰富饮食。

4. 保持病室合适温度，注意保暖，预防患者感染。

5. 嘱患者急性期卧床休息，以缓解疼痛；缓解期可适当活动锻炼。卧床患者要注意皮肤护理，定时翻身，防止压力性损伤；经常用温水给患者擦浴，床单位保持清洁干燥；若患者因关节疼痛或变形，不能单独活动，告知其预防跌倒、坠床。

6. 密切观察患者病情变化，如血管炎、淋巴结肿大、胸膜和肺损害、心包炎、贫血、肾脏损害、神经系统及继发性干燥综合征的情况，如有异常，及时通知医生。

7. 如患者出现发热、咳嗽，应考虑肺部感染；如发生肠穿孔、心肌梗死、脑血管意外、咯血等，可能为血管炎所致，均是病情危重的表现，应及时报告医师处理，并严密观察病情变化。

（三）健康指导

1. 针对患者做好跌倒、坠床的风险评估及宣教，预防跌倒、坠床。

2. 指导患者选择清淡、易消化、富含蛋白质、维生素、含钾钙丰富的食物。有贫血时增加含铁食物。忌辛辣、刺激性食物，禁酒，避免进食高热量、高脂肪饮食。

3. 疼痛时教患者使用放松技巧，转移注意力。根据病情给予冷热敷、温水浸泡、理疗等，休息肿痛关节，避免诱发因素。

4. 指导患者有晨僵时，起床前可先活动按摩四肢关节，缓解晨僵症状。

5. 急性期症状控制后，鼓励患者尽早锻炼。

6. 嘱患者合理膳食；保持良好心情；避免各种引起疼痛的因素，如寒冷、潮湿、感染、吹风，过劳等；注意肢体保暖，可减少疾病的反复发作。

7. 嘱患者定期复查。

（四）延伸护理

患者出院后，根据其电子档案资料及随访登记表的内容，可采取电话、微信、门诊随访等方式进行跟踪管理。

1. 询问患者的病情变化及服药情况，根据患者病情变化及时调整治疗情况。

2. 评估患者出院时存在的护理问题及出院后护理问题的改善程度，包括关节肿胀及疼痛情况、晨僵时间、雷诺现象、生活自理能力、服药、饮食、功能锻炼等。

3. 了解患者的心理情绪变化，及时给予心理疏导，严重者则适当给予药物干预。

4. 指导患者进行功能锻炼，评估患者在功能锻炼方面的依从性，及时解决患者在功能锻炼过程中的问题，鼓励家属与患者共同制订持续有效的锻炼计划，增强患者战胜疾病的信心。

5. 用药指导 评估患者药物治疗过程中的问题，指导患者掌握正确的药物服用方法，对出现的问题及时给予指导。

三、系统性红斑狼疮患者关怀性护理

（一）评估和观察要点

1. 评估患者皮疹形态及发生部位 初起时多在面部，从鼻梁向两侧颧部展开，形似蝴蝶状，为不规则的水肿性红斑，日晒后加重。其他皮肤损害呈多形性丘疹、结节、红斑等，可发生于两颊、躯干及四肢。

2. 评估患者有无全身症状 发热、关节痛、肌肉痛、脱发、口腔溃疡及雷诺现象。

3. 评估患者肾脏系统 有无蛋白尿、血尿及管型尿、水肿、高血压。

4. 评估患者心血管系统 有无胸闷、胸痛、心悸、心慌气短、心律不齐。

5. 评估患者消化系统 有无恶心、呕吐、腹痛、腹泻、便血等症状。

6. 评估患者呼吸系统 有无咳嗽、咯血、呼吸困难等症状。

7. 评估患者神经系统 重症患者，要注意观察有无头痛、恶心、呕吐等颅内压增高的症状，有无各种精神障碍，如躁动、幻觉、猜疑、妄想等症状。

8. 评估患者血液系统 有无贫血及血小板减少的症状。

9. 评估激素治疗的不良反应及有无并发感染。

10. 评估患者心理状况，了解患者情绪、心理感受、家庭及社会支持情况。

11. 了解患者红斑狼疮细胞、抗核抗体、血清补体等主要检查结果。

12. 实施各项评估时，非单人间拉隔帘，单人间关门，保护患者隐私。

13. 对评估情况进行记录并及时给予答复或解决能够解决的问题。

14. 询问患者及其家属住院期间存在的问题、困难或需求。

（二）护理措施

1. 室内摆放绿色植物，安装防滑设施，增设便民设施，如书架、饮水机、电视、热水器等，满足患者住院期间日常生活需求。

2. 给予患者低脂肪、低盐、低糖、优质蛋白、富含维生素的饮食。

3. 保持患者床铺平整清洁，注意皮肤护理，预防压力性损伤。保持病房适宜温度，注意保暖，防止上呼吸道感染。

4. 活动期嘱患者卧床休息，避免劳累，避免日光曝晒和紫外线照射。

5. 密切观察患者病情变化，注意心、肝、肾、胃肠道及神经系统情况，如有异常，及时通知医生，并按有关疾病护理。

6. 激素治疗时注意观察患者，如有精神兴奋、失眠、水肿、胃部不适、血压升高、低血钾等症状，通知医生及时处理。

7. 帮助患者勇敢面对疾病，树立对抗疾病的信念。为患者讲解疾病相关知识，告知患者在负性心理驱动下机体可能出现的一系列不良症状，鼓励患者学会自我调节。

（三）健康指导

1. 遵医嘱用药，监督患者服药，以免患者擅自更改用药剂量等；用药期间警惕皮疹、感染、肢体

麻木等不良反应的发生。

2. 增强患者机体抵抗力，注意补充营养及维生素。勿饮酒、茶及刺激性饮料。应少食或不食具有增强光敏感作用的食物，如芹菜、无花果、蘑菇、香菇、木耳、油菜、菠菜等。

3. 嘱患者避免劳累，活动期绝对卧床休息。

4. 告知患者避免日晒，对日光敏感者尤应注意，外出应使用防晒剂、防晒伞或戴宽边帽，穿浅色长袖上衣和长裤。

5. 保持病室温、湿度适宜，避免患者受凉、感冒及其他感染。

6. 保持患者皮肤清洁干燥，每日温水擦洗。剪短指甲，以防抓破皮肤。

7. 告知患者预防感染，控制感染病灶。

8. 嘱患者定期复查。

（四）延伸护理

1. 评估患者出院时的病情、心理、社会支持系统，提供科室咨询电话及联系方式，针对性发放并讲解出院指导资料，交代出院后复诊事宜，确认患者及家属已掌握。

2. 建立互联网信息平台，定期以文字图片、语音、视频等多种形式与患者及家属进行全方位的沟通、互动，推送内容主要为健康教育指导，包括疾病知识、用药指导、心理调适技巧及生活指导等。

3. 了解患者康复进展，及时解答患者的疑问；告知患者按期回院复诊的必要性，并在约定日期前一天进行电话提醒；为家属进行全面的健康教育，主动提升疾病保健知识的掌握和运用能力。

四、干燥综合征患者关怀性护理

（一）评估和观察要点

1. 评估患者体温变化，疾病早期可出现低热症状。

2. 评估患者口、眼、鼻腔、咽部干燥情况。

3. 评估患者皮肤有无紫癜和结节红斑。

4. 评估患者关节疼痛情况，有无晨僵、多关节疼痛。

5. 评估患者有无神经系统表现，如肢体麻木、感觉运动障碍、轻偏瘫、半侧感觉缺失、癫痫、脑病或痴呆。

6. 评估患者有无消化系统表现，如吞咽困难、恶心、上腹不适、黄疸等。

7. 评估患者激素治疗的不良反应及有无并发感染。

8. 评估患者心理状况，了解患者情绪、心理感受、家庭及社会支持情况。

9. 了解患者自身抗体检查结果、唇腺活检等。

10. 实施各项评估时，非单人间拉隔帘，单人间关门，保护患者隐私。

11. 对评估情况进行记录并及时给予答复或解决能够解决的问题。

12. 询问患者及其家属住院期间存在的问题、困难或需求。

（二）护理措施

1. 建立信任、关怀性的关系。责任护士每日与患者交流，礼貌称呼患者，向患者及陪伴家属介绍自己的身份及职责；与患者家属进行良好沟通；鼓励家属给予患者良好的家庭支持。

2. 给予患者高蛋白、高热量、高维生素饮食。

3. 限制患者家属探视时间，保持病房温度、湿度。防止上呼吸道感染。

4. 保持患者皮肤清洁干燥，每日温水擦洗。剪短指甲，以防抓破皮肤。

5. 患者关节疼痛时应尽量卧床休息，预防坠床、跌倒。

6. 密切观察患者病情变化，注意皮肤、肾、神经及消化系统症状，如有异常，及时通知医生。

7. 加强护患沟通，缓解心理压力；做好与患者家属之间的沟通，鼓励家属多关心、陪伴患者；组织病友座谈会，同病友们交流配合治疗、自我护理、心理调节等体会和心得。

（三）健康指导

1. 增强患者自我护理能力，鼓励并支持患者积极配合护理工作。

2. 遵医嘱用药，协助患者服用口服药，向患者讲解各种药物的注意事项，观察药物的作用及不良反应。

3. 患者应卧床休息，避免劳累。

4. 患者饮食宜清淡，营养要丰富，易消化，忌食生、冷及辛辣刺激食物。

5. 告知患者避免风吹眼睛，保持室内湿度，使用人造泪液滴眼和改善环境可以缓解眼干症状，减轻角膜损伤和不适，减少感染机会。

6. 口干患者应禁烟酒；可用无糖柠檬水以刺激唾液分泌。少进干食，注意口腔卫生和做好口腔护理，餐后用牙签将食物残渣清除，并勤漱口，减少龋齿和口腔继发感染。

7. 患者由于汗腺受累引起皮肤干燥、脱屑和瘙痒等症状时，要少用或不用碱性肥皂，选用中性肥皂。勤换衣裤、被褥，保持皮肤干燥。皮肤破损者应根据破损情况予以清创换药。

8. 将室内湿度控制在$50\%\sim60\%$，温度保持在$18\sim21℃$，可以缓解呼吸道黏膜干燥所致干咳等症状，并预防感染。对痰黏稠难以咳出者可做雾化吸入。

9. 由于本病病程较长，患者往往情绪低落，做好基础护理的同时更要做好心理疏导，改善其忧虑情绪，以积极态度对待疾病。

10. 嘱患者预防感染，勿去人群密集场合，出门戴口罩。避免情绪激动，劳逸结合。

11. 嘱患者定期复查血常规、血沉、类风湿因子、抗核抗体、免疫全套、泪液流量测定、自然唾液流率、下唇活检。

（四）延伸护理

1. 评估患者出院时的病情、心理、社会支持系统，提供科室咨询电话及联系方式，针对性发放并讲解出院指导资料，指导患者饮食、用药、生活等。注意作息规律，避免用眼疲劳，遵医嘱服药，清淡饮食等，2周一次电话随访。

2. 建立互联网信息平台，共同探讨病情，制订护理方案，消除悲观心理和精神负担，改善其忧虑情绪，积极对待疾病。

五、混合性结缔组织病患者关怀性护理

（一）评估和观察要点

1. 评估患者有无皮肤增厚绷紧、色素沉着，手、膝、肘部红斑及面部皮疹情况。

2. 评估患者有无雷诺现象伴手指肿胀、变粗、疼痛及关节畸形情况。

3. 评估患者有无近端肌肉压痛和无力。

4. 评估患者有无胃部烧灼感、吞咽困难。

5. 评估患者有无胸痛、咯血、劳力性呼吸困难。

6. 评估患者有无蛋白尿、四肢水肿。

7. 评估患者有无头痛症状。

8. 评估患者有无贫血症状。

9. 评估患者有无口、眼干燥或腮腺、泪腺炎症状。

10. 评估患者激素治疗的不良反应及有无并发感染。

11. 评估患者心理状况，了解患者情绪、心理感受、家庭及社会支持情况。

12. 了解患者血清免疫学等主要检查结果。

13. 实施各项评估时，非单人间拉隔帘，单人间关门，保护患者隐私。

14. 对评估情况进行记录并及时给予答复或解决能够解决的问题。

15. 询问患者及其家属住院期间存在的问题、困难或需求。

（二）护理措施

1. 建立信任、关怀性的关系。责任护士每日与患者交流，礼貌称呼患者，向患者及陪伴家属介绍自己的身份及职责；与患者家属进行良好沟通；鼓励家属给予患者良好的家庭支持。

2. 给予患者低盐、优质蛋白、易消化饮食。

3. 保持患者病房适宜温度，注意保暖，防止上呼吸道感染。

4. 保持患者床铺平整清洁，防止皮肤机械性摩擦；注意皮肤护理，预防压疮。

5. 保持患者皮肤清洁干燥，每日温水擦洗；剪短指甲，以防抓破皮肤。

6. 患者关节疼痛时应卧床休息，预防坠床、跌倒。

7. 患者如并发关节炎、反流性食管炎、肺间质纤维化等疾病时，按有关疾病常规护理。

（三）健康指导

1. 遵医嘱用药，协助患者服用口服药，向患者讲解各种药物的注意事项，观察药物的作用及不良反应。

2. 嘱患者合理饮食，增强机体抵抗力；勿饮酒、茶及刺激性饮料；应少食或不食具有增强光敏感作用的食物，如芹菜、无花果、蘑菇、香菇、木耳、油菜、菠菜等。

3. 嘱患者少进干食，注意口腔卫生和做好口腔护理，餐后用牙签将食物残渣剔除，并勤漱口，减少龋齿和口腔继发感染。

4. 避免风吹眼睛，保持室内湿度，使用人造泪液滴眼和改善环境（如使用加湿器）可以缓解眼干症状，减轻角膜损伤和不适，减少感染机会。

5. 嘱患者注意休息，避免剧烈活动和日光暴晒，肢体保温，保持情绪稳定，以减少雷诺现象的发作。

6. 呼吸困难的患者，取半坐卧位、氧气吸入。

7. 急性期症状控制后，鼓励患者尽早锻炼，肢体活动可从被动转向主动，指导患者坚持做全身和局部的功能锻炼，并有计划地渐进，防止肌肉挛缩、关节失用畸形。

8. 嘱患者保持乐观情绪，合理饮食，规律作息，劳逸结合，避免日晒，注意肢体保暖，功能锻炼，按医嘱用药，定期复诊。

9. 嘱患者定期复查。

（四）延伸护理

1. 评估患者出院时的病情、心理、社会支持系统，提供科室咨询电话及联系方式，针对性发放并讲解出院指导资料、交代出院后复诊事宜，确认患者及家属已掌握。

2. 对患者进行电话随访，每季度组织出院患者参加健康讲座一次，强化疾病的基本知识及治疗，了解疾病恢复情况；出院后健康行为落实情况、服药情况等；对患者进行心理疏导，争取家属的参与及支持；督促患者建立和保持健康行为，指导患者减少危险因素，解决患者提出的健康问题等。

六、系统性硬化症患者关怀性护理

（一）评估和观察要点

1. 评估患者皮肤有无变厚、绷紧、皱纹消失、颜色苍白、皮温偏低、出汗减少、指端溃疡等症状。

2. 评估患者有无雷诺现象。

3. 评估患者有无肌肉、关节、骨病变，如肌痛、肌无力、关节痛、晨僵、指骨变细变短等症状。

4. 评估患者有无消化系统病变，如开口受限、口腔黏膜干燥、硬化、舌不能伸出口外、吞咽困难等症状。

5. 评估患者有无肺部病变，如活动后气短、干咳等。

6. 评估患者有无心脏病变，如活动后气短、心悸、胸部不适等。

7. 评估患者有无肾病变，如高血压、蛋白尿、氮质血症等。

8. 评估患者有无其他表现，如抑郁、眼干、甲状腺功能低下等。

9. 评估患者心理状况，了解患者情绪、心理感受、家庭及社会支持情况。

10. 了解患者类风湿因子、抗 Scl-70 抗体、抗核糖核蛋白抗体等主要检查结果。

11. 实施各项评估时，非单人间拉隔帘，单人间关门，保护患者隐私。

12. 对评估情况进行记录并及时给予答复或解决能够解决的问题。

13. 询问患者及其家属住院期间存在的问题、困难或需求。

（二）护理措施

1. 建立信任、关怀性的关系。责任护士每日与患者交流，礼貌称呼患者，向患者及陪伴家属介绍自己的身份及职责；与患者家属进行良好沟通；鼓励家属给予患者良好的家庭支持。

2. 给予患者高蛋白、高热量、高维生素、清淡、易消化的低盐饮食。

3. 保持病房适宜温度，注意保暖，防止上呼吸道感染。

4. 嘱患者根据病情适当卧床休息，避免劳累，肢体保温，保持情绪稳定，以减少雷诺现象的发作。

5. 遵医嘱用药，协助患者服用口服药，向患者讲解各种药物的注意事项，观察药物的作用及不良反应。告知患者坚持正规用药的重要性，在用药过程中不宜轻易换药、停药。

6. 嘱患者尽量保持卧床休息，给予氧疗以缓解患者的肺动脉高压和低氧血症，改善肺血管阻力，监测血氧饱和度和血气。

7. 给予半流质饮食，进食后取坐位，少量多餐，尽量取半坐卧位和高枕位，情况允许可鼓励患者下床走动以增加胃肠蠕动。

8. 密切观察尿量，记录 24 小时出入量，监测电解质和肾功能。观察患者视力下降、意识模糊情况，嘱其卧床休息，保持情绪稳定，控制液体摄入量。

（三）健康指导

1. 尽可能地为患者讲解疾病的发生发展、诊疗的详细计划以及每一个操作的必要性，解除患者顾虑，增加医护信任，共建和谐的诊疗过程。

2. 嘱患者根据病情变化选择普食、半流食或流质饮食。给予高蛋白、高热量、高维生素、清淡可口、易消化的低盐饮食，多食新鲜水果、蔬菜，戒酒，忌辛辣刺激性食物。

3. 保持室内的湿度、温度，或使用加湿器；人造泪液滴眼，以缓解口、眼干燥状况。

4. 指导患者预防跌倒坠床措施。注意皮肤护理，预防压力性损伤。

5. 观察患者病情变化，防止劳累，避免着凉，如有异常，及时通知医生。

6. 嘱患者保持乐观情绪，合理饮食，规律作息，劳逸结合，避免日晒。注意肢体保暖，适当锻炼，按医嘱用药，不适随诊，定期复诊。

7. 嘱患者定期复查血常规、血沉、凝血功能测定，对受累脏器可根据情况进行 X 线、心电图、超声、内镜、血管造影、CT、MRI 等检查，以及肌活检。

（四）延伸护理

1. 评估患者出院时的病情、心理、社会支持系统，提供科室咨询电话及联系方式，针对性发放并讲解出院指导资料、交代出院后复诊事宜，确认患者及家属已掌握。

2. 定期对患者进行随访，向患者讲解有关并发症的防治方法、发病因素，指导合理饮食等。帮助患者获得有效的心理调节、健康信息及自我护理的方法，增强患者的自护能力，有效改善生活方式，提高生活质量。

七、特发性炎性肌病患者关怀性护理

（一）评估和观察要点

1. 评估患者有无吞咽困难。

2. 评估患者肌无力程度，是否疼痛。

3. 评估患者有无内脏损害。

4. 评估患者饮水情况。

5. 评估患者出汗情况，记录患者出入水量。

6. 评估患者皮肤损害程度。

7. 评估患者生命体征。

8. 评估患者心理状况，了解患者情绪、心理感受、家庭及社会支持情况。

9. 查阅患者血沉、自身抗体、肌酶谱、肌电图等主要检查结果。

10. 实施各项评估时，非单人间拉隔帘，单人间关门，保护患者隐私。

11. 对评估情况进行记录并及时给予答复或解决能够解决的问题。

12. 询问患者及其家属住院期间存在的问题、困难或需求。

（二）护理措施

1. 建立信任、关怀性的关系。责任护士每日与患者交流，礼貌称呼患者，向患者及陪伴家属介绍自己的身份及职责；与患者家属进行良好沟通；鼓励家属给予患者良好的家庭支持。

2. 给予患者高维生素、高优质蛋白、宜消化的饮食。

3. 若患者出现肌无力，嘱活动时应有家属陪同，预防跌倒。

4. 嘱患者卧床休息，尽量减少活动，家属 24 小时陪护，定时翻身，预防压力性损伤的发生。

5. 对吞咽困难患者，嘱勿吃花生、豆荚等硬质食品，服药时将药片碾碎方能服用，以免误入气管引起窒息。

6. 患者出汗多时，应勤换内衣、床单，避免着凉。

7. 协助患者饭后用 2% 碳酸氢钠溶液漱口，必要时口腔护理，每日 1～2 次。

8. 嘱患者服药一定要定时定量。

9. 严密观察患者病情变化，如出现心悸加重、心律不齐、口涎增多、吐黏痰、呼吸困难等，应立即报告医生。

10. 与患者及其家属及时沟通，耐心、细致地介绍病情，让患者了解该病的特点、治疗方式，通过与患者交谈，帮助患者从焦虑、恐惧的心理阴影中走出来，树立战胜疾病的勇气。

（三）健康指导

1. 耐心解释治疗的目的，讲解用药注意事项等相关知识，努力打消患者对疾病的恐惧感，把健康教育融入到每天的护理当中。

2. 遵医嘱用药，协助患者服用口服药，向患者讲解各种药物的注意事项，观察药物的作用及不良反应。

3. 加强营养，指导患者少食多餐，以低盐、优质高蛋白、富含钙及维生素、易消化的软食、半流食或流质饮食为宜，忌辛辣、刺激性食物，注意饮食卫生。

4. 嘱患者早期卧床休息，病情好转后可适当活动，但要避免劳累。卧床患者要注意皮肤护理，经常用温水给患者擦浴，床单位保持清洁干燥。

5. 为患者创造适宜的环境，避免过于嘈杂，合理利用非药物止痛措施，如放松训练、指导式想象、分散注意力、按摩、针灸。

6. 避免患者受凉，预防感染。注意口腔护理，房间经常通风换气，教会患者了解感染危险因素及预防方法。

7. 嘱患者定期复查血常规、血清酶、免疫学、尿常规、肌电图检查及肌肉活检等。

（四）延伸护理

1. 由于特发性炎性肌病病程长，易复发，危重患者病情进展极快，护理人员应评估患者出院时的病情、心理、社会支持系统，提供科室咨询电话及联系方式，针对性发放并讲解出院指导资料，确认患者及家属已掌握。

2. 定期对患者进行随访，提醒患者定期复查，指导患者及家属及时发现病情变化的危象，如呼吸肌无力征象，一旦复发立刻就诊。

八、过敏性紫癜患者关怀性护理

（一）评估和观察要点

1. 评估患者皮肤表现，躯干及四肢有无可触及性紫癜、荨麻疹样丘疹、斑块或出血性大疱症状。
2. 评估患者关节表现，有无关节肿胀、疼痛。
3. 评估患者有无胃肠道症状　有无腹部绞痛、黑便、肠梗阻、呕吐和呕血。
4. 评估患者有无肾损伤表现　有无肉眼血尿、蛋白尿、高血压。
5. 评估患者有无泌尿生殖系统表现，有无阴囊水肿。
6. 评估患者有无中枢神经系统表现　有无头痛、行为改变、癫痫症状。
7. 评估患者心理状况，了解患者情绪、心理感受、家庭及社会支持情况。
8. 查阅患者血液学、感染及病原学、免疫学等主要检查报告。
9. 实施各项评估时，非单人间拉隔帘，单人间关门，保护患者隐私。
10. 对评估情况进行记录并及时给予答复或解决能够解决的问题。
11. 询问患者及其家属住院期间存在的问题、困难或需求。

（二）护理

1. 建立信任、关怀性的关系。责任护士每日与患者交流，礼貌称呼患者，向患者及陪伴家属介绍自己的身份及职责；与患者家属进行良好沟通；鼓励家属给予患者良好的家庭支持。
2. 一般患者给予普通饮食。在过敏原不确定时，避免食用鱼、蟹、虾等海味及易引起过敏的食物。
3. 保持病房适宜温度，注意保暖，防止上呼吸道感染。
4. 保持患者床铺平整清洁，注意皮肤护理，预防压力性损伤。
5. 保持患者皮肤清洁干燥，每日温水擦洗；预防坠床、跌倒。
6. 责任护士应与患者进行有效沟通，提升患者内心的自我认同感及安全感，积极应对因各种原因产生的不良情绪，同时指导照顾者有意识地培养和谐的家庭氛围，并积极诱导患者进行日常社交。

（三）健康指导

1. 遵医嘱用药，协助患者服用口服药，向患者讲解各种药物的注意事项，观察药物的作用及不良反应。
2. 指导患者避免使用易过敏食物。
3. 嘱患者保持乐观情绪，合理饮食，规律作息，劳逸结合，避开过敏原，避免受凉感冒，按医嘱用药，不适随诊，定期复诊。
4. 嘱患者定期复查。

（四）延伸护理

1. 医护人员共同制订患者出院后的护理计划，并提高照顾者对过敏性紫癜的掌握程度，避免患者病情反复发作，影响机体循环和代谢系统。
2. 与患儿家长建立随访关系，确定电话随访时间及家庭随访时间，协助家长对患儿进行健康指导，并教会其家庭检测器械的使用。

3. 对于不同患儿的心理健康、睡眠问题、不同过敏源、社交问题及养育问题进行针对性干预。

（李佩丽　郭兰英　王淑粉）

参考文献

[1] 张玉梅，张立力. 健康评估 ［M］. 北京：人民卫生出版社，2017.

[2] 尤黎明，吴瑛. 内科护理学 ［M］. 北京：人民卫生出版社，2017.

[3] 葛均波，徐永健. 内科学 ［M］. 北京：人民卫生出版社，2013.

[4] 全国卫生专业技术资格考试用书编写专家委员会. 2017 护理学 ［M］. 北京：人民卫生出版社，2016.

[5] 孙建勋. 内科护理学 ［M］. 郑州：河南科学技术出版社，2014.

[6] 中华人民共和国卫生部. 临床护理实践指南 ［M］. 北京：人民军医出版社，2011.

[7] 陈香美. 腹膜透析标准操作规程 ［M］. 北京：人民军医出版社，2011：23-24.

[8] 刁永书，文艳秋，陈林. 肾脏内科护理手册 ［M］. 北京：科学出版社，2015.

[9] 栗占国，张奉春，鲍春德. 类风湿关节炎 ［M］. 北京：人民卫生出版社，2009.

[10] 张燕群. 急性心肌梗死护理中急诊护理路径的效果观察 ［J］. 心理医生，2017（16）：282-283.

[11] 杨甜甜，周艳，赵梦媛. 5 种核心期刊刊载人文关怀护理研究的文献分析 ［J］. 护理学杂志：综合版，2013（4）：85-87.

[12] 覃桂荣. 出院患者延续护理的现状及发展趋势 ［J］. 护理学杂志：综合版，2012，27（2）：89-91.

[13] 刘义兰，杨雪娇，胡德英，等. 护理人文关怀标准的研究进展 ［J］. 中华护理杂志，2014，49（12）：1500-150.

[14] 王晓芳. 慢性肾衰竭患者血液透析护理中应用人性化护理的临床意义 ［J］. 健康前沿，2017，26（2）：72，87.

[15] 吴为，吕楚风，刘义兰. 住院患者护理人文关怀体验研究进展 ［J］. 护理学杂志，2016，31（23）：96-99.

[16] 史瑞芬，陈瑜，翟惠敏. 哲学视域下的护理人文关怀思考 ［J］. 护理学杂志，2013，28（20）：1-3.

[17] 张怡萍，史瑞芬. 护理人员护患沟通负面经历调查研究 ［J］. 护理学杂志，2013，28（17）：44-46.

[18] 王青尔，孙慧敏，周婷婷，等. 腹膜透析患者社会功能及影响因素研究 ［J］. 中华护理杂志，2016，51（6）：707-711.

[19] 许莹，刘秋月，刘天姣，等. "一病一品"项目在腹膜透析相关腹膜炎护理中的应用效果 ［J］. 中华现代护理杂志，2017，23（2）：162-166.

[20] 史瑞芬. 高扬人文关怀彰显护理本色 ［J］. 中国实用护理杂志，2017，33（24）：1841-1845.

[21] 吴为，刘义兰，胡德英，等. 住院患者对护理人文关怀标准观点的质性研究 ［J］. 护理学杂志，2017，32（10）：65-68.

[22] 刘义兰. 优质护理服务工作中加强人文关怀的思考 ［J］. 护理学杂志：综合版，2012，27（9）：1-2，26.

[23] 周婷婷，王青尔，钱凯，等. 专病一体化管理理念在腹膜透析病人合并高磷血症中的应用 ［J］. 护理研究：中旬版，2016，30（3）：1010-1013.

[24] 胡颖颖，何春雷，丁慧慧，等. 脓毒症患者合并急性肾损伤的护理 ［J］. 中华现代护理杂志，2016，5（22）：697-700.

[25] 苏雪萍. 人文关怀应用于糖尿病护理中的临床效果分析 ［J］. 临床护理，2014，3：273-274.

[26] 李玉爱. 基于人文关怀与护患沟通下的糖尿病安全护理探索 ［J］. 当代医学，2016，17（22）：93-94.

[27] 刘义兰，彭笑. 住院患者对护士关怀与否行为体验的质性研究 ［J］. 护理学杂志，2013，1（28）：60-62.

[28] 晓辉，单岩，时秋英，等. 血液透析患者动静脉内瘘穿刺疼痛的研究现状 ［J］. 中华护理杂志，2013，48（11）：1045-1047.

[29] 王晶，刘成博，周亦伦，等. 个体化健康管理对维持性血液透析患者水钠控制依从性的影响 ［J］. 中华护理杂志，2016，51（10）：1188-1192.

[30] 唐芳，樊蓉. 肾病综合征院内皮肤感染的相关因素分析及护理进展 ［J］. 中华现代护理杂志，2011，13（17）：1606-1607.

[31] 袁丽，武仁华. 内分泌科护理手册. 北京：科学出版社，2015：153-165.

[32] 刘义兰，胡德英，杨春. 护理人文关怀理论与实践. 北京：北京大学出版社.

[33] 丁淑珍，陈正女. 内分泌科临床护理. 北京：中国协和医科大学出版社，2016：125-140.

[34] 贾伟平. 中国 2 型糖尿病防治指南（2017 年版）. 中华糖尿病杂志，2018，10（1）：2-3.

[35] 倪云霞，刘素珍. 我国糖尿病患者负性情绪干预现状 [J]. 中国实用护理杂志，2016，5（32）：398-400.

[36] 张磊，邢秋玲，王美君. 国际糖尿病足工作组糖尿病足预防策略及其临床护理的启示 [J]. 中华现代护理杂志，2017，23（22）：2936-2939.

[37] 杨晓飞，关守萍，苏恒. 糖尿病患者院外胰岛素泵治疗的管理及规范化策略研究进展 [J]. 中国实用护理杂志，2016，（33）：2632-2635.

[38] 刘娜. 动态血糖监测系统和心理疏导在糖尿病个体化护理中的实际应用分析 [J]. 临床医药文献杂志，2017，27（4）：5240.

[39] 中华医学会风湿病学分会. 系统性红斑狼疮诊断和治疗指南 [J]. 中华风湿病学杂志，2010，14（5）：342-346.

[40] Vanden Hoogen F，Khanna D，Fransen J，et al. 2013 classification criteria for systemic sclerosis：an American College of Rheumatology/European League against Rheumatism collaborative initiative. Arthritis Rheum. 2013，65（11）：2737-2747.

[41] 赵千子，王国春，刘湘源，等. 成人多发性肌炎和（或）皮肌炎多器官损害多中心回顾性研究 [J]. 中华医学杂志，2014，94（1）：43-46.

[42] Hajas A，Szodoray P，Nakken B，et al. Clinical course，prognosis，and causes of death in mixed connective tissue disease [J]. Journal of Rheumatology，2013，40（7）：1134.

[43] 赵东宝. 挑战成人巨噬细胞活化综合征 [J]. 中华风湿病学杂志，2012，16（7）：433-434.

[44] Al-Homood I A. Biologic treatments for adult-onset Still's disease [J]. Rheumatology，2014，53（1）：32-38.

[45] Gerber MA，Baltimore RS，Eaton CB，et al. Prevention of rheumatic fever and diagnosis and treatment of acute Streptococcal pharyngitis：a scientific statement from the American Heart Association Rheumatic Fever，Endocarditis，and Kawasaki Disease Committee of the Council on Cardiovascular Disease in the Young，the Interdisciplinary Council on Functional Genomics and Translational Biology，and the Interdisciplinary Council on Quality of Care and Outcomes Research：endorsed by the American Academy of Pediatrics. Circulation，2009，119（11）：1541-1551.

[46] 张瑜. "双心护理"模式在老年慢性心衰患者负性情绪中的应用研究 [D]. 长春中医药大学，2015.

[47] 刘莲香. 人文关怀对冠心病患者预后的影响 [J]. 慢性病学杂志，2010，12（6）：514-515.

[48] 江萍，刘亚男，曹英华，等. 脑卒中患者出院后人文关怀方案的构建与应用 [J]. 中华现代护理杂志，2021，27（15）：2033-2038.

[49] 刘荣荣，史文莉. 神经内科护理人文关怀建设的思考 [J]. 中国医学伦理学，2021，34（01）：129-131.

[50] 郭艳，袁欢，王雅俊. 人文关怀对急性脊髓炎患者的作用分析 [J]. 山西医药杂志，2020，49（01）：25-28.

[51] 王荣花，房夏玲，尹小妹，等. 对癫痫患儿实施持续性人文关怀的思考 [J]. 中国医学伦理学，2019，32（07）：922-925.

[52] 刘笑笑，艾芬，张娇. 人文关怀理念在神经内科护理质量中的应用 [J]. 齐鲁护理杂志，2019，25（01）：94-96.

[53] 蒋辛，曾令丹，张艳. 人文关怀护理对神经内科 ICU 患者核心家属生活质量及焦虑的影响 [J]. 西北国防医学杂志，2018，39（10）：685-689.

[54] 路信，李敏，赵玉洁，等. 心理干预与人文关怀护理应用于脑卒中后抑郁患者的临床观察 [J]. 齐齐哈尔医学院学报，2018，39（17）：2066-2067.

[55] 杨瑾，白亚娟，王军霞. 人文关怀在神经内科 ICU 后综合征患者中的应用 [J]. 中国实用神经疾病杂志，2018，21（04）：440-443.

[56] 常玉光，邹彩红，党伟，等. 类家庭人文关怀在脑卒中偏瘫患者康复训练中的作用研究 [J]. 中国临床医生杂志，2017，45（10）：114-117.

[57] 陈彩虹. 人文关怀在神经内科病房的应用 [J]. 中国实用医药，2015，10（30）：290-291.

[58] 戴云静，管莉倩，蔡月双，等. 全程人文关怀式护理在内镜下肠息肉切除术中的应用效果分析 [J]. 吉林医学，2020，41（12）：3028-3029.

[59] 黄艳婷，黄艳姬，苗红宇. 基于人文关怀的优质护理对消化内镜诊疗患者注意事项知晓率及不良反应的影响 [J]. 医学理论与实践，2020，33（19）：3284-3286.

[60] 熊宇，张莹，胡灵芝，等. 消化内科护士对基于 Watson 关怀理论之护理人文关怀认知的现状调查 [J]. 中国医学伦理学，2018，31（11）：1431-1437.

[61] 陈华燕. "实践性融入式体验"叙事医学人文关怀在上消化道出血患者救治护理中的应用 [J]. 社区医学杂志，

2018，16（07）：69-71.

[62] 纪惠荣，陈艺延. 应用人文关怀缓解胃镜检查中情绪状况的效果分析［J］. 中外医疗，2016，35（24）：160-162.

[63] 罗东霞，杨训宜，刘志芸. 人文关怀在胃镜检查护理中的应用及体会［J］. 国际护理学杂志，2013（02）：284-285.

[64] 赵清芳. 老年重症肺炎并发 VAP 患者实施以人文关怀为导向的预见性护理干预的效果［J］. 中外医学研究，2021，19（24）：63-66.

[65] 陈鲁玉，冯素萍，孙爱英，等. 基于质量反馈理论联合人文关怀护理对肺减容术患者心理状态的影响［J］. 中华现代护理杂志，2021，27（22）：3038-3041.

[66] 廖玲芳，朱淑平，陈帝贤. 人文关怀对 ICU 呼吸衰竭机械通气患者的效果［J］. 中国医药科学，2021，11（01）：164-166.

[67] 刘玉芳，高欣，李玉琢，等. 人文护理对肺癌患者生活质量的影响［J］. 河北医科大学学报，2020，41（04）：470-473.

[68] 王小雨，许欣欣，李向柯，等. 人文关怀体验水平在老年肺癌患者健康素养与健康行为间的中介效应及调节效应［J］. 齐鲁护理杂志，2019，25（15）：10-12.

[69] 李明思，龚雯. 中医特色人文关怀配合心理疏导对慢性阻塞性肺疾病合并呼吸衰竭患者心理状态、希望水平及日常生活能力的影响［J］. 中国健康心理学杂志，2019，27（07）：1032-1036.

[70] 覃菁华. 人文关怀对慢性阻塞性肺气肿合并呼吸衰竭病人的影响［J］. 全科护理，2018，16（21）：2643-2645.

[71] 陈波，陈卉. 人生回顾辅助人文关怀对肺癌终末期患者心理健康的影响［J］. 中国健康心理学杂志，2018，26（06）：866-870.

[72] 彭辉惠. ICU 呼吸衰竭机械通气患者行人文关怀护理的应用价值［J］. 吉林医学，2016，37（06）：1511-1513.

[73] 张金梅，陈慧，奚秋晨，等. 肺癌晚期患者家庭照顾者人文关怀体验与需求的质性研究［J］. 中华现代护理杂志，2015，21（33）：4049-4051.

第三章

外科患者关怀性护理

一、胃、十二指肠溃疡急性穿孔患者关怀性护理

(一) 评估和观察要点

1. 评估患者的意识及生命体征的变化。
2. 评估疼痛的特点　疼痛的性质、部位、持续时间及疼痛与体位的关系。
3. 观察患者呕吐物的颜色、形状及量。了解患者生活习惯及既往史。
4. 评估此次发病的诱因。
5. 评估患者心理状况，了解患者情绪、心理感受、家庭及社会支持情况。
6. 查阅检查报告　了解血常规、腹部立位 X 线片、上下腹部 CT 等检查结果。
7. 询问患者及其家属住院期间有何问题、困难或需求。
8. 实施各项评估时，非单人间拉隔帘，单人间关门，保护患者隐私。
9. 对评估情况进行记录并及时给予答复或尽可能地解决问题。

(二) 护理措施

1. 术前

（1）责任护士主动向患者及家属介绍自己，礼貌称呼患者。与患者家属进行良好沟通，鼓励家属给予患者良好的家庭支持。

（2）向患者及家属讲解禁食、禁饮的重要性，并取得配合。

（3）遵医嘱给予静脉补液，维持水电解质、酸碱平衡，保持输液通畅，加强营养支持。

（4）无休克者协助患者取半卧位，休克患者取休克体位。指导患者卧床休息。卧床期间做好生活护理，保持环境安静、舒适，减少探视，保证患者充足睡眠。

（5）维持有效的胃肠减压，妥善固定管道，预防脱管。告知患者胃肠减压的重要性以及所带来的不适感，并采取多种措施减轻患者的不适感，增加患者的依从性。

（6）协助做好腹部 X 线等检查准备，及时与患者及家属沟通，告知检查结果。

（7）倾听患者对手术的内心反应与感受，给予其鼓励与安慰，帮助其消除对手术的恐惧心理。

（8）需手术者积极做好患者的术前准备。

2. 术后

（1）严密监测患者意识、生命体征的变化，观察手术切口敷料渗血及引流情况，准确记录 24 小

时液体出入量。

（2）行腹腔镜手术者，氧气吸入至少 24 小时，动态观察患者有无高碳酸血症、肩背部酸痛和皮肤青紫、瘀斑或皮下气肿等。

（3）全身麻醉清醒且血压平稳者，取低半卧位，增强患者舒适感。

（4）维持有效的胃肠减压，做好口腔护理，预防鼻部黏膜糜烂。

（5）饮食指导：禁食、禁饮，待肠蠕动恢复、肛门排气后可拔除胃管，拔管当日可少量饮水，第 2 日可进半量流质，第 3 日可进全量流质。若进食后无腹痛、腹胀等不适，第 4 日可进食高蛋白、高维生素、高热量的半流质，术后 10～14 天可进软食。少量多餐，少食牛奶、豆类等产气食物，忌生冷、辛辣等刺激性食物。

（6）维持水、电解质及酸碱平衡，加强营养，必要时遵医嘱给予输注白蛋白等。

（7）妥善固定管道，保持腹腔引流管通畅，观察并记录引流液的颜色、性质和量。

（8）动态病情观察：了解患者疼痛的部位、程度、性质和持续时间。重视患者的疼痛诉求，根据疼痛程度给予及时、正确的止痛措施。

（9）经常巡视患者，重视患者需求。主动询问与倾听患者术后主观感受与心理反应；及时给予回应与反馈。多与患者交谈，适当心理疏导，帮助患者保持乐观情绪，避免紧张、焦虑等负性情绪。责任护士自己不能解决的问题，及时向护士长或相关人员报告。

（10）鼓励患者早期活动，防止肠粘连。

（11）做好基础护理，鼓励患者有效咳嗽，保持患者舒适。

（12）做好并发症的观察、预防及护理。

（13）各项操作中保护患者隐私；注意保暖，避免患者受凉。

（三）健康指导

1. 评估患者和家属对疾病相关知识和信息的需求，做好健康教育，及时评估健康教育效果，以保证患者和家属掌握必要的知识。

2. 指导患者保持心情舒畅，避免情绪波动。

3. 指导患者出院后的饮食　逐步过渡，营养丰富，少量多餐；注意饮食卫生及规律进食。避免刺激性饮食及暴饮暴食。

4. 告知患者病情未明确诊断前禁用止痛剂，以免掩盖病情变化。帮助患者减少或去除加重和诱发疼痛的因素。指导患者生活规律，指导患者劳逸结合，不适随诊。

5. 生活要有规律指导患者劳逸结合，不适随诊。

（四）延伸护理

1. 评估患者出院时的病情、心理、社会支持系统状况，提供科室咨询电话、联系方式，针对性发放并讲解出院指导资料、交代清楚出院后复诊事宜，确认患者及家属掌握。

2. 指导患者出院后遵医嘱服用抑酸药物，定期复查胃镜。

3. 出院后定期对患者进行回访，及时了解患者出院后的饮食及用药情况，了解患者生理、心理及病情转归等情况，询问可能存在的问题，并对其问题进行针对性指导，促进患者康复。

4. 了解患者对护理服务的感受，虚心听取患者的意见和建议，改进相关护理服务。

二、胃、十二指肠溃疡大出血患者关怀性护理

（一）评估和观察要点

1. 评估患者意识，观察患者生命体征的变化。

2. 评估患者呕血及便血的颜色、性状及量；评估患者的失血程度。

3. 评估患者周围循环及腹部体征。

4. 持续动态评估患者的心理状况，了解患者情绪、心理感受、家庭及社会支持情况。

5. 查阅检查报告 了解血常规、凝血功能、粪便隐血试验、胃镜检查等结果。

6. 询问患者及其家属住院期间有何问题、困难或需求。

7. 实施各项评估时，非单人间拉隔帘，单人间关门，保护患者隐私。

8. 对评估情况进行记录并及时给予答复或尽可能地解决问题。

（二）护理措施

1. 术前

（1）责任护士主动热情地向患者及家属介绍自己。与患者家属进行良好沟通，鼓励家属给予患者良好的家庭支持。

（2）迅速建立静脉双通道，遵医嘱给予止血，快速输液，补充血容量。

（3）观察患者生命体征、意识、尿量的变化，准确记录出入量。

（4）评估患者的心理状态，给予适当的动作安抚患者，如握住患者的手、整理患者的衣服及床铺，减轻患者的焦虑及恐惧，以免加重出血，必要时遵医嘱使用镇静剂。

（5）禁食、禁饮。待出血停止后可进食冷流质，以易消化、少纤维素、无渣饮食为主，逐步过渡。

（6）观察患者周围血液循环情况，注意保暖，让患者感受到关爱。及时清理患者的呕吐物、排泄物，增强舒适，保持呼吸道通畅。

（7）维持有效的胃肠减压，妥善固定管道，预防脱管。告知患者胃肠减压的重要性以及带来的不适感，并采取多种措施减轻不适感，增加患者的依从性。

（8）活动性出血期间绝对卧床休息，根据患者病情采取合适体位。休克患者取休克体位。做好基础护理，增加患者舒适。保持环境安静、舒适，减少探视，保证患者良好的睡眠。

（9）倾听患者的感受，让其表达内心的想法，鼓励患者正视疾病对生活的改变，稳定患者的情绪，树立积极的应对方式。

（10）需急诊手术者积极做好患者的术前准备。

2. 术后

（1）严密监测患者意识、生命体征的变化，观察手术切口敷料渗血及引流情况，准确记录24小时液体出入量。

（2）行腹腔镜手术者，氧气吸入至少24小时，动态观察患者有无高碳酸血症、肩背部酸痛和皮肤青紫、瘀斑或皮下气肿等。

（3）全身麻醉清醒且血压平稳者，取低半卧位，增强患者舒适感。

（4）动态病情观察，了解患者疼痛的部位、程度、性质和持续时间。重视患者的疼痛诉求，根据疼痛程度给予及时、正确的止痛措施。

（5）禁食、禁饮，保持有效胃肠减压。待肠蠕动恢复、肛门排气后可拔除胃管，拔管当日可少量饮水，第2日可进半量流质，第3日可进全量流质。若进食后无腹痛、腹胀等不适，第4日可进食高蛋白、高维生素、高热量的半流质，术后10~14天可进软食。少量多餐，少食牛奶、豆类等产气食物，忌生冷、辛辣等刺激性食物。

（6）主动巡视，询问与倾听患者术后主观感受与心理反应，及时给予回应与反馈。多与患者交谈，适当心理疏导，帮助患者保持乐观情绪，心情愉快，避免紧张、焦虑等负性情绪。责任护士自己不能解决的问题，及时向护士长或相关人员报告。

（7）妥善固定管道，保持腹腔引流管通畅，观察并记录引流液的颜色、性质和量。

（8）根据患者的自理能力，做好基础护理、皮肤护理。协助患者循序渐进的活动。

（9）做好术后并发症的预防、观察、护理等工作。

（10）各项操作中，保护患者隐私；注意遮盖保暖，避免患者受凉。

（三）健康指导

1. 评估患者和家属对疾病相关知识和信息的需求，做好健康教育，及时评估健康教育效果，以保证患者和家属掌握必要的知识。

2. 指导患者保持心情舒畅，避免情绪波动。

3. 指导患者出院后的饮食逐步过渡、营养丰富、少量多餐；饮食规律，避免刺激性饮食。

4. 指导患者出院后遵医嘱服用抑酸药物，定期复查胃镜。

5. 指导患者要劳逸结合，生活规律，不适随诊。

6. 活动性出血期间，指导患者卧床休息，避免晕厥及跌倒。

（四）延伸护理

1. 评估患者出院时的病情、心理、社会支持系统状况，提供科室咨询电话、联系方式，针对性发放并讲解出院指导资料、交代清楚出院后复诊事宜，确认患者及家属掌握。

2. 出院后定期对患者进行回访，及时了解患者出院后的饮食及用药情况，了解患者生理、心理及病情转归等情况，询问可能存在的问题，并对其问题进行针对性指导，促进患者康复。

3. 了解患者对护理服务的感受，虚心听取患者的意见和建议，改进相关护理服务。

三、胃、十二指肠溃疡并幽门梗阻患者关怀性护理

（一）评估和观察要点

1. 评估患者面容、表情、营养状况及精神状况。

2. 评估患者呕吐物的性状、颜色及量，了解患者既往史及个人史。

3. 评估患者的皮肤弹性及皮肤完整性，观察患者有无眼窝凹陷等情况。

4. 持续动态评估患者的心理状况，了解患者情绪、心理感受、家庭及社会支持情况。

5. 查阅检查报告，了解电解质、胃镜检查等结果。

6. 询问患者及其家属住院期间有何问题、困难或需求。

7. 实施各项评估时，非单人间拉隔帘，单人间关门，保护患者隐私。

8. 对评估情况进行记录并及时给予答复或尽可能地解决问题。

（二）护理措施

1. 术前

（1）责任护士每日主动与患者交流。以患者喜爱的方式来称呼患者；护士主动向患者及其家属介绍自己。与患者家属进行良好沟通，鼓励家属给予患者良好的家庭支持。

（2）完全梗阻患者禁食、禁饮。

（3）非完全梗阻的患者，可给予无渣半流食，以减少胃内容物潴留。评估患者进食后的感受与反应，给予及时应对与处理。

（4）留置胃管的患者，维持有效的胃肠减压，妥善固定管道，预防脱管。告知患者胃肠减压的重要性以及带来的不适感，并采取多种措施减轻不适感，增加患者的依从性。

（5）及时为患者清理呕吐物，做好口腔护理，增强患者的舒适感。

（6）保持输液通畅，纠正水、电解质紊乱和酸碱失衡，改善患者的全身营养状况，以提高其手术耐受力。

（7）协助患者做好相关检查的准备，并及时与患者及家属沟通，告知检查结果。

2. 术后

（1）密切观察患者生命体征的变化，准确记录 24 小时液体出入量。

（2）行腹腔镜手术者，氧气吸入至少 24 小时，动态观察患者有无高碳酸血症、肩背部酸痛和皮肤青紫、瘀斑或皮下气肿等，并给予积极的处理。

（3）全身麻醉清醒且血压平稳者，取低半卧位，增强患者的舒适度。

（4）禁食、禁饮，保持有效的胃肠减压。待肠蠕动恢复、肛门排气后可拔除胃管，拔管当日可少量饮水，第 2 日可进半量流质，第 3 日可进全量流质。若进食后无腹痛、腹胀等不适，第 4 日可进食高蛋白、高维生素、高热量的半流质，术后 10～14 天可进软食。少量多餐，少食牛奶、豆类等产气食物，忌生冷、辛辣等刺激性食物。

（5）主动巡视患者，询问与倾听患者术后主观感受与心理反应，及时给予回应与反馈。多与患者交谈，适当心理疏导，帮助患者保持乐观情绪，避免紧张、焦虑等负性情绪。责任护士自己不能解决的问题，及时向护士长或相关人员报告。

（6）妥善固定管道，避免牵拉刺激带来的不适。保持腹腔引流管通畅，观察并记录引流液的颜色、性质和量。

（7）根据患者的自理能力，做好基础护理、皮肤护理。协助患者循序渐进地活动。

（8）做好术后并发症的预防、观察、护理等工作。

（9）各项操作中，保护患者隐私；注意遮盖保暖，避免患者受凉。

（三）健康指导

1. 评估患者和家属对疾病相关知识和信息的需求，做好健康教育，及时评估健康教育效果，以保证患者和家属掌握必要的知识。

2. 指导患者保持心情舒畅，生活乐观。

3. 指导患者生活、饮食要有规律，避免辛辣刺激性饮食。

4. 向患者讲解要劳逸结合，生活规律。

5. 告知患者若出现伤口红肿、疼痛、腹胀、肛门停止排气、排便等症状时，应及时来院就诊。

（四）延伸护理

1. 评估患者出院时的病情、心理、社会支持系统状况，提供科室咨询电话、联系方式，针对性发放并讲解出院指导资料、交代清楚出院后复诊事宜，确认患者及家属掌握。

2. 指导患者定期复查胃镜。

3. 出院后定期对患者进行电话回访，及时了解患者出院后生理、心理及病情转归等情况，并对其问题进行针对性指导，促进患者的康复。

4. 了解患者对护理服务的感受，虚心听取患者的意见和建议，改进相关护理服务。

四、胃癌患者关怀性护理

（一）评估和观察要点

1. 评估患者的饮食喜好、生活习惯。

2. 评估患者既往有无慢性萎缩性胃炎、胃溃疡及胃息肉等病史。

3. 评估患者的营养状况，有无体重下降，了解患者进食情况，进食后有无嗳气、反酸等不适感等。

4. 观察患者有无呕血及黑便等情况。

5. 查阅检查报告，了解血常规、粪便隐血试验、胃镜检查、上、下腹部 CT 检查等结果。

6. 持续动态评估患者的心理状况，了解患者情绪、心理感受、家庭及社会支持情况。

7. 询问患者及其家属住院期间有何问题、困难或需求。

8. 实施各项评估时，非单人间拉隔帘，单人间关门，保护患者隐私。

9. 对评估情况进行记录并及时给予答复或尽可能的解决问题。

（二）护理措施

1. 术前

（1）责任护士每日主动与患者交流。以患者喜爱的方式来称呼患者；护士主动向患者及家属介绍自己。为患者提供舒适的环境，保持室内良好通风及适宜温度，让患者感觉到舒适，有利于其保持良好心态。

（2）加强营养，给予患者高蛋白、高热量、高维生素、易消化的饮食，提高其对手术的耐受性。

（3）向患者介绍疾病及治疗的相关知识，增加对疾病的认识，减轻焦虑或恐惧情绪。

（4）合并出血者，密切观察出血量，生命体征变化，指导患者卧床休息。保持环境安静，促进患者良好的睡眠。

（5）合并幽门完全梗阻者，指导患者禁食、禁饮，向患者及家属讲解禁食、禁饮的重要性，并取得其配合。非完全梗阻者，可给予无渣半流质饮食，评估患者进食后的感受与反应，给予及时应对与处理。

（6）协助患者做好相关检查的准备，并及时与患者及家属沟通告知检查结果。

（7）陪伴、倾听，了解患者的感受和心理反应，给予心理支持，使患者保持良好的心理状态。

（8）向患者讲解术日晨留置胃管及尿管的重要性以及会带来的不适感，让患者做好心理准备，采取积极正向的应对方式。

2. 术后

（1）密切观察患者生命体征的变化，准确记录 24 小时液体出入量。

（2）行腹腔镜手术者，氧气吸入至少 24 小时，动态观察患者有无高碳酸血症、肩背部酸痛和皮肤青紫、瘀斑或皮下气肿等发生，并给予积极处理。

（3）全麻清醒且血压平稳者，取低半卧位，增强患者的舒适度。

（4）饮食指导：禁食、禁饮，保持有效的胃肠减压。待肠蠕动恢复、肛门排气后可拔除胃管，拔管当日可少量饮水，第 2 日可进半量流质，第 3 日可进全量流质。若进食后无腹痛、腹胀等不适，第 4 日可进食高蛋白、高维生素、高热量的半流质，术后 10～14 天可进软食。少量多餐，少食牛奶、豆类等产气食物，忌生冷、辛辣等刺激性食物。

（5）主动巡视患者，询问与倾听患者术后主观感受与心理反应，及时给予回应与反馈。多与患者交谈，适当心理疏导，帮助患者保持乐观情绪，避免紧张、焦虑等负性情绪。责任护士自己不能解决的问题，及时向护士长或相关人员报告。

（6）妥善固定管道，避免牵拉刺激带来的不适。保持腹腔引流管通畅，观察并记录引流液的颜色、性质和量。

（7）指导患者缩唇呼吸、有效咳嗽、咳痰的方法，预防肺部感染。

（8）指导患者行踝泵运动及股四头肌锻炼，预防深静脉血栓发生。协助患者循序渐进活动。

（9）保持输液通畅，向患者讲解输注药物的相关知识。

（10）做好留置尿管护理，保持会阴部及尿管的清洁。无特殊情况者尽早拔除尿管。需较长时间留置尿管者，个体化开放导尿管，以训练膀胱舒缩功能，防止排尿功能障碍。

（11）做好术后并发症的预防、观察、护理等工作。

（12）各项操作中，保护患者隐私；注意遮盖保暖，避免患者受凉。

（13）术后需要化疗的患者，向患者讲解化疗药物的作用及可能出现的副作用，鼓励患者增加康复的信心。

（三）健康指导

1. 评估患者和家属对疾病相关知识和信息的需求，做好健康教育，及时评估健康教育效果，以保证患者和家属掌握必要的知识。

2. 指导患者保持心情舒畅，生活乐观。

3. 指导患者生活、饮食要有规律，避免辛辣刺激性饮食。

4. 向患者讲解要劳逸结合，适当活动。

5. 指导患者定时化疗，定期复诊。若有腹部不适、腹胀、锁骨上淋巴结肿大等表现时，及时来院就诊。

（四）延伸护理

1. 评估患者出院时的病情、心理、社会支持系统状况，提供科室咨询电话、联系方式，针对性发放并讲解出院指导资料、交代清楚出院后复诊事宜，确认患者及家属掌握。

2. 出院后定期对患者进行电话回访，及时了解患者出院后生理、心理及病情转归等情况，并对其问题进行针对性指导，促进患者的康复。

3. 告知患者化疗期间及时复查血常规，防止骨髓抑制。

4. 了解患者对护理服务的感受，虚心听取患者的意见和建议，改进相关护理服务。

五、肠梗阻患者关怀性护理

（一）评估和观察要点

1. 观察患者面容、表情及精神状况。

2. 评估患者的营养状况，了解患者进食后有无不适感等。

3. 评估患者腹痛的程度、持续时间、伴随症状，询问患者排便、排气等情况。

4. 评估患者腹部体征情况及变化。

5. 观察患者呕吐物的性状、颜色及量。

6. 评估患者尿量、出入量、电解质及酸碱是否平衡。

7. 查阅检查报告，了解血常规、电解质及腹部立位平片、上、下腹部 CT、盆腔 CT 等检查结果。

8. 持续动态评估患者的心理状况，了解患者情绪、心理感受、家庭及社会支持情况。

9. 询问患者及其家属住院期间有何问题、困难或需求。

10. 实施各项评估时，非单人间拉隔帘，单人间关门，保护患者隐私。

11. 对评估情况进行记录并及时给予答复或尽可能地解决问题。

（二）护理措施

1. 术前

（1）责任护士主动向患者及家属介绍自己，取得信任。与患者家属进行良好沟通，鼓励家属给予患者良好的家庭支持。

（2）指导患者禁食、禁饮，向患者及家属讲解禁食、禁饮的重要性，并取得其配合。

（3）维持有效的胃肠减压，妥善固定管道，预防脱管。向患者讲解胃肠减压的重要性以及带来的不适感，并采取多种措施减轻不适感，提高患者舒适度。

（4）及时为患者清理呕吐物，保持床单位的整洁，做好口腔护理，增加患者舒适感。

（5）保持输液通畅，纠正水电解质紊乱和酸碱平衡，改善患者的全身营养状况，提高对手术的耐受。

（6）监测患者生命体征及意识的变化，密切观察腹痛、腹胀及腹部体征情况。

（7）评估患者的疼痛状况，根据病情给予及时合理的处理，尽可能减轻患者痛苦。

（8）向患者及家属介绍疾病及治疗的相关知识，增加对疾病的认识，减轻焦虑或恐惧情绪。

（9）协助患者做好相关检查的准备，并及时与患者及家属沟通告知检查结果。

（10）需手术者积极做好患者的术前准备。

2. 术后

（1）密切观察患者生命体征变化，准确记录 24 小时液体出入量。

（2）行腹腔镜手术者，氧气吸入至少 24 小时，动态观察患者有无高碳酸血症、肩背部酸痛和皮肤青紫、瘀斑或皮下气肿等发生，并给予及时处理。

（3）全麻清醒且血压平稳者给予低半卧位，增强患者的舒适感。

（4）禁食、禁饮，保持有效的胃肠减压。待肠蠕动恢复、肛门排气后可拔除胃管，拔管当日可少量饮水，第 2 日可进半量流质，第 3 日可进全量流质。若进食后无腹痛、腹胀等不适，第 4 日可进食高蛋白、高维生素、高热量的半流质，术后 10～14 天可进软食。少量多餐，少食牛奶、豆类等产气食物，忌生冷、辛辣等刺激性食物。

（5）主动巡视患者，询问与倾听患者术后主观感受与心理反应，及时给予回应与反馈。多与患者交谈，适当心理疏导，帮助患者保持乐观情绪，心情愉快，避免紧张、焦虑等负性情绪。责任护士自己不能解决的问题，及时向护士长或相关人员报告。

（6）妥善固定管道，避免牵拉刺激带来的不适。保持腹腔引流管通畅，观察并记录引流液的颜色、性质和量。

（7）指导患者缩唇呼吸、有效咳嗽、咳痰的方法，预防肺部感染。

（8）指导患者行踝泵运动及股四头肌锻炼，预防深静脉血栓发生。

（9）鼓励患者早期下床活动，防止肠粘连。协助患者循序渐进的活动。

（10）根据患者的自理能力提供及时的帮助，以满足患者生活、活动等需要。

（11）做好术后并发症的预防、观察及护理等工作。

（12）各项操作中，保护患者隐私。注意遮盖保暖，避免患者受凉。

（三）健康指导

1. 评估患者和家属对疾病相关知识和信息的需求，做好健康教育，及时评估健康教育效果，以保证患者和家属掌握必要的知识。

2. 指导患者保持心情舒畅，生活乐观，保持适当的体育锻炼。

3. 指导患者生活、饮食要有规律，保持大便通畅，忌暴饮暴食及生冷饮食。

4. 向患者讲解要劳逸结合，加强自我监测，若出现腹痛腹胀、呕吐、停止排便等不适，及时就诊。

（四）延伸护理

1. 评估患者出院时的病情、心理、社会支持系统状况，提供科室咨询电话、联系方式，针对性发放并讲解出院指导资料、交代清楚出院后复诊事宜，确认患者及家属掌握。

2. 出院后定期对患者进行电话回访，及时了解患者出院后生理、心理及病情转归等情况，并对其问题进行针对性指导，促进患者的康复。

3. 开放造口微信平台，及时指导和帮助造口患者，使他们逐步适应有造口的生活，提高生活质量。

4. 开设造口门诊，给造口患者提供咨询、心理疏导、健康教育、复诊、并发症预防及护理等服务。

5. 了解患者对护理服务的感受，虚心听取患者的意见和建议，改进相关护理服务。

六、肠瘘患者关怀性护理

（一）评估和观察要点

1. 评估患者漏出液的颜色、气味、性状及量。

2. 观察患者瘘口负压吸引是否有效。

3. 评估患者瘘口周围皮肤情况。

4. 评估患者营养状况、精神状况。

5. 评估患者出入量、电解质及酸碱是否平衡。

6. 查阅检查报告，了解血常规、电解质、肠道造影等检查结果。

7. 持续动态评估患者的心理状况，了解患者情绪、心理感受、家庭及社会支持情况。

8. 询问患者及其家属住院期间有何问题、困难或需求。

9. 实施各项评估时，非单人间拉隔帘，单人间关门，保护患者隐私。

10. 对评估情况进行记录并及时给予答复或尽可能地解决问题。

（二）护理措施

1. 术前

（1）责任护士主动向患者及家属介绍自己，以患者喜爱的方式来称呼患者，取得信任，建立良好的护患关系。与患者家属进行良好沟通，鼓励家属给予患者良好的心理支持，提供良好舒适的环境。

（2）协助患者取低半卧位，以利漏出液积聚于盆腔和局限化，有利于引流，减少毒素吸收。

（3）保持瘘口周围皮肤的清洁、干燥，给予造口护肤粉、皮肤保护膜等，保护瘘口周围皮肤，防止皮肤受刺激损伤。

（4）加强负压引流及灌洗护理，一般情况下负压以 10～20 kPa 为宜，避免负压吸引力过大、损伤肠黏膜而导致出血。根据引流情况及时调整负压大小，保持引流通畅。

（5）给予支被架等用具，以免漏出液弄脏盖被。既保证治疗的有效进行，又给予患者良好的保暖，防止受凉。

（6）保持静脉通道通畅，给予营养支持，纠正水、电解质紊乱和酸碱平衡失调。

（7）向患者及家属介绍疾病及治疗的相关知识，增加对疾病的认识，减轻焦虑或恐惧情绪。

（8）协助患者做好相关检查的准备，并及时与患者及家属沟通，告知检查结果。

（9）做好预防肺部感染、压疮、血栓形成等并发症的健康教育和护理。

（10）每天与患者沟通，注意倾听，了解患者的感受和需求，及时提供帮助和支持。通过一些有意识的关爱行为，如握住患者的手，整理患者的床铺，安抚患者，给予患者心理支持。减轻患者的不良情绪，增强战胜疾病的信心。

2. 术后

（1）密切观察患者生命体征的变化，准确记录 24 小时液体出入量。

（2）行腹腔镜手术者氧气吸入至少 24 小时，动态观察患者有无高碳酸血症、肩背部酸痛和皮肤青紫、瘀斑或皮下气肿等，给予及时的处理。

（3）全麻清醒且血压平稳者给予低半卧位，增强患者的舒适感。

（4）饮食指导：禁食、禁饮，保持有效的胃肠减压。期间给予全胃肠外营养至肠功能恢复。此后逐步恢复肠内营养或经口进食，并逐步过渡。

（5）主动巡视患者，询问与倾听患者术后主观感受与心理反应，及时给予回应与反馈。多与患者交谈，适当心理疏导，帮助患者保持乐观情绪，避免紧张、焦虑等负性情绪。责任护士自己不能解决的问题，及时向护士长或相关人员报告。

（6）妥善固定管道，避免牵拉刺激带来的不适。保持腹腔引流管通畅，观察并记录引流液的颜色、性质和量。

（7）指导患者缩唇呼吸、有效咳嗽、咳痰的方法，预防肺部感染。

（8）指导患者行踝泵运动及股四头肌锻炼，预防深静脉血栓发生。

（9）观察有无切口感染、腹腔感染的症状和再次瘘的发生。

（10）各项操作中，保护患者隐私。注意遮盖保暖，避免患者受凉。

（三）健康指导

1. 评估患者和家属对疾病相关知识和信息的需求，做好健康教育，及时评估健康教育效果，以保证患者和家属掌握必要的知识。

2. 指导患者保持心情舒畅，生活乐观。

3. 指导患者饮食逐步过渡，忌暴饮暴食，避免刺激性饮食。

4. 向患者讲解要劳逸结合，每天进行适量运动。

5. 定期复查，若出现腹痛、腹胀、排便不畅等不适及时就诊。

（四）延伸护理

1. 评估患者出院时的病情、心理、社会支持系统状况，提供科室咨询电话、联系方式，针对性发放并讲解出院指导资料、交代清楚出院后复诊事宜，确认患者及家属掌握。

2. 出院后定期对患者进行电话回访，及时了解患者出院后生理、心理及病情转归等情况，并对其问题进行针对性指导，促进患者的康复。

3. 了解患者对护理服务的感受，虚心听取患者的意见和建议，改进相关护理服务。

七、急性阑尾炎患者关怀性护理

（一）评估和观察要点

1. 评估患者的面容、表情及精神状态。

2. 观察患者体温、腹部症状及体征的变化。

3. 评估患者疼痛的特点 疼痛的性质、部位、持续时间及疼痛与体位的关系。

4. 观察患者有无恶心、呕吐等伴随症状。观察患者呕吐物的颜色、性状及量。

5. 评估此次发病的诱因。

6. 评估患者心理状况，了解患者情绪、心理感受、家庭及社会支持情况。

7. 检查报告，了解血常规、阑尾 B 超、腹部 CT 等检查结果。

8. 询问患者及其家属住院期间有何问题、困难或需求。

9. 实施各项评估时，非单人间拉隔帘，单人间关门，保护患者隐私。

10. 对评估情况进行记录并及时给予答复或尽可能地解决问题。

（二）护理措施

1. 术前

（1）建立信任、关怀性的关系。责任护士每日与患者交流，礼貌称呼患者，向患者及陪伴家属介绍自己的身份及职责。

（2）与患者家属进行良好沟通，鼓励家属给予患者良好的支持。

（3）协助患者取半卧位，减轻疼痛，利于呼吸，增加舒适感。

（4）向患者解释禁食的重要性，取得配合。禁食期间遵医嘱给予静脉输液。

（5）密切观察患者生命体征及腹部体征的变化。

（6）经常巡视患者，重视患者的疼痛诉求，评估患者的疼痛状况，根据病情给予及时合理的处理，尽可能减轻患者痛苦。

（7）需急诊手术者积极做好术前准备。

2. 术后

（1）密切观察患者生命体征变化，观察伤口情况。

（2）行腹腔镜手术者，氧气吸入至少 24 小时，动态观察患者有无高碳酸血症、肩背部酸痛和皮肤青紫、瘀斑或皮下气肿等发生，给予及时处理。

（3）全麻清醒且血压平稳者给予半卧位，以利于腹腔内渗液积聚于盆腔或引流，避免形成腹腔脓肿，同时增强患者的舒适感。

（4）指导患者禁食、禁饮，待肠蠕动恢复后，可进流质饮食，逐步过渡。

（5）留置引流管者保持引流管通畅，妥善固定管道，避免牵拉刺激及带来的不适。观察并记录引流液的颜色、性质和量。

（6）主动巡视患者，并询问与倾听患者主观感受与内心反应，及时给予回应与反馈。多与患者交谈，适当心理疏导，帮助患者保持乐观情绪，心情愉快，避免紧张、焦虑等负性情绪。责任护士自己不能解决的问题，及时向护士长或相关人员报告。

（7）妊娠阑尾炎术后除观察母体情况外，还应观察胎心变化及药物反应，保证母子平安。

（8）鼓励患者早期下床活动，防止肠粘连。

（9）做好并发症的预防、观察及护理等。

（10）各项操作中，注意保护患者隐私。注意遮盖保暖，避免患者受凉。

（三）健康指导

1. 评估患者和家属对疾病相关知识和信息的需求，做好健康教育，及时评估健康教育效果，以保证患者和家属掌握必要的知识。

2. 指导患者保持良好的饮食、卫生和生活习惯。

3. 指导患者自我监测，发生腹痛或不适及时来院就诊。

4. 妊娠期患者避免灌肠，防止流产或早产。

5. 及时治疗胃肠道炎症等，以预防慢性阑尾炎急性发作。

6. 阑尾周围脓肿者，告知其出院 3 个月后可行择期阑尾切除术。

（四）延伸护理

1. 评估患者出院时的病情、心理、社会支持系统状况，提供科室咨询电话、联系方式，针对性发放并讲解出院指导资料、交代清楚出院后复诊事宜，确认患者及家属掌握。

2. 出院后定期对患者进行电话回访，及时了解患者出院后生理、心理及病情转归等情况，并对其问题进行针对性指导，促进患者的康复。

3. 了解患者对护理服务的感受，虚心听取患者的意见和建议，改进相关护理服务。

八、肛瘘患者关怀性护理

（一）评估和观察要点

1. 观察患者瘘口及肛周皮肤情况。

2. 评估患者局部有无红、肿、热、痛等感染的症状和体征。

3. 评估患者心理状况，了解患者情绪、心理感受、家庭及社会支持情况。

4. 查阅检查报告　了解血常规、肛门镜、瘘管造影等检查结果。

5. 询问患者及其家属住院期间有何问题、困难或需求。

6. 实施各项评估时，非单人间拉隔帘，单人间关门，保护患者隐私。

7. 对评估情况进行记录并及时给予答复或尽可能地解决问题。

（二）护理措施

1. 术前

（1）建立信任、关怀性的关系。责任护士每日与患者交流，礼貌称呼患者，向患者及陪伴家属介绍自己的身份及职责；与患者家属进行良好沟通；鼓励家属给予患者良好的家庭支持。

（2）提供舒适的环境，尊重患者，保护患者隐私。

（3）每天与患者沟通，了解其心理感受和需求，及时提供帮助和支持。讲解疾病治疗的相关知识，耐心疏导，消除其思想顾虑。

（4）指导患者进食清淡易消化食物，忌油腻辛辣刺激性食物，保持大便通畅。

（5）指导和协助患者保持肛门及肛周皮肤清洁、干燥，早晚或便后用 1：5000 高锰酸钾溶液坐浴，每次 20～30 分钟。

（6）急性感染期的患者，指导和协助患者卧床休息，保持病房环境安静，促进患者良好的睡眠。遵医嘱给予抗感染等治疗。

2. 术后

（1）密切观察患者生命体征、伤口情况。

（2）评估患者的疼痛情况，重视患者的疼痛诉求，遵医嘱给予合理的止痛处理，减轻患者的痛苦。

（3）饮食指导：清淡饮食，忌辛辣刺激性食物，多进食新鲜果蔬；多饮水。

（4）行肛瘘挂线者观察药线的松紧。嘱患者不要牵拉留在肛管外的药线，以免引起疼痛和断裂。

（5）指导患者保持肛周皮肤清洁、干燥，保持大便通畅。早晚或便后用 1∶5000 高锰酸钾溶液坐浴，坐浴后及时更换切口敷料。

（6）根据患者的自理能力提供及时的帮助，以满足患者生活、活动等需要。

（7）每天巡视病房，与患者沟通，及时满足患者的需求。

（8）术后 5～10 天可进行扩肛，每日一次，防止肛门狭窄。

（9）各项操作中，保护患者隐私；注意遮盖保暖，避免患者受凉。

（三）健康指导

1. 评估患者和家属对疾病相关知识和信息的需求，做好健康教育，及时评估健康教育效果，以保证患者和家属掌握必要的知识。

2. 指导患者多食蔬菜和水果，多饮水，避免刺激性饮食。

3. 指导患者适当活动，避免久坐久立。

4. 保持肛周皮肤清洁、干燥，避免皮肤损伤。可坚持温水坐浴。

5. 指导患者保持大便通畅。

6. 指导患者盆底肌训练的方法。

7. 告知患者如发现肛门周围脓肿及时来院治疗。

（四）延伸护理

1. 评估患者出院时的病情、心理、社会支持系统状况，提供科室咨询电话、联系方式，针对性发放并讲解出院指导资料、交代清楚出院后复诊事宜，确认患者及家属掌握。

2. 告知患者出院后每 5～7 天到门诊收紧药线，直至完全脱落。收紧药线时做好疼痛护理。

3. 出院后定期对患者进行电话回访，及时了解患者出院后生理、心理及病情转归等情况，并对其问题进行针对性指导和帮助，促进患者的康复。

4. 了解患者对护理服务的感受，虚心听取患者的意见和建议，改进相关护理服务。

九、痔患者关怀性护理

（一）评估和观察要点

1. 评估患者肛门有无痔核脱出、疼痛、瘙痒等表现。

2. 评估患者有无便血，便血的颜色、性质及量。

3. 了解患者职业特点、生活习惯及既往史。

4. 了解患者对疾病相关知识的认识、掌握程度。

5. 评估患者心理状况，了解患者情绪、心理感受、家庭及社会支持情况。

6. 询问患者及其家属住院期间有何问题、困难或需求。

7. 实施各项评估时，非单人间拉隔帘，单人间关门，保护患者隐私。

8. 对评估情况进行记录并及时给予答复或尽可能地解决问题。

（二）护理措施

1. 术前

（1）建立信任、关怀性的关系。责任护士每日与患者交流，礼貌称呼患者，向患者及陪伴家属介绍自己的身份及职责；与患者家属进行良好沟通；鼓励家属给予患者良好的家庭支持。

（2）提供舒适的环境，促进患者良好的休息与睡眠，指导患者避免劳累、久坐。

（3）指导患者多饮水，多食新鲜蔬菜、水果，少饮酒，少吃辛辣刺激性饮食。

（4）评估患者的疼痛程度及性质，给予及时合理的处理，减轻患者的痛苦。血栓性外痔者局部可应用抗生素软膏；嵌顿性痔应尽早手法复位，注意动作轻柔，避免损伤。

（5）指导患者保持肛门局部清洁，早晚或便后用 1：5000 高锰酸钾温水溶液坐浴，以保持局部清洁舒适，减轻水肿、疼痛，防止感染。

（6）向患者讲解保持大便通畅的重要性，养成定时排便的习惯。

（7）每天巡视病房，与患者沟通，及时满足患者的需求。向患者及家属讲解疾病的相关知识，针对患者紧张、害羞的心理状态，耐心疏导，消除其思想顾虑。

2．术后

（1）动态观察患者生命体征，切口渗血情况，及时发现有无出血的征象。

（2）主动巡视患者，评估患者的疼痛程度，给予合理的止痛处理，减轻患者的痛苦。若肛管内敷料填塞过紧，可予以适当松解。

（3）饮食指导：术后 1～2 天以无渣或少渣流质或半流质为主，以减少粪便形成和排便，促进切口愈合。

（4）观察患者排便情况，询问患者有无排便困难及大便变细等情况。指导患者保持大便通畅，防止用力排便刺激伤口。如有便秘，可指导患者适当口服石蜡油等，但忌灌肠。

（5）指导患者保持肛周皮肤清洁，早晚或便后用 1：5000 高锰酸钾温水溶液坐浴，减轻疼痛和水肿，促进患者舒适。

（6）根据患者的自理能力提供及时的帮助，以满足患者生活、活动等需要。

（7）各项操作中，注意保护患者隐私；注意保暖，避免患者受凉。

（三）健康指导

1．评估患者和家属对疾病相关知识和信息的需求，做好健康教育，及时评估健康教育效果，以保证患者和家属掌握必要的知识。

2．指导患者多食蔬菜和水果，多饮水，少吃辛辣刺激性食物。

3．养成良好的排便习惯，保持大便通畅。

4．适当活动，以促进肠蠕动。避免久坐、久立、久蹲等。

5．保持肛周皮肤清洁，改善局部循环。可温水坐浴或 1：5000 高锰酸钾溶液坐浴。

6．根据复诊计划及时复诊，如有疼痛、出血等及时就诊。

（四）延伸护理

1．评估患者出院时的病情、心理、社会支持系统状况，提供科室咨询电话、联系方式，针对性发放并讲解出院指导资料、交代清楚出院后复诊事宜，确认患者及家属掌握。

2．出院后定期对患者进行电话回访，及时了解患者出院后生理、心理及病情转归等情况，并对其问题进行针对性指导，促进患者的康复。

3．了解患者对护理服务的感受，虚心听取患者的意见和建议，改进相关护理服务。

十、结直肠癌患者关怀性护理

（一）评估和观察要点

1．观察患者大便的性状、颜色及排便习惯的变化。

2．评估患者营养状况及面色情况；有无腹水、黄疸等。

3．了解患者饮食嗜好及生活习惯，既往史及家族史。

4．查阅检查报告，了解血常规、肠镜检查、腹部增强 CT 等检查结果。

5．评估患者及家属对疾病治疗、护理等知识的认知情况。

6. 了解患者的心理感受、家庭及社会支持情况。

7. 评估患者及其家属住院期间有何问题、困难或需求。

8. 实施各项评估时，注意保护患者隐私。

9. 对评估情况进行记录并及时给予答复或尽可能地解决问题。

（二）护理措施

1. 术前

（1）责任护士每日与患者交流。礼貌称呼患者；护士主动向患者及家属介绍自己。与患者家属进行良好沟通，鼓励家属给予患者良好的家庭支持。

（2）对患者及家属进行关怀需求评估，并给予及时的帮助和处理。

（3）向患者及家属介绍疾病相关知识、治疗与护理进展等，使其更好地配合治疗及护理。

（4）每日与患者交流，倾听患者的内心反应与感受，给予心理支持，使其减轻焦虑、恐惧等情绪，以良好的状态迎接手术。

（5）协助患者做好相关检查的准备，并及时与患者及家属沟通告知检查结果。

（6）改善患者的营养状况，提高患者手术耐受力。给予高蛋白、高热量、丰富维生素、易消化的少渣饮食，必要时遵医嘱输血和输注白蛋白，以纠正贫血和低蛋白血症。

（7）向患者介绍肠道准备的目的、方法，观察肠道准备的效果。

（8）女性患者若癌肿侵犯阴道后壁，术前 2 日每晚行阴道冲洗。讲解阴道冲洗配合的方法，注意保暖和保护隐私。

（9）对需行肠造口手术者，造口治疗师进行术前访视，介绍造口的相关知识、造口手术的重要性、造口手术后的护理等，使患者对肠造口有一定的认识，提高对造口手术的接受度。

2. 术后

（1）严密监测患者意识、生命体征变化，观察切口敷料及引流情况，准确记录 24 小时液体出入量。

（2）行腹腔镜手术者，氧气吸入至少 24 小时，动态观察患者有无高碳酸血症、肩背部酸痛和皮肤青紫、瘀斑或皮下气肿等发生，并给予及时处理。

（3）全麻清醒且血压平稳者给予低半卧位，有利于呼吸和引流，同时增强患者的舒适感。

（4）维持有效的胃肠减压，做好口腔护理，预防鼻部黏膜糜烂。

（5）饮食指导：禁食、禁饮，待肠蠕动恢复、肛门排气或造口开放后可拔除胃管，拔管当日可少量饮水，第 2 日可进半量流质，第 3 日可进全量流质。若进食后无腹痛、腹胀等不适，第 4 日可进食高蛋白、高维生素、高热量的半流质，术后 10～14 天可进软食。少量多餐，少食牛奶、豆类等产气食物，忌生冷、辛辣等刺激性食物。

（6）维持水、电解质及酸碱平衡，加强营养，必要时遵医嘱给予输注白蛋白等。

（7）妥善固定管道，保持腹腔引流管通畅，观察并记录引流液的颜色、性质和量。

（8）动态病情观察：了解患者疼痛的部位、程度、性质和持续时间。重视患者的疼痛诉求，根据疼痛程度给予及时、正确的止痛措施。

（9）经常巡视患者，重视患者需求。主动询问与倾听患者术后主观感受与心理反应；及时给予回应与反馈。多与患者交谈，适当心理疏导，帮助患者保持乐观情绪，心情愉快，避免紧张、焦虑等负性情绪。责任护士自己不能解决的问题，及时向护士长或相关人员报告。

（10）做好留置尿管护理，保持会阴部及尿管的清洁。无特殊情况者尽早拔除尿管。需较长时间留置尿管者，个体化开放导尿管，以训练膀胱舒缩功能，防止排尿功能障碍。

（11）行肠造口者评估患者对造口的心理认知与接纳程度，按造口护理路径给予规范的护理和指导。安排造口者进行造口探访，介绍社会支持系统，帮助、指导患者及家属逐步接纳并参与造口的护理，更好地适应有造口的生活。

（12）据患者的自理能力提供及时的帮助，以满足患者生活、活动等需要。

（13）做好术后并发症的预防、观察及护理等。

（14）各项操作中，保护患者隐私；注意遮盖保暖，避免患者受凉。

（三）健康指导

1. 评估患者和家属对疾病相关知识和信息的需求，做好健康教育，及时评估健康教育效果，以保证患者和家属掌握必要的知识。

2. 指导患者出院后进食营养丰富、均衡、易消化食物，注意饮食卫生及饮食规律。

3. 鼓励造口患者适应新的排便方式，指导患者参与造口护理。

4. 向造口患者介绍造口及并发症相关知识，指导患者及家属进行造口自我护理直至其完全掌握。

5. 指导造口患者日常生活注意事项：饮食、着装、活动、工作、沐浴、旅游、性生活等。

6. 指导患者定期复查、定期化疗和放疗，并监测其不良反应。

7. 提供出院后各项健康教育资料。

（四）延伸护理

1. 评估患者出院时的病情、心理、社会支持系统状况，提供科室咨询电话、联系方式，针对性发放并讲解出院指导资料、交代清楚出院后复诊事宜，也可以针对患者情况给予针对性指导。确认患者及家属掌握。

2. 建立信息平台，发送造口护理相关知识及专题讲座相关信息。

3. 出院后定期对患者进行电话回访，及时了解患者出院后的饮食及用药，了解患者生理、心理及病情转归等情况，并对其问题进行针对性指导，促进患者的康复。

4. 行肠造口者定期造口门诊复查。

5. 了解患者对护理服务的感受，虚心听取患者的意见和建议，改进相关护理服务。

十一、腹外疝患者关怀性护理

（一）评估和观察要点

1. 评估患者有无腹部疼痛及阴囊肿胀。

2. 评估患者疝的大小，能否回纳。

3. 观察患者是否存在慢性咳嗽、便秘、腹水等导致腹内压增高的因素。

4. 持续动态评估患者的心理状况，了解患者情绪、心理感受。评估患者有无因疝块反复突出影响工作和生活而感到焦虑不安。了解患者的家庭及社会支持情况。

5. 询问患者及其家属住院期间有何问题、困难或需求。

6. 实施各项评估时，非单人间拉隔帘，单人间关门，保护患者隐私。

7. 对评估情况进行记录并及时给予答复或尽可能地解决问题。

（二）护理措施

1. 术前

（1）建立信任、关怀性的关系。责任护士每日与患者交流，礼貌称呼患者，向患者及陪伴家属介绍自己的身份及职责；与患者家属进行良好沟通；鼓励家属给予患者良好的家庭支持。

（2）为患者提供舒适的环境，保持室内良好通风及适宜温度，让患者感觉到舒适，有利于其保持良好身心状态，促进患者良好的睡眠。

（3）了解患者对疾病相关知识的认知，做好相关的健康教育，使患者更好地配合治疗和护理。

（4）疝块较大者，指导患者减少活动，活动时使用疝带保护。

（5）向患者讲解避免剧烈活动，以免疝内容物脱出而造成疝嵌顿。

（6）疝嵌顿者及时手法复位，密切观察患者的生命体征、症状体征。必要时需急诊手术。

（7）指导患者戒烟，注意保暖，预防呼吸道感染；养成良好的排便习惯，多饮水、多进食蔬菜等粗纤维食物，保持大便通畅。

（8）每日与患者交流，倾听患者的内心反应与感受，给予心理支持，使其减轻焦虑、恐惧等情绪，以良好的状态迎接手术。

（9）协助患者做好相关检查的准备，并及时与患者及家属沟通告知检查结果。

2. 术后

（1）密切观察患者生命体征、伤口敷料等情况。

（2）行腹腔镜手术者，氧气吸入至少24小时，动态观察患者有无高碳酸血症、肩背部酸痛和皮肤青紫、瘀斑或皮下气肿等发生，并给予及时处理。

（3）行无张力疝修补术者，指导其当日卧床休息，次日可下床活动。

（4）饮食指导：局麻者饮食一般不受影响，硬膜外麻或全麻者术后6～12小时，若无恶心、呕吐，可进流食，次日可进软食或普食。

（5）伤口给予0.5 kg沙袋压迫24小时，减少伤口出血及阴囊血肿。

（6）动态病情观察：了解患者疼痛的部位、程度、性质和持续时间。重视患者的疼痛诉求，根据疼痛程度给予及时、正确的止痛措施。

（7）经常巡视患者，重视患者需求。主动询问与倾听患者术后主观感受与心理反应；及时给予回应与反馈。多与患者交谈，适当心理疏导，帮助患者保持乐观情绪，心情愉快，避免紧张、焦虑等负性情绪。责任护士自己不能解决的问题，及时向护士长或相关人员报告。

（8）注意为患者保暖，防止受凉引起咳嗽；指导患者在咳嗽时用手掌按压伤口，以保护切口和减轻震动引起的切口疼痛。

（9）讲解保持大便通畅的重要性和方法。便秘者可给予通便药物，避免用力排便。

（10）各项操作中，保护患者隐私；注意遮盖保暖，避免患者受凉。

（11）根据患者的自理能力提供及时的帮助，以满足患者生活、活动等需要。

（三）健康指导

1. 评估患者和家属对疾病相关知识和信息的需求，做好健康教育，及时评估健康教育效果，以保证患者和家属掌握必要的知识。

2. 指导患者保持心情舒畅，生活乐观。

3. 指导患者生活要有规律，劳逸结合，避免过度紧张和疲劳。

4. 向患者讲解要适当休息，逐渐增加活动量，术后3个月内避免重体力劳动。

5. 指导患者避免腹内压增高的因素，如剧烈咳嗽、用力排便等。

（四）延伸护理

1. 评估患者出院时的病情、心理、社会支持系统状况，提供科室咨询电话、联系方式，针对性发放并讲解出院指导资料、交代清楚出院后复诊事宜，也可以针对患者情况给予针对性指导。确认患者及家属掌握。

2. 定期对患者进行电话回访，及时了解患者出院后生理、心理及病情转归等情况，并对其问题进行针对性指导，促进患者的康复。

3. 了解患者对护理服务的感受，虚心听取患者的意见和建议，改进相关护理服务。

（谭翠莲 汪丽萍 杨 赛）

第二节 乳腺、甲状腺外科患者关怀性护理

一、乳腺炎患者关怀性护理

(一) 评估和观察要点

1. 询问患者是否为初产妇,有无乳腺炎病史,既往有无乳房肿块、乳头异常溢液病史。

2. 评估乳房局部炎症进展情况,脓肿是否形成,是否有乳汁淤积。

3. 评估患者发热、出汗程度、疼痛及止痛效果。

4. 询问患者有何不适;了解患者的心理感受、情绪变化,是否担心婴儿喂养与发育、乳房功能及形态改变。

5. 密切观察患者血常规检查中白细胞计数及中性粒细胞比例。

6. 实施各项评估时,非单人间拉隔帘,单人间关门,保护患者隐私。

7. 对评估情况进行记录并及时给予答复或帮助解决问题。

(二) 护理措施

1. 建立信任、关怀性的关系。责任护士每日与患者交流,礼貌称呼患者,向患者及陪伴家属介绍自己的身份及职责;与患者家属进行良好沟通;鼓励家属给予患者良好的家庭支持。

2. 了解患者乳房疼痛情况,进行疼痛评分。帮助患者缓解疼痛。

3. 密切观察病情。急性乳腺炎除了有局部体征以外,还伴有全身症状,其中发热是最明显的全身症状。了解患者的感受,定时测量体温、脉搏、呼吸,监测血白细胞计数及分类变化。出现异常及时处理。

4. 做好发热护理,安慰患者,采取正确的降温措施,高热者予物理降温,必要时遵医嘱应用解热镇痛药物。要尽量选用口服或注射对哺乳无影响的退热药。

5. 控制感染,必要时做血培养及药物敏感试验。了解患者用药史及过敏史,遵医嘱早期应用抗生素。正确指导用药,用药期间暂停哺乳,定时挤净乳汁,排空乳房。

6. 脓肿切开引流术后,伤口敷料被乳汁或引流液污染时,要及时更换,协助医生为其换药,并观察伤口愈合情况,及时换药可以避免继发感染及影响伤口的愈合。同时要注意保持内衣的干燥和清洁,选取棉质和宽松的内衣,还要保持全身皮肤的清洁和干燥。

(三) 健康指导

1. 指导患者保持乳头和乳晕清洁,在孕期经常用肥皂及温水清洗两侧乳头,妊娠后期每日清洗一次;产后每次哺乳前、后均需清洗乳头,保持局部清洁和干燥。

2. 指导患者纠正乳头内陷,乳头内陷者于妊娠期经常挤捏、提拉乳头。

3. 指导患者正确的哺乳方式,养成良好的哺乳习惯,定时哺乳,每次哺乳时应将乳汁吸净,如有乳汁淤积,应及时用吸乳器或手法按摩排空乳汁。养成婴儿不含乳头睡眠的良好习惯。

4. 指导患者哺乳期保持婴儿口腔卫生,及时治疗婴儿口腔炎。

5. 及时处理乳头破损,乳头、乳晕破损或皲裂时暂停哺乳,用吸乳器吸出乳汁哺乳婴儿;局部用温水清洁后涂以抗菌药软膏,待愈合后再行哺乳;症状严重时应及时诊治。

(四) 延伸护理

1. 出院后定期电话回访患者,及时了解患者出院后情况,并进行针对性指导。

2. 加强心理疏导,做好情志护理,消除不良情绪,解除烦恼,轻松愉快的心情有利于乳汁分泌通畅。

3. 了解患者对护理服务的感受，虚心听取患者的意见和建议，改进相关护理服务。

二、乳腺纤维瘤患者关怀性护理

（一）评估和观察要点

1. 评估患者乳房肿物大小、质地、部位，有无疼痛。
2. 评估患者对疾病的认识及心理状态。
3. 了解患者B超及钼靶检查结果。
4. 实施各项评估时，非单人间拉隔帘，单人间关门，保护患者隐私。
5. 对评估情况进行记录并及时给予答复或帮助解决问题。

（二）护理措施

1. 建立信任、关怀性的关系。责任护士每日与患者交流，礼貌称呼患者，向患者及陪伴家属介绍自己的身份及职责；与患者家属进行良好沟通；鼓励家属给予患者良好的家庭支持。
2. 做好心理护理。乳腺纤维瘤患者围术期多伴焦虑、抑郁情绪，护士应多与患者进行交流沟通，讲解手术的重要性、有效性及安全性，耐心解答患者疑问。
3. 做好术前准备，了解患者月经周期情况及抽血检查结果，手术避开月经期；局麻手术患者手术当日可正常饮食、着病号服；全麻手术者按全麻手术准备。
4. 术后测量患者生命体征，观察生命体征是否平稳，及时记录。评估患者疼痛情况，了解患者疼痛部位、性质、持续时间等，及时给予止痛措施。
5. 观察患者伤口敷料是否固定、干燥、清洁，指导患者术后伤口禁止沾水，伤口敷料如有渗液及时更换，保持伤口敷料清洁干燥。
6. 指导患者及家属正确保护伤口。避免剧烈活动，避免提较重的物品、手臂上抬、扩胸运动等，防止伤口裂开或感染。
7. 局麻术后无恶心、呕吐不适者可立即进食。忌食辛辣、刺激、油腻、生冷食物，饮食应清淡、富有充足维生素、易消化吸收的食物。

（三）健康指导

1. 指导患者保持良好的心态和健康的生活节奏，克服不良的饮食习惯和嗜好，规律的工作、生活是预防乳腺疾病发生的有效方法。
2. 指导患者少穿束胸或紧身衣，合理使用文胸，不要带文胸睡觉。
3. 合理饮食，慎用含雌激素类药物和保健品，慎用丰胸产品。
4. 指导患者保持适量的运动。
5. 指导患者定期复查，术后半年进行彩超复检。每月进行乳房自检，每年进行专科检查。一般月经后的1～2周是检查的最佳时期，如果发现乳房有肿块、乳房局部皮肤或乳头凹陷、腋窝淋巴结肿大时，一定要及时就诊。

（四）延伸护理

1. 出院后定期电话回访患者，及时了解患者出院后情况，并进行针对性指导。
2. 了解患者对护理服务的感受，虚心听取患者的意见和建议，改进相关护理服务。

三、乳腺癌患者关怀性护理

（一）评估和观察要点

1. 评估患者乳房外形、皮肤及双侧大小对称情况，评估患者乳房肿块大小、位置及与周围组织粘连情况等，询问患者疼痛情况。

2. 了解患者月经及生育哺乳史和家族史。

3. 询问患者有何不适；了解患者的心理感受、家庭及社会支持情况。

4. 查阅检查报告，了解血常规、肝肾功能、凝血功能及心肺功能等检查结果。

5. 询问患者及其家属住院期间有何问题、困难或需求。

6. 评估患者对自身形象的需求，配合医生制订最佳手术方案。

7. 实施各项评估时，非单人间拉隔帘，单人间关门，保护患者隐私。

8. 对评估情况进行记录并及时给予答复或帮助解决问题。

（二）护理措施

1. 建立信任、关怀性的关系。责任护士每日与患者交流，礼貌称呼患者，向患者及陪伴家属介绍自己的身份及职责；与患者家属进行良好沟通；鼓励家属给予患者良好的家庭支持。

2. 做好心理护理，乳腺癌患者围术期多伴焦虑、抑郁情绪，护士应以亲切的态度多与患者及家属进行交流沟通，讲解手术的重要性、有效性及安全性，耐心解答患者疑问。邀请家属参与到护理中来，帮助患者度过心理调适期。

3. 做好术前准备，向患者及其家属讲解术前注意事项、手术过程及预后。术前指导患者深呼吸、有效咳嗽、排痰的方法，并告知此方法能有效地预防术后肺部并发症，正确指导患者加强呼吸功能锻炼。

4. 了解患者月经周期情况及抽血检查结果，手术避开月经期；按全麻手术准备。

5. 术后测量患者生命体征，观察生命体征是否平稳，及时记录。评估患者疼痛情况，了解患者疼痛部位、性质、持续时间等，及时给予止痛措施。

6. 密切观察患者全麻术后的病情变化，注意伤口及引流管情况，向患者和家属讲解术后常见并发症的预防方法。

（1）一般护理：①体位：术后全身麻醉清醒前需去枕平卧、头偏向一侧，同时患侧肩下需垫一软枕以抬高患侧。待全身麻醉清醒后患者无头晕不适者可取半卧位。②加强病情观察：术后严密观察生命体征的变化，观察切口敷料渗血、渗液情况，并予以记录。乳腺癌扩大根治术有损伤胸膜的可能，患者若感胸闷、呼吸困难，应及时报告医师，以便早期发现和协助处理肺部并发症，如气胸等。

（2）引流管护理：乳腺癌根治术后，皮瓣下常规放置引流管并接负压吸引，以便及时、有效地吸出残腔内的积液、积血，并使皮肤紧贴胸壁，从而有利于皮瓣愈合。护理时应注意：①保持有效的负压吸引：负压吸引的压力大小要适宜。若负压过高可致引流管腔瘪陷，致引流不畅；过低则不能达到有效引流的目的，易致皮下积液、积血。若引流管外形无改变，但未闻及负压抽吸声，应观察连接是否紧密，压力调节是否适当。②妥善固定引流管：引流管的长度要适宜，患者卧床时将其固定于床旁，起床时固定于上身衣服。③保持引流通畅：防止引流管受压和扭曲。引流过程中若有局部积液、皮瓣不能紧贴胸壁且有波动感，应报告医师，及时处理。④观察引流液的颜色和量：术后 1～2 日，每日引流血性液约 50～200 ml，以后颜色及量逐渐变淡、减少。⑤拔管：术后 4～5 日，引流液转为淡黄色，每日量少于 10～15 ml，创面与皮肤紧贴，手指按压伤口周围皮肤无空虚感，即可考虑拔管。若拔管后仍有皮下积液，可在严格消毒后抽液并局部加压包扎。

（3）伤口护理：①手术部位用胸带加压包扎，使皮瓣紧贴胸壁，防止积液积气。包扎松紧度以能容纳一手指、维持正常血运、不影响患者呼吸为宜。②观察皮瓣颜色及创面愈合情况，正常皮瓣的温度较健侧略低，颜色红润，并与胸壁紧贴；若皮瓣颜色暗红，则提示血液循环欠佳，有可能坏死，应报告医生及时处理。③观察患侧上肢远端血液循环情况，若手指发麻、皮肤发紫、皮温下降、动脉搏动不能扪及，提示腋窝部血管受压，应及时调整绷带的松紧度。④胸带加压包扎一般维持 7～10 日，包扎期间告知患者不能自行松解胸带，局部感到发痒时不能将手指伸入敷料下抓挠。若胸带松脱，应及时重新加压包扎。

（4）预防患侧上肢肿胀：患侧上肢肿胀系患侧腋窝淋巴结切除、头静脉被结扎、腋静脉栓塞、局部积液或感染等因素导致上肢淋巴回流不畅或静脉回流障碍所致。护理：①勿在患侧上肢测血压、抽血、做静脉或皮下注射等。②指导患者保护患侧上肢：平卧时患肢下方垫枕抬高 10°～15°，肘关节轻度屈曲；半卧位时屈肘 90°放于胸腹部；下床活动时用吊带托或用健侧手将患肢抬高于胸前，需他人扶持时只能扶健侧，以防腋窝皮瓣滑动而影响愈合；避免患肢下垂过久。③按摩患侧上肢或进行握拳、屈、伸肘运动，以促进淋巴回流。肢体肿胀严重者，可戴弹力袖促进淋巴回流；局部感染者，及时应用抗菌药治疗。

7. 给予合适饮食　术后患者需禁食禁水 6 小时，6 小时后可予少量水，观察患者有无呛咳等不适，无不适者可给予流质饮食。术后指导患者加强营养，多进食高蛋白、高热量、易消化食物，多食新鲜蔬菜、水果，摄取多种维生素，加快伤口愈合。忌高脂肪饮食及油腻食物，少食辛辣刺激食物。

8. 指导患者做患侧肢体功能锻炼，由于手术切除了胸部肌肉、筋膜和皮肤，使患侧肩关节活动明显受限制。随时间推移，肩关节挛缩可导致冰冻肩。术后加强肩关节活动可增强肌肉力量、松解和预防粘连，最大限度地恢复肩关节的活动范围。为减少和避免术后残疾，鼓励和协助患者早期开始患侧上肢的功能锻炼。

（1）术后 24 小时内：活动手指及腕部，可作伸指、握拳、屈腕等锻炼。

（2）术后 1～3 日：进行上肢肌肉的等长收缩，利用肌肉泵作用促进血液、淋巴回流；可用健侧上肢或他人协助患侧上肢进行屈肘、伸臂等锻炼，逐渐过渡到肩关节的小范围前屈、后伸运动（前屈小于 30°，后伸小于 15°）。

（3）术后 4～7 日：鼓励患者用患侧手洗脸、刷牙、进食等，并作以患侧手触摸对侧肩部及同侧耳朵的锻炼。

（4）术后 1～2 周：术后 1 周皮瓣基本愈合后，开始作肩关节活动，以肩部为中心，前后摆臂。术后 10 日左右皮瓣与胸壁黏附已较牢固，循序渐进地作抬高患侧上肢（将患侧的肘关节伸屈、手掌置于对侧肩部，直至患侧肘关节与肩平）、手指爬墙（每天标记高度，逐渐递增幅度，直至患侧手指能高举过头）、梳头（以患侧手越过头顶梳对侧头发、扪对侧耳朵）等锻炼。指导患者作患肢功能锻炼时应注意，锻炼的内容和活动量应根据患者的实际情况而定，一般以每日 3～4 次，每次 10～15 分钟为宜；应循序渐进，功能锻炼的内容应逐渐增加；术后 7～10 日内不外展肩关节，不要以患侧肢体支撑身体，以防皮瓣移动而影响创面愈合。

（三）健康指导

1. 指导患者术后近期避免用患侧上肢搬动、提取重物，继续行功能锻炼。

2. 指导患者术后 5 年内应避免妊娠，以免促使乳腺癌复发。

3. 放疗期间应指导患者注意保护皮肤，出现放射性皮炎时及时就诊。化疗期间应定期检查肝、肾功能，每次化疗前 1 天或当天查血白细胞计数，化疗后 5～7 日复查血白细胞计数，若白细胞数$<3 \times 10^9/L$，需及时就诊。放疗、化疗期间因抵抗力低，告知患者应少到公共场所，以减少感染机会；加强营养，多食高蛋白、高维生素、高热量、低脂肪的食物，以增强机体的抵抗力。指导患者定期复查、定期化疗和放疗并监测不良反应。

4. 提供患者改善自我形象的方法

（1）介绍假体的作用和应用。

（2）出院时暂佩戴无重量的义乳（有重量的义乳在治愈后佩带），乳房硕大者，为保持体态匀称，待伤口一期愈合后即可佩带有重量的义乳。

（3）指导患者避免衣着过度紧身。

（4）根治术后 3 个月可行乳房再造术，但有肿瘤转移或乳腺炎者，严禁假体植入。

5. 乳房自我检查：20 岁以上女性应每月自查乳房一次，宜在月经干净后 5～7 日进行；绝经后妇女宜在每月固定时间到医院体检。40 岁以上的妇女、乳房癌术后患者每年行钼靶 X 线摄片检查，以便早期发现乳腺癌或乳腺癌复发征象。

6. 提供出院后各项护理书面指导材料。

（四）延伸护理

1. 评估患者出院时的病情、心理、社会支持系统状况，发放针对每一个患者的出院健康指导，在休息、运动、饮食、用药、复查、自我观察等方面加以说明，列出主管医生的联系方式及出诊时间，科室 24 小时的电话咨询服务。

2. 出院后定期电话随访，对患者近况进行询问，解答患者心中疑惑，对其问题进行针对性指导。

3. 可建立病友会，设立微信群等信息平台，让患者与医生、患者与患者之间进行无障碍沟通。

4. 定期举办健康讲座及活动。

5. 定期对患者进行心理情况调查，评估患者有无不良的心理问题，及时进行相应的心理指导，必要时进行专门的家庭访视。

（李文姬　袁艳丽）

四、甲状腺疾病患者关怀性护理

（一）评估和观察要点

1. 评估既往史　有无结节性甲状腺肿或其他自身免疫性疾病史；有无童年放射线接触史等；有无伴随症状：糖尿病、高血压、心脏病史等。

2. 评估局部情况　评估肿块与吞咽活动的关系，肿块的大小、性状与质地，肿块的生长速度等。

3. 评估有无呼吸困难、吞咽困难、声音嘶哑等侵犯周围组织症状。

4. 评估患者的饮食、睡眠及排泄等情况，了解患者生活习惯，家族中有无甲状腺相关疾病病史。

5. 评估既往治疗情况及效果。

6. 评估生命体征、基础代谢率。

7. 查阅检查报告　颈部 X 线片了解气管有无移位或受压，喉镜检查确定声带功能，血清 T3、T4 水平等检查结果。

8. 评估患者心理状况，了解患者情绪、心理感受、家庭及社会支持情况。

9. 询问患者及其家属住院期间有何问题、困难或需求。

10. 实施各项评估时，注意保护患者隐私，非单人间拉隔帘。

11. 对评估情况进行记录并及时给予答复或解决能够解决的问题。

（二）护理措施

1. 建立信任、关怀性的关系。责任护士每日与患者交流，礼貌称呼患者，向患者及陪伴家属介绍自己的身份及职责；与患者家属进行良好沟通；鼓励家属给予患者良好的家庭支持。

2. 合理安排患者的休息，保持环境安静、舒适，减少探视，保证患者充足的睡眠。

3. 指导和帮助患者做好术前准备

（1）指导患者完成术前检查，及时告知检查结果。

（2）给予合适饮食：指导患者术前进食富含蛋白质、维生素、营养丰富的食物，禁食刺激性食物，如咖啡、浓茶等，戒烟酒。术前 6 小时前可进食淀粉类固体食物及牛奶，术前 2 小时可口服清饮料、糖水、无渣果汁、碳酸类饮料等，但不包括含酒精类饮品及奶制品。

（3）指导甲亢患者遵医嘱正确用药，观察药物作用及不良反应，做好用药指导。

1）复方碘化钾溶液：术前每日 3 次口服，第 1 日每次 3 滴，第 2 日每次 4 滴，以后逐日逐次增加 1～16 滴止，然后维持此剂量。由于碘剂可刺激口腔和胃黏膜，引起恶心、呕吐等不良反应，指导患者饭后用冷开水稀释后服用，或在用餐时将碘剂滴在面包、饼干上服用。告知患者复方碘化钾溶液不能抑制甲状腺素的合成，因此仅做术前准备用，用药时间不超过 2～3 周，避免甲亢症状重新出现，甚至加重。

2）硫脲类药物：早餐前服用。硫脲类药物主要不良反应有荨麻疹、瘙痒症、胃肠不适、关节痛，应注意观察。硫脲类药物能使甲状腺充血变大，必须加用复方碘化钾溶液。

3）普萘洛尔：每 6 小时服药 1 次，每次 20～60 mg。观察患者脉率是否在正常水平，术前 1～2 小时再服用一次；术后继续口服 4～7 日。与降糖药同时使用，会加剧降糖药的降血糖作用，用药期间注意观察血糖变化。

（4）指导患者进行手术体位练习，将软枕垫于肩部，保持头低、颈过伸位，适应术中颈过伸的体位。

（5）经常巡视病房，重视患者需求，观察患者术前心理变化。多与患者交谈，使用鼓励性的语言让患者了解疾病的相关知识、手术方式及技术团队水平；鼓励并接受患者对积极情绪和消极情绪的表达，分享感受，消除患者顾虑和恐惧心理，帮助患者保持乐观情绪。及时解决患者存在的问题，责任护士自己不能解决的问题，及时向护士长或相关人员报告。

4. 动态观察病情

（1）观察术后生命体征变化，手术伤口渗出及引流液的颜色、量及性状，观察患者颈部有无肿胀，患者有无呼吸困难。

（2）患者麻醉清醒，无恶心、呕吐后指导患者小口抿水，观察患者有无呛咳。

（3）观察患者有无声音嘶哑、手足抽搐。

5. 保持引流管的通畅。向患者及家属讲解妥善固定各引流管道的必要性，在体位变换过程中，注意避免牵拉引流管。

6. 术后评估患者有无呛咳、误咽等不适，可逐步恢复饮食。术后早期，以温凉流质饮食为主，如米汤、果汁、肉汤等，逐步过渡到半流食或软食。患者如在吞咽过程中感觉疼痛不适，可鼓励患者少量多餐，加强营养。

7. 指导术后患者特殊药物的正确使用，观察药物作用及不良反应。

（1）复方碘化钾溶液：甲亢患者术后每日 3 次口服，以每次 16 滴开始，逐日逐次减少 1 滴，观察患者病情平稳后停服。

（2）甲状腺素：早餐前半小时口服。患者服药期间如出现心动过速、心悸、心律不齐、心绞痛、头痛、肌肉无力和痉挛、潮红、发热、呕吐、月经紊乱、假脑瘤、震颤、坐立不安、失眠、多汗、体重下降和腹泻等，需及时告知医护人员。妊娠期间需定期复查甲状腺功能，根据检查结果调整甲状腺素的剂量。

8. 各项操作中保护患者隐私；注意遮盖，避免患者受凉。

（三）健康指导

1. 指导患者进行功能锻炼。行颈部淋巴结清扫者，因斜方肌不同程度受损，指导患者在伤口愈合后逐渐进行肩关节和颈部功能锻炼，直至出院 3 个月后。

2. 指导甲状腺全切除者根据医嘱继续减量服用甲状腺素制剂，注意观察不良反应。

3. 指导患者出院后定期复诊，教会患者自行检查颈部。

4. 评估患者和家属对疾病相关知识和信息的需求，评估健康教育效果，以保证患者和家属掌握必要的知识。

（四）延伸护理

1. 建立回访制度　把关怀延伸到家庭，使患者在出院后同样得到护理人员的关心和帮助。在出院后 2～3 天电话回访，了解术后恢复情况，强调遵医嘱服药及复诊时间，回答咨询。

2. 建立信息平台，如微信群、微信公众号、微博等，及时解答甲状腺疾病患者的问题及困惑，适时推送甲状腺相关知识，且便于病友之间的交流互动。

3. 了解患者对护理服务的感受，虚心听取患者的意见和建议，改进相关护理服务。

（周春兰　甄　莉　朱晓慧）

第三节　肝胆外科患者关怀性护理

一、肝癌患者关怀性护理

（一）评估和观察要点

1. 评估患者有无食欲减退、腹痛、腹胀、乏力等表现。

2. 评估患者疼痛发生的时间、强度、性质、部位及伴随症状。

3. 观察有无黄疸、出血、腹水、肝掌、蜘蛛痣等情况，有无意识状态、性格行为改变。

4. 了解患者饮食嗜好、生活习惯，有无肝炎、肝硬化和其他系统伴随疾病及家族史。

5. 询问患者有何不适，了解患者及家属住院期间有何问题、困难和需求。

6. 了解患者对疾病的认知程度和心理感受、家庭及社会支持情况。

7. 实施评估、检查时保护患者隐私，适时使用隔帘或屏风遮挡，注意保暖。

8. 了解患者的相关检查结果。

9. 记录评估情况。

（二）护理措施

1. 术前

（1）建立信任、关怀性的关系。责任护士每日与患者交流，礼貌称呼患者，向患者及陪伴家属介绍自己的身份及职责；与患者家属进行良好沟通；鼓励家属给予患者良好的家庭支持。

（2）遵医嘱给予镇痛药物，观察药物疗效和不良反应，指导患者控制疼痛、分散注意力的方法。

（3）改善营养状况，给予高蛋白、高热量、高维生素、易消化饮食，少量多餐。肝功能损伤者应限制蛋白摄入，必要时给予肠内外营养支持，输血浆或白蛋白，改善贫血、纠正低蛋白血症。

（4）保肝治疗，遵医嘱给予支链氨基酸，避免使用肝毒性药物，监测肝功能指标。维持体液平衡，准确记录 24 小时出入水量。

（5）改善凝血功能，预防术中、术后出血。

（6）做好常规腹部手术术前准备，遵医嘱备血。操作时动作轻柔，减少暴露，保护患者隐私。

（7）倾听患者、家属对手术的想法和感受，耐心解释手术目的，介绍此类手术成功案例，缓解患者紧张情绪。

2. 术后

（1）密切观察患者的生命体征、神志、尿量，有无出血点、发绀、黄疸等，观察切口渗血、渗液及引流情况，准确记录 24 小时出入水量。

（2）观察、询问患者的疼痛耐受性，根据疼痛评分给予相应处理。

（3）清醒且血压稳定者取半卧位，指导患者进行有节律的深呼吸，减轻疼痛。

（4）禁食、胃肠减压，静脉输入液体、电解质，肠蠕动恢复逐步给予流质、半流质饮食、普食。适量补充白蛋白、血浆，肝切除患者可给予要素饮食或静脉营养支持。

（5）观察患者有无发热、腹痛、腹胀及腹膜刺激征等表现，是否出现性格行为变化，如有与医师沟通，及时处理并发症。

（6）经常巡视病房，关注患者情绪，重视患者需求，动态评估患者的身心状况，做好心理护理。主动与患者交谈，多用鼓励性语言，及时进行针对性疏导；采用正向鼓励、倾听等沟通技巧，鼓励并接受患者对积极情绪和消极情绪的表达，分享感受；帮助患者保持乐观情绪，避免紧张、焦虑等负性情绪；倾听患者对治疗的反应与感受，及时解决患者存在的问题。责任护士自己不能解决的问题，及时向护士长或相关人员报告。

（7）各项操作注意保暖及保护患者隐私。

（三）健康指导

1. 评估患者和家属对疾病相关知识和信息的需求，做好健康教育，及时评估健康教育效果，以保证患者和家属掌握必要的知识。

2. 指导患者养成良好饮食习惯　多食高热量、优质蛋白质、富含维生素和纤维素的清淡、易消化食物，有腹水、水肿患者注意控制水、钠的摄入。

3. 指导患者定期复诊，定期复查甲胎蛋白、影像学检查。若患者出现水肿、体重减轻、出血倾向、黄疸和乏力等症状，及时就诊。

4. 为患者提供肝病相关健康教育资料，进行出院用药的指导。

5. 向患者及家属提供延伸服务"联系卡"。

（四）延伸护理

1. 评估患者出院时的病情、心理、社会支持系统状况，提供科室咨询电话、联系方式，针对性发放并讲解出院指导资料，交代清楚出院后复诊事宜，确认患者及家属掌握。

2. 出院后定期电话回访患者，及时了解患者出院后生理、心理及病情转归及自我护理等情况，并针对性进行宣教指导。

3. 建立病友微信群，发送肝脏疾病护理相关知识，随时解答病友的问题，给予健康指导。

4. 定期组织召开病友会，增进医护患、患者之间的知识和情感交流。

5. 了解患者对护理服务的感受，虚心听取患者的意见和建议，改进相关护理服务。

二、胆石病患者关怀性护理

（一）评估和观察要点

1. 评估患者有无食欲减退、恶心、呕吐、黄疸、寒战高热等表现。

2. 评估患者腹痛发生的原因、性质、部位及有无肩背部放射痛。

3. 观察有无肝大、肝区压痛和叩痛，有无腹膜刺激征等。

4. 了解患者饮食习惯，有无胆囊炎、黄疸病史及家族史。

5. 询问患者有何不适，了解患者的需求，及时回复，力所能及给予解决问题。

6. 评估患者对疾病的认知程度，家属对患者的关心、支持程度，给予心理疏导。

7. 实施评估、检查时保护患者隐私，适时使用隔帘或屏风遮挡，注意保暖。

8. 了解患者的相关检查结果。

9. 记录评估情况。

（二）护理措施

1. 术前

（1）责任护士每日与患者交流，尊称患者，鼓励患者表达自己的感受，主动向患者及其陪伴家属介绍自己的身份及职责；与患者家属进行良好沟通，鼓励家属给予患者良好的家庭支持。

（2）了解疼痛与饮食、体位、睡眠的关系，遵医嘱给予消炎利胆、解痉镇痛药物，缓解疼痛。

（3）给予低脂、高蛋白、高碳水化合物、高维生素的普食或半流质饮食。禁食、摄入不足者，给予肠外营养支持。

（4）根据患者体温，采取物理降温和（或）药物降温。遵医嘱予抗生素控制感染。

（5）肝功能受损者肌内注射维生素 K_1，纠正凝血功能，预防术后出血。

（6）有皮肤瘙痒者，指导患者修剪指甲，勿搔抓皮肤，用温水擦浴，保持皮肤清洁。

（7）采用 LC 手术者，术前进行呼吸功能锻炼，避免感冒，戒烟，做好呼吸道准备。

（8）腹部手术区域皮肤准备，行腹腔镜手术者注意清洁脐部。操作时动作轻柔，减少暴露，保护患者隐私。

2. 术后

（1）观察生命体征、腹部体征及引流情况，评估有无出血及胆汁渗漏。术前有黄疸者，观察和记录大便颜色，监测血清胆红素变化。

（2）胆囊结石腹腔镜术后禁食 6 小时，术后 24 小时内以无脂流质、半流质为主，胆管结石术后禁食者通过肠外营养途径给予营养支持，胃肠功能恢复，由无脂流质逐渐过渡到低脂饮食。

（3）取半卧位，保持胆汁引流通畅，观察记录流出胆汁的量、色和性状。做好 T 管引流的护理。

（4）观察有无出血、发热、腹胀、腹痛、腹膜刺激征等表现，发现异常及时报告医师并协助处理。

（5）经常巡视病房，关注患者情绪，重视患者需求，动态评估患者的身心状况，做好心理护理。主动与患者交谈，多用鼓励性语言，及时进行针对性疏导；采用正向鼓励、倾听等沟通技巧，鼓励并接受患者对积极情绪和消极情绪的表达，分享感受；帮助患者保持乐观情绪，避免紧张、焦虑等负性情绪；倾听患者对治疗的反应与感受，及时解决患者存在的问题。责任护士自己不能解决的问题，及时向护士长或相关人员报告。

（6）各项操作注意保暖及保护患者隐私。

（三）健康指导

1. 评估患者出院时的病情、心理、社会支持系统状况，提供科室咨询电话、联系方式，针对性发放并讲解出院指导资料，交代清楚出院后复诊事宜，确认患者及家属掌握。

2. 告知患者胆囊切除后出现消化不良、脂肪性腹泻等原因，如出现发热、腹痛、黄疸、陶土样大便等情况应及时就诊。

3. 指导患者养成良好饮食习惯　少量多餐，进食低脂、高维生素、富含膳食纤维饮食，注意饮食卫生，定期驱除肠道蛔虫。

4. 指导带 T 管出院患者，做好拔管护理，要注意防止管道受压，避免过度活动，以免牵拉脱出 T 管，出现引流异常或管道脱出，及时就诊。

5. 告知保守治疗的胆囊结石患者应定期复查或尽早手术治疗，以防癌变发生。

（四）延伸护理

1. 评估患者出院时的病情、心理、社会支持系统状况，提供科室咨询电话、联系方式，针对性发放并讲解出院指导资料，交代清楚出院后复诊事宜，确认患者及家属掌握。

2. 定期电话回访患者，了解患者出院后生理、心理及病情转归及自我护理等情况，并针对性进行宣教指导。

3. 了解患者对护理服务的感受，虚心听取患者的意见和建议，改进相关护理服务。

（郑雪梅）

第四节　胰腺外科患者关怀性护理

一、胰腺炎患者关怀性护理

（一）评估和观察要点

1. 评估患者有无腹痛，腹痛的部位及性质。

2. 评估患者有无恶心、呕吐、腹胀、体重减轻。

3. 观察有无发热、黄疸、腹膜刺激征、移动性浊音及皮下出血等表现。

4. 了解患者饮食习惯，有无吸烟及长期大量饮酒史，有无胆道疾病、十二指肠液反流、高脂血症、高钙血症及家族史。

5. 了解患者血清淀粉酶、尿淀粉酶、血清脂肪酶、血糖、血钙等生化指标及腹部影像检查有无异常。

6. 询问患者有何不适，了解患者的需求，及时回复，力所能及给予解决问题。

7. 了解患者对疾病的认知程度，家属对患者的关心、支持程度，给予心理疏导。

8. 实施评估、检查时保护患者隐私，适时使用隔帘或屏风遮挡，注意保暖。

9. 记录评估情况。

（二）护理措施

1. 术前

（1）建立信任、关怀性的关系。责任护士每日与患者交流，礼貌称呼患者，向患者及陪伴家属介绍自己的身份及职责；与患者家属进行良好沟通；鼓励家属给予患者良好的家庭支持。

（2）评估患者疼痛的原因、部位、性质、程度，协助患者膝盖弯曲，按摩背部，缓解疼痛，增加舒适感。遵医嘱给予解痉、镇痛药物。

（3）禁食、持续胃肠减压，使用抑制胰腺分泌药物，减少胰液分泌，减轻腹胀。

（4）严密监测生命体征，观察神志、皮肤黏膜温度及色泽，监测水电解质、酸碱平衡情况，准确记录24小时出入水量，必要时监测中心静脉压及每小时尿量。及时补充水电解质，维持循环稳定。

（5）禁食期间给予肠外营养支持。轻型急性胰腺炎患者一般1周后开始进食无脂低蛋白流质，逐渐至低脂饮食。重症急性胰腺炎患者待病情稳定，淀粉酶恢复正常后可予肠内营养支持，逐步过渡至经口进食。

（6）发热患者给予物理降温或药物降温，遵医嘱使用抗生素，控制感染。

（7）安慰、鼓励患者，减轻其悲观消极情绪；提供安全舒适环境，消除患者恐惧心理；耐心讲解治疗、康复知识，让患者以良好的心态配合医师接受治疗。

2. 术后

（1）密切观察生命体征、腹部体征，观察有无腹痛、腹胀及腹膜刺激征，准确记录24小时出入水量。

（2）术后清醒血压平稳者，取半卧位，利于呼吸和引流。

（3）观察伤口有无渗血、渗液，及时更换敷料。

（4）标记各引流管道名称及安置时间，妥善固定，定期更换引流装置。观察并记录引流液的颜色、性状、量，保持引流通畅。做好腹腔双套管灌洗引流护理。

（5）妥善固定空肠造瘘管，保持管道通畅，营养液滴注前后使用生理盐水或温水冲洗管道，持续输注，每4小时冲管1次。营养液现配现用，使用时间不超过24小时，注意营养液输注的速度、浓度和温度。

（6）观察有无腹痛、持续腹胀、发热、呕血、黑便、血便，引流管引出血性液体、无色清亮液体或食糜、食物残渣等出血、胰瘘、胃肠道瘘等并发症表现，及时报告医师并协助处理。

（7）经常巡视病房，关注患者情绪，重视患者需求，动态评估患者的身心状况，做好心理护理。主动与患者交谈，多用鼓励性语言，及时进行针对性疏导；采用正向鼓励、倾听等沟通技巧，鼓励并接受患者对积极情绪和消极情绪的表达，分享感受；帮助患者保持乐观情绪，避免紧张、焦虑等负性情绪；倾听患者对治疗的反应与感受，及时解决患者存在的问题。责任护士自己不能解决的问题，及时向护士长或相关人员报告。

（8）各项操作注意保暖及保护患者隐私。

（三）健康指导

1. 评估患者和家属对疾病相关知识和信息的需求，做好健康教育，及时评估健康教育效果，以保

证患者和家属掌握必要的知识。

2. 关心理解患者，保持良好心情，指导患者养成规律的生活方式和良好的行为习惯。

3. 指导患者养成良好饮食习惯，少量多餐，进食高蛋白、高维生素、低脂饮食，忌食辛辣刺激食物，戒烟戒酒。

4. 指导患者注意监测血糖及血脂，必要时遵医嘱使用药物控制。

5. 告知患者积极治疗胆道疾病、预防感染、准确服药，预防复发。

6. 定期到医院复查，如出现胰腺假性囊肿、胰腺脓肿、胃肠道瘘，及时就诊。

7. 为患者提供胰腺炎疾病相关健康教育资料，向患者及家属提供延伸服务"联系卡"。

（四）延伸护理

1. 评估患者出院时的病情、心理、社会支持系统状况，提供科室咨询电话、联系方式，针对性发放并讲解出院指导资料，交代清楚出院后复诊事宜，确认患者及家属掌握。

2. 出院后定期电话回访患者，了解患者出院后生理、心理及病情转归及自我护理等情况，并针对性进行宣教指导。

3. 建立病友微信群，发送胰腺炎疾病护理相关知识，随时解答病友的问题，给予健康指导。

4. 了解患者对护理服务的感受，虚心听取患者的意见和建议，改进相关护理服务。

二、胰腺肿瘤患者关怀性护理

（一）评估和观察要点

1. 评估患者腹痛发生的部位、性质、程度及有无腰背部放射痛。

2. 评估患者有无黄疸、食欲减退、上腹饱胀、消化不良、腹泻等表现。

3. 评估患者是否出现体重下降、消瘦乏力、贫血、低蛋白血症等表现。

4. 了解患者有无吸烟及饮食习惯，有无糖尿病、慢性胰腺炎等病史及家族史。

5. 了解患者实验室检查、影像学检查、细胞学检查结果。

6. 询问患者有何不适，了解患者的需求，及时回复，力所能及给予解决问题。

7. 了解患者对疾病的认知程度，家属对患者的关心、支持程度，给予心理疏导。

8. 实施评估，检查时保护患者隐私，适时使用隔帘或屏风遮挡，注意保暖。

9. 记录评估情况。

（二）护理措施

1. 术前

（1）建立信任、关怀性的关系。责任护士每日与患者交流，礼貌称呼患者，向患者及陪伴家属介绍自己的身份及职责；与患者家属进行良好沟通；鼓励家属给予患者良好的家庭支持。

（2）观察患者腹痛的部位、范围、规律及持续时间，评估疼痛程度，合理使用镇痛药。

（3）监测血清白蛋白、血红蛋白、皮肤弹性、体重等营养指标。

（4）指导患者进食高热量、高蛋白、高维生素、低脂饮食。营养不良者，可予肠内或肠外营养支持。

（5）遵医嘱输注高渗性葡萄糖加胰岛素和钾盐，增加肝糖原储备，使用保肝药。黄疸者输注维生素 K1 改善凝血功能。

（6）有皮肤瘙痒者，指导患者修剪指甲，勿搔抓皮肤，用温水擦浴，保持皮肤清洁。

（7）术前 3 日口服抗生素抑制肠道细菌，预防术后感染，术前 2 日进食流质，术前晚全肠道灌洗或清洁灌肠。

（8）腹部手术区域皮肤准备，操作时动作轻柔，减少暴露，保护患者隐私。

2. 术后

（1）观察生命体征、腹部体征、伤口及引流情况，准确记录 24 小时出入水量。

（2）术后禁食期间予肠外营养支持，必要时静脉输注白蛋白。胃管拔除后从流质、半流质饮食逐渐过渡到普食。

（3）观察有无术后出血、胰瘘、胆瘘、感染等并发症发生，发现异常及时报告医师并协助处理。

（4）经常巡视病房，关注患者情绪，重视患者需求，动态评估患者的身心状况，做好心理护理。主动与患者交谈，多用鼓励性语言，及时进行针对性疏导；采用正向鼓励、倾听等沟通技巧，鼓励并接受患者对积极情绪和消极情绪的表达，分享感受；帮助患者保持乐观情绪，避免紧张、焦虑等负性情绪；倾听患者对治疗的反应与感受，及时解决患者存在的问题。责任护士自己不能解决的问题，及时向护士长或相关人员报告。

（5）各项操作注意保暖及保护患者隐私。

（三）健康指导

1. 评估患者和家属对疾病相关知识和信息的需求，做好健康教育，及时评估健康教育效果，以保证患者和家属掌握必要的知识。

2. 告知患者如短期内出现持续性上腹部疼痛、腹胀、黄疸、食欲减退、消瘦等情况，需到医院行胰腺疾病筛查。

3. 指导患者养成良好的饮食习惯，少量多餐，均衡饮食，进食易消化、富含蛋白质及维生素的食物，忌食刺激性食物。

4. 告知患者定期到医院复查，如出现贫血、发热、黄疸等情况，及时就诊。

5. 为患者提供胰腺疾病相关健康教育资料，向患者及家属提供延伸服务"联系卡"。

（四）延伸护理

1. 评估患者出院时的病情、心理、社会支持系统状况，提供科室咨询电话、联系方式，针对性发放并讲解出院指导资料，交代清楚出院后复诊事宜，确认患者及家属掌握。

2. 出院后定期电话回访患者，了解患者出院后生理、心理及病情转归及自我护理等情况，并针对性进行宣教指导。

3. 建立病友微信群，发送胰腺疾病护理相关知识，随时解答病友的问题，给予健康指导。

4. 定期组织召开病友会，增进医护患、患者之间的知识和情感交流。

5. 了解患者对护理服务的感受，虚心听取患者的意见和建议，改进相关护理服务。

（郑雪梅）

第五节　血管外科患者关怀性护理

一、周围血管疾病患者关怀性护理

（一）评估和观察要点

1. 评估病程及此次发病的诱因，疾病有无与寒冷或潮湿环境有关。

2. 评估有无肿胀，有无患肢（趾、指）坏疽、溃疡与感染；有无患肢形态改变、色素沉着及溃疡。

3. 评估患者有无高血压、高胆固醇血症、糖尿病史，有无感染、外伤史，有无吸烟史及饮酒史。

4. 评估患者患肢有无疼痛及其程度、性质、持续时间，有无患肢皮肤感觉异常、皮肤温度改变、色泽改变。

5. 询问患者有何不适，了解患者的心理感受、家庭及社会支持情况。

6. 询问患者及其家属住院期间有何问题、困难或需求。

7. 实施各项评估时，非单人间拉隔帘，单人间关门，保护患者隐私。

8. 对评估情况进行记录并及时给予答复或解决能够解决的问题。

（二）护理措施

1. 术前

（1）建立信任、关怀性的关系。责任护士每日与患者交流，礼貌称呼患者，向患者及陪伴家属介绍自己的身份及职责；与患者家属进行良好沟通；鼓励家属给予患者良好的家庭支持。

（2）对营养不良者，补充高蛋白、高热量、高维生素、低脂饮食，对伴有心力衰竭、糖尿病者，应根据病情调整饮食。

（3）完善术前检查，了解机体的功能状态。及时与患者及家属沟通，告知检查结果。

（4）指导患者绝对戒烟，消除烟碱对血管的收缩作用。

（5）指导患者进行床上排尿、排便功能锻炼，注意遮挡，保护患者隐私。

（6）合理安排患者的休息与活动：动脉系统疾病病情较轻者可正常活动，注意生活规律和劳逸结合。对患有部分静脉系统疾病者则要求绝对卧床休息，防止肺栓塞的发生。卧床期间做好生活护理，保持环境安静、舒适，减少探视，保证患者充足的睡眠。

（7）对于下肢缺血患者，指导其进行有规律的下肢功能锻炼，以改善血液循环。

（8）完善术前准备，如备皮、全麻患者术前留置导尿管，术前 8 小时禁食禁水。

（9）经常巡视病房，重视患者需求，动态评估患者的身心状况，做好心理护理。倾听患者对手术的内心反应与感受，给予其鼓励与安慰，帮助其消除对手术的恐惧心理。

（10）及时解决患者存在的问题。责任护士自己不能解决的问题，及时向护士长或相关人员报告。

2. 术后

（1）监测患者体温、血压、脉搏及呼吸功能，观察各引流管的引流液性质、颜色及量，了解患者有无活动出血，记录 24 小时出入量。

（2）所有静脉手术、静脉动脉化或截肢手术的患者，术后需将肢体远端抬高，高于心脏 20～30 cm；血管移植手术患者应取平卧位或低半卧位，避免关节过曲、挤压、扭曲血管，注意询问患者的术后感受。

（3）观察下肢有无缺血性剧痛，肢体颜色、温度、末梢动脉搏动情况等，警惕血栓形成或动脉栓塞。如有异常及时报告医生并给予相应处理。

（4）术后 6 小时患者清醒，无明显恶心、呕吐等不适，指导其进食质软、营养丰富、易消化的食物如面条、稀饭、软饭等。

（5）鼓励患者进行床上肌肉伸缩活动及早期离床锻炼，以促进静脉回流。

（6）绝对禁烟，指导患者正确有效咳嗽方法，预防肺部感染。

（三）健康指导

1. 评估患者和家属对疾病相关知识和信息的需求，做好健康教育，及时评估健康教育效果，以保证患者和家属掌握必要的知识。

2. 动脉缺血患者，指导对患肢适当保暖，禁热敷，以免增加耗氧量；同时禁冷敷，以免引起血管收缩，不利于痉挛的解除和侧支循环的建立。

3. 深静脉血栓形成患者急性期应绝对卧床休息，禁止挤压、按摩、热敷患肢，以防止血栓脱落进入肺动脉，导致肺动脉栓塞。

4. 无论动脉手术还是静脉手术后，卧床期间指导患者每天行足背伸屈运动，防止下肢深静脉血栓形成。

5. 对于组织灌注不足引起的疼痛，可告知患者缓解疼痛的方法，即通过患肢下垂增加血供来缓解疼痛；对静脉回流障碍引起的疼痛不适，可通过抬高患肢增加静脉回流来减轻疼痛。

6. 指导患者进食低脂、高蛋白、高热量、高维生素、易消化的饮食。

7. 下肢静脉曲张的患者一般鼓励术后 12～24 小时下床活动。动脉取栓术后一般卧床 3 天，以防动脉吻合口出血。动脉重建术和主动脉手术后应卧床 1～2 周。跨关节的血管移植术后关节需制动 2 周，避免剧烈活动。

（四）延伸护理

1. 评估患者出院时的病情、心理、社会支持系统状况，提供科室咨询电话、联系方式及管床医生微信咨询公众号。针对性发放并讲解出院指导资料，交代清楚出院后复诊事宜，确认患者及家属掌握。

2. 出院后电话回访，了解患者术后恢复情况及心理情况，强调术后需严密监测肢体有无缺血性剧痛，观察患肢皮肤的颜色、温度、感觉及足背、胫后动脉的搏动的强弱，警惕深静脉血栓形成或动脉栓塞的发生。使用抗凝剂时，观察有无出血倾向，定期监测凝血功能。

3. 了解患者对护理服务的感受，虚心听取患者的意见和建议，改进相关护理服务。

二、下肢静脉曲张患者关怀性护理

（一）评估和观察要点

1. 询问患者是否从事长期站立工作、重体力劳动，体型是否高大粗壮，有无妊娠、慢性咳嗽及习惯性便秘史，有无家族史，有无下肢深静脉血栓形成、下肢动静脉瘘、盆腔肿块等疾病。

2. 观察患者小腿静脉曲张的部位及程度，局部皮肤营养状态，足靴部皮肤是否有萎缩、脱屑、色素沉着和硬结，患肢有无疼痛、踝部肿胀不适，局部有无血栓性浅静脉炎、湿疹、溃疡、出血等并发症。

3. 根据患者的年龄、职业、文化程度针对性地做好精神安慰和心理疏导，讲解疾病相关知识，加强健康教育。消除患者负面情绪。

4. 责任护士记录患者活动时的行走距离，评估病情轻重。

（二）护理措施

1. 术前

（1）建立信任、关怀性的关系。责任护士每日与患者交流，礼貌称呼患者，向患者及陪伴家属介绍自己的身份及职责；与患者家属进行良好沟通；鼓励家属给予患者良好的家庭支持。

（2）指导患者注意休息，适当活动，预防感冒、便秘等。卧床时抬高患肢 30°～40°，可在膝下垫一软枕，以利静脉回流。

（3）保持大便通畅，防止便秘，多饮水，多食清淡易消化饮食。肥胖者应有计划地减轻体重，降低静脉压力。

（4）对患者下肢皮肤薄弱处应加以保护，行走时缚扎弹性绷带或穿弹力袜。防止碰撞，避免因外伤引起曲张静脉破裂出血。

（5）为避免术后发生切口感染，做好充分的皮肤准备。

（6）术前进食高蛋白、高热量、高维生素的食物，以增强免疫力并保证营养供给。忌烟酒。术前 12 小时禁食，6 小时禁饮，以减轻胃肠负担，防止麻醉和手术过程中呕吐或误吸。

2. 术后

（1）监测体温、血压、脉搏、呼吸，观察切口敷料、足背动脉搏动及皮温情况。

（2）平卧 6 小时，抬高患肢 30°，促进静脉回流。注意询问患者伤口包扎的感受，过紧则影响血运。观察患肢皮肤颜色和温度。

（3）6 小时后进食、进水，指导患者进食低脂、高蛋白、高热量、高维生素、易消化、少刺激性的饮食。

（4）切口疼痛时，遵医嘱酌情使用镇痛剂。

（5）术后即可行足背伸屈活动，12～24 小时后可下床活动，活动量因人而异，可先在床边活动，逐渐增加到病区内活动。

（6）术后使用抗凝药物，防止静脉血栓形成。口服或皮下注射抗凝药物前，均要向患者做好充分解释，取得患者配合。

（三）健康指导

1. 患者出院后继续使用弹力袜或弹力绷带 3 个月，避免久站久坐，坐时双膝勿交叉过久。

2. 合理膳食，避免肥胖，忌辛辣刺激性食物，保持大便通畅，减少腹压增高的因素。适当补充小麦胚芽、葡萄籽，可促进血液循环。

3. 平时应适当运动，以增加血管壁弹性。每天坚持一定时间及距离的行走，刺激小腿肌肉群，促进静脉回流。

（四）延伸护理

1. 定期电话回访，指导患者提高自我观察和解决问题的能力。告知患者出院后 3～6 个月门诊复查，了解患肢静脉回流情况以及皮肤营养障碍的改变情况。

2. 出院后微信平台上告知家属重点观察患者有无下肢肿胀、疼痛及浅静脉怒张等，警惕下肢深静脉血栓形成。

3. 定期电话回访，耐心倾听患者及家属的感受，及时给予帮助及支持。

三、深静脉血栓形成患者关怀性护理

（一）评估和观察要点

1. 与患者及家属就病情和治疗效果进行充分沟通，了解患者的治疗预期。

2. 观察患者全身皮肤有无出血点，询问患者牙龈有无出血，或大便、小便有无带血。

3. 每日与患者交流沟通，了解患者的心理感受、家庭社会支持情况。

4. 询问患者及其家属住院期间有何问题、困难或需求并及时提供帮助。

5. 患者绝对卧床期间，非单人间拉隔帘，单人间关门，保护患者的隐私。

6. 按照患者护理级别，做好患者的巡视工作，并在护理记录单上记录观察的情况。

（二）护理措施

1. 术前

（1）建立信任、关怀性的关系。责任护士每日与患者交流，礼貌称呼患者，向患者及陪伴家属介绍自己的身份及职责；与患者家属进行良好沟通；鼓励家属给予患者良好的家庭支持。

（2）指导患者加强营养，给予高蛋白、丰富维生素、易消化的饮食。无循环系统疾病的深静脉血栓患者，鼓励每日饮水约 2000 ml。

（3）体位与活动。急性发病后，10～14 天内要求患者绝对卧床休息，患肢禁止热敷、按摩，抬高患肢，高于心脏水平 20～30 cm，可在膝下垫一软枕。行足背伸屈运动，每日数次，每次 3～5 分钟，以促进静脉回流。10～14 天后可下床活动，但需穿弹力袜或使用弹力绷带。

（4）为患者测量患肢周径。每日定时用皮尺测量膝关节上下各 10 cm 处患肢周径并记录，观察水肿消退情况，告知患者治疗的效果。

（5）预防肺栓塞的发生。密切观察患者有无出现胸痛、呼吸困难、心悸及咯血等症状。如有症状，及时报告医生，积极对症处理。

（6）警惕股白肿、股青肿的出现。一旦出现，及时报告医生并做好术前准备，以挽救患肢。

2. 术后

（1）观察患者意识、生命体征变化以及伤口敷料情况。少量伤口渗血时，可给予伤口加压包扎。

出血量大时，应立即给予手术止血。当出血有效控制后，可继续使用抗凝、溶栓治疗。

（2）评估患者患肢血液循环：观察肢端皮温、皮色的情况，出现异常及时通知医生处理。

（3）体位与活动：指导患者抬高患肢，高于心脏平面20～30 cm，膝关节微屈，行足背伸屈运动。

（4）继续抗凝、溶栓、祛聚、抗感染等对症治疗。药物治疗期间避免碰撞及摔跌，用软毛刷刷牙，观察有无出血倾向。

（5）主动巡视患者，询问与倾听患者术后主观感受与心理反应，及时给予回应与反馈。

（6）各项操作中保护患者隐私；注意遮盖，避免患者受凉。

（三）健康指导

1. 鼓励早期功能锻炼，抬高患肢高于心脏水平20～30 cm。避免长距离行走及久站，当患肢肿胀不适时要及时卧床休息。

2. 指导患者出院后饮食：营养丰富、易消化饮食。

3. 严格遵医嘱口服抗凝药物，每周门诊复查1次出凝血时间，尤其注意国际标准化比值是否在参考范围内。服药期间指导患者学会自我观察，尤其是大小便颜色、口腔及皮肤黏膜情况等。

4. 告知患者出院后3～6个月门诊复查，若出现下肢肿胀、疼痛应及时就诊。

5. 提供出院后各项护理书面指导材料。

（四）延伸护理

1. 出院后定期电话回访患者，了解患者出院后生理、心理及病情转归及自我护理等情况，针对性给予指导。

2. 对患者出院后的来访电话认真回复，根据化验结果，告知患者抗凝药物的服用剂量。

3. 了解患者对护理服务的感受，虚心听取患者的意见和建议，改进相关护理服务。

四、血栓闭塞性脉管炎患者关怀性护理

（一）评估和观察要点

1. 观察患者患肢趾/指端皮色、皮温情况。出现溃疡时，要立即通知医生行对症处理。

2. 了解患者有无吸烟史，向患者交代吸烟对该疾病造成的影响，做到绝对戒烟。

3. 询问患者有无疼痛不适的情况；根据疼痛评分脸谱进行疼痛评估。

4. 询问患者及其家属住院期间有何问题、困难或需求。

5. 实施各项评估时，非单人间拉隔帘，单人间关门，保护患者隐私。

（二）护理措施

1. 术前

（1）建立信任、关怀性的关系。责任护士每日与患者交流，礼貌称呼患者，向患者及陪伴家属介绍自己的身份及职责；与患者家属进行良好沟通；鼓励家属给予患者良好的家庭支持。

（2）加强营养，给予丰富维生素、易消化的饮食，多进食新鲜水果蔬菜，防止便秘。

（3）向患者介绍 Buerger 运动的运动方法，指导患者每日运动数次，以促进侧支循环的建立和开放。

（4）评估行走距离，指导患者缓步行走，促进血液循环，但以不出现跛行症状为宜。

（5）向患者解释本疾病的病情特点，使患者知晓该疾病的病程之长、极易复发的特点。鼓励安慰患者，做好人文关怀，争取患者积极配合。

（6）多倾听患者对手术的内心反应与感受，给予鼓励与安慰，帮助其消除对手术的恐惧心理。

（7）当患者疼痛剧烈时，可遵医嘱合理使用镇痛剂，但应避免药物成瘾，重视心理护理。

2. 术后

（1）密切观察患者意识、生命体征变化，观察伤口渗出及引流情况，准确记录24小时液体出

入量。

（2）评估患者疼痛部位、程度、性质、持续时间，根据疼痛程度给予及时、正确的止痛措施。重视患者的疼痛诉求。

（3）术后第1天鼓励患者下床活动，以预防下肢深静脉血栓的发生。

（4）主动巡视患者，询问与倾听患者术后主观感受与心理反应，及时给予回应与反馈。

（5）评估患者对手术的心理认知与接纳程度。观察患肢皮色、皮温的情况。

（6）各项操作中保护患者隐私；注意遮盖，避免患者受凉。

（三）健康指导

1. 指导患者每日行数次 Buerger 运动，促进侧支循环建立。
2. 指导患者出院后绝对戒烟，杜绝复吸的发生，以免病情反复。
3. 指导患者保护患肢，切勿赤足行走，避免外伤，鞋子必须合适，穿棉质或羊毛制的袜子，每日换洗。
4. 指导患者继续服用抗血小板药物及扩血管药物，降低出血风险，学会观察出血迹象。
5. 提供出院后各项护理书面指导材料。

（四）延伸护理

1. 建立信息平台，指导患者出院后3～6个月门诊复查，了解患肢血运及伤口愈合情况。
2. 出院后定期电话回访患者，及时了解患者出院后生理、心理及病情转归及自我护理等情况，并对其问题进行针对性指导。
3. 了解患者对护理服务的感受，虚心听取患者的意见和建议，改进相关护理服务。

五、腹主动脉瘤患者关怀性护理

（一）评估和观察要点

1. 了解患者的年龄、性别、生命体征等；询问患者既往史，有无吸烟、动脉粥样硬化病史、高血压病、高脂血症、外伤及感染史、家族史。
2. 询问患者有无神志、呼吸、脉搏、血压等生命体征的改变；了解患者有无腹痛及肿块，肿块的大小及搏动情况；有无出血先兆等。
3. 观察患肢远端肢体血运情况，注意患肢保暖及保护患者隐私。
4. 针对患者及家属提出的疑问及困难应及时给予回答和帮助。

（二）护理措施

1. 术前

（1）建立信任、关怀性的关系。责任护士每日与患者交流，礼貌称呼患者，向患者及陪伴家属介绍自己的身份及职责；与患者家属进行良好沟通；鼓励家属给予患者良好的家庭支持。

（2）指导患者绝对卧床休息，保持情绪稳定，避免突然加大腹压的运动，如剧烈咳嗽、用力排便、排尿和身体大幅度活动，如突然坐起、强烈扭曲上身、突然弯腰等，预防动脉瘤破裂。

（3）监测血压，维持血压稳定，避免血压波动过大造成动脉瘤破裂。

（4）纠正营养不良，给予高维生素、高蛋白、高热量、低脂饮食，必要时静脉输注血浆；糖尿病者，血糖应控制在 8～10 mmol/L 以下；心功能不全者需改善心功能，方可手术。

（5）观察有无腹痛加剧、范围增大等症状，及时发现有无动脉瘤破裂，安慰鼓励患者，避免患者紧张恐惧。

（6）观察双下肢血运。防止附壁血栓脱落造成下肢缺血。

（7）戒烟。指导患者正确有效的咳嗽、咳痰方法，胸式呼吸及肌肉收缩运动的方法。

（8）协助患者完善术前各项检查并训练床上大小便。倾听患者的心声，及时解决患者的问题。

2. 术后

（1）持续监测血压、心率、脉搏、呼吸、意识等变化，加强巡视，密切观察有无皮下瘀斑、腹部切口内有无血肿及下肢血供情况。

（2）主动询问患者的主观感受，协助患者术后取平卧位。生命体征平稳后，协助患者采取半卧位，指导患者适当床上活动，做好基础护理，防止压疮发生，术后7～10天后下床活动。

（3）暂禁食、禁水，在生命体征平稳、意识清醒后，可饮少量清水，10～20 ml/次，有利于刺激肠功能恢复。

（4）维持有效的胃肠减压，注意观察引流液的量、颜色、性状。

（5）维持血流动力学稳定，保持足够的血流灌注，血压维持在20～21 kPa/12～13 kPa，血压过低者给予多巴胺升压。

（6）留置导尿管，准确测定每小时尿量、尿比重、pH，尿量不小于25 ml/h，避免使用对肝、肾有毒性的药物，预防肝肾衰竭。

（7）使用输液泵静脉输入抗凝药，用药期间监测凝血功能，并严密观察有无出血倾向。

（8）内漏及动脉瘤破裂的护理：大部分内漏可在术后一定时期自行关闭；可能诱发动脉瘤破裂者，及时行传统的开腹手术。

（9）腹部切口较大，可用腹带加以保护。

（10）密切观察双下肢血运情况，足背动脉搏动、皮肤温度、颜色及感觉运动情况。

（11）及时对患者进行疼痛评分，询问患者疼痛的程度，遵医嘱酌情使用止痛药物。

（三）健康指导

1. 绝对卧床休息，避免情绪激动，保持大便通畅。

2. 腹部包块禁止热敷，避免碰撞腹部。

3. 进食高蛋白饮食，并注意食物搭配，多食蔬菜、水果、杂粮，少食动物脂肪及胆固醇含量多的食物。

4. 术后生命体征平稳后，可床上适当活动。教会患者自我检查方法，如腹部发现搏动性肿块应及时就诊。

（四）延伸护理

1. 评估患者出院时的病情、心理、社会支持系统状况，提供科室咨询电话、联系方式及管床医生。针对性发放并讲解出院指导资料，交代清楚出院后复诊事宜，确认患者及家属掌握。

2. 出院后电话回访，了解患者术后恢复情况及心理情况，强调术后需严密监测肢体有无缺血性剧痛，有无腹痛发生，观察患肢皮肤的颜色、温度、感觉及足背、胫后动脉搏动的强弱，警惕血栓形成或动脉栓塞的发生。

3. 回访时针对患者的健康问题给予耐心解答。

4. 了解患者对护理服务的感受，虚心听取患者的意见和建议，改进相关护理服务。

六、多发性大动脉炎患者关怀性护理

（一）评估和观察要点

1. 评估患者有无高血压、外伤、感染史、先天性疾病及手术史，有无出血性疾病。

2. 评估患者有无头昏、眩晕、头痛、黑矇、记忆力减退、视力减退等症状，有无颈动脉、桡动脉、肱动脉搏动减弱或消失等体征。

3. 评估患者有无神志、呼吸、脉搏、血压、尿量等生命体征的改变，非手术治疗期间评估患者有无出血倾向、皮肤色泽的改变，以了解疾病的发展程度、重要器官功能状态及营养状况，为手术前后提供依据。

4. 观察患肢远端皮肤温度、色泽、感觉以及动脉搏动。

5. 询问患者有何不适，了解患者的心理感受、家庭及社会支持情况。

6. 实施各项评估时，非单人间拉隔帘，单人间关门，保护患者隐私。

7. 及时对患者评估情况进行准确记录；及时给予患者答复和解决能够解决的问题。

（二）护理措施

1. 术前

（1）建立信任、关怀性的关系。责任护士每日与患者交流，礼貌称呼患者，向患者及陪伴家属介绍自己的身份及职责；与患者家属进行良好沟通；鼓励家属给予患者良好的家庭支持。

（2）指导患者多休息，减少活动，避免体位突然改变而加剧头昏及血压改变。保持病房安静、舒适，减少探视，保证患者充足的睡眠。

（3）注意患者主观感受，观察有无头晕、耳鸣、视力下降、肢体麻木等。

（4）测量血压、脉搏每日 3 次，观察局部动脉血供情况，注意患肢保暖。

（5）及时评估患者肢体疼痛并给予相应处理。必要时给予止痛药。重视患者疼痛主诉并及时帮助解决。

（6）遵医嘱给予降压药、护胃药、激素、抗凝药等，注意观察各种药物的不良反应。

（7）指导患者低脂饮食，防止动脉粥样硬化。戒烟、酒。

（8）完善术前准备：备皮，全麻患者术前留置导尿管，术前 8 小时禁食禁水。

2. 术后

（1）密切观察患肢的脉搏、皮肤温度及肢端循环情况。应测量两侧肢体的血压，并与术前的测量结果相比较。

（2）观察患者意识及肢体的活动情况，以判断有无脑组织缺血而导致的梗死。

（3）颈部手术后注意观察呼吸情况及有无声音嘶哑，保持呼吸道通畅。

（4）肾动脉狭窄或闭塞术后，应准确记录 24 小时尿量，监测肾功能。

（5）密切观察生命体征变化，记录 24 小时液体出入量。

（6）遵医嘱进行抗凝治疗，观察有无出血征象。

（7）主动询问患者的主观感受，判断术后血供改善情况。

（8）严格执行无菌技术，遵医嘱给予抗生素，防止移植血管或切口感染。

（三）健康指导

1. 患者尽量平卧，一旦坐起或站立所造成的血压差，也可导致患者发生昏厥，严重影响患者活动及生活质量。护士应增强安全护理意识，指导家属留陪，告知患者勿单独活动，防止意外发生。

2. 遵医嘱服用降压药、激素类药、免疫抑制剂。保证充足的睡眠，有助于控制血压。长期使用激素治疗者，遵医嘱逐日逐次递减激素类药物，防止反跳。

3. 给予高蛋白、高热量、高维生素、易消化的饮食。通过改善营养状况，提高患者机体抵抗力。

（四）延伸护理

1. 了解和评估患者出院时的病情，定期电话回访，指导患者提高自我观察和解决问题的能力。

2. 出院后微信平台上告知家属回家后重点观察患者有无意识淡漠或兴奋等表现，以判断有无脑缺血或脑水肿，并详细注明复诊时间和病情发生变化的症状及处理方法。

3. 定期电话回访，耐心倾听患者及家属的感受，及时给予帮助及支持。

七、动静脉瘘患者关怀性护理

（一）评估和观察要点

1. 询问患者有无外伤史、感染史、先天性疾病及手术史，有无出血性疾病。

（1）局部：患者有无肢体异常、软组织肥厚、局部组织出现血肿、浅静脉扩张、创伤后有无搏动。

（2）全身情况：有无神志、呼吸、脉搏、血压、尿量等生命体征的改变，非手术治疗期间有无出血倾向、皮肤色泽的改变，有无疼痛、感染、溃疡等。

（3）营养支持：全面了解患者营养状况，指导患者合理进食，有足够的热量、蛋白质和维生素。

2. 询问患者有何不适；了解患者的心理感受、家庭及社会支持情况。

3. 询问患者及其家属住院期间有何问题、困难或需求。

4. 实施各项评估时，非单人间拉隔帘，单人间关门，保护患者隐私。

5. 对评估情况进行记录并及时给予答复或解决能够解决的问题。

（二）护理措施

1. 术前

（1）倾听患者对手术的内心反应与感受，给予鼓励与安慰，帮助其消除对手术的恐惧心理。及时解决患者存在的问题。责任护士自己不能解决的问题，及时向护士长或相关人员报告。

（2）病情观察：动脉栓塞术后穿刺部位应用沙袋压迫6~8小时，卧床24小时，观察穿刺部位有无出血和血肿，注意穿刺侧肢体远端血供有无障碍。

（3）术前准备

1）皮肤准备：除特殊情况外，血管外科的手术切口多属于Ⅰ类切口，即清洁或无菌切口。为保证手术后切口的顺利愈合，手术前应做好手术区皮肤的准备工作。

2）胃肠道准备：需要在腰麻、硬膜外麻醉或全麻下进行手术的患者，一般术前禁食12小时、禁饮4小时。

3）备血：术前应根据手术种类及手术规模，准备充分的手术用血，特别是较大血管手术，应备好充足的血源，以防万一。

4）过敏试验：术前做抗生素等药物的过敏试验，以备术中或术后使用。术前未做血管造影又有术中造影条件的，应做碘过敏实验，以备术中造影。

2. 术后

（1）执行臂丛或硬膜外麻醉术后护理。

（2）主动巡视患者，询问与倾听患者术后主观感受与心理反应，及时给予回应与反馈。

（3）病情观察：严密监测体温、呼吸、脉搏、血压等生命体征，记录24小时尿量，记录病情变化情况，发现异常及时处理。

（4）饮食护理：加强营养，进食营养丰富、易消化的食物。

（5）引流管护理：观察各引流管引流液的性质、颜色及量，准确记录，了解患者有无活动性出血，并将引流管固定妥当，防止脱落、扭曲；引流管长度要适宜，应方便患者翻身、坐起；保持引流管通畅，定时挤压，定时更换引流袋；注意无菌操作，防止逆行感染。

（6）并发症的观察及护理。

1）伤口出血或感染：为避免发生术后出血，术中需彻底止血，术前、术后宜用抗生素预防感染。观察伤口有无出血、渗液、渗血，分泌物的颜色、性状、气味，敷料脱落及局部红、肿、热、痛等症状，及时报告医生处理。

2）患肢供血不足：术后观察患肢血运情况，如有动脉远端血供不足且逐渐加重，应及早再次手术，以免造成截肢。

3）患肢肿胀：由于动静脉瘘造成静脉瓣膜的破坏，致静脉功能不全。这类患者术前常已有患肢肿胀，术后功能可逐渐恢复。

（7）经常巡视病房，重视患者需求，动态评估患者的身心状况，做好心理护理。采用正向鼓励、倾听等沟通技巧，鼓励并接受患者对积极情绪和消极情绪的表达，分享感受；帮助患者保持乐观情绪，心情愉快，避免紧张、焦虑等负性情绪；倾听患者对治疗的反应与感受，及时解决患者存在的问题。责任护士自己不能解决的问题，及时向护士长或相关人员报告。

（8）各项操作中保护患者隐私；注意遮盖，避免患者受凉。

（三）健康指导

1. 行为指导　告知患者戒烟。
2. 饮食指导　营养丰富，全面均衡易消化，注意保证饮食卫生，规律进食。
3. 复查指导　出院后每月定期复查，如有患肢肿胀、出血、疼痛等，及时来医院就诊。

（四）延伸护理

1. 评估患者出院时的病情、心理、社会支持系统状况，提供科室咨询电话、联系方式，针对性发放并讲解出院指导资料，交代清楚出院后复诊事宜，确认患者及家属掌握。

2. 出院后定期电话回访患者，及时了解患者出院后生理、心理、疾病转归及自我护理等情况，并对其问题进行针对性指导。

3. 了解患者对护理服务的感受，虚心听取患者的意见和建议，改进相关护理服务。

八、血管瘤患者关怀性护理

（一）评估和观察要点

1. 了解患者的一般情况，有无外伤史、感染史、其他部位肿瘤病史及手术治疗史，有无出血性疾病史。

2. 评估身体局部肿块部位大小、形状、软硬度、表面温度；有无疼痛，疼痛的性质与程度。

3. 评估有无神志、呼吸、脉搏、血压、尿量等生命体征的改变，术前凝血功能检查极为重要。

4. 询问患者有何不适；了解患者的心理感受、家庭及社会支持情况。

5. 询问患者及其家属住院期间有何问题、困难和需求。

6. 实施各项评估时，非单人间拉窗帘，单人间关门，保护患者隐私。

（二）护理措施

1. 术前

（1）责任护士每日与患者交流，礼貌称呼患者，主动向患者及其陪伴家属介绍自己的身份及职责；与患者家属进行良好沟通，鼓励家属给予患者良好的家庭支持。

（2）加强病情观察，观察血管瘤的部位、面积、颜色以及分布范围等，观察肿瘤的压迫情况及四肢皮温、血运和搏动等情况。

（3）做好疼痛护理。疼痛是恶性肿瘤的主要症状之一，特别是短期难以控制的疼痛，对患者的威胁很大，神经遭受肿瘤压迫和浸润时需用镇痛剂，对剧烈疼痛可遵医嘱使用曲马多、哌替啶等止痛剂。

（4）加强营养，宜进食高蛋白、高热量、高维生素的饮食，对于放疗和化疗的患者应增加蛋白质和维生素的摄入。

2. 术后

（1）围术期严密监测患者意识、生命体征变化，观察伤口渗出及引流情况，准确记录 24 小时液体出入量。

（2）评估患者疼痛部位、程度、性质、持续时间，根据疼痛程度给予及时、正确的止痛措施，重视患者的疼痛诉求。

（3）头面部手术的患者，待麻醉清醒后取半卧位，以利于血液的循环，同时可减轻血管壁的张力。四肢血管瘤手术后可抬高患肢，以促进血液回流，减轻患肢肿胀，术后三天鼓励并指导患者床上活动四肢，促进局部血液循环，防止血栓形成。需翻身、治疗、活动时动作要轻柔，防止伤口裂开。

（4）病情观察

1）观察伤口有无出血、渗液、渗血及分泌物的颜色、性状、气味、敷料脱落及局部红、肿、热、痛等症状，及时报告医生处理。

2）注意观察患肢的血运情况，观察患肢皮肤温度、脉搏、颜色、有无肿胀、感觉较术前有无缓解，若发现有血运障碍征象，应立即报告医生及时处理。

3）疼痛护理：评估患者疼痛部位、性质、疼痛时间及疼痛程度。给予及时安慰、疏导，分散对疼痛的注意力，必要时遵医嘱使用止痛药物。

4）饮食护理：术后禁食者应静脉补充营养，可进食者给予营养丰富的清淡易消化食物。

5）引流管的护理：观察引流液的颜色、性状及量，并妥善固定，防止脱落、扭曲，定时挤压，保持引流管通畅。定时更换引流袋，注意无菌操作，防止逆行感染。

6）并发症的观察及护理：对巨大血管瘤的患者密切观察生命体征、伤口敷料的变化，防止出血，并观察引流液的颜色及量。若发现出血征兆，应及时通知医生，有效止血，必要时给予手术止血。

（5）经常巡视病房，重视患者需求，动态评估患者的身心状况，做好心理护理。采用正向鼓励、倾听等沟通技巧，鼓励并接受患者对积极情绪和消极情绪的表达，分享感受；帮助患者保持乐观情绪，避免紧张、焦虑等负性情绪；倾听患者对治疗的反应与感受，及时解决患者存在的问题。责任护士自己不能解决的问题，及时向护士长或相关人员报告。

（6）各项操作中保护患者隐私；注意遮盖，避免患者受凉。

（三）健康指导

1. 评估患者和家属对疾病相关知识和信息的需求，做好健康教育，及时评估健康教育效果，以保证患者和家属掌握必要的知识。

2. 心理指导：保持心情舒畅，培养兴趣爱好，树立战胜疾病的信心。

3. 饮食指导：严禁烟酒，进食营养丰富的低脂、清淡饮食，限制刺激性食物。

4. 行为指导：适当活动，防止伤口部位及关节肌肉挛缩。保证休息，注意劳逸结合。

5. 用药指导：遵医嘱服用抗癌药、中成药。

6. 复查指导：出院后6～12个月医院复查，如有原发肿块再次出现，尤其在发育期，更应警惕血管瘤复发，及时就诊。

（四）延伸护理

1. 评估患者出院时的病情、心理、社会支持系统状况，提供科室咨询电话、联系方式，针对性发放并讲解出院指导资料，交代清楚出院后复诊事宜，确认患者及家属掌握。

2. 出院后定期电话回访患者，及时了解患者出院后生理、心理及病情转归及自我护理等情况，并对其问题进行针对性指导。

3. 了解患者对护理服务的感受，虚心听取患者的意见和建议，改进相关护理服务。

九、周围血管损伤患者关怀性护理

（一）评估和观察要点

1. 观察患者的意识、血压、脉搏变化情况，有无失血性休克的临床表现，有无外伤史，有无介入治疗和手术史，有无出血性疾病。

2. 评估患者血管损伤部位及程度，有无血肿及其大小，有无枪伤及其程度。

3. 了解患者饮食嗜好及生活习惯，既往史及家族史。

4. 询问患者有何不适，了解患者的心理感受、家庭及社会支持情况。

5. 询问患者及其家属住院期间有何问题、困难或需求。

6. 在实施各项评估时，尊重保护患者的隐私。

7. 对评估情况进行准确记录并及时给予患者答复或解决能够解决的问题。

（二）护理措施

1. 术前

（1）责任护士主动向患者及其陪伴家属介绍自己的身份及职责，礼貌称呼患者，每日主动与患者交流，与患者家属进行良好沟通，鼓励家属给予患者良好的家庭支持。

（2）对出血患者实施现场急救，密切观察全身情况和积极的对症处理，紧急止血。

（3）预防和抢救休克，密切观察患者生命体征、尿量及全身情况变化，及时输液、输血。

（4）确保呼吸道通畅并给予氧气吸入。

（5）协助医生进行创面的初步清洗和处理。

（6）倾听患者对手术的内心反应与感受，给予其鼓励与安慰，帮助其消除对手术的恐惧心理，迅速做好术前准备。

（7）及时解决患者存在的问题。责任护士自己不能解决的问题，及时向护士长或相关人员报告。

（8）保持病房环境安静、舒适，减少探视，保证患者充足的睡眠。

2. 术后

（1）密切观察生命体征及患肢血运情况。

（2）遵医嘱应用抗凝药物并观察有无出血倾向。

（3）保持切口敷料干燥，预防切口感染。

（4）感染后已修复或重建的血管易发生破裂出血，一旦发生出血，应紧急止血并通知医生。

（5）观察有无破伤风及气性坏疽的前驱症状出现。

（6）加强营养，进食富含营养且易消化的食物。

（7）主动巡视患者，询问与倾听患者术后主观感受与心理反应，及时给予回应与反馈。

（8）评估患者及家属对预防本病的发生和急救处理的有关知识了解程度。

（9）各项操作中尊重、保护患者隐私；注意遮盖，避免患者受凉。

（10）病房墙壁贴有小声说话的温馨提示语，减少病房噪音，以营造利于患者休息的安静环境，保证患者充足的睡眠。

（三）健康指导

1. 尊重、保护患者隐私，脱去或剪去创伤部位的衣服，应先脱健侧肢体再脱患侧。

2. 患肢保暖、制动，静脉血管术后患肢抬高至心脏水平以上 20～30 cm，动脉血管术后患肢平置或略低于心脏水平。

3. 术后肢体功能锻炼遵循循序渐进、主动的原则，按计划进行，不可操之过急。

4. 指导患者出院后饮食护理　营养丰富、全面均衡、易消化，注意保证饮食卫生及规律进食。

5. 指导患者定期复查，了解血管通畅情况。

6. 积极组织病房患者家属参与科室举办的周围血管损伤护理的健康教育讲座，为患者提供出院后护理书面指导资料。

（四）延伸护理

1. 建立公共信息平台，定期发送周围血管损伤护理的相关知识并及时更新，为患者解决遇到的困惑。

2. 出院后定期电话回访患者，及时了解患者出院后生理、心理及病情转归和自我护理等情况，对其问题进行针对性指导。

3. 电话回访了解患者对护理服务的感受，虚心听取患者的意见和建议，改进相关护理服务。

（褚　婕）

第六节　心脏大血管外科患者关怀性护理

一、心脏大血管外科患者一般关怀性护理

(一) 评估和观察要点

1. 评估患者的生命体征，观察其生命体征的变化，询问有无胸闷、疼痛、心慌、呼吸困难等。
2. 评估患者神志，观察其神志的变化，主动与患者进行交流。
3. 评估患者的营养状况，口唇、甲床及皮肤颜色，有无杵状指等。
4. 观察患者四肢动脉搏动情况，有无下肢水肿等
5. 观察患者的受压皮肤情况，注意保护患者隐私。
6. 监测患者小便情况，颜色、性质、量。
7. 观察其心理变化，有无焦虑等心理反应。
8. 查阅检查报告，了解各项检查结果。
9. 询问患者及其家属住院期间有何问题、困难或需求。
10. 实施各项评估时，非单人间拉隔帘，单人间关门，保护患者隐私。
11. 对评估情况进行记录并及时给予答复或解决能够解决的问题。

(二) 护理措施

1. 术前

(1) 责任护士每日与患者交流，礼貌称呼患者，主动向患者及其陪伴家属介绍自己的身份及职责；与患者家属进行良好沟通，鼓励家属给予患者良好的家庭支持。

(2) 告知患者及家属吸氧的重要性，帮助其正确安全吸氧。

(3) 告知患者记录小便量的目的及方法，并提供记录本和笔，嘱其记录 24 小时尿量。并注意观察小便的颜色、性质、量。

(4) 鼓励患者进食清淡易消化饮食，少食多餐，低盐低脂。

(5) 告知患者术前准备及相关注意事项，术前备皮（女患者）。

(6) 倾听患者对于手术的想法，给予支持和安慰，消除其焦虑心理。

2. 术后

(1) ICU 做好准备：迅速建立呼吸通道、心电监护、动脉测压等，接输液泵，固定好各种管道。

(2) 观察病情

1) 循环系统：观察生命体征变化、末梢循环等，并对症处理。

2) 呼吸系统：呼吸机辅助呼吸者，湿化气道，定时吸痰；拔管后雾化吸入，翻身拍背，指导患者有效咳嗽、咳痰。

3) 泌尿系统：观察尿量、尿色。拔除尿管后，为不能自行排小便者提供帮助，对特殊患者询问其有无尿频、尿痛等情况。

4) 神经系统：观察意识、瞳孔、肢体活动情况。

5) 内环境：监测患者电解质情况，及时纠正电解质紊乱、酸碱失衡。

6) 药物：血管活性药物从中心静脉泵入，注意输液管道是否通畅，保证药物正常输入。

7) 管道：固定好各种管道，告知患者引流管的作用，嘱患者翻身活动时勿拉扯压折管道，保持其通畅，观察引流量、颜色，经常挤压引流管；如成人胸腔连续 2 小时引流量＞200 ml/h，及时通知医生并做好开胸准备。

(3) 一般护理

1）预防压疮：每日全身擦洗 2 次，每 2 小时为患者翻身，检查约束处皮肤、枕后、骶尾部、足跟等处皮肤，酌情应用减压贴或气垫床等。鼓励患者尽早下床活动，加强肢体功能锻炼。

2）降温及保暖：酌情使用冰袋或热水袋，避免冻伤或低温烫伤。给予四肢保暖，必要时为患者添加棉被。

3）饮食：鼓励患者进高蛋白、高维生素、高热量、低脂、易消化的食物，如瘦肉、鸡蛋、水果等，少食多餐，加强营养。

4）询问患者有无疼痛，观察疼痛的部位、性质、程度及持续时间，根据具体情况给予处理，重视患者的疼痛感受。

5）经常巡视病房，重视患者需求，动态评估患者的身心状况，做好心理护理。采用正向鼓励、倾听等沟通技巧，鼓励并接受患者对积极情绪和消极情绪的表达，分享感受；帮助患者保持乐观情绪，避免紧张、焦虑等负性情绪；倾听患者对治疗的反应与感受，及时解决患者存在的问题。责任护士自己不能解决的问题，及时向护士长或相关人员报告。

6）各项操作中保护患者隐私；注意遮盖，避免患者受凉。

（三）健康指导

1. 评估患者和家属对疾病相关知识和信息的需求，做好健康教育，及时评估健康教育效果，以保证患者和家属掌握必要的知识。

2. 指导患者注意休息，适量活动。

3. 加强营养，注意营养均衡。

3. 注意保暖，预防感冒，保持伤口的清洁干燥，预防感染。

4. 定期复查，如有不适随时就诊或电话咨询。

5. 服药指导：服用地高辛、倍他乐克前注意心率，教会患者如何测量心率。

6. 提供出院后护理书面指导材料。

（四）延伸护理

1. 评估患者出院时的病情、心理、社会支持系统状况，提供科室咨询电话、联系方式，针对性发放并讲解出院指导资料，交代清楚出院后复诊事宜，确认患者及家属掌握。

2. 出院后定期电话回访患者，及时了解患者出院后生理、心理及病情转归和自我护理等情况，并对其问题进行针对性指导。

3. 了解患者对护理服务的感受，虚心听取患者的意见和建议，改进相关护理服务。

二、瓣膜病患者关怀性护理

（一）评估和观察要点

1. 评估患者面容、营养状况、有无呼吸困难，呼吸困难的诱因、类型。

2. 观察患者有无咳嗽、咳痰、咯血、倦怠、发绀等表现。

3. 查阅检查报告，了解各项检查结果。

4. 询问患者及其家属住院期间有何问题、困难或需求。

5. 实施各项评估时，非单人间拉隔帘，单人间关门，保护患者隐私。

6. 对评估情况进行记录并及时给予答复或解决能够解决的问题。

（二）护理措施

1. 术前

（1）责任护士每日与患者交流，礼貌称呼患者，主动向患者及其陪伴家属介绍自己的身份及职责；与患者家属进行良好沟通，鼓励家属给予患者良好的家庭支持。

（2）按时发放口服药，做到"看服到口"。服用强心利尿剂的患者注意补钾。低钾患者可鼓励患者进食橘子、橙子、香蕉等含钾较高的水果。

（3）加强巡视，询问患者有无呼吸困难等不适症状，谨防猝死等情况发生。

2. 术后

（1）注意瓣膜功能：经常听诊患者的瓣膜音，如有杂音应及时询问患者有无不适并告知医生。

（2）机械瓣膜发出的响声可能使患者焦虑不安，不能入眠，应安慰患者正确对待自己的疾病，逐渐习惯适应。

（3）抗凝护理：术后 48 小时开始口服华法林，遵守定时、定量的原则，保持凝血酶原时间值在 18～24 秒，国际标准化比值在 1.5～2.0。观察有无出血及栓塞倾向。

（4）并发症的观察及护理

1）心律失常：注意有效供氧，适当应用洋地黄，备好除颤器及抢救药品。

2）出血：观察患者有无皮肤、牙龈、鼻出血等，以及尿液、大便颜色和女性月经量。

3）血栓栓塞：观察患者的四肢活动、局部疼痛、感觉异常、末梢循环不良、动脉搏动减弱或消失的情况；或是否出现头痛、呕吐、偏瘫、意识变化等。

（三）健康指导

1. 评估患者和家属对疾病相关知识和信息的需求，做好健康教育，及时评估健康教育效果，以保证患者和家属掌握必要的知识。

2. 植入机械瓣膜者，须终身服用抗凝药物，应遵医嘱按时服药，定期复诊，了解凝血功能；告知患者合并其他疾病需服用其他药物时应向医生咨询；注意避免碰撞受伤，使用软毛刷刷牙。如有出血症状及时就诊。

3. 指导患者服用强心、利尿、补钾药物。

4. 加强营养，嘱患者进高蛋白、高营养、高纤维食物。

（四）延伸护理

1. 评估患者出院时的病情、心理、社会支持系统状况，提供科室咨询电话、联系方式，针对性发放并讲解出院指导资料，交代清楚出院后复诊事宜，确认患者及家属掌握。

2. 出院后定期电话回访患者，及时了解患者出院后生理、心理及病情转归及自我护理等情况，并对其问题进行针对性指导。

3. 了解患者对护理服务的感受，虚心听取患者的意见和建议，改进相关护理服务。

三、主动脉夹层动脉瘤患者关怀性护理

（一）评估和观察要点

1. 评估患者疼痛的性质、部位、起始时间、持续时间。

2. 观察生命体征，尤其血压、四肢动脉搏动、肢体运动及末梢循环情况。

3. 准确记录液体出入量。

4. 查阅检查报告，了解各项检查结果。

5. 询问患者及其家属住院期间有何问题、困难或需求。

6. 实施各项评估时，非单人间拉隔帘，单人间关门，保护患者隐私。

7. 对评估情况进行记录并及时给予答复或解决能够解决的问题。

（二）护理措施

1. 术前

（1）责任护士每日与患者交流，礼貌称呼患者，主动向患者及其陪伴家属介绍自己的身份及职责；与患者家属进行良好沟通，鼓励家属给予患者良好的家庭支持；多与患者交流，介绍手术方法、预后及术后护理，减轻恐惧心理。

(2) 卧床休息，避免突然增加腹压的运动如剧烈咳嗽、用力排便和身体大幅度活动。

(3) 清淡易消化饮食，保持大便通畅，练习深呼吸和床上排便。

(4) 观察记录尿量、四肢动脉搏动及末梢循环。

2. 术后

(1) 心电监测：密切观察生命体征变化。注意观察有无心律失常、心肌缺血、低心排出量及心搏骤停等。收缩压控制在 $100\sim120\,mmHg$。血压低、尿少或无尿时警惕心脏压塞。

(2) 呼吸道护理：定时吸痰，积极进行雾化、体疗等肺部治疗。

(3) 注意观察意识状况、瞳孔变化及四肢活动，必要时镇静、冰帽护脑。

(4) 注意观察尿及引流液的颜色、性质、量。

(5) 腹主动脉的夹层动脉瘤术后应禁食，行胃肠减压。

(6) 注意肢体感觉、运动、血运情况，观察皮肤色泽、温度及桡动脉、足背动脉搏动及充盈度，判断吻合口是否通畅。

(7) 抗凝治疗：人造血管置换术后需用肝素或华法林抗凝，监测凝血酶原值，防止抗凝不足或过量。

(三) 健康指导

1. 评估患者和家属对疾病相关知识和信息的需求，做好健康教育，及时评估健康教育效果，以保证患者和家属掌握必要的知识。

2. 注意休息，避免剧烈运动及重体力劳动。

3. 抗凝治疗者，按时按量服药，注意观察出血倾向及栓塞。

4. 控制血压及体重。

(四) 延伸护理

1. 评估患者出院时的病情、心理、社会支持系统状况，提供科室咨询电话、联系方式，针对性发放并讲解出院指导资料，交代清楚出院后复诊事宜，确认患者及家属掌握。

2. 出院后定期电话回访患者，及时了解患者出院后生理、心理及病情转归及自我护理等情况，并对其问题进行针对性指导。

3. 了解患者对护理服务的感受，虚心听取患者的意见和建议，改进相关护理服务。

四、主动脉缩窄患者关怀性护理

(一) 评估和观察要点

1. 观察患者口唇、甲床颜色、下肢皮肤颜色，成人有无下肢乏力、酸痛麻木、间歇性跛行等。

2. 评估患者上、下肢动脉搏动情况及血压变化。

3. 查阅检查报告，了解各项检查结果。

4. 询问患者及其家属住院期间有何问题、困难或需求。

5. 实施各项评估时，非单人间拉隔帘，单人间关门，保护患者隐私。

6. 对评估情况进行记录并及时给予答复或解决能够解决的问题。

(二) 护理措施

1. 术前

(1) 责任护士每日与患者交流，礼貌称呼患者，主动向患者及其陪伴家属介绍自己的身份及职责；与患者家属进行良好沟通，鼓励家属给予患者良好的家庭支持。

(2) 向患者及家属介绍手术的必要性、目的和方法，手术前后注意事项，嘱其保持愉悦的心情，解除患者的思想顾虑和恐惧心理，使患者积极配合手术。

(3) 观察四肢动脉搏动情况，控制高血压，使用扩血管药物的患者应监测血压。嘱患者尽量卧床休息，减少活动量。

（4）必要时给予吸氧。

2. 术后

（1）使用血管扩张剂时，必须用微量泵注入，保证药量准确，从小剂量开始，逐渐增加到合适剂量；更换药液应提前准备，动作迅速，保持药液匀速推入。告知患者输液泵的作用，嘱其不可随意调节输注速度。

（2）术后告知患者不宜过早活动，卧床休息，减轻血流对主动脉的冲击，避免出血。

（3）后期重点观察有无胸内压迫症状，及时发现假性动脉瘤的形成。

（4）人造血管置换术后需抗凝治疗，预防抗凝过量出血。

（5）注意倾听患者主诉。

（三）健康指导

1. 评估患者和家属对疾病相关知识和信息的需求，做好健康教育，及时评估健康教育效果，以保证患者和家属掌握必要的知识。

2. 如合并动脉导管闭者，术前应注意观察尿量，防止动脉导管闭合引起下半身血流减少；术前应用前列腺素 E 以预防未闭动脉导管闭合，改善体循环灌注。

3. 减少刺激，嘱患者减少活动量，避免耗氧量增加引起缺氧和心衰。

4. 嘱患者按时服药，不可随意增减药量。

（四）延伸护理

1. 评估患者出院时的病情、心理、社会支持系统状况，提供科室咨询电话、联系方式，针对性发放并讲解出院指导资料，交代清楚出院后复诊事宜，确认患者及家属掌握。

2. 出院后定期电话回访患者，及时了解患者出院后生理、心理及病情转归及自我护理等情况，并对其问题进行针对性指导。

3. 了解患者对护理服务的感受，虚心听取患者的意见和建议，改进相关护理服务。

五、心脏黏液瘤患者关怀性护理

（一）评估和观察要点

1. 观察患者动脉栓塞表现：昏迷、偏瘫，询问患者有无失语、肢体疼痛等。

2. 观察患者全身症状，有无昏厥、发热、消瘦、乏力、贫血、体重减轻等征象。

3. 查阅检查报告，了解各项检查结果。

4. 询问患者及其家属住院期间有何问题、困难或需求。

5. 实施各项评估时，非单人间拉隔帘，单人间关门，保护患者隐私。

6. 对评估情况进行记录并及时给予答复或解决能够解决的问题。

（二）护理措施

1. 术前

（1）责任护士每日与患者交流，礼貌称呼患者，主动向患者及其陪伴家属介绍自己的身份及职责；与患者家属进行良好沟通，鼓励家属给予患者良好的家庭支持。

（2）嘱患者卧床休息，更换体位时缓慢进行。

（3）栓塞的观察：观察有无动脉栓塞的情况发生；警惕瘤体堵塞二尖瓣、肺静脉开口等出现昏厥、呼吸困难等。

2. 术后

（1）神经系统观察：严密观察意识、四肢活动能力和语言情况。

（2）控制液体入量和速度，保持水电解质平衡。

（三）健康指导

1. 评估患者和家属对疾病相关知识和信息的需求，做好健康教育，及时评估健康教育效果，以保证患者和家属掌握必要的知识。

2. 确诊为黏液瘤的患者，应卧床休息，防止瘤体破裂。

（四）延伸护理

1. 评估患者出院时的病情、心理、社会支持系统状况，提供科室咨询电话、联系方式，针对性发放并讲解出院指导资料，交代清楚出院后复诊事宜，确认患者及家属掌握。

2. 出院后定期电话回访患者，及时了解患者出院后生理、心理及病情转归及自我护理等情况，并对其问题进行针对性指导。

3. 了解患者对护理服务的感受，虚心听取患者的意见和建议，改进相关护理服务。

六、缩窄性心包炎患者关怀性护理

（一）评估和观察要点

1. 评估患者有无颈静脉怒张、肝大、腹水、胸腔积液及全身水肿情况。

2. 查阅检查报告，了解各项检查结果。

3. 询问患者及其家属住院期间有何问题、困难或需求。

4. 实施各项评估时，非单人间拉隔帘，单人间关门，保护患者隐私。

5. 对评估情况进行记录并及时给予答复或解决能够解决的问题。

（二）护理措施

1. 术前

（1）责任护士每日与患者交流，礼貌称呼患者，主动向患者及其陪伴家属介绍自己的身份及职责；与患者家属进行良好沟通，鼓励家属给予患者良好的家庭支持。

（2）鼓励患者加强营养，补充蛋白质，纠正低蛋白血症，水肿严重者进食低盐饮食。

（3）改善心功能，应用利尿剂的同时注意水、电解质平衡。

（4）记录24小时尿量。

（5）腹水者定期测腹围、体重，观察治疗效果。

2. 术后

（1）密切监测血压、脉搏、呼吸、中心静脉压、末梢循环、尿量、血气及电解质，严格控制输液量及速度，使患者处于水的负平衡状态。嘱患者控制饮水量，少量多次饮水。

（2）定时测量中心静脉压，适当应用利尿剂，注意补钾。

（3）鼓励患者进食高热量、高蛋白、高维生素饮食，改善营养。有水肿时给予低盐饮食。

（4）如有心包积液应警惕心包填塞的发生。

（三）健康指导

1. 评估患者和家属对疾病相关知识和信息的需求，做好健康教育，及时评估健康教育效果，以保证患者和家属掌握必要的知识。

2. 有结核性感染的患者，出院后应继续抗结核治疗，告知患者切勿随意停药，需按医嘱足量按时间服药，并定期复查。

（四）延伸护理

1. 评估患者出院时的病情、心理、社会支持系统状况，提供科室咨询电话、联系方式，针对性发放并讲解出院指导资料，交代清楚出院后复诊事宜，确认患者及家属掌握。

2. 出院后定期电话回访患者，及时了解患者出院后生理、心理及病情转归及自我护理等情况，并对其问题进行针对性指导。

3．了解患者对护理服务的感受，虚心听取患者的意见和建议，改进相关护理服务。

七、心脏移植患者关怀性护理

（一）评估和观察要点

1．了解患者心理及社会支持状况、对疾病及手术的了解程度。

2．心功能情况，有无恶性心律失常。

3．营养状况。

4．查阅检查报告，了解各项检查结果。

5．询问患者及其家属住院期间有何问题、困难或需求。

6．实施各项评估时，非单人间拉隔帘，单人间关门，保护患者隐私。

7．对评估情况进行记录并及时给予答复或解决能够解决的问题。

（二）护理措施

1．术前

（1）责任护士每日与患者交流，礼貌称呼患者，主动向患者及其陪伴家属介绍自己的身份及职责；与患者家属进行良好沟通，鼓励家属给予患者良好的家庭支持。同时做好解释工作，使患者及亲属了解手术及术后可能发生的危险，并积极配合。

（2）提供清洁、安静、舒适的环境，限制探视，嘱患者卧床休息，限制活动，减少氧耗。

（3）监测心率、心律、血压、尿量并做好记录。

（4）注意保护血管：静脉补钾、输入血管活性药物应选择中心静脉。

2．术后

（1）保护性隔离：具有空气净化条件的隔离单人间，限制探视。

（2）严密监测患者生命体征：持续动态监测血压、呼吸、氧分压、心率、体温变化，胸片及心脏B超检查。

（3）心功能维护：正确使用药物，监测有无心律失常，及时纠正酸碱及电解质紊乱。心动过缓者使用起搏器。使用其他心脏辅助装置者按常规处理。

（4）肺功能维护：呼吸机管路每周更换1次。拔除气管插管后，超声雾化并实施胸部物理治疗。

（5）尿量观察：严密观察尿量、颜色、性质，准确记录。

（6）预防感染：尽早拔除气管插管、尿管、中心静脉导管、动脉测压管，减少静脉通路，切断感染源。保持室内空气清新。术后前10天每天做咽拭子和痰培养。做好口腔护理、外阴护理。

（7）并发症的观察及处理

排斥反应：排斥反应常表现为心率增快、乏力、尿少、中心静脉压升高，血压下降超过10~20 mmHg，心电图QRS波群电压降低超过30%，胸片示心脏增大。

（三）健康指导

1．评估患者和家属对疾病相关知识和信息的需求，做好健康教育，及时评估健康教育效果，以保证患者和家属掌握必要的知识。

2．告知患者各种药物特别是抗排斥药物的作用和意义、服药时间，观察不良反应，定期复查血药浓度的目的。指导按时按量服药。

3．饮食护理：术后1个月内以软食为主，低脂，注意控制动物脂肪，进食新鲜蔬菜、水果，补充足量维生素。糖尿病者进食糖尿病饮食。

4．告知患者预防感染：做好个人卫生及自我防护，尽量避免到人多的公共场合或空气状况不良的场所。

5. 嘱患者禁烟酒。

6. 定期复查。如出现发热、恶心、呕吐、食欲不振、关节酸痛、全身乏力等应及时就诊。

（四）延伸护理

1. 评估患者出院时的病情、心理、社会支持系统状况，提供科室咨询电话、联系方式，针对性发放并讲解出院指导资料，交代清楚出院后复诊事宜，确认患者及家属掌握。

2. 出院后定期电话回访患者，及时了解患者出院后生理、心理及病情转归及自我护理等情况，并对其问题进行针对性指导。

3. 了解患者对护理服务的感受，虚心听取患者的意见和建议，改进相关护理服务。

八、经导管主动脉瓣置入术患者关怀性护理

（一）评估和观察要点

1. 了解患者及家属心理社会支持状况，家庭情况及其对经导管主动脉瓣置入术的认识程度。

2. 评估患者有无劳力性呼吸困难、心绞痛以及突发性晕厥等情况发生。

3. 观察患者术后有无出血倾向、心律失常、瓣周漏、脑卒中等表现。

4. 评估患者的营养状况。

5. 查阅检查报告，了解各项检查结果。

6. 询问患者及其家属住院期间有何问题、困难或需求。

7. 实施各项评估时，非单人间拉隔帘，单人间关门，保护患者隐私。

8. 对评估情况进行记录并及时给予答复或解决能够解决的问题。

（二）护理措施

1. 术前

（1）责任护士每日与患者交流，礼貌称呼患者，主动向患者及其陪伴家属介绍自己的身份及职责；与患者家属进行良好沟通，告知其疾病相关知识以及手术的相关内容，鼓励家属给予患者良好的家庭支持。

（2）加强巡视病房，主动询问患者有无不适症状，给予处理并安抚患者。谨防猝死等情况的发生。

（3）根据患者情况给予氧气吸入，帮助其正确安全吸氧。

（4）定时发放口服药，"看服到口"。服用强心利尿药时注意监测电解质，必要时补钾。

（5）向患者行术前宣教，尽量消除其紧张情绪，以良好的心态迎接手术。

2. 术后

（1）严密监测患者的生命体征，尤其是心电图的改变，观察有无传导阻滞等心律失常的发生，并询问患者的主观感受，给予心理安慰。

（2）观察患者的液体出入量，并做好记录。

（3）观察临时起搏器的工作状态，告知患者起搏器植入的途径及作用。

（4）抗凝护理：术后48小时开始口服华法林，遵守定时、定量的原则，做到"看服到口"，保持凝血酶原时间值在18～24秒，国际标准化比值在1.5～2.0。观察有无出血及栓塞倾向。

（5）鼓励患者进食高纤维、高蛋白、易消化食物，少食多餐，加强营养。

（6）常见并发症的观察及护理

1）瓣周漏：经常听诊瓣膜音，观察有无瓣膜杂音，询问患者有无不适症状并及时告知医生。

2）冠脉阻塞及心肌梗死：观察心电图的改变，询问患者有无胸痛、胸闷的症状，帮助患者正确安全吸氧，并安抚患者。

3）脑卒中：观察患者的意识状态，评估其有无中风等表现并及时处理。

4）出血：观察患者有无皮肤、牙龈、鼻出血等，以及尿液、大便颜色、女性月经量。

（三）健康指导

1. 评估患者和家属对疾病相关知识和信息的需求，做好健康教育，及时评估健康教育效果，以保证患者和家属掌握必要的知识。

2. 服用抗凝药物，应注意遵照医嘱按时服药，定期复诊，了解凝血功能；告知患者合并其他疾病需服用其他药物时应向医生咨询；注意避免碰撞受伤，使用软毛刷刷牙。如有不适及时就诊。

3. 告知患者加强营养，适当增加活动量，促进肢体功能恢复并注意休息，劳逸结合。

4. 嘱患者注意保暖，预防感冒。

5. 提供出院后各项护理书面指导材料。

（四）延伸护理

1. 评估患者出院时的病情、心理、社会支持系统状况，提供科室咨询电话、联系方式，针对性发放并讲解出院指导资料，交代清楚出院后复诊事宜，确认患者及家属掌握。

2. 出院后定期电话回访患者，及时了解患者出院后生理、心理及病情转归及自我护理等情况，并对其问题进行针对性指导。

3. 了解患者对护理服务的感受，虚心听取患者的意见和建议，改进相关护理服务。

九、先天性心脏病患儿一般关怀性护理

（一）评估和观察要点

1. 评估患儿生命体征、神志情况。

2. 评估患儿有无发绀等缺氧征象、血氧饱和度、动脉血气分析情况（必要时）。

3. 了解患儿身高、体重、生长发育、营养状况及生活习惯，既往史及家族史。

4. 查阅检查报告，了解各项检查结果。

5. 询问患儿及其家属住院期间有何问题、困难或需求。

6. 实施各项评估时，非单人间拉隔帘，单人间关门，保护患儿隐私。

7. 对评估情况进行记录并及时给予答复或解决能够解决的问题。

（二）护理措施

1. 术前

（1）责任护士每日与患儿交流，礼貌称呼患儿家属，主动向患儿及其陪伴家属介绍自己的身份及职责；与患儿家属进行良好沟通，鼓励家属给予患儿良好的家庭支持。

（2）遵医嘱准确记录24小时尿量。

（3）观察患儿有无缺氧，遵医嘱按需吸氧。

（4）介绍术后气管插管及呼吸机辅助呼吸的注意事项；训练患儿深呼吸及床上排便。

2. 术后

（1）ICU做好准备：迅速建立呼吸通道、心电监护、动脉测压等，接输液泵，固定好各种管道，注意保暖。

（2）观察病情

1）循环系统：生命体征、中心静脉压、末梢循环等。

2）呼吸系统：呼吸机辅助呼吸者，湿化气道，定时吸痰；拔管后雾化吸入，翻身拍背，指导患儿咳嗽、咳痰，注意动作轻柔。

3）泌尿系统：尿量、尿色。

4）神经系统：瞳孔、意识、肢体活动。

5）内环境：及时纠正电解质紊乱、酸碱失衡。

6）药物：血管活性药物从中心静脉泵入，续泵时动作迅速，并观察生命体征变化。

7）管道：观察引流量、颜色，经常挤压引流管，保持管道畅通；胸引量＞5 ml/（kg·h），及时通知医生并做好开胸准备。

（3）主动巡视患儿，询问与倾听患儿术后主观感受与心理反应，及时给予回应与反馈。

（4）一般护理

1）预防压疮：每日全身擦洗2次，每2小时为患儿翻身，检查约束处皮肤、枕后、骶尾部、足跟等处皮肤。

2）降温及保暖：酌情使用冰袋或电热毯，避免冻伤或低温烫伤。

3）饮食：高蛋白、高维生素、高热量、低脂易消化的食物，少食多餐。

4）经常巡视病房，重视患儿需求，动态评估患儿的身心状况，做好心理护理。采用正向鼓励、倾听等沟通技巧，鼓励并接受患儿对积极情绪和消极情绪的表达，分享感受；帮助患儿保持乐观情绪，避免紧张、焦虑等负性情绪；倾听患儿对治疗的反应与感受，及时解决患儿存在的问题。责任护士自己不能解决的问题，及时向护士长或相关人员报告。

5）各项操作中保护患儿隐私；注意遮盖，避免患者受凉。

（5）注意事项：详见各种疾病。

（三）健康指导

1. 评估患儿和家属对疾病相关知识和信息的需求，做好健康教育，及时评估健康教育效果，以保证患者和家属掌握必要的知识。

2. 指导患儿注意休息，鼓励适量活动。

3. 指导患儿及家属出院后加强营养。

4. 向患儿及家属介绍预防感染相关知识及用药指导。

5. 指导患儿定期复查，不适随诊。

6. 提供出院后各项护理书面指导材料。

（四）延伸护理

1. 评估患儿出院时的病情、心理、社会支持系统状况，提供科室咨询电话、联系方式，针对性发放并讲解出院指导资料，交代清楚出院后复诊事宜，确认患儿及家属掌握。

2. 出院后定期电话回访患儿，及时了解患儿出院后生理、心理及病情转归及自我护理等情况，并对其问题进行针对性指导。

3. 了解患儿对护理服务的感受，虚心听取患儿及其家属的意见和建议，改进相关护理服务。

十、动脉导管未闭患者关怀性护理

（一）评估和观察要点

1. 观察患者生命体征、神志情况。

2. 评估患者有无发绀等缺氧征象，血氧饱和度、动脉血气分析情况（必要时）。

3. 了解患者身高、体重、生长发育及生活习惯，既往史及家族史。

4. 查阅检查报告，了解各项检查结果。

5. 询问患者及其家属住院期间有何问题、困难或需求。

6. 实施各项评估时，非单人间拉隔帘，单人间关门，保护患者隐私。

7. 对评估情况进行记录并及时给予答复或解决能够解决的问题。

（二）护理措施

1. 术前

（1）责任护士每日与患者交流，礼貌称呼患者，主动向患者及其陪伴家属介绍自己的身份及职责；与患者家属进行良好沟通，鼓励家属给予患者良好的家庭支持。

（2）遵医嘱准确记录 24 小时尿量，静脉输液者应严格控制输液速度。

（3）观察患者有无缺氧，遵医嘱按需给氧。

（4）介绍术后气管插管及呼吸机辅助呼吸的注意事项；训练患者深呼吸及床上排便。

（5）倾听患者及家属对手术的内心反应与感受，给予其鼓励与安慰，帮助其消除对手术的恐惧心理。

2. 术后

（1）操作时动作轻柔避免刺激患者，以免引起缺氧发作。

（2）术后注意控制血压，防止肺高压危象，拔管前充分镇静。使用硝普钠控制血压者应注意药物的剂量，每 6 小时更换药液，避光使用。

（3）拔管后注意诱导患者发声，喂水时注意有无呛咳，尽早发现有无喉返神经损伤。

（4）并发症的观察

1）动脉导管再通或漏：动脉导管结扎术后由于解决了分流，使循环血量增加，血压增高，如果血压控制不佳，术后可引起漏或再通。应用扩血管药物严格控制血压，防止出现再通或漏，如发现血红蛋白尿或胸骨左缘听诊再次出现杂音，应立即通知医师。

2）喉返神经损伤：术后如果出现声嘶、失语、呛咳等症状，应立即通知医师。

（三）健康指导

1. 评估患者和家属对疾病相关知识和信息的需求，做好健康教育，及时评估健康教育效果，以保证患者和家属掌握必要的知识。

2. 嘱患者注意休息，鼓励适量活动。

3. 指导患者及家属出院后加强营养。

4. 向患者及家属介绍预防感染的相关知识及用药指导。

（四）延伸护理

1. 评估患者出院时的病情、心理、社会支持系统状况，提供科室咨询电话、联系方式，针对性发放并讲解出院指导资料，交代清楚出院后复诊事宜，确认患者及家属掌握。

2. 出院后定期电话回访患者，及时了解患者出院后生理、心理及病情转归及自我护理等情况，并对其问题进行针对性指导。

3. 了解患者对护理服务的感受，虚心听取患者的意见和建议，改进相关护理服务。

十一、肺动脉狭窄患者关怀性护理

（一）评估和观察要点

1. 观察患者生命体征、神志情况。

2. 评估患者有无发绀等缺氧征象，血氧饱和度监测、动脉血气分析情况（必要时）。

3. 了解患者身高、体重、生长发育及生活习惯，既往史及家族史。

4. 查阅检查报告，了解各项检查结果。

5. 询问患者及其家属住院期间有何问题、困难或需求。

6. 实施各项评估时，非单人间拉隔帘，单人间关门，保护患者隐私。

（二）护理措施

1. 术前

（1）责任护士每日与患者交流，礼貌称呼患者，主动向患者及其陪伴家属介绍自己的身份及职责；与患者家属进行良好沟通，鼓励家属给予患者良好的家庭支持。

（2）遵医嘱准确记录 24 小时尿量。

（3）观察患者有无缺氧，遵医嘱按需吸氧。严重的肺动脉狭窄伴右心室发育不良者，肺部主要靠未闭合的动脉导管供血，术前需应用前列腺素 E1 保持其开放。

（4）介绍术后气管插管及呼吸机辅助呼吸的注意事项；训练患者深呼吸及床上排便。

（5）倾听患者及家属对手术的内心反应与感受，给予其鼓励与安慰，帮助其消除对手术的恐惧心理。

2. 术后

（1）术后注意强心、利尿，监测血氧饱和度及氧分压，注意有无低氧血症，一旦发生，需排除是否存在残余狭窄。

（2）婴幼儿及较大的肺动脉狭窄患儿，术后早期右心室压力及肺血管阻力可能仍较高，因此要注意中心静脉压的变化以及右心功能不全的表现。

（三）健康指导

1. 评估患者和家属对疾病相关知识和信息的需求，做好健康教育，及时评估健康教育效果，以保证患者和家属掌握必要的知识。

2. 嘱咐患者注意休息，鼓励适量活动。

3. 指导患者及家属出院后加强营养。

（四）延伸护理

1. 评估患者出院时的病情、心理、社会支持系统状况，提供科室咨询电话、联系方式，针对性发放并讲解出院指导资料，交代清楚出院后复诊事宜，确认患者及家属掌握。

2. 出院后定期电话回访患者，及时了解患者出院后生理、心理及病情转归及自我护理等情况，并对其问题进行针对性指导。

3. 了解患者对护理服务的感受，虚心听取患者的意见和建议，改进相关护理服务。

十二、室间隔缺损患者关怀性护理

（一）评估和观察要点

1. 观察患者生命体征、神志情况。

2. 评估患者有无发绀等缺氧征象，血氧饱和度、动脉血气分析情况（必要时）。

3. 了解患者身高、体重、生长发育及生活习惯，既往史及家族史。

4. 查阅检查报告，了解各项检查结果。

5. 询问患者及其家属住院期间有何问题、困难或需求。

6. 实施各项评估时，非单人间拉隔帘，单人间关门，保护患者隐私。

（二）护理措施

1. 术前

（1）责任护士每日与患者交流，礼貌称呼患者，主动向患者及其陪伴家属介绍自己的身份及职责；与患者家属进行良好沟通，鼓励家属给予患者良好的家庭支持。

（2）遵医嘱准确记录 24 小时尿量。

（3）观察患者有无缺氧，遵医嘱按需吸氧。

（4）评估患者有无肺动脉压力增高。

（5）介绍术后气管插管及呼吸机辅助呼吸的注意事项；训练患者深呼吸及床上排便。

（6）倾听患者及家属对手术的内心反应与感受，给予其鼓励与安慰，帮助其消除对手术的恐惧心理。

2. 术后

（1）残余漏的观察：对大的室间隔缺损合并肺动脉高压的患者术后观察尿色及性质，如发现血红蛋白尿，胸骨左缘第 3～4 肋间听诊有收缩期杂音，及时报告医师。

（2）肺动脉高压：对合并肺动脉高压的患儿术后早期充分镇静，吸痰前后需给予 2 分钟的纯氧吸入。术后如出现烦躁、氧分压下降、心率增快，可能为肺动脉高压危象的征兆，应通知医生进行处理。

（3）合并肺动脉高压的患儿，应注意休息，吸氧，减少刺激，防止躁动及缺氧诱发肺动脉高压危象。

（4）术后因左向右分流消除，应注意维护左心功能。

（三）健康指导

1. 评估患者和家属对疾病相关知识和信息的需求，做好健康教育，及时评估健康教育效果，以保证患者和家属掌握必要的知识。

2. 嘱咐患者注意休息，鼓励适量活动。

3. 指导患者及家属出院后加强营养。

（四）延伸护理

1. 评估患者出院时的病情、心理、社会支持系统状况，提供科室咨询电话、联系方式，针对性发放并讲解出院指导资料，交代清楚出院后复诊事宜，确认患者及家属掌握。

2. 出院后定期电话回访患者，及时了解患者出院后生理、心理及病情转归及自我护理等情况，并对其问题进行针对性指导。

3. 了解患者对护理服务的感受，虚心听取患者的意见和建议，改进相关护理服务。

十三、法洛四联征患者关怀性护理

（一）评估和观察要点

1. 观察患者生命体征、神志情况。

2. 评估患者有无发绀等缺氧征象，血氧饱和度、动脉血气分析情况（必要时）。

3. 了解患者身高、体重、生长发育及生活习惯，既往史及家族史。

4. 查阅检查报告，了解各项检查结果。

5. 询问患者及其家属住院期间有何问题、困难或需求。

6. 实施各项评估时，非单人间拉隔帘，单人间关门，保护患者隐私。

（二）护理措施

1. 术前

（1）责任护士每日与患者交流，礼貌称呼患者，主动向患者及其陪伴家属介绍自己的身份及职责；与患者家属进行良好沟通，鼓励家属给予患者良好的家庭支持。

（2）遵医嘱准确记录 24 小时尿量。

（3）观察患者有无缺氧，遵医嘱按需吸氧。

（4）观察患儿对活动的耐受情况，活动和喂食后有无气急，有无缺氧发作病史及蹲踞表现。

（5）介绍术后气管插管及呼吸机辅助呼吸的注意事项；训练患者深呼吸及床上排便。

（6）倾听患者及家属对手术的内心反应与感受，给予其鼓励与安慰，帮助其消除对手术的恐惧心理。

（7）及时解决患者存在的问题。责任护士自己不能解决的问题，及时向护士长或相关人员报告。

2. 术后

（1）术前适量饮水或静脉补液，防止血液过于浓缩。

（2）术前患者哭闹、屏气或异常紧张等状态时应警惕发生缺氧的危险，一旦发生缺氧发作应立即给予吸氧并取蹲踞或膝-胸体位。

（3）术后低心排出量综合征的观察护理：严密观察血压、心率、中心静脉压、尿量变化，至少保留两条大静脉输液通道，确保升压药持续输入；注意四肢末梢循环的变化，必要时用热水袋保暖。

（4）右心室功能不全的观察护理：患者中心静脉压升高或肝大、水肿，有时伴胸腔积液，给予正性肌力药、利尿，维持轻度液体负平衡，可利于右心室功能的恢复。

（三）健康指导

1. 评估患者和家属对疾病相关知识和信息的需求，做好健康教育，及时评估健康教育效果，以保证患者和家属掌握必要的知识。

2. 嘱咐患者注意休息，鼓励适量活动。

3. 指导患者及家属出院后加强营养。

（四）延伸护理

1. 评估患者出院时的病情、心理、社会支持系统状况，提供科室咨询电话、联系方式，针对性发放并讲解出院指导资料，交代清楚出院后复诊事宜，确认患者及家属掌握。

2. 出院后定期电话回访患者，及时了解患者出院后生理、心理及病情转归及自我护理等情况，并对其问题进行针对性指导。

3. 了解患者对护理服务的感受，虚心听取患者的意见和建议，改进相关护理服务。

（李燕君　赵平凡　郭舒婕）

第七节　胸外科患者关怀性护理

一、胸外科患者一般关怀性护理

（一）评估和观察要点

1. 评估患者有无咳嗽、咳痰。咳嗽的性质、频率；痰液的量、颜色、性状、气味，有无痰中带血或咯血，咯血的量、次数等。

2. 观察患者有无胸闷、吞咽困难等症状。

3. 疼痛评估

（1）评估患者的一般情况、疼痛的病史、社会心理因素、医疗史、镇痛效果等。

（2）疼痛病史：包括疼痛部位、发作方式、轻重程度、性质、伴随症状、开始和持续时间，与咳嗽咳痰、体位变化、饮食有无关系等。

4. 评估呼吸困难的表现　观察呼吸形态，包括频率、深度、节律。评估血氧饱和度、血气分析指标，评估意识水平、神经精神症状等。

5. 了解患者民族、饮食及生活习惯，既往史及家族史，特别是有无吸烟史。

6. 评估患者的心理状况，了解患者心理感受及家庭、社会支持状况。

7. 评估患者营养状况、手术耐受能力。

8. 评估患者围术期发生静脉血栓栓塞的可能性。

9. 查阅检查报告，了解胸部CT、心电图、纤维支气管镜、胃镜、肺功能、血常规、凝血功能等检查结果。

10. 询问患者及家属住院期间有何问题、困难或需求，及时解答患者和家属的问题，解决能够解决的问题。

11. 实施各项评估时，非单人间拉隔帘，单人间关门，保护患者隐私。

12. 对评估情况进行准确记录。

（二）护理措施

1. 术前

（1）责任护士每日与患者交流，礼貌称呼患者。护士主动向患者及陪伴家属介绍自己的身份及职责。与患者及家属进行有效沟通，鼓励家属给予患者良好的家庭支持。

（2）加强营养，保证充足的休息和睡眠。给予高蛋白、高热量、高维生素、易消化饮食，如鸡蛋、牛奶、鱼类、肉类、水果等，不能进食者给予鼻饲或静脉营养。患者如有贫血、低蛋白血症，必要时遵医嘱给予输血和输注白蛋白，增加机体抵抗力。

（3）呼吸道准备，改善通气功能，预防术后并发症。

1）吸烟者术前2周戒烟，防止呼吸道分泌物过多引起窒息。帮助患者戒烟，提供心理支持。

2）视病情给予雾化吸入。

3）遵医嘱给予抗生素、祛痰药等，预防上呼吸道感染，减少呼吸道分泌物。

4）指导患者练习深呼吸、正确的腹式呼吸、缩唇呼吸、有效咳嗽的方法，预防肺部并发症。

（4）胃肠道准备：无胃肠动力障碍患者术前禁食6小时，禁饮2小时；术前2~3小时可服用碳水化合物饮品（不超过400 ml，糖尿病患者除外），以防麻醉或术中呕吐引起窒息或吸入性肺炎。

（5）皮肤准备：正确准备手术部位皮肤，彻底清除手术切口部位和周围皮肤的污染，术前备皮应当在手术当日进行，应当使用不损伤皮肤的方法，避免使用刀片刮除毛发。

（6）病情观察与术前访视：注意观察病情变化，如有体温升高、血糖异常、月经来潮等情况及时报告医师，并配合医师做好手术部位标记。

（7）术前一天手术部护士到病室访视患者。术前一天准备咳痰用的干、湿纸巾、毛巾、水杯（食管手术患者除外）等。需入住重症监护病房（intensive care unit，ICU）的患者，由护理人员送至ICU。

（8）术晨准备

1）监测生命体征，注意有无异常。

2）检查皮肤及胃肠道准备，嘱患者排尿。

3）取下发夹、义齿及饰品，交予家属妥善保存。手术日早晨更换清洁患者衣。

4）根据病情留置尿管、胃管等。

5）与手术部人员一起清点病历、X线片、术中特殊用药等，交予手术部接送人员。再次核对腕带及手术部位标识，陪送患者至电梯口。

（9）做好心理护理

1）加强与患者的沟通，术前沟通包括告知手术的必要性、风险及手术方式，术中和术后可能出现的不良反应，术后治疗及预后等情况。认真倾听患者对手术的内心反应与感受，及时给予心理疏导、鼓励与安慰，帮助其减轻对手术的恐惧心理。

2）减轻焦虑情绪：及时解决患者存在的问题，帮助患者保持乐观情绪，尽量避免紧张、焦虑等负面情绪。

3）了解患者对手术的反应，鼓励患者与术后恢复良好的患者交流，增加患者术后活动的主动性。

（10）责任护士及时关注患者需求，尽力解决患者的问题，如不能解决，及时向护士长及相关人员报告。

（11）各项操作需保护患者隐私，注意遮盖，避免患者受凉。

2. 术后

（1）患者安置与交接：与麻醉师和手术部护士共同安置患者，做好床旁交接。搬运时动作轻柔，注意保护头部、手术部位及各种管道。严密监测患者意识、生命体征变化，观察切口周围是否有皮下气肿，切口是否清洁、干燥，有无渗血、渗液，严防并发症的发生。责任护士及时巡视病房，动态评估患者病情。

（2）基础护理：调节病室温度在 18～24℃，湿度为 50％～60％。通风、采光要使患者感到舒适。充分保暖，但避免贴身放置热水袋，以免烫伤。保持床单元清洁、干燥，协助患者翻身，必要时用气垫床，预防压疮。保持口腔清洁，协助患者每日用生理盐水漱口 2～3 次，危重及禁食患者每日口腔护理 2 次。

（3）病情观察：严密监测患者意识、生命体征变化并详细记录。保持呼吸道通畅，必要时给予氧气吸入。观察患者有无呼吸困难、口唇发绀、呼吸急促等，及时听诊双肺呼吸音是否清晰。

（4）饮食护理：麻醉清醒后可试饮水，如无恶心、呕吐，可给予流质饮食，逐步过渡至普食，给予高蛋白、高维生素、高热量、易消化饮食。

（5）体位护理：术后并不要求严格去枕平卧，可适当抬高床头，增加患者舒适度。待患者生命体征稳定后，取高半卧位，以利呼吸和引流。

（6）疼痛护理：重视患者的疼痛诉求，耐心听取患者对疼痛的感受，及时进行疼痛评估，根据疼痛程度给予正确的止痛措施。包括取合适体位、药物止痛和减轻焦虑等。遵医嘱按需给药，必要时实施超前镇痛方法。

（7）加强呼吸道管理：协助患者坐起、叩背，鼓励患者行正确的腹式呼吸，有效咳嗽、咳痰，锻炼肺功能，预防肺部并发症。听诊了解肺部呼吸音情况。患者咳嗽时，固定胸部伤口，以减轻震动引起的疼痛。

（8）管道护理

1）做好管道标识，妥善固定，防止导管滑脱。维持胸腔引流管通畅，观察水柱波动情况并记录胸腔引流液的颜色、性质和量。至少每 2 小时挤压一次胸腔引流管，防止受压、折曲、堵塞。评估患者及家属对引流管的心理认知与接纳程度，及时做好宣教，告知引流管护理的注意事项。

2）对留置尿管的患者耐心倾听其感受，病情许可尽早拔除。

3）如术中留置鼻胃管，尽量在术后 24 小时内拔除。

（9）预防切口感染

1）严格无菌操作。

2）增强患者的机体抵抗力。

3）观察体温等生命体征的变化及切口局部情况，发现异常及时报告医师。

（10）休息与活动：保持室内安静，减少对患者的干扰，保证其安静休息及充足睡眠。指导患者活动与功能锻炼。麻醉清醒即可指导患者取半卧位，早期床上活动，帮助患者做臀部、躯干、四肢的轻度活动。术后第一天即可下床活动，根据患者情况建立每日活动计划，逐日增加活动量，运动量以不引起疲倦及疼痛为度。协助患者活动时妥善固定各种管道，防止坠床、跌倒。

（11）预防深静脉血栓：除尽早活动外，可使用空气压力治疗仪，促进下肢血液循环。遵医嘱使用抗凝药物，减少静脉血栓发生。

（12）加强巡视：主动巡视患者，向患者及家属进行健康宣教，询问并倾听患者术后主观感受与心理反应，及时给予回应与反馈。

（13）根据患者病情准备各种抢救器材及药物。

（14）各项操作中保护患者隐私，注意遮盖，避免患者受凉。

（15）心理护理：注意倾听患者的主诉，鼓励并接受患者对积极情绪和消极情绪的表达，尽可能满足患者的合理需求。鼓励家属陪伴，给患者亲情支持，消除患者的孤独感。

（三）健康指导

1. 评估患者和家属对疾病相关知识和信息的需求，做好健康教育，及时评估健康教育效果，以保证患者和家属掌握必要的知识。

2. 指导患者生活要有规律，避免精神紧张、过度疲劳。

3. 指导患者养成良好的饮食习惯，戒烟酒，注意饮食卫生，饮食宜清淡易消化，忌辛辣刺激性食物。

4. 指导患者加强体育锻炼，提高机体抵抗能力。

5. 指导患者定期复查，根据出院医嘱定期化疗和放疗，并监测不良反应。

6. 为患者提供出院后各种健康教育资料。

(四) 延伸护理

1. 评估患者出院时的病情、心理、社会支持系统状况，提供科室咨询电话，建立信息平台，及时解答患者疑问。针对性发放并讲解出院指导资料，交代清楚出院后复诊事宜，确认患者及家属掌握。

2. 出院后定期电话回访患者，了解患者出院后生理、心理、疾病转归及自我护理等情况，并对其问题进行针对性指导。

3. 了解患者对护理服务的感受，虚心听取患者的意见及建议，持续提升护理服务水平。

二、气管肿瘤患者关怀性护理

(一) 评估和观察要点

1. 观察患者有无活动后气紧、干咳、咯血、气短、呼吸困难及缺氧等症状。

2. 评估肿瘤侵犯的部位，若侵犯喉返神经，患者会有声音嘶哑；若侵犯食管，患者会出现吞咽困难。

3. 评估患者痰液性质，有无血性痰及肿瘤脱块，痰液是否易于咳出，防止堵塞气管，发生窒息。

4. 询问患者有无不适，了解患者的心理感受、家庭及社会支持状况，减轻焦虑、恐惧情绪。

5. 评估患者术中及术后出血的风险；围术期发生静脉血栓栓塞症的可能。

6. 查阅检查报告，了解胸部 CT、心电图、磁共振、气管镜、肺功能等检查结果。

7. 询问患者及家属住院期间有何问题、困难或需求，

8. 实施各项评估时，非单人间拉隔帘，单人间关门，保护患者隐私。

9. 对评估情况进行准确记录并及时给予答复或解决能够解决的问题。

(二) 护理措施

1. 术前

(1) 建立信任、关怀性的关系。责任护士每日与患者交流，礼貌称呼患者，向患者及陪伴家属介绍自己的身份及职责；与患者家属进行良好沟通；鼓励家属给予患者良好的家庭支持。

(2) 加强营养，给予高蛋白、高热量、高维生素饮食，不能进食者给予肠外营养。患者如有贫血、低蛋白血症，必要时遵医嘱给予输血和输注白蛋白。

(3) 呼吸道准备：吸烟者术前 2 周戒烟，防止呼吸道分泌物过多引起窒息。视病情给予雾化吸入。遵医嘱给予抗生素、祛痰药，以减少气管分泌物。指导患者练习有效咳嗽、咳痰的方法，预防肺部并发症。

(4) 术前一天手术部护士到病室访视患者，减轻患者的心理压力。

(5) 经常巡视病房，重视患者需求，动态评估患者的身心状况，做好心理护理。

(6) 术前练习压颌曲颈位 (Pearson 体位)，此体位可有效降低吻合口张力。手术完毕后，患者下颌下方将被缝在胸骨前的皮肤上，使颈部处于前屈 15°～30° 的位置此即压颌曲颈位。此体位较为特殊，应在术前对患者进行宣教和指导，向患者讲明术后初期采用此体位的重要性，并练习在低头姿势下咳嗽、咳痰、进水和饮食、变换体位等日常生活活动。

(7) 术前加强与医生沟通，了解手术方式，根据患者的病情制订护理计划。

2. 术后

(1) 备好抢救器材，如吸痰器、气管切开包等。严密监测患者意识、生命体征变化，观察切口渗出及引流情况。

(2) 评估患者疼痛部位、程度、性质、持续时间，根据疼痛程度给予及时、正确的止痛措施。

（3）饮食护理：待患者麻醉清醒、无恶心、呕吐后方可进少量温开水，指导患者少量慢咽，防止术后呛咳、误吸，逐步从流质饮食过渡到普食。嘱患者多饮水，每日饮水量＞1000 ml，避免气道干燥。避免进食刺激性、坚硬的食物。

（4）卧床期间做好基础护理，保持床单位清洁、干燥，预防压疮发生。保持病房室温在22～24℃，相对湿度为50%～60%，防止患者气道干燥。

（5）体位护理：术后并不要求严格去枕平卧，可适当抬高床头，增加患者舒适度。待患者生命体征稳定后，取高半卧位，以利呼吸和引流。

（6）主动巡视，认真倾听患者术后主观感受与心理反应。与患者交谈时要俯身站在患者前面，避免造成患者转头动作。将呼叫器、水杯、卫生纸等放于患者易取的位置。

（7）保持胸腔引流管通畅。观察并记录引流液的颜色、性质和量。至少每2小时挤压一次引流管。病情平稳者可改为半卧位，以利于引流。

（8）加强呼吸道管理。术后鼓励患者早期咳嗽排痰，咳嗽时注意保持体位，并告知患者避免连续的剧烈咳嗽，以免增加吻合口张力及缝吊线挣脱。协助患者坐起、叩背，鼓励患者进行正确的腹式呼吸，有效咳嗽、咳痰，锻炼肺功能，预防肺部并发症。

（9）静脉血栓的预防：麻醉清醒后，应指导患者早期床上活动，帮助患者做臀部、躯干、四肢的轻度活动，可使用空气压力治疗仪，促进血液循环。病情允许的条件下，鼓励患者尽早下床活动，或药物预防，减少下肢静脉血栓的发生。

（10）各项操作中保护患者隐私，注意遮盖，避免患者受凉。

（11）强迫体位造成患者舒适度改变，应加强各项基础护理，休息时后背垫软枕。

（12）正视患者的情绪反应，鼓励患者表达自己的焦虑、感受或疑问，提供心理支持。

（三）健康指导

1. 评估患者和家属对疾病相关知识和信息的需求，做好健康教育，及时评估健康教育效果，以保证患者和家属掌握必要的知识。

2. 指导患者生活要有规律，避免精神紧张、过度疲劳。

3. 指导患者养成良好的饮食习惯，戒烟酒，注意饮食卫生，饮食宜清淡易消化，忌辛辣刺激性食物。

4. 指导患者加强体育锻炼，提高机体抵抗能力。

5. 过量活动、冷空气刺激、情绪激动均会加重呼吸困难。患者应注意卧床休息，及时添加衣物，保持情绪稳定。

6. 患者出院后仍然要保持正确的Pearson体位，告知患者保持此体位的必要性并给予指导，提供心理支持。绝对禁止头上仰或剧烈抬头，术后3个月内只能平视，渐渐地增加伸展转动程度，睡觉时床头抬高，头部用软枕垫起15°～30°，3个月后逐渐练习抬头。

7. 加强自我护理，定期复查。

（四）延伸护理

1. 评估患者出院时的病情、心理、社会支持系统状况，提供咨询电话，建立信息平台，及时解答患者疑问。针对性发放并讲解出院指导资料，告知清楚出院后复诊事宜，确认患者及家属知晓。

2. 出院后定期电话回访，了解患者出院后Pearson体位执行情况，生理、心理、疾病转归及自我护理等情况，并对其问题进行针对性指导。

3. 了解患者对护理服务的感受，虚心听取患者的意见及建议，持续改进护理服务。

三、原发性纵隔肿瘤患者关怀性护理

（一）评估和观察要点

1. 评估患者有无胸闷、胸痛等症状。

2. 评估患者有无咳嗽、气短、呼吸困难、发绀等呼吸系统症状。

3. 评估有无压迫神经系统症状。压迫交感神经干时，出现同侧眼睑下垂、瞳孔缩小、面部无汗等霍纳综合征表现；压迫喉返神经出现声音嘶哑等。

4. 评估有无压迫大血管症状。压迫上腔静脉可出现面部及前胸浅表静脉曲张、上肢发绀和肿胀等上腔静脉综合征等。

5. 评估有无重症肌无力症状。

6. 评估有无特异性症状：咳出头发样细毛或豆腐渣样皮脂为畸胎瘤；伴重症肌无力为胸腺瘤；随吞咽上下运动为胸骨后甲状腺肿等。

7. 加强对患者术中及术后出血风险的评估，围术期发生静脉血栓栓塞症的可能性的评估。

8. 了解胸部增强 CT、头部及腹部增强 CT、肺功能、心电图、血液检查等检查结果。

9. 评估患者既往治疗情况及效果，以便更准确地应用抗胆碱酯酶药。

10. 评估患者对疾病的认知程度，有无异常心理状况。

11. 实施各项评估时，非单人间拉隔帘，单人间关门，保护患者隐私。

12. 对评估情况进行准确记录并及时给予答复或解决能够解决的问题。

（二）护理措施

1. 术前

（1）建立信任、关怀性的关系。责任护士每日与患者交流，礼貌称呼患者，向患者及陪伴家属介绍自己的身份及职责；与患者家属进行良好沟通；鼓励家属给予患者良好的家庭支持。

（2）观察患者进食情况，吞咽困难、吞咽乏力者进半流质饮食，速度宜慢，防止误吸。指导患者多食高蛋白、低盐、低脂、易消化的饮食，避免食用刺激性、生硬的食物。

（3）吸烟者术前 2 周戒烟，防止呼吸道分泌物过多引起窒息，视病情给予雾化吸入。遵医嘱给予抗生素、祛痰药，以减少气管分泌物。指导患者练习有效咳嗽、咳痰的方法，预防肺部并发症。根据温度变化，帮助患者适度增减衣物，避免受凉。

（4）经常巡视病房，重视患者需求，动态评估患者的身心状况，做好心理护理。

（5）有上腔静脉压迫症状者，应在下肢输液，避免加重上肢负担。

（6）胸腺瘤合并重症肌无力患者的护理

1）呼吸道准备：观察呼吸幅度，评估咳嗽能力，指导有效咳嗽和深呼吸。

2）四肢乏力者指导其有效活动，告知注意事项，预防坠床、跌倒等。

3）用药护理：①遵医嘱按时、正确应用抗胆碱能药物，观察用药后肌无力症状改善情况，手术日清晨仍需遵医嘱用药。②避免使用加重神经–肌肉受体结合障碍的药物，如氨基糖苷类抗生素、地西泮、吗啡等。

（7）倾听患者对手术的内心反应与感受，给予鼓励与安慰，帮助患者消除对手术的恐惧心理。

（8）帮助患者变换体位，做好皮肤护理。保持皮肤、衣裤和床单位的清洁，增加患者的舒适度。

2. 术后

（1）评估患者疼痛部位、程度、性质、持续时间，根据疼痛程度给予及时、正确的止痛措施。

（2）主动巡视病房，询问与倾听患者术后主观感受与心理反应，及时给予回应与反馈。态度温和，用语亲切。适当应用肢体语言，如握住患者的手、抚摸患者额头等，从生理、心理和精神各个角度关怀患者，消除患者的陌生感和自卑感。对术后不能说话的患者，可用患者需求交流卡片，让患者指出自己的需要，如想换衣服、睡不着、想关灯等，与患者进行交流，满足患者的需求。

（3）保持胸腔引流管及纵隔引流管通畅，观察并记录引流液的颜色、性质和量。病情平稳者可改为高半卧位，以利于呼吸和引流。妥善固定引流管，防止脱管，确保患者安全。

（4）术后鼓励患者有效咳嗽、咳痰，协助患者翻身拍背，预防肺部并发症及压疮。

（5）胸腺瘤合并重症肌无力患者用药及病情观察护理：

1）术后继续使用抗胆碱能药物，禁食期间从胃管注入，以后按时按量服药，根据症状遵医嘱逐渐减量。

2）严密观察病情，发生肌无力危象时立即通知医生并积极协助抢救。

3）控制液体输入速度和量，减轻患者心脏负荷。

（6）静脉血栓的预防：麻醉清醒后，指导患者早期床上活动，帮助患者做臀部、躯干、四肢的轻度活动，可使用空气压力治疗仪，促进血液循环，术后床上活动，如床上梳头、绕臂、抬臀等，逐渐增加活动量，以不出现心慌、胸闷为宜。病情允许的条件下，鼓励患者早期下床适度活动，以减少下肢静脉血栓的发生。

（7）保持室内安静，减少对患者的干扰，保证其安静休息及充足睡眠。

（三）健康指导

1. 评估患者和家属对疾病相关知识和信息的需求，做好健康教育，及时评估健康教育效果，以保证患者和家属掌握必要的知识。

2. 指导患者生活要有规律，避免精神紧张、过度疲劳。

3. 指导患者养成良好的饮食习惯，戒烟酒，注意饮食卫生，饮食宜清淡易消化，忌辛辣刺激性食物。

4. 指导患者加强体育锻炼，提高机体抵抗能力。

5. 胸腺瘤患者术后肌无力症状加重者需及时就诊。

6. 用药指导　向患者介绍特殊用药及检查的目的、意义、方法、配合要点及注意事项，告知口服抗胆碱能药物的目的及不良反应的观察要点。告知私自停药和加药的危害，引起患者及家属的重视。

7. 术后注意休息，但要有适度的体育锻炼。

8. 定期复查。

（四）延伸护理

1. 评估患者出院时的病情、心理、社会支持系统状况，提供咨询电话等联系方式，建立各种信息平台，及时解答患者疑问。针对性发放并讲解出院指导资料，交代清楚出院后复查事宜，确认患者及家属掌握。

2. 出院后定期电话回访患者，了解患者出院后生理、心理、疾病转归及自我护理等情况，并对其问题进行针对性指导。

3. 了解患者对护理服务的感受，虚心听取患者的意见及建议，持续改进护理服务。

四、肺癌患者关怀性护理

（一）评估和观察要点

1. 评估患者心理状况、患者及家属对手术的认知及社会支持状况。

2. 评估患者饮食及生活习惯，既往史及家族史，特别注意患者有无吸烟史和被动吸烟史。

3. 评估患者有无咳嗽、咳痰，有无痰中带血或咯血，有无疼痛和呼吸困难、发绀、杵状指（趾）；评估患者心、肺功能，有无呼吸困难的症状。

4. 评估患者疼痛部位、程度、性质、持续时间，根据疼痛程度，遵医嘱给予及时、正确的止痛措施，重视患者的疼痛诉求。

5. 评估患者围术期发生并发症的可能。

6. 实施评估时，非单人间拉隔帘，单人间关门，保护患者隐私。

7. 对评估情况进行准确记录。制订并执行健康教育计划，使患者尽快适应环境。

8. 询问患者及家属住院期间有无困难或需求，及时给予答复并尽可能协助患者解决。

（二）护理措施

1. 术前

（1）建立信任、关怀性的关系。责任护士每日与患者交流，礼貌称呼患者，向患者及陪伴家属介绍自己的身份及职责；与患者家属进行良好沟通；鼓励家属给予患者良好的家庭支持。

（2）改善肺泡的通气与换气功能，预防术后感染。

1）戒烟：术前应戒烟至少 2 周，避免呼吸道感染。

2）保持呼吸道通畅：支气管分泌物较多者，行体位引流。痰液黏稠不易咳出者，行雾化吸入，必要时经支气管镜吸出分泌物。

3）根据病情需要遵医嘱应用机械通气治疗。

4）控制感染：注意口腔卫生，合并慢性支气管炎、肺部感染、肺气肿者，应及时做分泌物细菌培养，遵医嘱给予抗生素及雾化吸入。

5）指导训练：指导患者练习腹式呼吸及进行有效的咳嗽、咳痰、深呼吸，以促进肺扩张。

（3）饮食指导：告知患者改善营养的重要性，鼓励摄入高蛋白、高热量、高维生素的饮食，满足机体的营养需求，提高对手术的耐受性。

（4）加强沟通：关心患者，向患者及家属告知手术方案，各种治疗护理的目的、方法、大致过程、配合要点与注意事项，让患者有充分的心理准备。告知手术的必要性，并介绍手术成功实例，以减轻焦虑，增强患者的信心。教会患者自我放松的方法，鼓励家属给予患者心理支持。

（5）倾听患者对手术的内心反应与感受，给予鼓励与安抚，帮助患者消除对手术的恐惧心理。

（6）及时解决患者存在的问题。如责任护士不能解决，及时向护士长及相关人员报告。

（7）协助完善相关术前检查：胸片、CT、肺功能、心电图、B 超、出凝血实验等，向患者讲解检查的目的、方法、注意事项。

（8）胃肠道准备：无胃肠动力障碍患者术前禁食 6 小时，禁水 2 小时；术前 2～3 小时可服用碳水化合物饮品（不超过 400 ml，糖尿病患者除外），以防麻醉或术中呕吐引起窒息或吸入性肺炎。

（9）皮肤准备：正确准备手术部位皮肤，彻底清除手术切口部位和周围皮肤的污染，术前备皮应当在手术当日进行，应当使用不损伤皮肤的方法，避免使用刀片刮除毛发。

2. 术后

（1）严密监测患者意识、生命体征变化，观察切口有无渗出及引流情况。搬运患者时动作轻柔，注意保护头部、手术部位及各种管道。与麻醉医师和手术部护士做好床旁交接。责任护士及时巡视病房，动态评估患者病情。

（2）根据麻醉手术方式给予合适体位，增加舒适。

1）术后并不要求严格去枕平卧，可适当抬高床头，增加患者舒适度。待患者生命体征稳定后，取高半卧位，以利呼吸和引流，缓解压迫引起的疼痛，减少术后并发症的发生。

2）一侧全肺切除者，应避免过度侧卧，可采取健侧 1/4 侧卧位。

（3）保持呼吸道通畅，遵医嘱给予雾化吸入，检查呼吸音及肺膨胀情况。患者咳嗽时，固定胸部伤口，以减轻震动引起的疼痛。

（4）保持胸腔引流管通畅，妥善固定，防止导管滑脱。及时向患者及家属做好宣教，告知患者胸腔闭式引流期间的注意事项。每 2 小时挤压一次，做好管道标识。准确记录引流液的量、颜色和性质。全肺切除患者，钳闭胸管，及时观察气管位置，气管应居中或稍微偏向患侧，根据气管位置，协助医生间断开放引流管，以免纵隔过度移位。

（5）疼痛护理：重视患者的疼痛诉求，及时进行疼痛评估，遵医嘱给予及时、正确的止痛措施，包括取合适体位、药物止痛和减轻焦虑情绪等。药物止痛是术后最有效的止痛措施，应遵医嘱按需给药，必要时实施超前镇痛方法。

（6）饮食护理：术后 4 小时，患者神志清醒后，试饮 100 ml 温开水，逐步过渡至普食，给予高蛋白、高维生素、高热量、易消化饮食。

（7）指导患者术后活动，清醒即可半卧位，可适量在床上活动。根据患者情况建立每日活动目标，逐日增加活动量，运动量以不引起疲倦及疼痛为度，全肺切除患者需卧床一周，卧床期间适当床上活动。

（8）保持切口干燥、清洁，如有大量渗液，及时通知医师并安抚患者。

（9）评估患者对引流管的心理认知与接纳程度，告知患者及家属有关引流管的护理及注意事项。

（10）各项操作中保护患者隐私，注意遮盖，避免患者受凉。

（11）加强沟通，解除患者及家属的思想顾虑。

（三）健康指导

1. 戒烟，使患者了解吸烟的危害。

2. 养成良好的生活习惯，注意口腔卫生。预防感冒，减少出入公共场所。

3. 指导患者定期复查，坚持化疗和放疗等综合治疗。

4. 提供出院后各项护理健康教育材料，做好健康教育，及时评估健康教育效果，以保证患者及家属掌握必要的知识。

（四）延伸护理

1. 评估患者出院时的病情、心理、社会支持系统状况，提供科室咨询电话、联系方式，针对性发放并讲解出院指导资料，交代清楚出院后复诊事宜，确保患者及家属掌握。

2. 建立互联网信息平台，发送肺癌护理相关知识，及时解答患者疑问。

3. 出院后加强随访，及时了解患者出院后生理、心理、疾病转归及自我护理等情况，并对其问题进行针对性指导。

4. 了解患者对护理服务的感受，虚心听取患者的意见及建议，持续提升优质护理服务水平。

五、支气管扩张患者关怀性护理

（一）评估和观察要点

1. 评估患者下列情况：

（1）是否有慢性咳嗽、咳大量浓痰和反复咯血情况，痰量在体位改变如起床或入睡时是否明显增多。有无呼吸困难和发绀，痰液的量、颜色及气味。

（2）肺部是否可闻及固定湿啰音。

（3）有无贫血、营养不良、杵状指（趾）等征象。

（4）了解心、肺、肝、肾功能情况，评估患者手术耐受性。了解患者是否合并肺气肿、哮喘或肺源性心脏病。

（5）了解患者是否有窒息、肺部或胸腔感染。

2. 询问患者有无不适，评估患者的心理感受、家庭及社会支持情况。

3. 询问患者及其家属住院期间有无困难或需求，及时给予答复并尽可能协助解决，如不能解决，及时报告护士长或相关人员。

4. 实施各项评估时，非单人间拉隔帘，单人间关门，保护患者隐私。

5. 对评估情况进行准确记录。

（二）护理措施

1. 术前

（1）建立信任、关怀性的关系。责任护士每日与患者交流，礼貌称呼患者，向患者及陪伴家属介绍自己的身份及职责；与患者家属进行良好沟通；鼓励家属给予患者良好的家庭支持。

（2）控制感染，维持呼吸道通畅：保持室内空气流通和温、湿度适宜，调节病室温度为18～

24℃，湿度为50％～60％。；指导患者练习深呼吸、有效咳嗽和排痰，根据病情给予雾化吸入，遵医嘱使用抗生素。

（3）改善营养状况，给予高蛋白、高热量、高维生素易消化饮食，纠正营养不良和贫血，避免进食生冷食物。保持口腔清洁，增加舒适度。

（4）完善术前检查与准备，协助做好手术前常规检查、痰细菌培养和药物敏感试验等，以指导手术和用药。

（5）倾听患者对手术的内心反应与感受，给予鼓励与安慰，帮助患者消除对手术的恐惧心理。

（6）胃肠道准备：无胃肠动力障碍患者术前禁食6小时，禁饮2小时；术前2～3小时可服用碳水化合物饮品（不超过400 ml，糖尿病患者除外），以防麻醉或术中呕吐引起窒息或吸入性肺炎。

（7）皮肤准备：正确准备手术部位皮肤，彻底清除手术切口部位和周围皮肤的污染，术前备皮应当在手术当日进行，应当使用不损伤皮肤的方法，避免使用刀片刮除毛发。

2. 术后

（1）病情观察：及时巡视病房，动态评估患者病情。密切观察患者生命体征，及时向患者及家属做好宣教，告知胸腔闭式引流管的注意事项。详细记录胸腔引流量，维持胸腔引流管的通畅，妥善固定，防止导管滑脱，每2小时挤压一次，做好管道标识。

（2）保持呼吸道通畅：鼓励并指导患者深呼吸及咳嗽，协助叩背咳痰，必要时行雾化吸入疗法；患者痰多不易咳出或咳痰无力时，可行鼻导管或支气管镜吸痰法。吸痰前与患者详细沟通，解释吸痰的必要性，同时减轻患者恐惧心理。

（3）患者返回病房后4小时，神志清醒后，试饮100 ml温开水，逐步过渡至普食，给予高蛋白、高维生素、高热量、易消化饮食。

（4）心理护理：加强与患者沟通，及时进行心理疏导，使患者保持情绪稳定，增强战胜疾病的信心。

（5）疼痛护理：重视患者的疼痛诉求，耐心听取患者对疼痛的感受，及时进行疼痛评估，根据疼痛程度给予及时正确的止痛措施，包括取合适体位、药物止痛和减轻焦虑等。遵医嘱按需给药，必要时实施超前镇痛方法。

（6）体位护理：术后并不要求严格去枕平卧，可适当抬高床头，增加患者舒适度。待患者生命体征稳定后，取高半卧位，以利呼吸和引流。

（三）健康指导

1. 告知患者疾病的病因和常见临床表现，如有不适，及时就诊。
2. 指导患者加强身体锻炼，生活起居规律，劳逸结合，以增强机体抵抗力。
3. 养成良好生活习惯，忌烟酒及辛辣食物，避免烟雾灰尘及不良情绪的刺激。
4. 坚持进行有效深呼吸，注意保暖和口腔卫生，预防呼吸道感染，防止支气管扩张复发。

（四）延伸护理

1. 评估患者出院时的病情、心理、社会支持系统状况，提供科室咨询电话、联系方式，针对性发放并讲解出院指导资料，交代清楚出院后复诊事宜，确认患者及家属掌握。
2. 建立互联网信息平台，发送疾病相关知识，及时解答患者疑问。
3. 出院后加强电话回访患者，及时了解患者出院后生理、心理、病情转归及自我护理等情况，并对其问题进行针对性指导。
4. 了解患者对护理服务的感受，虚心听取患者的意见和建议，持续提升优质护理服务水平。

六、气胸患者关怀性护理

（一）评估和观察要点

1. 评估心理和社会支持情况：评估患者有无恐惧或焦虑，患者及家属对该病预后的认知、心理承受能力及对疾病相关知识的了解程度。

2. 评估患者气胸发生的原因、经过，询问受伤后是否接受过急救处理，以及身体其他部位受伤情况。

3. 评估患者的生命体征是否平稳，是否有呼吸困难或发绀，有无休克或意识障碍等症状。

4. 正确评估疼痛，教会患者腹式呼吸，以减轻疼痛。

5. 及时解决患者存在的问题，如不能解决，及时向护士长或相关人员报告。

（二）护理措施

1. 术前

（1）建立信任、关怀性的关系。责任护士每日与患者交流，礼貌称呼患者，向患者及陪伴家属介绍自己的身份及职责；与患者家属进行良好沟通；鼓励家属给予患者良好的家庭支持。

（2）现场急救：对开放性气胸者，立即用敷料封闭胸壁伤口，使之成为闭合性气胸，阻止气体继续进入胸腔。闭合性或张力性气胸积气量多者，应立即协助医师行胸膜腔穿刺抽气或胸腔闭式引流。

（3）心理护理：陪伴并安抚患者，减轻恐惧。向患者讲解气胸的治疗原则，如胸部穿刺、放置引流管及手术的目的、意义，以取得患者的配合。

（4）保持呼吸道通畅：呼吸困难和发绀者，给予氧气吸入，协助和鼓励患者有效咳嗽、排痰，及时清理口腔、呼吸道的呕吐物、分泌物、血液及痰液等，保持呼吸道通畅，防止窒息。痰液黏稠不易咳出者，给予雾化吸入，以稀释痰液利于排出。病情稳定者取半卧位，使膈肌下降，有利呼吸。

（5）疼痛护理：因疼痛惧怕咳嗽、咳痰时，协助并指导患者及家属用双手按压患侧胸壁，以减轻咳嗽时引起的疼痛，必要时遵医嘱给予镇痛药。

（6）动态观察病情变化：观察患者呼吸的频率、节律和幅度，有无气促、呼吸困难、发绀和缺氧等症状，有无气管移位或皮下气肿的情况，是否发生低血容量性休克等。

（7）预防感染：对开放性损伤者，遵医嘱合理使用抗生素。

（8）输液管理：病情危重者，有胸腔内器官、血管损伤出血或呼吸困难未能缓解者，除做好手术准备外，还应遵医嘱及时输血、补液并记录液体出入量，避免输液过快、过量而发生肺水肿。

（9）术前准备：急诊手术患者，做好血型、交叉配血及药物过敏试验，根据病情需要备皮。择期手术者，鼓励摄入营养丰富、易消化食物。全麻者手术前禁食 6 小时，禁饮 2 小时，以防麻醉或术中呕吐引起窒息或吸入性肺炎。

（10）皮肤准备：正确准备手术部位皮肤，彻底清除手术切口部位和周围皮肤的污染，术前备皮应当在手术当日进行，应当使用不损伤皮肤的方法，避免使用刀片刮除毛发。

2. 术后

（1）病情观察：进行心电监护，密切观察患者生命体征的变化，并详细记录。及时巡视病房，动态评估患者病情。

（2）呼吸道管理：定时协助患者翻身、坐起、叩背、咳嗽；指导患者做深呼吸运动，促使肺扩张，预防肺不张及肺部感染等并发症的发生。

（3）胸腔闭式引流管的护理：维持胸腔引流管的通畅，及时向患者及家属做好宣教，告知患者胸腔闭式引流期间的注意事项。妥善固定，防止导管滑脱，每 2 小时挤压一次，做好管道标识。准确记录引流液的量、颜色和性质。

（4）切口观察与护理：保持切口敷料完整、清洁、干燥并及时更换，观察切口有无红、肿、热、痛等炎症表现，如有及时报告医师并给予安抚。

（5）疼痛护理：重视患者的疼痛诉求，术后可遵医嘱使用止痛药物，为其提供优质的镇痛服务。

（三）健康指导

1. 有效咳嗽、咳痰　向患者讲解腹式呼吸和有效咳嗽、咳痰的意义并给予指导，嘱患者做深呼吸运动，达到增加肺活量的目的。出院后仍应坚持腹式呼吸和有效咳嗽。

2. 功能锻炼：早期进行并循序渐进，但在气胸痊愈的 1 个月内，不宜参加剧烈的体育运动，如打球、跑步、抬举重物等。注意休息，避免劳累，活动以不心慌为原则。

3. 合理膳食：加强营养。预防感冒，有效排痰，以免引起肺部感染。

4. 告知疾病的转归，减轻心理负担，树立战胜疾病的信心。

5. 定期复诊：胸部损伤严重的患者，出院后须定期来院复诊。伴肋骨骨折患者术后 3 个月应复查胸部 X 线片，以了解骨折愈合情况。

（四）延伸护理

1. 评估患者出院时的病情、心理、社会支持系统状况，提供科室咨询电话、联系方式，针对性发放并讲解出院指导资料，交代清楚出院后复诊事宜，确认患者及家属掌握。

2. 加强患者出院后随访，建立互联网信息交流平台，及时解答患者疑问。

3. 家庭随访，及时了解患者出院后生理、心理、病情转归及自我护理等情况，并对问题给予针对性指导。

4. 了解患者对护理服务的感受，虚心听取患者的意见和建议，持续提升优质护理服务水平。

七、漏斗胸患者关怀性护理

（一）评估和观察要点

1. 评估患者胸部畸形的程度，有无压迫心肺脏器等症状。

2. 评估患者生长发育、营养状况、既往史及家族史。

3. 评估患者及家属对手术的感受、支持及经济承受能力。

4. 评估患者对手术的耐受性、实验室检查结果及重要脏器功能。

5. 评估患者的心理状况，了解患者情绪、心理感受、家庭及社会支持情况。

6. 评估患者围术期发生并发症的可能。

7. 评估患者对治疗的配合程度，制订个性化的护理计划。

8. 评估患者及家属对矫正术的认知度，提供详细的解答。

9. 评估患者对疼痛的耐受度。

（二）护理措施

1. 术前

（1）建立信任、关怀性的关系。责任护士每日与患者交流，礼貌称呼患者，向患者及陪伴家属介绍自己的身份及职责；与患者家属进行良好沟通，鼓励家属给予患者良好的家庭支持。

（2）合理安排患者的休息与活动：无心肺脏器压迫症状的患者可正常活动，注意生活规律和劳逸结合；有心肺脏器压迫症状的患者可减少活动量，必要时卧床休息；对卧床休息患者做好生活护理，保持环境安静、舒适，保证患者充足的休息时间。

（3）协助患者做好胸片、肺功能实验等检查准备，及时与患者及家属沟通。

（4）根据拟定的手术方式指导患者个性化的术前训练，如平卧硬板床、上身平直坐起、下床活动等。

（5）经常巡视病房，重视患者需求，动态评估患者的身心状态，做好心理护理。

（6）协助患者做好术前皮肤准备，正确准备手术部位皮肤，彻底清除手术切口部位和周围皮肤的污染，术前备皮应当在手术当日进行，应当使用不损伤皮肤的方法，避免使用刀片刮除毛发。

（7）呼吸道准备：戒烟、深呼吸、有效咳嗽、咳痰训练，指导患者进行正确的腹式呼吸。

（8）胃肠道准备，无胃肠动力障碍患者术前禁食 6 小时，禁饮 2 小时；术前 2~3 小时可服用碳水化合物饮品（不超过 400 ml，糖尿病患者除外），以防麻醉或术中呕吐引起窒息或吸入性肺炎。

（9）加强营养，保证充足休息和睡眠，增加机体抵抗力。

2. 术后

（1）根据麻醉、手术方式安排合适的卧位：术后并不要求严格去枕平卧，可适当抬高床头，增加患者舒适度。待患者生命体征稳定后，取高半卧位，以利呼吸和引流。行漏斗胸微创矫正术的患者术后卧硬板床，不宜翻身及侧卧。责任护士及时巡视病房，动态评估患者病情，如患者病情许可，术后第一日鼓励尽早下床活动，但要注意上身平直。

（2）加强巡视病房及时观察病情：密切观察患者生命体征并详细记录，保持呼吸道通畅，观察患者有无缺氧体征，及时听诊两肺呼吸音；维持有效循环血量和水电解质平衡，严防并发症。

（3）疼痛护理：重视患者的疼痛诉求，及时进行疼痛评估，根据疼痛程度遵医嘱给予及时、正确的止痛措施。

（4）患者术后返回病房，妥善固定各种管道并保持通畅。告知注意事项，留置尿管患者如病情许可，尽早拔除尿管。

（5）做好预防切口感染的工作，保持切口清洁。

（6）加强巡视，动态评估患者的身心状况，做好心理护理。

（7）协助患者进行功能锻炼：行漏斗胸微创矫正术的患者坐起或活动时，切勿牵拉双上肢，以防钢板异位变形。动态观察患者的病情变化，动态评估患者对锻炼的适应程度，根据评估结果再逐渐增加活动量。

（8）及时评估患者对植入钢板的心理认识与接纳程度，对患者及家属进行相关知识宣教。

（9）术后加强营养支持，给予高蛋白、高热量、高维生素、易消化、富含纤维素饮食，防止便秘。

（三）健康指导

1. 评估患者和家属对疾病相关知识和信息的需求，做好健康教育，及时评估健康教育效果，以保证患者和家属掌握必要的知识。

2. 告知患者术后一个月内保持背部挺直，两个月内不弯腰搬重物，三个月内不宜进行剧烈活动，术后一年内避免剧烈的体育运动。

3. 指导患者出院后摄入营养丰富、全面均衡、易消化的饮食。

4. 指导患者定期复查，如有不适，及时就诊。

5. 提供出院后各项护理的书面指导材料。

（四）延伸护理

1. 评估者出院时的病情、心理、社会支持系统状况，提供咨询电话等联系方式，针对性发放并讲解出院指导，告知清楚出院后复诊事宜，确定患者及家属已掌握。

2. 建立信息平台，发送疾病护理相关知识，及时解答患者疑问。

3. 出院后定期电话随访，及时了解患者出院后生理、心理、疾病转归及自我护理情况，并对其问题进行针对性指导。

4. 了解患者对护理服务的感受，虚心听取患者的意见和建议，持续提升优质护理服务水平。

八、贲门失弛缓症患者关怀性护理

（一）评估和观察要点

1. 评估患者的饮食、营养情况，了解患者的生活习惯、家族史及既往史。

2. 评估患者的心理状况，观察患者的情绪变化。

3. 评估患者是否有吞咽困难。

4. 评估患者食物反流和呕吐的情况，有无因食物反流、误吸引起的肺部感染。

5. 评估患者有无胸骨后疼痛。

6. 制订并执行健康教育计划，使患者尽快适应环境。

（二）护理措施

1. 术前

（1）建立信任、关怀性的关系。责任护士每日与患者交流，礼貌称呼患者，向患者及陪伴家属介绍自己的身份及职责；与患者家属进行良好沟通；鼓励家属给予患者良好的家庭支持。

（2）心理护理

1）经常巡视病房，重视患者需求，动态评估患者的身心状态。

2）由于贲门失弛缓症患者病程较长，反复出现吞咽困难、食物反流和胸骨后不适或疼痛、呕吐等症状，患者常有焦虑、自卑心理，而精神心理因素可能诱发加重贲门失弛缓症患者的症状。因此，护士应与患者建立良好的护患关系，保持高度的同情心，体贴宽慰患者；告知患者此病术后愈后良好，缓解患者的焦虑，同时做好家属的思想工作。

3）术前应耐心向患者介绍手术的优点、方法、目的及可行性，消除患者的恐惧心理，给予个性化健康教育。

（3）消化道准备

1）患者入院后给予半流质饮食，术前 3 天改为流质饮食，有食物残留时应禁食。出现食管反流者，进食后抬高床头 30°，以减轻反流。

2）做好术前胃肠道准备，保证充足的睡眠。

（4）呼吸道准备：指导患者练习深呼吸和有效咳嗽，必要时雾化吸入，预防术后肺部并发症。吸烟者戒烟 2 周。

2. 术后

（1）体位护理：术后并不要求严格去枕平卧，可适当抬高床头，增加患者舒适度。待患者生命体征稳定后，取高半卧位，以利呼吸和引流，并减少胃食管反流的发生。

（2）管道护理

1）妥善固定各种管道，做好标识，并保持引流通畅。

2）注意观察引流液的颜色、性状及量，做好记录。

3）每日 2 次用生理盐水冲洗胃管。

4）如出现大量血性胃液，患者血压下降、心率增快、尿量减少，提示有活动性出血的发生，及时报告医师。

5）若胃管脱出，应安抚患者，及时通知医师并严密观察病情，不应盲目插入，以免引起穿孔。

6）如胸腔引流液为墨绿色或黄绿色，应排除食管穿孔导致的胃液、胆汁流出。

7）若胸腔引流瓶内有气泡逸出，可能出现了食管黏膜破裂，安抚患者并及时告知医师。

（3）并发症护理

1）肺不张、肺部感染：是胸腔镜术后常见的并发症。给予叩背，协助患者进行有效咳嗽，进行缩唇呼吸，遵医嘱给予机械深度排痰及压缩雾化吸入。

2）反流性食管炎：患者可表现为反酸、胃灼热、呕吐等症状。指导患者进食后取半卧位或坐位，1～2 小时后再平卧，睡眠时也应采取半卧位，以减少反流发生。

3）穿孔：术后穿孔会出现高热、呼吸困难、胸腔积液等症状。进食后应密切观察患者的病情变化，可疑穿孔及时告知医师，按照吻合口瘘进行处理。

4）气胸及皮下气肿：指导患者勿过度用力咳嗽，勿自行按压气肿部位。若患者无明显症状，$SpO_2 > 95\%$ 呼吸平稳，则无需特殊处理，继续观察，2～3 日可自行消退。如出现呼吸困难，则需行皮下穿刺或局部切开排出气体，以改善症状。

5）为防止复发，术后应密切观察患者进食时有无吞咽困难，认真听取患者的主诉，同时做好饮食指导。

（4）饮食护理

1）术后常规禁水、禁食 3 天，禁食水期间通过静脉补充营养及电解质。

2）禁食水期间患者易出现饥饿、口腔咽喉干燥、疼痛等症状，护士应告知患者禁食水的必要性，每天给予患者口腔护理 2 次，告知家属避免在患者面前进食。

3）术后 3 日无出血、腹痛发热等症状，可试饮水，如无不适可进少量流质饮食，以后逐步过渡到半流质或普食。

4）进食时注意少量多餐，每天进餐 6～7 次。

（5）做好患者术后心理护理工作，对患者的需求及时给予回应与反馈。

（三）健康指导

1. 评估患者和家属对疾病相关知识和信息的需求，做好健康教育，及时评估健康教育效果，以保证患者和家属掌握必要的知识。

2. 早期活动：术后第 1 天鼓励患者进行床上活动，协助活动肢体、翻身、按摩下腹部以防便秘。病情许可鼓励患者尽早下床活动，以促进胃肠功能的恢复，防止静脉血栓的形成。

3. 休息与饮食：嘱患者注意休息，保持心情舒畅，情绪稳定。养成良好的生活习惯，少食多餐，避免辛辣、过冷、过热等刺激性食物，进食时细嚼慢咽。睡前不宜过饱，饮食后不宜立即平卧。

4. 出院后遵医嘱继续服用抑酸药和黏膜保护剂。

5. 定期复查：告知患者并发症的常见症状，如有异常，及时就诊。术后 1、2、3 个月复查胃镜，了解食管创面愈合和贲门口的状况；行食管 X 线造影检查，以了解食管腔扩张和贲门口通畅度。

6. 生活指导：2 周内避免剧烈运动，1 个月内避免双上肢过度外展、头过伸等大幅度活动，避免重体力劳动，避免牵拉食管而引起食管穿孔等并发症。

（四）延伸护理

1. 评估患者出院时的病情、心理、社会支持系统状况，提供科室咨询电话、联系方式，针对性发放并讲解出院健康教育资料。

2. 建立信息平台，为其提供具有针对性、有效性的专业指导，督促其遵循出院医嘱，解答在康复过程遇到的疑问，减轻患者的心理压力及顾虑。

3. 出院后定期电话随访，及时了解患者病情转归及自我护理等情况，并对其存在的问题进行针对性指导。

4. 了解患者对护理服务的感受，听取患者意见及建议，持续提升优质护理服务水平。

九、脓胸患者关怀性护理

（一）评估和观察要点

1. 评估患者的饮食习惯和营养状况，了解患者的过敏史、家族史及既往史。

2. 评估患者的生命体征，了解有无寒战、高热等情况。

3. 评估患者的呼吸系统有无胸闷、气短、咳嗽，咳痰等症状。

4. 评估患者胸痛的程度，有无呼吸运动减弱、肋间隙增宽、气管移位的发生。

5. 制订并执行健康教育计划，使患者尽快适应环境。

（二）护理措施

1. 术前

（1）责任护士每日与患者交流，礼貌称呼患者。护士主动向患者及陪伴家属介绍自己的身份及职责。

（2）心理护理：根据患者的文化程度及理解能力，采取患者易于接受的宣教方式，介绍手术的目的、必要性、预后及注意事项等，增强对疾病相关知识的了解，倾听患者对手术的内心感受，实施个体化心理疏导，消除恐惧心理，给予心理上的支持，增加患者战胜疾病的信心。

（3）营养支持：为患者制订合理化的饮食方案，指导进食高蛋白、高热量、高维生素、易消化的饮食，鼓励患者摄取足够的水分。

（4）口腔卫生：保持口腔清洁，进食后漱口。

（5）呼吸道准备：指导患者练习有效咳嗽和腹式呼吸，必要时雾化吸入，预防术后肺部并发症。吸烟者戒烟2周。

（6）抗感染治疗：根据患者胸液培养或血培养和药敏结果，应用相应的抗生素控制感染。

（7）指导患者练习床上排便。

2. 术后

（1）严密监测患者意识、生命体征的变化，观察切口渗出及引流情况，并详细准确记录。

（2）体位护理：术后并不要求严格去枕平卧，可适当抬高床头，增加患者舒适度。待患者生命体征稳定后，取高半卧位，以利呼吸和引流。

（3）胸腔闭式引流的护理：定时挤压引流管，防止受压、折曲、堵塞。维持胸腔闭式引流管的通畅，观察水柱波动情况及胸液的性质、颜色和量，并记录。若术后3小时内胸腔闭式引流量每小时达100 ml，呈鲜红色并有较多凝块，患者出现烦躁不安、血压下降、尿少等血容量不足的表现时，应考虑为活动性出血，安抚患者情绪并及时报告医生。

（4）呼吸道护理：鼓励并指导患者深呼吸及咳嗽，协助叩背咳痰，雾化吸入，必要时吸痰。吸痰前与患者详细沟通，解释吸痰的必要性，同时减轻患者恐惧心理。

（5）疼痛护理：重视患者的疼痛诉求，及时进行疼痛评估。根据疼痛程度给予及时、正确的止痛措施。积极促进患者主动参与镇痛护理，以达到最大镇痛效果。使用镇痛药物时注意观察有无呼吸抑制。

（6）上肢康复功能训练：术后第一天开始肩臂主动活动，即过度伸臂、内收及前屈上肢及内收肩胛骨，预防发生关节强直、失用性萎缩。

（7）主动巡视并积极询问和倾听患者诉求，及时给予回应与反馈。

（8）发热护理：必要时遵医嘱给予退热药，嘱患者适量多饮水，维持水电解质平衡。遵医嘱根据药敏结果应用抗生素，观察用药效果和不良反应。患者出汗较多时，勤换床单、衣裤等，保持身体干爽，预防压疮的发生。

（9）口腔护理：进行常规口腔护理的同时，嘱患者咳脓痰后盐水漱口，保持口腔清洁，增加患者的口腔舒适度，做好患者的个人卫生清洁。

（三）健康指导

1. 评估患者和家属对疾病相关知识和信息的需求，做好健康教育，及时评估健康教育效果，以保证患者和家属掌握必要的知识。

2. 休息与运动：向患者及家属解释早期活动的意义及注意事项，取得配合。根据情况，鼓励患者尽早床上活动及离床活动，以预防肺部感染和术后便秘。

3. 呼吸功能锻炼：指导练习腹式缩唇呼吸，视患者实际情况采取卧位、坐位或立位，嘱其全身肌肉放松。将左右手分别置于上腹部和前胸部，通过鼻腔慢慢吸气直至肺部完全膨胀，腹部隆起，然后嘱患者嘴唇缩起形成口哨状后慢慢排气，呼气时间是吸气时间的3倍，同时置于上腹部的手可适度按压腹部，养成习惯性呼吸方式，每天4~6次，每次持续时间以15分钟为宜，习惯后逐渐延长时间。

4. 饮食指导：患者返回病房后4小时，神志清醒后，试饮100 ml温开水，逐步过渡至普食，给予高蛋白、高维生素、高热量、易消化饮食。

5. 心理指导：脓胸患者通常带胸腔引流管的时间长，脓液及脓痰均有异味，患者容易有自卑心理。应帮助患者维护自我形象，嘱家属给予患者支持，增强患者战胜疾病的信心。

6. 康复指导：戒烟，预防感冒，指导患者功能锻炼。

7. 定期复诊：术后定期复诊。若发现发热、咳嗽、咳痰、胸痛等表现，应及时与医师联系。

（四）延伸护理

1. 建立信息平台，发送脓胸术后护理相关知识。

2. 出院后定期随访，及时了解患者生理、心理、疾病转归及自我护理等情况，并给予针对性指导。

3. 发挥家庭及社会支持作用，鼓励脓胸患者的家属、朋友积极与患者沟通，给予患者更多的照顾及关爱，减轻心理压力，督促患者适量运动，增强抵抗力。

4. 了解患者对护理服务的感受，虚心听取患者的意见和建议，持续提升优质护理服务水平。

十、食管癌患者关怀性护理

（一）评估和观察要点

1. 评估患者的饮食、营养情况，了解患者的生活习惯、家族史及既往史。

2. 听取患者主诉，了解患者吞咽困难程度。

3. 评估患者的病程、病情、文化程度，家庭及社会支持情况。

4. 评估患者的心理状况，观察患者的情绪反应。

5. 评估胸骨后有无疼痛以及疼痛的性质。

6. 介绍食管癌发病原因、发展、治疗及预后，解除患者心中疑虑。

7. 制订并执行健康教育计划，使患者尽快适应环境。

（二）护理措施

1. 术前

（1）责任护士每日与患者交流，礼貌称呼患者。护士主动向患者及陪伴家属介绍自己的身份及职责。

（2）心理护理：多数患者术前有恐惧和焦虑，应根据患者的文化程度及理解能力，采取患者易于接受的方式说明治疗的目的、必要性、预后、注意事项等，倾听患者对手术的内心感受，实施心理疏导，消除恐惧，增加患者战胜疾病的信心。

（3）营养支持：了解患者饮食及生活习惯，为其制订合理饮食方案。能够进食的患者，给予高蛋白、高热量、高维生素、易消化的饮食；严重吞咽困难的患者，给予流质饮食；严重梗阻甚至进水困难的患者，可遵医嘱补充液体、电解质或提供肠外营养，改善患者的营养状况。

（4）口腔护理：告知患者不良的口腔卫生习惯可能增加术后感染的机会，影响术后吻合愈合，取得患者的配合。指导患者进食后漱口，保持口腔清洁并积极治疗口腔疾病。

（5）呼吸道准备：吸烟者戒烟2周，指导患者练习有效咳嗽和腹式深呼吸，必要时雾化吸入，促进主动排痰，达到增加肺部通气量，改善缺氧症状，预防术后肺炎和肺不张的目的。

（6）指导患者练习床上排便。

（7）胃肠道准备：术前3日给予流质饮食，必要时口服高渗盐水，术前1日晚灌肠，手术当日清晨留置胃管。加速康复理念认为，无胃肠动力障碍患者术前禁食6小时，禁饮2小时；术前2~3小时可服用碳水化合物饮品（不超过400 ml，糖尿病患者除外），以防麻醉或术中呕吐引起窒息或吸入性肺炎。

2. 术后

（1）严密监测患者意识、生命体征变化，观察切口渗出及引流情况，并详细记录。

（2）体位护理：术后并不要求严格去枕平卧，可适当抬高床头，增加患者舒适度。待患者生命体征稳定后，取高半卧位，以利呼吸和引流。手术后的体位护理至关重要，护理人员应了解患者体位的不便、不适及痛苦程度，并与患者积极沟通、细心提醒、告知相关注意事项，以减少和避免发生术后并发症。

（3）胸腔闭式引流的护理：①定时挤压引流管，防止受压、折曲、堵塞。②维持胸腔闭式引流管的通畅，观察水柱波动情况及胸液的性质、颜色、量并记录。③若术后 3 小时内胸腔闭式引流量达每小时 100 ml，呈鲜红色并有较多凝块，患者出现烦躁不安、血压下降、尿少等血容量不足的表现时，应考虑为活动性出血，应及时报告医师，及时采取措施。

（4）饮食护理：①禁食禁饮、胃肠减压，静脉补充水、电解质。②术后 3～4 天，待肛门排气，胃肠减压引流量减少以后，拔除胃管。③停止胃肠减压 24 小时后，无呼吸困难、胸内剧痛、患侧呼吸音减弱及高热等吻合口瘘的症状，方可进少量流食，逐渐改为半流食，最后过渡为普食，避免生、冷、硬、刺激性食物。

（5）加强巡视，询问与倾听患者术后主观感受与心理反应，及时给予回应与反馈。

（6）疼痛护理：重视患者的疼痛诉求，及时进行疼痛评估，根据疼痛程度给予及时、正确的止痛措施。

（三）健康指导

1. 评估患者和家属对疾病相关知识和信息的需求，做好健康教育，及时评估健康教育效果，以保证患者和家属掌握必要的知识。

2. 向患者及家属解释术后活动的意义及注意事项，取得配合。根据患者情况，鼓励尽早进行床上活动及离床活动，以预防肺部感染和术后便秘。

3. 呼吸功能锻炼：术后鼓励患者深呼吸、有效咳嗽、吹气球、使用呼吸训练器，促使肺膨胀，改善肺功能。

4. 饮食指导

（1）术后常规禁饮禁食 3 日，禁食水期间通过静脉补充营养及电解质。

（2）禁食水期间患者易出现饥饿及口腔咽喉干燥、疼痛等症状，护士应告知患者进食水的危害性，每天给予患者口腔护理 2 次，采用喷雾法和纱布湿润口腔，告知家属避免在患者面前进食，多与患者交谈，尽可能满足其需求。

（3）3 日后若无出血、腹痛发热等症状，可试饮水，如无不适可进少量流质饮食，每 2 小时一次，每次 200 ml，逐渐过渡至半流质饮食、软食、普食物。

（4）进食时注意少量多餐，每天进餐 6～7 次。

（5）嘱患者睡前不宜进食过饱，进食后 2 小时内不宜平卧，以防反流、呕吐。

5. 指导患者锻炼，术后第 1 天开始肩臂主动运动，即过度伸臂、内收及前屈上肢及内收肩胛骨，预防发生关节强直、失用性萎缩。

6. 心理指导　加强与患者的沟通交流，指导患者自我情绪管理，对不良的情绪及时进行疏导，以成功病例鼓励患者，树立战胜疾病的信心。适当组织集体活动，鼓励患者参与，以转移注意力，并通过适当的沟通与暗示增强患者躯体和认知功能。寻求家庭和社会支持，使患者树立回归家庭和社会的信心。

（四）延伸护理

1. 建立信息平台，发送食管癌术后护理相关知识。

2. 出院后定期 QQ、微信、电话随访，及时了解患者生理、心理、疾病转归及自我护理等情况，并对其问题进行针对性指导。

3. 发挥家庭支持和社会支持的作用，鼓励患者的家属、朋友及同事多鼓励、陪伴、关心患者，积极与患者沟通，了解其心理状况，给予更多的照顾及关爱。

4. 了解患者对护理服务的感受，虚心听取患者的意见和建议，持续提升优质护理服务水平。

（冯素萍　陈鲁玉　刘捷凌　邱红丽　张会民）

第八节　神经外科患者关怀性护理

一、神经外科患者一般关怀性护理

（一）评估和观察要点

1. 责任护士每日与患者交流，让患者感受到友好和尊重，护士主动介绍自己身份及职责。

2. 关注患者的感受和需求，及时解决患者存在的问题。向家属和患者解释疾病的原因、治疗方法、注意事项，并进行饮食、生活及健康教育指导。

3. 评估患者的心理，了解患者及家属对疾病的认知、家庭及社会支持程度。

4. 评估患者营养状况。

5. 评估患者头痛的性质、部位、程度和持续时间，有无恶心、呕吐等颅内压增高症状。

6. 观察患者意识、瞳孔和精神状态。

7. 观察患者行走步态、肌力和肢体活动有无异常。

8. 评估患者自理能力及有无压疮、跌倒/坠床和血栓风险，向患者及家属宣教病区环境，帮助患者尽快适应，防止意外事件发生。

9. 评估时保护患者隐私，注意遮盖，避免患者受凉，外出检查保证患者安全。

10. 对观察及评估结果及时记录并反馈处理。

11. 床旁交接班时，主动介绍接班护士，让患者感受到持续的关注和重视。

（二）护理措施

1. 术前

（1）与患者及家属进行有效沟通，鼓励家属给予患者良好的家庭支持。向患者讲解检查的目的、方法、注意事项，协助患者完善各项术前检查。

（2）进行压疮、跌倒/坠床、管道、血栓、生活自理能力、疼痛等评估，根据评估分值给予针对性护理措施。

（3）指导患者少量多餐，给予高蛋白、高热量、高维生素、易消化饮食，对不能进食、饮水呛咳者给予留置胃管或静脉补充营养液。

（4）术前禁食 8～12 小时，禁水 4～8 小时，以减少麻醉引起的呕吐、误吸和术后腹胀。

（5）指导患者行双下肢踝泵运动训练，预防下肢静脉血栓。

（6）术晨清洗头发，根据手术部位局部剃发，减少切口感染的发生，配合医师做好手术部位标记。

（7）重视患者的情绪反应，鼓励患者表达自己的焦虑、紧张或疑问，给予心理支持和疏导，减轻对手术的恐惧心理。

（8）注意观察病情变化，及时了解患者有无体温升高、血压异常、是否处于月经期等情况。术日早晨协助患者取下发夹、义齿及饰品，陪送患者至电梯口。

2. 术后

（1）充分了解患者病情，及时、有效地解决存在的问题。主动巡视患者，密切观察病情变化，监测意识、瞳孔、生命体征并详细记录。观察伤口有无渗血、渗液及患者言语、肌力变化。

（2）麻醉未清醒时给予去枕平卧位，头偏向一侧；麻醉清醒且病情允许给予抬高床头30°。昏迷患者取侧卧位，便于呼吸道分泌物的排出。

（3）重视患者的疼痛诉求，耐心听取患者对疼痛的感受，及时进行疼痛评估，根据疼痛程度采取及时、正确的止痛措施。

（4）留置引流管的患者保持引流管通畅，妥善固定管道，避免翻身牵拉使管道脱出、受压。观察并记录引流液的颜色、性质和量，外出检查时夹闭引流管并妥善放置。

（5）指导患者术后 6 h 进食流质食物，2～3 天进食半流质饮食，并逐渐过渡到普通饮食，忌食辛辣、生冷等刺激性食物。昏迷或吞咽困难者、易呛咳患者，给予鼻饲饮食，呕吐频繁不能进食者静脉补充营养液。

（6）保持床单位清洁、干燥，协助患者定时翻身叩背，必要时使用气垫床，预防压疮。

（7）保持口腔清洁与舒适，协助患者每日生理盐水漱口 2～3 次，危重患者及禁食患者每日 2 次口腔护理。

（8）评估患者有无深静脉血栓，指导患者进行主动或被动踝泵运动，预防下肢静脉血栓的发生。

（9）为患者提供舒适康复环境，保证病房温湿度及光线适宜。护理时注意保护患者隐私，及时遮盖保暖。

（10）主动巡视患者，向患者及家属进行健康宣教，询问并倾听患者术后主观感受与心理反应，及时给予回应与反馈。

（三）健康指导

1. 评估患者和家属对疾病相关知识的需求，做好健康宣教，及时评估健康教育效果。

2. 如病情许可，鼓励患者早期下床活动，预防并发症。

3. 指导患者合理饮食，多进食高热量、高蛋白、富含纤维素、低脂肪、低蛋白质饮食，少食动物脂肪、腌制品，限制烟酒、浓茶、咖啡、辛辣等刺激性食物。

4. 指导患者按时、定量口服抗癫痫药物，不得自行减量或停药。癫痫患者不宜单独外出、登高、游泳、驾驶车辆及高空作业，随时携带疾病卡。

5. 督导患者定期复查，若有不适随时来院就诊。

（四）延伸护理

1. 建立科室出院患者随访登记簿，包括患者姓名、性别、年龄、文化程度、住址、电话号码、诊断等，发放出院指导及联系卡，提供科室联系方式及主任门诊时间。

2. 健康管理师定期进行电话随访、家庭访视，了解患者出院后情况，进行心理干预、预防并发症、康复锻炼、饮食等指导。

3. 通过信息平台，医护人员共同为患者在线视诊，答疑解惑。指导规范用药，定期复诊复查。

4. 了解患者及家属对护理服务的感受，虚心听取意见和建议，及时改进临床护理服务质量。

二、垂体腺瘤患者关怀性护理

（一）评估和观察要点

1. 根据垂体腺瘤的不同类型评估患者内分泌亢进征象。

2. 评估患者头痛的部位、程度和性质。

3. 评估患者视力、视野情况。

4. 评估患者有无尿崩和下丘脑功能障碍及颅内压增高的症状。

5. 观察患者有无精神症状、癫痫或嗅觉障碍。

6. 评估患者饮食、营养及排泄等情况，了解患者生活习惯、既往史及家族史。

7. 评估患者心理状况，了解患者情绪、心理感受、家庭及社会支持情况。

8. 查阅检查报告，了解患者皮质醇节律、CT 及 MRI 等检查结果。

9. 了解患者及其家属住院期间有何问题、困难或需求，提供主动帮助，及时解决问题。

10. 实施各项评估时，非单人间拉隔帘，单人间关门，保护患者隐私。

11. 对评估情况进行记录并及时给予答复或解决能够解决的问题。

（二）护理措施

1. 术前

（1）责任护士每日与患者交流，使用患者喜欢的称呼，主动向患者及其陪伴家属介绍自己的身份及职责；与患者家属进行有效沟通，鼓励家属给予患者良好的家庭支持。

（2）合理安排患者的休息与活动：术前指导患者多食用新鲜水果及蔬菜。注意休息，劳逸结合；手术前一日晚餐进食易消化半流质饮食，术前遵医嘱禁食水 6～8 小时。

（3）术前详细告知患者手术方式和方法，术后可能出现的不适，减轻患者的恐惧与焦虑，帮助其对治疗建立信心。

（4）经鼻蝶入路手术者，给予口腔及鼻腔的护理，指导患者练习经口呼吸。术前 3 日给予漱口液漱口，每日至少 4 次，滴鼻液滴鼻每日 4 次，每次每侧鼻孔 2～3 滴，滴药时协助患者取平卧仰头位。术前一日剪鼻毛，清洁鼻腔，预防感染。

（5）经额入路手术者，术前理发，保持术区清洁，防止着凉。

2. 术后

（1）术后给予心电监护，严密观察患者意识、瞳孔、生命体征的变化。按时巡视，及早发现问题。

（2）经鼻蝶入路手术患者术后经口腔给予氧气吸入，并给予覆盖单层湿润纱布预防口唇干燥。

（3）注意观察尿量，连续两次每小时尿量大于 300 ml 时，应遵医嘱给予药物治疗。准确记录 24 小时尿量及出入量，动态监测血电解质，早期发现尿崩症及电解质紊乱。

（4）术后观察患者鼻腔填塞处敷料有无渗血或渗液，如有渗液应考虑是否发生脑脊液鼻漏，并遵医嘱给予及时对症处理。

（5）观察患者视力、视野恢复情况。

（6）各项操作中保护患者隐私。按时巡视病房，重视患者需求，动态评估患者的身心状况，做好心理护理。采用正向鼓励、倾听等沟通技巧，鼓励并接受患者对积极情绪和消极情绪的表达，分享感受；帮助患者保持乐观情绪，心情愉快，避免紧张、焦虑等负性情绪；倾听患者对治疗的反应与感受，及时解决患者存在的问题。

（三）健康指导

1. 养成良好的生活习惯，戒烟酒，清淡饮食。注意食物多样化，满足身体对各种营养素的需求。

2. 告知患者保证充足的睡眠，注意调整作息时间，避免熬夜。

3. 每日与患者交流，使其放松心情，观察评估患者的心理状态，有无焦虑、抑郁症状，并给予针对性护理。

4. 保持情绪稳定。帮助患者认识到稳定情绪和积极的心态对疾病的治疗和恢复的重要影响。

5. 对脑脊液鼻漏需卧床患者应多给予生活上的照顾及精神安慰。

（四）延伸护理

1. 评估患者出院时的病情、心理、社会支持系统状况，提供科室咨询电话、联系方式，针对性发放并讲解出院指导资料，详细告知出院后复诊事宜，确认患者及家属掌握。

2. 出院后定期电话回访患者，及时了解患者出院后生理、心理及病情转归及自我护理等情况，并对其问题进行针对性指导。

3. 了解患者对护理服务的感受，虚心听取患者的意见和建议，改进相关护理服务。

三、胶质瘤患者关怀性护理

（一）评估和观察要点

1. 评估疼痛的特点　头痛部位、性质、规律、时间、程度。

2. 评估有无癫痫发作史及癫痫发作先兆症状、持续的时间等。

3. 评估伴随症状　有无恶心、呕吐、视力减退、复视、精神症状、认知功能障碍等表现。

4. 评估有无脑组织受肿瘤的压迫、浸润、破坏所产生的局部症状。

5. 评估病程及此次发病的诱因。

6. 询问患者的饮食、营养及排泄等情况，了解患者生活习惯、既往史及家族史。

7. 了解既往治疗情况及效果。

8. 评估患者心理状况，了解患者情绪、心理感受、家庭及社会支持情况。

9. 查阅检查报告，了解 CT、MRI、胸片、心电图等检查结果及血液检验结果。

10. 询问了解患者及其家属住院期间有何问题、困难或需求。

11. 实施各项评估时，非单人间拉隔帘，单人间关门，保护患者隐私。

12. 对评估情况进行记录并及时给予答复或解决能够解决的问题。

（二）护理措施

1. 术前

（1）责任护士每日与患者交流，使用患者喜欢的称呼，主动向患者及家属介绍自己的身份及职责；与患者家属进行有效沟通，鼓励家属给予患者良好的家庭支持。

（2）合理安排患者休息与活动：为患者提供安静舒适的病房环境，协助入睡困难患者去除影响睡眠的因素，必要时遵医嘱给予药物辅助睡眠。卧床期间做好生活护理。非卧床期间可正常进行日常活动，注意生活规律和劳逸结合。

（3）详细告知患者手术方式和方法，术后可能出现的不适，做好与患者及家属的沟通和解释工作，及时答疑解惑。

（4）向患者介绍相关检查的目的及注意事项：协助做好 CT、MRI、胸片、心电图等检查准备，及时告知检查结果。MRI 检查前要取下患者及家属身上的金属及电子产品，并妥善保管；对碘过敏患者要提前告知医生；增强 CT 和 MRI 检查前需要空腹，以避免注射造影剂引起呕吐误吸，检查后要多饮水加速造影剂的排泄。

（5）依据患者饮食习惯指导患者合理饮食：术前增加营养的摄入，提高患者对手术的耐受性，避免油腻及辛辣刺激食物。手术前一日晚餐进食易消化半流质饮食，手术当日遵医嘱禁食水 6～8 小时。

（6）依据患者病情指导患者进行缩唇呼吸、有效咳嗽等呼吸功能锻炼；指导患者练习床上排大小便并正确使用便器；术前患者出现特殊情况，如体温≥37.5℃、女性患者月经来潮、血库无相应血源等，及时遵医嘱处理并对患者进行安抚，以免患者出现焦虑情绪。

（7）做好用药指导，指导患者遵医嘱正确用药，观察药物作用及不良反应。20% 甘露醇注射液为高渗透性液体，应严密观察输液局部皮肤情况，避免药液外渗。告知患者及家属勿随意调节滴速。用药期间密切观察患者尿量、血电解质检验结果，预防水电解质紊乱，出现异常及时处理。术前遵医嘱做抗生素药物过敏试验并告知药物过敏试验的目的及方法，取得患者主动配合。

（8）赴手术室前协助患者除去身上贵重物品、活动性义齿，排空大小便，必要时留置导尿管。

2. 术后

（1）指导患者术后采取舒适体位，全麻未清醒患者去枕平卧，头偏向健侧。全麻清醒后，遵医嘱头部抬高 15°～30°，协助患者将头部、肢体放于舒适位置，合理摆放监护仪、微量泵、输液通路、各种引流管位置，避免影响患者床上活动和舒适度，每 1～2 小时协助患者翻身，翻身时动作轻柔。指导患者进行踝泵运动、股四头肌锻炼，预防下肢深静脉血栓发生。

（2）动态观察病情变化：严密观察患者意识、瞳孔、生命体征及血氧饱和度的变化，并详细记录。重视患者疼痛诉求，了解疼痛规律和特点，观察头部疼痛发作频次、疼痛程度、持续时间，及时采取止痛措施。观察患者恶心、呕吐、视力减退、复视、精神症状、认知功能障碍、癫痫发作等表现，一旦发生病情变化及时向医生汇报并采取措施。

（3）遵医嘱给予持续低流量吸氧，必要时吸痰，确保呼吸道通畅。

（4）保持各引流管通畅，妥善固定，观察引流液的颜色、性质、量及伤口敷料有无渗血、渗液，向患者讲解并演示预防引流管滑脱措施。留置导尿管期间嘱患者适量增加水的摄入，会阴护理每日两次，尽早拔除导尿管，避免发生泌尿系感染。

（5）术后饮食指导：手术后患者清醒，术后 6 小时可指导进食流质饮食，进食前先给予少量温开水，观察患者有无恶心、呕吐、呛咳，如有应暂停进食，待患者症状缓解后再进食。术后第 1～2 天可给予米粥、面条等半流质饮食，逐步过渡至普通饮食。术后不能进食的患者遵医嘱给予鼻饲流质饮食，做好口腔护理。

（6）主动巡视病房，动态评估患者的身心状况，做好心理护理。采用正向鼓励、倾听等沟通技巧，鼓励并接受患者对积极情绪和消极情绪的表达，分享感受；帮助患者保持乐观情绪，心情愉快，避免紧张、焦虑等负性情绪；倾听患者对治疗的反应与感受，及时解决患者存在的问题。

（7）各项操作中保护患者隐私，注意遮盖，避免患者受凉。

（三）健康指导

1. 针对患者和家属对疾病相关知识和信息的需求，做好健康教育，及时评估健康教育效果，以保证患者和家属掌握必要的知识。

2. 指导患者规律饮食、少量多餐，忌刺激性、坚硬、易胀气食物，忌烟酒。

3. 详细指导长期卧床患者预防压疮、下肢深静脉血栓、肺部感染、泌尿系感染的方法，同时指导并鼓励患者保持健康的心态，逐步增强自理能力，提高生活质量。

4. 指导患者遵医嘱正确服用抗癫痫药物；定期复查肝功能、血常规、血药浓度。

5. 注意保暖，拆线两周后可清洗头部，避免受凉及抓挠切口。观察头部切口有无红肿、疼痛、渗血、渗液，有任何异常反应立即到医院处理。

6. 保持良好的心理状态，鼓励患者参加力所能及的社会活动。有肢体活动障碍的患者，病情稳定后，应尽早做康复功能锻炼，防止肌肉萎缩和关节挛缩，最大限度促进机体功能的恢复。

（四）延伸护理

1. 评估患者出院时的病情、心理、社会支持系统状况，提供科室咨询电话，针对性发放并讲解出院指导资料，详细告知出院后复诊事宜，确认患者及家属掌握。

2. 出院后定期电话回访患者，及时了解患者出院后生理、心理及病情转归及自我护理等情况，并对其问题进行针对性指导。

3. 了解患者对护理服务的感受，虚心听取患者的意见和建议，改进相关护理服务。

四、颅底及脑干肿瘤患者关怀性护理

（一）评估和观察要点

1. 评估患者心理状况　了解患者情绪、心理感受、家庭及社会支持情况。

2. 评估患者头痛的部位、程度、性质及各种风险评估（跌倒坠床、压力性损伤、下肢深静脉血栓形成风险、营养风险评估等）。

3. 评估患者生命体征，有无呕吐、视乳头水肿等颅内压增高症状。

4. 评估患者此次病程、治疗情况、有关用药史。

5. 评估患者有无交叉性瘫痪、共济失调、眼球震颤等小脑和椎体束征。

6. 评估病情，若肿瘤位于中脑，注意观察患者的瞳孔、意识变化和吞咽反射，防止误吸；有肌无力者，观察肢体活动情况；肿瘤位于桥脑，注意观察患者的呼吸频率、肢体活动；肿瘤位于延髓，注意严密观察患者的呼吸改变、进食、饮水有无呛咳，声音有无嘶哑。

7. 评估患者的饮食、营养及排泄等情况，了解患者生活习惯、宗教信仰、既往史及家族史。

8. 查阅检查报告，CT、MRI 等相关检查结果。

9. 询问患者及其家属住院期间有无疑问、困难或需求。

10. 实施各项评估时，非单人间拉隔帘，单人间关门，保护患者隐私。

11. 对评估情况进行记录并及时给予答复或解决能够解决的问题。

（二）护理措施

1. 术前

（1）责任护士每日与患者交流，礼貌称呼患者，主动向患者及其陪伴家属介绍自己的身份及职责；与患者家属进行良好沟通，鼓励家属给予患者良好的家庭支持。

（2）针对患者的恐惧焦虑情绪给予心理护理，鼓励患者表达感受和疑虑，并给予支持和疏导。

（3）术前指导患者练习床上排便，鼓励患者进行深呼吸、咳嗽和咳痰练习以及吞咽训练。

（4）指导手术前一日晚餐进食易消化半流质饮食，术前遵医嘱禁食水 6～8 小时。

（5）遵医嘱完善术前准备及应用术前药物。

2. 术后

（1）术后严密监测生命体征、瞳孔及意识状态，重点观察呼吸的频率、节律、深度并随时记录。对于呼吸异常者，特别监测术后及睡眠中的呼吸，以便及时发现问题，动态监测血氧饱和度。观察患者皮肤及口唇色泽，及时发现缺氧指征，警惕脑疝、再出血的发生。如出现头痛、呕吐、意识改变等，立即通知医生。

（2）术后麻醉未清醒患者应去枕平卧位，头偏向一侧，防止误吸。麻醉清醒后遵医嘱抬高床头 $15°～30°$。翻身时动作轻柔，至少两人配合同时轴位翻身，保持头颈体一致，避免颈部扭曲或动作过猛致脑干摆动或移位，导致呼吸功能紊乱甚至呼吸暂停。

（3）做好与患者及家属的沟通和解释工作，及时答疑解惑。

（4）手术次日神志清醒患者可进流食。首次饮水应有医护人员床边观察，如有后组颅神经损伤患者常伴声音嘶哑、呛咳，故术后应暂禁食，必要时给予留置胃管，鼻饲流食，防止呛咳引起误吸，床旁备吸痰装置及口咽通气道。无饮水呛咳方可进食。给予患者及家属饮食指导，观察患者进食状态。

（5）评估患者术后疼痛部位、疼痛程度、性质、持续时间，重视患者的疼痛诉求，根据疼痛程度及时遵医嘱给予止痛措施。

（6）静脉用药时注意观察患者用药反应，主动讲解药物作用、用法及注意事项。

（7）长期卧床患者做好基础护理，防止并发症发生；恢复良好患者尽早督促协助下床活动。做好各项安全措施，防止跌倒、坠床等不良事件发生。

（8）各项护理操作时应注意保护患者隐私，注意遮挡，护理结束后整理好床单位，避免患者受凉。应尽早拔除导尿管，减少尿路感染发生。

（9）偏瘫的患者注意加强肢体功能锻炼，防止失用综合征。

（10）主动巡视病房，与患者及家属做好沟通交流工作，及时发现并解决问题。关注患者心理状态，对于术后仍有吞咽障碍的患者，应指导患者正确进食，选择合适的食物，注意控制进食速度，避免发生呛咳、误吸等，保证患者安全。

（三）健康指导

1. 针对患者和家属对疾病相关知识和信息的需求，做好健康教育，及时评估健康教育效果，以保证患者和家属掌握必要的知识。

2. 根据患者的体能状态，逐步安排翻身、坐起、搀扶行走，并进行日常生活能力训练。做好家属安全保护意识的指导，以防止跌倒、坠床等意外事件的发生。

3. 长期卧床气管切开患者，要注意保持呼吸道通畅，及时清除分泌物，加强翻身叩背，防止坠积性肺炎。定时进行皮肤护理，保持床单位干燥平整，预防压疮，做好肢体功能锻炼，防止肌肉萎缩、关节僵直及下肢深静脉血栓。

4. 指导患者按时服药，不能自行减药或停药，尤其是有癫痫发作病史的患者。

5. 指导并鼓励患者保持健康的心态，学会利用各种方式调剂自己的心理、情绪、积极进行康复锻炼，逐步增强自理能力，提高生活质量。

6. 告知家属若患者出现吞咽困难，呼吸节律异常、肢体运动障碍、构音障碍等症状时及时就诊，避免延误病情。

7. 对有吞咽功能障碍的患者，告知家属食物的温度不宜太高或太低，以避免不良的物理刺激；避免进食干、易碎的食物如烤面包、饼干、蛋糕，避免难嚼或坚硬的食物如大块肉、花生、带骨头的食物，避免稀的水样食物。

8. 带鼻饲管出院的患者，指导患者家属规范进行鼻饲管注食，选择营养丰富、高蛋白、高维生素的鼻饲食物。

9. 规律饮食、少量多餐，忌刺激性、坚硬、易胀气食物，忌烟酒。

（四）延伸护理

1. 评估患者出院时的病情、心理、社会支持系统状况，提供科室咨询电话，针对性发放并讲解出院指导资料，详细告知出院后复诊事宜，确认患者及家属掌握。

2. 肢体活动障碍及行动困难者，评估康复锻炼情况，并给予功能锻炼指导，避免受伤，使患者尽早回归家庭和社会。

3. 指导患者术后 3 个月遵医嘱复查 CT 或 MRI 等。遵医嘱规律用药，预防癫痫发作。

4. 出院后定期电话回访及信息平台群互动，及时了解患者出院后生理、心理及病情转归及自我护理等情况，对其问题进行针对性指导。

五、脑膜瘤患者关怀性护理

（一）评估和观察要点

1. 评估患者头痛的部位、程度和性质。

2. 观察患者有无精神症状、癫痫或嗅觉障碍。

3. 主动巡视，根据脑膜瘤的不同类型重点观察患者相应的临床表现。额叶肿瘤患者评估精神、情感、运动、言语方面症状；颞叶肿瘤患者评估有无视野改变、感觉性失语、癫痫发作、精神症状；顶叶肿瘤患者评估有无肢体感觉障碍；枕叶肿瘤患者评估有无对侧同向性偏盲；岛叶肿瘤患者评估有无内脏反应，如呃逆、恶心、腹部不适、流涎等。

4. 评估患者饮食、营养及排泄等情况，了解患者生活习惯、既往史及家族史。

5. 评估患者心理状况，了解其情绪、心理感受、家庭及社会支持情况。

6. 查阅检查报告，了解患者 CT 及 MRI 等检查结果。

7. 评估患者自理能力，预防跌倒、坠床、压力性损伤等不良事件发生。

8. 询问患者有何不适，及时提供服务。

9. 询问患者及其家属住院期间有何问题、困难或需求，主动帮助，及时解决问题。

10. 实施各项评估时，非单人间拉隔帘，单人间关门，保护患者隐私。

11. 对评估情况进行记录并及时给予答复或解决能够解决的问题。

（二）护理措施

1. 术前

（1）责任护士每日与患者交流，礼貌称呼患者，主动向患者及其陪伴家属介绍自己的身份及职责；与患者家属进行良好沟通，鼓励家属给予患者良好的家庭支持。

（2）合理安排患者的休息与活动：术前指导患者多食用新鲜水果及蔬菜。注意休息，劳逸结合；手术前一日晚餐进食易消化半流质饮食，术前遵医嘱禁食水 6～8 小时。

（3）术前详细告知患者手术方式、方法，术后可能出现的不适，减轻恐惧与焦虑，帮助其树立治疗的信心。特殊患者及家庭采用倾听、肢体动作、面部表情卡片等交流方式，帮助其度过愤怒、焦虑等特殊心理时期。

（4）手术前半小时术区备皮，根据需要准备帽子、假发等，帮助患者度过因形象改变引起的心理不适期。

2. 术后

（1）术后严密观察患者意识、瞳孔、生命体征的变化。

（2）实时评估患者病情，及早试饮，抬高床头。

（3）疼痛患者给予心理安慰、药物镇痛方法减轻疼痛。

（4）根据病情需求，尽早拔除导尿管，减轻患者的不适，鼓励患者多饮水，防止尿路感染。

（5）各项操作中保护患者隐私。经常巡视病房，重视患者需求，动态评估患者的身心状况，做好心理护理。采用正向鼓励、倾听等沟通技巧，鼓励并接受患者对积极情绪和消极情绪的表达，分享感受；帮助患者保持乐观情绪，心情愉快，避免紧张、焦虑等负性情绪；倾听患者对治疗的反应与感受，及时解决患者存在的问题。

（三）健康指导

1. 指导患者养成良好的生活习惯，戒烟酒。合理饮食，保证营养素的供给。

2. 告知患者保证充足的睡眠，规律作息。

3. 癫痫患者宜清淡饮食，避免过饱，不宜单独外出、登高、游泳，随身携带个人信息卡（注明姓名、联系方式、疾病诊断）。注意癫痫先兆症状，出现癫痫发作时就地平卧，头偏向一侧，解开衣领及裤带，保持呼吸道通畅，不强行按压肢体，做好患者的保护，防止自伤。癫痫患者应遵医嘱规律服用抗癫痫药物2年。

4. 卧床患者指导进行肢体主动和被动功能锻炼，病情稳定及早行康复治疗，预防深静脉血栓发生。

（四）延伸护理

1. 评估患者出院时的病情、心理、社会支持系统状况，提供科室咨询电话、联系方式，针对性发放并讲解出院指导资料、详细告知患者或陪伴人员出院后复诊事宜，确认患者及家属掌握。

2. 出院后定期电话回访患者，及时了解患者出院后生理、心理及病情转归及自我护理等情况，并对其问题进行针对性指导。

3. 了解患者对护理服务的感受，虚心听取患者的意见和建议，改进相关护理服务。

六、颅咽管瘤患者关怀性护理

（一）评估和观察要点

1. 评估患者头痛的部位、疼痛的程度。

2. 评估患者视力、视野情况。

3. 评估患者有无垂体功能低下症状，如性功能减退、闭经、有无第二性征等。

4. 评估患者有无尿崩症和下丘脑功能障碍。

5. 观察患者有无精神症状、癫痫、嗅觉障碍。

6. 评估患者饮食、营养及排泄等情况，了解患者生活习惯、既往史及家族史。

7. 评估患者心理状况，了解患者情绪、心理感受、家庭及社会支持情况。

8. 查阅检查报告，了解患者皮质醇节律、CT及MRI等检查结果。

9. 询问患者有何不适，及时提供服务。

10. 询问患者及其家属住院期间有何问题、困难或需求，主动帮助，及时解决问题。

11. 实施各项评估时，非单人间拉隔帘，单人间关门，保护患者隐私。

12. 对评估情况进行记录并及时给予答复或解决能够解决的问题。

（二）护理措施

1. 术前

（1）责任护士每日与患者交流，礼貌称呼患者，主动向患者及其陪伴家属介绍自己的身份及职责；与患者家属进行良好沟通，鼓励家属给予患者良好的家庭支持。

（2）合理安排患者的休息与活动：术前指导患者多食用新鲜水果及蔬菜。注意休息，劳逸结合；手术前一日晚餐进食易消化半流质饮食，术前遵医嘱禁食水 6～8 小时。

（3）术前详细告知患者手术方式和方法，术后可能出现的不适，减轻恐惧与焦虑，帮助其树立治疗的信心。

（4）经鼻蝶入路手术者，给予口腔及鼻腔的护理，指导患者经口呼吸。术前 3 日使用漱口液漱口每日 4 次，滴鼻液滴鼻每日 4 次，滴药时协助患者取平卧仰头位。术前 1 日剪鼻毛，清洁鼻腔，预防感染。

（5）经额入路手术者，术前半小时理发，保持术区清洁，防止着凉。

2. 术后

（1）术后严密观察患者意识、瞳孔、生命体征的变化。

（2）经鼻蝶入路手术患者给予经口氧气吸入或面罩吸氧；观察患者鼻腔填塞处敷料有无出血及脑脊液鼻漏，保持鼻腔清洁。

（3）妥善固定各种管道并保持其通畅，防止非计划性拔管发生。观察引流液的量、颜色及性质。

（4）准确记录 24 小时尿量及出入水量，连续 2 小时每小时尿量大于 300 ml，应遵医嘱给予药物治疗，动态监测水、电解质，早期发现尿崩症及电解质紊乱。

（5）观察患者视力、视野恢复情况。

（6）高热患者采取物理降温，必要时遵医嘱给予药物降温或亚低温治疗，注意防止冻伤。

（7）烦躁、神志不清的患者要使用床挡，行保护性约束，防止坠床。

（8）各项操作中保护患者隐私。经常巡视病房，重视患者需求，动态评估患者的身心状况，做好心理护理。采用正向鼓励、倾听等沟通技巧，鼓励并接受患者对积极情绪和消极情绪的表达，分享感受；帮助患者保持乐观情绪，避免紧张、焦虑等负性情绪；倾听患者对治疗的反应与感受，及时解决患者存在的问题。责任护士自己不能解决的问题，及时向护士长或相关人员报告。

（三）健康指导

1. 加强营养摄入，饮食宜高蛋白、高维生素类食物，戒烟酒。

2. 视力改变患者预防跌倒、坠床等意外事件发生。

3. 观察患者心理情绪状态，指导患者放松心情。

4. 术后有并发症的患者，指导患者进行自理能力训练，学会自我照顾，树立生活的信心。

（四）延伸护理

1. 评估患者出院时的病情、心理、社会支持系统状况，提供科室咨询电话、联系方式，针对性发放并讲解出院指导资料、详细告知出院后复诊事宜，确认患者及家属掌握。

2. 出院后定期电话回访患者，及时了解患者出院后生理、心理及病情转归及自我护理等情况，并对其问题进行针对性指导。

3. 了解患者对护理服务的感受，虚心听取患者的意见和建议，改进相关护理服务。

七、听神经瘤患者关怀性护理

（一）评估和观察要点

1. 评估患者有无眩晕、耳鸣、听力下降症状及程度。

2. 评估患者有无头痛、呕吐等颅内压增高的症状。

3. 评估患者有无跌倒风险，告知患者穿防滑鞋，家属 24 小时陪护，以防意外的发生。

4. 评估患者有无饮水呛咳、误吸风险，告知患者进食时细嚼慢咽，进食时不要说话，不要催促患者。

5. 评估患者饮食、营养及排泄等情况，了解患者生活习惯、既往史及家族史。

6. 评估患者心理状况，了解患者情绪、心理感受、家庭及社会支持情况。

7. 查阅检查报告，了解患者 CT 及 MRI 等检查结果。

8. 询问患者及其家属住院期间有何问题、困难或需求，主动帮助，及时解决问题。

9. 实施各项评估时，非单人间拉隔帘，单人间关门，保护患者隐私。

10. 对评估情况进行记录并及时给予答复或解决能够解决的问题。

（二）护理措施

1. 术前

（1）责任护士每日与患者交流，礼貌称呼患者，主动向患者及其陪伴家属介绍自己的身份及职责；与患者家属进行良好沟通，鼓励家属给予患者良好的家庭支持。

（2）合理安排患者的休息与活动：术前指导患者多食用新鲜水果及蔬菜。注意休息，劳逸结合，有睡眠障碍的患者给予药物辅助入睡；手术前一日晚餐进食易消化半流质饮食，术前遵医嘱禁食水 6~8 小时。

（3）术前详细告知患者手术方式、方法，术后可能出现的不适，减轻恐惧与焦虑，帮助其树立治疗的信心。

（4）术前观察患者有无头昏、眩晕及平衡障碍。嘱患者尽量卧床休息，不单独外出。避免大幅度的摆动头部；观察患者有无耳鸣及听力下降。保持环境安静，观察患者有无高颅压症状。

2. 术后

（1）术后严密观察患者神志、瞳孔、生命体征的变化。

（2）伴有眼睑闭合不全的患者，予眼药水滴眼或涂眼药膏，凡士林油纱覆盖眼睑，必要时可行眼睑缝合术，以保护眼角膜，防止发生角膜溃疡。

（3）有面神经麻痹、面部感觉丧失患者，进食、饮水时要防止烫伤。术后有后组颅神经损伤的患者，第一次饮水时须有医护人员在床旁观察有无呛咳，如有呛咳停止进食水，予留置胃管鼻饲饮食，防止因呛食引起窒息。

（4）吞咽反射减弱或消失患者，可出现咳嗽无力，患者主动咳痰、排痰困难，应定时给予翻身、叩背、随时吸痰，给予雾化吸入，防止吸入性肺炎的发生。

（5）做好口腔护理：给予口腔护理或漱口水漱口每日 4~6 次。患者出现口唇及口唇周围疱疹时，应遵医嘱涂抹药膏，保持局部清洁干燥，防止继发感染。

（6）各项操作中保护患者隐私。经常巡视病房，重视患者需求，动态评估患者的身心状况，做好心理护理。采用正向鼓励、倾听等沟通技巧，鼓励并接受患者对积极情绪和消极情绪的表达，分享感受；帮助患者保持乐观情绪，避免紧张、焦虑等负性情绪；倾听患者对治疗的反应与感受，及时解决患者存在的问题。责任护士自己不能解决的问题，及时向护士长或相关人员报告。

（三）健康指导

1. 评估患者和家属对疾病相关知识和信息的需求，做好健康教育，及时评估健康教育效果，以保证患者和家属掌握必要的知识。

2. 指导患者生活要有规律，避免精神紧张、过度疲劳。

3. 指导患者养成良好的饮食习惯，戒烟酒，注意饮食卫生，饮食宜清淡易消化，忌辛辣刺激性食物。

4. 指导患者加强锻炼，提高机体抵抗能力。

5. 合并神经功能缺损的患者，术后半年至一年部分功能可恢复，告知患者及家属选择针灸、理疗等辅助治疗。

6. 眼睑闭合不全患者外出时需戴墨镜或眼罩保护。指导患者正确使用滴眼药物，液体药剂白天使用，每日 4 次，膏体药剂夜间使用。

（四）延伸护理

1. 评估患者出院时的病情、心理、社会支持系统状况，提供科室咨询电话、联系方式，针对性发放并讲解出院指导资料，详细告知出院后复诊事宜，确认患者及家属掌握。

2. 出院后定期电话回访患者，及时了解患者出院后生理、心理及病情转归及自我护理等情况，并对其问题进行针对性指导。

3. 了解患者对护理服务的感受，虚心听取患者的意见和建议，改进相关护理服务。

八、颅内动脉瘤患者关怀性护理

（一）评估和观察要点

1. 观察患者的血压，评估意识障碍程度。

2. 评估患者头痛的部位、疼痛的程度和性质。

3. 评估患者肢体及语言功能。

4. 评估有无动脉瘤破裂出血及再次出血的征象 有无意识障碍加深、头痛加重、恶心、呕吐症状。

5. 评估病程及此次发病的诱因，有无家族遗传病史。

6. 了解患者睡眠质量及排便情况。

7. 评估患者双侧足背动脉搏动强弱。

8. 了解患者饮食嗜好及生活习惯，有无吸烟史及其他既往史、家族史。

9. 评估患者心理状况，了解患者情绪、心理感受、家庭及社会支持情况。

10. 查阅检查报告，了解头颅 CT 及血管造影等检查结果。

11. 询问患者及其家属住院期间有何问题、困难或需求。

12. 实施各项评估时，非单人间拉隔帘，单人间关门，保护患者隐私。

13. 对评估情况进行记录并及时给予答复或解决能够解决的问题。

（二）护理措施

1. 术前

（1）责任护士每日与患者交流，礼貌称呼患者，主动向患者及其陪伴家属介绍自己的身份及职责；与患者家属进行良好沟通，鼓励家属给予患者良好的家庭支持。

（2）合理安排患者的休息与活动：未破裂动脉瘤患者可适当活动，已破裂动脉瘤患者需遵医嘱绝对卧床休息。卧床期间做好生活护理，保持环境安静、舒适，减少探视，保证患者充足的睡眠。为患者提供安静舒适的病房环境，对于入睡困难的患者遵医嘱给予药物辅助睡眠。

（3）合理饮食：指导患者多食新鲜水果及蔬菜，鼓励多饮水，不能进食者遵医嘱静脉补液，保持排便通畅，必要时口服缓泻药。术前一日晚餐进食易消化半流质饮食。术前 6～8 小时禁食水，接台患者遵医嘱给予静脉补液，防止患者出现低血糖、低容量。

（4）根据患者疼痛程度遵医嘱给予止痛及支持治疗，观察疼痛缓解情况及不良反应。

（5）动态病情观察：了解患者病情，按时巡视病房，密切观察患者病情变化，如有异常，及时通知医生进行处理。

（6）协助完善相关术前检查与准备。开颅夹闭手术：术前 1 小时理发，保持术区清洁。准备帽子、假发等，帮助患者度过因形象改变而引起的心理不适期。血管内栓塞治疗：肥皂液清洗双侧腹股沟、会阴部及大腿上 1/3 处皮肤，注意保暖，防止着凉。协助做好 CT 及脑血管造影等检查准备，及时与患者及家属沟通，告知检查结果。

（7）重视患者需求，动态评估患者的身心状况，做好心理护理。采用正向鼓励、倾听等沟通技巧，鼓励并接受患者对积极情绪和消极情绪的表达，分享感受；帮助患者保持乐观情绪，避免紧张、焦虑等负性情绪。

（8）各项操作中注意保护患者隐私；注意遮盖，避免患者受凉。

2. 术后

（1）手术后给予心电监护和吸氧，严密观察患者意识、瞳孔、生命体征的变化及语言、肢体活动情况。

（2）开颅手术夹闭患者，观察头部引流管是否通畅，引流液颜色、量及性状。保持切口敷料清洁干燥，观察切口有无渗血、渗液，发现敷料潮湿及时通知医师更换；血管内栓塞患者观察腹股沟穿刺点有无渗血、血肿、感染、皮肤破损及术侧肢体温度、感觉、足背动脉搏动情况。

（3）遵医嘱正确用药，观察药物作用及不良反应，做好用药指导。

1）遵医嘱静脉给予钙通道阻滞剂（如尼莫地平）泵入，其作用为扩张血管，预防血管痉挛。尼莫地平可引起血压下降、肝功能损伤、静脉炎、胃肠道出血及血小板减少，脑水肿及颅内压增高患者慎用，如有高血压合并蛛网膜下腔出血，应根据血压情况适当减量，或暂停使用降压药物，或减少该药的用药剂量。

2）20% 甘露醇：为高渗透性药物，其作用是降低颅内压、减轻脑水肿、防止脑疝。使用过程中应注意水电解质紊乱，预防静脉炎的发生以及穿刺部位药物外渗引起局部坏死，观察尿量，及早发现肾衰竭症状。

（4）做好并发症的观察、预防及护理。

（5）术后给予患者主动或被动肢体活动，教会患者踝泵运动、股四头肌练习方法，每天进行 3～4 次，每次 20 分钟，观察皮肤颜色、温度等，预防深静脉血栓。

（6）做好基础护理，预防并发症。

（7）各项操作中保护患者隐私；注意遮盖，避免患者受凉。

（8）倾听患者对治疗的反应与感受，及时解决患者存在的问题。责任护士自己不能解决的问题，及时向护士长或相关人员报告。

（三）健康指导

1. 评估患者和家属对疾病相关知识和信息的需求，做好健康教育，及时评估健康教育效果，以保证患者和家属掌握必要的知识。

2. 养成良好的生活习惯，宜低盐、低脂饮食，禁烟酒及辛辣刺激食物。

3. 生活要有规律，保证充足睡眠，保持心情舒畅，保持大便通畅，避免诱发因素。

4. 遵医嘱正确服药，不随意减量或停药；出院 6 个月后复查，不适随诊。

5. 指导患者进行康复治疗，降低致残的发生率。

（四）延伸护理

1. 评估患者出院时的病情、心理、社会支持系统状况，提供科室咨询电话、信息咨询平台，针对性发送出院指导资料及疾病相关知识，提供院外健康指导，详细告知出院后复诊事宜，确认患者及家属掌握。

2. 出院后定期电话回访患者，及时了解患者出院后生理、心理及病情转归及自我护理等情况，并对其问题进行针对性指导。

3. 了解患者对护理服务的感受，虚心听取患者的意见和建议，改进相关护理服务。

九、脑血管畸形患者关怀性护理

(一) 评估和观察要点

1. 根据脑血管畸形的不同类型观察头痛的缓解情况,有无颅内出血、缺血、颅内压增高、脑疝、癫痫发作及术后血肿。

2. 评估患者头痛的部位、性质、持续的时间、发作频率以及有无伴随症状。

3. 观察患者癫痫发作类型,记录发作时间与频率,以及患者发作停止后意识的恢复、有无头痛、乏力、行为异常等。

4. 评估患者心理状况,了解患者情绪、心理感受、家庭及社会支持情况。

5. 了解患者饮食嗜好及生活习惯,有无吸烟史及其他既往史、家族史。

6. 询问患者及其家属住院期间有何问题、困难或需求。

7. 实施各项评估时,非单人间拉隔帘,单人间关门,保护患者隐私。

8. 对评估情况进行记录并及时给予答复或解决能够解决的问题。

(二) 护理措施

1. 术前

(1) 责任护士每日与患者交流,礼貌称呼患者,主动向患者及其陪伴家属介绍自己的身份及职责;与患者家属进行良好沟通,鼓励家属给予患者良好的家庭支持。

(2) 合理安排患者的休息与活动:病情较轻者可正常活动,注意生活规律和劳逸结合。提供安静舒适的病房环境,对于入睡困难的患者遵医嘱给予药物辅助睡眠。

(3) 给予合适饮食:术前指导患者多食新鲜水果及蔬菜,预防便秘,术前一日晚进食易消化半流质饮食。术前 8 小时禁食水,为防止患者发生低血糖、低血容量,遵医嘱术前给予静脉补液。

(4) 遵医嘱正确用药,观察药物作用及不良反应,做好用药指导。根据患者疼痛情况遵医嘱给予止痛及支持治疗,观察止痛效果及不良反应,并做好详细的书面记录。

(5) 动态观察病情变化:了解患者病情,定时巡视病房,密切观察患者病情变化,如有异常,及时通知医生进行处理。

(6) 协助完善相关术前检查与准备。动静脉畸形全切术患者:术前 1 小时理发,保持术区清洁。准备帽子、假发等,帮助患者度过因形象改变而引起的心理不适期。血管内栓塞治疗患者:肥皂液清洗双侧腹股沟、会阴部及大腿上 1/3 处皮肤,注意保暖,防止着凉。清醒患者训练床上大小便,避免术后因不习惯在床上排便引起便秘、尿潴留。协助做好 CT 及脑血管造影等检查准备,及时与患者及家属沟通告知检查结果

(7) 按时巡视病房,重视患者需求,动态评估患者的身心状况,做好心理护理。术前详细告知患者手术方式和方法,术后可能出现的不适,减轻恐惧与焦虑,帮助其树立治疗的信心。采用正向鼓励、倾听等沟通技巧,鼓励并接受患者对积极情绪和消极情绪的表达,分享感受;帮助患者保持乐观情绪,避免紧张、焦虑等负性情绪。

(8) 各项操作中保护患者隐私;注意遮盖,避免患者受凉。

2. 术后

(1) 术后给予心电监护、吸氧,严密观察患者意识、瞳孔、生命体征的变化及言语、肢体活动情况。

(2) 脑动静脉畸形全切术后保持头部敷料清洁干燥,观察切口有无渗血、渗液,如敷料潮湿应及时通知医生更换。观察头部引流管是否通畅,引流液颜色、量及性状。血管内栓塞介入术后,观察腹股沟穿刺点有无渗血、血肿、感染、皮肤破损及术侧肢体温度、感觉、足背动脉搏动情况。

(3) 遵医嘱正确用药:钙通道阻滞剂(如尼莫地平)静脉泵入,其作用是扩张血管,预防血管痉挛。尼莫地平可引起血压下降、肝功能损伤、静脉炎、胃肠道出血及血小板减少,脑水肿及颅内压增高患者慎用,如有高血压合并蛛网膜下腔出血,应根据血压情况适当减量或暂停使用降压药物,或减

少该药的用药剂量。

（4）做好并发症的观察、预防及护理。

（5）术后主动或被动活动肢体，教会患者踝泵运动、股四头肌练习方法，每天进行 3～4 次，每次 20 分钟。观察患者皮肤颜色、温度等，预防深静脉血栓。

（6）做好生活护理：如口腔护理、会阴护理、保持皮肤清洁，预防压疮。

（7）各项操作中保护患者隐私；注意遮盖，避免患者着凉。

（8）倾听患者对治疗的反应与感受，及时解决患者存在的问题。

（三）健康指导

1. 评估患者和家属对疾病相关知识和信息的需求，做好健康教育，及时评估健康教育效果，以保证患者和家属掌握必要的知识。

2. 指导养成良好的生活习惯，戒烟酒，清淡饮食，注意食物多样化，满足身体需求；注意劳逸结合，保证睡眠充足；减少精神刺激，禁止从事危险工作，如高空作业或司机，禁忌游泳、蒸汽浴等。避免各种诱因，如疲劳、饥饿、便秘、饮酒等。

3. 帮助患者认识焦虑和紧张的情绪不利于疾病的治疗，开朗乐观的心态利于疾病的恢复，保持情绪稳定。

4. 指导患者写头痛日记，记录头痛时间、部位、诱因等。教育患者配合规范治疗的重要性，指导正确给药，讲解过量和经常使用某些药物可能产生的不良反应及注意事项，如有不适，及时就诊。

5. 指导患者进行康复治疗，减少致残的发生率。

6. 对肢体活动障碍需卧床患者多给予生活上的照顾及精神安慰。

（四）延伸护理

1. 评估患者出院时的病情、心理、社会支持系统状况，提供科室咨询电话、信息咨询平台，针对性发送出院指导资料及疾病相关知识，提供院外健康指导，详细告知出院后复诊事宜，确认患者及家属掌握。

2. 出院后定期电话回访患者，及时了解患者出院后生理、心理及病情转归及自我护理等情况，并对其问题进行针对性指导。

3. 了解患者对护理服务的感受，虚心听取患者的意见和建议，改进相关护理服务。

十、脑缺血性疾病（烟雾病）患者关怀性护理

（一）评估和观察要点

1. 观察患者的意识、瞳孔及生命体征变化。

2. 评估偏瘫的部位和程度、感知觉障碍、认知、语言能力及吞咽功能。

3. 评估患者自理能力，注意安全防护，避免压疮、坠床等不良事件的发生。

4. 评估患者的饮食、营养及排泄等情况，了解患者生活习惯、既往史及家族史。

5. 评估既往治疗情况及效果。

6. 评估患者心理状况，了解患者情绪、心理感受、家庭及社会支持情况。

7. 查阅检查报告，了解 CT、脑血管造影、MRI、灌注加权成像等检查结果。

8. 询问患者及其家属住院期间有何问题、困难或需求。

9. 实施各项评估时，非单人间拉隔帘，单人间关门，保护患者隐私。

10. 对评估情况进行记录并及时给予答复或解决能够解决的问题。

（二）护理措施

1. 术前

（1）责任护士每日与患者交流，礼貌称呼患者，主动向患者及其陪伴家属介绍自己的身份及职

责；与患者家属进行良好沟通，鼓励家属给予患者良好的家庭支持。

（2）合理安排患者的休息与活动：病情较轻者可正常活动，注意生活规律和劳逸结合。提供安静舒适的病房环境，对于入睡困难的患者遵医嘱给予药物辅助睡眠。

（3）给予合适饮食：指导患者多食新鲜水果及蔬菜，预防便秘，术前一日晚进食易消化半流质饮食。术前 8 小时禁食水，为防止患者发生低血糖、低灌注，术前 2 小时遵医嘱口服 10％葡萄糖水 200 ml 或补液。

（4）遵医嘱正确用药，观察药物作用及不良反应，做好用药指导。

（5）动态病情观察：了解患者病情，监测患者血压变化，关注患者精神状态、言语、肢体活动等变化。

（6）协助完善相关术前检查与准备。术前 1 小时理发，保持术区清洁。准备帽子、假发等，帮助患者度过因形象改变而引起的心理不适期。外科手术者术前应详细告知患者手术方式和方法，术后可能出现的不适，减轻患者恐惧与焦虑，帮助其树立治疗的信心。协助做好 CT 及脑血管造影等检查准备，及时与患者及家属沟通告知检查结果。

（7）按时巡视病房，重视患者需求，动态评估患者的身心状况，做好心理护理。采用正向鼓励、倾听等沟通技巧，鼓励并接受患者对积极情绪和消极情绪的表达，分享感受；帮助患者保持乐观情绪，避免紧张和焦虑等负性情绪。

（8）各项操作中保护患者隐私；注意遮盖，避免患者受凉。

2. 术后

（1）手术后严密观察患者意识、瞳孔、语言及肢体活动的变化，如有异常，立即通知医生。

（2）遵医嘱给予持续吸氧，保持呼吸道通畅，取健侧卧位或平卧位，防止呕吐物反流引起误吸；持续心电监护。

（3）观察有无高灌注及低灌注症状，遵医嘱严格控制血压。

（4）观察切口有无渗血、渗液，如敷料潮湿应及时通知医生更换；观察头部引流管是否通畅，引流液颜色、量及性状，遵医嘱保持负压状态，及时倾倒引流液；头部切口不使用绷带包扎。

（5）给予健侧卧位或平卧位，避免压迫手术部位桥血管，发生桥血管闭塞。

（6）遵医嘱正确用药

1）丙戊酸钠药物（如德巴金注射液、汉非注射液、德巴金片）：该药不良反应有过敏性皮疹、血小板减少、肝中毒，使用过程中如持续出现腹泻、消化不良、恶心或呕吐、胃肠道痉挛等症状也应注意。用药过程中应观察患者癫痫发作类型，记录发作时间与频率。

2）血管活性药（去甲肾上腺素）：术后遵医嘱溶媒稀释后静脉泵入，维持血压在合理范围，防止出现血压低、脑灌注不足导致脑梗死的发生。不良反应如药液外渗，可引起局部组织坏死，故使用过程中，应严密观察生命体征和穿刺部位皮肤，避免意外事件发生。

（7）做好并发症的观察、预防及护理。

（8）术后主动或被动活动肢体，教会患者踝泵运动、股四头肌练习方法，每天进行 3～4 次，每次 2 分钟。观察患者皮肤颜色、温度等，预防深静脉血栓。

（9）做好生活护理，如口腔护理、会阴护理，保持皮肤清洁，预防压疮。

（10）各项操作中保护患者隐私；注意遮盖，避免患者着凉。

（11）倾听患者对治疗的反应与感受，及时解决患者存在的问题；责任护士自己不能解决的问题，及时向护士长或相关人员报告。

（三）健康指导

1. 评估患者和家属对疾病相关知识和信息的需求，做好健康教育，及时评估健康教育效果，以保证患者和家属掌握必要的知识。

2. 指导患者养成良好的生活习惯，戒烟酒，宜清淡饮食，注意食物多样化，满足身体需求；注意劳逸结合，保证充足睡眠；减少精神刺激，禁止从事危险工作，如高空作业或司机，禁忌游泳、蒸汽浴等。避免各种诱因，如疲劳、饥饿、便秘、饮酒等。

3. 帮助患者认识到焦虑和紧张的情绪不利于疾病的治疗，开朗乐观的心态有利于疾病的恢复，注意保持情绪稳定。

4. 对于有语言功能障碍、肢体活动障碍的患者，协助其生活上的照顾并给予精神安慰。

5. 指导患者及家属搭桥侧局部防止受压，不戴眼镜，防止影响血液循环。

（四）延伸护理

1. 评估患者出院时的病情、心理、社会支持系统状况，提供科室咨询电话和信息咨询平台，针对性发放出院指导资料，提供院外健康指导，交代出院后复诊事宜，确认患者及家属掌握。

2. 出院后定期电话回访患者，及时了解患者出院后生理、心理及病情转归及自我护理等情况，并对其问题进行针对性指导。

3. 了解患者对护理服务的感受，虚心听取患者的意见和建议，改进相关护理服务。

十一、面肌痉挛患者关怀性护理

（一）评估和观察要点

1. 评估患者生命体征、面部抽搐的部位、持续时间、轻重程度及精神状况等。
2. 评估患者病程和既往治疗用药情况。
3. 评估患者心理状况，了解患者的心理感受、家庭及社会支持情况。
4. 了解患者饮食嗜好及生活习惯，有无吸烟史及其他既往史、家族史。
5. 询问患者及其家属住院期间有何问题、困难或需求，主动帮助，及时解决问题。
6. 实施各项评估时，非单人间拉隔帘，单人间关门，保护患者隐私。
7. 对评估情况进行记录并及时给予答复或解决能够解决的问题。

（二）护理措施

1. 术前

（1）责任护士每日与患者交流，礼貌称呼患者，主动向患者及其陪伴家属介绍自己的身份及职责；与患者家属进行良好沟通，鼓励家属给予患者良好的家庭支持。

（2）经常巡视病房，重视患者需求，多与患者交谈，适当心理疏导；采用正向鼓励、倾听等沟通技巧，鼓励并接受患者对积极情绪和消极情绪的表达，分享感受；帮助患者保持乐观情绪，避免紧张、焦虑等负性情绪；倾听患者对治疗的反应与感受，及时解决患者存在的问题。责任护士自己不能解决的问题，及时向护士长或相关人员报告。

（3）遵医嘱完善术前检查及术前用药。指导患者术前晚餐饮食，术前 8 小时禁食水。

（4）详细告知患者手术方式和方法，术后可能出现的不适，消除其恐惧与焦虑，帮助其树立治疗的信心。

（5）入手术室前根据手术标记剃除术区头发。

2. 术后

（1）手术后给予心电监护，严密观察患者意识、瞳孔、生命体征的变化。

（2）术后各管路妥善固定，告知患者及家属其作用及重要性，加强巡视，预防非计划性拔管。

（3）了解患者疼痛的情况，警惕颅内高压的发生，遵医嘱给予对应药物治疗，缓解患者的疼痛。

（4）观察患者有无头晕、恶心、呕吐等不适情况，遵医嘱给予对症治疗，提高患者术后舒适度。

（5）观察患者术后面部抽搐缓解情况，了解抽搐的部位、频率、程度及持续时间。

（6）观察患者切口敷料渗出情况，若有渗血、渗液，及时通知医生处理。

（7）对术后留置导尿管患者，鼓励其多饮水，保持会阴部清洁，会阴护理每日 2 次。病情允许尽早拔除尿管。

(8) 指导患者卧床期间保持床单位整洁干燥，加强皮肤护理，每 1～2 小时翻身 1 次，使用护栏防止坠床，起床时应有人搀扶防止跌倒。

(9) 遵医嘱服用抗癫痫药及促进神经功能恢复的药物，并注意观察药物的疗效及副作用。

(10) 各项操作中保护患者隐私；注意遮盖，避免患者着凉。

（三）健康指导

1. 养成良好的生活习惯，戒烟酒，清淡饮食。注意食物多样化，满足身体各种营养素的需求。保证充足的睡眠，调整作息时间，避免熬夜。

2. 评估患者和家属对疾病相关知识和信息的需求，做好健康教育，及时评估健康教育效果，以保证患者和家属掌握必要的知识。

3. 对于面肌痉挛症状未缓解的患者，遵医嘱定时服用卡马西平等药物，多给予心理疏导及精神安慰。

4. 提供出院后各项护理书面指导材料。

（四）延伸护理

1. 评估患者出院时的病情、心理、社会支持系统状况，提供科室咨询电话和联系方式，针对性发放并讲解出院指导资料，交代出院后复诊事宜，确认患者及家属掌握。

2. 出院后遵医嘱连续口服维生素 B_1 及 B_{12} 2 个月，3 次/日，每次各 1 片。

3. 出院后通过定期电话回访、微信群互动、好大夫网上诊室，及时了解患者出院后生理、心理及病情转归及自我护理等情况，解惑答疑，并对其问题进行针对性指导。

4. 了解患者对护理服务的感受，虚心听取患者的意见和建议，改进相关护理服务。

十二、帕金森病患者关怀性护理

（一）评估和观察要点

1. 评估患者的首发症状，是否有静止性震颤、肌强直、运动迟缓、姿势障碍症状，针对性地对患者进行日常生活和自理能力方面的帮助和指导。

2. 评估既往治疗情况及效果，既往运动情况及生活质量。

3. 评估患者的生命体征及心理状况，消除患者对环境的陌生及不适感。

4. 询问患者及家属患者饮食嗜好、生活习惯、睡眠及大小便，有无吸烟史及其他既往史、家族史。

5. 评估患者自理能力，有无跌倒及坠床风险、压力性损伤风险。

6. 实施各项评估时，非单人间拉隔帘，单人间关门，保护患者隐私。

7. 询问和倾听患者及家属住院期间的问题并及时给予帮助和解决。

8. 对评估情况进行记录。

（二）护理措施

1. 术前

(1) 责任护士每日与患者交流，礼貌称呼患者，主动向患者及其陪伴家属介绍自己的身份及职责；与患者家属进行良好沟通，鼓励家属给予患者良好的家庭支持。

(2) 经常巡视病房，重视患者需求，动态评估患者的身心状况，做好心理护理。采用正向鼓励、倾听等沟通技巧，鼓励并接受患者对积极情绪和消极情绪的表达，分享感受；帮助患者保持乐观情绪，避免紧张、焦虑等负性情绪；倾听患者对治疗的反应与感受，及时解决患者存在的问题。责任护士自己不能解决的问题，及时向护士长或相关人员报告。

(3) 合理安排患者的休息与活动：注意生活规律和劳逸结合。做好生活护理，保持环境安静、舒适，减少探视，保证患者充足的睡眠。

（4）给予合适饮食：指导患者有规律定时进食，进餐时宜细嚼慢咽，进食营养丰富、易消化的食物，保证每日摄取足够热量，多食水果及蔬菜。服用多巴胺的患者要限制蛋白质的摄入。饮水要少量、多次、缓慢，必要时可在饮水中加入增稠剂。

（5）防止跌倒坠床事件的发生：慌张步态的患者，一定在陪护陪同下进行室内活动，必要时限制其活动，给予定时的肢体被动活动。

（6）帕金森病患者病程长，药物治疗不佳，不良反应多。应积极与患者和家属进行有效沟通，介绍手术过程及术后可能出现的情况，消除其顾虑，积极配合手术治疗；脑起搏器植入费用昂贵，患者及家属的期望值高，要向患者及家属说明可能的情况，做好面对可能出现手术失败和并发症的准备。

（7）术前指导患者做呼吸功能锻炼，教会患者缩唇呼吸及咳痰方法，防止术后坠积性肺炎的发生。

（8）完善各项术前检查，手术前一日晚餐进食易消化半流质饮食，术前遵医嘱禁食水 6～8 小时，术晨停服抗帕金森病药物并禁食水。

2. 术后

（1）术后抬高床头 15°～30°，减轻脑水肿。植入脉冲器侧上肢制动、禁止量血压，避免大幅度扭动颈部，以免造成电极移位及局部皮下血肿。

（2）开始启动刺激器时，会有肢体一过性的麻木感、发音含糊、运动协调性降低等现象，该现象会随参数的改变而减轻或消失。在启动刺激器之前，向患者做耐心的解释。

（3）术后嘱患者切忌暴力，或者不慎碰撞、牵拉造成电极断裂或移位；不要用力揉搓埋入神经刺激器的胸前皮肤。

（4）监测生命体征，观察手术切口以及敷料的情况，如手术切口出现红肿、渗出、破损等要及时通知医生。

（5）术后根据患者病情尽早给予肢体、语言及咀嚼功能的主动或被动练习，使患者的生活质量得到最大程度的改善。

（三）健康指导

1. 指导患者正确使用遥控磁铁开关；使用遥控磁铁开关时，应远离可以产生电磁波的家用电器，如冰箱、电视、电脑、音响等，以免影响刺激器的正常工作；患者如需行 MRI、超声、乳腺 X 线检查和电凝、除颤等特殊检查，应提前咨询手术医生。

2. 用药宣教　脑起搏器手术虽然缓解了疾病症状，但是并没有治愈疾病，体内缺乏的多巴胺未能得到补充，仍需要服少量的多巴胺类药物。

3. 养成良好的生活习惯，戒烟酒，清淡饮食。注意食物多样化，满足身体各种营养素的需求。

4. 告知患者保证充足的睡眠，调整作息时间，避免熬夜。

5. 评估患者和家属对疾病相关知识和信息的需求，做好健康教育，及时评估健康教育效果，以保证患者和家属掌握必要的知识。

（四）延伸护理

1. 评估患者出院时的病情、心理、社会支持系统状况，提供科室咨询电话、联系方式，针对性发放并讲解出院指导资料，详细告知出院后复诊事宜，确认患者及家属掌握。

2. 脉冲发生器可能会引起机场安全门和商场防盗门报警，建议患者随身携带植入识别卡，以获得帮助。

3. 每年要随访患者 1～3 次，特别是在术后半年内，要根据患者症状进行相应的检测和程控，并进行疾病的评估，调整药物用量。

4. 脑起搏器系统的电池一般可以使用 5～10 年，甚至长达 20 年，如果电池耗尽，需要更换脉冲发生，电池和导线不需要更换。

5. 出院后通过定期电话回访、信息平台互动，及时了解患者出院后生理、心理及病情转归及自我护理等情况，并对其问题进行针对性指导。

6. 了解患者对护理服务的感受，虚心听取患者的意见和建议，改进相关护理服务。

十三、椎管内肿瘤患者关怀性护理

（一）评估和观察要点

1. 评估患者有无肢体活动及感觉障碍，判断患者的肌力情况。

2. 评估患者有无疼痛及疼痛的部位、性质、规律、时间、程度。

3. 评估患者有无大小便失禁及尿潴留。

4. 观察患者的进食情况，有无呛咳、吞咽功能障碍。

5. 评估患者的心理和社会支持情况。重点评估患者的自我形象，对疾病的理解及对外科手术的期望，患者的家庭及社会支持系统对本病的了解程度及对患者的支持帮助能力。

6. 了解患者饮食及生活习惯，既往史及家族史。

7. 认真倾听患者主诉，当患者出现不适症状时，及时报告医生给予相应的治疗和护理，以减轻症状及不适。

8. 主动询问患者及其家属住院期间有何问题、困难或需求。

9. 实施各项评估时，非单人间拉隔帘，单人间关门，注意保护患者隐私。

10. 对评估情况进行记录，对患者的疑问应及时答复或逐级反映。

（二）护理措施

1. 术前

（1）建立信任、关怀性的关系。责任护士每日与患者交流，礼貌称呼患者，向患者及陪伴家属介绍自己的身份及职责；与患者家属进行良好沟通；鼓励家属给予患者良好的家庭支持。

（2）指导患者进食高蛋白质（瘦肉、鱼、蛋、奶等）、高维生素、高热量、高纤维素（韭菜、芹菜等）、易消化饮食，多食蔬菜水果。

（3）合理安排患者的休息与活动：病情较轻者手术前可正常活动，注意生活规律和劳逸结合。

（4）做好围术期的护理。

1）向患者讲解手术方式和方法，术中麻醉的方式、体位的配合及术后可能出现的不适。手术前一日晚进食清淡易消化的流质和半流质饮食，术前遵医嘱禁食水 6～8 小时。指导患者进行呼吸功能锻炼。指导患者练习床上大小便和床上肢体活动、轴位翻身的方法。

2）指导并协助患者进行关节的屈伸和肌肉的收张运动，防止肌肉萎缩和关节僵硬。

2. 术后

（1）术后 6 小时内取去枕平卧位，颈部术后患者须颈部制动，颈托固定，避免颈部扭转、过伸和过曲。患者术后应保持脊柱的生理曲度；定时轴线翻身，翻身时保持头、颈、肩、髋呈一直线，整个身躯同时转动；左、右侧卧时间应相同，以保持脊椎的稳定，防止脊髓损伤。

（2）颈椎手术，注意观察患者呼吸情况，观察呼吸的频率、节律及血氧饱和度的变化，观察患者是否出现呼吸困难、烦躁不安等呼吸道梗阻症状。

（3）麻醉清醒后严密观察患者四肢运动、感觉、肌力等，并与术前对比，如果发现感觉障碍平面上升或四肢活动功能减退或肌力下降，应考虑脊髓出血或水肿，立即通知医生采取紧急处理。

（4）瘤体较大的椎管内肿瘤，由于硬膜与周围组织有粘连，术中容易损伤硬脊膜，加上手术创面大，容易导致脑脊液漏，术后保持引流管通畅，防止受压、扭曲、反流，准确记录引流液的颜色、性质、量。

（5）主动巡视患者，倾听患者疼痛的主诉，观察对疼痛的反应，遵医嘱使用镇痛药物。

（6）功能锻炼：术后第二天指导患者做下肢直腿抬高运动，以防神经根粘连，每日 3 次，每次 5～10 分钟，两周后开始指导患者做腰背肌功能锻炼，按挺胸、五点、三点、四点法渐进。对于截瘫患者，每日做截瘫肢体关节的被动活动及肌肉按摩 2～3 次，每次 30～60 分钟。预防下肢静脉血栓的发生，指导患者做踝泵运动，遵医嘱给予气压治疗。

（7）经常巡视病房，重视患者需求，动态评估患者的身心状况，做好心理护理。采用正向鼓励、倾听等沟通技巧，鼓励并接受患者对积极情绪和消极情绪的表达，分享感受；帮助患者保持乐观情绪，避免紧张、焦虑等负性情绪；倾听患者对治疗的反应与感受，及时解决患者存在的问题。

（8）各项操作中注意保护患者隐私；注意遮盖，避免患者受凉。术后卧床期间做好生活护理，保持环境安静、舒适，减少探视，保证患者充足的睡眠。

（三）健康指导

1. 遵从医生对脊柱稳定性的判断，告知患者术后卧床时间的长短及下床活动、劳动的时间。
2. 患者出院后应遵医嘱绝对卧床 2～3 个月，活动时佩戴颈托或者腰围，以增加脊柱的稳定性，翻身时注意保持头、颈、躯干一致，以免脊柱扭曲引起损伤。
3. 患者应加强营养，进食高蛋白、高维生素、高热量的饮食，多食水果、蔬菜。
4. 加强腰背肌功能的锻炼，3 个月至半年内禁止负重及剧烈活动。
5. 适当休息，注意劳逸结合，保持情绪稳定。

（四）延伸护理

1. 评估患者出院时的病情、心理、社会支持系统状况，提供科室咨询电话和联系方式，针对性发放并讲解出院指导资料，详细告知出院后复诊事宜，确认患者及家属掌握。
2. 出院后定期电话回访患者，及时了解患者出院后生理、心理、病情转归及自我护理等情况，指导患者颈椎术后应佩戴颈托至少 3 个月，胸、腰椎术后应戴腰围 3 个月。
3. 指导并帮助患者制订康复功能计划。肢体活动障碍者避免跌倒、坠床。
4. 了解患者对护理服务的感受，虚心听取患者的意见和建议，改进相关护理服务。

十四、脊髓脊柱先天性疾病患者关怀性护理

（一）评估和观察要点

1. 评估患者有无肢体感觉、运动障碍、肌力情况及生活自理能力。
2. 评估患者有无跌倒、坠床、压疮等风险因素。
3. 观察患者有无尿潴留、大小便失禁。
4. 评估患者有无疼痛及疼痛的部位、性质、规律、时间、程度。
5. 观察患者的皮肤情况。
6. 了解患者的文化背景，饮食及生活习惯，既往史及家族史。
7. 了解患者及家属对疾病的认识，患者的心理状态、家庭及社会支持情况。
8. 主动巡视、评估患者有何不适或困难，主动帮助，及时解决。
9. 实施各项操作、评估时，非单人间拉隔帘，单人间关门，注意保护患者隐私。

（二）护理措施

1. 术前

（1）建立信任、关怀性的关系。责任护士每日与患者交流，礼貌称呼患者，向患者及陪伴家属介绍自己的身份及职责；与患者家属进行良好沟通；鼓励家属给予患者良好的家庭支持。

（2）指导患者进食高蛋白质（瘦肉、鱼、蛋、奶等）、高维生素、高热量、高纤维素（韭菜、芹菜等）、易消化饮食，多食蔬菜和水果。

（3）有肢体活动障碍者，指导患者进行良肢卧位摆放及康复功能锻炼，防止肌肉萎缩、关节畸形。

（4）有肢体感觉障碍者，指导患者床上擦浴，慎用冷敷或热敷，防止冻伤或烫伤。

（5）指导患者床上使用大小便器。大小便失禁者及时清理，保持肛周皮肤清洁、干燥、无破损，

穿柔软棉质内衣；尿潴留者遵医嘱留置尿管；便秘者指导增加水分摄入，每天摄入＞2000 ml，多吃蔬菜、水果等粗纤维食物，严重者遵医嘱给予灌肠。

（6）向患者详细讲解所患疾病相关知识，手术的方式、方法及配合要点，术前一日晚进食清淡易消化的流质和半流质饮食，术前遵医嘱禁食水 6～8 小时。

2. 术后

（1）手术后严密观察患者生命体征，密切监测肢体感觉、运动、肌力情况，与术前相比较，肢体感觉、运动障碍加重时及时通知医生。

（2）主动巡视患者，询问倾听患者或家属术后主观感受与心理反应，及时给予回应与反馈。

（3）保持切口的清洁，如有渗血、渗液及时换药；观察引流液的颜色、量及性质，保持引流管的通畅，避免扭曲打折。

（4）做好术后饮食的指导：哺乳期婴儿术后 6 小时可根据情况适量进行哺乳；术后第一日可进食温水、米汤等流质饮食，避免进食牛奶、豆浆、碳酸饮料等易导致胃肠胀气的食物；第二日可予高营养、高蛋白、易消化食物，以增强机体抵抗力，多食纤维素丰富的蔬菜及新鲜水果，多饮水，以保持大便通畅。

（5）各项操作中保护患者隐私；注意遮盖，避免患者受凉；对于小儿患者动作要轻柔。

（三）健康指导

1. 指导、鼓励患者术后进行康复性的锻炼，防止失用性萎缩和畸形，最大可能地恢复患者日常生活能力。

2. 告知家属对肢体无力或偏瘫患者应加强生活照顾，使其意识到良好的家庭支持对患者康复的重要性，保证患者的安全，防止其跌倒、碰伤或烫伤。

3. 对有感觉功能障碍的患者，应指导患者学会在日常生活、工作中保护无感觉区，每天检查有无受伤，注意皮肤有无发红、水泡、烫伤、青肿、抓伤、切伤等。

4. 指导患者进食营养丰富、全面均衡、易消化饮食，注意保证饮食卫生及规律进食。

5. 宣传优生优育，怀孕早期遵医嘱补充叶酸，加强营养，避免有害物质侵袭，做到优生优育。

6. 提供出院后各项护理书面指导材料。

（四）延伸护理

1. 评估患者出院时的病情、心理、社会支持系统状况，提供科室咨询电话和联系方式，针对性发放并讲解出院指导资料，交代清楚出院后复诊事宜，确认患者及家属掌握。

2. 出院后责任护士电话回访，手机 APP 线上随访，及时了解患者出院后生理、心理及病情转归、自我护理等情况，并对其问题进行针对性指导。

3. 了解患者对护理服务的感受，虚心听取患者及家属的意见和建议，改进相关护理服务。

十五、颅脑损伤患者关怀性护理

（一）评估要点

1. 评估患者致伤因素、损伤的严重程度、损伤部位等。

2. 评估伴随症状：呼吸道是否通畅，有无脑脊液漏、恶心、呕吐、视力减退、嗅觉障碍、精神症状、认知功能障碍等表现。

3. 评估有无颅内压增高症状、意识和肢体功能障碍程度。

4. 评估疼痛的特点：头痛部位、性质、规律、时间、程度。

5. 评估病程及此次发病的诱因。

6. 评估患者的饮食、营养及排泄等情况，了解患者生活习惯、既往史及家族史。

7. 评估患者心理状况，了解患者情绪、心理感受、家庭及社会支持情况。

8. 查阅检查报告，了解 CT、MRI、胸片、心电图等检查结果及血液检验结果。

9. 询问患者及其家属住院期间有何问题、困难或需求。

10. 实施各项评估时，非单人间拉隔帘，单人间关门，保护患者隐私。

11. 对评估情况进行记录并及时给予答复或解决能够解决的问题。

（二）护理措施

1. 术前

（1）建立信任、关怀性的关系。责任护士每日与患者交流，礼貌称呼患者，向患者及陪伴家属介绍自己的身份及职责；与患者家属进行良好沟通；鼓励家属给予患者良好的家庭支持。

（2）严密观察患者生命体征、意识、瞳孔、肌力变化，密切观察癫痫先兆症状、发作类型及持续时间，注意观察有无合并上消化道出血、脑脊液漏等并发症。发现继发性颅内出血和颅内压增高的先兆症状，应立即通知医生，做好与家属的沟通和解释工作，及时答疑解惑。

（3）保持患者呼吸道通畅，解除呼吸道梗阻，防止误吸：使患者处于侧卧位，头偏向一侧，及时清除口腔、鼻腔及上呼吸道分泌物，并注意观察呼吸幅度和频率，观察有无呼吸困难、发绀、痰鸣音，有无舌后坠、误吸、呕吐，如突发呼吸停止，应立即行徒手心肺复苏，急请麻醉师气管插管，给予简易呼吸器或呼吸机辅助呼吸。

（4）确保患者安全舒适：对于躁动不安的患者应专人护理，加床档预防坠床，适当约束并在约束部位加软垫。

（5）合理安排患者休息与活动：卧床期间做好生活护理，保持环境安静、舒适，减少探视，保证患者充足的睡眠。非卧床期间可正常进行日常活动，注意生活规律和劳逸结合。

（6）中枢性高热患者采用物理降温、药物降温，必要时遵医嘱给予亚低温治疗、应用冬眠合剂，监测体温并做好记录。

（7）对清醒患者作适当解释，消除其恐惧心理；主动安慰昏迷患者家属，安抚家属情绪。

（8）向患者介绍相关检查的目的及注意事项，协助做好 CT、MRI、胸片、心电图等检查及血液检验准备，及时与患者及家属沟通告知检查结果。

（9）遵医嘱正确用药，观察药物作用及不良反应，做好用药指导。20％甘露醇注射液为高渗透性液体，应严密观察输液局部皮肤情况，避免药液外渗。告知患者及家属勿随意调节滴速。用药期间密切观察患者尿量、血电解质检验结果，预防水电解质紊乱，出现异常及时处理。

（10）术前遵医嘱做抗生素药物过敏试验并告知药物过敏试验的目的及方法，取得患者主动配合。

（11）术前饮食指导：择期手术者术前 6 小时禁食水；急诊手术应立即禁食水，胃内有食物残留遵医嘱给予胃肠减压，防止麻醉后食物反流引起窒息。

（12）去手术室前协助患者除去身上贵重物品、活动性义齿，排空大小便，必要时留置导尿管。

2. 术后

（1）术后与麻醉医师及主治医生交接术中情况及特殊注意事项。

（2）全麻未清醒患者术后去枕平卧，头偏向健侧。全麻清醒后，遵医嘱头部抬高 $15°\sim30°$，协助患者使头部、肢体处于舒适位置。去骨瓣减压的患者，减压窗处勿用硬物碰撞，密切观察减压窗张力，以判断颅内压变化。合理摆放监护仪、微量泵、输液通路和各种引流管，避免各种管道影响患者床上活动和舒适度，每 1～2 小时协助患者翻身并取舒适卧位，教会患者踝泵运动、股四头肌锻炼方法，预防下肢深静脉血栓发生。

（3）术后遵医嘱持续低流量吸氧，必要时吸痰，确保呼吸道通畅。

（4）保持各引流管通畅，妥善固定，观察引流液的颜色、性质、量及伤口敷料有无渗血、渗液，向患者讲解并演示预防引流管滑脱的措施。留置导尿管期间嘱患者增加水分摄入，会阴护理每日两次，尽早拔除导尿管，降低泌尿系感染发生。

（5）术后饮食指导：清醒患者术后 6 小时指导进食流质饮食，进食前先给予少量温开水，观察患者有无恶心、呕吐、呛咳症状，如有应暂停进食，待患者症状缓解后再进食。术后第 1～2 天可给予米粥、面条等半流质饮食，逐步过渡至普通饮食。术后不能进食患者遵医嘱给予鼻饲流质饮食，做好口腔护理。

（6）经常巡视病房，重视患者需求，动态评估患者的身心状况，做好心理护理。责任护士自己不能解决的问题，及时向护士长或相关人员报告。

（7）各项操作中注意保护患者隐私；注意遮盖，避免患者受凉。

（三）健康指导

1. 评估患者和家属对相关知识和信息的需求，做好健康教育，及时评估健康教育效果，以保证患者和家属掌握必要的知识。

2. 指导患者养成良好的饮食习惯，注意饮食卫生，饮食宜清淡易消化，忌辛辣刺激性食物。

3. 指导患者加强体育锻炼，提高机体抵抗能力。

4. 指导和帮助患者减少或去除加重和诱发疼痛的因素，遵医嘱正确、坚持服用抗癫痫药物和按时复查肝功能、血常规、血药浓度。

5. 注意保暖，拆线两周后可做头部清洗，避免受凉及抓挠切口，观察头部切口有无红肿、疼痛、渗血、渗液，有任何异常应立即到医院处理。

6. 鼓励患者保持良好的心理状态，参加力所能及的社会活动，有肢体活动障碍的患者，尽早进行康复功能锻炼，防止肌肉萎缩和关节挛缩，最大限度促进机体功能的恢复。

7. 指导患者发生脑脊液漏时嘱咐患者不能用力咳嗽、打喷嚏，不能用力屏气，保持大便通畅，避免用力排便。痊愈患者出院三个月内勿提重物及参加重体力劳动，如原有症状加重，应及时就诊。

（四）延伸护理

1. 评估患者出院时的病情、心理、社会支持系统状况，提供科室咨询电话和联系方式，针对性发放并讲解出院指导资料，交代出院后复诊事宜，确认患者及家属掌握。

2. 出院后定期电话回访患者，及时了解患者出院后生理、心理及病情转归及自我护理等情况，并对其问题进行针对性指导。

3. 了解患者对护理服务的感受，虚心听取患者的意见和建议，改进相关护理服务。

十六、颅底骨折患者关怀性护理

（一）评估和观察要点

1. 评估疼痛的特点　头痛部位、性质、规律、时间、程度。

2. 评估致伤因素、损伤的严重程度、损伤部位等。

3. 评估伴随症状　呼吸道是否通畅，有无"熊猫眼征"、脑脊液鼻漏或耳漏、乳突部皮下淤血，有无恶心、呕吐、视力减退、嗅觉障碍、精神症状、认知功能障碍等表现。

4. 评估有无颅内压增高症状、意识和肢体功能障碍程度。

5. 评估有无继发性损伤：颅底骨折患者可合并脑组织、血管损伤，导致颅内出血、继发性脑水肿、颈椎损伤等。

6. 评估患者的饮食、营养及排泄等情况，了解患者生活习惯、既往史及家族史。

7. 评估患者心理状况，了解患者情绪、心理感受、家庭及社会支持情况。

8. 查阅检查报告，了解 CT、MRI、胸片、心电图等检查结果及血液检验结果。

9. 询问患者及其家属住院期间有何问题、困难或需求。

10. 实施各项评估时，非单人间拉隔帘，单人间关门，保护患者隐私。

11. 对评估情况进行记录并及时给予答复或解决能够解决的问题。

（二）护理措施

1. 建立信任、关怀性的关系。责任护士每日与患者交流，礼貌称呼患者，向患者及陪伴家属介绍自己的身份及职责;与患者家属进行良好沟通;鼓励家属给予患者良好的家庭支持。

2. 动态病情观察:密切观察患者的意识、瞳孔、生命体征、肌力变化;观察患者有无大小便失禁、进食呛咳,有无剧烈头痛、喷射性呕吐等颅内压增高的症状;有无呕吐、头痛、颈项强直等脑膜刺激症状;观察记录脑脊液漏的性质、颜色和量,发现异常立即报告医生。

3. 合理安排患者休息与活动:有脑脊液漏的患者嘱绝对卧床休息。耳漏患者头偏向患侧,避免脑脊液反流,头部垫一次性无菌小单,并及时更换。及时清理患者面颊部、耳后的血迹。鼻漏患者禁止经鼻吸痰,严禁经鼻插胃管或鼻导管,禁止填塞、冲洗、擤鼻,防止感冒和便秘。卧床期间做好生活护理,保持环境安静、舒适,减少探视,保证患者充足的睡眠。非卧床期间可正常进行日常活动,注意生活规律和劳逸结合。

4. 依据患者饮食习惯指导患者采用正确、合适的饮食:指导患者进食高热量、高蛋白、高维生素、清淡易消化的食物。保持大便通畅,避免用力排便。预防因颅内压增高导致脑脊液漏症状加重。

5. 做好用药指导及药物相关知识教育,用药期间观察药效及不良反应。

6. 主动巡视病房,重视患者需求,动态评估患者的身心状况,做好心理护理。多与患者交谈,适当心理疏导;采用正向鼓励、倾听等沟通技巧,鼓励并接受患者对积极情绪和消极情绪的表达,分享感受;倾听患者对治疗的反应与感受,及时解决患者存在的问题。

(三)健康指导

1. 评估患者和家属对疾病相关知识和信息的需求,做好健康教育,及时评估健康教育效果,以保证患者和家属掌握必要的知识。

2. 指导患者遵医嘱正确、坚持服用抗癫痫药物和按时复查肝功能、血常规、血药浓度。

3. 注意保暖,拆线两周后可清洗头部,避免受凉及抓挠切口,观察头部切口有无红肿、疼痛、渗血、渗液及"熊猫眼征"、乳突部皮下淤血是否逐渐消散,有任何异常应立即到医院处理。

4. 有肢体活动障碍的患者,鼓励尽早做康复功能锻炼,防止肌肉萎缩和关节挛缩,最大限度促进机体功能的恢复。

5. 发生脑脊液漏、嘱咐患者不能用力咳嗽、打喷嚏,不能用力屏气,保持大便通畅,避免用力排便,患者出院三个月内勿提重物及参加重体力劳动,如有头痛加重、头晕、耳鼻流液等症状,及时到医院就诊。

6. 面神经损伤致眼睑无法闭合或闭合不全的患者,日间应戴太阳镜或眼罩保护眼睛,夜间睡觉时可用凡士林油纱布覆盖。

(四)延伸护理

1. 评估患者出院时的病情、心理、社会支持系统状况,提供科室咨询电话和联系方式,针对性发放并讲解出院指导资料,交代出院后复诊事宜,确认患者及家属掌握。

2. 出院后定期电话回访患者,及时了解患者出院后生理、心理及病情转归及自我护理等情况,并对其问题进行针对性指导。

3. 了解患者对护理服务的感受,虚心听取患者的意见和建议,改进相关护理服务。

十七、外伤性颅内血肿患者关怀性护理

(一)评估和观察要点

1. 评估疼痛的特点 头痛部位、性质、规律、时间、程度。

2. 评估致伤因素、损伤的严重程度、损伤部位、意识障碍程度、有无中间清醒期等。

3. 评估呼吸道是否通畅,有无颅内压增高症状。

4. 评估有无神志淡漠、面神经麻痹、偏瘫、失语、智力障碍、记忆力减退等神经系统阳性体征。

5. 了解患者饮食、营养及排泄等情况及生活习惯,有无吸烟、癫痫、高血压、冠心病、糖尿病等既往史、家族史,有无服用阿司匹林等影响凝血功能的药物。

6. 查阅检查报告，了解 CT、MRI、胸片、心电图等检查结果及血液检验结果。

7. 主动询问患者及其家属住院期间有何问题、困难或需求。

8. 实施各项评估时，非单人间拉隔帘，单人间关门，保护患者隐私。

9. 对评估情况进行记录并及时给予答复或解决能够解决的问题。

（二）护理措施

1. 术前

（1）建立信任、关怀性的关系。责任护士每日与患者交流，礼貌称呼患者，向患者及陪伴家属介绍自己的身份及职责；与患者家属进行良好沟通；鼓励家属给予患者良好的家庭支持。

（2）严密观察病情：动态监测患者的意识、瞳孔、生命体征、肌力变化；观察患者有无大小便失禁、进食呛咳，有无剧烈头痛、喷射性呕吐等颅内压增高的症状；有无呕吐、头痛、颈项强直等脑膜刺激症状；中枢性高热患者采用物理降温、药物降温或亚低温治疗，给予定时翻身叩背，预防冻伤及坠积性肺炎；患者诉疼痛时，慎用镇静药物，以免掩盖病情，并做好护理记录；若患者出现神志淡漠、面瘫、肌力下降、失语、智力障碍等神经系统阳性体征加重时，立即报告医生。

（3）癫痫发作和躁动不安的患者必须专人护理；及时清理呼吸道分泌物，防止误吸，保持呼吸道通畅；给予持续低流量吸氧；有大小便失禁者，及时更换床单，保持床铺干净整洁；将癫痫发作持续时间和相关临床症状及时记录于护理记录单。

（4）患者出现意识障碍程度加深，瞳孔变大，头痛、恶心、呕吐症状加重等颅内压增高症状时，应警惕发生脑疝前兆，立即遵医嘱应用脱水剂或急查头颅 CT，必要时积极进行急诊手术术前准备。

（5）遵医嘱正确用药，观察药物作用及不良反应，做好用药指导。

（6）合理安排患者休息与活动：卧床期间做好生活护理，保持环境安静、舒适，减少探视，保证患者充足的睡眠。非卧床期间可正常进行日常活动，注意生活规律和劳逸结合。

（7）给予合适饮食：指导患者进食高热量、高蛋白、高维生素、清淡易消化的食物。保持大便通畅，避免用力解大便。避免生、冷、硬等刺激性食物，如浓茶、咖啡、辣椒、酸醋等，戒烟酒。

2. 术后

（1）采取舒适体位：全麻未清醒患者术后去枕平卧，头偏向健侧。全麻清醒后，遵医嘱头部抬高15°～30°，协助患者使其头部、肢体处于舒适位置。去骨瓣减压的患者，减压窗处勿硬物碰撞，密切观察减压窗张力，以判断颅内压变化。合理摆放监护仪、微量泵、输液通路和各种引流管，确保各种管道不影响患者床上活动和舒适度，每 1～2 小时协助患者翻身并取舒适卧位，教会并协助患者做踝泵运动、股四头肌锻炼方法，预防下肢深静脉血栓发生。

（2）术后遵医嘱持续低流量吸氧，必要时吸痰，保持患者呼吸道通畅。

（3）主动向患者讲解并演示预防引流管滑脱措施，护士主动巡视，保持各引流管通畅，妥善固定，观察引流液的颜色、性质、量及伤口敷料有无渗血、渗液。留置导尿管期间嘱患者增加水分摄入，会阴护理每日两次，尽早拔除导尿管，降低泌尿系感染发生。

（4）依据患者饮食习惯，指导患者采取合理、正确饮食：清醒患者术后 6 小时指导进食流质饮食，进食前先给予少量温开水，观察患者有无恶心、呕吐、呛咳症状，如有应暂停进食，待患者症状缓解后再进食。术后第 1～2 天可给予米粥、面条等半流质饮食，逐步过渡至普通饮食。术后不能进食的患者遵医嘱给予鼻饲流质饮食，做好口腔护理。

（5）重视患者需求，动态评估患者的身心状况，做好心理护理。多与患者交谈，适当心理疏导；采用正向鼓励、倾听等沟通技巧，鼓励并接受患者对积极情绪和消极情绪的表达，分享感受；帮助患者保持乐观情绪和愉快心情，避免紧张、焦虑等负性情绪；倾听患者对治疗的反应与感受，及时解决患者存在的问题。责任护士自己不能解决的问题，及时向护士长或相关人员报告。

（6）各项操作中保护患者隐私；注意遮盖，避免患者受凉。

（三）健康指导

1. 评估患者和家属对疾病相关知识和信息的需求，做好健康教育，及时评估健康教育效果，以保

证患者和家属掌握必要的知识。

2. 指导患者养成良好的饮食习惯，戒烟酒。

3. 指导患者遵医嘱正确、坚持服用抗癫痫药物和按时复查肝功能、血常规、血药浓度。

4. 癫痫患者不可从事高空作业、司机等职业，不能单独外出。发作时立即扶好患者，让其慢慢躺下，避免受伤，取侧卧位，解开衣领及裤带，保持呼吸道通畅，牙关紧闭患者勿强行开口，不要强行按压对抗患者的抽搐动作。抗癫痫药物必须按照医嘱，定时定量，不能随意减药、停药、漏服。

5. 注意保暖，手术患者拆线两周后可清洗头部，避免受凉及抓挠切口，观察头部切口有无红肿、疼痛、渗血、渗液，有任何异常应立即到医院处理。

6. 鼓励患者参加力所能及的社会活动，有肢体活动障碍的患者，尽早做康复功能锻炼，防止肌肉萎缩和关节挛缩，教会患者良肢位摆放方法，最大限度促进机体功能的恢复。

7. 面神经损伤致眼睑无法闭合或闭合不全患者，日间应戴太阳镜或眼罩保护，夜间睡觉时可用凡士林油纱覆盖。

8. 失语症患者尽早进行语言功能锻炼，鼓励患者用手势或画画交流。

9. 神志淡漠、有精神症状、智力障碍患者要密切关注患者的心理、情绪、行为异常，预防自杀、走失等意外事件的发生。

（四）延伸护理

1. 评估患者出院时的病情、心理、社会支持系统状况，提供科室咨询电话和联系方式，针对性发放并讲解出院指导资料，交代出院后复诊事宜，确认患者及家属掌握。

2. 出院后定期电话回访患者，及时了解患者出院后生理、心理及病情转归和自我护理等情况，并对其问题进行针对性指导。

3. 了解患者对护理服务的感受，虚心听取患者的意见和建议，改进相关护理服务。

（程文兰 许 健 丁艮晓 吴 瑾 行 君 王 琳）

第九节 骨科患者关怀性护理

一、骨科患者一般关怀性护理

（一）评估和观察要点

1. 观察患者面容、表情和精神状态。

2. 观察患者行走姿势、步态与活动有无异常，脊柱和四肢有无畸形，有无皮肤发红、发绀、色素沉着和静脉怒张，有无伤口、出血、瘢痕和窦道等。

3. 评估患者局部有无压痛和叩击痛；骨性标志有无异常，有无异常活动及骨擦感；有无包块、波动感、肌挛缩，借助听诊器检查骨传导音及肢体有无血流杂音。

4. 测量患者肢体长度、周径、轴线，关节活动范围，肌力和深浅感觉障碍程度等。

5. 了解患者肢体神经功能及压头试验、上肢牵拉试验、杜加征、托马斯征、直腿抬高及加强试验、骨盆分离试验和浮髌试验等。

6. 评估疼痛的程度、部位、性质、持续时间、活动时疼痛情况以及是否影响睡眠。

7. 评估患者压疮、跌倒/坠床、管道和血栓风险评估及生活自理能力。

8. 检查报告，了解血液学、影像学和病理学等检查结果。

9. 评估患者心理，了解患者及家属对骨科疾病的认知、家庭及社会支持程度。

10. 注意保护患者隐私，评估时拉隔帘或关门，及时遮盖，避免患者受凉。

11. 对观察及评估结果及时记录并反馈处理。

（二）护理措施

1. 术前

（1）主动介绍自身身份及职责，耐心倾听患者主诉与感受，询问住院期间的问题、困难或需求，耐心讲解手术流程、麻醉及围手术期的注意事项，提供安慰与帮助，鼓励家属给予良好的家庭支持，减轻患者焦虑紧张情绪。

（2）密切观察患者生命体征，肢体皮肤颜色、温度、感觉、运动及末梢血运情况。

（3）取舒适功能位，局部制动，四肢疾病患者应抬高患肢，脊柱骨折合并截瘫者应定时轴线翻身。

（4）重视患者的疼痛诉求，评估疼痛状况，根据病情给予及时、合理的处理，尽可能减轻患者痛苦。

（5）指导患者少量多餐，告知家属注意食物营养和多样性，不能进食者静脉补充营养液体。

（6）鼓励长期卧床患者多饮水，以免发生泌尿系感染、结石及便秘等并发症，指导患者床上适应性训练。

（7）协助并指导患者完善各项检查，预防和控制合并症，做好术前准备。

2. 术后

（1）充分了解患者病情，随时有效解答疑惑。主动巡视患者，询问与倾听患者术后主观感受及心理反应，及时给予安慰与反馈。

（2）密切观察病情变化，监测生命体征；观察伤口有无渗血及渗液，患肢皮肤颜色、温度、感觉、运动、肿胀程度等末梢血运情况。

（3）患者若出现恶心呕吐，及时处理，做好患者口腔护理，操作轻柔，保持患者舒适。

（4）及时拉起床栏，避免跌倒/坠床意外发生。

（5）留置引流管者保持引流管通畅，妥善固定管道，避免牵拉刺激及带来的不适，观察并记录引流液的颜色、性质和量。

（6）协助患者保持肢体舒适功能位，受压部位放置软棉垫，并引导患者放松身体，定时给予按摩。

（7）保证病房温湿度以及光线适宜，做到说话轻、走路轻、操作轻和关门轻，为患者提供更为舒适的康复环境。

（8）指导患者术后 1 小时试饮水，2 小时试进食温热流质食物，若无呛咳现象，给予清淡流质易消化饮食，早期忌产气多、生冷、油腻和刺激性食物。

（9）在病情许可时，鼓励患者尽早进行伤肢功能锻炼，循序渐进，防止关节僵硬和肌肉萎缩等并发症。

（10）护理时注意保护患者隐私，及时遮盖保暖，避免患者着凉。

（三）健康指导

1. 评估患者和家属对疾病相关知识和信息的需求，做好健康教育，及时评估健康教育效果，确保患者和家属掌握。

2. 病情许可下鼓励患者尽早活动，指导路径化功能锻炼，预防并发症。

3. 指导患者进食高蛋白、高维生素和高钙饮食。

4. 督导患者定期复查，若有不适随时来院就诊。

（四）延伸护理

1. 评估患者出院时的生理、心理、社会支持系统状况，发放出院指导，提供科室联系方式及主任门诊时间，详细交代出院后注意事项，确认患者及家属掌握。

2. 定期进行电话随访，了解患者出院后生理、心理、病情转归及自我护理等情况，针对性进行用药、饮食、心理、并发症预防和康复锻炼等指导。

3. 了解患者及家属的就医体验，虚心听取意见和建议，通过反馈及时改进护理服务工作。

二、牵引患者关怀性护理

（一）评估和观察要点

1. 询问患者年龄、体重、合并基础病、是否对胶布、酒精及局麻药物过敏等。

2. 观察患者面容、神情、意识、伤口、骨折部位和生命体征。

3. 评估患者体位、疼痛、肌力、肢端血运、感觉、活动和皮肤情况，是否能使牵引维持有效状态。

4. 评估患者心理、对骨牵引的认知以及家庭社会支持状况。

5. 注意保护患者隐私，评估时拉隔帘或关门，及时遮盖，避免患者受凉。

6. 对评估及观察情况做好记录并反馈处理。

（二）护理措施

1. 牵引前

（1）向患者及家属解释牵引方法、效果及注意事项，做好心理护理，消除紧张和顾虑。

（2）保持牵引肢体局部皮肤清洁，必要时备皮。

（3）询问患者有无药物过敏史，尤其是利多卡因过敏史。

2. 牵引后

（1）主动巡视关心患者，询问并倾听患者牵引后的主观感受及心理反应，及时给予回应与反馈。

（2）观察患肢末梢血运情况，如皮肤颜色、温度、感觉、运动、肢体肿胀和动脉搏动情况，发现异常及时处理。

（3）保持持续有效牵引，使头、颈、躯干与牵引绳在一条直线上，经常检查牵引装置是否过紧或松散，牵引重锤有无接触地面或紧靠床体，牵引绳是否光滑无阻，牵引绳与被牵引肢体长轴是否在同一直线上，告知患者及家属不可擅自更换体位或者增减牵引重量。

（4）保持肢体功能位，注意保暖舒适，下肢牵引时膝外侧垫棉垫，防止压迫腓总神经；垫高足底，每日进行肢体功能锻炼，防止肌肉萎缩和关节僵硬等并发症。

（5）每日用75％乙醇消毒或无菌新型敷料覆盖骨牵引针眼处，牵引针两端套安剖小瓶，保持针眼清洁干燥。

（6）病房环境安静整洁舒适，指导患者多食高蛋白、高纤维素的食物。

（7）做好并发症预防及护理，减轻患者痛苦。

（8）注意保护患者隐私，及时遮盖保暖，避免患者受凉。

（三）健康指导

1. 评估患者和家属对骨牵引知识的认知和需求，做好健康指导，保证掌握必要骨牵引注意事项。

2. 告知患者功能锻炼的重要性，指导患者进行肌肉等长舒张收缩运动及关节活动，给予适当按摩，防止肌肉萎缩和关节僵直。

3. 指导患者多食蔬菜水果，多饮水，多食高蛋白高钙食物，促进骨骼愈合，预防便秘和泌尿系统感染。

4. 督导患者定期复查，有不适及时来院就诊。

（四）延伸护理

1. 发放出院指导及联系卡，交代出院后注意事项，强调功能锻炼，确认患者及家属掌握。

2. 出院后定期电话随访，及时了解患者出院后生理、心理、康复锻炼、自我护理及病情转归等情况，并对其问题进行针对性指导，跟进康复进程。

3. 了解患者对护理服务的感受，虚心听取患者的意见和建议，通过患者反馈改进护理服务工作。

三、石膏固定患者关怀性护理

（一）评估和观察要点

1. 评估患者局部皮肤情况，有无伤口感染。

2. 观察石膏干固后表面是否平整、有无血迹、边缘是否整齐。

3. 固定后观察患肢末梢血运情况，包括肢端皮肤颜色、温度、远端动脉搏动、毛细血管充血情况、肢体疼痛、肿胀程度、指（趾）活动情况。

4. 评估患者心理、对石膏固定的认知、家庭及社会对患者的支持程度。

5. 注意保护患者隐私，及时遮盖，避免患者受凉，外出检查保证患者安全。

6. 对评估及观察情况及时记录并反馈处理。

（二）护理措施

1. 固定前

（1）向患者及家属解释石膏固定方法、效果及注意事项，说明加强营养、皮肤清洁护理、保持治疗体位等护理对病情康复及预防并发症的积极意义，做好患者心理护理，取得患者及家属信任。

（2）有伤口者及时更换敷料，石膏固定前要先备好衬垫，注意保护骨突部位，防止受压，引起患者不适。

2. 固定后

（1）主动巡视患者，提供基本生活护理，鼓励患者保持乐观情绪，及时解决患者遇到的困难和问题。

（2）保持石膏清洁干燥，石膏未干时搬运应用手掌平托，禁用手指抓捏。

（3）观察患者末梢血运，保持石膏固定松紧度适宜，暴露手或足、指（趾）端，定时评估石膏肢体以外的皮肤，确保无摩擦、肿胀或者变色。

（4）嘱患者抬高患肢，指导并协助功能锻炼，利于静脉回流，消除肿胀不适感，给予恰当的鼓励，增强患者康复的自信心。

（5）石膏固定出现局部疼痛、瘙痒、异味时，应查明原因，慎用镇痛剂，禁止使用硬物搔抓。

（6）保持床单位清洁、平整、干燥，温湿度适宜，增强患者的舒适感。

（7）病情许可时尽早指导患者下床活动，但避免过早活动导致石膏断裂或变形。

（8）协助患者翻身，预防发生压疮和坠积性肺炎；翻身时注意关节处石膏勿折断，石膏如有破损或不适合，应及时修整，修整时勿将碎屑落入石膏管内。

（9）注意保护患者隐私，及时遮盖保暖，避免患者受凉。

（三）健康指导

1. 指导患者功能锻炼，病情稳定者应制订功能锻炼计划，练习幅度、活动量等因人而异，由被动运动向主动运动过渡，注意循序渐进。

2. 严禁自行拆除石膏或者强行改变石膏形态，或者在石膏下支垫他物，如出现过紧、过松或不适，应及时就诊，必要时开窗查明原因或拆除。

3. 石膏拆除后，不可强行撕剥皮肤表面脱落的上皮组织，以免发生出血和感染。告知患者在拆除石膏后出现皮肤脱痂、躯体活动僵硬等情况的发生原因及对策，指导患者正确护理石膏拆除后皮肤，先用油脂涂抹皮肤，然后用温皂液清洗。

4. 指导患者进食高蛋白、高维生素和含钙丰富食物，增强机体抵抗力，促进骨折愈合，多吃蔬菜与水果。

5. 嘱患者定期复查，有不适及时就诊。

（四）延伸护理

1. 向患者及家属详细讲解出院后注意事项，避免发生石膏折断，嘱患者坚持患肢功能锻炼，促进骨折愈合和患肢功能恢复，发放出院指导及联系卡。

2. 出院后定期电话随访，及时了解患者出院后生理、心理、康复锻炼、自我护理及病情转归等情况，并对其问题进行针对性指导。

3. 了解患者对护理服务的感受，虚心听取患者的意见和建议。

四、肱骨骨折患者关怀性护理

（一）评估和观察要点

1. 评估患者肱骨骨折部位和外伤史，了解受伤时间、原因，有无其他合并伤和手术史。

2. 详细询问患者既往健康状况，有无高血压、糖尿病、心脏病等病史。

3. 评估患者面容、意识、精神状态、生命体征和活动等全身情况。

4. 观察患者局部肿胀、疼痛、畸形、活动、骨擦音、皮下瘀斑情况。

5. 评估患者有无合并正中神经、桡神经、尺神经和肱动脉损伤。

6. X线检查明确骨折类型和移位方向。

7. 评估患者及家属对肱骨骨折的认知、心理状态，家庭及社会对患者的支持程度。

8. 保护患者隐私，注意保暖，避免着凉。

9. 对评估及观察情况及时记录并反馈处理。

（二）护理措施

1. 术前

（1）责任护士主动向患者及其陪伴家属介绍自己，礼貌称呼患者。询问患者有何需求与不适，及时解决患者的问题。

（2）给予患者有效的情感支持，使用通俗易懂的语言解释治疗方法，介绍成功案例，降低负性情绪，使其更好地配合治疗与护理。

（3）观察患肢皮肤颜色、温度、感觉和运动等情况，若发生循环不良，及时告知医生并处理。

（4）协助患者抬高患肢，高于心脏水平，降低肿胀不适感。

（5）正确评估疼痛，重视患者疼痛诉求，采用多模式镇痛，尽可能减轻患者痛苦。

（6）给予患者高热量、高蛋白、高维生素和含钙丰富饮食。

（7）每日温水擦洗患肢和腋下，保持清洁，定时改变体位，避免皮肤受压引起压疮，禁用热水袋，防止烫伤。

（8）询问患者及家属住院期间有无疑虑、困难或需求，尽最大努力给予帮助与解决。

（9）协助患者完善各项检查，积极治疗合并症，做好术前准备。

2. 术后

（1）严密观察患肢末梢血运，切口局部有无出血、渗液、肿胀、皮下积液等，保持敷料清洁干燥。

（2）按时协助患者翻身，定时按摩皮肤受压部位。保持床铺平整、清洁、干燥。

（3）动态评估患者疼痛，根据病情给予冷疗、热敷及认知行为疗法，必要时遵医嘱合理应用镇痛药。

（4）抬高患肢，维持有效固定，保持患肢处于功能位，减轻疼痛不适感。

（5）提供安静舒适病房环境，护士做到走路轻、开关门轻、说话轻、操作轻，做好睡眠管理。

（6）关注患者饮食和营养，给予高热量、高蛋白、高维生素、含钙丰富饮食，少食多餐。

（7）正确指导功能锻炼，遵循个性化原则，做好并发症的预防、观察及护理等。

（三）健康指导

1. 指导患者功能锻炼，由弱至强，依次进行手部和肩部活动，逐渐增加患肢运动的量，防止过度运动导致患肢再损伤。

2. 保持正确体位，不做剧烈运动，忌用手强力扳拉活动，避免患肢二次损伤。

（四）延伸护理

1. 出院当日评估患者生理、心理、社会支持系统状况，针对性发放并讲解肱骨骨折出院指导资料，交代出院后注意事项，确认患者及家属掌握，提供科室联系方式和专家门诊安排。

2. 出院后定期电话随访，了解患者出院后生理、心理、康复锻炼、自我护理及转归等情况，并对其问题进行针对性解答，予以关怀型指导。

3. 了解患者对护理服务的感受，虚心听取患者的意见和建议，改进相关护理服务。

五、尺、桡骨骨折患者关怀性护理

（一）评估和观察要点

1. 评估患者受伤时间、原因和尺、桡骨骨折部位，有无其他合并伤。

2. 询问患者既往史、外伤史和手术史。

3. 评估患者意识、精神状态、生命体征和上肢活动等情况。

4. 评估患者有无肿胀、畸形、活动、骨擦音、皮下瘀斑等局部情况。

5. 观察患者骨折类型，有无粉碎性骨折，是否累及关节面，有无合并血运、血管、神经及软组织损伤等。

6. 评估患者有无出现骨筋膜室综合征表现。

7. 评估患者有无红、肿、热、痛、麻木等情况。

8. 观察患者手指活动情况，评估有无尺、桡神经损伤。

9. X线检查明确骨折的部位和类型。

10. 评估患者及家属对尺、桡骨骨折的认知、心理状态，家庭及社会对患者的支持程度。

11. 保护患者隐私，注意保暖，避免着凉，外出检查保证患者安全。

12. 对评估及观察情况及时记录并反馈处理。

（二）护理措施

1. 术前

（1）责任护士主动向患者及其陪伴家属介绍自己，礼貌称呼患者。询问患者有何需求与不适，及时解决患者的问题。

（2）主动与患者沟通，安抚患者紧张情绪，根据患者理解能力，详细讲解疾病和手术相关知识，并协助生活护理，解除患者顾虑。

（3）严密观察患肢肿胀、皮肤颜色、温度、感觉、运动、动脉搏动及疼痛情况。

（4）患肢维持在肘关节屈曲90°功能位，用三角巾或前臂吊带悬吊于胸前。

（5）保持石膏外观清洁干燥，为患者翻身或更换姿势时，避免折断石膏。如石膏内发出异味，可能有压疮或感染，应及时处理。保证石膏边缘整齐，减少对皮肤的摩擦和挤压而引起不适。

（6）给予高蛋白、高纤维、高能量且易于吸收的饮食。

（7）警惕骨筋膜室综合征的发生，若出现无疼痛、无动脉搏动、苍白、麻木、感觉异常的"5P"征，立即通知医生，拆除外固定，将肢体放平，遵医嘱使用脱水药物，并做好切开减压的准备；安慰患者，消除恐惧感。

（8）协助患者进行各项检查，做好术前准备。

2. 术后

（1）多与患者交流，了解其心理需求，针对其出现消极情绪的原因进行心理疏导，及时将取得的积极进展告知患者，增强患者康复信心。

（2）观察患者生命体征，患肢肿胀、感觉、温度、皮肤色泽以及活动度，发现异常及时处理。

（3）钢板固定术后，石膏托固定患肢于肘关节屈曲90°功能位；髓内钉固定术后，管型石膏固定4～6周；卧床时抬高患肢，使患者处于舒适功能位。

（4）对患者疼痛的性质、程度进行动态观察和评估，指导患者放松技巧，如深呼吸等，以缓解患者的疼痛感，必要时遵医嘱给予镇痛剂。

（5）做好并发症的预防、观察及护理等。

（6）护理时注意保护患者隐私，及时遮盖保暖，避免患者受凉。

（三）健康指导

1. 适度活动上肢关节，防止肌肉萎缩、关节僵硬及粘连，促进前臂血液循环，在健侧肢体辅助下进行肩关节前屈、后伸、外展、水平内收、水平外展等各个方向运动。

2. 对无禁忌的患者给予高热量、高蛋白、高维生素和含钙丰富饮食，多食蔬菜水果，忌生冷、油腻、辛辣刺激食物。

3. 嘱石膏固定患者卧床时取垫枕，垫枕与躯干平行，抬高头肩部，促进血液循环。离床时，取三角巾将患肢吊于胸前。

4. 患者如出现"5P"征应立即就诊。骨折后1、3、6个月复查X线片，了解愈合情况。

（四）延伸护理

1. 出院当日评估患者生理、心理、社会支持系统状况，针对性发放并讲解尺、桡骨骨折出院指导，交代出院后注意事项，确认患者及家属掌握，提供科室联系方式和专家门诊时间安排。

2. 出院后定期电话随访，了解患者出院后生理、心理、康复锻炼、自我护理及转归等情况，并对其问题进行针对性解答，予以关怀型指导。

3. 了解患者对护理服务的感受，虚心听取患者的意见和建议，改进相关护理服务。

六、股骨骨折患者关怀性护理

（一）评估和观察要点

1. 评估患者年龄、外伤史，了解受伤时间、原因，股骨骨折部位、类型和移位方向，有无其他合并伤和手术史。

2. 询问患者既往健康状况，有无骨质疏松等基础疾病。

3. 观察患者意识、精神状态、生命体征和活动等情况。

4. 评估患者髋部肿胀、疼痛、畸形、活动、骨擦音、皮下瘀斑等情况。

5. 评估患者疼痛的程度、部位、性质、持续时间、活动时疼痛情况以及是否影响睡眠。

6. 评估患者有无合并血管、神经损伤，股骨干骨折可因出血量大，出现休克症状和体征。

7. 观察患者有无损伤腘动脉、腘静脉、胫神经、腓总神经等，有无出现骨不连、股骨头坏死等并发症。

8. 检查报告了解血液学和影像学等检查结果。

9. 评估患者及家属对股骨骨折的认知、心理状态，家庭及社会对患者的支持程度。

10. 检查时注意保护患者隐私，及时遮盖，注意保暖。

11. 对评估及观察情况及时记录并反馈处理。

（二）护理措施

1. 术前

（1）责任护士主动向患者及其陪伴家属介绍自己，礼貌称呼患者。询问患者有何需求与不适，及时解决患者的问题。

（2）主动与患者沟通，细心观察患者表情、行为变化，向患者解释疾病和手术的注意事项，提供基本的生活帮助，耐心解决患者需求，缓解患者不良情绪。

（3）维持舒适、安静、整洁、温湿度适宜的病房环境。

（4）观察患者末梢血运，若发现患肢远端动脉搏动不清、感觉迟钝、肿胀严重、两侧肢端温度及皮肤颜色不同等异常，应立即通知医生及时处理。

（5）正确评估疼痛，采取多模式镇痛措施，观察止痛药物不良反应。

（6）加强患者骨突处受压部位皮肤护理，定时协助翻身，防止皮肤受压造成破溃不适。

（7）牵引者按牵引护理，保持患肢外展30°中立位，穿"T"型鞋防外旋。

（8）指导患者进行术前功能锻炼，包括股四头肌、踝泵运动、单腿抬臀、引体向上等运动。

（9）鼓励患者多饮水，摄入粗纤维营养膳食，指导并协助按摩腹部等，刺激肠蠕动以促进排便。

（10）积极治疗和控制基础疾病，协助患者进行各项检查，做好术前准备。

2. 术后

（1）重视患者术后主诉和需求，向患者及家属耐心讲解术后注意事项，消除对预后的担心，鼓励患者家属积极参与。

（2）密切观察患肢末梢血运情况，发现异常及时处理。

（3）观察切口渗血情况，保持敷料清洁干燥，避免伤口感染引起患者焦虑。

（4）保持患肢外展30°中立位，"T"型鞋制动，腘窝处垫薄枕于轻度屈曲功能位，增强舒适度。

（5）检查患者疼痛原因，通过音乐、聊天转移患者的注意力，给予心理安慰，合理使用止痛药，以减轻疼痛不适感。

（6）强调患者要进行早期功能康复锻炼，指导股四头肌、下肢向心性肌肉按摩、踝泵运动、体位转移训练和行走训练。

（7）搬运及功能锻炼需移动肢体时，动作轻柔，妥善保护好患肢，以免增加患者疼痛。

（8）留置引流管者妥善固定，观察并记录引流液的颜色、性质和量，保持引流管通畅，避免牵拉刺激及带来的不适。

（9）指导患者进食易消化、高热量、高蛋白和高维生素食物，满足机体营养需求。

（10）保持患者床单位清洁、干燥、平整，定时更换体位。

（11）积极做好压疮、坠积性肺炎、感染和深静脉血栓等并发症的预防、观察与护理等。

（12）保护患者隐私，注意遮盖保暖，避免患者受凉。

（三）健康指导

1. 评估患者和家属对股骨骨折相关知识和信息的需求，做好健康教育，及时评估健康教育效果，以保证患者和家属掌握必要的知识。

2. 日常生活中不盘腿、不跷二郎腿、不深蹲，避免重体力活动和奔跑等髋关节大范围剧烈活动的项目，避免髋关节内收内旋时在不平整或不光滑的路面上行走。

3. 注意休息，加强营养，劳逸结合，增强自身抵抗力。

4. 卧床期间，应注意预防心脑血管、肺、泌尿系及皮肤等并发症的发生。

5. 定期门诊随访，若有不适随时就诊。

（四）延伸护理

1. 出院当日评估患者生理、心理、社会支持系统状况，针对性发放并讲解股骨骨折出院指导，交代出院后注意事项，确认患者及家属掌握，提供科室联系方式和专家门诊时间安排。

2. 出院后定期电话随访，了解患者出院后生理、心理、康复锻炼、自我护理及转归等情况，并对其问题进行针对性解答，予以关怀型指导。

3. 了解患者对护理服务的感受，虚心听取患者的意见和建议，改进相关护理服务。

七、胫腓骨干骨折患者关怀性护理

（一）评估和观察要点

1. 评估患者年龄，了解受伤时间、原因和部位，有无其他合并伤。

2. 询问患者既往史和手术史。

3. 观察患者面容、精神状态、意识、生命体征和活动能力等情况。

4. 评估患者有无肿胀、疼痛、畸形、活动、骨擦音、皮下瘀斑等情况。

5. 评估患者有无小腿缺血或坏疽合并胫后动脉损伤，有无骨筋膜室综合征，有无骨折延迟愈合、腓总神经及软组织等损伤。

6. 评估患者及家属对胫腓骨干骨折的认知、心理状态，家庭及社会对患者的支持程度。

7. 评估时关门、拉隔帘，注意保护患者隐私，及时遮盖注意保暖。

8. 对评估及观察情况及时记录并反馈处理。

（二）护理措施

1. 术前

（1）责任护士主动向患者及其陪伴家属介绍自己，礼貌称呼患者。询问患者有何需求与不适，及时解决患者的问题。

（2）关心体贴患者，给予心理支持，向患者介绍手术相关知识，使其有充分的思想准备，积极配合治疗、护理，缓解紧张情绪。

（3）观察患肢有无疼痛、动脉搏动、苍白、麻木、感觉异常"5P"征出现。

（4）移动患肢时动作轻柔、稳妥，以免增加疼痛，开放性骨折，用无菌敷料包扎伤口。

（5）动态评估患者疼痛，予以心理安慰，超前镇痛。

（6）给予患者高热量、高蛋白、高维生素、含钙丰富饮食。

（7）协助患者进行各项检查，做好术前准备。

2. 术后

（1）主动与患者沟通，倾听患者主诉，询问有无不适和需求，协助并提供帮助，减轻其焦虑恐惧情绪。

（2）观察患肢末梢血运，鼓励患肢活动，遵医嘱给予消肿药物治疗。

（3）保持病房环境安静整洁舒适，重视患者的疼痛诉求，根据病情给予冷疗、热敷及认知行为疗法，采取多模式、个性化镇痛措施，尽可能减轻患者痛苦。

（4）搬动时注意对患肢远端给予适当的对抗牵引力，尽量减小身体重力线的偏移，减少患者疼痛。

（5）观察切口渗血渗液情况，妥善固定引流管并保持通畅，无受压、堵塞、扭曲、松动及脱落，观察引流液的颜色、性质和量，并做好记录。

（6）关注患者营养，指导进食高蛋白、高维生素和含钙丰富的饮食。

（7）做好并发症的预防、观察及护理等。

（8）注意保护患者隐私，及时遮盖保暖，避免患者受凉。

（三）健康指导

1. 评估患者和家属对疾病相关知识和信息的需求，做好健康教育，及时评估健康教育效果，以保证患者和家属掌握必要的知识。

2. 向患者详细讲解功能锻炼活动方式、要领、目的和意义，经常鼓励患者，充分调动锻炼积极性，从被动运动逐步过渡到主动运动，下床活动时注意防跌倒。

3. 予饮食指导，进食高蛋白、高热量、高钙易消化食物。

4. 定期门诊复查。

(四) 延伸护理

1. 出院当日评估患者生理、心理、社会支持系统状况，针对性发放并讲解胫腓骨干骨折出院指导，交代出院后注意事项，确认患者及家属掌握，提供科室联系方式和专家门诊时间安排。

2. 出院后定期电话随访，了解患者出院后生理、心理、康复锻炼、自我护理及转归等情况，并对其问题进行针对性解答，予以关怀型指导。

3. 了解患者对护理服务的感受，虚心听取患者的意见和建议，改进相关护理服务。

八、颈椎病患者关怀性护理

(一) 评估和观察要点

1. 询问患者年龄、职业、发病诱因、既往史和合并症等。

2. 评估患者意识、生命体征、生活自理能力，有无大小便失禁现象。

3. 评估患者疼痛或放射性痛的部位，四肢感觉、运动和反射情况。

4. 检查报告了解患者的 X 线、脊髓造影、CT、MRI 等结果。

5. 评估患者及家属心理和社会支持状况。

6. 评估时关门、拉隔帘，注意保护患者隐私，及时遮盖，注意保暖。

7. 对评估及观察情况及时记录并反馈处理。

(二) 护理措施

1. 术前

(1) 责任护士主动向患者及其陪伴家属介绍自己，礼貌称呼患者。询问患者有何需求与不适，及时解决患者的问题。

(2) 做好心理护理，与患者及家属有效沟通，耐心讲解手术及围术期治疗、护理和康复，取得患者信任，鼓励患者积极主动配合。

(3) 指导患者练习深呼吸、吹气泡或吹气球等训练，增加肺的通气功能。吸烟患者术前 2 周戒烟，鼓励患者有效咳嗽、咳痰。

(4) 指导患者床上进食及大小便训练，以适应术后体位和排便方式的改变。

(5) 选择型号合适的颈托，指导患者正确佩戴；准备沙袋 2 个，棉质治疗巾若干条。

(6) 指导颈椎前路手术患者气管、食管推移训练，以适应术中反复牵拉气管、食管的操作，预防术后呼吸和吞咽困难等并发症的发生。

(7) 指导后路手术患者进行俯卧位练习。

(8) 保持地面干燥，嘱患者穿防滑鞋，防止摔倒受伤。

(9) 备好麻醉床、供氧装置、负压吸引装置、监护仪、气管切开包等。

(10) 协助完成各项辅助检查，积极预防和控制合并症，做好术前准备。

2. 术后

(1) 主动巡视患者，询问与倾听患者感受，及时给予回应与反馈。适当心理疏导，帮助患者保持乐观情绪，及时提供帮助。

(2) 搬运患者时需佩戴颈托，去枕平卧位时，颈部两侧放置沙袋，颈后垫棉质治疗巾或颈椎枕，抬高床头，根据需要进行轴线翻身，侧卧位时垫枕高度与单肩同宽，确保颈部无扭转、弯曲，以免造成二次伤害。

(3) 密切观察生命体征变化。若患者出现呼吸困难、血氧饱和度下降、张口状急迫呼吸、口唇发绀等，应通知医生，做好气管切开及再次手术的准备，安慰鼓励患者，消除恐惧不安。

(4) 麻醉清醒后，观察四肢感觉、运动情况，并与术前相比较。

（5）观察切口有无渗血渗液、颈部增粗、局部张力增高等异常，切口敷料应定期更换，保持清洁干燥，避免感染。

（6）指导患者正确认识疼痛，尽量转移注意力、放松心情，对疼痛敏感者可考虑应用止痛药。

（7）嘱患者进食易消化的清淡食物，注意钙质、营养成分的摄入量足够，避免刺激性、坚硬类食物，以免肠胃负担太重引起不适。

（8）积极预防和护理颈深部血肿、脑脊液漏、切口感染、喉上神经喉返神经损伤、食管气管损伤和窒息等术后并发症。

（9）各项操作中，注意保护患者隐私，及时遮盖保暖，避免患者受凉。

（三）健康指导

1. 鼓励患者参加康复训练，指导颈椎操及按摩等，锻炼颈背部肌肉、增强肌力及颈椎稳定性。

2. 注意加强颈部保暖，如必要可用温水进行颈部清洗，有助于颈部血液循环。

3. 嘱患者积极纠正不良生活、行为习惯，工作和学习中保持科学坐姿，适当进行颈部运动，尽量避免长时间伏案工作，注意劳逸结合。

4. 术后 3 个月禁止做低头、仰头、旋转等动作。避免高枕、软枕，保持颈部功能位。避免长时间看电视、看书、看电脑，防止颈部疲劳过度。

5. 术后继续佩戴颈托 3 个月，保持颈托清洁，定时清洗，内垫棉质治疗巾，保持颈托松紧适中。

6. 定时复查，如伤口出现红肿、渗液、疼痛等立即就诊。

（四）延伸护理

1. 出院当日评估患者生理、心理、社会支持系统状况，针对性发放并讲解颈椎病出院指导，交代出院后注意事项，指导患者建立良好的工作、生活习惯，提供科室联系方式和专家门诊安排。

2. 出院后定期电话随访，了解患者出院后生理、心理、康复锻炼、自我护理及转归等情况，并对其问题进行针对性解答，予以关怀型指导。

3. 了解患者对护理服务的感受，虚心听取患者的意见和建议，改善相关护理服务。

九、脊椎骨折患者关怀性护理

（一）评估和观察要点

1. 询问患者受伤时间、原因和部位，搬运方式、现场及急诊急救情况。

2. 评估患者受伤时体位、症状和体征。

3. 询问患者有无昏迷史和其他部位的合并伤，有无椎体受伤或手术史，近期有无服用激素类药物。

4. 评估患者生命体征、意识以及排尿和排便情况。

5. 评估患者有无皮肤组织破损、局部颜色和温度、肢体感觉和运动。

6. 检查报告了解患者 X 线、CT、MRI 等影像学和血液学结果。

7. 评估患者及家属对脊椎骨折的认知、心理和社会支持情况。

8. 评估时注意保护患者隐私，及时遮盖，避免患者受凉。

9. 对评估及观察情况及时记录并反馈处理。

（二）护理措施

1. 术前

（1）责任护士主动向患者及其陪伴家属介绍自己，礼貌称呼患者。询问患者有何需求与不适，及时解决患者的问题。

（2）根据患者职业和文化程度进行沟通，介绍脊椎骨折的治疗，倾听患者对手术的反应与感受，给予鼓励与安慰，帮助其消除对手术的焦虑恐惧心理。

（3）严密观察患者生命体征，注意呼吸、心率、血压、血氧饱和度有无异常，观察肢体活动及躯体麻痹平面的变化。

（4）院内急救及转运时保持颈椎稳定，使用颈托外固定，去枕平卧于硬板床，颈部两侧放置沙袋固定，患肢处于舒适功能位，翻身时采用轴线翻身法。

（5）做好睡眠管理，创造合适的睡眠环境。

（6）协助患者进行各项检查，做好术前准备。

2. 术后

（1）主动巡视患者，询问与倾听患者术后主观感受及心理反应，给予安慰与心理疏导，鼓励家属给予患者良好的家庭支持。

（2）提供安静、舒适、温馨的住院环境，保证患者睡眠充足。

（3）密切观察患者神志、面色、尿量、保持呼吸道通畅。

（4）密切评估患者的四肢感觉、运动和神经功能情况并与术前对比，发现异常及早处理。

（5）评估患者疼痛性质、程度和范围。多与患者沟通，分散其注意力，翻身时避免触及切口及牵拉引流管，必要时应用镇痛药，减轻疼痛导致的烦躁、焦虑。

（6）观察切口有无渗血渗液、颈部增粗、局部张力增高等异常情况。

（7）视病情及手术方式给予轴线翻身法更换体位，翻身时避免脊柱扭曲及引流管脱出；有脑脊液漏者可取俯卧位或抬高床尾；有胸腔闭式引流者视病情取半卧位以促进引流，按摩受压部位皮肤，增强患者舒适。

（8）做好患者呼吸道护理，每 2 h 协助轴线翻身拍背；指导深呼吸练习，鼓励咳嗽、咳痰；气管插管或气管切开者，翻身前先吸净分泌物，防止误吸。

（9）观察引流液的颜色、性质和量，避免引流管扭曲、打折、受压、脱出，保持有效引流并及时倾倒，防止引流不畅造成颈部血肿。

（10）给予温凉流质半流质饮食，逐渐过渡到普食。指导患者进食高热量、高蛋白、富含维生素、粗纤维易消化的食物。进食时，先在颈托保护下适当抬高床头，进食速度宜慢且均匀。

（11）做好并发症的预防、观察及护理等。

（12）注意保护患者隐私，及时遮盖保暖，避免患者着凉。

（三）健康指导

1. 评估患者和家属对脊椎骨折相关知识和信息的需求，做好健康教育，及时评估效果，以保证患者和家属掌握必要的知识。

2. 卧床时间依病情及手术方式而定，向患者及家属详细讲解功能锻炼的意义、方法和注意事项，被动和主动运动相结合，制订锻炼计划，循序渐进，以不感到疲劳为宜。

3. 术后 3 个月内继续佩戴颈托或腰围，避免剧烈运动和重体力活动，防止跌倒，纠正与改变不良习惯与姿势。

4. 鼓励患者进食高蛋白、高热量、富含维生素的食物，提供足够的营养支持。

5. 术后 1、3、6 个月来院复查，如有不适，随时就诊。

（四）延伸护理

1. 出院当日评估患者生理、心理、社会支持系统状况，针对性发放并讲解脊椎骨折出院指导，交代出院后注意事项，确认患者及家属掌握，提供科室联系方式和专家门诊时间安排。

2. 出院后定期电话随访，了解患者出院后生理、心理、康复锻炼、自我护理及转归等情况，并对其问题进行针对性解答，予以关怀型指导。

3. 了解患者对护理服务的感受，虚心听取患者的意见和建议，改进相关护理服务。

十、脊髓损伤患者关怀性护理

（一）评估和观察要点

1. 评估患者有无外伤史，了解受伤时间、原因和部位。

2. 询问患者搬运方式、现场及急诊急救情况。

3. 评估患者有无损伤平面以下运动、感觉、反射及括约肌和自主神经功能损害。

4. 了解患者 X 线、CT、MRI 等检查结果。

5. 评估患者及家属对脊髓损伤的认知、心理状态，家庭及社会对患者的支持程度。

6. 评估时注意保护患者隐私，及时遮盖，避免患者受凉。

7. 对评估及观察情况及时记录并反馈处理。

8. 其余同脊椎骨折评估内容。

（二）护理措施

1. 术前

（1）责任护士主动向患者及其陪伴家属介绍自己，礼貌称呼患者。询问患者有何需求与不适，及时解决患者的问题。

（2）监测患者无低血压、心跳过缓、呼吸异常、高热、低温等生命体征的改变，遵医嘱对症处理。

（3）正确搬运患者，给予脊柱保护，协助患者轴线翻身，避免脊柱屈曲、扭转，防止进一步损伤。

（4）指导有效咳嗽和深呼吸练习，痰液难以咳出时给予雾化吸入。

（5）保持病房温湿度适宜，安静整洁，定时通风换气。

（6）C4～C5 水平以上损伤，如血氧饱和度进行性下降，及时行气管切开术，必要时行机械通气。

（7）协助患者进行各项检查，做好术前准备。

2. 术后

（1）经常巡视，鼓励患者表达内心诉求，及时给予回应与反馈，提高患者心理和生理舒适，帮助患者保持乐观情绪。

（2）密切监测患者病情变化。

（3）使用气垫床，保持患者床单位清洁干燥。

（4）协助患者轴线翻身，定时更换体位，保护骨突部位，减轻局部受压。

（5）指导患者主、被动活动肢体，抬高患肢，促进静脉回流。

（6）保证患者饮食营养均衡，鼓励患者多饮水，多吃蔬菜水果。

（7）预防呼吸、消化、泌尿系统等并发症，并积极护理。

（8）注意保护患者隐私，及时遮盖保暖，避免患者受凉。

（三）健康指导

1. 评估患者和家属对疾病相关知识和信息的需求，做好健康教育，及时评估健康教育效果，保证患者和家属掌握必要的知识。

2. 针对四肢瘫痪患者，早期训练以平衡为主，可逐步抬高床头，协助患者坐立，逐渐练习坐轮椅、站立，达到部分自理。

3. 以高热量、高维生素、易消化的清淡饮食为主，预防便秘，促进胃肠功能康复。

4. 根据患者实际情况选择合适的矫形器及辅助用具。

（四）延伸护理

1. 出院当日评估患者生理、心理、社会支持系统状况，给予脊髓损伤疾病知识、功能锻炼和并发症预防等方面健康宣教，帮助患者有效应对损伤后生活，提供科室联系方式和专家门诊安排。

2. 出院后定期电话随访，了解患者生理、心理变化以及并发症情况等，及时纠正错误行为，告知患者及家属并发症危险因素及预防措施。

3. 了解患者对护理服务的感受，虚心听取患者的意见和建议，改进护理服务工作。

十一、腰椎间盘突出症患者关怀性护理

(一) 评估和观察要点

1. 询问患者年龄、身高、职业、运动喜好和生活习惯等一般情况。

2. 询问患者受伤时体位、受伤后症状及腰痛的特点、程度和相关因素，有无采取制动和治疗措施等。

3. 评估患者既往史，有无急性腰扭伤或损伤史、长期腰部劳损等病史，是否长期处于不良姿势或缺乏锻炼，成年女性患者的腰痛与妊娠有关。

4. 评估患者是否饮酒，有无使用麻醉性止痛剂、激素及肌松弛剂等药物。

5. 评估患者生命体征、双下肢感觉、运动和反射情况。

6. 观察患者腰部有无侧突畸形，行走姿势、步态，生活自理能力和程度，有无大小便失禁现象。

7. 评估患者腰痛或放射性痛的部位和范围，局部有无压痛和肿胀。

8. 检查报告了解患者的 X 线、脊髓造影、CT、MRI 等结果。

9. 评估患者及家属对腰椎间盘突出症的认知、家庭及社会的支持程度与对疗效的期望。

10. 对评估及观察情况及时记录并反馈处理。

(二) 护理措施

1. 术前

(1) 责任护士主动向患者及其陪伴家属介绍自己，礼貌称呼患者。询问患者有何需求与不适，及时解决患者的问题。

(2) 嘱患者卧位休息，轻度屈曲髋、膝关节，减轻椎间盘压力，放松背部肌肉，缓解不适感。

(3) 患者术前 2 周戒烟，指导进行深呼吸练习、吹气球及扩胸运动，鼓励有效咳嗽、咳痰。

(4) 准备合适腰围及翻身垫，教会患者佩戴腰围方法。

(5) 正确评估患者疼痛情况，根据评估情况采取多模式镇痛措施以缓解疼痛。

(6) 指导患者床上适应性训练、下肢肌肉及腰背肌功能锻炼。

(7) 提供安静整洁的病房环境，做好睡眠管理。

(8) 协助患者进行各项检查，做好术前准备。

2. 术后

(1) 多巡视患者，倾听患者对手术的反应与感受，及时满足患者基本需求，减轻焦虑情绪。

(2) 监测病情变化，观察双下肢感觉及运动功能并及时记录，与术前对比。

(3) 采取轴线翻身法，侧卧时在背部放一翻身垫，帮助背部支撑。嘱患者端坐或下床行走时需腰围或支具保护，卧硬板床休息，根据患者病情，协助其采取缓解腰椎压力及疼痛的体位。

(4) 动态评估疼痛，指导采用舒适体位、活动肢体、呼吸调整、分散注意力等非药物方法减轻疼痛，合理运用止痛药并观察效果。

(5) 给予患者清淡易消化多营养的食物，禁食辛辣油腻食物。

(6) 观察切口敷料有无渗出，妥善固定引流管，记录引流液的颜色、性质和量，若出现引流量大、色淡，且患者出现恶心、呕吐、头痛等症状，应警惕脑脊液漏，及时报告医生给予对症处理。

(7) 患者感觉下肢酸、胀、麻、痛，表现精神紧张，向患者解释引起神经根牵拉刺激症状的原因，予以安慰并及时处理。

(8) 护理时注意保护患者隐私，及时遮盖保暖，避免患者着凉。

(三) 健康指导

1. 指导功能锻炼，包括踝泵、股四头肌收缩和支腿抬高运动，行腰背肌功能锻炼，如五点支撑、飞燕式锻炼，以不引起患者疼痛为原则。

2. 下床活动需在腰围或支具保护下进行，佩戴腰围的原则"起时戴，睡时取"。指导体位性转移，协助下地站立，站立时保持腰部直立。

3. 术后 3 个月内下地活动时应佩戴腰围，使用时间一般不超过 3 个月，以防造成腰肌萎缩。

4. 限制重体力劳动，避免腰部剧烈前屈、后伸及旋转等动作，避免长期弯腰、站立和负重。

5. 建立良好的生活方式，纠正不良坐姿、睡姿，均衡饮食，防止肥胖。

6. 定期随访，有不适及时就诊。

(四) 延伸护理

1. 评估患者出院时的生理、心理、社会支持系统状况，发放腰椎间盘突出症出院指导，详细交代出院后注意事项，确认患者及家属掌握，提供科室联系方式及主任门诊时间。

2. 定期进行电话随访，了解患者出院后生理、心理及病情转归及自我护理等情况，针对性进行用药、饮食、心理、并发症预防和康复锻炼等指导。

3. 了解患者及家属的就医体验，虚心听取意见和建议，通过反馈及时改进护理服务工作。

十二、人工髋关节置换患者关怀性护理

(一) 评估和观察要点

1. 评估患者年龄、职业、病情进展、诊治经过及目前功能影响等情况。

2. 询问患者有无髋部受伤史，了解受伤时间、原因，有无其他部位合并伤。

3. 评估患者有无手术史，既往有无高血压、糖尿病、心脏病、类风湿性关节炎、强直性脊柱炎等病史。

4. 询问患者近期有无服用免疫抑制剂和激素类药物。

5. 评估患者有无髋关节发育畸形和佝偻病等生长发育史。

6. 评估患者意识、生命体征、精神状态、生活自理能力、压疮、跌倒坠床等情况。

7. 观察患肢感觉、运动、关节屈曲活动及步态。

8. 检查报告了解患者影像学和血液学结果。

9. 评估患者心理、家庭社会支持状况和对髋关节置换的认知。

10. 评估时拉隔帘或关门，注意保护患者隐私，及时遮盖，避免患者受凉。

11. 对评估及观察情况做好记录并反馈处理。

(二) 护理措施

1. 术前

(1) 责任护士主动向患者及其陪伴家属介绍自己，礼貌称呼患者。询问患者有何需求与不适，及时解决患者的问题。

(2) 与患者及家属进行有效沟通，耐心讲解疾病知识、康复锻炼和日常护理注意事项等，减轻顾虑担心。

(3) 重视患者疼痛诉求，根据疼痛评估，采取多模式、超前镇痛措施。

(4) 指导患者练习股四头肌、踝泵、单腿抬臀、引体向上等运动。

(5) 指导患者深呼吸、有效咳嗽及床上大小便等适应性训练。

(6) 经常协助患者翻身，防止皮肤受压破溃。

(7) 给予高热量、高蛋白、高维生素、易消化饮食，提高患者抵抗力。

(8) 协助患者完善各项术前检查，积极治疗合并症。

2. 术后

（1）经常巡视病房，了解患者有何需求与不适，提供相应帮助，减轻患者不适。

（2）保持病房环境安静整洁，根据昼夜调节光线。

（3）观察患者意识、面色、生命体征、尿量变化并记录。观察患肢末梢皮肤温度、颜色、足背动脉搏动、肿胀、感觉及运动情况。

（4）患者取平卧位，患肢用软枕抬高 15°～20°，同时保持患肢外展 15°～30°或中立位，24h 以后可取半坐位，屈髋＜90°，健侧卧位两腿间夹一软枕，术后 2 周内禁止患侧侧卧。

（5）动态评估患者疼痛，采用多模式及个体化镇痛措施。

（6）正确搬运患者，患肢保持外展中立位，避免患者躁动及术后 48 h 内自主下床，指导正确放置便盆等，预防假体脱位，避免增加患者痛苦。

（7）鼓励并指导患者早期被动、主动活动足趾及踝关节、按摩患肢、穿弹力袜、应用空气压力波等，促进下肢静脉回流。

（8）留置引流管者保持引流管通畅，妥善固定管道，避免牵拉刺激及带来的不适。观察并记录引流液的颜色、性质和量。

（9）指导患者多饮水、多食粗纤维及高维生素饮食，加强营养。

（10）定时为患者拍背，教会患者在床上做扩胸运动，鼓励患者有效咳嗽、咳痰。

（11）做好常见并发症的预防及护理。

（12）注意保护患者隐私，及时遮盖保暖，避免患者受凉。

（三）健康指导

1. 指导功能锻炼，做髋关节、膝关节屈伸运动，练习床上坐起-床边坐-床边站立-借助拐杖行走。

2. 告知患者及家属日常生活注意事项，术后不宜盘腿、坐矮凳、下蹲拾物、跷"二郎腿"，术后 6 个月内避免患肢外旋、内收、内旋、屈髋＞90°动作，加高马桶坐垫，避免深蹲，下蹲时挺直胸腰部，不可过度前屈躯干。

3. 指导患者正确穿鞋袜，卧床置患足于床上，屈体屈膝穿鞋袜。

4. 行走前保证居家环境安全，穿防滑鞋，预防跌倒。

5. 注意休息，劳逸结合，增加营养。

6. 指导患者术后 1、3、6 个月复查，患侧如有疼痛和脱位时应及时就诊。

（四）延伸护理

1. 评估患者出院时的生理、心理、社会支持系统状况，发放髋关节置换出院指导，提供科室联系方式及主任门诊安排，详细交代出院后注意事项，确认患者及家属掌握。

2. 定期进行电话随访，了解患者出院后生理、心理、病情转归及自我护理等情况，针对性进行用药、饮食、心理、并发症预防、康复锻炼和居家安全等指导。

3. 了解患者及家属的就医体验，虚心听取意见和建议，及时改进护理服务工作。

十三、人工膝关节置换患者关怀性护理

（一）评估和观察要点

1. 评估患者年龄、体重、职业等一般情况。

2. 询问患者起病时间、发病特点、病情进展、诊治经过及目前功能影响。

3. 评估患者有无急性膝关节外伤伤史，了解受伤原因及部位，有无其他部位合并伤。

4. 观察患者意识、面容、精神状态和生命体征等全身状况。

5. 评估患者肢体感觉、运动、肌力和关节活动度等情况。

6. 评估患者既往史、手术史和用药史。

7. 评估患者的疼痛性质、部位、程度、持续时间和发生频率以及患者对疼痛的反应等。

8. 观察有无关节畸形、疼痛和肿胀，膝关节屈曲活动度及步态。

9. 检查报告了解患者 X 线、MRI 等结果。

10. 评估患者心理、家庭社会支持状况和对膝关节置换的认知。

11. 注意保护患者隐私，体现人文关怀。评估时应用隔帘或屏风遮挡患者。

12. 对评估及观察情况做好记录并反馈处理。

(二) 护理措施

1. 术前

（1）责任护士主动向患者及其陪伴家属介绍自己，礼貌称呼患者。询问患者有何需求与不适，及时解决患者的问题。

（2）向患者讲解手术目的及意义，麻醉及手术过程，日常护理注意事项等，使其做好心理准备，从而减轻紧张感，积极配合治疗护理。

（3）根据疼痛评估，采取相应的镇痛措施。

（4）教会患者深呼吸、扩胸运动、有效咳嗽、床上大小便、三点式抬臀方法等。

（5）指导患者熟练掌握股四头舒缩练习、直腿抬高、屈伸膝、踝泵运动等锻炼方法。

（6）指导患者多进食高蛋白、高热量、高维生素富含粗纤维素食物，多饮水。协助患者完善各项术前检查。

2. 术后

（1）为患者提供安静、舒适、温馨的住院环境，保证充足睡眠。询问患者及家属住院期间有何问题、困难或需求，尽最大努力给予帮助与安慰。

（2）密切监测患者生命体征，观察患者神志、伤口渗血、尿量、患肢末梢血运情况。

（3）根据麻醉方式安排患者舒适卧位，予以平卧位，小腿或踝部垫软枕，抬高患肢 20°～30°，腘窝悬空，膝关节保持过伸位，避免患肢外旋压迫腓总神经。

（4）将患肢抬高，摆放于功能位，给予冰敷，减少患者出血、肿胀和疼痛，向患者及家属讲解术后疼痛的原因、规律、持续时间及处理措施，帮助患者正确认知疼痛。

（5）减少疼痛刺激源，保持病房安静，避免强光刺激，注意伤口部位弹力绷带松紧度适宜。

（6）妥善固定，保持引流管通畅，观察引流管颜色、性质和量并记录，告知患者及家属注意事项，防止意外拔管。

（7）鼓励咳嗽，指导有效排痰防止肺部感染，多饮水、多食粗纤维及高维生素饮食，防止便秘。

（8）做好并发症的预防、观察及护理等。

（9）护理操作时轻、准、稳，注意保护患者隐私，及时遮挡，注意保暖。

(三) 健康指导

1. 指导踝泵运动、直腿抬高、屈伸膝运动、体位转移和下地行走。告知患者坚持功能锻炼，循序渐进，避免锻炼过度，注意劳逸结合。

2. 避免深蹲、爬山、跑步、提重物、长距离行走等动作行为。

3. 指导患者进行合理饮食，进食营养易消化食物，提高机体抵抗力。

4. 保持理想体重，减轻膝关节负担。

5. 定期门诊复查，如有不适随时就诊。

(四) 延伸护理

1. 评估者出院时的生理、心理、社会支持系统状况，发放膝关节置换出院指导，提供科室联系方式及主任门诊时间，详细交代出院后注意事项，确认患者及家属掌握。

2. 定期进行电话随访，了解患者出院后生理、心理、病情转归及自我护理等情况，针对性进行用药、饮食、心理、并发症预防和康复锻炼等指导。

3. 了解患者及家属的就医体验，虚心听取意见和建议，通过反馈及时改进护理服务工作。

十四、骨肿瘤患者关怀性护理

（一）评估和观察要点

1. 了解患者年龄、性别、职业、工作环境和生活习惯，有无长期接触化学致癌物质、放射线等。

2. 评估患者有无外伤和骨折史。

3. 评估患者有无食欲减退、低热等病史，既往有无肿瘤史和家族史。

4. 评估患者疼痛部位，肢体有无肿胀、肿块及表面静脉怒张，局部有无压痛和皮温升高，肢体有无畸形，关节活动是否受限，有无因肿块压迫和转移引起的局部体征。

5. 询问患者有无消瘦、体重下降、营养不良和贫血等晚期恶性肿瘤的恶液质表现，重要脏器如心、肺、肝、肾功能是否正常。

6. 检查报告了解患者血液学、影像学和病理学检查结果。

7. 评估患者及家属对骨肿瘤的认知、心理状态，家庭及社会对患者支持程度。

8. 注意保护患者隐私，评估时拉起隔帘或关门，及时遮盖，避免受凉。

9. 对评估及观察情况做好记录并反馈处理。

（二）护理措施

1. 术前

（1）向患者及其家属介绍疾病相关知识、治疗，使患者及家属积极配合治疗，减轻心理压力。

（2）患肢局部避免热敷、按摩等刺激，避免肿瘤快速增长。

（3）指导患者床上适应性训练。

（4）正确评估疼痛，给予多模式镇痛护理干预。

（5）保持病房环境安静、整洁，光线适宜，嘱患者限制活动，多卧床休息，防止病理性骨折。

（6）询问患者及家属住院期间有何问题、困难或需求，尽最大努力给予帮助与安慰。

（7）做好术前准备，协助患者完善相关检查。

2. 术后

（1）主动与患者沟通，倾听诉说，及时发现心理需求，发挥家属支持作用，以积极、乐观的心态应对骨肿瘤的治疗。

（2）注意患肢远端血运情况，肢体有无肿胀、色泽及温度的改变，包扎有无过紧，有无神经损伤表现。

（3）动态评估患者疼痛程度、范围及原因，并有针对性地为其采取止痛措施，减轻患者的痛苦。

（4）指导患肢抬高 $10°\sim20°$，利于静脉回流，减轻患者肿胀感。

（5）观察切口渗出和引流情况，保持引流管通畅；观察引流液的颜色、性质和量并记录，及时安慰并处理。

（6）对于截肢患者，积极引导患者接受现实，同时给予放松疗法。加强安全教育，加用护栏，下地时正确使用拐杖。

（7）搬运时动作轻柔，翻身时给予协助，功能锻炼循序渐进，若发生骨折，应局部石膏固定或牵引并做好护理。

（8）注意观察化疗患者的药物不良反应，如胃肠道反应、骨髓抑制、脱发等，给予对症处理，降低不适感。

（9）做好并发症的预防与护理，避免出现静脉血栓、切口感染等并发症，促进功能恢复。

（10）护理操作轻、准、稳，注意保护患者隐私，及时遮挡，注意保暖。

（三）健康指导

1. 评估患者和家属对疾病知识和信息的需求，做好健康教育，及时评估健康教育效果，以保证患者和家属掌握必要的知识。

2. 根据患者自身情况有针对性地进行早期康复锻炼，循序渐进，指导患者进行被动及主动运动。

3. 嘱患者加强营养，适当运动，坚持每日晒太阳。

4. 避免化疗期间感染发生，同时注意安全，定期复查。

（四）延伸护理

1. 评估患者出院时的生理、心理、社会支持系统状况，发放骨肿瘤出院指导，提供科室联系方式及主任门诊时间，详细交代出院后注意事项，确认患者及家属掌握。

2. 定期进行电话随访，了解患者出院后生理、心理、病情转归及自我护理等情况，针对性进行用药、饮食、心理、并发症预防和康复锻炼等指导。

3. 了解患者及家属的就医体验，虚心听取意见和建议，及时改进护理服务工作。

（李伦兰）

第十节 手外科患者关怀性护理

一、手外伤患者一般关怀性护理

（一）评估和观察要点

1. 询问患者受伤时间、原因和部位，病情进展、诊治经过及目前功能影响。

2. 评估患者意识、生命体征，是否伴休克等全身症状。

3. 观察患肢疼痛、功能障碍等情况，注意患肢有无骨折、脱位，有无神经、血管和肌腱损伤等。

4. 评估受伤手部皮肤颜色、温度、运动、出血等情况。

5. 检查报告，X线、MRI、肌电图等结果。

6. 评估患者及家属对手外伤的认知和心理状态，家庭及社会对患者的支持程度。

7. 评估时应用隔帘或屏风遮挡，注意保护患者隐私。

8. 对评估及观察情况做好记录并反馈处理。

（二）护理措施

1. 术前

（1）责任护士主动向患者及其陪伴家属介绍自己，礼貌称呼患者。询问患者有何需求与不适，及时解决患者的问题。

（2）根据出血情况，建立静脉通道及时补液，积极备血，并协助医生做好止血包扎等处理。

（3）通过音乐、聊天等方式转移患者对手术切口疼痛的注意力，给予超前止痛，减轻疼痛所致的烦躁。

（4）给予高热量、高蛋白、高维生素、易消化饮食，提高机体抵抗力。对消瘦、贫血、低血压等全身情况较差者，静脉输注营养物质。

（5）协助患者完善各项检查和手术准备。

2. 术后

（1）耐心倾听患者术后主诉，耐心解答患者疑惑，提供相应帮助，减轻患者焦虑和抑郁情绪。

（2）密切观察患肢末梢血运情况，如皮肤温度、感觉、运动、肿胀及毛细血管充盈时间等。

（3）术后以平卧位为主，禁止患侧卧位，抬高患肢 $10°\sim20°$。根据病情指导下地活动，起立时患肢用前臂吊带或三角巾悬于胸前，减轻肿胀。

（4）观察切口渗出情况，判断有无活动性出血，保持敷料清洁干燥。

（5）可用 60～100 W 烤灯局部照射，距离 40～60 cm，持续照射 3～4 天，改善末梢循环，注意保护患者皮肤，避免烫伤。

（6）石膏固定患者按石膏固定护理，保持关节功能位。

（7）断指（肢）患者，患肢制动，观察再植指（肢）末端及皮瓣血运情况，保持引流通畅，予以抗感染、抗痉挛、抗血栓、补液治疗，促进再植指（肢）及皮瓣尽快成活。

（8）正确评估疼痛因素及程度，给予多模式镇痛护理干预。

（9）给予高热量、高蛋白、低脂肪、高维生素饮食，多吃蔬菜水果。

（10）保持病室安静舒适，温、湿度适宜。进行各种操作时动作轻柔，避免不良刺激。

（11）注意保护患者隐私，及时遮挡，注意保暖。

（三）健康指导

1. 评估患者和家属对手外伤相关知识和信息的需求，做好健康教育，及时评估健康教育效果，以保证患者和家属掌握必要的知识。

2. 指导患者进行手指屈伸、抓握等关节主动、被动训练，逐渐增加活动范围，避免过度活动而引起神经、肌腱损伤。

3. 注意卫生，保持伤口周围皮肤清洁干燥。

4. 定期门诊复查，如有不适及时就诊。

（四）延伸护理

1. 评估患者出院时的生理、心理、社会支持系统状况，发放相应康复资料，内容包括手功能锻炼注意事项、营养指导等，提供科室联系方式及门诊安排，详细交代出院后注意事项，确认患者及家属掌握。

2. 定期进行电话随访，了解患者出院后生理、心理、病情转归及自我护理等情况，针对性进行用药、饮食、心理、并发症预防和康复锻炼等指导。

3. 了解患者及家属的就医体验，虚心听取意见和建议，及时改进护理服务工作。

二、断指（肢）再植患者关怀性护理

（一）评估和观察要点

1. 评估患者年龄和职业，了解受伤时间、原因和部位、病情进展、诊治经过及目前功能影响。

2. 评估患者意识、生命体征，是否伴有休克等全身表现。

3. 观察患指（肢）疼痛、血运和功能障碍等情况。

4. 观察患指（肢）的离断程度，神经、血管、肌腱及骨骼的损伤情况。

5. 评估患者及家属对断指（肢）再植的认知、心理状态，家庭及社会对患者的支持程度。

6. 注意保护患者隐私，评估时拉隔帘或关门，及时遮盖，避免着凉。

7. 对评估及观察情况做好记录并反馈处理。

（二）护理措施

1. 术前

（1）主动介绍身份及职责，耐心倾听患者主诉与感受，询问住院期间的问题、困难或需求，耐心讲解手术流程、麻醉及围术期知识，提供安慰与帮助，减轻患者焦虑紧张情绪。

（2）观察生命体征，建立静脉通道，保持输液通畅。

（3）残端使用无菌纱布加压包扎，观察残端渗出情况，注意有无并发其他损伤，如失血性休克等。

（4）断指（肢）采用干燥冷藏方法保存，用无菌或清洁干燥敷料包裹，放入干净塑料袋，切勿直接与冰块接触，防止冻伤，也勿直接浸泡于任何液体中，以免组织损伤，多指断离应编号保存。

（5）全身营养支持，提高患者手术耐受力。

（6）协助患者做好各项检查和手术准备。

2. 术后

（1）及时巡视病房，主动积极地与患者进行沟通，耐心倾听患者的诉求并帮其解决，对患者进行鼓励安慰，发挥家属支持作用。

（2）观察患者意识和生命体征变化，观察皮肤颜色、知觉、温度、动脉搏动、肢体肿胀程度、运动、疼痛、毛细血管反应等，出现异常及时处理，避免引起患者紧张恐惧。

（3）观察切口渗出情况，及时更换敷料，预防感染。

（4）保证病房整洁、舒适、安静，予以保护性隔离，室温保持 22～25℃，湿度保持 50%～60%。若室温过低可用烤灯，另外，保持局部温度，同时方便观察患指（肢）血运情况，预防灼伤。

（5）注意有无毒血症及急性肾衰竭等并发症发生，观察尿量，准确记录出入量。

（6）嘱患者卧床休息 1～2 周，患肢略高于心脏水平，指端向上，肘关节屈曲适度、制动。避免患肢受压，切忌大幅度翻身、下地或坐起。

（7）遵医嘱予抗痉挛、抗凝、抗感染治疗，定期检查出凝血时间，出现异常及时报告。

（8）正确评估疼痛性质、程度，及时给予多模式镇痛护理干预。

（9）饮食以清淡为主，食用新鲜水果蔬菜，多吃富含蛋白质、维生素、纤维素等食物。

（10）做好并发症的预防、观察及护理。

（11）护理操作时轻、准、稳，注意保护患者隐私，及时遮挡，注意保暖。

（三）健康指导

1. 指导功能锻炼，必要时术后 3～6 个月安装假肢，做好残端护理。

2. 注意患肢保暖，促进血液循环，防止冻伤。

3. 保持无烟环境，避免尼古丁使小血管痉挛缺血致再植指（肢）坏死。

4. 定期门诊复查，有不适及时就诊。

（四）延伸护理

1. 评估患者出院时的生理、心理、社会支持系统状况，发放断指（肢）再植出院指导，提供科室联系方式及主任门诊时间，详细交代出院后注意事项，确认患者及家属掌握。

2. 定期进行电话随访，了解患者出院后生理、心理、病情转归及自我护理等情况，针对性进行用药、饮食、心理、并发症预防和康复锻炼等指导。

3. 了解患者及家属的就医体验，虚心听取意见和建议，及时改进护理服务工作。

三、手部肌腱、血管神经损伤患者关怀性护理

（一）评估和观察要点

1. 评估患者意识和生命体征。

2. 询问患者受伤时间、原因、部位、性质，病情进展、诊治经过。

3. 观察患肢疼痛、肌力、血运及功能障碍情况。

4. 评估患者及家属对疾病的认知和期望，家庭及社会对患者的支持程度。

5. 评估受伤手的感觉、运动和血运，注意患肢有无骨折、脱位，有无神经、血管和韧带损伤等。

6. 检查报告了解 MRI、肌电图、多普勒血流仪、皮温检测仪检查结果。

7. 注意保护患者隐私，评估时用隔帘或屏风遮挡患者，体现人文关怀。

8. 对评估及观察情况做好记录并反馈处理。

（二）护理措施

1. 术前

（1）责任护士主动向患者及其陪伴家属介绍自己，礼貌称呼患者。

（2）手部肌腱、血管神经损伤后，相应关节活动功能丧失，患者往往会产生焦虑、恐惧心理，应及时与患者及家属沟通处理，安抚患者情绪，取得患者及家属信任，促使积极配合治疗。

（3）密切观察患者病情变化，有失血性休克症状，立即建立静脉通道，通知医生进行包扎止血，紧急进行术前准备。

（4）向患者及家属讲解术后疼痛的原因、规律、持续时间及处理措施，正确评估疼痛，及时给予多模式镇痛护理干预。给予高热量、高蛋白、高维生素、含钙丰富饮食，对消瘦、贫血、低血压等全身情况较差者，静脉输注营养物质。

（5）协助患者进行各项检查，做好术前准备。

2. 术后

（1）主动巡视患者，询问并关心患者，帮助患者保持乐观情绪，避免紧张、焦虑等负性情绪，及时解决患者的问题。

（2）观察患者生命体征、患肢末梢血液循环，观察敷料是否包扎过紧，观察切口渗出情况，保持局部清洁干燥。

（3）对血管吻合的患者应注意观察末梢血运、感觉恢复等，神经吻合应注意观察神经功能恢复情况、指端是否有麻木感、感觉恢复等，注意避免损伤、烫伤及冻伤。

（4）站立或坐位时，将患肢悬吊于胸前；早期对患肢进行按摩、功能锻炼；对患肢进行红外线照射，促进血液循环。

（5）石膏托固定患者，早期行正确有效的主、被动屈曲、伸直练习，掌握活动力度，动作轻柔缓慢，避免疼痛。

（6）抬高患肢，利于静脉回流，减轻肿胀感。

（7）护理操作和辅助患者活动时，动作要尽量轻柔，避免动作粗暴。

（8）鼓励患者进食高热量、高蛋白、富含维生素的食物，增强抵抗力。

（9）注意保护患者隐私，及时遮挡，注意保暖。

（三）健康指导

1. 评估患者和家属对疾病相关知识和信息的需求，做好健康教育，及时评估健康教育效果，以保证患者和家属掌握必要的知识。

2. 指导手的被动、主动活动功能锻炼，注意力度和活动范围适宜。功能锻炼时机和频次根据患者术后具体情况而定。

3. 进食高热量、高钙、高维生素饮食。

4. 术后1、3、6个月门诊复查，有不适随时就诊。

（四）延伸护理

1. 评估患者出院时的生理、心理、社会支持系统状况，发放手部肌腱、血管神经损伤出院指导，提供科室联系方式及主任门诊时间，详细交代出院后注意事项，确认患者及家属掌握。

2. 定期进行电话随访，了解患者出院后生理、心理、病情转归及自我护理等情况，针对性进行用药、饮食、心理、并发症预防和康复锻炼等指导。

3. 了解患者及家属的就医体验，虚心听取意见和建议，及时改进护理服务工作。

（李伦兰）

第十一节　泌尿外科患者关怀性护理

一、膀胱肿瘤患者关怀性护理

（一）评估和观察要点

1. 了解患者的情绪、患者对疾病的认识程度、患者是否适应尿流改道术后造口排尿的生活习惯，评估家庭支持系统。

2. 评估患者生命体征、全身症状及营养状况。

3. 了解患者饮食喜好及生活习惯，询问患者既往史、家族史、过敏史及基础疾病，积极治疗基础疾病。询问有无口服抗凝药物。

4、了解患者是否有长期接触芳香族类的工种，如染料、皮革、橡胶、油漆工等。

5. 评估患者排尿情况：有无血尿、血尿的持续时间；有无出现无痛性、间歇性、全程肉眼血尿的典型症状；有无膀胱刺激症状：尿频、尿急、尿痛；有无排尿困难或尿潴留等。

6. 评估伴随症状：有无出现下腹部及会阴区疼痛、下肢水肿、尿潴留、体重减轻、恶心呕吐、发热等症状。

7. 了解患者既往复查情况及膀胱灌注效果。

8. 查阅检查报告：了解患者尿常规、尿液脱落细胞学检查、血液指标、B超、膀胱镜及活检、CT或MRI等检查结果。

9. 实施各项评估时，非单人间拉隔帘，单人间关门，保护患者隐私。

10. 询问患者及其家属住院期间有何问题、困难或需求。

11. 对评估情况进行记录，及时答复或解决能够解决的问题。

（二）护理措施

1. 术前

（1）责任护士主动向患者及其陪伴家属介绍自己，尊重患者，使用尊称；每日问候患者，倾听患者的需求及主诉，给患者提供帮助。

（2）保持房间清静和空气清新，温度和湿度适宜，物品布置合理。

（3）手术前要耐心向患者讲解膀胱造口的原理及相关知识，对患者进行心理疏导；与患者家属进行良好沟通，鼓励家属给予患者良好的家庭支持。

（4）全膀胱手术患者饮食准备：术前由无渣半流食过渡到双份流质饮食各一天，减少肠道中的有形成分。

（5）全膀胱手术患者肠道准备：该手术需由回肠或乙状结肠代替膀胱收集尿液，因此术前需进行肠道准备，术前口服泻药，术前一天及术日清晨进行清洁灌肠，防止术中、术后污染，增加医院感染机会。灌肠或口服泻药后护士主动关注患者的排便情况，有问题及时与医生进行沟通处理。女患者术前晚及术日清晨进行阴道擦洗。

（6）全膀胱手术患者自身准备：术前穿着抗血栓弹力袜至手术室，直至术后，预防下肢血栓的形成。

（7）安排私人谈话的空间，倾听患者对手术的内心反应与感受，评估患者和家属对疾病相关信息的知晓度，以及对尿流改道手术的接受程度。利用图片资料向患者详细讲述手术过程，展示造口袋以及护理过程，教会患者如何更换造口袋，并传授一些小诀窍，整个过程让家人共同参与，使家人对造口手术有一个完整的认识，便于今后协助患者进行护理，以及给予患者更好的理解和支持，帮助患者的身心康复。

（8）术前取下义齿、眼镜、发卡，饰品、手表及贵重物品，交给家属保管。

（9）播放术前准备的视频，内容包括饮食准备、肠道准备、自身准备、手术室环境介绍等，让患者加深对术前准备要求及对手术的认识，缓解紧张和焦虑情绪。

2. 全膀胱切除术后

（1）围术期严密监测患者意识、生命体征变化，观察切口渗出及各类导管引流液的色、质、量并准确记录。

（2）评估患者疼痛部位、程度、性质、持续时间，根据疼痛程度给予及时、正确的止痛措施，重视患者的疼痛诉求。

（3）饮食护理：肛门排气后可少量饮水，进清淡流食，即无渣、无油饮食，如米汤、果汁、菜汁等；10天后进食营养丰富、易消化的半流食，如馄饨、面片、骨头汤、鱼汤、鸡蛋糕等，渐渐过渡到高热量、优质蛋白、高碳水化合物的普通饮食。

（4）单 J 管护理：回肠膀胱术后，留置单 J 管并通过造口引出，有利于引流尿液，防止引起感染。如无异常，术后 7～10 天拔管。每日需观察单 J 管是否通畅，有堵塞时可低压冲洗或者负压抽吸。

（5）PASMA 管护理：腹膜外手术常放置 PASMA 管，目的是使肠管塑形，引流肠黏液，PASMA 管从造口插入，引出尿液、肠液，管道阻塞时可用生理盐水冲洗，每次＜100 ml，避免冲洗量过大影响造口创面及吻合口愈合。

（6）耻骨后引流管护理：保持耻骨后引流管呈负压状态，以有效引流，防止耻骨后感染，帮助切口愈合，24 小时引流量小于 20 ml 可拔管，若引流量较多，可带导管出院。

（7）导尿管护理：原位新膀胱者，需严格保持导尿管通畅，术后 5 天开始行碳酸氢钠低压冲洗，每日两次，以防止肠黏液堵塞，引起吻合口漏。

（8）输尿管导管护理：用于原位新膀胱者临时尿液改道，两周左右逐渐过渡至使用新膀胱后拔除，期间需严格保持两侧导管的通畅，并准确记录尿量。

（9）造口护理：评估造口的性状、高度及血运情况，保持造口及周围皮肤清洁；每天清洗造口表面，去除肠黏液，避免用力过度而引起造口出血。

（10）评估患者对造口的心理认知与接纳程度，责任护士主动介绍造口的护理知识，如造口袋类型及使用方法、如何正确更换造口袋、造口处皮肤黏膜可能出现的异常情况及保护措施，帮助并指导患者及家属逐步接纳并参与造口的护理。

（11）主动巡视，关注患者住院期间的心理、情绪变化，多倾听患者的倾诉，给予陪伴和安慰。逐步解除患者对造口的陌生、恐惧、不安、焦虑等负性情绪。

（12）各项操作中保护患者隐私；注意遮盖，避免患者受凉。

3. 经尿道膀胱肿瘤电切术（TUR-BT）术后

（1）保持膀胱冲洗通畅：术后立即连接三腔导尿管进行持续膀胱冲洗。根据冲洗液的颜色调整冲洗速度，防止血块堵塞尿管。术后第 1 天，如冲洗液颜色澄清、无出血，可停止膀胱冲洗。

（2）疼痛的观察与处理：患者有强烈的便意与尿意，疼痛难忍，尿液不自主地从尿道口溢出时，首先要保持导管通畅，如有血块堵塞，应及时加压冲洗。如出血少，冲洗速度不宜过快，根据医嘱及时给予止痛剂以缓解症状。同时，做好心理护理，使患者了解痉挛发生的原因，创造舒适、安静的病房环境，减少刺激，以缓解患者紧张的情绪，减少痉挛的发生。

（3）术后根据医嘱给予化疗，即自膀胱内灌洗化疗药物。灌洗前需排空膀胱，尽量少饮水，灌洗液需在膀胱内保留 2 小时，且每 20 分钟更换一次体位，使药物能与膀胱四壁接触。膀胱灌注后嘱患者多饮水，促进化疗药物的代谢。

（三）健康指导

1. 饮食指导　以易消化和高营养饮食为主，适当补充水果、蔬菜及粗纤维食物，保持大便通畅、不费力；如出现便秘，可适当服用缓泻药物。忌烟酒、咖啡、辛辣等刺激性食物；多饮水，每天至少

2000 ml 水（包括饮料和水果），多进富含维生素 C 的食物。

2. 注意事项　避免引起腹压增加的活动（如大便用力、剧烈咳嗽及用力坐起等）。禁止吸烟，避免染发，避免接触燃料、苯等有机物、石油化工产品等高风险致病物质。

3. 鼓励造口患者适应新的排便方式。责任护士向患者介绍造口及并发症相关知识、相应的处理办法。耐心与患者交流，包括口头讲解、操作示范及观看相关音像视频等，鼓励、指导家属参与造口护理，解除焦虑情绪。告知患者若出现自己无法解决的造口问题，及时至造口门诊就诊。

4. 用药指导　TUR-BT 术后遵医嘱服用抗生素一周左右。出院后遵医嘱行膀胱灌注化疗。术后常规避免服用抗凝药物一周，如病情需要，则按医嘱服用。

5. 指导患者定期复查，行化疗和放疗并监测其不良作用。

6. 提供心理支持　对于不同类型的患者给予针对性的心理支持。对造口患者使其能正确认识造口，从心理真正接受造口；对化疗患者向其说明可能出现的不良反应和预防措施，减轻对化疗的畏惧感，增强其信心，积极配合。

7. 提供出院后各项护理的书面及视频指导材料。

8. 随访与门诊　术后两周需来院随访。定期随诊，全膀胱切除术后一般 2 年内，3 个月复查 1 次，2～5 年每半年复查 1 次，一旦发现异常及时就诊。输尿管皮肤造口患者 3 个月更换输尿管导管 1 次。TUR-BT 术后需定期门诊随访。术后 3 个月、6 个月、1 年需做膀胱镜检查，以便早发现、早治疗。

（四）延伸护理

1. 在患者出院前制订个性化的出院健康处方，告知患者出院注意事项，预约拆线与拔除引流管的时间，减少患者等待。

2. 关注患者病理报告，及时通知患者，告知患者及时复诊，制订诊疗计划。

3. 出院后定期电话或微信回访患者，及时了解患者出院后生理、心理、病情转归及自我护理等情况，医护人员应对其问题进行针对性指导。

4. 建立信息平台，建立疾病微信群，发送膀胱肿瘤治疗的新进展、新技术以及造口护理相关知识。

5. 可定期组织造口患者联谊会，由患者、家属及社会志愿者共同参与，加强社会支持，提高造口患者术后适应能力，改善患者的生活质量及心理负担。

6. 了解患者对护理服务的感受，虚心听取患者的意见和建议，改进相关护理服务。

二、泌尿结石患者关怀性护理

（一）评估和观察要点

1. 了解患者对疾病的认知情况、对手术的认知程度及遵医行为的执行情况。

2. 评估患者生命体征、全身症状及营养状况。

3. 评估患者饮食、饮水情况，了解患者病程、职业、饮食结构、饮水习惯，了解有无既往史、过敏史、手术史、家族史。

4. 评估患者有无疼痛，疼痛的位置、性质、频率、持续的时间等。

5. 了解患者每日排尿的色、质、量，有无血尿、尿频、尿急、尿痛、夜尿增多、排尿困难等情况。

6. 评估患者有无留置导尿管、D-J 管、肾造瘘管等。

7. 评估既往结石治疗情况及效果。

8. 查阅检查报告　如尿常规、尿培养、肾 CT 检查等报告。

9. 实施各项评估时，非单人间拉隔帘，单人间关门，保护患者隐私。

10. 询问患者及其家属住院期间有何问题、困难或需求。

11. 对评估情况进行记录，及时答复或解决能够解决的问题。

（二）护理措施

1. 术前

（1）保持病房适当的湿度及温度，定时通风换气，避免嘈杂。

（2）巡视病房时动作要轻，护理操作集中进行，治疗活动尽量安排在白天，避免夜间影响患者睡眠。

（3）讲解手术方式，让患者及家属了解病情与治疗方式，减轻患者焦虑和恐惧情绪。耐心解答患者疑问等。

（4）评估患者全身状况、有无尿路感染，若有异常报告，及时通知医生予以处理。如泌尿系统有感染，术前遵医嘱予以抗生素控制感染，必要时调整手术时间与方案。

（5）术前或术日晨，行腹部 X 线片及 CT 检查，确定结石的大小、位置。

（6）及时倾听患者主诉，加强沟通，掌握其心理状态，并给予个体化心理疏导。指导患者通过音乐疗法、深呼吸和阅读等方式放松情绪。

（7）术前取下义齿、眼镜、发卡，饰品、手表及贵重物品交家属保管。

2. 术后

泌尿系结石手术方式有经尿道输尿管镜取石术（TUL）、经皮肾镜取石术（PCNL）、超细经皮肾镜碎石术（UMP）

（1）卧位护理：术后平卧 6 小时后即可取半坐卧位，鼓励早期下床适度活动，以利机体康复；避免活动不当（如过度弯腰、突然下蹲）引起 D-J 管滑脱或上下移位。

（2）饮食护理：根据患者手术方式和胃肠功能恢复情况，尽早指导患者少量多餐进食易消化的食物；指导患者术后建立良好的饮水习惯，保证每日饮水量在 3000 ml 左右。依据结石成分分析结果，调整饮食结构，维持机体正常的营养水平，避免禁忌食物，以防结石复发。

（3）引流管护理：做好二次固定，保持引流通畅，防止逆流，非必要时避免冲洗。观察引流液的色、质、量并做好记录。留置导尿管患者，观察尿道口有无分泌物，每日两次会阴护理。

（4）肾造瘘管护理：如患者实施的是 PCNL，术后会留置肾造瘘管。

1）保持引流管通畅，不要使其堵塞；发现引流不通畅时，可轻轻挤捏导尿管，使堵塞的管腔变得通畅。

2）术后遵医嘱夹闭肾造瘘管，观察肾造瘘管周围有无肿胀、渗血。

3）妥善固定肾造瘘管，不使其脱落，特别是在睡眠中或翻身时。尤其注意一旦造瘘管脱落，须立即拔除，穿刺口用清洁的纱布按压，切记不可重新插回造瘘管，立即通知医生，予以处理。

4）观察肾造瘘管内引流液的色、质、量；多饮水，每日饮水量大于 2000 ml，以减少血尿发生。

5）肾造瘘管拔除后，在 6～72 小时内有尿液漏出，皮肤造瘘口多在 12 小时内封闭。嘱患者不要仰卧或患侧卧，这两种体位均会增加尿液从瘘口外溢的可能，从而使愈合时间延长；建议取坐位、站立位或健侧卧位。

（5）经常巡视，了解患者疼痛的部位、性质、程度，如伴随体温升高、血压下降等感染性休克体征，应及时与医生沟通，遵医嘱给予抗生素等对症处理。

（6）主动关注患者诉求，鼓励其表达真实的感受；轻度疼痛患者指导其分散注意力，如听轻音乐、深呼吸等以减轻疼痛。

（三）健康指导

1. 饮水指导　多饮水，以温水、苏打水、柠檬水为宜，且注意餐后 2～3 小时及夜间的饮水。天气炎热时，应加强水分摄入。保持每日尿量在 2000 ml 以上。

2. 饮食指导　多食用新鲜蔬果，保证大便通畅。少饮含糖及乙醇的饮料，限制浓茶及咖啡的摄入，可适当饮用果汁。指导患者根据结石成分分析报告选取合理饮食配方。含钙结石者应食用含纤维丰富的食物，限制含钙、草酸成分多的食物，避免大量摄入动物蛋白、精制糖和动物脂肪。浓茶、菠菜、番茄、土豆、芦笋含草酸量高。牛奶、奶制品、豆制品、巧克力、坚果含钙量高。尿酸结石者不宜服用含嘌呤高的食物，如动物内脏。

3. 情绪和休息　指导患者注意劳逸结合，保持心情舒畅。

4. 活动指导　D-J 管置管期间，指导患者定时排空膀胱，避免憋尿。避免性生活、剧烈运动、重体力活动；避免四肢、腰部同时伸展；避免突然下蹲等增加腹压的动作，保持大便通畅，以防止 D-J 管向上或向下移位，脱出输尿管口。

5. 用药指导　遵医嘱合理服用抗生素及排石药物。

6. 自我监测和疾病防护　观察尿液的色、质、量；置 D-J 管期间出现腰背酸痛、血尿（淡红色）、尿道口刺痛感等情况属正常现象，可指导变换体位及大量饮水。若出现发热（T>38.5℃）、肾绞痛、排尿疼痛、尿量减少或无尿及导管滑脱等情况，需及时就诊。

7. 复查随访　定期复诊，观察有无复发、残余结石，根据情况决定再次碎石术或拔除 D-J 管及肾造瘘管。

（四）延伸护理

1. 在患者出院前制订个性化的出院健康处方，告知患者出院注意事项，预约拔管流程及时间，减少患者等待。

2. 关注患者结石分析报告，及时通知患者，并根据结石成分分析结果，给予合理饮食及用药指导。

3. 出院后定期电话或微信回访，及时了解患者病情变化及需求，给予一定的指导意见和建议。

4. 了解患者对护理服务的感受，虚心听取患者的意见和建议，改进相关护理服务。

三、前列腺疾病患者关怀性护理

（一）评估和观察要点

1. 了解患者的情绪、患者对疾病的认识程度及遵医行为的执行情况，评估家庭支持系统。

2. 评估患者生命体征、全身症状及营养状态。

3. 评估患者饮食嗜好及生活习惯，询问患者既往史、家族史、过敏史及基础疾病，积极治疗基础疾病；询问有无口服抗凝药物，根据手术方式遵医嘱停用抗凝药物。

4. 评估患者的排尿情况　有无膀胱颈梗阻症状，如尿流缓慢、尿频、尿急、尿流中断、排尿困难，评估患者有无夜尿增多，评估患者有无留置导尿管等。

5. 良性前列腺增生需评估患者腹部有无胀痛、有无尿路感染。

6. 前列腺肿瘤需评估患者有无局部疼痛或下肢放射性疼痛，有无腰痛及肾积水表现，有无骨转移症状（持续性疼痛、病理性骨折等）。

7. 评估患者对自身疾病及手术后并发症的认知程度，完成疾病相关知识的宣教和术前、术后指导。

8. 查阅检查报告：前列腺特异性抗原指标，经直肠前列腺 B 超；良性前列腺增生患者的尿流率、中段尿报告及尿常规等；前列腺肿瘤患者的前列腺 MRI 增强报告、前列腺穿刺报告、骨扫描报告等。

9. 实施各项评估时，非单人间拉隔帘，单人间关门，保护患隐私。

10. 询问患者及其家属住院期间有何问题、困难或需求。

11. 对评估情况进行记录并及时给予答复或解决能够解决的问题。

（二）护理措施

1. 术前

（1）责任护士主动向患者及其陪伴家属介绍自己，尊重患者，应用尊称；每日问候患者，增加和患者交流的频度，倾听患者的需求及主诉，及时解决患者问题，提高护患信任度。

（2）营造温馨的病房环境，保持病房整齐、清洁、安静，给患者家的温馨，从心理上消除患者的排斥感。

（3）与患者家属进行良好沟通，鼓励家属给予患者良好的家庭支持。

（4）术前向患者及家属介绍成功治疗案例，帮助其树立战胜疾病的信心。

（5）术前加强营养，给予高蛋白、高热量、丰富维生素、易消化的少渣饮食，术前遵医嘱纠正贫血和低蛋白血症。

（6）了解患者病史：患者是否有高血压、糖尿病、冠心病、脑血管疾病等基础疾病，以及患者术前是否行前列腺相关手术：前列腺穿刺术后 4～8 周，钬激光前列腺剜除术（HOLEP）、绿激光前列腺剜除术（GLEP）术后 12 周可行前列腺癌根治术。

（7）药物准备：前列腺癌根治术，若长期口服抗凝药物（如阿司匹林、华法林、波立维、硫酸氢氯吡格雷等）需停药 7～10 天方可进行手术，以降低手术后出血的风险。

（8）术前教会患者正确进行盆底肌相关锻炼的方法，向患者讲明相关锻炼的意义。

（9）术前做好皮肤及肠道准备。

（10）术前取下义齿、眼镜、发卡，饰品、手表及贵重物品交家属保管。

2. 术后

（1）围术期严密监测患者意识、生命体征变化，观察切口渗出及引流情况，准确记录引流管引流液的颜色、性质、量。

（2）膀胱冲洗护理：前列腺癌根治术、HOLEP 及 GLEP 术后常规予以生理盐水持续膀胱冲洗 1 天；为确保冲洗及引流通畅，护士应定期挤捏尿管，防止血块堵塞。冲洗液的冲洗速度一般根据引流液的颜色来调节，如有术后持续血尿，加快冲洗速度，如无效，可通知医生予以膀胱冲洗。

（3）加强留置尿管的护理，严密观察导尿管固定及通畅情况。前列腺癌根治术、HOLEP 及 GLEP 术后常规予以导尿管气囊压迫止血并牵引固定于患者大腿处，嘱其活动时大腿不宜弯曲，以防气囊移位或牵拉力突然改变而诱发出血。

（4）倾听患者有无腹痛、腹胀、尿道口疼痛等不适主诉。正确鉴别是否发生膀胱痉挛；膀胱痉挛较严重时，按医嘱使用解痉药物。

（5）评估患者疼痛部位、程度、性质、持续时间，重视患者的疼痛诉求。教会患者注意力转移法，如播放轻柔和缓的音乐，改变患者对疼痛的过度关注状态，并根据疼痛程度给予及时、正确的止痛措施。

（6）主动巡视患者，询问与倾听患者术后主观感受及观察患者心理反应，及时给予回应与反馈。

（7）去势治疗患者可能会出现生理功能及外部形体特征的改变，护士应以委婉的方式告知，使患者在心理上接受这些可能出现的变化。

（8）各项操作中保护患者隐私；注意遮盖，避免患者受凉。

（三）健康指导

1. 饮食指导　术后多饮水，保证每日尿量 3000 ml 左右（不包括出汗）。大量尿液自然冲洗尿道，保持尿路通畅。3 个月内禁食人参、当归、酒等活血药物及食物，以免引起手术部位出血。如病情需要，术后需在医生的指导下服用抗凝药物。术后以易消化和高营养饮食为主，鼓励患者进食鸡蛋等蛋白质丰富食物，补充蔬菜、水果等含维生素及电解质的食物，以防电解质紊乱。忌吸烟，忌咖啡、辛辣等刺激性的食物。

2. 情绪和休息　适当进行体育锻炼，增强体质，保证心情舒畅，注意劳逸结合，不宜过度运动。

3. 活动指导　3 个月内进行适度活动，避免提重物及骑跨运动，如骑自行车等，以防再出血。3 个月内禁止性生活。

4. 用药指导　术后遵医嘱服用抗生素等。

5. 注意事项 避免腹压增加的动作及行为,如用力大便、剧烈咳嗽及用力坐起等,以防加重阴囊水肿。

6. 自我监测和疾病防护 术后血尿将维持一段时间,多饮水可加速血尿的消失,如遇尿液颜色变血性、量大,立即来院就诊。

7. 术后可能存在一定程度的尿失禁,导尿管拔除后可遵医嘱口服相关药物,以减缓尿失禁;术后1个月可以做提肛运动,具体方法:学会收缩肛门,每次收缩 30 秒,休息 30 秒,循环做 10～20 分钟,每天练习三次。锻炼时不限体位,PCA 术后的尿失禁观察时间 3～6 个月。如症状未改善,可至尿失禁门诊进行治疗。

(四) 延伸护理

1. 责任护士在患者出院前制订个体化的出院健康处方,告知患者出院注意事项,预约拆线与拔除引流管的时间,减少患者等待时间。

2. 出院后定期电话或微信回访患者,告知患者或家属病理结果,及时了解患者出院后生理、心理及病情转归、自我护理及尿失禁等情况,并对其问题进行针对性指导。

3. 建立信息平台,定期发送前列腺肿瘤疾病相关知识及治疗新进展、新技术。

4. 随访与门诊 术后根据病理结果咨询医生是否需要进行进一步治疗,术后定时监测前列腺特异性抗原及睾酮情况,并根据化验结果调整治疗方案。

5. 了解患者对护理服务的感受,虚心听取患者的意见和建议,改进相关护理服务。

(胡德英 吴改平)

第十二节 小儿外科患儿关怀性护理

一、胆道闭锁患儿关怀性护理

(一) 评估和观察要点

1. 评估患儿全身黄疸情况,皮肤、巩膜黄染程度。

2. 患儿围术期需定时取血检查,动态了解病情变化,责任护士需向患儿家属讲解取血的目的,取得家属理解及配合。

3. 评估患儿大、小便颜色,大便是否为陶土色,小便是否为深茶色。

4. 评估患儿腹部情况,触诊是否能摸到肿大的肝及脾,由软变硬;是否有大量腹水,每天测量腹围;腹壁是否有静脉怒张。

5. 评估患儿的营养状况。

6. 评估患儿意识情况,是否出现肝昏迷相关症状。

7. 评估患儿家属的心理状态。

8. 询问患儿及其家属住院期间有何问题、困难或需求。

9. 实施各项评估时,非单人间拉隔帘,单人间关门,保护患儿隐私。

10. 对评估情况进行记录并及时给予答复或解决能够解决的问题。

(二) 护理措施

1. 术前

(1) 责任护士主动向患儿及其家长介绍自己的身份及职责,用患方喜爱的称呼。

(2) 病情观察及护理

1) 观察患儿有无神志淡漠,警惕肝昏迷的发生。

2）术前常规抽血检查：胆道闭锁血清金属蛋白质酶-7（MMP-7）、血常规、血生化（总胆红素、直接胆红素）、血氨、凝血四项、输血前检查、血型＋单特异性抗体筛查、红细胞备血。

3）观察患儿腹部体征，有无腹胀。有腹水的患儿需记录24小时出入量，每日测量腹围1次并记录。

4）观察并记录患儿黄疸程度及部位，观察患儿有无出血倾向，如有无皮下出血点等。

5）观察大、小便颜色有无异常。

6）加强患儿的皮肤护理，保持患儿皮肤清洁干燥，可外涂润肤霜，指导患儿及其家长修剪指甲，避免抓挠皮肤，瘙痒明显者必要时遵医嘱外涂炉甘石洗剂。

7）护肝治疗，遵医嘱口服或静脉输注护肝或退黄的药物，晚期肝功能损伤的患儿要注意液体出入量和电解质的观察。

（3）饮食与营养

1）饮食：100％乳清蛋白水解配方粉（如蔼儿舒、小百肽等），易耐受、易吸收，能量充足，标准冲调能量密度达 100 kcal/100 ml，能够满足疾病状况下患儿的高能量需求。配比要求为1勺配方粉加 30 ml 温开水。

2）有低蛋白血症的患儿应遵医嘱输注人血白蛋白。

（3）术前特殊准备

1）术前必要时遵医嘱静脉输入抗生素。

2）术前晚遵医嘱给予 39～41℃温盐水清洁灌肠。

2. 术后

（1）病情观察及护理

1）吸氧，每分钟 0.5～1 L。

2）持续心电监护，监测患儿血氧饱和度、血压、心率及呼吸变化。

3）保持患儿呼吸道通畅，及时清理患儿呼吸道分泌物，保持室内或温箱湿度在 55％～65％，痰液黏稠者应遵医嘱雾化吸入。

4）加强保暖，新生儿入温箱；新生儿和低体重患儿应预防硬肿症；高热者给予物理降温。

5）禁食期间应严格记录24小时液体出入量，遵医嘱复查生化、血气分析，合理补液，纠正水电解质紊乱。

6）关注患儿肠蠕动恢复情况，观察患儿腹部体征，患儿有无腹胀、腹肌紧张等。

7）肝功能异常患儿恢复进食后应继续记录液体出入量。

8）观察患儿黄疸消退情况，抽血复查胆道闭锁血清金属蛋白质酶-7、血常规、血生化（总胆红素、直接胆红素）、血氨，观察大小便性状，与术前比较有无改变。

9）腹带加压包扎伤口，保持伤口干燥，减少伤口张力；患儿剧烈哭闹，必要时使用镇痛药物。胆瘘患儿应及时换药，避免胆汁浸渍周围皮肤导致皮肤发红、破损。

10）加强患儿皮肤护理，措施同术前。

11）卧床期间做好生活护理，保持环境安静、舒适，减少探视，保证患儿充足的睡眠。

（2）饮食指导：肠蠕动恢复后可以经口进食，100％乳清蛋白水解配方粉，少食多餐，循序渐进。另外，可根据患儿身体发育的需求，指导患儿家长及时为患儿添加辅食，多给予富含维生素、蛋白质的食物，增强患儿的机体免疫力。

（3）体位

1）麻醉清醒后，患儿应取半卧位或低斜坡侧卧位休息。半卧位不仅可以减轻患儿的疼痛，还可以帮助患儿的呼吸更加顺畅，同时也可以防止伤口进一步扩大，影响愈合。

2）加强患儿翻身，促进肠蠕动。

3）病情平稳后可将患儿抱离温箱或下床活动。

4）当患儿术后开始进食时，让患儿保持上身略高的左侧卧位；患儿母亲以右手呈抱喂状态，使患儿头部保持舒适并枕于母亲的右臂，尽量保持患儿的上半身呈高抬的卧位状态，当患儿睡眠时要保持其上身为略高的左侧卧位。

（4）管道护理

1）胃管：术后早期可引流出咖啡色液体，之后引流液逐渐清亮，多为淡黄色、白色泡沫样液体。通常术后 3 天可拔除胃管，留置期间遵医嘱输注止血药、制酸剂及胃黏膜保护剂。

2）部分患儿留置尿管，术后应尽早拔管。

3）腹腔引流管：Kasai 术通常安置腹腔引流管，术后 2 周拔管，拔管前需夹管 1～2 天，观察患儿有无恶心、呕吐、上腹痛、发热、黄疸等不良反应。

（5）主动巡视，询问患儿及家属有何需求，提供相应帮助。

（三）健康指导

1. 评估患儿和家属对疾病相关知识和信息的需求，做好健康教育，及时评估健康教育效果，以保证患儿和家属掌握必要的知识。

2. 加强患儿营养，合理喂养。

3. 注意个人卫生，预防感冒和腹泻。提高患儿抵抗力，避免患儿服用对肝功能有损害的药物。

4. 继续服用利胆、护肝、退黄疸的药物，定期复查肝功能，患儿如有腹胀、黄疸应立即复查。

5. 加强患儿皮肤护理，防抓伤。

6. 加强疾病的宣传，避免患儿错过最佳手术时机，达到早诊断、早治疗。

（四）延伸护理

1. 制作大便颜色对比卡，指导家长观察患儿大便颜色，早发现，早就医。

2. 责任护士定期电话回访，追踪患儿术后恢复情况。

3. 对于胆道闭锁分型不佳的患儿，需实施肝移植，责任护士与患儿家长及时沟通，了解其意愿。

4. 了解患儿及家属对护理服务的感受，虚心听取家属的意见和建议，改进相关护理服务。

二、漏斗胸患儿关怀性护理

（一）评估和观察要点

1. 责任护士主动向患儿及家属介绍自己的身份及职责，介绍管床医生及住院环境，减少其紧张与陌生感。

2. 评估患儿胸骨、肋骨凹陷程度（Haller 指数）。轻者可无明显症状，凹陷严重者可出现心肺受压症状，凹陷最深处可达脊柱，且随着年龄增加，脊柱侧弯率增加。所以要明确凹陷程度，判断有无胸腔脏器压迫等，年长患儿有无脊柱侧弯，胸骨或乳腺有无发育不良。

3. 由于患儿胸腔前后径变短、心肺受压，评估患儿是否出现运动后哮喘、心悸、心前区疼痛等，是否喜静而少动。

4. 评估患儿营养状况，发育情况。

5. 了解患儿是否反复出现呼吸道感染。

6. 指导患儿及家属掌握漏斗胸 Nuss 术后肺功能锻炼的方法。

7. 告知患儿及家属相关检查的必要性，使其理解并配合。

8. 指导购买开胸衣服，讲解术前预防感冒、禁饮食的重要性，询问患儿及家属有何疑问，及时给予答复或解决能够解决的问题。

9. 做好术后疼痛评估及管理。

10. 实施各项评估时，非单人间拉隔帘，单人间关门，保护患儿隐私。

（二）护理措施

1. 术前

（1）病情观察及护理

1) 加强对患儿的呼吸道管理，保持室内空气清洁、流通，防寒保暖，避免感冒，防止交叉感染。

2) 指导患儿进行深呼吸和学习有效咳嗽、排痰的方法，对患儿及家长讲解术后肺部功能训练的重要性，询问患儿及家属有何疑问，及时给予答复或解决能够解决的问题。

3) 协助医生做好呼吸功能评估即肺功能测定，如果健侧肺功能值≤正常值的40％，应在肺功能改善之后再行手术治疗。

4) 查体时非单人间拉隔帘，单人间关门，应注意保护患儿隐私。

（2）饮食与营养：部分患儿因疾病影响心肺功能，造成发育迟缓，体质瘦弱，因此术前要充分评估患儿的营养状况，讲解术前营养支持的重要性及必要性。指导患儿进食易消化、高热量、高蛋白、高维生素饮食。

（3）术前特殊准备：指导并陪伴患儿进行呼吸训练、床上排便训练。

2. 术后

（1）病情观察及护理

1) 观察患儿呼吸状态，注意患儿有无反常呼吸。观察患儿面色、口唇是否红润，有无发绀、呼吸急促等缺氧症状。保持氧气管道的通畅，注意观察患儿的血氧饱和度，保证患儿血氧饱和度在95％以上。

2) 持续心电监护，动态监测患儿生命体征直至病情稳定。及时观察伤口有无渗血，周围有无皮下气肿，若出现伤口渗血或周围皮下气肿等症状应及时汇报医生处理。

3) 观察患儿有无呼吸困难，有无气胸。

4) 在多学科疼痛管理组织（ERAS-PMDT）指导下，遵医嘱常规使用止疼药物，使患儿舒适。

5) 术后应注意观察并记录伤口渗出液的颜色、性质、量；应注意观察敷料是否干燥，少量淡血性或淡黄色液渗出通常无需处理，如渗出液在短时间内浸透敷料或有鲜红色渗出液时，应及时汇报医生并给予相应处理。

（2）呼吸道管理

1) 患儿床旁备吸痰装置。

2) 及时清除口腔及呼吸道分泌物。

3) 鼓励患儿咳嗽、深呼吸，促进患儿肺扩张。可指导患儿吹气球、吹口琴，以促进肺功能的恢复。必要时予以拍背，每两小时1次。遵医嘱行雾化吸入，每天3次。

（3）饮食与营养：患儿麻醉清醒后6小时即可恢复普通饮食，术后患儿多因伤口疼痛影响食欲，应鼓励患儿进食，消瘦的患儿必要时遵医嘱给予氨基酸、脂肪乳等营养支持。

（4）体位及活动

1) 患儿麻醉清醒前，应取枕平卧位。

2) 卧床期间做好生活护理，保持环境安静、舒适，减少探视，保证患者充足的睡眠。

3) 手术后6小时即可协助患儿取半卧位，以利于患儿的呼吸及引流。

4) 患儿术后第1天可下床活动，以半卧位为主。扶患儿坐起或下床活动时应两手托患儿颈背部及臀部，保持患儿背部挺直，避免单独采取牵拉上肢。术后应避免患儿侧卧位休息，以防钢板移位。

（5）胸腔闭式引流管护理：部分患儿安置胸腔闭式引流管，如无特殊情况，通常于术后2～3天拔管。

（6）经常巡视，了解患儿及家属有何需求，提供相应帮助。

（三）健康指导

1. 术后第1天，可训练患儿憋气式吹气球，每天3次，每次5分钟，以增加患儿肺通气。

2. 指导患儿进行有效的咳嗽、排痰。

3. 嘱患儿睡觉时尽量保持仰卧位，勿侧卧。盖被轻薄，衣服不宜过紧，尽量避免胸部负重，以巩固远期疗效。

4. 嘱咐患儿家属，注意防止跌倒等外伤，术后 3 个月内患儿应避免剧烈的体育活动，防止胸部变形。

5. 指导患儿及家属手术 3 个月后需坚持做扩胸运动。

6. 指导家长要及时纠正患儿颈肩部前倾、驼背等不良姿势，指导患儿站立、行走时应抬头挺胸，纠正不良习惯。

7. 告知相关禁忌：①禁止行胸部及上腹部 MRI 检查；②如需进行心脏除颤，将电极板置于前后位置进行心脏除颤；③患儿不能乘坐飞机。

8. 告知患儿及家属应在术后 1 个月、3 个月、6 个月进行复查，根据患儿情况，在医生指导下于 2～4 年后取出钢板。

（四）延伸护理

1. 出院后由责任护士定期电话回访患儿及家属，及时了解患儿出院后生理、心理及病情转归等情况，并对其问题进行针对性指导。

2. 了解患儿及家属对护理服务的感受，虚心听取家属的意见和建议，改进相关护理服务。

三、尿道下裂患儿关怀性护理

（一）评估和观察要点

1. 责任护士主动向患儿及家属介绍自己的身份及职责，介绍管床医生及住院环境，减少其紧张与陌生感。

2. 评估患儿心理，有无因排尿姿势异常产生自卑、回避等不良心理。

3. 了解患儿尿道下裂类型和家长的心理状况。

4. 评估患儿有无膀胱痉挛、疼痛等。

（二）护理措施

1. 术前

（1）病情观察及护理：入院时应评估患儿尿道开口部位、患儿排尿姿势及尿线方向、粗细，如有明显异常，要更加注意保护患儿隐私。

（2）饮食：指导进食普食，饮食中应多添加蔬菜、水果，预防患儿便秘。会阴型尿道下裂手术术前晚指导进流质饮食。

（3）术前特殊准备

1）皮肤准备：清洁手术区域皮肤，有毛发者剃除毛发，动作宜轻柔；阴茎、阴囊处皮肤皱褶较多，细菌数量多，易造成感染，因此，清洁皮肤很重要，术前一周开始，可用 2％的高渗盐水泡洗阴茎，1 次/日，20 分钟/次，以减少术后感染。

2）术前晚行大量不保留灌肠 1 次。

3）年长儿训练床上排便。

4）实施各项操作时，非单人间拉隔帘，单人间关门，保护患儿隐私。

2. 术后

（1）病情观察与护理

1）每 2 小时测量脉搏、呼吸、血压直至患儿麻醉清醒后 6 小时，幼儿术后应注意防误吸。

2）观察患儿龟头的血供情况，注意有无肿胀、青紫或组织坏死，若出现以上症状应及时汇报医生并处理。

3）保持伤口敷料清洁干燥，严密观察伤口有无出血，术后阴茎内裹纱布，外裹弹力绷带，上举位固定，如术后无活动性出血，通常不轻易换药。术后第一次换药宜在术后 3～5 天进行，换药时可提前用生理盐水反复多次滴浸伤口敷料以便轻松去除敷料，减少出血和疼痛。拔除尿管后，给予患儿2%～3%温盐水坐浴，伤口敷料软化后会自行脱落。

4）为避免新的尿道外口和被单摩擦而引起疼痛不适，可使用床上支被架托起被单，遵医嘱使用解痉止痛剂，防止膀胱痉挛。10岁以上患儿，术后常出现不同程度的阴茎勃起，夜间尤甚，可致伤口疼痛，甚至裂开、出血，可遵医嘱睡前预防性给予镇痛药物，或者冰敷会阴部，减少因阴茎勃起而产生的疼痛。

5）指导患儿及家属术后需卧床2周，卧床期间做好生活护理，保持环境安静、舒适，减少探视，保证患儿充足的睡眠。加强皮肤护理，保持皮肤清洁、干燥，定时翻身，避免摩擦受压部位；约束患儿需观察约束肢体循环情况，定时放松解压。

（2）饮食与营养

1）指导患儿及家属术后6小时后可恢复进食，术后当天宜进食清淡易消化食物。

2）术后第1天起，指导进食普食，饮食应以营养丰富、易消化、高纤维食物为主，多食蔬菜、香蕉、红薯等，也可给予蜂蜜水润肠，以预防便秘。

3）鼓励患儿多饮水、多吃水果，日饮水量应达到1000 ml以上，以达到自然冲洗尿道的目的。

（3）体位与活动

1）术后需平卧、双腿外展，休息2周，卧床期间避免频繁更换体位，以减少对尿管的牵拉。

2）指导患儿首次下床时应先在床上坐起30分钟后再逐渐下床活动，防止直立性低血压。

（4）管道护理

1）妥善固定，保持尿管通畅，若患儿出现下腹胀痛且尿袋内长时间无尿液增加，应及时汇报医生给予处理，切勿擅自挤捏尿管。

2）术后剧烈疼痛或留置尿管期间有明显异物感，易导致患儿烦躁，应适当约束患儿四肢，防止患儿"抓管"从而导致管道脱落以及活动过多或碰撞伤口引起出血，约束带使用期间应密切观察患儿是否出现肢体肿胀或其他不适。

3）术后12天左右拔除尿管，拔管当日或第2天患儿即可出院，拔除尿管后应鼓励患儿尽早饮水排尿，观察患儿有无排尿困难、费力、排尿时间明显延长、尿线细、排尿疼痛、尿频、尿急、尿瘘等情况，若出现以上症状应及时汇报医生给予处理。

（5）经常巡视，了解患儿及其家长有何需求，提供相应帮助。

（三）健康指导

1. 保持患儿安静，勿频繁更换体位，翻身时应防止尿管扭曲、脱管。

2. 指导患儿温水坐浴　拔除尿管后即可用2%温盐水坐浴，以消除肿胀，阴茎处伤口敷料待盐水泡软后可自行脱落，切勿强行撕扯。浸泡时间：每次20～30分钟，每天2～3次，2周后复查。

3. 停用静脉输注的抗生素后遵医嘱坚持口服抗生素3天。

4. 日常生活指导　避免阴茎外伤，多饮水。

5. 指导患儿及家属2周后门诊复查，其间患儿如有明显尿线变细、排尿困难、尿频、尿急、尿痛等情况，应及早来院复查处理，成年患者或患儿成年后复诊，向医生咨询性功能等问题。

（四）延伸护理

1. 尿道瘘是尿道下裂术后常见并发症，发病率为15%～30%，部分小瘘口可自愈，未愈者应在术后6个月以上、局部皮肤瘢痕软化后再行手术。因反复手术，家长在心理上会存在焦虑，患儿也会产生恐惧心理，责任护士在电话随访时应重点加强心理疏导，使其树立战胜疾病的信心。

2. 建立工作微信群，由管床医生、责任护士指导家长掌握疾病相关知识点及护理要点，及时沟通，解决问题。

3. 了解患儿及家属对护理服务的感受，虚心听取家属的意见和建议，改进相关护理服务。

四、先天性巨结肠患儿关怀性护理

(一) 评估和观察要点

1. 责任护士主动向患儿及家属介绍自己的身份及职责，介绍管床医生及住院环境，减少患者的紧张与陌生感。

2. 观察患儿腹胀、便秘的情况，检测患儿腹围。

3. 评估患儿营养状况，每周检测体重。饮食：100％乳清蛋白水解配方粉（如蔼儿舒、小百肽等），易耐受、易吸收，且能够帮助改善胃肠屏障障碍功能，能量充足，标准冲调能量密度达 100 kcal/100 ml，能够满足疾病状况下患儿的高能量需求。配比要求：1 勺配方粉加 30 ml 温水。

4. 观察患儿有无呕吐、急性肠梗阻表现。

5. 完善明确诊断先天性巨结肠的三项辅助检查：钡剂灌肠造影、直肠肛门测压、直肠黏膜活检（直肠黏膜乙酰胆碱酶活性增高），向患儿家属讲解检查的目的及注意事项。

6. 肠道准备

(1) 术前 1 周每日行先天性巨结肠灌洗术

1) 保证灌肠环境的舒适、安全：室温保持在 22～24℃，避免患儿灌肠时受凉感冒；灌肠的生理盐水温度在 38～41℃；诊断床要干净、整洁、牢固。

2) 实施清洁灌肠前要根据直肠指诊、肠镜或 X 线钡灌肠造影，了解病变部位的高低、狭窄段长度及肠曲走向，正确估计肛管插入的深度。肛管置入深度一般在 15 cm 以上，以利到达扩张段，灌肠才有效。向家属讲解原因，以取得理解和配合；日常灌洗量（100～300）ml/kg。

3) 选择质地、型号适宜的肛管，肛管头端要光滑柔软，涂石蜡油润滑，减轻插管时给患儿带来的痛苦。

4) 灌肠过程中，以手法轻柔按摩患儿腹部，协助排便。观察患儿的面色、神志，若突发哭闹、腹痛，肛管内有新鲜血流出，或注入液体只进不出，应立刻停止灌肠，请示医生，安排 X 线腹部检查，确诊是否肠穿孔，并与医生一起安抚患儿家属的情绪。

5) 遇到腹胀严重的患儿，先做肛门按摩及指诊，诱导排便、排气，然后以轻柔手法，按肠管方向轻轻旋转插入肛管，并随时调整方向或体位。遇到阻力时不可强力推进，防止医源性结肠穿孔。

6) 对于最初几次灌肠积粪较硬、较多的患儿，可给予 50％硫酸镁 20～30 ml 保留灌肠，以软化粪便。向家属做好解释工作，减轻其焦虑。

7) 灌肠的整个过程中，用通俗易懂的语言与患儿及其家属沟通，一方面使其放松心情，另一方面，了解他（她）们的需求。

8) 根据患儿灌肠的情况，进行饮食指导。

9) 及时评估患儿灌肠的效果，正确填写《巨结肠灌洗记录表》。

(2) 术前口服肠道清洁剂：复方聚乙二醇电解质散（恒康正清）

1) 取恒康正清 1 盒（内含 A、B、C 各 1 小包），将盒内各包粉末一起倒入有刻度的量杯中，加温开水至 1000 ml，搅拌使其全部溶解。

2) 1 盒/日，80～100 ml/(kg·d)。一盒加 1000 ml 温水，4 小时内喝完。

3) 灌肠前期连续喝 3 天，早餐后开始喝，在 1 pm 前喝完（通常 1 pm 后开始灌肠）。

7. 实施各项评估时，非单人间拉隔帘，单人间关门，保护患儿隐私。

(二) 护理措施

1. 术前

(1) 病情观察及护理

1) 观察患儿全身营养状况，每周监测体重。

2) 观察患儿腹部体征、腹胀情况，监测患儿腹围。

3）观察患儿有无呕吐，注意有无急性肠梗阻的表现，必要时应禁饮食，持续胃肠减压。

4）观察并记录大便的颜色、性状及量，注意有无小肠结肠炎。

（2）饮食与营养：根据不同年龄阶段提供适当饮食，原则上应给予高蛋白、高热量、高维生素、易消化、少渣饮食。有贫血者应积极纠正贫血，提高患儿机体抵抗力。

（3）术前特殊准备

1）术前生理盐水灌肠 5~7 天，每天 1 次，配合口服肠道清洁剂，积便太多时，可适当延长灌肠时间。

2）手术前 3 天，遵医嘱静脉输注抗生素。

3）入院后，饮食以 100％乳清蛋白水解配方粉为主，术前禁食 6 小时。

4）术前晚及术晨清洁灌肠。

2. 术后

（1）病情观察及护理

1）持续心电监护，监测患儿血氧饱和度、心率、呼吸及血压的变化，注意观察患儿意识情况、皮肤黏膜颜色及温度、四肢末梢循环等情况，每 1~2 小时巡视记录 1 次直至病情平稳。术后 48 小时内加强生命体征观察。

2）观察患儿腹部体征的变化，肠功能恢复情况。

3）保持伤口敷料清洁干燥，严密观察伤口有无出血、渗液等。指导患儿家属区分伤口正常渗液及伤口出血情况，避免家长产生担心及恐惧的心理。

4）保持引流管通畅，准确记录引流液的颜色、性状及量，及时处理异常情况。

5）观察患儿的大便情况，注意患儿有无便血。做好肛门护理，保持局部皮肤及床单位的清洁、干燥。用温水清洗肛门及周围皮肤，及时去除大便和分泌物。肛门及周围皮肤若出现红肿，可以使用油膏类或溃疡粉外涂，于每次排便后进行。

（2）饮食与营养

1）患儿禁食期间应遵医嘱正确静脉补充水电解质，准确记录 24 小时出入量，保证出入的平衡。

2）肠功能恢复、拔除胃管后可进食 100％乳清蛋白水解配方粉，少食多餐，循序渐进，逐步过渡到半流质及普食。尽可能给予患儿高蛋白、高维生素、高热量饮食。

（3）体位与活动

1）患儿麻醉清醒前，协助去枕平卧位，头偏向一侧。

2）患儿麻醉清醒后可垫枕头，取平卧位。

3）术后第 1 天指导患儿在床上适当活动，以促进肠功能恢复。

（4）管道护理：妥善固定各引流管，观察引流液的颜色、性状、量。拔管时间：胃管术后 2~3 天，尿管术后 2~3 天，腹腔引流管术后 7 天，肛管术后 10 天。

（5）经常巡视，了解患儿及其家长有何需求，提供相应帮助。

（三）健康指导

1. 详细与患儿及家属讲解灌肠的目的及意义，使其理解并配合。

2. 对患儿及家长进行饮食指导，加强患儿营养，合理饮食，减少小肠结肠炎的发生。

3. 注意保护各引流管，防止患儿抓挠或过度翻身导致引流管滑脱。

4. 指导患儿家长掌握正确的肛周皮肤护理的方法。

5. 指导患儿家长注意观察患儿大便情况，术后养成良好排便习惯，保持大便通畅。指导家长正确记录《先天性巨结肠随访手册》，预防感冒，如有小肠结肠炎应及时治疗。

6. 指导患儿家长应定期门诊复查，如有吻合口狭窄要进行扩肛治疗。

（四）延伸护理

1. 评估患儿和家属对疾病相关知识和信息的需求，做好健康教育，及时评估健康教育效果，以保证患儿和家属掌握必要的知识。

2. 指导患儿家长对巨结肠术后并发症的观察，发现问题及时处理。

3. 建立信息平台，由管床医生、责任护士指导家长掌握疾病相关知识点及护理要点，及时沟通，解决问题。

5. 了解患儿及家属对护理服务的感受，虚心听取家属的意见和建议，改进相关护理服务。

（胡德英　殷　睿）

第十三节　烧伤科患者关怀性护理

一、烧伤科患者一般关怀性护理

（一）入院一般护理

1. 预防感染　患者入院时，值班护士协助医师进行创面清洗消毒、卫生处置（更衣、更鞋、修剪指甲，必要时理发）后方可进入病房。

2. 要求病室室温 22～28℃，湿度 40%～60%。

3. 大面积烧伤患者做好深静脉穿刺置管与护理，保证快速有效地补充血容量。严密观察体温、脉搏、呼吸、血压、血氧饱和度、体温热型变化、尿量、皮肤颜色、末梢循环、有无休克症状、有无呼吸道水肿症状，发现异常及时通知医生，配合抢救。

4. 在护理记录中正确及时记录病情变化、生命体征、出入水量、神志、情绪、食欲、大小便及创面情况。

5. 了解患者心理状况，针对烧伤患者不同时期病情特点、心理状态及思想活动，积极做好心理护理。

6. 遵医嘱落实不同级别护理，安置好患者。

（二）术前一般护理

1. 责任护士每日与患者交流，礼貌称呼患者，主动向患者及其陪伴家属介绍自己的身份及职责；评估患者心理状况，了解患者情绪、心理感受、家庭及社会支持情况。根据患者的心理需求，给予心理支持。

2. 病情观察　严密观察体温、脉搏、呼吸、血氧饱和度、热型变化、尿量、末梢循环、创面渗出等，发现异常时及时通知医生，配合抢救。

3. 落实各项检查、检验　遵医嘱做好血、尿、粪常规、凝血时间、血型及肝、肾、心、肺功能等检查。

4. 遵医嘱鼓励患者摄入营养丰富、易消化食物。

5. 遵医嘱做好术前准备，做好药物过敏试验、备血、肠道准备，备好术中所需物品及药品；了解患者手术台次，确定术前晚患者禁食、禁水时间。

6. 术日晨护理　观察患者生命体征是否正常，女患者是否月经来潮；取下活动性义齿、眼镜、手表、发夹、耳环、项链等饰物，备皮；检查各种检验、检查报告单是否齐全，按医嘱给予麻醉前用药；填写手术联系单，查对手术所需物品，与手术室交接；按手术要求准备麻醉床、氧气及监护仪等用物；停止术前所有医嘱。

（三）术后一般护理

1. 妥善安置患者　将患者平稳搬运至床上，搬运时应保护引流管及输液管，主动与患者交流，安慰患者，了解患者麻醉恢复情况。

2. 与麻醉师交接，观察术后心率、呼吸、血压、血氧饱和度、尿量及输液情况。

3. 全麻术后取去枕仰卧位，头偏向一侧，床边备好麻醉包，四肢适当约束。

4. 病情观察

(1) 观察生命体征：观察患者意识、知觉、体温、脉搏、呼吸、血压、尿量及末梢循环等情况并记录。

(2) 遵医嘱调节补液速度。

(3) 观察伤口有无渗血、渗液、敷料脱落。

(4) 观察术后有无恶心、呕吐、尿潴留及急性呼吸窘迫综合征、弥散性血管内凝血等并发症，如有异常及时汇报医生。

5. 心理护理　创建安静、舒适的病区环境，避免各种不良刺激，缓解患者不良心理反应。经常巡视病房，重视患者需求，动态评估患者的身心状况，做好心理护理。在各种烧伤的愈合过程中，因烧伤深浅程度的不同可出现不同的合并症，如色素沉着、白斑、瘢痕增生、挛缩，导致毁容、肢体畸形和功能障碍，严重影响患者的生活质量和外在形象，使其产生自卑感。责任护士要给予精神上的鼓励和关怀，消除其自卑心理；指导并协助患者进行功能锻炼，结合理疗、体疗、红外线照射等辅助治疗促进康复，使患者最大限度地恢复生活自理能力和自信心。

6. 术后行创面负压治疗，接负压引流管者，妥善固定引流管，保持引流通畅，观察并记录引流液的颜色、性质、量，引流管上应分别注明名称、序号、留置日期，发现异常及时汇报医师。

7. 疼痛护理　动态评估伤口疼痛的性质、程度、持续时间，根据各类疼痛评分法进行有效评分，采取有效的措施，减轻或解除患者疼痛。

8. 生活护理　做好基础护理，预防并发症，非单人间拉隔帘，单人间关门，保护患者隐私。

9. 营养支持　全麻清醒 6 小时后遵医嘱给予流质、半流质、软质或普通饮食，鼓励患者合理进食，保证足够热量、蛋白质和丰富维生素的摄入。

（四）出院护理

1. 告知患者出院后继续抗瘢痕治疗至少 6 个月，并主动进行功能锻炼，定期门诊复查。

2. 做好护患沟通，完成出院护理记录。

3. 办理出院手续。

4. 做好出院患者床单元终末处理。

二、烧伤休克期患者关怀性护理

（一）评估和观察要点

1. 症状体征评估　疼痛、休克（心率＞120 次/分，血压低于正常值，脉搏细速、口渴、烦躁或者精神萎靡，皮肤凉、紫、花斑，少尿或无尿）、寒战、发热。

2. 辅助检查评估　主要辅助检查阳性结果。血生化检查是否有血浆蛋白质和电解质水平异常，血常规、血糖、肝、肾功能、血气有无异常，影像学检查、心电图有无异常发现。

3. 评估患者心理状况，了解患者情绪、心理感受、家庭及社会支持情况。

4. 并发症评估

(1) 急性喉头水肿：声音嘶哑，刺激性咳嗽、咳痰，喉部异物感，鼻毛烧焦，口腔、鼻腔黏膜烧坏，呼吸费力，血氧饱和度下降。

(2) 低血容量性休克：尿量减少、烦躁不安、心率加快、皮肤凉、紫、花斑。

(3) 脑水肿：早期表现为嗜睡、反应迟钝、恶心呕吐等，后期双侧瞳孔不等大，小儿表现为肌肉抽搐、高热。

(4) 肺水肿：呼吸增快、呼吸困难、胸前紧迫感、阵咳、咳大量粉红色泡沫痰。

（5）成人呼吸窘迫综合征：呼吸频率大于 30 次/分、血氧饱和度下降。

（二）护理措施

1. 按烧伤科患者一般关怀性护理。

2. 护士需沉着冷静进行抢救，严密观察患者的情绪变化，迅速建立静脉通道，告诉患者已安全住进医院，医护人员会全力抢救，消除患者紧张恐惧心理，积极配合治疗和护理。

3. 快速输入液体，补充血容量，确保输液通畅，根据 24 小时补液总量及病情需要，合理安排补液，做到晶体液、胶体液交替输入，水分平均输入。

4. 严密观察体温、脉搏、呼吸、血压、神志、尿量、尿色的改变，观察末梢循环、烦渴症状有无改善，耐心倾听患者主诉，鼓励患者如有口渴、疼痛、畏寒、喉头异物感、呼吸费力等感觉时，及时诉说。对患者态度和蔼，给予真诚的安慰。

5. 有头、面、颈部烧伤，吸入性损伤未行气管切开者需床头抬高，密切观察呼吸、血氧饱和度情况，准备好气管切开用物。

6. 遵医嘱给予鼻导管吸氧，3～5 L/min。

7. 留置导尿，根据医嘱准确记录每小时出入水量或者 24 小时尿量，观察每小时尿的色、质、量，有血红蛋白尿和沉淀出现应立即通知医师，及时处理，防止急性肾小管坏死。在导尿管畅通的情况下，成人尿量应大于 30 ml/h，儿童大于 15 ml/h，婴幼儿 10 ml/h 左右。

8. 注意保护创面，四肢适当约束，保持创面干燥，避免污染。

9. 如患者烦躁，及时汇报医师，检查原因，有无呼吸道吸入性损伤。如为血容量不足引起，加快补液速度。

10. 对有心力衰竭、呼吸道烧伤的患者，或老年人或小儿患者，须特别注意补液速度，勿过快，必要时用输液泵控制滴速，防止短时间内大量水分输入。口、鼻腔或气管套管内有大量泡沫样痰，呼吸困难，血氧饱和度下降，要警惕肺水肿的发生。

11. 高热、昏迷、抽搐多见于小儿，尤其有头面部深度烧伤者，要加强观察，及时处理。

12. 责任护士每日与患者交流，礼貌称呼患者，主动向患者及其陪伴家属介绍自己的身份及职责；与患者家属进行良好沟通，鼓励家属给予患者良好的家庭支持。

（三）健康指导

1. 患者休克期，如有休克症状时暂禁食，生命体征平稳后早期进食，从口服电解质液开始，逐步向流质、半流质到软食过渡，待病情允许时鼓励患者进食高热量、高蛋白、高维生素饮食。

2. 密切观察病情变化，发现有消化道症状如恶心、呕吐、腹胀等时，要暂停进食，必要时予胃肠减压。

3. 除一日三餐外，可根据全身营养状况，餐间给予牛奶、鸡蛋、豆浆、水果等，尽可能做到少食多餐。

4. 对于进食困难（口唇、口腔黏膜烧伤）、食欲差、昏迷者，根据医嘱给予鼻饲，分次少量慢速注入营养液。

5. 保持鼻腔清洁、通畅，及时清除分泌物，喂饭时宜用小汤匙，防止食物或残渣污染创面，每次进食后需做好口腔护理。水肿期床头抬高 30°～45°，患肢抬高 10～30 cm。

6. 耐心向患者解释病情，讲解创面愈合和治疗的过程，鼓励患者安心休息，节省体力，配合医疗和护理。

（四）延伸护理

1. 评估患者出院时的病情、心理、社会支持系统状况，提供科室咨询电话、联系方式和门诊时间，针对性发放并讲解出院指导资料，交代清楚出院后复诊事宜，确认患者及家属掌握。

2. 出院后定期电话回访者，及时了解患者出院后创面愈合、生理、心理及自我护理等情况，并对其问题进行针对性指导。

3. 了解患者对护理服务的感受,虚心听取患者的意见和建议,改进相关护理服务。

三、吸入性损伤患者关怀性护理

(一)评估和观察要点

1. 症状体征评估　评估患者有无声音嘶哑、呼吸费力、刺激性咳嗽、咳痰及喉头异物感等呼吸困难症状。

2. 辅助检查评估　主要辅助检查阳性结果。血生化检查是否有血浆蛋白质和电解质水平异常,血常规、血糖、肝、肾功能有无异常,必要时行血气分析,影像学、心电图检查有无异常发现。

3. 评估患者心理状况,了解患者情绪、心理感受、家庭及社会支持情况。

4. 并发症评估

(1)急性喉头水肿、呼吸道梗阻:声音嘶哑、刺激性咳嗽咳痰、喉部异物感、呼吸费力、血氧饱和度下降、烦躁。

(2)成人呼吸窘迫综合征:呼吸频率大于 30 次/分、血氧饱和度下降。

(二)护理措施

1. 按烧伤科患者一般关怀性护理。

2. 严密观察,防止窒息　轻度的呼吸道烧伤,保持鼻腔,口腔清洁,及时清洁口、鼻腔内的分泌物;中、重度呼吸道烧伤的患者,需做气管切开术。对未行气管切开术的患者要密切观察其是否呼吸费力、急促、声音嘶哑、刺激性咳嗽咳痰、主诉咽喉部有异物感等一系列呼吸困难的症状,及时汇报医师,进行处理。对患者态度和蔼,给予真诚的安慰和劝导。

3. 做好气管切开的术后护理(见气管切开护理)。向患者讲解气管切开手术治疗的重要性和安全性,并消除顾虑、积极合作。

4. 鼓励咳嗽、深呼吸及帮助翻身　鼓励患者咳嗽和深呼吸,它是治疗呼吸道烧伤的重要措施之一。定时帮助患者改变卧位,左、右侧卧,使用翻身床的患者,在翻身俯卧时,加强病情观察。

5. 正确掌握补液量,防止肺水肿　根据医嘱合理安排液体的输入量,力求输液速度均匀,尿量每小时维持在 30～80 ml。观察患者如有咳粉红色泡沫痰,两肺闻及干、湿啰音以及哮鸣音,并有呼吸困难及缺氧表现,则表示患者可能发生肺水肿,应进一步控制输液量。

6. 氧气吸入　每分钟流量为 3～5 L(气管切开患者每分钟流量大于 5 L)。

7. 呼吸机应用　使用呼吸机的患者,气囊需 4 小时放气一次,15 分钟后再充气,如气囊有漏气,须在严密的气道监护下更换套管。

8. 在吸入性呼吸道损伤后的 3～14 天为坏死黏膜脱落阶段,当发生脱落物堵塞呼吸道引起窒息时,应立即行气管内冲洗吸引。

(1)将灭菌生理盐水 5～10 ml 直接注入气管导管内。

(2)当患者呛咳后立即抽吸,每次吸 10～15 秒。

(3)反复冲洗吸引,直接吸出脱落物,但应观察患者耐受程度。

(4)观察患者呼吸有无改善,有无肺不张的症状和体征。

(三)健康指导

1. 48 小时后,在全身情况许可下,鼓励患者采用半坐卧位,以促进水肿消退;有颈部烧伤时,颈部应取过伸位,但气管切开者颈部过伸位容易造成脱管,应注意防范。

2. 对于有吸入性损伤的患者给予翻身、拍背,鼓励患者有效咳嗽,预防肺部并发症。

3. 鼓励患者少量多餐,进食高蛋白、高维生素饮食(如牛奶、鸡蛋、豆浆、藕粉等),少食辛辣、刺激性食物。

4. 保持鼻腔清洁、通畅，及时清除分泌物，喂饭时宜用小汤匙，防止食物或残渣污染创面，每次进食后需做好口腔护理。

5. 请有亲身经历和同样感受的康复者鼓励患者面对现实，配合治疗和护理，树立战胜疾病的信心。

6. 对于痊愈出院的患者，应告知由于肺的顺应性降低、阻力增加，即使愈后没有并发症也要定期行肺功能检查，及时防治，按时来医院复查。

（四）延伸护理

1. 评估患者出院时的病情、心理、社会支持系统状况，提供科室咨询电话、联系方式、门诊时间，针对性发放并讲解出院指导资料，交代清楚出院后复诊事宜，确认患者及家属掌握。

2. 出院后定期电话回访患者，及时了解患者出院后创面愈合、生理、心理及自我护理等情况，并对其问题进行针对性指导。

3. 了解患者对护理服务的感受，虚心听取患者的意见和建议，改进相关护理服务。

四、烧伤感染期患者关怀性护理

（一）评估和观察要点

1. 症状体征评估　评估患者生命体征变化、精神症状、胃肠道症状（如食欲减退、恶心、呕吐、腹胀、腹泻及便血等）、水肿、创面周围红、肿、热、痛情况。

2. 辅助检查评估　主要辅助检查阳性结果。血生化检查是否有血浆蛋白质和电解质水平异常，血常规、血糖、肝、肾功能有无异常，必要时行血气分析，影像学、心电图检查有无异常发现。

3. 评估患者心理状况，了解患者情绪、心理感受、家庭及社会支持情况。

4. 并发症评估

（1）全身感染，如寒战、高热或体温不升。

（2）应激性消化道溃疡：有无呕吐咖啡样物或者呕血、柏油样大便。

（3）多脏器功能障碍综合征：患者出现下列两个及两个以上的器官功能衰竭：肺、肾、肝、胃、心功能不全，凝血功能不全，脑功能不全。

（4）下肢深静脉栓塞：栓塞肢体异常肿胀。

（二）护理措施

1. 按烧伤科患者一般关怀性护理。

2. 责任护士每日与患者交流，礼貌称呼患者，主动向患者及其陪伴家属介绍自己的身份及职责。在治疗护理过程中动作要轻柔，并向患者做好解释工作，争取患者家属的积极配合，激发患者求生的动力和信心。与患者家属进行良好沟通，鼓励家属给予患者良好的家庭支持。

3. 病房环境　保持室内温度恒定，夏季为 $28\sim34℃$，冬季为 $32\sim34℃$，湿度为 $40\%\sim50\%$；保持室内清洁，用含氯消毒液擦洗床头柜、病床、地板，每日 $2\sim3$ 次；室内每日 3 次紫外线循环风消毒，每次 2 小时；保持室内空气流通，每日通风 3 次，每次 30 分钟以上。

4. 熟悉创面脓毒血症的临床表现，严密观察患者的体温、心率、呼吸、尿量、色泽、意识、食欲、舌象、腹胀、腹泻情况、出血倾向、水肿消退等情况。

5. 口腔护理　每天至少 2 次口腔护理，用 2% 洗必泰漱口，每次护理前细致观察舌像和有无真菌感染的症状，有异常及时报告医师，及时处理。发现口腔有白色念珠菌感染时，可用制霉菌素甘油涂擦，每日 3 次。

6. 腹胀时应暂停进食牛奶、糖类等产气食物，密切观察胃肠道蠕动及排气情况，如果腹胀加剧、肠鸣音消失，应禁食，必要时进行胃肠减压；腹泻时注意观察大便的颜色和性质，记录大便次数和总量，大便常规送检，做细菌培养和涂片检查，每次便后用生理盐水清洁肛门及肛周皮肤，肛周有红肿及时用鞣酸软膏涂抹。

7. 患者有精神症状时应注意保持病室安静，光线柔和，不宜太强，尽量减少对患者的刺激；烦躁严重者，根据医嘱给予镇静药物；防止坠床，可置床栏和护架，必要时四肢上约束带。

8. 静脉输液通道的护理　静脉输液管 24 小时更换一次，观察液体滴注是否通畅，导管有无扭曲、受压，连接处有无漏液现象，进针部位有无红肿、疼痛。接头处使用的三通阀或肝素帽，如发现松动或脱落，立即去除，严格消毒后更换新的三通阀或肝素帽。在接头处进行的各项操作如输液、给药及输液泵衔接操作时，严格遵守无菌操作。

9. 做好心理护理、营养护理、基础护理，创造良好的治疗环境，增加机体抵抗力，促进尽早康复。耐心解释病情，向患者讲解创面愈合和治疗的过程，鼓励患者床上翻身、活动，消除其顾虑，使其积极配合医疗护理工作。

10. 认真执行医嘱，确保抗感染治疗措施的落实，并观察治疗效果。

11. 保持创面的清洁、干燥，包扎敷料平整、完好。

12. 按照医嘱定时翻身，避免创面长时受压，避免发生压疮。督促患者床上活动，防止并发症发生。非单人间拉隔帘，单人间关门，保护患者隐私。

13. 严格执行无菌操作，截断细菌的入侵途径。

14. 对有严重意识障碍的患者应予以约束，以防坠床以及其他意外事故的发生。

（三）健康指导

1. 休克期过后可逐步进高蛋白、高热量、高维生素等饮食，如瘦肉、鸡、鱼、虾等，可以多喝汤，多吃新鲜水果、蔬菜，以补充消耗，促进创面愈合。

2. 告知患者勿随意搔抓创面。

3. 讲解床上活动、床上翻身、肢体活动预防并发症的重要性，取得患者合作。

4. 请有亲身经历和同样感受的康复者与患者交流，鼓励患者面对现实，增强生活信念，树立战胜疾病的信心。

（四）延伸护理

1. 评估患者出院时的病情、心理、社会支持系统状况，提供科室咨询电话、联系方式、门诊时间，针对性发放并讲解出院指导资料，交代清楚出院后复诊事宜，确认患者及家属掌握。

2. 出院后定期电话回访患者，及时了解患者出院后创面愈合、生理、心理及自我护理等情况，并对其问题进行针对性指导。

3. 了解患者对护理服务的感受，虚心听取患者的意见和建议，改进相关护理服务。

五、烧伤康复期患者关怀性护理

（一）评估和观察要点

1. 症状评估：评估患者创面情况。

2. 辅助检查评估：主要辅助检查阳性结果。血常规、血糖、肝、肾功能有无异常，影像学检查、心电图有无异常发现。

3. 评估患者心理状况，了解患者情绪、心理感受、家庭及社会支持情况。

4. 并发症评估

（1）瘢痕增生，导致机体畸形和功能障碍。

（2）创面瘙痒或疼痛，反复出现水泡甚至破溃，并发感染，从而形成残余创面。

（二）护理措施

1. 护士向患者和家属讲解功能锻炼的重要性，并制订切实可行的训练计划，尽早指导与协助患者进行功能锻炼，减少因瘢痕增生引起的功能障碍，根据医嘱使用抗疤痕软膏，使用弹力套、弹力衣等。

2. 出现水泡、残余创面，保持局部清洁，根据医嘱使用软膏。

3. 继续加强饮食指导，给予营养支持，增强抗感染能力。

4. 加强护患沟通，鼓励患者正确面对伤后自我形象的改变，树立战胜疾病信心。帮助患者完成角色转换，摆脱依赖心理，参与力所能及的自我照顾活动，早日回归社会。

（三）健康指导

1. 尽早指导与协助患者进行功能锻炼，减少因疤痕增生引起的功能障碍。

2. 早期康复锻炼　烧伤早期应采取舒适体位并维持各部位的功能位置，如颈部烧伤应取轻度过伸位、四肢烧伤应保持在微屈的伸直位、手部固定在半握拳姿势，且手指间以油纱条隔离防止发生粘连；伤口愈合后应尽早下床活动，逐渐进行肢体及关节的活动锻炼。

3. 积极关注康复期患者的心理反应，通过护理知识与技能支持，以提高患者自身的恢复与适应能力，让患者重建自信心，通过指导功能锻炼及防治瘢痕增生，帮助和启发患者进行自我护理。

附：各种关节活动的具体方法如下

颈部：屈曲，伸直，过度伸张，旋转，侧屈。

躯干：脊柱屈曲，脊柱过度伸张，双手抱头进行侧屈、旋转。

肩部：过度伸张，外展内收，横的内收向内向外旋转，提升，降低。

肘部：屈曲，伸直。

前臂：外转，内转。

腕部：伸直，屈曲，过度伸张，尺骨屈曲，桡骨屈曲。

手部：外展，内收，伸直，屈曲。

拇指：外展，内收，碰小指头，伸直。

髋部：伸直，屈曲，过度伸张，外展，内收，向外向内旋转。

膝部：屈曲，伸直。

踝部：足底屈曲，背屈。

脚部：外转，内转，屈曲，伸直，内收，外展。

（四）延伸护理

1. 评估患者出院时的病情、心理、社会支持系统状况，提供科室咨询电话、联系方式、门诊时间，针对性发放并讲解出院指导资料，交代清楚出院后复诊事宜，确认患者及家属掌握。

2. 出院后定期电话回访患者，及时了解患者出院后创面愈合、生理、心理及自我护理等情况，并对其问题进行针对性指导。

3. 了解患者对护理服务的感受，虚心听取患者的意见和建议，改进相关护理服务。

六、化学灼伤患者急救关怀性护理

（一）评估和观察要点

1. 严密观察生命体征，尤其是尿量、尿色、尿比重的改变，及时发现病情变化及继发性脏器损伤。

2. 评估化学物质的性质，选择合适的创面冲洗液。

3. 观察有无眼、耳、口、鼻等部位的损伤。

4. 评估患者心理状况，了解患者情绪、心理感受、家庭及社会支持情况。

（二）护理措施

1. 责任护士主动向患者及其陪护家属介绍自己的身份及职责，礼貌称呼患者。

2. 创面立即用大量流动水冲洗，水流量要大，时间要足够长，以去除并稀释致伤的化学物质，防止化学物质继续对皮肤损伤（石灰灼伤除外）和经皮肤吸收引起中毒。冲洗时间可按具体情况而定，一般为 30～60 分钟。如有水疱，可保持皮肤完整性，对较大的水疱，在无菌条件下可做低位穿刺引流。局部及全身应用抗生素，控制感染，保持创面清洁，促进创面愈合。

3. 饮食护理

（1）烧伤早期宜给予清淡、易消化的食物，流质饮食应选择有清热、利尿、解毒功能的食物，如梨汁、藕汁、西瓜汁、绿豆汤、百合汤、橘子汁等，同时可补充一部分要素饮食，以增加各种元素的摄入。根据患者消化吸收情况，以后逐渐增加牛奶、蒸嫩蛋、菜沫、肉沫、面片、面条、玉米粥、牛奶水泡蛋等。

（2）恢复期要求高热量、高蛋白的饮食，应尽量选择营养价值高、质量好、易消化吸收的食物，如牛奶、鸡蛋、鱼类、虾类、瘦肉、鸡肉等。饮食中多增加不饱和脂肪酸，如豆油、芝麻油、菜油等。选择含磷脂丰富的食物，如蛋黄、豆制品等预防脂肪肝，饱和脂肪酸不宜过多。应少食多餐，使患者胃肠能够容纳而不宜过饱为限，以保障胃肠道消化功能。

4. 头面部灼伤时要注意眼、耳、鼻、口腔内的冲洗，再用抗生素类药物如 0.25% 氯霉素、0.5% 金霉素等对症处理。特别是眼，应首先冲洗，冲洗时必须注意有无化学物质溅入眼内，如有眼睑痉挛、流泪、结合膜充血、角膜上皮肿胀、角膜混浊、前房混浊等症状时，应持续用生理盐水冲洗，并按医嘱，给予其他药物治疗。

5. 根据不同化学物质灼伤的特点，对症护理　酸烧伤用 2% 碳酸氢钠溶液冲洗，碱烧伤时用 3% 硼酸溶液冲洗，对于不溶于水的物质，冲洗时用纱布做轻柔的机械擦洗，或用镊子小心地取掉残留物，保持创面清洁干净。

6. 对患儿及意识不清者可采取制动措施，以保护好初愈的创面，防止被抓破，造成感染或遗留烧伤瘢痕。

7. 经常巡视病房，重视患者需求，动态评估患者的身心状况，做好心理护理。多与患者交谈，适当心理疏导；采用正向鼓励、倾听等沟通技巧，鼓励并接受患者对积极情绪和消极情绪的表达，分享感受；帮助患者保持乐观情绪，避免紧张、焦虑等负性情绪；倾听患者对治疗的反应与感受，及时解决患者存在的问题。

8. 各项操作中保护患者隐私；注意遮盖，避免患者受凉。

（三）健康指导

1. 向患者讲解关于化学烧伤的急救知识，使患者能够在第一时间进行常规自救。

2. 告诉患者在日常生活或工作中，接触化学制剂时要按要求穿戴防护口罩、衣服、手套，防止再次造成化学烧伤及中毒。

3. 对于烧伤创面已愈合将要出院的患者，告诉患者保持创面皮肤的清洁，避免搔抓。

（四）延伸护理

1. 评估患者出院时的病情、心理、社会支持系统状况，提供科室咨询电话、联系方式、门诊时间，针对性发放并讲解出院指导资料，交代清楚出院后复诊事宜，确认患者及家属掌握。

2. 出院后定期电话回访患者，及时了解患者出院后创面愈合、生理、心理及自我护理等情况，并对其问题进行针对性指导。

3. 了解患者对护理服务的感受，虚心听取患者的意见和建议，改进相关护理服务。

七、电击伤患者关怀性护理

（一）评估和观察要点

1. 密切监测患者的病情变化，胸、背部电烧伤者注意患者有无腹痛，防止胃、胆囊、膀胱坏死穿孔的发生，颅骨受伤者常可并发白内障和视神经萎缩，应注意患者的视力，加强对创面的封闭，预防脑脓疡及脑脊液漏的发生。

2. 休克期护理观察同一般烧伤。对严重电击伤患者，休克期尿量要求每小时大于 80 ml，并严密观察肌红蛋白尿、血红蛋白尿，发现尿量、尿色异常应及时通知医师处理，避免引起急性肾衰竭。

3. 严密观察电击伤后继发性出血。

（1）电烧伤后由于组织损伤严重，肌肉坏死广泛，感染迅速凶猛，易产生气性坏疽和破伤风。应及时注射破伤风抗毒素预防，发现有气性坏疽时要严密隔离并彻底清除坏死组织，及时应用有效抗生素，如有条件可用高压氧治疗。

（2）关注患者心理：电击伤患者的心理状态很复杂，早期怕痛，表现为烦躁，或抑郁；后期怕残、怕危及生命，情绪低落，以及对术后的生活、婚姻及家庭等一系列问题产生悲观情绪。

（二）护理措施

1. 责任护士主动向患者及其陪护家属介绍自己的身份及职责，礼貌称呼患者。

2. 保暖 要求室温冬天维持在 30～32℃，夏天维持在 28～30℃。

3. 呼吸道管理 对有呼吸道损伤的患者应保持鼻腔、口腔清洁，呼吸道通畅，严密观察患者的通气、呼吸频率、呼吸深度、有无发绀等情况。如出现呼吸困难，应及时给予吸氧、心电监护，必要时行气管插管或气管切开术，同时要及时向医师汇报患者病情变化，给予对症处理。

4. 早期创面护理 早期创面不宜包扎，应采用暴露疗法，观察创面情况，肢体水肿程度、循环及皮肤颜色的变化情况，抬高患肢。如肢体肿胀严重，应及时报告医师，尽早切开减压，以改善肢体远端的血液循环，尽量挽救肢体。搬动受伤肢体时应轻慢，尽可能平行移动。

5. 严密观察电击伤后继发性出血

（1）床边备止血带，准备好静脉切开包及消毒手套和消毒纱布。

（2）加强巡视，特别是在患者用力、哭叫、屏气时容易出血，夜间患者入睡后更应严密观察。

（3）电击伤肢体必须制动，搬动患者时要平行移动，防止因外力引起的出血。

（4）出现大出血，应根据出血部位及时给予正确紧急止血，尽快通知医师。

6. 严密观察受伤肢体远端的血液循环，并抬高患肢。如肢端冷、发绀、充盈差及肿胀严重时，应通知医师早期行焦痂和筋膜切开术，恢复肢体的血液供应，切开后的创面可用碘伏纱布覆盖。观察有无心肌损伤、心率失常等变化。要善于借助患者的体语了解患者的要求，在临床护理中，通过观察患者的表情、动作、手势等了解患者的心理需求及病情变化，协助诊断和治疗。

7. 严密观察神经系统并发症

（1）对电击伤伴短暂昏迷史的患者，临床应严密观察生命体征，观察有无脑水肿、脑出血及脑膨出的征象。

（2）观察有无周围神经（正中神经、桡神经、尺神经）的损伤，以便通知医师及早诊断处理。

8. 防止厌氧菌感染，受伤后应常规注射破伤风抗毒素和类毒素，及长期应用大剂量青霉素（坏死组织彻底清除干净后停用）。应用前应进行药物过敏试验，试验阴性后方可给予。

9. 清除坏死组织和截除坏死肢体时，做好术前、术后护理。

10. 电击伤患者都有不同程度的伤残，要做好患者的心理护理，鼓励患者增强战胜疾病的信心。

11. 做好与家属的沟通，向家属解释病情、治疗经过以及预后，让家属对病情的严重性及预后有所了解，以鼓励和支持患者配合治疗，促进早期康复。

12. 电烧伤患者有不同程度的伤残，要耐心做好心理疏导工作，对患者热情，语言亲切，富有同情感，操作认真，动作敏捷迅速，尽力帮助其摆脱痛苦。耐心讲解治疗方法、治疗过程及效果。

（三）健康指导

1. 饮食指导：患者在受伤初期应多食一些富含纤维的食物，以保持大便通畅。恢复期应鼓励患者多食高蛋白、富含各种维生素、氨基酸的食物和水果，以增加机体抵抗力，尽早使创面修复。

2. 围术期指导：做好围术期的护理宣教。告知患者及家属术前及术后的注意事项，列举成功病例使其建立信心，减轻心理压力，配合手术。

（四）延伸护理

1. 评估患者出院时的病情、心理、社会支持系统状况，提供科室咨询电话、联系方式、门诊时间，针对性发放并讲解出院指导资料，交代清楚出院后复诊事宜，确认患者及家属掌握。

2. 出院后定期电话回访患者，及时了解患者出院后创面愈合、生理、心理及自我护理等情况，并对其问题进行针对性指导。

3. 针对个体情况进行针对性的心理护理。对致残的患者可介绍伤残的补救措施，如安装假肢、整体移植及健肢的功能扩大等。

4. 了解患者对护理服务的感受，虚心听取患者的意见和建议，改进相关护理服务。

八、手热压伤患者关怀性护理

（一）评估和观察要点

1. 评估手部损伤的程度和深度，有无伤及筋膜。
2. 评估手部的功能情况。
3. 观察患肢肿胀、疼痛以及末梢血液循环情况。
4. 评估患者心理状况，了解患者情绪、心理感受、家庭及社会支持情况。

（二）护理措施

1. 责任护士主动向患者及其陪护家属介绍自己的身份及职责，礼貌称呼患者。

2. 向患者和家属介绍手部烧伤的深度、面积、治疗方案等，让其大体了解整个治疗过程，做到心中有数，以取得患者和家属的合作。耐心讲解治疗方法和手术的重要性，消除和减轻其焦虑、紧张心理。

3. 创面护理

（1）早期清创处理：要将皮肤皱纹中的污物清除干净，修剪指甲，同时洗净创面周围正常皮肤。

（2）为了尽可能地保留手功能，凡手部深度烧伤，在患者全身情况允许下，应尽早配合医师行切（削）痂术，并植大张中厚皮。如未能早期行切（削）痂术，应尽早剥（脱）痂植皮，术后尽早进行功能锻炼。

（3）无论采用暴露疗法或是包扎疗法，早期都应教会和督促患者将手的姿势维持在功能位，即腕背屈30°或中位，各指分开，拇指对掌位，第2~5掌指关节屈20°，指间关节伸直。

（4）帮助和督促患者抬高患肢，以促进血液循环，减轻肿胀和疼痛。一般手要高过肘，肘要高过肩。禁止在患肢测血压或扎止血带。

（5）前臂特别是腕部有环形缩窄性深度烧伤时，要密切观察指端血液循环，血运受影响时应及时通知医师行焦痂切开减压。

（6）行手部手术时按手术要求执行术前准备，做好围术期的护理。

（7）术后手包扎时，观察植皮区及供皮区包扎敷料的渗血情况，观察指端循环的充盈情况及有无因包扎过紧而缺血。

3. 烧伤创面应暴露在干热的环境中，以便观察局部肿胀、渗出和肢端循环充盈情况。如肢端冷、充盈差、肿胀严重者，应予以切开减压。

4. 抬高患肢，及时吸干创面渗液，保持创面干燥，避免局部长期受压，防止感染

5. 遵医嘱按时正确使用血管扩张剂（如妥拉苏林）、抗凝剂（如肝素）和静脉滴注右旋糖酐40。

6. 有条件可行高压氧治疗，并做好高压氧治疗的常规护理。

7. 手术护理

（1）按烧伤术前一般常规护理。

（2）根据损伤范围及手术方案做好手术野及供皮区皮肤准备。

（3）术后肢体固定制动、抬高，手术野敷料有渗出时，特别注意有无大出血，应通知医师及时寻找原因及更换敷料。

（4）如做带蒂皮瓣，术后应严密观察肢端及皮瓣色泽、温度等血液循环情况，如有血运障碍应及时报告医师处理。

（5）创面愈合后应注意局部清洁，及时清除脱屑、痂皮，避免继发感染，并在医师、护士指导下进行手各部位的功能锻炼。

8. 功能锻炼　手部烧伤应在术后 2 周开始进行功能锻炼。护士和康复治疗师每天要对患者进行训练。手的功能锻炼是以恢复掌指关节与各关节间的主动运动为主，主要方法有：

（1）功能位训练：先锻炼拇指与其余手指做对掌、对指、分指、握拳运动，然后拇指做内收外展运动，运动的量应逐渐增加，时间应逐渐延长，可由每日 3 次开始，每次每指运动 5~10 次，逐渐递增；时间由 5 分钟开始，逐渐延长。各关节被动活动的范围以患者能够忍受为限。

（2）手法按摩：按摩力垂直于挛缩方向，成螺旋形移动，按摩动作要轻柔，勤换部位，随着皮肤的韧性增强，可逐渐加大力度。

（3）日常生活动作训练：拆线后即可进行握手训练，如握勺吃饭，开始可在勺柄上缠上绷带以增加摩擦力。随着时间的推移，可逐渐训练其穿衣、系扣、穿鞋、剪指甲，甚至更精细的活动，以达到生活完全自理。

（4）器械训练：利用外界物体训练手指屈曲、握力，每天 2~3 次，每次 5~10 分钟。随着耐力的增强和皮肤的韧性增加，可逐渐延长时间、加大力度。

（5）作业疗法：根据患者自己的兴趣和自身情况可制作一些东西，以锻炼手指的灵活度，从简单到复杂，由患者自行安排，独立完成。

（6）技能训练：随着手部功能的逐渐恢复，开始有计划地安排与患者职业相近的劳动技能训练，如书写、计算机操作、拧螺丝、装卸等。

9. 对无法保住肢体或可能致残者，了解患者心理状态，鼓励其正视现实，并讲解后期也有较多的办法能帮助患者完成生活上的自理。

（三）健康指导

1. 向患者及家属讲解早期活动的重要性，鼓励患者克服疼痛进行早期活动。住院期间医护人员和家属要督促患者坚持手部活动。鼓励其尽量独立完成吃饭、洗脸、刷牙等日常生活动作。

2. 教会患者和家属手部功能锻炼的方法，讲解功能锻炼对恢复其手部功能的重要性，出院后要求患者每天坚持功能锻炼。

3. 创面愈合后及时给予抗瘢痕治疗，定制合适的弹力手套，使用抗瘢痕类药物。弹力手套和抗瘢痕类药物联合使用效果更好。教会患者清洗维护弹力手套的方法，并叮嘱其按时来院复查，由康复治疗师定期对弹力手套进行调整和更新。

4. 出院时告诉患者复查的时间，观察手的功能恢复及瘢痕的增长情况。

（四）延伸护理

1. 评估患者出院时的病情、心理、社会支持系统状况，提供科室咨询电话、联系方式、门诊时间，针对性发放并讲解出院指导资料，交代清楚出院后复诊事宜，确认患者及家属掌握。

2. 出院后定期电话回访患者，及时了解患者出院后创面愈合、生理、心理及自我护理等情况，并对其问题进行针对性指导。

3. 了解患者对护理服务的感受，虚心听取患者的意见和建议，改进相关护理服务。

（阙纤丰）

参考文献

[1] 郭羽，王茜，毛双，等. 哺乳期乳腺炎的护理进展 [J]. 中华现代护理杂志，2013，48（32）：4061-4062.

[2] 孟丽华. 产后乳房护理对预防乳腺炎的影响分析 [J]. 中国卫生标准管理，2015，（15）：254-255.

[3] 侯惠芹，蔡新春. 护理干预在乳腺癌患者围手术期护理中的应用 [J]. 中国实用护理杂志，2010，26（27）：34-35.

[4] 罗小燕，谢惠霞，叶翠云，等. 健康教育护嘱单在乳腺癌患者围手术期的应用 [J]. 国际护理学杂志，2016，35（6）：800-803.

[5] 孙莉，姜丽华，李晓艳，等. 临床护理路径在乳腺癌围手术期护理中应用的效果评价 [J]. 中国实用护理杂志，2011，27（8）：9-11.

[6] 赵芳. 临床路径护理结合亲情式关怀在乳腺癌患者围手术期的应用 [J]. 中华现代护理杂志，2014，20（24）：3094-3097.

[7] 王园，张扬，贾实，等. 乳腺癌患者围手术期延伸干预应用前后的效果比较 [J]. 现代肿瘤医学，2016，24（6）：894-896.

[8] 曹志平，柳思明，刘敦，等. 乳腺癌围手术期的护理 [J]. 中国医药指南，2012，10（13）：293-294.

[9] 徐锦江，孙铭，顾立学，等. 延续护理在乳腺癌化疗患者居家管理中的应用 [J]. 中国全科医学，2012，15（9）：972-974.

[10] 叶桦，王虹，代晓捷. 延续性护理对乳腺癌患者术后化疗健康知识掌握情况及生活质量的影响. 广东医学，2015，36（1）：159-161.

[11] 甄莉，李雅男，周艳，等. 洼田饮水实验甲状腺癌术后早期吞咽功能评定中的应用 [J]. 实用医学杂志，2016.

[12] 李曦. 常规护理和人文关怀护理在恶性肿瘤患者中的效果对比 [J]. 实用临床护理学杂志，2017，2（11）：9-10.

[13] 邓行爱，郑耀珍. 给予人文关怀深化整体护理 [J]. 中华护理杂志，2003，38（9）：707-708.

[14] 刘义兰，杨雪娇，胡德英，等. 护理人文关怀标准的研究进展 [J]. 中华护理杂志，2014，49（12）：1500-1505.

[15] 顾群利. 甲状腺手术患者不良反应的护理 [J]. 中国实用护理杂志，2011，27（24）：26-27.

[16] 李素敏，张淑彩. 甲状腺术后恶心呕吐的原因分析及护理干预 [J]. 护士进修杂志，2014，29（13）：1248-1249.

[17] 高兰，李雅兰. 快速康复理念下的经口腔前庭腔镜甲状腺手术患者麻醉复苏期的临床护理 [J]. 广东医学，2016，37（18）：2718-2720.

[18] 周胜娥，王莹莹. 人文关怀干预在治疗甲状腺癌中的作用 [J]. 中国医学伦理学，2013，26（1）：53-55.

[19] 牛宝英，王玉英，吴巧兰. 人文关怀护理在肿瘤患者中的应用 [J]. 护理研究，2017，31（17）：2164-2166.

[20] 霍艳华. 人文关怀在内分泌甲状腺相关疾病患者中的护理价值研究 [J]. 中国医药指南，2015，13（23）：251.

[21] 罗静，王淼，陈庆. 医护人员甲状腺癌术后体验的质性研究 [J]. 护理学杂志，2016，31（8）：19-21.

[22] 黄辉，刘义兰，胡德英，等. 医院护理人文关怀故事分享及其效果探索 [J]. 护理管理杂志，2015，15（5）：376-378.

[23] 吴为，刘义兰，胡德英，等. 住院患者对护理人文关怀标准观点的质性研究 [J]. 护理学杂志，2017，32（10）：65-68.

[24] 李乐之，路潜. 外科护理学. 第6版. 北京：人民卫生出版社，2017.

[25] 刘义兰，胡德英，杨春. 护理人文关怀理论与实践. 北京：北京大学医学出版社，2017.

[26] 胡德英，田莳. 血管外科护理学. 北京：中国协和医科大学出版社，2008.

[27] 刘义兰. 优质护理服务中加强人文关怀的思考 [J]. 护理学杂志，2012，27（9）：1-2.

[28] Nagamatsu Y, Natori Y, Yanai H, et al. Impact of a nursing education program about caring for patients in Japan with malignant pleural mesothelioma on nurses'knowledge, difficulties and attitude: a randomized control trial [J]. Nurse Educ Today, 2014, 34 (7): 1087-1093.

[29] 胡猛，褚婕，胡琼. 血管外科人文关怀护理临床实践 [J]. 护理学杂志（增刊），2017，32：10-11.

[30] 中华医学会外科学分会，中华医学会麻醉学分会. 加速康复外科中国专家共识及路径管理指南（2018版）[J]. 中国实用外科杂志，2018，38（1）：1-17.

[31] 郑洁，卢容. 疼痛管理在胸外科患者术后的应用及疗效观察 [J]. 护士进修杂志，2017，32（7）641-643.

[32] 翁慧，陈晓玲，翟玲玲. 综合性护理干预对胸外科患者术后疼痛的影响 [J]. 齐鲁护理杂志，2014，20（18）：4-5.

[33] 李卓然，贾国法，吴丽颖，等. 经口内镜下肌切开术患者围手术期心理状况分析及护理 [J]. 蚌埠医学院学报，2014，9（39）：1307-1308.

[34] 许小芬 . 对反流性食管炎患者进行系统护理的效果分析 [J]. 护理研究，2015，13（24）：105-107.

[35] 陈杰 . 胸腔镜手术治疗肺大泡伴自发性气胸围术期护理的效果 [J]. 实用临床护理学杂志，2017，2（7）：60-62.

[36] Collins A，Sundararajan V，Burchell J，et al. Transition Points for the Routine Integration of Palliative Care in Patients With Advanced Cancer [J]. Journal of Pain and Symptom Management，2018，56（2）：185-194.

[37] Farley，A. H.，Hendry，C.，Johnstone，C. C.，& Fernandes，T.（2008）. Bronchiectasis：Pathophysiology，presentation and management. Nursing Standard（through 2013），23（3）：50-56.

[38] Frawley Geoff，Frawley J，Crameri J. A review of anesthetic techniques and outcomes following minimally invasive repair of pectus excavatum（Nuss procedure）. Pediatric anesthesia. 2016，26：1082-1090.

[39] 姜安丽 . 新编护理学基础 . 第 2 版 . 北京：人民卫生出版社，2013.

[40] 李乐之，路潜 . 外科护理学 . 第 6 版 . 北京：人民卫生出版社，2017.

[41] 梅建东，车国卫，杨梅，等 . 加速康复外科（ERAS）理念开启胸外科新篇章——记第一届胸科 ERAS 华西论坛 [J]. 中国胸心血管外科临床杂志，2017，24（1）：1-5.

[42] 陈孝平，汪建平 . 外科学 [M]. 北京：人民卫生出版社，2015.

[43] 官念，吴碧华，刘黎明，等 . 脑出血病因及相关机制的研究进展 [J]. 中华老年心脑血管病杂志，2016，18（06）：670-672.

[44] 孙倩，张京芬 . 家族性颅内动脉瘤的研究与进展 [J]. 中华老年心脑血管病杂志，2016，18（03）：329-331.

[45] 张继伟，王广，于淼，等 . 腰大池持续外引流治疗颅内动脉瘤患者术后颅内感染的临床效果观察 [J]. 中华医院感染学杂志，2017，27（22）：5149-5151＋5175.

[46] 俞丽霞 . 颅内动脉瘤夹闭术后护理探讨 [J]. 中华肿瘤防治杂志，2016，23（S2）：328-329.

[47] 吴欣娟 . 外科护理学 [M]. 北京：人民卫生出版社，2017.

[48] 张苗怡，唐杰，刘娜，付建辉 . 血管重建术对不同类型烟雾病患者卒中复发及功能预后的影响 [J]. 复旦学报（医学版），2018，45（04）：478-484.

[49] 王丽芬，朱小平 . 成人型烟雾病患者术后脑过度灌注综合征的预防护理 [J]. 护理学杂志，2018，33（18）：38-39＋42.

[50] 曹勇 . 脑血管畸形术前评估与神经纤维束保护 [J]. 中华神经创伤外科电子杂志，2017，3（02）：124-125.

[51] Diagnostic Accuracy of Serum Matrix Metalloproteinase-7 for Biliary Atresia，Shao-taoTang，LiYang，YingZhou，Pei-pei Xu…，HAPATOLOGY，28 August，2018.

[52] 黄雅丽，郭斌，李欧敏，吴典明 . 胆道闭锁患儿术后胆管炎的预防性护理 [J]. 中国临床护理，2018，10（01）：41-42.

[53] 伍新平 . 先天性胆道闭锁患儿的手术护理配合 [J]. 全科护理，2018，16（14）：1736-1737.

[54] 董蒨 . 小儿肝胆外科学 [M]. 北京：人民卫生出版社，2005.

[55] 曹谊林，祁佐良，王炜 . 整形外科学 [M]. 北京：人民军医出版社，2016：546-549.

[56] 殷睿，史雯嘉 . 快速康复模式下先心病术后漏斗胸患儿多学科疼痛管理 [J]. 中华护理杂志，2019，34：41-42.

[57] 周霞，张雁，尹丽娟 . 尿道下裂患儿围手术期留置导尿管的精细化护理 [J]. 中国实用护理杂志，2016，32（34）：2670-2672.

[58] 吴轶璇，王海勤 . 实用小儿泌尿外科护理学 [M]. 武汉：湖北科学技术出版社，2019，.

[59] 蔡莉，史雯嘉，汤绍涛，等 . 早期营养护理干预在先天性巨结肠症患儿营养风险管理中的应用 [J]，当代护士，2019，26（11），39-41.

[60] 李雪清，朱伟雄，肖勇，等 . 护理干预对小儿先天性巨结肠根治术疗效的影响 [J]. 现代中西医结合杂志，2014，23（2）：195-197.

第四章

妇产科患者关怀性护理

第一节　妇科患者关怀性护理

一、盆腔炎患者关怀性护理

（一）评估和观察要点

1. 了解患者一般情况，了解有无阴道分泌物增多、腹泻、膀胱刺激征等伴随症状。
2. 评估患者腹痛、腹胀情况，了解患者有无压痛、反跳痛及肌紧张。
3. 了解患者生命体征及发热时的伴随症状。
4. 询问患者及其家属住院期间有何问题、困难或需求。
5. 实施各项评估及进行各项检查时，非单人间拉隔帘，单人间关门，保护患者隐私。
6. 对评估情况进行记录并及时给予答复或解决能够解决的问题。

（二）护理措施

1. 建立信任、关怀性的关系。责任护士每日与患者交流，礼貌称呼患者，向患者及陪伴家属介绍自己的身份及职责。
2. 密切观察患者的生命体征，如有发热等异常情况，及时报告医生进行处理，高热时可采用物理降温，若有腹胀应行胃肠减压。
3. 指导患者卧床休息，取半坐卧位，以利于脓液积聚于子宫直肠窝，使炎症局限或便于引流。
4. 按时给予抗生素，以维持药物在体内的适当浓度，从而保证疗效。观察药物作用及不良反应。
5. 指导患者注意个人卫生，保持外阴清洁、干燥。
6. 指导患者遵医嘱饮食，并遵医嘱纠正电解质紊乱和酸碱失衡。
7. 盆腔脓肿行阴道或腹腔引流者，应注意引流液的颜色、量及性状。
8. 指导患者坚持治疗，避免因治疗不彻底迁延成慢性盆腔炎。
9. 分散患者注意力，缓解疾病带来的痛苦，或通过患者感兴趣的事物进行沟通，放松心情，转移疾病造成的疼痛感，有利于患者达到最佳状态治疗。
10. 与患者家属进行良好沟通，鼓励家属给予患者良好的家庭支持。
11. 及时解决患者存在的问题。
12. 各项操作中保护患者隐私；注意遮盖，避免患者受凉。

（三）健康指导

1. 指导患者穿棉质内裤，以减少局部刺激。注意经期、孕期、分娩期和产褥期的卫生。

2. 指导性生活卫生，以减少性传播疾病，经期禁止性交。

3. 指导患者定期复查。

4. 出院时提供各项书面健康教育指导材料。

（四）延伸护理

1. 建立信息平台，发送盆腔炎护理相关知识。

2. 出院后定期电话回访患者，及时了解患者出院后生理、心理及病情转归等情况，并对其问题进行针对性指导。

3. 了解患者对护理服务的感受，虚心听取患者的意见和建议，改进相关护理服务。

二、异位妊娠患者关怀性护理

（一）评估和观察要点

1. 评估患者月经史、停经史、生育史、健康史及既往史。

2. 评估患者生命体征及病情变化；观察皮肤颜色、温度，估计腹腔内出血的量，判断是否出现出血性休克；了解疼痛的程度、性质和部位及持续时间；了解阴道流血情况。

3. 了解实验室及辅助检查结果，如血常规、血人绒毛膜促性腺激素测定、B超检查及后穹窿穿刺结果等。

4. 评估患者的焦虑程度以及对宫外孕知识的了解程度。评估患者的心理感受、家庭及社会支持情况。

5. 询问患者及其家属住院期间有何问题、困难或需求。

6. 实施各项评估及进行各项检查时，非单人间拉隔帘，单人间关门，保护患者隐私。

7. 对评估情况进行记录，并及时给予反馈或解决能够解决的问题。

（二）护理措施

1. 术前

（1）责任护士每日与患者交流，礼貌称呼患者，向患者及陪伴家属介绍自己的身份及职责。与患者家属进行良好沟通，鼓励患者家属给予患者良好的家庭支持。

（2）根据手术方式做好皮肤准备，遵医嘱做好抗生素皮试并记录，做好交叉配血试验并备血。

（3）对于手术治疗需切除输卵管的未育患者，告知患者手术切除输卵管的重要性和必要性，并解释保留一侧输卵管同样具有生育能力，使患者能够坦然面对手术，积极配合治疗。

（4）提供心理支持，以亲切的态度和切实的行动赢得患者及家属的信任，在充分了解患者心理状态的基础上，护理人员可通过音乐、运动、谈话和社交疗法帮助患者缓解不良情绪。

（5）及时解决患者存在的问题。

2. 术后

（1）严密监测患者意识、生命体征变化，观察腹部伤口渗出情况，保持伤口敷料清洁干燥，如有污染、潮湿，及时告知医生进行更换。

（2）按手术及麻醉方式决定术后卧位。全麻未醒者平卧，专人守护，头偏向一侧至清醒；硬膜外麻醉后平卧6小时。患者病情平稳可改半卧位，以利于腹腔引流。

（3）评估患者疼痛部位、程度、性质、持续时间，根据疼痛程度给予及时、正确的止痛措施，重视患者的疼痛诉求。

（4）遵医嘱给予术后饮食，禁食6小时后改流食，并逐步过渡到半流食、普食。

（5）留置导尿期间，行会阴擦洗，嘱患者多饮水，防止发生泌尿系统感染，无特殊情况应尽早拔除尿管。

（6）鼓励患者早期下床活动，防止下肢深静脉血栓形成。

（7）定时巡视病房，主动询问与倾听患者术后主观感受与心理反应，及时给予回应与帮助。

（8）各项操作中保护患者隐私，注意遮盖，避免患者受凉。

（三）健康指导

1. 指导患者定期复查，注意伤口愈合情况，如出现伤口红肿、硬结、疼痛或发热等症状应及时来院就诊。做好避孕及孕前指导。

2. 指导患者保持良好的卫生习惯，勤洗浴、勤换衣，性伴侣稳定。发生盆腔炎后及时就医，立即彻底治疗，以免延误病情。

3. 注意休息，劳逸结合，术后1个月避免性生活及盆浴。

4. 贫血患者应加强营养，以高蛋白、高热量、高维生素、易消化饮食为主。

5. 出院后提供各项护理书面指导材料。

（四）延伸护理

1. 建立信息平台，发送疾病相关护理知识。

2. 出院后定期电话回访患者，及时了解患者出院后生理、心理及伤口恢复等情况，并对其问题进行针对性指导。

3. 了解患者对护理服务的感受，虚心听取患者的意见和建议，改进相关护理服务。

三、子宫肌瘤患者关怀性护理

（一）评估和观察要点

1. 了解患者现病史、既往史、月经史、生育史，是否有不孕史（因子宫肌瘤所致的）或自然流产史，实验室检查。

2. 评估并记录患者发病后月经变化情况。

3. 评估患者有无因子宫肌瘤压迫而伴随其他症状的主诉，并排除因妊娠、内分泌失调及癌症所致的子宫出血。

4. 了解患者的心理感受、家庭及社会支持情况。

5. 询问患者及其家属住院期间有何问题、困难或需求并给予反馈。

6. 实施各项评估时，非单人间拉隔帘，单人间关门，保护患者隐私。

7. 对评估情况进行记录并及时给予答复或解决能够解决的问题。

（二）护理措施

1. 术前

（1）责任护士每日与患者交流，礼貌称呼患者，向患者及陪伴家属介绍自己的身份及职责。与患者家属进行良好沟通，鼓励患者家属给予患者良好的家庭支持。

（2）做好皮肤及阴道准备：根据手术方式做好皮肤准备，腹腔镜的患者要特别注意脐部的清洁。术前及术日晨行阴道擦洗，无性生活者不用窥阴器。

（3）做好肠道准备，手术前1日根据手术需要指导患者饮食及服用缓泻、灌肠。

（4）遵医嘱做好抗生素皮试和记录，做好交叉配血和备血。

（5）做好患者心理护理，减轻患者的焦虑程度，保证患者充足的睡眠，术前晚按医嘱给予镇静剂。

（6）术日晨做好体温、脉搏、呼吸及血压测量，询问患者有无月经来潮等特殊情况，嘱其将发卡、首饰、义齿及贵重物品交家属保管。

（7）及时解决患者存在的问题，责任护士不能解决的问题，及时向护士长或相关人员报告。

2. 术后

（1）严密监测患者意识、生命体征变化并准确记录，观察腹部伤口渗出情况。

（2）按手术及麻醉方式决定术后卧位。全麻未醒者平卧，专人守护，头偏向一侧至清醒；硬膜外麻醉后平卧 6 小时。

（3）评估患者疼痛部位、程度、性质、持续时间，根据疼痛程度给予及时、正确的止痛措施，重视患者的疼痛诉求。

（4）留置导尿期间，行会阴擦洗，嘱患者多饮水，防止发生泌尿系统感染，无特殊情况尽早拔除尿管。

（5）术后注意指导患者定时翻身，术后第 1 日晨可取半坐卧位，以利于腹腔引流，鼓励患者早期下床活动，防止下肢深静脉血栓的形成。

（6）定时巡视病房，主动询问与倾听患者术后主观感受与心理反应，及时给予回应与反馈。

（7）加强健康教育，进行耐心细致和深入浅出的健康教育，充分调动患者及其家属的主观能动性，使其能积极配合治疗。

（8）各项操作中保护患者隐私；注意遮盖，避免患者受凉。

（三）健康指导

1. 注意休息，劳逸结合，全子宫切除患者应注意 3 个月内避免重体力劳动，避免腹压增加的动作，如弯腰下蹲、提重物、剧烈咳嗽等。

2. 指导患者保持会阴部清洁，术后禁止坐浴、盆浴，3 个月禁止性生活。

3. 子宫全切术后，阴道断端伤口在术后 10～30 天为阴道吸收线头脱落期，如阴道有鲜红色出血、量多，应及时来院就诊。

4. 指导患者出院后进食营养丰富、易消化、含粗纤维饮食，以保持大便通畅；贫血患者应加强营养，以高蛋白、高热量、高维生素、易消化饮食为主，遵医嘱补充铁剂，或含铁高的食物。

5. 指导患者保持心情舒畅，如更年期症状明显者，指导患者及时就医。

6. 指导患者定期复查，如发现病情变化及时来医院就诊。出院后提供各项护理书面指导材料。

（四）延伸护理

1. 建立信息平台，发送疾病相关护理知识。

2. 出院后定期电话回访患者，及时了解患者出院后生理、心理及伤口恢复等情况，并对其问题进行针对性指导。

3. 了解患者对护理服务的感受，虚心听取患者的意见和建议，改进相关护理服务。

四、子宫脱垂患者关怀性护理

（一）评估和观察要点

1. 了解患者现病史、既往史（了解患者有无产程过长、阴道助产及盆底组织撕伤等病史）、月经史，评估有无术前并发症，了解实验室检查。

2. 评估患者有无排尿排便困难，脱垂子宫外露部分有无感染、破损等。

3. 评估患者的心理感受、家庭及社会支持情况。

4. 询问患者及其家属住院期间有何问题、困难或需求并给予反馈。

5. 实施各项评估及各项检查时，非单人间拉隔帘，单人间关门，保护患者隐私。

6. 对评估情况进行记录并及时给予答复或解决能够解决的问题。

（二）护理措施

1. 术前

（1）责任护士每日与患者交流，礼貌称呼患者，向患者及陪伴家属介绍自己的身份及职责。与患者家属进行良好沟通，鼓励患者家属给予患者良好的家庭支持。

（2）向患者讲解术中及术后体位并教会患者床上肢体锻炼的方法，练习床上使用便器。

（3）做好皮肤准备：术前 1 天进行皮肤准备，其范围上至耻骨联合上 10 cm，向下包括外阴部、肛门周围、臀部及大腿内侧上 1/3。

（4）做好肠道准备：手术前 1 日根据手术需要指导患者饮食及服用缓泻剂，术前晚及术晨清洁灌肠。

（5）做好阴道准备：术前进行阴道准备，阴道擦洗或坐浴每天 2 次。

（6）根据医嘱做好抗生素皮试和记录，做好交叉配血和备血。

（7）术日晨做好体温、脉搏、呼吸及血压测量，嘱其将发卡、首饰、义齿及贵重物品交家属保管。

（8）评估患者术前的心理状况，减轻患者的焦虑程度，保证患者充足的睡眠，术前晚按医嘱给予镇静剂。

（9）及时解决患者存在的问题。

2. 术后

（1）严密监测患者意识、生命体征变化并准确记录。观察阴道伤口有无渗血和炎性反应，同时观察阴道分泌物的量、性质、颜色及气味。

（2）评估患者疼痛部位、程度、性质、持续时间，根据疼痛程度给予及时、正确的止痛措施，重视患者的疼痛诉求。

（3）阴道前、后壁修补术后患者应以平卧位为宜，禁止半坐卧位，以降低阴道张力，促进伤口愈合。

（4）保持外阴清洁干燥。留置导尿期间，行会阴擦洗，嘱患者多饮水，冲洗尿道防止发生泌尿系统感染，保持床单位的清洁干燥。

（5）保持大小便通畅，注意保持尿管通畅，控制大便，以手术 5 天以后大便为宜，可口服液状石蜡软化大便。

（6）术后注意指导患者进行下肢功能锻炼，防止下肢深静脉血栓的形成。术后第 3 天嘱患者开始缩肛运动，以促进盆底功能恢复。

（7）向患者讲解腹部压力增加对伤口的影响，避免增加腹压的动作，如蹲、用力排便、剧烈咳嗽等。

（8）术后 1～2 天禁食水，逐步过渡到流质、半流食、普食，嘱患者适当进食水果蔬菜。

（9）定时巡视病房，主动询问与倾听患者术后主观感受与心理反应，及时给予回应与反馈。

（10）各项操作中保护患者隐私；注意遮盖，避免患者受凉。

（三）健康指导

1. 出院后休息 3 个月，半年内避免重体力劳动，禁止盆浴及性生活，注意逐渐增加活动量。

2. 注意个人卫生，保持外阴部清洁。鼓励多吃粗纤维的食物和水果，保持大便通畅。

3. 指导患者定期复查、如发现有病情变化及时来医院就诊。

4. 指导患者避免做增加腹压的动作，如久蹲、久站、剧烈咳嗽等。坚持盆底功能锻炼。

5. 出院后提供各项护理书面指导材料。

（四）延伸护理

1. 建立信息平台，发送疾病相关护理知识。

2. 出院后定期电话回访患者，及时了解患者出院后生理、心理及伤口恢复等情况，并对其问题进行针对性指导。

3. 了解患者对护理服务的感受，虚心听取患者的意见和建议，改进相关护理服务。

五、功能失调性子宫出血患者关怀性护理

（一）评估和观察要点

1. 了解患者的月经史、既往史、有无慢性疾病（如肝病、血液病、高血压、代谢性疾病等），了

解患者发病前有无精神紧张、情绪激动、过度劳累、环境改变引起的月经紊乱，识别异常子宫出血的类型。

2. 评估患者的精神状况和营养状况，有无肥胖、贫血貌。

3. 了解患者目前阴道出血情况、所用激素名称及实验室检查。

4. 评估患者各种检查情况，如诊断性刮宫、子宫镜检查等。

5. 评估患者的心理感受，尤其大量出血的患者更易产生恐惧和焦虑，护理人员应该耐心疏导，消除不良情绪。

6. 询问患者及其家属住院期间有何问题、困难或需求并及时给予反馈。

7. 实施各项评估时，非单人间拉隔帘，单人间关门，保护患者隐私。

8. 对评估情况进行记录并及时给予答复或解决能够解决的问题。

（二）护理措施

1. 责任护士每日与患者交流，礼貌称呼患者，向患者及陪伴家属介绍自己的身份及职责。与患者家属进行良好沟通，鼓励患者家属给予患者良好的家庭支持。

2. 密切观察并记录患者的生命体征、出入量，嘱患者保留出血期间使用的会阴垫及内裤，以便准确记录出血量。

3. 阴道出血较多的患者督促其卧床休息，避免过度疲劳和剧烈运动。贫血严重者，指导患者绝对卧床休息，遵医嘱做好配血、输血、止血措施。

4. 加强营养，指导患者进食高蛋白、含铁丰富的食物，保证患者获得足够的营养。

5. 预防感染，严密监测患者白细胞计数。做好会阴部护理，保持局部清洁，如有异常及时通知医生。对于重度贫血者，应严格控制家属的探视，操作前后洗手，以防发生交叉感染，嘱患者注意防寒保暖。

6. 指导患者正确服用激素类药物，保持药物在血中的稳定水平，不得随意停服、漏服。

7. 倾听患者的内心反应与感受，给予鼓励与安慰，帮助其消除对疾病的恐惧心理。

8. 经常巡视，了解患者需求与不适；采取措施减轻患者不适，提供帮助。及时解决患者存在的问题。

9. 患者及家属可能会因病情不断加重而担心，常出现焦虑、抑郁、恐惧等不良心理，引导患者可通过倾诉、听音乐、换环境等方式宣泄和缓解负面情绪，并采取简单易懂的语言，向患者及其家属介绍本病发病原因、治疗方法及预后，树立患者及家属治疗疾病的信心，提高患者的依从性，促进身心健康。

10. 各项操作中保护患者隐私；注意遮盖，避免患者受凉。

（三）健康指导

1. 指导使用性激素治疗的患者，遵循医嘱完成全疗程。指导患者出院后如出现不规则阴道出血，应及时就诊。

2. 指导患者出院后宜进食营养丰富、高蛋白、含铁丰富的食物，注意保证饮食规律。

3. 出院患者应嘱其注意卫生，保持会阴清洁，预防感染。

4. 出院后提供各项护理书面指导材料。

（四）延伸护理

1. 建立信息平台，发送疾病护理相关知识。

2. 出院后定期电话回访患者，及时了解患者出院后生理、心理及用药情况等，并对其问题进行针对性指导。

3. 了解患者对护理服务的感受，虚心听取患者的意见和建议，改进相关护理服务。

六、滋养细胞疾病患者关怀性护理

（一）评估和观察要点

1. 了解患者的停经时间、婚育史，评估患者一般身体状况、心理感受、家庭及社会支持情况。

2. 评估患者腹痛、阴道出血情况以及子宫变化，了解患者有无卵巢黄素化囊肿，有无咯血等转移灶表现。

3. 了解患者的血人绒毛膜促性腺激素、B超、胸片及肺部CT等结果。

4. 询问患者及其家属住院期间有何问题、困难或需求并及时给予反馈。

5. 实施各项评估时，非单人间拉隔帘，单人间关门，保护患者隐私。

6. 对评估情况进行记录并及时给予答复或解决能够解决的问题。

（二）护理措施

1. 葡萄胎患者护理措施

（1）责任护士主动向患者及其陪伴家属介绍自己，礼貌称呼患者。询问患者有何需求与不适，及时解决患者的问题。

（2）严密观察患者腹痛及阴道流血情况；密切观察患者生命体征变化，如神志、血压、脉搏、呼吸等，并做好记录；观察血β-HCG值的变化。

（3）葡萄胎一经诊断应立即行清宫术，术前做好备血，术中严密观察患者一般情况，注意有无面色苍白、出冷汗、口唇发绀的表现，及时监测生命体征，防止出血性休克。

（4）部分患者需要进行预防性化疗，按妇科肿瘤化疗患者护理。

（5）各项操作中保护患者隐私；注意遮盖，避免患者受凉。

2. 绒毛膜癌患者护理措施

（1）恶性滋养细胞肿瘤患者肺转移的护理

1）密切观察病情，观察患者有无咳嗽、咯血、胸闷、胸痛等症状，遵医嘱给予镇静药物以减轻症状。

2）呼吸困难的患者可间断给予吸氧，取半坐卧位，有利于呼吸及痰液排出。

（2）恶性滋养细胞肿瘤患者脑转移的护理

1）病室环境：脑转移患者应置于单间并有专人护理，病室环境保持空气新鲜，光线宜暗，防止强光引起患者烦躁、紧张、头痛而加重病情。抽搐患者应安置床挡，防止发生意外。

2）病情观察：绒毛膜癌脑转移病情已进入晚期，患者可出现因瘤栓引起的一过性症状，如猝然摔倒、一过性肢体失灵、失语、失明等，数分钟或数小时可恢复；亦可引起颅压增高、颅内出血，出现剧烈头痛、喷射性呕吐、偏瘫、抽搐、昏迷等。护士应随时观察患者病情变化，认真倾听患者主诉，以便能及时发现病情变化及时进行抢救。

3）做好生活护理。

4）做好皮肤护理。

5）严格记录出入量，应尽量控制脑转移患者钠的摄入量。应用脱水药物时，应根据药物的特性掌握输液速度。

6）脑转移抽搐的患者，应立即用开口器，以防舌咬伤，同时通知医生立即抢救，保持呼吸道通畅，按需吸痰，有义齿患者取下义齿。抽搐后应去枕平卧，头偏向一侧。因大小便失禁给予保留尿管要长期开放。为昏迷患者定时翻身拍背，并做好口腔及皮肤护理，防止肺部并发症及压疮的发生。

（3）恶性滋养细胞肿瘤患者阴道转移的护理

1）应尽早开始化疗，化疗患者按妇科肿瘤化疗患者护理。

2）阴道转移结节未破溃的患者应以卧床休息为主，活动时勿用力过猛、过重，以免因摩擦引起结节破溃出血。

3）指导患者避免腹压增加的动作，如患者出现恶心、呕吐、咳嗽时应及时给予有效处理，同时保持大便通畅，必要时给予缓泻剂。

4）保证热量、蛋白质及维生素的供给。

5）严密观察病情变化，做好大出血抢救的准备。

6）避免不必要的阴道检查及盆腔检查，如必须做检查要先做指检，动作要轻柔，防止结节破溃引起出血。阴道转移患者严禁行阴道冲洗。

3. 侵蚀性葡萄胎患者护理措施　按绒毛膜癌患者护理。

4. 与患者家属进行良好沟通，鼓励家属给予患者良好的家庭支持。

5. 鼓励患者说出内心感受，认真倾听，多与患者及家属交谈，讲解疾病的发展及转归，解除其思想顾虑及担忧。介绍化疗治愈的典型病例，增强治疗信心。

（三）健康指导

1. 指导患者出院后注意保持外阴部清洁，禁止性生活及盆浴 1 个月。

2. 指导患者定期复查，如有腹痛、阴道流血多、咯血等症状；查血 β-HCG 的水平。应随时就诊。

3. 指导患者饮食宜高蛋白、高维生素、易消化饮食，忌生、凉、硬、刺激性食物。

4. 指导患者出院后保证充足的睡眠和愉快的心情。

5. 指导患者葡萄胎后应避孕 1 年，至少半年。避孕方法宜选用避孕套或口服避孕药，不选用宫内节育器。

6. 侵蚀性葡萄胎化疗患者按妇科肿瘤化疗患者出院指导护理。

7. 出院后提供各项护理书面指导材料。

8. 指导患者家属给予患者细致入微的照顾，让患者从葡萄胎的阴影中走出来。

（四）延伸护理

1. 建立信息平台，指导行葡萄胎清宫的患者术后需每周查血或尿绒毛膜促性腺激素 1 次，直到连续 3 次阴性，以后每月 1 次，共 6 个月；后每 2 个月 1 次，共 6 个月，自第一次检查为阴性后共计 1 年。

2. 出院后定期电话回访患者，及时了解患者出院后生理、心理及病情转归及自我护理等情况，并对其问题进行针对性指导。

3. 了解患者对护理服务的感受，虚心听取患者的意见和建议，改进相关护理服务。

七、卵巢癌患者关怀性护理

（一）评估和观察要点

1. 了解患者现病史、既往史、月经史、生育史。

2. 评估肿瘤侵犯邻近器官程度，腹水情况以及伴随出现的腹胀、膀胱直肠等压迫症状。

3. 了解辅助检查如 B 超、细胞学检查、盆腔 CT、妇科肿瘤标志物测定等检查结果。

4. 评估患者的心理感受，家庭及社会支持情况。

5. 询问患者及其家属住院期间有何问题、困难或需求。

6. 实施各项评估及进行各项检查时，非单人间拉隔帘，单人间关门，保护患者隐私。

7. 对评估情况进行记录并及时给予答复或解决能够解决的问题。

（二）护理措施

1. 术前

（1）做好患者术前心理护理，提供心理支持，协助患者应对压力，使其积极配合手术和治疗。与患者家属进行良好沟通，鼓励家属给予患者良好的家庭支持。为患者提供表达情感的机会和环境。

（2）根据手术方式，术前1天进行皮肤准备。

（3）做好肠道准备，手术前1日根据手术需要指导患者饮食、服用缓泻剂，及清洁灌肠。

（4）做好阴道准备，术前3日进行阴道擦洗。

（5）遵医嘱做好抗生素皮试及记录，做好交叉配血和备血。

（6）术日晨做好体温、脉搏、呼吸及血压测量，嘱其将发卡、首饰、义齿及贵重物品交家属保管。

（7）经常巡视病房，了解患者的不适、困难或需求。及时解决患者存在的问题，减轻患者不适，提供帮助。

2. 术后

（1）严密监测患者意识、生命体征变化，了解患者术中情况。

（2）按手术及麻醉方式决定术后卧位，全麻未醒者平卧，专人守护，头偏向一侧至清醒；硬膜外麻醉后平卧6小时。

（3）评估患者疼痛部位、程度、性质、持续时间，根据疼痛程度给予及时、正确的止痛措施，重视患者的疼痛诉求。

（4）保持导尿管引流通畅，观察尿液颜色、量、性状，如有血尿，及时报告医生处理。保持腹腔引流管或膀胱造瘘引流管通畅，观察并记录引流液的颜色、量及性质。

（5）保持腹腔化疗管通畅；巨大肿瘤患者准备沙袋加压腹部，以防腹压骤降出现休克。

（6）术后注意指导患者定时翻身，进行肢体功能锻炼，防止下肢深静脉血栓形成。

（7）遵医嘱给予术后饮食，禁食6小时后改流食，并逐步过渡到半流食、普食。有肠造瘘或肠道部分切除者遵医嘱指导患者禁饮食。

（8）定时巡视患者，主动询问与倾听患者术后主观感受与心理反应，及时给予回应与反馈。让患者正确认识疾病，积极配合治疗，做好肠造瘘的护理。

（9）分享成功治愈病例，帮助患者建立战胜疾病的信心，减轻思想压力。

（10）各项操作中保护患者隐私；注意遮盖，避免患者受凉。

（11）手术后辅以化疗，按妇科恶性肿瘤化疗护理。

（三）健康指导

1. 出院后加强营养，半年内避免重体力劳动，3个月内禁盆浴、性生活。

2. 避免增加腹压的动作，预防咳嗽，保持大便通畅，多吃蔬菜、水果及粗纤维食物，必要时服用缓泻剂。

3. 贫血患者应加强营养，以高蛋白、高热量、高维生素、易消化食物为主。

4. 指导患者定期复查。

5. 术后需化疗的患者告知其化疗周期，嘱患者及家属按时来院进行治疗。

6. 出院后提供各项护理书面指导材料。

（四）延伸护理

1. 卵巢癌易于复发，患者需长期接受随访和监测。建立信息平台，告知复查时间：术后1年内，每月1次；术后第2年，每3个月1次；术后3～5年视病情，每4～6个月1次；5年以上者，每年1次。随访内容包括临床症状与体征、全身及盆腔检查、B超检查等，必要时做CT或MRI检查；根据病情需要测定血清CA125、甲胎蛋白、绒毛膜促性腺激素等肿瘤标志物。

2. 出院后定期电话回访患者，及时了解患者出院后生理、心理及伤口恢复等情况，并对其问题进行针对性指导。

3. 了解患者对护理服务的感受，虚心听取患者的意见和建议，改进相关护理服务。

八、子宫内膜癌患者关怀性护理

(一) 评估和观察要点

1. 了解患者对疾病和诊治的接受程度。

2. 了解患者现病史、既往史、月经史、性生活史、婚育史。

3. 评估患者阴道出血，阴道排液的量、性状以及各重要脏器功能，明确有无其他疾患。

4. 评估患者疼痛情况并做好记录，因为晚期癌肿侵入周围组织，压迫神经，会引起下腹部和骶尾部疼痛，并向下肢及足部放射。

5. 评估患者目前的营养状况，有无贫血、消瘦、恶液质、发热等症状。

6. 了解辅助检查，如分段性刮宫、宫腔镜检查、B超及MRI、CT等检查结果。

7. 评估患者的心理感受、家庭及社会支持情况。

8. 询问患者及其家属住院期间有何问题、困难或需求并及时给予反馈。

9. 实施各项评估时，非单人间拉隔帘，单人间关门，保护患者隐私。

10. 对评估情况进行记录并及时给予答复或解决能够解决的问题。

(二) 护理措施

1. 术前

(1) 做好患者术前心理护理，提供心理支持，协助患者应对压力，使其积极配合手术和治疗；与患者家属进行良好沟通，鼓励家属给予患者良好的家庭支持。为患者提供表达情感的机会和环境。经常巡视病房，详细了解患者的疑虑和需求。

(2) 术前1天根据手术方式做好皮肤准备。

(3) 做好肠道准备。手术前1日根据手术需要指导患者饮食及服用缓泻剂，手术清晨清洁灌肠。

(4) 做好阴道准备。术前3日进行阴道擦洗，注意动作轻柔。

(5) 遵医嘱做好抗生素皮试和记录，做好交叉配血和备血。

(6) 术日晨测量体温、脉搏、呼吸及血压，嘱其将发卡、首饰、义齿及贵重物品交家属保管。

(7) 向患者讲解留置引流管及导尿管的必要性，训练患者床上排便。

(8) 评估患者焦虑程度以及应对压力的技巧；耐心向患者讲解病情，解答患者疑问。

2. 术后

(1) 严密监测患者意识、生命体征变化，了解患者手术中情况。术后1日根据病情可取半卧位，以利于盆腔引流。

(2) 评估患者疼痛部位、程度、性质、持续时间，根据疼痛程度给予及时、正确的止痛措施。重视患者的疼痛诉求。

(3) 保持会阴部清洁，行会阴擦洗。

(4) 术后注意指导患者定时翻身，进行肢体功能锻炼，防止下肢深静脉血栓的形成。

(5) 保持腹腔引流管通畅，观察并记录引流液的颜色、性状及量。

(6) 禁食6小时后改流质，逐步过渡到半流食、普食。

(7) 定期巡视病房，主动询问与倾听患者术后主观感受与心理反应。及时给予回应与反馈。让患者正确认识疾病，积极配合治疗。

(8) 各项操作中保护患者隐私；注意遮盖，避免患者受凉。

(9) 手术后辅以化疗的患者，按妇科肿瘤化疗患者护理。

(三) 健康指导

1. 出院后加强营养，卧床休息3个月，禁盆浴、性生活3个月，根据康复情况逐渐增加活动量和强度，适当参加社交活动。

2. 遵医嘱继续接受放疗、化疗和激素治疗。

3. 贫血患者应加强营养，以高蛋白、高热量、高维生素、易消化食物为主，遵医嘱补充铁剂，或含铁高的食物。

4. 指导患者治疗结束后定期复查并详细记录，监测异常情况，及早发现复发灶，给予及早处理。

5. 出院后提供各项护理书面指导材料。

（四）延伸护理

1. 建立信息平台，告知随访时间，一般术后 2～3 年内每 3 个月复查 1 次，3 年后每 6 个月 1 次，5 年后每年 1 次。如有不适感觉，应及时就诊检查。

2. 出院后定期电话回访患者，及时了解患者出院后生理、心理，病情转归及伤口恢复等情况，并对其问题进行针对性指导。

3. 了解患者对护理服务的感受，虚心听取患者的意见和建议，改进相关护理服务。

九、子宫颈癌患者关怀性护理

（一）评估和观察要点

1. 了解患者对疾病和诊治的接受程度。

2. 了解患者现病史、既往史、月经史、性生活史及生育史。

3. 评估患者阴道出血与阴道排液的量、性状以及各重要脏器功能，明确有无其他疾患。

4. 评估患者目前的营养状况，询问患者有何不适。

5. 了解辅助检查如宫颈刮片细胞学检查、阴道镜检查、宫颈组织活检、腹部 CT 平扫等检查结果。

6. 评估患者的心理感受、家庭及社会支持情况。

7. 询问患者及其家属住院期间有何问题、困难或需求。

8. 实施各项评估时，非单人间拉隔帘，单人间关门，保护患者隐私。

9. 对评估情况进行记录并及时给予答复或解决能够解决的问题。

（二）护理措施

1. 术前

（1）护理人员要向患者及其亲属介绍住院环境和医院设施，带领其熟悉住院部公共服务区域，使患者在入院后得到舒适护理，进而放松心情。进入病房后，护理人员主动询问患者需求，病房温、湿度适宜，定期消毒、通风。

（2）做好患者术前心理护理，提供心理支持，协助患者应对压力，使其积极配合手术和治疗；与患者家属进行良好沟通，鼓励家属给予患者良好的家庭支持。为患者提供表达情感的机会和环境。经常巡视病房，详细了解患者的疑虑和需求。

（3）术前 1 天根据手术方式做好皮肤准备。

（4）做好肠道准备。手术前 1 日根据手术需要指导患者饮食及服用缓泻剂，手术晨清洁灌肠。

（5）根据医嘱做好抗生素皮试和记录，做好交叉配血和备血。

（6）做好阴道准备。术前 3 日进行阴道擦洗，注意要动作轻柔，避免引起癌病灶活动性大出血。

（7）术日晨做好体温、脉搏、呼吸及血压测量，嘱其将发卡、首饰、义齿及贵重物品交家属保管。

（8）经常巡视，了解患者的不适、困难与需求。及时解决患者存在的问题，提供帮助。

2. 术后

（1）严密监测患者意识、生命体征变化，了解患者手术中情况。

（2）评估患者疼痛部位、程度、性质、持续时间，根据疼痛程度给予及时、正确的止痛措施，重视患者的疼痛诉求。

（3）按手术及麻醉方式决定术后卧位。全麻未醒者平卧，专人守护，头偏向一侧至清醒；硬膜外麻醉后平卧 6 小时。全麻已醒且病情平稳者可改半卧位，以利于腹腔引流。

（4）遵医嘱留置导尿管 7～14 天，保持尿管引流通畅，观察尿液颜色、性状及量，如有血尿，及时报告医生处理。拔除尿管后应测量残余尿，残余尿大于 100 ml 应重新留置导尿管。保持会阴部清洁，行会阴擦洗。

（5）保持各种引流管通畅，观察并记录引流液的性质、量及颜色。

（6）术后注意指导患者定时翻身，进行肢体功能锻炼，防止下肢深静脉血栓形成。

（7）遵医嘱给予术后饮食，禁食 6 小时后改流食，并逐步过渡到半流食、普食。

（8）定时巡视病房，主动询问与倾听患者术后主观感受与心理反应；及时给予回应与反馈。让患者正确认识疾病，积极配合治疗。

（9）各项操作中保护患者隐私；注意遮盖，避免患者受凉。

（10）手术后辅以化疗的患者，按妇科恶性肿瘤化疗患者护理。

（三）健康指导

1. 出院后加强营养，卧床休息 3 个月，禁盆浴、性生活 3 个月，根据康复情况逐渐增加活动量和强度，适当参加社会交往活动。

2. 指导患者遵医嘱继续接受放疗和化疗，以提高 5 年存活率。

3. 指导患者出院后饮食营养丰富、全面均衡，进易消化饮食；贫血患者应加强营养，以高蛋白、高热量、高维生素、易消化食物为主。

4. 指导患者定期复查。

5. 出院后提供各项护理书面指导材料。

（四）延伸护理

1. 建立信息平台，告知患者出院后第 1 个月行首次复查；一般术后 2 年内，每 3～4 个月 1 次；术后 3～5 年，每 6 个月 1 次；第 6 年开始每年 1 次。

2. 出院后定期电话回访患者，及时了解患者出院后生理、心理及伤口恢复等情况，并对其问题进行针对性指导。

3. 了解患者对护理服务的感受，虚心听取患者的意见和建议，改进相关护理服务。

（田　丽）

第二节　计划生育患者关怀性护理

一、药物流产患者关怀性护理

（一）评估和观察要点

1. 了解患者的停经时间、婚育史。评估孕妇一般身体状况、生命体征、有无妊娠合并症、心理感受、家庭及社会支持情况。

2. 了解患者实验室及辅助检查结果。

3. 询问患者及其家属住院期间有何问题、困难或需求并及时给予反馈。

4. 实施各项评估及进行各项检查时，非单人间拉隔帘，单人间关门，保护患者隐私。

5. 对评估情况进行记录并及时给予答复或解决能够解决的问题。

（二）护理措施

1. 建立信任、关怀性的关系。责任护士每日与患者交流，礼貌称呼患者，向患者及陪伴家属介绍自己的身份及职责；与患者家属进行良好沟通；鼓励家属给予患者良好的家庭支持。

2. 药物流产前，应主动、详细地介绍药物流产的优缺点及注意事项，使患者有充分的思想准备，消除疑虑和恐惧，以最佳的心理状态完成药物流产的全过程，达到顺利终止妊娠的目的。未婚先孕患者，加强心理疏导。

3. 遵医嘱指导患者正确服用流产药物，密切观察用药效果及不良反应，并给予对症处理。

4. 用药后，密切观察腹痛及阴道流血情况，指导患者腹痛开始后，排便时使用便器，以便能识别孕囊。

5. 孕囊排出后，仔细评估孕囊大小及完整性并记录。通知医生，密切观察阴道出血情况，必要时做好刮宫术的术前准备，指导患者放松心情。

6. 保持外阴清洁，预防感染，必要时遵医嘱使用抗生素。

7. 倾听患者对药物流产的内心反应与感受，给予其鼓励与安慰。

8. 各项操作中保护患者隐私；注意遮盖，避免患者受凉。

9. 及时解决患者存在的问题，责任护士不能解决的问题，及时向护士长或相关人员报告。

（三）健康指导

1. 出院后指导患者注意保持外阴部清洁，禁止性生活及盆浴1个月。

2. 指导患者定期复查，如有腹痛、阴道流血多，应随时就诊。

3. 指导患者饮食宜高蛋白、高维生素、易消化饮食，忌生、凉、硬、刺激性食物，少喝汤，以免涨奶。

4. 出院后提供各项护理书面指导材料。

5. 实施流产后关爱服务，告知患者不宜经常药物流产，指导双方采取安全可靠的避孕措施，学会爱护自己的身体。

6. 指导患者家属应该给予患者细致入微的照顾，让患者从流产的阴影中走出来。

（四）延伸护理

1. 建立信息平台，发送计划生育护理相关知识。

2. 出院后定期电话回访患者，及时了解患者出院后生理、心理及病情转归及自我保健护理等情况，并对其问题进行针对性指导。

3. 了解患者对护理服务的感受，虚心听取患者的意见和建议，改进相关护理服务。

二、中期引产患者关怀性护理

（一）评估和观察要点

1. 了解患者停经时间、婚育史，评估患者一般身体状况、生命体征、有无禁忌证。

2. 检查宫底高度与妊娠月份是否相符，了解患者骨盆大小、胎儿情况。

3. 评估患者心理感受，有无紧张、恐惧，家庭及社会支持情况。

4. 评估患者对引产知识掌握情况及身心情况。

5. 实施各项评估进行各项检查时，非单人间拉隔帘，单人间关门，保护患者隐私。

6. 对评估情况进行记录并及时给予答复或解决能够解决的问题。

（二）护理措施

1. 建立信任、关怀性的关系。责任护士每日与患者交流，礼貌称呼患者，向患者及陪伴家属介绍自己的身份及职责；与患者家属进行良好沟通；鼓励家属给予患者良好的家庭支持。

2. 向患者讲解中期引产特点、效果和用药后可能出现的不良反应，解除思想顾虑。

3. 术中给药过程中密切观察患者生命体征情况，注意患者有无呼吸困难、发绀等症状。

4. 注意倾听患者主诉，给予患者细致入微的护理服务。

5. 严密观察宫缩并记录宫缩开始时间、持续时间、间隔时间。主动给予关心，做好心理护理，消除焦虑、紧张情绪，使其配合分娩。

6. 分娩时注意外阴消毒，消毒范围同一般足月分娩。消毒后垫无菌巾和消毒盘，做好接生前的准备。

7. 严密观察产程进展，胎儿和胎盘娩出后，检查胎盘是否完整，胎膜有否缺损，阴道、宫颈有无损伤，注意阴道出血量。

8. 胎儿娩出 30 分钟后，如胎盘尚未娩出、检查发现胎盘、胎膜不完整或阴道出血活跃时，均需报告医生，并密切观察生命体征。

9. 分娩后指导患者进食高蛋白、高热量、高维生素的食物以补充体力，鼓励患者饮水。

10. 各项操作中保护患者隐私；注意遮盖，避免患者受凉。

（三）健康指导

1. 指导患者出院后注意保持外阴部清洁，勤换内衣及卫生巾。

2. 注意避孕，禁止性生活及盆浴 1 个月。如有生育要求，做好孕前指导。

3. 指导患者定期复查，若有腹痛、发热、阴道流血多，应随时就诊。

4. 指导患者饮食宜高蛋白、高维生素、易消化饮食，忌生、凉、硬、刺激性食物，少喝汤，以免涨奶，指导患者及时采取回奶措施。

5. 指导双方采取安全可靠的避孕措施，学会爱护自己的身体。

6. 指导患者家属应该给予患者细致入微的照顾，让患者从引产的阴影中走出来。

7. 出院后提供各项护理书面指导材料。

（四）延伸护理

1. 建立信息平台，发送计划生育护理相关知识。

2. 出院后定期电话回访患者，及时了解患者出院后生理、心理及病情转归及自我保健护理等情况，并对其问题进行针对性指导。

3. 了解患者对护理服务的感受，虚心听取患者的意见和建议，改进相关护理服务。

（田　丽）

第三节　产科患者关怀性护理

一、妊娠期患者关怀性护理

（一）评估和观察要点

1. 评估胎儿的胎龄、胎动情况。

2. 了解孕妇的既往史、家族史、生育史。

3. 询问孕妇妊娠期间的反应、产科检查情况。

4. 查阅孕期所有的检查、检验结果。

5. 评估孕妇营养状况及面色情况。

6. 评估孕妇饮食嗜好及生活习惯。

7. 评估孕妇的心理感受、家庭及社会支持情况。

8. 询问孕妇及其家属住院期间有何问题、困难或需求。

9. 实施各项评估时，非单人间拉隔帘，单人间关门，保护患者隐私。

（二）护理措施

1. 妊娠早期

（1）保证良好的沟通：责任护士每日与孕妇交流，礼貌称呼孕妇，主动向孕妇及其陪伴家属介绍自己的身份及职责。

（2）提供安全的内外环境：由于妊娠早期是胎儿对外界的敏感时期，容易受内外环境的影响，产生致畸、流产等。因此，护理人员应告知孕妇保证充足的睡眠，避免接触有毒、放射性物质，尽量避免接触宠物，防止剧烈运动及呼吸道感染等。

（3）供给足够的营养：大部分孕妇在妊娠早期会出现早孕反应：孕吐及食欲减退，持续 3 个月；部分孕妇会担心营养不足。此时，护士宜耐心向孕妇提供营养指导，指导以进食清淡、流质与半流质饮食为主，以补充优质蛋白为主，避免进食辛辣、刺激、油腻食物，少量多餐，以免加重反应或引起水电解质紊乱，让孕妇安全度过妊娠早期。

（4）保证放松的情绪：妊娠早期的妈妈通常表现为紧张、兴奋、担忧的情绪，甚至影响睡眠，尤其是首次妊娠或高龄孕妇。因此，护理人员应倾听患者对怀孕的内心感受，给予其鼓励与安慰，帮助其消除对妊娠各种反应的恐惧心理。可以采取多种的放松方式，如听音乐、看书、散步、与朋友聊天等，以缓解紧张的情绪。

（5）提供有效的家庭支持：新生命的到来给家庭带来较大的影响，家庭的支持可以有效缓解孕妇的紧张情绪。尤其是准爸爸的心理、行为和情绪，可以直接影响孕妇的情绪。与家属进行良好沟通，鼓励家属给予孕妇良好的家庭支持。帮助孕妇更好地适应母亲的角色，倾听孕妇的诉说，给予更多的陪伴，可与其一起散步、看电视、听音乐等。避免家属的不良情绪对孕妇的影响。

（6）协助完成孕期检查：指导或协助孕妇完成各项检验、检查，按时进行母亲及胎儿监测。

（7）病情观察指导：指导孕妇观察孕期反应，有无阴道流血、流液等先兆流产的症状。如有，及时报告医生并处理。

2. 孕中期

（1）监测胎儿，确保安全：4 个月开始，孕妇可以感受到胎动。责任护士可以指导孕妇学会自我监测胎动。监测体重，防止并发妊娠期糖尿病；监测血压，防止并发妊娠期高血压等并发症。

（2）保证足够的营养与适当的运动：此期是胎儿快速成长期，胎儿的营养需要量增加，所以要指导孕妇补充大量的叶酸与维生素，同时，需补充必需脂肪酸来促进胎儿大脑的发育。孕妇需要保证饮食均衡，宜进食高热量、优质蛋白、丰富维生素等饮食，以满足胎儿快速发育的需要。防止偏食及进食过量高热量的食物，以免加重肾负担，出现蛋白尿等症状。适当运动有利于增加胎儿血液循环，保证胎儿营养物质及氧气的供应。

（3）保持乐观、稳定的情绪：此期孕妇的情绪比较稳定，对胎儿的成长过程感兴趣。胎儿的神经系统开始发育，是胎教的开始阶段。外界的声音及母亲的情绪均可影响胎儿的发育。指导孕妇选用音乐胎教、情绪胎教，都是不错的选择。柔和的音乐可以刺激胎儿的神经系统的发育；胎教时音量不宜过大，时间不超过 30 分钟。帮助家属一起参与孕妇的胎教过程，见证宝宝的成长。避免孕妇情绪激动或紧张等，保证足够的睡眠。

3. 孕晚期

（1）满足孕妇的生理需求：妊娠晚期的孕妇需要均衡饮食，责任护士指导孕妇不宜进食高糖及高脂肪类食物，以免增加消化系统及肾、心脏的负担。随着胎儿的不断增大，容易压迫盆腔静脉，影响下肢静脉的回流，导致下肢水肿。抬高下肢、穿弹力袜可以减轻下肢水肿。此期是妊娠期并发症的高发期，定期监测胎儿及生命体征很重要。此时孕妇身体笨拙且活动不便，容易跌倒，应注意行走安全。胎儿的不断增大，会使孕妇容易疲劳并出现腰酸腿痛，加上膈肌上升，容易出现反酸、嗳气，影响孕妇的食欲及睡眠等。可以指导孕妇不宜做剧烈运动，少食多餐，避免进食过饱，影响消化。

（2）满足孕妇的心理需求：随着孕期的增加，孕妇既兴奋期待，又紧张、恐惧。责任护士需要耐心地协助孕妇去适应分娩前的角色，做好分娩的准备。在放松的环境中讲解分娩的过程及注意事项。指导孕妇进行拉玛泽操的训练及分娩球的训练，增加顺利分娩的机会。

（3）给予家庭支持：随着分娩期的临近，家庭成员将会出现紧张、兴奋的情绪。家庭成员对孕妇的关心与支持尤为重要，理解与支持有助于孕妇以愉快的情绪迎接分娩的到来。增加孕妇的信心。

（4）各项检查、操作中注意保护患者隐私；注意遮盖，避免患者受凉。

（三）健康指导

1. 评估孕妇在妊娠不同阶段的健康状况，指导孕妇注意内外环境的安全。
2. 指导孕妇养成良好的饮食与运动、睡眠习惯。
3. 指导孕妇妊娠期间学习自我观察病情，如有问题及时到医院就诊。
4. 指导孕妇调节情绪，以良好的情绪去应对妊娠期的反应与不适。
5. 积极与家庭成员进行良好的沟通，寻求更多的社会支持。

（四）延伸护理

1. 评估孕妇的孕期心理、社会支持系统状况，建立孕妇沟通网站，方便孕妇在家期间的咨询及交流。
2. 定期进行回访，以了解孕妇的情况及需求并给予指导。
3. 建立医院、社区与家庭三位一体的联系网络。

二、分娩期患者关怀性护理

（一）评估和观察要点

1. 评估、观察孕妇的胎动及宫缩情况。
2. 评估孕妇的产程及宫口开放情况。
3. 了解孕妇的本次妊娠情况、分娩史。
4. 评估孕妇的心理状况。
5. 评估孕妇的家庭支持情况。
6. 评估孕妇的分娩风险。

（二）护理措施

1. 孕妇心理支持　责任护士热情接待孕妇，耐心介绍产房环境、责任护士、医生等，使孕妇尽快适应。指导孕妇放松情绪，有效配合宫缩，避免紧张情绪，影响分娩进程。
2. 产程监测　监测孕妇胎心、宫缩情况，定时检查宫口开放情况及分娩进程。
3. 安全分娩　在分娩过程中指导孕妇合理用力，防止疲劳过度，影响产程，导致胎儿窒息。同时预防孕妇用力过猛，导致宫颈撕裂等意外。鼓励孕妇顺产，减少剖宫产。为高危孕妇准备急救及新生儿复苏用物。为需要剖宫产的孕妇做好手术前准备。
4. 营养支持　指导孕妇及时补充足够的营养，保证分娩时的体力需求。
5. 家庭支持　与家属一起和孕妇面对分娩的挑战。有条件的医院可以提供家属陪伴分娩。减少孕妇及家属的焦虑，与家属一起迎接新生命的到来。

（三）健康指导

1. 分娩指导　耐心向孕妇讲解分娩的进程与配合方法。
2. 心理指导　给予心理支持，减少紧张、恐惧心理，可以通过语言安慰与倾听、陪伴，增加孕妇的信心。
3. 饮食指导　分娩是一项消耗体力的过程，需要进食高热量的食物来保持体力，但不宜过饱，防止宫缩时用力引起呕吐。

4. 卫生指导　分娩前应做好个人卫生，及时更换汗湿衣物，防止受凉。

三、分娩后患者关怀性护理

（一）评估和观察要点

1. 了解产妇的分娩过程、分娩方式。
2. 评估、观察产妇的产后出血情况。
3. 评估产妇的子宫恢复情况。
4. 观察新生儿的健康情况。
5. 评估产妇的母乳喂养情况。评估产妇乳房、乳头情况，了解产妇母乳喂养的掌握情况。

（二）护理措施

1. 建立信任、关怀性的关系。责任护士每日与患者交流，礼貌称呼患者，向患者及陪伴家属介绍自己的身份及职责；与患者家属进行良好沟通；鼓励家属给予患者良好的家庭支持。
2. 观察产妇腹部切口、会阴切口情况。
3. 休息与活动　提供安静、舒适环境。阴道分娩的产妇，产后4~6小时卧床休息。起床活动时，先坐5分钟，站立5分钟，如无头晕、眼花后再离床活动。如有不适需卧床。剖宫产后，术后去枕平卧6小时。
4. 产后病情观察　产后2小时内每30分钟观察阴道流血、伤口、膀胱充盈情况1次，24小时内每小时监测1次生命体征。每天观察子宫康复、恶露情况；产后4~6小时督促、协助排尿1次。留置尿管者，行会阴擦洗，防止感染；拔除尿管后饮水800~1000 ml，观察排尿及膀胱充盈情况。
5. 产妇营养指导　饮食以含蛋白质、易消化为主，营养均衡，保证充足的维生素，少量多餐，避免高脂饮食。保证足够热量。
6. 母乳喂养指导　观察乳房充盈情况，有无硬结、胀痛；检查乳头有无凹陷、皲裂等。指导产妇采用正确的哺乳姿势，喂奶前充分按摩乳房，如有乳头凹陷，可每天牵拉乳头，使乳头变长，以保证婴儿能充分含吮乳头。如有乳头皲裂，在每次喂奶后挤出少量乳汁涂于乳头上以促进康复；保持个人卫生，防止感染。
7. 新生儿护理指导　每天观察新生儿的吃奶、排便、脐部及黄疸情况。指导产妇及家属掌握正确的新生儿沐浴、脐部护理、臀部护理方法，做好新生儿疾病筛查及卡介苗预防接种。
8. 心理支持　随着分娩的结束、激素水平的改变，产妇会产生一定的情绪改变，容易出现焦虑、紧张情绪，产后1个月是抑郁症的高发期。责任护士应予以关心，倾听产妇的心声，可以有效缓解产妇的不良情绪，减少产后抑郁症的发生。
9. 家庭支持　新生命的到来会在一定程度上给家庭生活带来影响，无论是在生活、工作还是精神上。责任护士需与产妇及其家庭一起沟通，共同讨论存在的困难，提出有效的解决方法及建议，尽快适应新的角色。为产妇及新生儿提供良好的社会支持。

（三）健康指导

1. 产后饮食指导　指导产妇养成均衡、合理饮食的习惯，避免偏食。忌烟酒、浓茶和咖啡等刺激性食物。避免进食寒凉食物。
2. 预防产褥期感染指导　养成良好的卫生习惯，定时沐浴、洗头，纠正"月子不洗澡"的陋俗，保证身体清洁；及时更换卫生巾，观察及清理恶露，保持会阴部清洁干燥，防止产褥期感染。
3. 新生儿喂养指导　观察新生儿吸奶、体重增长、排便等情况，指导产妇正确哺乳。
4. 产后复诊　产后42天产妇及孩子到医院复诊，检查伤口、子宫复原及恶露情况等。检查新生儿吸奶、脐部、生长发育情况。
5. 新生儿预防接种　告知母亲及家属孩子各种疫苗预防接种的时间及注意事项。

（四）延伸护理

1. 评估产妇的康复及婴儿的情况，建立信息交流平台，发送产后、育儿的相关知识。
2. 定期进行回访，以了解产妇的康复情况及需求。
3. 建立医院、社区与家庭三位一体的联系网络，为母婴提供健康服务指导。

（李智英）

参考文献

[1] 胡燕红．健康教育干预在阴道炎护理中的临床价值分析［J］．齐齐哈尔医学院学报，2014，35（8）：1240-1241.

[2] 陈丽红．心理干预在盆腔炎护理中的应用研究［J］．实用妇科内分泌杂志，2017，4（21）：175-177.

[3] 周琴．1例未婚宫外孕的心理护理［J］．中外医学研究，2011，09（2）：123-124.

[4] 熊彩云．对宫外孕患者实施人文关怀护理的效果研究［J］．当代医药论丛，2016，14（19）：156-158.

[5] 杨晓京，张璠．子宫肌瘤的护理分析［J］．中国医学工程，2013（4）：148-149.

[6] 雷书琼．整体护理在青春期功血患者治疗中的应用效果分析［J］．实用临床医学杂志，2015，19（4）：92-93.

[7] 于鸿艳．妊娠滋养细胞疾病患者的临床护理［J］．中国继续医学教育，2015（14）：221-222.

[8] 孙冕．多西他赛联合铂类药物治疗晚期卵巢癌患者的临床护理分析［J］．中国实用医药，2017，12（13）：147-148.

[9] 梁辉．70例宫颈癌护理体会［J］．延边大学医学学报，2007，30（2）：99

[10] 谭颖．妇科宫颈癌护理中的人文关怀以及心理护理方法探讨［J］．中国继续医学教育，2017，9（32）：165-166.

[11] 熊素英．人工流产的危害和人文干预［J］．中国保健营养，2013，（1）：501.

第五章

儿科患儿关怀性护理

第一节　小儿内科疾病患儿关怀性护理

一、急性上呼吸道感染患儿关怀性护理

（一）评估和观察要点

1. 评估住院环境是否符合儿童呼吸道感染的隔离、治疗护理要求。
2. 评估病程及此次发病的诱因，有无抗生素用药史。
3. 评估咳嗽、咳痰的特点　频次、持续时间、缓解措施，有无咳痰及痰液颜色、形状和量。
4. 观察发热的程度、热型、退热方法及高热继发症状和体征，有无退热虚脱等表现。
5. 评估咽痛、喷嚏、鼻塞、流涕等症状及特点，观察咽部、口腔黏膜、鼻腔黏膜等变化。
6. 评估和观察用药反应。
7. 评估心理状况、情绪、喜好、生活习性、既往史、家族史，了解家属的心理、家庭、社会支持情况。
8. 实施各种检查和评估时，注意保护患儿隐私。
9. 询问并了解患儿及其家属住院期间有何问题、困难或需求。对评估情况进行记录并及时给予答复或解决能够解决的问题，与儿童和家属建立信任关系。

（二）护理措施

1. 营造安静、安全、舒适、温馨的住院环境。在病区和走廊的墙壁上张贴普遍受孩子欢迎的动画图案，缓解患者对住院环境的陌生感和恐惧感。
2. 做好呼吸道隔离和标准防护。保持病室空气清新、温湿度适宜。传染性患儿与其他非传染性患儿分病房居住，减少串病房玩耍，减少探视，接触患者戴口罩。
3. 主动营造和谐融洽的护患关系。如护士仪表端庄，着暖色或碎花工作服，增强亲近感；尊重患儿，主动向患儿及家属介绍自己，并介绍科室主任、护士长、分管医生、病区环境及住院注意事项等；在患儿入科 24 小时内，护士长与患儿及家属至少进行一次沟通，倾听患儿及其家属意见或感受，及时给予鼓励与安慰。
4. 合理安排患儿的休息与活动。实施各项治疗和护理时，合理安排时间，尽量集中进行。实施各项护理前，责任护士或值班护士需向患儿及家属解释操作目的、诊疗、用药等注意事项，取得患儿及家属配合；实施护理时，患儿应由家属或监护人陪伴，以增强患儿安全感。
5. 护理人员应态度温和、语言亲切、动作轻柔、专业规范，注意保护患儿隐私，遵守最小疼痛原

则和最小伤害原则。针对患儿恐惧、反抗、拒绝接受治疗等情绪，采用安抚、分散注意力、游戏等护理措施。

6. 指导并鼓励患儿腹式呼吸或给予拍背，促进排痰，改善呼吸功能。密切监测生命体征变化，出现呕吐、腹泻、烦躁不安等表现时，及时报告医生，配合医生进行抢救。

7. 加强营养，合理喂养。给予高热量、高蛋白、高维生素、易消化的少渣饮食，少量多餐，补充水分，多喝富含维生素 C 的蔬菜汁、果汁等，入量不足时遵医嘱静脉补液。

8. 加强口腔护理。及时清洗鼻腔，保护鼻腔黏膜，嘱患儿勿用力擤鼻，鼻塞者滴 0.5% 麻黄碱滴鼻液。

9. 及时观察病情变化和用药后反应。如发热患儿，每 4 小时监测体温一次，或遵医嘱监测生命体征，观察有无高热惊厥等症状。及时给予冰袋、退热贴、温水擦浴等物理降温，遵医嘱使用药物降温，半小时后复测体温，防止体温骤降出现虚脱；出汗多时，应及时更换衣服或床单位，防止受凉。

10. 认真做好不良事件的预防，防止出现跌倒、坠床、走失等意外伤害，签署风险告知书和知情同意书。

11. 及时让家属知晓病情、医疗护理措施、护理风险及治疗费用。鼓励患儿及家属表达他们的想法和顾虑，及时给予安慰和疏导，介绍治疗成功的案例，帮助树立信心，缓解紧张焦虑情绪。认真听取患儿及其家属的意见或建议，尽量满足其需求，若责任护士无法解决，应及时向护士长或相关人员报告。

（三）健康指导

1. 向患儿及其家属宣教急性上呼吸道感染防治知识。维护良好的居住环境，房间每日定时通风，避免在房间吸烟；注意季节和气温变化，及时增减衣服；流感季节避免出入人员密集的场所，居室可用食醋熏蒸消毒。

2. 保持口腔清洁卫生，多喝水，咽喉肿痛时可用淡盐水漱口、咽喉喷雾剂或雾化吸入；及时清洗鼻腔，保护鼻腔黏膜，嘱患者勿用力擤鼻，鼻塞者滴 0.5% 麻黄碱滴鼻液。

3. 指导患儿养成良好的生活习惯。注意休息，避免紧张和劳累；平时锻炼身体，增强体质，多进行户外运动，多晒太阳；为患儿提供营养丰富、易消化的饮食，多吃蔬菜、水果等。

4. 指导患儿及其家属定期复诊和体格检查；提供出院后健康指导书面和网络信息材料。

（四）延伸护理

1. 针对患儿出院时的病情、心理、社会支持状况，针对性提供出院注意事项和复诊指导。

2. 定期电话随访，及时了解患儿康复和心理状况，提供具有针对性的上呼吸道感染护理相关知识。

3. 了解患儿及其家属满意度，虚心听取意见和建议，完善护理服务。

二、支气管哮喘患儿关怀性护理

（一）评估和观察要点

1. 评估引起哮喘的病因和诱因，评估住院环境是否存在引起哮喘的过敏原，是否符合哮喘的治疗护理要求。

2. 评估患者咳嗽、喘息、气促、胸闷的特点及哮喘分期，区分急性发作期和慢性持续期。

3. 评估哮喘加重的时间段，观察发作期和发作间期的症状和体征，警惕哮喘危重状态。

4. 观察患者口腔黏膜、鼻黏膜、咽部、颈部淋巴结等情况，做好口腔、鼻腔护理。

5. 遵医嘱合理使用药物，做好用药宣教和指导，密切观察用药反应。静脉给药时，注意维持正确的给药速度。

6. 评估既往治疗史及效果。

7. 及时跟进各项检查结果，如呼吸功能、血气分析、痰液检查、变应原检测等。

8. 评估患者的饮食、营养、排泄、睡眠等情况，了解患儿的喜好、生活习性、既往史、家族史等。

9. 评估患儿家属的心理、家庭、社会支持情况以及患者及其家属住院期间面临的问题、困难或需求，对评估情况进行记录并及时给予答复或解决能够解决的问题。

10. 实施各项检查和评估时，注意保护患者隐私。

（二）护理措施

1. 提供安静、安全、舒适、温馨的诊疗、住院环境。保持病室空气清新、温湿度适宜。

2. 避免接触过敏原。指导做好变应原测试，避免患儿接触变应原和被动吸烟，避免鲜花、粉尘、冷空气或其他过敏原刺激，以免诱发哮喘。

3. 密切观察病情变化。加强巡视，密切观察患儿咳嗽、胸闷、喘息、呼吸困难及生命体征、神志等变化，观察患儿是否有烦躁不安、大汗淋漓、气喘加剧、心率加快、呼吸音减弱等情况。若发生哮喘持续状态，应立即吸氧并给予半坐卧位，报告医生并共同抢救。采取专人护理，每 10～20 分钟监测生命体征，查血气和肺功能。

4. 哮喘发作时的护理　安抚患儿，采取措施缓解其紧张、恐惧心理，允许患儿及家属表达感情，尽量满足其需要。使患者处于坐位或半坐卧位，以利于呼吸；吸氧，以缓解呼吸困难；保证患儿充足水分，降低痰液黏稠度，指导并鼓励患儿腹式呼吸或给予拍背、雾化吸入或吸痰，促进痰液排出。遵医嘱给予支气管扩张剂及糖皮质激素，评价药物效果及不良反应。

5. 遵医嘱合理使用药物，观察药物作用及不良反应，做好用药宣教和指导。

（1）使用糖皮质激素：注意观察和预防不良反应。注意向心性肥胖等自我形象改变给患儿及其家属带来的困扰，及时给予心理疏导。

（2）茶碱类：静脉注射时速度宜慢，时间在 10 分钟以上，以防中毒症状，观察有无烦躁不安、恶心呕吐、心律失常、血压下降、抽搐、昏迷等严重症状。出现茶碱中毒症状后，首先要停药，之后给予对症处理和支持疗法。

（3）β 受体激动剂：正确使用雾化器，以保证有效的药物吸入剂量。

6. 耐心细致地向患者及家属解释操作目的、诊疗、用药等注意事项，取得配合；针对患者恐惧、反抗、拒绝接受治疗等心理反应，采用安抚、游戏等心理护理措施；做好保护，防止患者跌倒、坠床、走失等意外伤害。

7. 实施各项治疗和护理时，遵守最小疼痛和最小伤害原则。合理安排治疗时间，尽量集中进行，尽可能减轻患儿痛苦，同时由家属或监护人陪伴患者，保护患儿隐私和增强安全感。

8. 劳逸结合，增强体质。养成良好的生活习惯，注意休息和加强身体锻炼，避免情绪激动及高强度的活动，避免在流感季节出入人员密集的场所，积极防治上呼吸道感染。

9. 加强营养，合理喂养。给予高热量、高维生素、易消化饮食，避免进食鱼虾等易致过敏的蛋白质等。

10. 做好心理护理。向患儿家长解释哮喘的诱因、治疗过程和预后，指导家长正确对待患儿。鼓励患儿及家属表达他们的想法和顾虑，及时给予安慰和疏导，介绍治疗成功的案例，帮助树立信心，使其积极配合治疗护理。对使用糖皮质激素出现向心性肥胖的患儿，解释停药后即恢复正常，缓解患者紧张焦虑的情绪。

11. 加强护患沟通。尊重患儿，责任护士每日与患者交流，主动向患者及家属介绍主要治疗护理人员、病区环境和住院注意事项等情况，签署知情同意和风险告知书；护士长在患儿入科 24 小时内与之沟通，每天查看患者，及时解决护士无法解决的问题。

（三）健康指导

1. 向患儿及其家属宣教支气管哮喘防治知识。鼓励平时锻炼身体，增强体质，并根据季节变化及时增减衣服，流感季节避免出入人员密集的场所，积极防治上呼吸道感染。避免接触过敏源、冷空气、物理、化学性刺激，以免诱发哮喘。接触花粉、尘螨等戴口罩。

2. 指导多进行户外活动，多晒太阳，增加儿童营养，多吃蔬菜、水果等富含维生素食物，每日摄入足量的水分。

3. 避免接触过敏原。维护儿童良好的居住环境，每日定时通风，避免在房间摆放鲜花及其他易致过敏的物质。

4. 加强防治教育，指导患者长期、持续、规范、个体化使用药物。

5. 指导患儿深而慢的呼吸运动，学会有效咳嗽排痰；指导患儿家属掌握支气管哮喘患者心理特点和护理要点，学会观察哮喘发作、持续状态、缓解期的病情变化特点，遇到紧急情况及时来医院就诊。

6. 提供出院后健康指导书面和网络信息材料，指导家属定期带患儿复诊及进行体格检查。

（四）延伸护理

1. 评估患者出院时的病情、心理、社会支持状况，提供科室咨询电话、联系方式，针对性地提供出院注意事项和复诊指导，确认其掌握。

2. 定期电话随访，及时了解患儿康复和心理状况，有针对性地提供支气管哮喘护理和药物使用的相关指导。

3. 了解患儿及其家属满意度，虚心听取意见和建议，完善护理服务。

三、肺炎患儿关怀性护理

（一）评估和观察要点

1. 评估住院环境是否符合呼吸道感染的治疗护理需求。

2. 评估患儿咳嗽、咳痰的特点　痰液量、颜色、性状和量，是否伴有喘息。

3. 评估患儿发病经过、病因、病程及循环、呼吸等系统受累的临床表现，观察有无重症肺炎症状和体征，必要时及时采取抢救措施。

4. 评估患儿是否发热及发热特点。

5. 观察患儿咽部、口腔黏膜、鼻腔黏膜等变化。

6. 评估患者的饮食、营养、排泄、精神、睡眠等情况。

7. 了解患者生活习惯、个人喜好、既往史、家族史、既往治疗情况及效果，评估和观察此次用药反应。

8. 密切观察患者生命体征及神志变化，发现异常及时报告医生配合处理。

9. 及时跟踪检查报告：了解血常规、X线检查结果，及时听诊支气管、肺部呼吸音等情况。

10. 实施各项评估时，非单人间拉隔帘，单人间关门，保护患者隐私。

11. 对评估情况进行记录并及时给予答复或解决能够解决的问题。

（二）护理措施

1. 营造安静、安全、舒适、温馨的住院环境。保持病室空气流通、温湿度适宜，减少探视，避免居室拥挤；在病区和走廊的墙壁上张贴色彩鲜艳的卡通图案，缓解患者对住院环境的陌生感和恐惧感。

2. 保持呼吸道通畅。密切观察患者咳嗽、咳痰情况，正确采集痰液、咽拭子等标本；及时清除鼻腔分泌物和痰液，予以拍背、吸痰、雾化等促进排痰措施；为患者提供舒适的体位，改善患者呼吸功能；一旦发现呼吸困难、心力衰竭、重症肺炎等症状和体征，及时采取抢救措施。

3. 有效控制感染。合理使用抗生素和抗病毒药物控制感染，做好用药宣教和指导，密切观察用药反应。

4. 动态监测体温。及时、正确处理患者高热，避免高热惊厥；指导家属为患者正确使用退热、止咳、解痉药物，指导正确使用雾化和氧疗。

5. 耐心实施健康宣教。向患者及其家属宣教肺炎病因、病理及防治知识；鼓励平时锻炼身体，增强体质，流感季节避免出入人员密集的场所，积极防治上呼吸道感染；家庭有呼吸道感染者，患者应与其隔离，以免受传染。

6. 保证充足的睡眠和休息。实施各项治疗和护理时，合理安排时间，尽量集中进行，保证患者得到充分的休息。由家属或监护人陪伴，保护患者隐私和增强安全感。

7. 建立和谐、互信的护患关系。护士仪表端庄，操作过程中态度温和、语言亲切、动作轻柔、专业规范；适时采用分散注意力、树立榜样、安抚、游戏、讲故事等措施缓解患者负性情绪；与患儿及家属进行良好沟通，鼓励家属给予患者良好的家庭和社会支持。

8. 防止意外伤害。认真落实各项预防措施，防止意外伤害，避免患者跌倒、坠床、走失等不良事件的发生。

9. 加强沟通，尊重知情同意权。责任护士及时巡视病房，与患者及家属沟通；护士长每日与患者交流，及时了解患者及其家属住院期间的疑问、困难或需求；让家属知晓病情、医疗护理措施、护理风险及治疗费用等。

（三）健康指导

1. 疾病防治宣教。向患者及其家属宣教肺炎病因、病理及防治知识；指导患者家属掌握肺炎患者心理特点和护理要点；鼓励平时锻炼身体，多进行户外活动，增强体质；根据气候及时增减衣服，防治感冒；流感季节避免出入人员密集的场所，居室空气流通，避免拥挤；家庭有呼吸道感染者，患者应与其隔离，以免受传染。

2. 饮食指导。增加儿童营养，多吃蔬菜、水果等富含维生素的食物，每日摄入足量的水分；禁食和胃肠减压者，给予正确合理的营养支持。

3. 用药指导。指导家属为患者正确使用退热、止咳、解痉药物，指导正确使用雾化和氧疗。

4. 出院指导。指导患者深而慢的呼吸运动，教会有效咳嗽排痰；学会观察咳嗽、咳痰、喘息特点和呼吸困难、心力衰竭等重症肺炎的表现，遇到紧急情况及时送医；提供出院后健康指导书面和网络信息材料，指导家属定期带患者复诊及体格检查。

（四）延伸护理

1. 评估患者出院时的病情、心理、社会支持状况，提供科室咨询电话、联系方式，针对性地提供出院注意事项和复诊指导，确认其掌握。

2. 定期电话随访，及时了解患者康复和心理状况，有针对性地宣教肺炎护理和药物使用的相关知识。

3. 了解患者及其家属满意度，虚心听取意见和建议，完善护理服务。

四、鹅口疮患儿关怀性护理

（一）评估和观察要点

1. 评估住院环境是否符合儿童消化道感染的隔离、治疗护理要求。

2. 评估患儿病程及此次发病的诱因，抗生素或类固醇激素用药史。

3. 密切观察患儿口腔黏膜及进食情况，是否伴低热、吞咽困难等。若发现白色斑膜有蔓延趋势，应立即报告医生。

4. 评估患儿口腔白色黏膜斑块情况，规范做好口腔白色斑膜的取样，及时送检。

5. 观察患儿颊舌、软腭及口唇部、咽部、扁桃体、牙龈、食道、支气管等部位黏膜情况，做好口腔护理。

6. 观察患儿有无疼痛、哭闹、拒乳、呕吐、呛奶、吞咽困难、声音嘶哑、呼吸困难等症状，满足患儿舒适需要，密切观察患儿生命体征及神志变化，发现异常及时报告医生并配合处理。

7. 评估患儿及家属的心理、家庭、社会支持情况以及患者喜好、生活习惯、既往史、家族史，了解患儿及其家属住院期间有何问题、困难或需求。

（二）护理措施

1. 密切观察患儿口腔黏膜情况，勿强行擦去口腔白色乳凝块样斑膜。若发现口腔均被白色斑膜覆盖，甚至蔓延至咽、喉，应立即报告医生，给予及时有效的处理。

2. 指导患儿及家属做好口腔护理，正确使用漱口溶液漱口，或2%碳酸氢钠溶液于哺乳前后清洁口腔，或遵医嘱局部涂抹制霉菌素鱼肝油混悬液。

3. 做好健康宣教。宣教鹅口疮防治知识，指导正确母乳喂养方法，注意哺乳卫生，做好手卫生；教育年龄较大患者改正咬手指等不良习惯。

4. 遵医嘱正确使用药物，做好用药指导，观察用药后的反应。合理使用抗生素，适当增加维生素B_2和维生素C，亦可口服肠道微生态制剂，抑制真菌生长。

5. 提供舒适安全的住院环境，所有操作尽量集中进行，以保证患儿足够的休息时间；在病区和走廊的墙壁上张贴卡通的动画图案，缓解患儿对住院环境的陌生感和恐惧感。

6. 责任护士态度和蔼、积极主动与患儿和家属沟通，营造和谐融洽的护患关系。实施各项护理前，向患儿及家属解释操作目的、诊疗、用药等注意事项，取得患儿及家属配合；实施护理时，应由家属或监护人陪伴患者，以增强其安全感。注意保护患儿隐私和住院安全，防止出现跌倒、坠床、走失等意外伤害；及时让家属知晓病情、医疗护理措施、护理风险及治疗费用，签署风险告知书和知情同意书。

7. 口腔护理或口腔黏膜涂药时，应动作轻柔，理解同情患儿哭闹、烦躁、激惹等表现，针对患儿恐惧、反抗、拒绝接受治疗等情绪，采用安抚、分散注意力、游戏等护理措施缓解患儿负性情绪；鼓励家属给予患者良好的家庭和社会支持。

8. 责任护士经常巡视病房，与患儿及家属沟通；鼓励患儿及家属表达他们的想法和顾虑，及时给予安慰和疏导，介绍治疗成功的案例，帮助树立信心，缓解紧张焦虑情绪。认真听取患儿及其家属的意见或建议，尽量满足其需求，遇责任护士无法解决的问题，应及时向护士长或相关人员报告。

（三）健康指导

1. 养成良好的卫生习惯。母乳喂养者应用温水清洗乳晕和乳头，勤洗澡、勤换衣、修剪指甲，每次抱孩子时行手卫生。宝宝的洗漱用具尽量和家长的分开，被褥和玩具定期拆洗、晾晒。集体生活的幼儿，餐具不可与他人混用；婴幼儿进食的餐具清洗干净后，再用沸水消毒10～15分钟。

2. 增强锻炼，多户外活动；增加儿童营养，多吃高蛋白、高维生素、富营养的食物，每日多喝水。

3. 指导患儿正确使用漱口液和局部用药，饭前便后洗手，勿养成咬手指的习惯。

4. 指导患儿家属掌握鹅口疮患儿心理特点和护理要点，学会观察吞咽困难、声音嘶哑、呼吸困难等念珠菌蔓延至咽、喉、食管、气管等处时表现，发现异常及时送医。

5. 提供出院后健康指导书面和网络信息材料，指导家属定期带患儿复诊及进行体格检查。

（四）延伸护理

1. 评估患儿出院时的病情、心理、社会支持状况，提供科室咨询电话、联系方式，针对性地提供出院注意事项和复诊指导，确认其掌握。

2. 了解患儿及其家属满意度，虚心听取意见和建议，完善护理服务。

3. 定期在医院或社区开展鹅口疮义诊或防治知识讲座。

4. 定期电话随访，及时了解患儿疾病恢复和心理状况，有针对性地宣教鹅口疮护理和药物使用相关知识。

五、腹泻病患儿关怀性护理

（一）评估和观察要点

1. 评估住院环境是否符合儿童消化道感染的隔离、治疗护理要求。

2. 密切观察患儿腹泻频次，大便颜色、性状和量，有无酸味，有无白色或黄白色奶瓣和泡沫。

3. 观察患儿进食情况，有无食欲不振、溢乳或呕吐等情况。

4. 观察患儿腹痛、哭闹、睡眠、精神状态等情况，密切观察用药反应。

5. 评估有无眼窝、囟门凹陷，尿少、泪少，皮肤干燥、弹性下降等脱水症状，甚至血容量不足引起的末梢循环改变。

6. 评估有无酸碱失衡、电解质紊乱和全身感染中毒症状，如发现代谢性酸中毒、低钾血症、低钙血症、低镁血症等症状时，及时报告、及时处理。

7. 实施各项评估时，非单人间拉隔帘，单人间关门，保护患儿隐私。

8. 评估患儿及家属的心理、家庭、社会支持情况以及患者喜好、生活习性、既往史、家族史，了解患儿及其家属住院期间有何问题、困难或需求，对评估情况进行记录并及时给予答复或解决能够解决的问题。

（二）护理措施

1. 遵医嘱正确给药，按时、规范实施感染控制、肠道微生态治疗、肠黏膜保护、抗分泌治疗等，观察用药后反应；对生理性腹泻患儿，尤其应避免不恰当的药物治疗。

2. 做好消毒与隔离。接触患儿前后洗手，患儿的衣物、被服、餐具、玩具使用后应严格消毒，并对患儿的呕吐物及排泄物进行无污染处理。

3. 指导家属正确调整患者饮食，除严重呕吐患儿可暂时禁食 4～6 小时（不禁水）外，尽快恢复母乳或原来熟悉的饮食，避免进食过敏食物或不耐受食物，循序渐进地喂食与患儿年龄相适应的易消化食物，以满足患儿生理需要，补充腹泻的消耗。

4. 加强臀部护理。每次腹泻后用温水清洗臀部，涂抹清爽温和的保护剂，使用柔软的一次性尿布并及时更换；对于臀部皮肤红肿明显的患者，可在患处涂抹 40% 的氧化锌油或 5% 的鞣酸软膏。操作过程中动作轻柔，注意保护患儿隐私。

5. 及时巡视病房，监测生命体征变化，密切观察有无并发症出现，及时发现、报告和处理。

6. 保证患儿充足的休息与睡眠时间。实施各种治疗、护理操作时，尽量集中进行，保证患儿的休息，操作中遵循最小疼痛和最小伤害原则，尽量减轻患儿的疼痛和伤害。

7. 指导家属进行小儿推拿、捏脊等护理，配合治疗；养成良好的手卫生习惯，注意乳品或食物的保存，对食具、玩具等进行定期消毒。

8. 提供安静、安全、舒适的住院环境，建立互信、和谐的护患关系，缓解患儿和家长的焦虑情绪；讲解治疗腹泻的成功病例，增强其治愈疾病的信心，帮助家长给予患儿良好的心理和社会支持；了解患儿及家属需求或感受，及时解决问题，满足患儿需要。

（三）健康指导

1. 在医生指导下正确用药，避免滥用抗生素。

2. 加强营养、增强体质。指导儿童多进行户外锻炼，多晒太阳；指导家长为儿童配制营养丰富、安全卫生的食物，防止儿童出现偏食的情况；对食欲不好的患者，应增加食物的色彩和样式。

3. 合理喂养。提倡母乳喂养，添加辅助食品时每次限一种，逐渐增加，适时断奶，尽量避免在炎热的夏季断奶；人工喂养时，要根据幼儿的实际情况选择合适的代乳品。

4. 指导家长培养儿童养成良好的卫生习惯。教导儿童养成饭前便后勤洗手、不吸吮手指的良好习惯；帮助儿童勤换衣服、勤洗玩具；母乳喂养者喂奶前应用温水清洗乳晕和乳头，勤洗澡、勤换衣、修剪指甲，每次抱孩子时要先洗手。

5. 指导患儿家属掌握腹泻病患者心理特点和护理要点，学会观察腹泻类型和临床表现，必要时及时送医。

（四）延伸护理

1. 设立咨询点或咨询热线，及时解答患儿家属疑问。

2. 建立微信公众号等信息平台，推送小儿腹泻病护理和药物使用相关知识。

3. 举办小儿腹泻专题讲座，宣讲有关防治知识。提供出院后健康指导书面和网络信息材料，指导家属定期带患儿复诊及体格检查。

4. 了解患儿及其家属满意度，虚心听取意见和建议，完善护理服务。

六、病毒性心肌炎患儿关怀性护理

（一）评估和观察要点

1. 详细询问患儿既往史，发病前 1～3 周有无发热、全身倦怠等"感冒"样症状或呕吐、腹泻等消化道症状。

2. 密切观察并准确记录患者精神、面色、心率、呼吸、体温、血压及心律的变化，准确记录 24 小时出入量，定时测量体重。

3. 评估患儿有无心悸、胸闷、呼吸困难、心前区隐痛、乏力等心脏受累症状；评估是否有神经系统、呼吸系统的并发症。

4. 进行各项评估时，需由家长或亲属陪伴，保护患儿隐私的同时，增加患者的安全感。

5. 评估患儿及家长心理、需求、家庭及社会支持情况。

6. 查阅检查检验报告，了解 X 线、心电图、超声心动图、心肌酶谱、病毒检测等的检查结果。

7. 询问患儿及其家属住院期间有何问题、困难或需求。

8. 实施各项评估时，非单人间拉隔帘，单人间关门，保护患者隐私。

9. 对评估情况进行记录并及时给予答复或解决能够解决的问题。

（二）护理措施

1. 责任护士每日主动与患者交流，尊重患者，主动向患儿及其陪伴家属介绍自己的身份及职责；与患儿及家属进行良好沟通，鼓励家属给予患儿良好的家庭支持。

2. 合理安排患儿的休息与活动　注意生活规律和劳逸结合。卧床期间做好生活护理，保持环境安静、舒适，减少探视，保证患儿充足的睡眠。

3. 提供安全、舒适环境，与其他感染疾病患儿、重症患儿分室居住；急性期卧床休息，待病情平稳后，逐步增加活动量，恢复期仍需继续限制活动量，一般总休息时间≥6 个月；心脏扩大或心力衰竭的重症患者，需延长卧床休息时间，待心脏情况好转、心力衰竭症状控制后再逐渐开始活动。

4. 遵医嘱严格控制输液速度，避免诱发心力衰竭。向患儿及家长交待控制输液速度的重要性，避免患儿及家长自行调节输液速度；可选择输液泵或微量注射泵控制输液速度。

5. 科学饮食。少食多餐，选择清淡、易消化、高蛋白、富含维生素和纤维素的饮食，如水果、蔬菜、蛋类、鱼、肉类、面食等，适当限制钠盐和水的补充。

6. 遵医嘱正确用药，观察药物作用及不良反应，做好用药指导。

（1）维生素 C：大剂量使用时可引起腹泻、皮疹、胃酸增多、胃液反流。忌与碱性药物、氧化、还原性药物（核黄素、维生素 K 等）配伍。长期使用不宜骤停，否则会出现坏血病症状。

（2）免疫球蛋白：为血浆制品，使用时注意预防过敏反应。极个别患儿在输注时出现一过性头痛、心慌、恶心等反应，一般在 24 小时内自行恢复。使用时禁止与其他药物混合输入，一次性用完，不得分次输用。有严重代谢紊乱、对本品过敏、有严重过敏史、有IgA抗体缺乏的患者禁用。

（3）免疫抑制剂［皮质类固醇或（和）硫唑嘌呤联合应用］：硫唑嘌呤可导致粒细减少，甚至再生障碍性贫血，用药期间应定期检查血常规；肾功能不全者应适当减量，肝功能损害者慎用。

（4）营养心肌药物（二磷酸果糖、三磷腺苷、辅酶 Q_{10}、黄芪、维生素 E）：二磷酸果糖宜单独使用，勿溶入其他药物，尤其忌溶入碱性液、钙剂等。使用三磷腺苷过程中可出现面红、呼吸困难、血压下降、一过性心律失常等不良反应。

7. 密切观察并准确记录患者精神状态、生命体征变化。患者出现胸闷、心悸、气促等不适症状或明显心律失常时，应立即通知医生紧急处理。

8. 减少痛苦和创伤，给予患者人文关怀。各项操作尽可能集中进行，操作中应保护患者隐私，注意保暖；认真落实各项防范措施，避免跌倒、坠床等意外伤害；由家属或监护人陪伴患者，保证患者安全。

9. 保持大便通畅。尊重患者，患儿排便时给予相对独立的空间；避免用力排便，必要时可口服缓泻剂或肛门注入开塞露通便。

10. 尊重知情权。及时让家属知晓病情、医疗护理措施、护理风险及治疗费用；主动向患者及家长解释诊疗操作的目的和注意事项，做好心电图、X线检查、采血、心电监护等诊疗项目的宣教指导，取得配合。

11. 责任护士应经常巡视病房，重视患儿需求，动态评估患儿的身心状况，做好心理护理。多与患者及家属交谈；采用正向鼓励、倾听等沟通技巧，帮助患儿保持乐观情绪，避免紧张、焦虑等负性情绪。

（三）健康指导

1. 指导休息与运动。向患儿及家长强调疾病发作期、恢复期休息的重要性，3～6个月后酌情增加活动量，增加户外活动，增强体质。

2. 对患儿及家长进行预防呼吸道、消化道感染的知识宣教。关注季节和天气变化，及时为患儿增减衣服，避免呼吸道感染；在疾病流行期间，避免去人群密集的公共场所，出现不适及时就诊。

3. 指导科学饮食。给予营养丰富、易消化、富含维生素和纤维素的饮食，尤其注意补充富含维生素 C 的食物，防止偏食，注意规律进食。

4. 指导患儿和家长正确服用药物，知晓出院所带药物的名称、使用方法、服用剂量及不良反应。

5. 指导患儿家长掌握病毒性心肌炎患儿心理特点和护理要点，学会测脉搏，若发现节律异常或患儿出现胸闷、心悸等不良情况及时就诊。

6. 举办病毒性心肌炎专题讲座，宣讲有关防治知识，提供出院后健康指导书面和网络信息材料，指导家属定期带患儿复诊及进行体格检查。

（四）延伸护理

1. 评估患儿出院时的病情、心理、社会支持系统状况，主动提供科室咨询电话、联系方式，针对性发放并讲解出院指导资料，交代清楚出院后复诊事宜，确认患儿及家属掌握。

2. 建立微信公众号等信息平台，发送病毒性心肌炎护理相关知识。

3. 电话或微信提醒患儿出院后1个月、3个月、6个月、1年门诊复诊。

4. 出院后定期电话随访，及时了解患儿出院后生理、心理及病情转归及自我护理等情况，对其问题进行针对性指导。

5. 了解患儿及家长对护理服务的感受，虚心听取意见和建议，改进相关护理服务。

（徐 习 谢 红）

七、急性肾小球肾炎患儿关怀性护理

（一）评估和观察要点

1. 评估患儿有无水肿，有水肿的患儿需评估记录水肿的部位、程度及指压迹，注意是否呈非凹陷性，定时测量体重。

2. 准确记录 24 小时出入量，观察尿液的颜色，注意有无肉眼血尿、是否伴有尿量减少。

3. 评估并准确记录患儿神志、体重、生命体征等情况，注意血压是否增高。

4. 密切观察有无严重循环充血症状，一旦发现患儿出现呼吸困难、端坐呼吸、咳粉红色泡沫痰、心脏听诊闻及奔马律、水肿加剧等症状和体征，立即报告医生并积极配合抢救。

5. 密切观察有无高血压脑病等症状，一旦发现患儿主诉剧烈头痛、呕吐、复视或一过性失明，甚至惊厥、昏迷，立即报告医生并积极配合抢救。

6. 了解目前的辅助检查结果、目前的药物治疗情况，包括药物名称、剂量、治疗效果及不良反应。

7. 详细询问患儿前驱感染史、既往史、家族史及生活习惯，了解患儿及家长心理、家庭及社会支持情况。

8. 查阅检验报告，了解尿液、血常规、肾功能等检验结果。

9. 询问患儿及其家属住院期间有何问题、困难或需求。

10. 实施各项评估时，非单人间拉隔帘，单人间关门，保护患儿隐私。

11. 对评估情况进行记录并及时给予答复或解决能够解决的问题。

（二）护理措施

1. 责任护士每日主动与患者交流，尊重患儿，主动向患儿及其陪伴家属介绍自己的身份及职责；与患儿及家属进行良好沟通，鼓励家属给予患儿良好的家庭支持。

2. 合理安排患儿的休息与活动，注意生活规律和劳逸结合。

3. 保持病室空气清新、温湿度适宜，营造安静、安全、舒适的住院环境；急性期需卧床 2～3 周，至肉眼血尿消失、水肿消退、血压正常后，才逐渐开始轻微活动；起病后 1～2 个月内要限制活动量，起病后 3 个月内避免剧烈活动；待尿常规检查红细胞减少、血沉结果正常后可以上学，但要避免体育活动。

4. 严格饮食管理。选择高碳水化合物、高维生素、适量脂肪、低盐饮食。对有水肿、高血压的患儿应限制钠盐摄入，每天控制在 60～120 mg/kg；有氮质血症的患儿应限制蛋白质摄入，每天控制在 0.5 g/kg，选用优质动物蛋白；对严重少尿或循环充血患儿，应严格限制水的摄入。

5. 密切观察患儿病情变化。严密监测血压、呼吸，观察患儿尿量、颜色，记录 24 小时出入水量。一旦发现患儿出现高血压脑病、严重循环充血、急性肾衰竭症状或体征时，应立即报告医生，及时给予相应的处理；加强对并发症的观察，如观察患儿是否存在视力障碍等。

6. 遵医嘱正确用药，观察药物作用及不良反应，做好用药指导。

（1）抗生素：对有咽部、皮肤感染灶者应给予青霉素或其他敏感药物治疗 7～10 天。使用青霉素前应详细询问过敏史，并进行过敏试验，皮试阴性者方可使用。更换批号、停药超过 3 天均应重新进行过敏试验。

（2）利尿剂：使用前后注意观察患儿尿量、体重、水肿的变化情况并准确记录，及时发现脱水、低血容量、电解质紊乱的症状。

（3）降压药（硝普钠、钙通道阻滞剂）：使用硝普钠控制血压时应注意现配现用，必须使用避光输液用具并使用输液泵或注射泵严格控制输液速度，使用过程中监测血压变化，依据血压情况调整输液速度，并观察是否有恶心、呕吐、情绪不稳定、头痛和肌肉痉挛等不良反应。

7. 保护隐私，做好心理护理。各项操作尽可能集中进行，操作中应保护患儿隐私，注意保暖；认

真落实各项防范措施，避免跌倒、坠床等意外伤害；由家属或监护人陪伴患儿，增加患儿安全感；告知患儿和家属该病预后好，增强战胜疾病的信心。

8. 尊重知情权。及时让家属知晓病情、医疗护理措施及治疗费用；主动向患儿及家长解释诊疗、护理操作的目的及注意事项，使患儿及家长充分了解；签署知情同意和风险告知书。

9. 责任护士应经常巡视病房，重视患儿需求，动态评估患儿的身心状况，做好心理护理。采用正向鼓励、倾听等沟通技巧，鼓励并接受患儿对积极情绪和消极情绪的表达，分享感受；帮助患儿保持乐观情绪，心情愉快，避免紧张、焦虑等负性情绪；倾听患儿对治疗的反应与感受，及时解决患儿存在的问题。

（三）健康指导

1. 休息与活动指导。强调休息及限制活动对疾病进展控制的重要性，保证患儿充足的休息；患儿出院后加强锻炼，增强体质。

2. 疾病防控指导。对患儿及家属进行上呼吸道感染、皮肤感染预防知识的宣教，若发生上呼吸道感染、皮肤感染及时就诊，规范治疗，并在感染后的 1～3 周跟踪尿常规检验结果，便于及早发现和治疗本病。

3. 出院用药指导。向带药出院的患儿及家长讲解药物的名称、使用方法、服用剂量及不良反应。

4. 指导患者定期复查。指导患儿及家属学会判断尿量、观察颜色，若发现异常及时就诊。

5. 提供出院后健康指导书面和网络信息材料。

（四）延伸护理

1. 评估患儿出院时的病情、心理、社会支持系统状况，主动提供科室咨询电话、联系方式，针对性发放并讲解出院指导资料，交代清楚出院后复诊事宜，确认患儿及家属掌握。

2. 建立微信公众号等信息平台，推送急性肾小球肾炎护理相关知识。

3. 出院后定期电话随访，及时了解患儿出院后生理、心理及病情转归及自我护理等情况，并对其问题进行针对性指导。

4. 了解患儿及家长对护理服务的感受，虚心听取意见和建议，改进相关护理服务。

八、肾病综合征患儿关怀性护理

（一）评估和观察要点

1. 评估患儿感染史，水肿开始的时间、部位及程度、发展顺序。

2. 评估患儿出入水量和有无电解质紊乱，观察 24 小时排尿情况，以及排尿次数、尿量、尿液的颜色。

3. 密切观察患儿生命体征、神志、体重、腹围、体重等变化，发现异常及时报告医生处理。

4. 评估患儿食欲及饮食情况。

5. 了解目前的药物治疗情况，包括药物名称、剂量、治疗效果及不良反应。

6. 遵医嘱合理使用药物，做好用药宣教和指导，密切观察用药反应。

7. 患儿及家属的心理、家庭、社会支持情况以及患者的喜好、生活习性、既往史、家庭史。

8. 查阅检验报告，了解尿常规、血浆蛋白、血清胆固醇、肾功能等检验结果。

9. 询问患者及其家属住院期间有何问题、困难或需求。

10. 实施各项评估时，非单人间拉隔帘，单人间关门，保护患者隐私。

11. 对评估情况进行记录并及时给予答复或解决能够解决的问题。

（二）护理措施

1. 责任护士每日主动与患者交流，尊重患者，主动向患者及其陪伴家属介绍自己的身份及职责；与患者及家属进行良好沟通，鼓励家属给予患者良好的家庭支持。

2. 合理安排患者的休息与活动：注意生活规律和劳逸结合。通常无须严格限制活动，当出现高度水肿、高血压、低血容量及感染时，患者应卧床休息，病情缓解后逐渐增加活动量；实施各项治疗和护理时，合理安排时间，尽量集中进行，同时由家属或监护人陪伴患者，保护患者隐私和安全感。严重水肿的患者出现呼吸困难时应取半卧位。卧床休息期间，护理人员应协助患者进行体位变换，防止血栓形成；协助患者床上进食与排便；保持床单位整洁及皮肤清洁，预防皮肤损伤。

3. 遵医嘱正确用药，观察药物作用及不良反应，做好用药指导。

（1）糖皮质激素（甲基强的松龙、泼尼松）：使用时注意代谢紊乱、消化性溃疡、感染等不良反应，及时处理。长期用药还可发生白内障、股骨头无菌坏死。儿童处于生长期，身高可受影响。

（2）免疫抑制剂（环磷酰胺、苯丁酸氮芥、环孢素 A）：使用环磷酰胺期间多饮水，注意观察出血性膀胱炎、脱发、白细胞下降等问题。

（3）抗凝及纤溶剂（肝素钠、双嘧达莫）：肝素钠使用过量可致自发性出血，用药期间应查凝血时间；密切观察有无血栓形成的症状和体征，发现异常及时处理。双嘧达莫使用过程中常见恶心、呕吐、腹泻等消化道反应，近期有出血、消化性溃疡、出血时间延长的患者禁用。双嘧达莫不宜与葡萄糖以外的药物混合注射，与肝素钠同用有引发出血的倾向。

4. 饮食护理。显著水肿和严重高血压时，应短期限制水、钠摄入，病情缓解后不必继续限盐；活动期患者的盐摄入为 $1\sim2$ g/d；蛋白质摄入为 $1.5\sim2.0$ g/（kg·d），以高生物效价的动物蛋白为宜，如鱼、蛋、奶、禽等；应用糖皮质激素过程中，每日遵医嘱补充维生素 D 和钙剂。

5. 营造安静、安全、舒适、温馨的住院环境。保持病室空气清新、温湿度适宜；病室空气消毒 1 次/日；进行保护性隔离，与感染患者分室收治，禁止患者间相互串病房，限制探视人数，避免交叉感染；做好保护，防止患者跌倒、坠床、走失等意外伤害。

6. 给予有效的心理护理。解释在减药、停药后，库欣貌可逐渐消失，以缓解患者及家属因患者自我形象改变而带来的困扰；耐心倾听患者及家长的感受，针对具体情况给予解释；针对患者存在的自卑、抑郁等的心理问题，介绍成功治疗的案例，进行有效的心理疏导，缓解负性情绪和不良心理问题。

7. 尊重知情权和遵守最小伤害原则。及时让家属知晓病情、医疗护理措施、药物副作用及治疗费用；主动向患者及家长解释诊疗操作的目的及注意事项；护理过程中护士态度温和、语言亲切、动作轻柔、专业规范，努力减少患者痛苦和创伤。

8. 责任护士应经常巡视病房，重视患者需求，动态评估患者的身心状况，做好心理护理。采用正向鼓励、倾听等沟通技巧，鼓励并接受患者对积极情绪和消极情绪的表达，分享感受；帮助患者保持乐观情绪，心情愉快，避免紧张、焦虑等负性情绪；倾听患者对治疗的反应与感受，及时解决患者存在的问题。

（三）健康指导

1. 增强体质，避免感染。适当锻炼身体和进行户外活动，但不宜参加剧烈运动；根据季节变化及时增减衣服；避免去人员密集的公共场所。

2. 饮食指导。不过度控制饮食，给予易消化、富含优质蛋白、少脂肪、高碳水化合物、高维生素饮食；进食含钾、钙丰富的食物；避免空腹进食药物，避免进食坚果及刺激性食物；严重水肿或高血压时，限制钠盐摄入，使用无盐或低盐饮食，并选用糖、醋等调味品增进患者食欲；大量蛋白尿期间适当控制蛋白质的摄入。

3. 加强防治教育。向患者及家属讲解肾病综合征的防治知识；指导患者长期、持续、规范、个体化使用药物；严格预防感染，一旦发生感染及时正规治疗；预防接种要在病情完全缓解且停用糖皮质激素 6 个月后方能进行。

4. 指导家属及较大儿童学会使用试纸监测尿蛋白的变化情况。

5. 提供出院后健康指导书面和网络信息材料，指导家属定期带患者复诊和进行体格检查。

（四）延伸护理

1. 评估患者出院时的病情、心理、社会支持系统状况，主动提供科室咨询电话、联系方式，针对性发放并讲解出院指导资料，交代清楚出院后复诊事宜，确认患者及家属掌握。

2. 建立微信公众号等信息平台，推送肾病综合征护理和药物使用的相关知识。

3. 出院后定期电话随访，及时了解患者出院后生理、心理及病情转归及自我护理等情况，并对其问题进行针对性指导。

4. 了解患者及家长对护理服务的感受，虚心听取意见和建议，改进相关护理服务。

九、糖尿病患儿关怀性护理

（一）评估和观察要点

1. 配合医生做好体格检查，评估患者生长发育情况以及精神、呼吸、体重、尿量等变化。

2. 评估患者食欲、喂养方式、饮食习惯，观察有无恶心、呕吐、食欲不振等情况，有无急性感染情况，如皮肤感染、泌尿系感染。

3. 评估患者是否有酮症酸中毒的表现，如精神萎靡、意识模糊、呼吸深长、呼吸节律不齐、呼吸中有酮味、皮肤弹性差、口唇樱桃红色等。

4. 了解目前的药物治疗情况，包括药物名称、剂量、治疗效果及不良反应。

5. 评估患者的心理状态、喜好、生活习性、既往史、家庭史、遗传史、社会支持情况；评估家属的心理和经济情况。

6. 评估患者及家属对疾病相关知识的认识程度。

7. 查阅检验报告，了解血糖、电解质、尿糖、糖化血红蛋白、葡萄糖耐量试验等检验结果。

8. 询问患者及其家属住院期间有何问题、困难或需求。

9. 实施各项评估时，非单人间拉隔帘，单人间关门，保护患者隐私。

10. 对评估情况进行记录并及时给予答复或解决能够解决的问题。

（二）护理措施

1. 责任护士每日主动与患者交流，尊重患者，主动向患者及其陪伴家属介绍自己的身份及职责；与患者及家属进行良好沟通，鼓励家属给予患者良好的家庭支持。

2. 合理安排患者的休息与活动：注意生活规律和劳逸结合。

3. 营造安静、安全、舒适的住院环境。督促患者按时作息，保证充足的睡眠和休息；在病区和走廊的墙壁上张贴普遍受孩子欢迎的动画图案，缓解患者对住院环境的陌生感和恐惧感。

4. 低糖饮食或由营养师制订个性化饮食管理方案。饮食原则为满足患者生长发育、维持正常体重、满足活动需要的同时又要减少血糖波动。少食多餐，提供早、中、晚三餐和上午餐间、下午餐间、睡前点心；主食以米饭为主，脂肪以植物油为主，适当增加富含纤维素的食物；饮食需定时定量，家属应督促患者吃完每餐食物，除游戏运动多时外，不再添加额外的食物。

5. 遵医嘱正确用药，观察药物作用及不良反应，做好用药指导。重点加强胰岛素的用药宣教和指导。如未开瓶的胰岛素注射液贮存温度为 2～10℃，已开瓶使用的胰岛素注射液可在室温（最高 25℃）下保存 4～6 周，不可冷冻；注射胰岛素时应于上臂、大腿、腹部和臀部以 2 cm 的距离为一行，轮换部位注射，预防注射部位皮下组织萎缩或肥厚；低血糖是胰岛素治疗期间最常见的不良反应，注意观察患者有无出冷汗、皮肤苍白、皮温降低、疲乏、神经紧张、震颤、焦虑、不同寻常的疲倦、衰弱、情绪紊乱、嗜睡、注意力不集中、视觉异常、过度饥饿等表现，如出现以上表现提示低血糖反应，需及时处理。严重的低血糖反应可能导致意识丧失、暂时性或永久性脑功能损害甚至死亡。

6. 积极做好低血糖的紧急救治。督促患者定时定量进餐；密切观察患者有无突发饥饿感、心慌、多汗、脉速、软弱无力等低血糖表现，发现异常及时通知医生并配合救治。

7. 积极做好酮症酸中毒的紧急救治。密切观察并准确记录患者血糖、精神状态、生命体征变化，发现患者有精神萎靡、意识模糊、恶心、呕吐、腹痛、呼吸深长、呼吸节律不齐、呼吸中有酮味、皮肤弹性差、眼窝凹陷、口唇樱桃红色等酸中毒临床症状及时通知医生，配合医生进行救治；开放两条静脉通道，纠正水、电解质紊乱的同时输入胰岛素控制血糖。

8. 减少痛苦和创伤，给予患者人文关怀。各项操作尽可能集中进行，操作中应保护患者隐私，注意保暖；认真落实各项防范措施，避免跌倒、坠床等意外伤害；由家属或监护人陪伴患者，增加患者安全感。

9. 给予有效的心理护理。让患者及家属了解糖尿病治疗的长期性、艰巨性，主动介绍疾病相关知识，缓解焦虑情绪；耐心倾听患者及家长的意见和感受，及时给予鼓励与安慰，介绍成功的治疗案例，增强信心；鼓励家属给予患者良好的家庭和社会支持，不歧视或溺爱患者，避免造成性格缺陷；针对存在自卑、退缩等心理行为障碍的患者，与家长配合进行心理疏导，缓解焦虑情绪和自卑心理；由家属或监护人陪伴患者，保护患者隐私和安全感。

10. 责任护士应经常巡视病房，重视患者需求，动态评估患者的身心状况，做好心理护理。采用正向鼓励、倾听等沟通技巧，鼓励并接受患者对积极情绪和消极情绪的表达，分享感受；帮助患者保持乐观情绪，避免紧张、焦虑等负性情绪；倾听患者对治疗的反应与感受，及时解决患者存在的问题。

（三）健康指导

1. 疾病宣教。向患者及家属宣讲儿童糖尿病的防治知识，鼓励平时做好饮食管理，适当运动，维持良好的营养状态。

2. 饮食管理。为糖尿病护理的重要环节，遵医嘱给予低糖饮食或由营养师制订个性化饮食管理方案，用通俗易懂的语言向患者及家属说明饮食管理的重要性并教会其具体操作方法。

3. 适当运动。向患者及家属宣教运动对控制血糖、增加胰岛素分泌、降低血脂的重要性；根据患者年龄和体力安排适当的运动方式与运动量；告之注意事项，如不宜空腹运动，进餐后 1 小时至餐后 2～3 小时内运动为佳。

4. 用药指导。指导患者及家属遵医嘱按时、按量用药；对使用胰岛素者，对患者和家属宣讲胰岛素治疗的重要性，并指导家属学会正确保存胰岛素、正确抽吸剂量、正确选择注射部位及注射胰岛素、观察用药反应等。

5. 血糖监测。指导患者及家属学会血糖监测和尿糖监测的方法，并做好记录，复诊时携带记录。

6. 指导家属重视患者的心理问题，给予人文关怀。针对患者焦虑、自卑等心理反应，采取安抚、鼓励等心理护理措施，必要时寻求专业的心理辅导。

7. 宣讲预防感染的重要性。指导患者保持良好的卫生习惯，避免皮肤破损，定期进行口腔、牙齿检查，维持良好的血糖水平。

8. 预防低血糖。指导患者家属让患者随身携带紧急救助卡及糖果，在紧急救助卡上填写患者姓名、疾病名称、联系电话、医院名称等信息，便于在发生低血糖等并发症时及时救治。

9. 提供出院后健康指导书面和网络信息材料，指导家属定期带患者复诊和进行体格检查。

（四）延伸护理

1. 评估患者出院时的病情、心理、社会支持系统状况，主动提供科室咨询电话、联系方式，针对性发放并讲解出院指导资料，交代清楚出院后复诊事宜，确认患者及家属掌握。

2. 建立微信公众号等信息平台，推送儿童糖尿病护理和药物使用相关知识。

3. 出院后定期电话随访，及时了解患者出院后生理、心理及病情转归及自我护理等情况，并对其问题进行针对性指导。

4. 了解患者及家长对护理服务的感受，虚心听取意见和建议，改进相关护理服务。

十、幼年特发性关节炎患儿关怀性护理

(一) 评估和观察要点

1. 密切观察患者体温变化，发热的热程和热型。

2. 密切观察患者皮疹特点，皮疹出现、消退与发热之间的关系。

3. 评估患者是否有关节肿胀、肿胀持续时间以及受累关节情况，包括受累关节部位、受累关节数量、活动障碍程度、肿胀程度、疼痛情况、晨僵等。

4. 观察患者是否有视力障碍；有无张口困难、小颌畸形等颞颌关节受累症状。

5. 评估患者家族中是否有银屑病患者，评估患者是否有指（趾）炎、指甲凹陷或指甲脱离等银屑病的临床症状。

6. 遵医嘱合理使用药物，做好用药宣教和指导，密切观察用药反应。

7. 评估患者的心理状态、个人喜好、生活习性、既往史、遗传史以及社会支持情况。

8. 评估家属的心理，并了解患者及家属住院期间的问题、困难或需求。

9. 查阅检查检验报告，了解 X 线检查、CT、MRI、血沉、类风湿因子等检查结果。

10. 实施各项评估时，非单人间拉隔帘，单人间关门，保护患者隐私。

11. 对评估情况进行记录并及时给予答复或解决能够解决的问题。

(二) 护理措施

1. 责任护士每日主动与患者交流，尊重患者，主动向患者及其陪伴家属介绍自己的身份及职责；与患者及家属进行良好沟通，鼓励家属给予患者良好的家庭支持。

2. 合理安排患者的休息与活动，注意生活规律和劳逸结合。营造安静、安全、舒适的住院环境，保持病室空气清新、温湿度适宜；除急性发热外，不主张过多地卧床休息，应鼓励患者参加适当的运动，尽可能像正常儿童一样生活。

3. 尽早实施康复护理。理疗对于保持关节活动、肌力强度非常重要，指导患者及家属尽早开始保护关节的活动及维持肌肉强度的锻炼，从而防止发生或纠正关节残疾；利用护理用具或方法减轻患者疼痛，如用夹板、沙袋将受累关节置于舒适位置，用支架保护受累关节不受压，音乐、游戏等分散患者注意力，局部湿热敷等。

4. 遵医嘱正确用药，观察药物作用及不良反应，做好用药指导。

(1) 非甾体类抗炎药（阿司匹林）：阿司匹林使用过程中注意观察其不良反应，如胃肠道刺激症状、出汗、耳鸣等。定期复查肝功能，长期用药者应监测尿常规，注意肾功能损害。3 个月以下婴儿及血友病患者禁用。

(2) 免疫抑制剂（甲氨蝶呤）：服用甲氨蝶呤期间多饮水，注意观察出血性膀胱炎、脱发、白细胞下降等不良反应。如出现恶心、呕吐及转氨酶增高、口服效果不好时，可改为皮下注射用药。用药后出现严重的黏膜溃疡、腹泻次数多、血便、血小板及白细胞明显减少等严重不良反应时，立即停药并给予对症处理。

5. 加强并发症的观察。观察患者是否存在视力障碍，应定期进行裂隙灯检查以发现虹膜睫状体炎。

6. 各项操作尽可能集中进行，操作中应保护患者隐私，注意保暖；认真落实各项防范措施，避免跌倒、坠床等意外伤害，对关节畸形的患者应特别注意防止外伤；由家属或监护人陪伴患者，保护患者安全感；鼓励出院患者参加正常活动和上学，克服因慢性疾病或残疾造成的自卑心理；取得家长配合，增强战胜疾病的信心。

7. 尊重知情权。及时让家属知晓病情、医疗护理措施及治疗费用；主动向患者及家长解释诊疗操作的目的及注意事项，取得配合；签署知情同意和风险告知书。

8. 责任护士应经常巡视病房，重视患者需求，动态评估患者的身心状况，做好心理护理。采用正

向鼓励、倾听等沟通技巧，鼓励并接受患者对积极情绪和消极情绪的表达，分享感受；帮助患者保持乐观情绪，避免紧张、焦虑等负性情绪；倾听患者对治疗的反应与感受，及时解决患者存在的问题。

（三）健康指导

1. 加强防治教育。向患者及家属宣讲幼年特发性关节炎疾病防治知识；日常生活中避免寒冷、潮湿、疲劳、营养不良、外伤、精神因素等诱因。

2. 指导功能锻炼。指导家长和鼓励患者在急性期过后尽早开始受损关节的康复训练，保持关节活动度，促进血液循环，被动运动与主动运动相结合，也可配合热敷、理疗来增加锻炼效果。

3 饮食指导。给予高热量、高蛋白、高维生素、易消化饮食，保证足量水分的供给。

4. 心理支持。与患者及家属有效沟通，不过度保护患者，鼓励患者参加正常的学习与活动，克服自卑心理，促进患者身心健康成长。

5. 提供出院后健康指导书面和网络信息材料，指导家属定期带患者复诊和进行体格检查。

（四）延伸护理

1. 评估患者出院时的病情、心理、社会支持系统状况，主动提供科室咨询电话、联系方式，针对性发放并讲解出院指导资料，交代清楚出院后复诊事宜，确认患者及家属掌握。

2. 出院后定期电话随访，及时了解患者出院后生理、心理及病情转归及自我护理等情况，宣讲幼年特发性关节炎护理和药物使用的相关知识，并对其问题进行针对性指导。

3. 了解患者及家长对护理服务的感受，虚心听取意见和建议，改进相关护理服务。

十一、川崎病患儿关怀性护理

（一）评估和观察要点

1. 责任护士每日与患儿交流，尊重患儿；护士主动向患儿及陪伴家属介绍自己的身份及职责。
2. 观察病情变化，必要时吸氧、进行心电监护，监测生命体征。
3. 观察患儿皮肤黏膜状况，有无皮肤黏膜破损。
4. 观察患儿体温变化。
5. 询问饮食习惯，不喝酸性饮料，鼓励患儿进食高热量、高维生素、营养丰富的食物。
6. 对评估情况进行记录并及时给予答复或解决能够解决的问题。

（二）护理措施

1. 与患儿家属进行良好沟通，鼓励家属给予患者良好的心理支持。由于起病突然，患儿及家属感到恐慌焦虑、情绪低落。护士应主动与家属沟通，向患儿及家属解释疾病的原因、诱因、预后、治疗的目的及注意事项，以成功病例进行鼓励。进行各项操作前做好详细解释，减轻患儿的不安和恐惧。鼓励患儿诉说心中不适，及时进行疏导、解释和支持。提高患儿及家属对疾病的认识水平，增强信心。

2. 密切监测患儿有无心血管损害的表现，如面色、精神状况、心律、心率、心音、心电图异常等，并根据心血管损害程度采取相应的护理措施。

3. 患儿出现皮疹，且出现指（趾）端皮肤脱皮，应注意保持皮肤清洁，保持床单位清洁、干燥，被褥衣裤清洁、轻柔；剪短患儿指甲，防止抓伤皮肤；对半脱痂皮者用清洁剪刀剪除，并嘱患儿及家属避免用人力撕脱，应待其自然脱落，以免引起感染。

4. 患儿口腔、咽黏膜出现弥漫性充血，每日做好口腔护理，保持口腔清洁，用软毛牙刷刷牙，避免食用煎炸、带刺或含骨头的食物、带壳的坚果类食品及质硬的水果等易造成口腔黏膜机械性损伤的食物。每日用生理盐水清洗双眼，保持眼部清洁，以避免眼部感染。

5. 进行饮食指导，养成良好的饮食习惯，进食营养丰富、高维生素的饮食。

（三）健康指导

1. 及时向家长交代病情，并给予心理支持。指导家长学会观察病情，定期带患儿复查，对于无冠状动脉病变的患儿，于出院后 1 个月、3 个月、6 个月及 1 年进行全方位的体检，有冠状动脉疾病损害的患儿密切观察患儿的病情变化。

2. 提供出院后各项护理书面指导材料。

（四）延伸护理

1. 建立信息平台，发送疾病相关知识。

2. 出院后定期电话回访，及时了解患儿出院后生理、心理及病情转归等情况，并对其问题进行针对性指导。

3. 了解患儿及家属对护理服务的感受，虚心听取意见和建议，改进相关护理服务。

十二、过敏性紫癜患儿关怀性护理

（一）评估和观察要点

1. 观察患者皮疹分布及颜色，出疹及消退时间，是否伴有荨麻疹和血管神经性水肿。

2. 进行疼痛评估，观察患者有无阵发性剧烈腹痛，腹痛的位置、程度等，是否有呕吐、便血症状。

3. 评估患者有无大关节肿痛、活动受限，关节腔是否有积液。

4. 评估患者尿的颜色及性状，是否有血尿、蛋白尿、管型尿等。

5. 严密观察患者有无鼻出血、牙龈出血、咯血等出血倾向；有无心肌炎、心包炎等循环系统受累以及喉头水肿、哮喘等呼吸系统受累情况；警惕惊厥、瘫痪、昏迷等颅内出血等情况。

6. 遵医嘱合理使用药物，做好用药指导，密切观察用药反应。

7. 评估患者及家属的心理、家庭、社会支持情况，询问患者及其家属住院期间的问题、困难或需求。

8. 评估患者的喜好、生活习性、既往史、家庭史。

9. 查阅检验报告，了解血常规、血沉、C 反应蛋白等检验结果。

10. 实施各项评估时，非单人间拉隔帘，单人间关门，保护患者隐私。

11. 对评估情况进行记录并及时给予答复或解决能够解决的问题。

（二）护理措施

1. 责任护士每日主动与患者交流，尊重患者，主动向患者及其陪伴家属介绍自己的身份及职责；与患者及家属进行良好沟通，鼓励家属给予患者良好的家庭支持。

2. 合理安排患者的休息与活动，注意生活规律和劳逸结合。督促患者按时作息，保证充足的睡眠和休息；急性期患者应绝对卧床休息，腹痛时应卧床休息；实施各项治疗和护理时，合理安排时间，尽量集中进行，减少不必要的刺激；由家属或监护人陪伴患者，保护患者隐私和增强安全感。

3. 营造安静、安全、舒适的住院环境。保持病室空气清新、温湿度适宜。避免在病室放置鲜花。在病区和走廊的墙壁上张贴受孩子欢迎的动画图案，缓解患者对住院环境的陌生感和恐惧感。

4. 预防意外伤害。认真落实各项防范措施，避免磕碰、跌倒、坠床等引起外伤性出血，特别注意保护头部，避免引起颅内出血；做好皮肤清洁，防止抓伤、擦伤，如有皮肤破损，及时处理，防止出血和感染；患者腹痛时，禁止热敷，应遵医嘱使用解痉止痛药。

5. 密切观察病情变化。发现出血倾向、颅内出血、循环系统、呼吸系统受累情况，应立即通知医生，及时、正确地配合医生处理。

6. 做好宣教。向患儿及家属宣讲过敏性紫癜的防治知识；耐心细致地向患儿及家属解释操作目的、诊疗、用药等注意事项，并征得同意. 鼓励平时适当锻炼身体，增强体质。

7. 遵医嘱正确用药，观察药物作用及不良反应，做好用药指导。

（1）肾上腺皮质激素（地塞米松、甲基泼尼松龙）：甲基泼尼松龙在紫外线及荧光下易分解破坏，贮存及使用时应避光。不宜与其他药物混合使用。长期用药需停药时，需逐量递减，不可突然停药。

（2）免疫抑制剂（环磷酰胺）：使用环磷酰胺期间多饮水，注意观察出血性膀胱炎、脱发、白细胞下降等问题，并定期复查血常规。

（3）抗血小板凝集药物（阿司匹林、双嘧达莫）：阿司匹林使用过程中注意观察其不良反应，如胃肠道刺激症状、出汗、耳鸣等。定期复查肝功能，长期用药者应监测尿常规，注意肾功能损害。3个月以下婴儿及血友病患者禁用。

8. 给予有效的心理护理。过敏性紫癜可反复发作或并发肾损害，应耐心倾听患者及家长的感受，针对具体情况给予解释、鼓励与安慰，增强其信心；针对患者存在的自卑、恐惧等的心理问题，进行有效的心理疏导，缓解负性情绪和不良心理问题。向患儿及其家属宣讲预防出血、感染和局部止血等知识，解释在减药、停药后，库欣貌可逐渐消失，以缓解患者及家属的思想顾虑。

9. 尊重知情权和遵守最小伤害原则。及时让家属知晓病情、医疗护理措施、护理风险及治疗费用；主动向患儿及家长解释诊疗操作的目的及注意事项；尽量减少肌内注射或深静脉穿刺，必须注射时采用小针头，拔针后要帮助患儿按压足够长的时间，防止出血；输注血小板和红细胞时，严格遵守操作规程，严密观察不良反应。

10. 责任护士应经常巡视病房，重视患儿需求，动态评估患儿的身心状况，做好心理护理。采用正向鼓励、倾听等沟通技巧，鼓励并接受患儿对积极情绪和消极情绪的表达，分享感受；帮助患儿保持乐观情绪，避免紧张、焦虑等负性情绪；倾听患儿对治疗的反应与感受，及时解决患儿存在的问题。

（三）健康指导

1. 宣教疾病相关知识。教会年长患儿及家属识别出血征象，学会局部压迫止血；鼻腔干燥时可滴薄荷滴鼻剂等保持鼻腔湿润；嘱患儿不要抠鼻或用力擤鼻。

2. 增强体质，加强自我保护。患儿应穿宽松、柔软的衣物，并保持清洁、干燥；避免发生磕碰、跌倒、坠床等，在学校时避免同学间互相推搡、拥挤；适当进行户外活动，增强体质；避免剧烈运动、过度劳累和剧烈咳嗽；根据季节变化及时增减衣服；避免去人员密集的公共场所；避免使用引起血小板减少的药物。

3. 饮食指导。鼓励患儿多食新鲜蔬菜和水果，保持大便通畅；消化道出血时给予无渣流质饮食；腹型紫癜的患儿给予无动物蛋白、无渣流质饮食；紫癜消失后1个月方可逐步恢复动物蛋白饮食，3天加1种，无过敏反应后再加第2种。

4. 加强防治教育。指导患儿按时服用药物，若患者早期、大量、短程应用肾上腺皮质激素，应遵医嘱逐渐减量直至停用激素，避免出现反跳；学会观察尿的颜色是否正常、有无水肿，发现异常及时复诊；避免接触致敏食物、药物、微生物、花粉等；严格预防感染，一旦发生感染及时正规治疗；有皮肤出血的患者，不可搔抓皮肤；口腔出血时进软食，饭后漱口；预防接种要在病情痊愈3～6个月后方能进行。

5. 指导家属给予患儿心理支持。指导家长掌握患儿心理特点和护理要点，给予患儿更多的关爱和鼓励。

6. 宣教紧急情况的处理。指导家属学会观察患儿面色、呼吸、血压及烦躁、嗜睡、头痛、呕吐、惊厥、昏迷等颅内出血症状，发现异常紧急送医院救治。

7. 提供出院后健康指导书面和网络信息材料，指导家属定期带患儿复诊和进行体格检查。

（四）延伸护理

1. 评估患儿出院时的病情、心理、社会支持系统状况，主动提供科室咨询电话、联系方式，针对性发放并讲解出院指导资料，交代清楚出院后复诊事宜，确认患儿及家属掌握。

2. 出院后定期电话随访，及时了解患儿出院后生理、心理及病情转归及自我护理等情况，宣讲过敏性紫癜护理和药物使用的相关知识，并对其问题进行针对性指导。

3. 了解患儿及家长对护理服务的感受，虚心听取意见和建议，改进相关护理服务。

十三、传染性单核细胞增多症患儿关怀性护理

（一）评估和观察要点

1. 配合医生做好体格检查，密切观察患儿体温、呼吸、脉搏、血压等情况变化，评估高热患儿物理降温或药物降温的效果。

2. 观察患儿咽喉部疼痛、肿胀情况；密切注意有无呼吸困难和吞咽困难的情况。

3. 评估患儿皮疹分布位置、颜色、大小，皮肤有无黄染等。

4. 密切观察患儿意识、四肢末梢循环等情况，警惕并发脾破裂、脑膜脑炎、心包炎、心肌炎等。

5. 评估患儿及家属的心理、家庭、社会支持情况以及患者的喜好、生活习性、既往史、家庭史，询问患儿及其家属住院期间的问题、困难或需求。

6. 查阅检验报告，了解血常规、EB病毒特异性抗体测定、EB病毒DNA检测等检验结果。

7. 实施各项评估时，非单人间拉隔帘，单人间关门，保护患儿隐私。

8. 对评估情况进行记录并及时给予答复或解决能够解决的问题。

（二）护理措施

1. 责任护士每日主动与患儿交流，尊重患儿，主动向患儿及其陪伴家属介绍自己的身份及职责；与患儿及家属进行良好沟通，鼓励家属给予患儿良好的家庭支持。

2. 合理安排患儿的休息与活动，注意生活规律和劳逸结合。初期以卧床休息为主，保证充足的睡眠和休息，症状缓解后适当离床活动；有肝脾肿大的患儿应避免剧烈运动，尤其避免与腹部接触的运动，防止脾破裂；实施各项治疗和护理时，合理安排时间，尽量集中进行；避免跌倒、坠床、走失等意外事件。

3. 营造安静、安全、舒适的住院环境。保持病室空气清新、温湿度适宜；病室空气消毒1次/日；实施呼吸道隔离，避免交叉感染。

4. 遵医嘱正确用药，观察药物作用及不良反应，做好用药指导。如抗病毒药阿昔洛韦的用药指导，阿昔洛韦可能引起肾毒性，用药前或用药期间应检查肾功能。仅静脉滴注，使用时间在1小时及以上，匀速滴入，快速滴入可发生肾小管内药物结晶沉积，引起肾功能损害。使用后2小时，给予充足的水，防止药物沉积在肾小管内。

5. 护士态度温和、语言亲切、动作轻柔、专业规范。责任护士经常巡视病房，重视患儿需求，动态评估患儿的身心状况，做好心理护理。采用正向鼓励、倾听等沟通技巧，鼓励并接受患儿对积极情绪和消极情绪的表达，分享感受；告知患者和家属本病为自限性疾病，大多预后良好，病后可以获得较稳固的免疫力，从而缓解焦虑、紧张情绪，增强信心，积极配合治疗护理。

6. 做好宣教。向患者和家属宣讲用药原则，遵医嘱使用退热药、抗病毒药；耐心细致解释操作目的、诊疗、用药等注意事项，取得配合；由家属或监护人陪伴患者，保护患儿隐私和安全感。

（三）健康指导

1. 宣教疾病防治知识。向患儿及家属宣教传染性单核细胞增多症防治知识；指导患儿门诊复诊，进行体格检查，复查血常规及肝肾功能。

2. 鼓励患儿平时适当进行体育锻炼，增强身体素质；避免去人员密集的公共场所，避免交叉感染。

3. 饮食指导。少量多餐，进食易消化、清淡、高蛋白、高热量、含丰富膳食纤维的饮食。

4. 提供出院后健康指导书面和网络信息材料。

（四）延伸护理

1. 评估患者出院时的病情、心理、社会支持系统状况，主动提供科室咨询电话、联系方式，针对性发放并讲解出院指导资料，交代清楚出院后复诊事宜，确认患儿及家属掌握。

2. 出院后定期电话随访，及时了解患儿出院后生理、心理及病情转归及自我护理等情况，并对其问题进行针对性指导。

3. 了解患儿及家长对护理服务的感受，虚心听取意见和建议，改进相关护理服务。

十四、手足口病患儿关怀性护理

（一）评估和观察要点

1. 评估并记录患儿体温情况，是否伴有咳嗽、流涕、食欲不振等症状，给予降温措施后要及时评估降温效果。

2. 观察患儿手、足、臀部是否有斑丘疹或疱疹，是否有化脓、破溃；观察口腔内舌、颊黏膜和硬腭等处是否有疱疹和溃疡。

3. 观察患儿进食情况，是否有流涎、口腔疼痛。

4. 密切观察患儿是否出现中枢神经系统损害的表现，如神志淡漠、嗜睡、烦躁、头痛、呕吐、肢体抖动、颈项强直等。

5. 密切观察患儿是否出现呼吸系统损害的表现，如肺部感染、呼吸困难、口唇发绀、咳粉红色泡沫痰等。

6. 密切观察患儿有无循环系统损害的表现，如心率增快或减慢、四肢发凉、指（趾）端发绀、持续血压降低等。

7. 评估患儿心理状态、家庭、社会支持情况，以及喜好、生活习性、既往史、家庭史。

8. 询问患儿及其家属住院期间问题、困难或需求，对评估情况进行记录并及时给予答复或解决能够解决的问题。

9. 查阅检验报告，了解血常规、病毒学检测等检验结果。

10. 实施各项评估时，非单人间拉隔帘，单人间关门，保护患儿隐私。

（二）护理措施

1. 责任护士应每日主动与患儿交流，尊重患儿，主动向患儿及其陪伴家属介绍自己的身份及职责；与患儿及家属进行良好沟通，鼓励家属给予患儿良好的家庭支持。

2. 合理安排患儿的休息与活动，注意生活规律和劳逸结合。

3. 营造安静、安全、舒适的住院环境。保持病室空气清新、温湿度适宜，定时通风换气和进行空气消毒；对患儿实施呼吸道、接触隔离，直至临床症状消失。

4. 避免继发感染和交叉感染。斑丘疹或疱疹发生化脓、破溃时，应及时处理，避免继发感染；粪便等排泄物可选用含氯消毒剂或 3% 漂白粉浸泡 2 小时后再倾倒。

5. 密切观察病情，配合做好重症患儿的救治。勤巡视，严密观察，注意有无中枢神经系统、循环系统、呼吸系统受损的症状和体征，发现异常及时报告医生、及时处理。

6. 减少痛苦，给予人文关怀。实施各项治疗和护理时，合理安排时间，尽量集中进行；操作中应减少患者痛苦，注意保护隐私，注意保暖；认真落实各项防范措施，避免跌倒、坠床等意外伤害；由家属或监护人陪伴患儿，保护患儿安全。

7. 给予有效的心理护理。耐心解释疾病的病因、治疗、预后等，缓解焦虑、紧张情绪；若患儿需隔离 2 周，针对可能出现孤独等心理问题，与家属配合进行心理疏导，减轻患儿精神心理负担；鼓励家属给予患儿良好的家庭和社会支持。

8. 建立和谐互信的护患关系。护士仪表端庄，操作过程中态度温和、语言亲切、动作轻柔、专业规范。责任护士经常巡视病房，重视患者需求，动态评估患者的身心状况，做好心理护理。采用正向鼓励、倾听等沟通技巧，鼓励并接受患者对积极情绪和消极情绪的表达，分享感受；帮助患者保持乐观情绪，避免紧张、焦虑等负性情绪；倾听患者对治疗的反应与感受，及时解决患者存在的问题。

9. 耐心做好宣教。耐心细致地向患儿及家属解释检查操作目的、诊疗、用药等注意事项，取得配合；宣讲用药原则，指导家属为患儿正确使用退热药并观察降温效果；向患儿及家属宣讲手足口病的防治知识。

（三）健康指导

1. 休息指导。患儿起病1周内应卧床休息，病情稳定后逐渐增加活动量，增加户外活动，增强体质。

2. 饮食指导。进食高蛋白、高维生素、营养丰富、易消化的流质或半流质饮食，避免辛辣、过咸、过热饮食，多饮温开水，减少对口腔溃疡的刺激，减轻患者疼痛。

3. 加强防治教育。指导为患儿做好个人卫生及消毒隔离；疾病流行期间避免去人群密集的公共场所；居室要定时通风，保持空气新鲜；减少陪护和探视人员，督促手卫生、佩戴口罩。

4. 培养良好的卫生习惯。指导家属使患儿养成饭前便后洗手等良好卫生习惯；指导家属做好患儿口腔护理、皮肤护理；定期对患儿的物品进行彻底消毒，如玩具、餐具可选用煮沸或含氯消毒液浸泡消毒；衣物置于阳光下暴晒。

5. 做好病情观察，及时发现病情变化并及时到医院就诊。

6. 提供出院后健康指导书面和网络信息材料，指导家属定期带患儿复诊和体格检查。

（四）延伸护理

1. 评估患儿出院时的病情、心理、社会支持系统状况，主动提供科室咨询电话、联系方式，针对性发放并讲解出院指导资料、交代清楚出院后复诊事宜，确认患儿及家属掌握。

2. 出院后定期电话随访，及时了解患儿出院后生理、心理及病情转归及自我护理等情况，并对其问题进行针对性指导。

3. 了解患儿及家长对护理服务的感受，虚心听取意见和建议，改进相关护理服务。

（徐 习 陈 艺）

第二节　小儿血液系统疾病患儿关怀性护理

一、营养性贫血患儿关怀性护理

（一）评估和观察要点

1. 配合医生做好体格检查，评估患者体格、智力、运动发育、过敏史情况。

2. 观察患儿皮肤、嘴唇、口腔及甲床黏膜颜色，评估患儿贫血的程度、分类和临床表现。

3. 观察患儿的进食情况和饮食特点，了解家庭烹饪习惯；评估消化系统症状，如食欲减退、呕吐、腹泻、口腔炎、舌炎或舌乳头萎缩，萎缩性胃炎或吸收不良综合征等。

4. 评估患儿神经系统症状　表现为烦躁不安或萎靡不振，精神不集中，记忆力减退，智力多数低于同龄儿。

5. 评估患儿心血管系统症状　明显贫血时心率增快，严重者心脏扩大甚至发生心力衰竭。

6. 评估既往治疗情况及效果，密切观察用药和输血反应，注射铁剂后有无过敏反应。

7. 及时了解血液等各项检查结果。

8. 评估患儿及家属的心理、家庭、社会支持情况以及患者喜好、生活习性、健康史、既往史、家族史。

9. 了解患儿及其家属住院期间的问题、困难或需求，对评估情况进行记录并及时给予答复或解决能够解决的问题。

10. 实施各项评估时，非单人间拉隔帘，单人间关门，保护患儿隐私。

11. 对评估情况进行记录并及时给予答复或解决能够解决的问题。

（二）护理措施

1. 建立信任、关怀性的关系。责任护士每日与患儿交流，恰当称呼患儿，向患儿及陪伴家属介绍自己的身份及职责；与患儿家属进行良好沟通；鼓励家属给予患儿良好的家庭支持。

2. 营造安静、安全、舒适、温馨的住院环境，保持病室空气流通、温湿度适宜；尊重患儿的要求，妥善安排各种护理及治疗时间，尽量集中进行，使患儿得到充分的休息。

3. 为患儿提供治疗性饮食。为缺铁性贫血患儿提供高蛋白、高维生素、含铁丰富的易消化食物；为巨幼红细胞贫血患儿提供绿色蔬菜、水果、谷类和动物肉类以补充叶酸，提供肉类、肝、禽及海产品以补充维生素 B_{12}；对于婴幼儿因特定营养物质缺乏引起的贫血，遵医嘱正确给予特定营养药物。对于食欲不佳或有恶心、呕吐等消化道反应者，指导家长为患儿提供其喜欢的色、香、味俱全的食物。

4. 指导患儿正确服药，消除疑虑。协助患儿在两餐之间服用铁剂，可与维生素C、果汁等一起服用，提示患儿使用吸管服用铁剂，服后漱口，防止铁剂使牙齿发黑；及时告知患儿和家长服用铁剂后出现黑便属于正常情况，避免患儿及家长疑虑甚至恐慌。

5. 耐心向患儿及其家属讲解营养性贫血的相关知识。解释操作目的、诊疗、用药等注意事项，取得配合。

6. 遵守无痛注射原则和确保美观。注射铁剂前，规范进行过敏试验，确定阴性后方遵医嘱行肌内注射。注射从深部肌肉开始，每次更换部位，对疼痛、硬结者，给予按摩或热敷；为避免药液溢出引起皮肤染色，尽量不在皮肤暴露部位注射；抽取药液后，更换注射针头；采用Z形注射法或留空气注射法。

7. 严密观察患儿有无铁剂过敏反应，注射铁剂前应备肾上腺素，做好急救准备；注射后出现面色潮红、头痛、肌肉关节痛和荨麻疹甚至过敏性休克的症状，应立即处理和抢救。

8. 密切观察患儿消化系统、神经系统、心血管系统表现，发现异常及时报告医生处理。观察患儿神经精神症状和情感变化，对烦躁、易激惹、精神不振等患者，应给予更多的理解、关心和爱护，多陪伴、安抚患者。

9. 做好风险管理，避免意外伤害。对于有手足麻木、感知觉障碍的患儿要注意局部保暖，避免受伤；运动失调、黑矇患儿活动时必须有人陪伴。为患儿提供玩具、动画片、读书等活动项目，缓解患儿的烦闷心理；落实预防措施，防止患儿跌倒、坠床、走失等意外发生。

10. 尊重患儿和家属的知情同意权。实施各项护理前，向患儿及家属解释操作目的、诊疗、用药等注意事项，取得患儿及家属配合；及时让家属知晓病情、医疗护理措施、护理风险等。

11. 营造和谐、互信的护患关系，拉近与患儿的距离；耐心倾听患儿及其家属意见或感受，给予鼓励与安慰。对于慢性贫血患者，积极宣传成功案例，以缓解其焦虑情绪，增强信心，使其积极配合治疗与护理。与患儿及家属进行良好沟通，鼓励家属给予患儿良好的支持。

（三）健康指导

1. 指导患儿休息与活动。对于疲倦、乏力的患儿，应强调休息，适当减轻学习压力；轻度贫血患者可适当休息，可参与不剧烈的游戏等活动；中、重度贫血患者应减少不必要的活动；严重贫血的患儿应卧床休息，控制活动方式、活动强度。

2. 指导家长为患儿提供正确的饮食。指导缺铁性贫血患者进食高蛋白、高维生素、含铁丰富的易消化食物，建议家长用铁锅炒菜；富含维生素C的食品有助于铁的吸收。消化不良者，应少量多餐。

避免与茶、牛奶、咖啡或含钙、镁、磷酸盐、鞣酸等的药物、食物同服。

3. 加强防治教育，指导正确母乳喂养，及时添加辅食和含铁丰富的食物；合理饮食，增加患儿营养，纠正偏食、挑食等不良饮食习惯；贫血纠正后，仍要坚持合理安排患儿饮食。

4. 指导患儿正确使用铁剂等药物，教会家长观察药物疗效。

5. 指导家长掌握营养性贫血患儿心理特点和护理要点，关注儿童情绪、情感变化，对因疾病影响学习成绩者，应加强教育和训练，并给予充分的理解和宽容，避免患儿产生自卑心理。

（四）延伸护理

1. 提供出院后健康指导书面和网络信息材料，指导家属定期带患儿复诊及进行体格检查。

2. 定期在医院或社区举办营养性贫血防治专题讲座。

3. 定期电话随访，及时了解患儿康复和心理状况，有针对性地提供营养性贫血护理和药物使用相关知识指导。

4. 了解患儿及其家属满意度，虚心听取意见和建议，完善护理服务。

二、溶血性贫血患儿关怀性护理

（一）评估和观察要点

1. 配合医生做好体格检查，评估患者体格、智力、运动发育、过敏史情况。

2. 正确留取血标本，评估患儿贫血的程度和临床表现，给予对症治疗和护理。

3. 评估引起患儿溶血性贫血的病因和临床表现，积极去除病因。

4. 密切观察患儿贫血、黄疸、肝脾肿大等症状和体征；密切观察患儿贫血的进展程度，突然出现血红蛋白尿，明显的贫血、黄疸及突然寒战、高热、头痛，应警惕溶血危象的发生。

5. 评估患儿的饮食、营养、大便、精神、睡眠等情况，了解患者生活习惯、个人喜好、既往史、家族史。

6. 评估既往治疗情况及效果，密切观察用药和输血反应。

7. 评估患儿心理状况，了解患儿情绪、心理感受、家庭及社会支持情况。

8. 对评估情况进行记录，及时答复或解决能够解决的问题。

（二）护理措施

1. 贫血与症状严重的急性溶血患儿，应当卧床休息；慢性期及中度贫血患者，应增加卧床休息的时间，减少活动；为患者提供玩具、动画、图书等，缓解住院烦闷心理；病情稳定后，循序渐进地进行活动。

2. 遵医嘱合理使用药物和输血，做好宣教和指导，密切观察用药和输血反应。

3. 加强宣教，做好心理护理。对于使用糖皮质激素致自我形象紊乱的患者，应告知患儿和家属停药后可恢复正常；向患儿及其家属讲解溶血性贫血的相关知识，解释操作目的、诊疗、用药等注意事项；需采取手术切除脾的患者，加强术前、术后宣教，并介绍手术成功的病例，增强信心。

4. 密切观察患儿面色、睑结膜、甲床颜色、脉搏、尿的颜色及黄疸程度；观察生命体征、神志变化及有无头痛、腰酸背痛等表现；每日测量体重，记出入量。

5. 建立和谐、互信的护患关系，积极宣传成功案例。操作过程中态度温和、语言亲切、动作轻柔、专业规范，减轻患者恐惧。当患儿出现急性肾衰竭、急性血管内溶血或慢性溶血合并溶血危象时，应绝对卧床休息，安抚患儿和家长，及时缓解焦虑和恐惧。

6. 给予患儿高热量、高维生素、低蛋白饮食，控制水分及盐的摄入，向患儿及家长解释控制水及盐摄入量的重要性，使患儿配合治疗；对于腰背部及四肢酸痛的患儿，给予按摩、热敷和心理安慰。

7. 严格落实输血的双人核查和观察巡视；提高穿刺技术，规范采集血标本，防止再次溶血；对应用糖皮质激素和免疫抑制剂治疗的患儿，认真落实保护性护理措施。

8. 实施各项治疗和护理时，合理安排时间，尽量集中进行，同时由家属或监护人陪伴，保护患儿隐私和增强安全感。做好风险管理，防止患者跌倒、坠床、走失等意外发生。

9. 耐心倾听患儿及其家属意见或感受，及时给予鼓励与安慰，对于慢性贫血者，要缓解其焦虑情绪，增强自信心，使其积极配合治疗护理。

（三）健康指导

1. 详细讲解该病的病因、病理和临床表现，指导家长及年长患者积极预防病因。预防感冒和上呼吸道感染；蚕豆病患者应避免使用蚕豆或氧化性药物；冷凝集综合征患者注意防寒保暖；药物或输血引起的溶血，应立即停止使用该药物或输血。

2. 指导患儿合理饮食，加强营养，禁食高脂肪油炸食物，阵发性睡眠性血红蛋白尿者禁食酸性食物和药物。

3. 急性期绝对卧床休息，慢性期可以适当活动。

4. 指导家长学会观察黄疸的伴随症状及有无出血倾向，嘱患儿不要搔抓皮肤，保持皮肤清洁。

5. 指导家长掌握溶血性贫血患儿心理特点和护理要点，关注儿童精神状况及情绪、情感变化，学会观察尿液颜色、性状和量，发现急性肾衰竭等表现时紧急送医。

6. 提供出院后健康指导书面和网络信息材料，指导家属定期带患儿复诊及进行体格检查。

（四）延伸护理

1. 定期在医院或社区举办溶血性贫血防治专题讲座。

2. 定期电话随访，及时了解患者康复和心理状况，有针对性地提供溶血性贫血护理和药物使用相关知识的指导。

3. 了解患儿及其家属满意度，虚心听取意见和建议，完善护理服务。

三、血友病患儿关怀性护理

（一）评估和观察要点

1. 观察患儿皮下组织、口腔、齿龈、关节腔、肌肉、内脏或其他部位有无出血。

2. 观察患儿有无大关节肿痛、活动受限，关节腔是否有积血，有无膝屈曲、外翻、腓骨半脱位等情况。

3. 观察碰撞后或活动过久后患者有无肌肉出血和血肿，或在小创伤后出现严重出血。

4. 密切观察患儿生命体征、神志，及时发现有无颅内出血的紧急情况，一经发现，立即抢救。

5. 评估患儿有无腹痛，腹痛的强度、位置等，是否伴有呕吐、便血症状。

6. 及时跟踪血液化验等实验室检查结果，评估血友病的严重程度、预后、转归等。

7. 评估患儿的饮食、营养、大便、精神、睡眠等情况，了解患儿情绪和心理感受。

8. 评估患儿的心理状况、家族史、遗传史、喜好和生活习性，评估家庭、社会支持情况。

9. 对评估情况进行记录并及时给予答复或解决能够解决的问题。

（二）护理措施

1. 营造安全、舒适的住院环境，保证充分休息。保持病室空气清新、温湿度适宜；督促患儿按时作息，保证充足的睡眠和休息；急性期患儿应绝对卧床休息，腹痛时应卧床休息；实施各项治疗和护理时，合理安排时间，尽量集中进行，减少不必要的刺激；由家属或监护人陪伴患儿。

2. 遵医嘱正确使用药物和输注凝血因子，做好宣教与指导，密切观察用药和不良反应。

3. 预防出血。保持室内相对湿度在 $50\% \sim 60\%$，以防鼻黏膜干燥而增加出血的机会；注意口腔卫生，防龋齿，避免拔牙；防止外伤，避免过度负重或做剧烈的运动，以免因局部皮肤、黏膜、关节受损造成出血不止；严格落实最小伤害原则，尽量采用口服用药，不用或少用肌内注射和静脉注射，必须时，注射后至少压迫穿刺部位 5 分钟，不使用静脉留置针，以免穿刺点出血；少食带骨、刺的食物，避免刺伤消化道黏膜。

4. 出血的护理。鼻腔少量出血时，可用棉球或明胶海绵填塞，无效者可用 1:1000 肾上腺素棉球填塞，并局部冷敷；鼻腔出血严重时，尤其是后鼻腔出血时，应配合医生行后鼻腔填塞术，术后定时滴入无菌液体石蜡，以保持黏膜湿润；咽喉部损伤者应保持呼吸道通畅，侧卧或头偏向一侧，必要时用吸引器将血吸出，避免血肿压迫呼吸道引起窒息，并做好气管插管或切开的准备；踝、髋、腕、肘及肩关节腔或深部组织一旦出血，立即停止活动，卧床休息，抬高患肢并固定于功能位，开始时局部用冰袋冷敷，可采取绷带压迫止血，测量血肿的范围。

5. 饮食护理。血友病患儿不宜吃洋葱、茼蒿、香菇、龙须菜等抑制血小板聚集的食物；不宜吃竹笋、辣椒等含粗纤维的具有刺激性的食物；应少吃脂肪含量多的海鱼，更不宜服鱼油等制品；不宜多吃鱼类及海鲜等食物，沙丁鱼、青鱼、金枪鱼等富含 20 碳 5 烯酸，可抑制血小板凝集，从而加重出血性疾病患儿的出血症状；可多吃茄子、白菜等富含维生素的食物。

6. 预防意外伤害。认真落实各项防范措施，妥善放置剪刀、刀具等锐器，做好桌角、墙角的保护，避免患儿误伤、磕碰、跌倒、坠床等引起外伤性出血；注意保护头部，避免引起颅内出血；做好皮肤清洁，防止抓伤、擦伤，如有皮肤破损，及时处理，防止出血和感染；患儿腹痛时，禁止热敷，应遵医嘱使用解痉止痛药。

7. 密切观察病情变化。发现局部深层组织血肿和关节腔出血，早期应采取冷敷或绷带加压止血，抬高患肢固定；发现颅内出血等危急情况，应立即通知医生，及时处理。

8. 做好用药和检查护理。避免使用阿司匹林或任何含有阿司匹林的药物；输注冷沉淀、凝血酶原复合物、凝血因子Ⅷ浓缩剂、血浆或新鲜全血时，严格遵守操作规程，如凝血因子取回后应立即输注，使用冷沉淀时，应置于 37℃ 温水中 10 分钟内融化，并尽快输入，输注过程中严密观察不良反应；正确留取血液标本，尽量集中采集，减少抽血次数；正确、及时止血，避免损伤，预防感染。

9. 给予有效的心理护理。应耐心倾听患者及家长的感受，针对具体情况给予解释；进行有效的心理疏导，缓解患者负性情绪和不良心理问题。

10. 尊重知情权，建立和谐互信的护患关系。及时让家属知晓病情、医疗护理措施及护理风险；护士态度温和、语言亲切、动作轻柔、专业规范，鼓励、关心、爱护患者，避免患者情绪紧张；鼓励家长给予患儿良好的家庭和社会支持；责任护士应每日与患儿及家长交流，护士长经常看望患儿，解决责任护士不能解决的问题等。

（三）健康指导

1. 宣教疾病相关知识。详细讲解疾病病因、病理和临床表现，指导家长及年长患者积极采取预防措施；指导家长遵医嘱督促患儿长期坚持用药；提供安全的居住环境和生活用物，避免重体力劳动；学校避免互相拥挤、推搡和体育活动。

2. 指导患儿及家长掌握局部止血和缓解疼痛等方法，出现口、鼻出血时，使用 0.1% 肾上腺素或棉球、海绵填塞止血。

3. 指导患儿正确休息和运动。告知家属应培养患儿规律、安静的生活习惯，以减少和避免外伤、出血；采取适度的体格锻炼；教会膝、踝关节康复锻炼方法。

4. 指导进行关节锻炼。关节腔出血得到控制后，应指导家属帮助患儿进行主动或被动关节活动；说明功能锻炼的重要性；关节腔积血导致关节不能多活动时，应局部制动并保持肢体于功能位；在肿胀未完全消退、肌肉力量未恢复之前切勿使患肢负重。

5. 指导家长掌握血友病患儿心理特点和护理要点，给予患儿更多的关爱和鼓励；发现头痛、呕吐等颅内出血症状时紧急送医。

6. 讲解血友病的遗传规律，指导产前检查和基因筛查。

7. 提供出院后健康指导书面和网络信息材料，指导家属定期带患者复诊及体格检查。

（四）延伸护理

1. 评估患儿出院时的病情、心理、社会支持状况，提供科室咨询电话、联系方式，针对性地提供出院注意事项和复诊指导，确认其掌握。

2. 定期在医院或社区举办血友病防治专题讲座。

3. 开展血友病遗传咨询。

4. 建立微信公众号等信息平台，推送血友病护理和药物使用相关知识。

5. 定期电话随访，及时了解患儿康复和心理状况，给予针对性指导。

6. 了解患儿及其家属满意度，虚心听取意见和建议，完善护理服务。

四、急性白血病患儿关怀性护理

(一) 评估和观察要点

1. 评估患儿有无发热，发热患儿是否存在呼吸道炎症、肾盂肾炎、肠炎、腹膜炎、肛周炎等感染病灶，有无淋巴结肿大、肝脾肿大和触痛。

2. 观察患儿有无特异性皮肤损害和非特异性皮肤损害表现，观察全身皮肤和黏膜出血情况，并密切观察显著出血倾向，及时发现颅内出血、消化道出血或呼吸道大出血等症状和体征，并及时处理。

3. 评估患儿有无苍白、乏力、心悸、气促、水肿等贫血表现，是否为进行性贫血。

4. 评估患儿有无头痛、眼底出血、癫痫样痉挛、进行性意识障碍、视力障碍、瞳孔改变、面肌麻痹和眩晕等中枢神经系统症状；是否存在眩晕、恶心、耳鸣、重听、走路倾斜、眼球震颤等前庭和耳蜗功能障碍。

5. 评估患儿有无骨关节疼痛等症状，进行疼痛评估；评估患者是否有疼痛，疼痛强度、部位、性质等。

6. 评估患儿有无咳嗽、咯血、呼吸困难、胸痛、胸腔积液等肺、胸膜浸润症状；有无心脏扩大、心动过速、传导阻滞、心力衰竭、心包积液等心脏表现；有无食欲不振、恶心、呕吐、腹胀、腹泻，甚至呕血或便血等胃肠系统表现；有无蛋白尿、血尿、水肿等泌尿生殖系统表现。

7. 评估患儿的接触史、家族史、现病史、身体状况、喜好和生活习性；评估患儿及家长的心理状况、经济状况、社会支持情况；主动了解患儿及其家属在住院期间的问题、困难或需求并听取其意见建议；对评估情况进行记录并及时给予答复或解决能够解决的问题。

(二) 护理措施

1. 护士态度温和、语言亲切、动作轻柔、专业规范，针对患儿悲观、失望、恐惧心理，给予心理疏导，增强其求生欲望和战胜疾病的信心；介绍治疗成功的病例，为新老患儿的家长提供相互交流的机会，使其逐步接受疾病的事实，树立信心，积极配合治疗；安排患者住单间或层流病房，病室环境温馨，为患儿提供单独的游戏或活动空间；提供配餐间或微波炉，方便家属在饮食上更好地照顾患儿。

2. 遵医嘱正确使用药物和血液制品，做好宣教与指导，密切观察用药和不良反应。

3. 尊重知情权，建立和谐互信的护患关系。及时让家属知晓病情、医疗护理措施及风险；鼓励家长给予患者良好的家庭和社会支持；责任护士应每日与患者及家长交流，护士长经常看望患者，解决责任护士不能解决的问题等。

4. 严密进行病情观察。护士应观察患儿皮肤出血点、淤斑的数量、色泽及范围变化，并注意呕吐物、排泄物的颜色及性状，以判断有无泌尿道、消化道、呼吸道等出血；严密观察患者发热、贫血、出血、感染、疼痛等情况，发现头痛、呕吐、视乳头水肿、烦躁、嗜睡、昏迷等颅内出血症状，以及呼吸道或消化道大出血的症状和体征，应立即报告医生，保持镇静并安慰患者，积极配合医生实施抢救。

5. 保证休息，避免感染。限制患儿活动以减少组织耗氧量，依据贫血发生速度、严重程度以及患者的主观感受决定活动量，保证充分的睡眠和生活规律；重症贫血患儿必须卧床或绝对卧床；严格执行手卫生、保护性隔离，每日消毒病室；限制或禁止探视；及时发现感染征象，并遵医嘱使用抗生素。

6. 耐心细致做好宣教，尊重自主权。向患儿及其家属讲解化疗的目的、意义、化疗药物的不良反应、注意事项、防护措施，减少对化疗的担心和恐惧；宣讲预防出血、感染和局部止血等知识；解释操作过程、如何配合以及可能出现的不适，充分尊重患儿及家属对治疗、护理操作的选择自主权，尽量安排患儿喜欢的护士为其操作。

7. 正确实施化疗方案。遵守最小伤害原则，选择合适的给药途径，保护血管，遵医嘱正确给药；观察和缓解呕吐、疼痛等化疗反应，给予合适的饮食，餐前半小时给予止吐药；为脱发患儿准备假发、帽子、围巾等，满足其自我形象的需要；同时加强口腔、会阴、皮肤等基础护理。

8. 规范护理行为，确保患者安全。实施各项治疗和护理时，严格执行无菌操作规程；审慎无误执行医嘱，密切观察用药反应，规范实施化疗、亚砷酸用药、支持治疗等方案；实施输血治疗时，注意预防和及时处理各种不良反应和输血并发症，仔细查对，严防输血差错；合理安排操作时间，尽量集中进行，给予患儿充分的休息；查体或实施诊疗护理操作时动作要轻柔，必要的诊断、治疗性穿刺后要延长局部按压时间；病情允许的情况下，由家属或监护人陪伴；做好风险管理，防止患者跌倒、坠床、走失等意外发生。

9. 落实基础护理。注意饮食卫生，做好口腔和皮肤护理，保持大便通畅；根据气温变化，及时为患儿增减衣服和被子，预防感冒；护理操作时不要过多暴露患儿身体，注意保暖，保护隐私。

10. 定时进行病室空气消毒，对于接受超大剂量化疗、免疫抑制治疗、干细胞移植治疗的免疫功能低下、骨髓重建造血功能之前的患儿，应采用保护性隔离护理，移居单间或空气层流洁净病房，实施全环境无菌保护；每月定时进行室内空气及病人常用器具的细菌培养，检测环境的洁净度。

（三）健康指导

1. 指导养成良好的卫生习惯。教会患儿及家长正确洗手方法，进食前后漱口以保持口腔卫生，勤洗澡、勤换洗衣服、勤剪指甲，便后轻擦拭并用温开水清洗肛周。

2. 加强自我保护，预防和避免出血、感染。不去人员密集的场所；避免外伤和使用引起出血的药物；保持大便通畅；皮肤出血或感染者，不可搔抓；真菌感染者，遵医嘱使用氟康唑或伊曲康唑涂抹患处。

3. 加强口腔护理。呕吐后及时漱口；使用软毛刷刷牙；有溃疡者，给予清淡、易消化的流质或半流质饮食，疼痛明显者，进食前可给予局部麻醉药或敷以溃疡贴。加强患儿营养，提供符合患儿口味的色香味俱全的食物。

4. 讲解遵医嘱坚持使用化疗药或糖皮质激素的重要性，教会家长观察药物的不良反应和用药反应，详细记录每次治疗情况。

5. 指导家长掌握患儿心理特点和护理要点，给予患儿更多的关爱和鼓励；学会观察患者发热、呼吸、心率加快、鼻出血及其他出血征象，发现异常紧急送医救治。

6. 注意休息，鼓励患儿进行适当的体格锻炼，化疗间歇期可酌情参加学校学习，但需避免超负荷运动。

7、指导患儿做好自我防护，防止挤压、碰撞等外力损伤，因外伤体表出血时立即直接压迫后加压包扎，必要时及时就医。

8. 讲解白血病防治知识，避免孕期或小孩接触放射线、辐射、重金属等。

9. 定期召开家长座谈会或病友联谊会一起学习讨论；提供出院后健康指导的书面和网络信息材料，指导家属定期带患儿复诊及进行体格检查。

（四）延伸护理

1. 评估患儿出院时的病情、心理、社会支持状况，提供科室咨询电话、联系方式，针对性地提供出院注意事项和复诊指导，确认其掌握。

2. 定期在医院或社区举办白血病防治专题讲座。

3. 在信息平台定时推送白血病护理和药物使用相关知识。

4. 定期电话随访，及时了解患儿康复和心理状况，给予针对性指导。

5. 了解患儿及其家属满意度，虚心听取意见和建议，完善护理服务。

（徐　习　陈　艺）

第三节　新生儿科患儿关怀性护理

一、新生儿科普通患儿一般关怀性护理

（一）评估和观察要点

1. 责任护士每日与患儿及其家属进行交流，了解家属的需求及感受，主动介绍自己及职责，取得患儿家属的信任。

2. 及时察觉患儿的感受和需求，解决患儿存在的问题；向家属解释疾病的原因、治疗方法、注意事项，并指导其对患儿进行饮食和生活的护理。

3. 评估照顾者的心理，了解其对疾病的认知、家庭及社会支持程度。

4. 评估患儿疾病转归及营养发育状况。

5. 评估时注意保护患儿隐私，避免患儿受凉，外出检查时保证患儿安全。

6. 对观察及评估结果及时记录并反馈处理。

7. 评估患儿家属的照护能力。

8. 床旁交接班时，主动介绍接班护士，让患儿及其家属感受到持续的关注和重视。

（二）护理措施

1. 入院

（1）与患儿及其家属进行有效沟通，向家属介绍病区环境、基本设施及规章制度，经管人员如科主任、护士长、管床护士及医生等情况，并发放病房作息时间表，让家属及时知晓病房的作息时间。

（2）完善患儿基本情况评估，进行压疮、跌倒/坠床、管道、疼痛、营养等评估，根据评估分值给予针对性的护理措施。

（3）完善入院当天相关化验检查和治疗，向家属做好解释工作，包括检查和治疗的目的、注意事项等，取得家属的理解与信任。

（4）评估家属照护能力，了解家属诉求。

（5）重视家属对患儿入院的情绪反应，给予心理支持和疏导，减轻焦虑心理。

2. 住院期间

（1）充分了解患儿病情，及时有效地解决存在的问题。主动巡视患儿，密切观察病情变化，监测生命体征，观察疾病发展及转归情况，详细记录并反馈处理。

（2）实施治疗前，主动向家属解释治疗目的及注意事项，关注家属对治疗效果的反馈。

（3）重视家属的诉求，营造安静隐私的环境，耐心听取家属的感受，及时帮助家属解决困难，提供必要帮助。

（4）及时对家属进行照护能力的评估，根据家属照护能力提供正确的指导，如更换尿布、喂养等指导，并评估掌握情况。

（5）尽可能使用患儿姓名与患儿进行交流，实施操作时言语温柔，以温和的目光注视患儿；当患儿出现啼哭时，主动提供帮助，协助家属安抚患儿。

（6）评估患儿生长发育及营养状况，及早提供护理干预与饮食指导。

（7）每天为可行沐浴的患儿进行沐浴，保持皮肤清洁与舒适。

（8）为患儿提供舒适的住院环境，保证病房温湿度及光线适宜；护理时注意保护患儿隐私，及时遮盖保暖。

（9）提供家庭支持项目，让有相似经历的母亲与患儿家长分享经验，通过学习掌握护理技能，减轻压力，增加解决问题的能力，并获取社会支持。

3. 出院

（1）与患儿家属进行有效沟通，了解其需求与感受，及时协助解决问题，提供必要帮助，如协助办理出院手续等。

（2）向家属做好出院指导，涉及用药、饮食、休息、随诊信息等。

（3）联系专用电梯，护送患儿及家属到病区门口。

（三）健康指导

1. 评估家属对疾病相关知识的需求，做好健康宣教，及时评估健康教育效果。
2. 定期举办健康教育大课堂，手把手教授家属新生儿护理的专业技能。
3. 健康教育展板每月更新，涉及喂养、休息、生活、营养、预防感染等相关知识。
4. 发放健康教育手册，供家属参阅。
5. 督导家属携患儿定期复查，若有不适随时来院就诊。

（四）延伸护理

1. 建立科室出院患儿随访登记簿，包括患儿姓名、性别、年龄、住址、电话号码、诊断等。发放新生儿出院随访手册，提供科室联系方式及主任门诊时间。
2. 通过信息平台，医护人员共同为患儿答疑解惑。指导规范用药，定期复诊复查。
3. 了解家属对护理服务的感受，虚心听取意见和建议，及时改进临床护理服务质量。

二、新生儿科重症患儿一般关怀性护理

（一）评估和观察要点

1. 密切观察患儿各项生命体征，关注患儿呼吸、循环、营养等情况。
2. 评估患儿家庭支持系统，了解患儿家庭情况。
3. 评估患儿家属的心理，了解家属对疾病的认知、家庭及社会支持程度。
4. 向患儿家属宣教病区环境和制度，提供必要的帮助与支持。
5. 对观察及评估结果及时记录并反馈处理。

（二）护理措施

1. 入院

（1）入院时，及时将患儿置于预热好的温暖内保暖，连接心电监护、氧饱和度监测，进行体温监测。

（2）完善各项入院评估，进行压疮、管道、疼痛、营养、危重症、经口喂养能力评估，根据评估分值给予针对性护理措施。

（3）向家属进行入院宣教，告知病区规章制度、经管人员及疾病相关知识、患儿入院期间所需物品等，取得家属信任。

2. 住院期间

（1）严密监测患儿各项生命体征，如有异常及时通知医生配合处理。

（2）及时识别患儿压力信号，及时处理，给予安抚，提供握持机会，解除患儿压力源。

（3）注重体位管理，肩部垫软枕，保证鼻吸体位，模拟孕母子宫环境，实施鸟巢式护理，根据患儿体型用包被作一个舒适安全的鸟巢，使患儿区区域其中，两侧肢体对称，手傍口旁，头和身体保持

同一轴线上。

（4）摆放体位要保证肢体活动可触及边界，更换体位时，注意保持气道通畅。

（5）所有温箱配置大小适宜的温箱罩，避免强光直射。

（6）注重发育支持护理环境控制，注重声音和光线不良刺激对患儿的影响。患儿睡眠时，给以黑暗幽静的环境，警觉期或患儿被抱时提供适当的柔和的非直接光线，根据新生儿的个体发育程序提供精确的调整，使其能够增加其发育，促进健康以及自我调整能力的发育。

（7）床单位灯光个体化，根据特殊操作要求调整明暗度，光线应为非直接，可使用温箱罩及遮光窗帘。

（8）午夜间，根据情况调低各类仪器报警音、调暗监护单元灯光亮度，营造黑白交替的生物钟模式，如有条件，尽量使用视觉和振动报警。

（9）如病情允许，可邀请家属进入监护单元实施袋鼠式护理，通过患儿与家属的皮肤接触，感受家属的心跳与呼吸声，增进亲子感情。

（10）护理人员实施护理尤其是侵入性操作时，应以温柔的语言唤醒患儿，并予支持护理，减轻患儿疼痛，如抚摸、提供抓握的机会、口服蔗糖水，或给患儿自己小手或安抚奶嘴提供吸吮机会、听轻音乐等。

（11）护理人员实施操作时应动作轻柔，操作相对集中，保证患儿休息。

（12）如有条件，可实施家庭参与式护理。允许家属进入监护单元参与非治疗性护理操作，如沐浴、更换尿布、喂奶等；参与查房，了解患儿病情、治疗等，减轻家属焦虑与疑虑，促进护患合作关系的建立。

（13）住院期间，每天与管床医生一同向家属反馈患儿饮食、休息等情况，听取家属需求，解答疑虑，耐心做好解释，提供必要帮助。

（14）注重家属心理情绪，加强心理疏导，帮助患儿家庭摆脱内疚心理，保持良好情绪；采用视频探视、家属声频播放等形式，促进家属与患儿亲子关系的建立。

（15）外出检查时需保证患儿安全，交代注意事项，并由医护人员陪同。

3. 出院

（1）出院当天，责任护士对患儿的饮食、休息、皮肤等情况向家属进行详细汇报，并评估家属了解程度。

（2）与患儿家属进行有效沟通，了解患儿家属需求与感受，及时协助解决问题，提供必要帮助。

（3）向家属做好出院指导，涉及用药、饮食、休息、随诊信息等。

（4）联系专用电梯，护送患儿及家属到病区门口。

（三）健康指导

1. 出院时，评估家属对疾病相关知识的需求，做好出院健康宣教，及时评估健康教育效果。

2. 外出检查时，做好注意事项指导，评估家属掌握情况，保证检查顺利完成。

3. 督导家属携患儿定期复查，若有不适随时来院就诊。

（四）延伸护理

1. 建立科室出院患儿随访登记簿，包括患儿姓名、性别、年龄、住址、电话号码、诊断等，发放新生儿出院随访手册，提供科室联系方式及主任门诊时间。

2. 通过信息平台，医护人员共同为患儿答疑解惑。指导规范用药，定期复诊复查。

3. 了解患儿家长对护理服务的意见和建议，不断改进和完善护理服务工作。

（何　娇）

三、早产儿关怀性护理

(一) 评估和观察要点

1. 评估患儿的外观特点，皮肤、头发、指 (趾) 甲、乳腺、外生殖器等特点。
2. 早产儿易出现的呼吸问题：呼吸急促、呼吸暂停、呼吸困难、呻吟、发绀、鼻翼煽动等症状。
3. 观察患儿体温变化。
4. 观察患儿吸吮及胃肠耐受情况，有无吞咽吸吮障碍、腹胀、呕吐、胎便排出延迟。
5. 评估患儿有无黄疸，黄疸出现时间、程度。

(二) 护理措施

1. **保暖** 凡出生体重<2000克者、硬肿症体温不升者，应尽早放入暖箱中保温。早产儿室温应保持 26~28℃，湿度为 55%~65%，暖箱温度根据早产儿体重、日龄适当调整合适温度，设定早产儿适中温箱温度。
2. 注意体温变化，每4小时测体温1次，体温正常后改为每日测量2次，有发热及时通知医生。
3. **喂养** 提倡母乳喂养。吸吮力差者遵医嘱鼻饲喂养，每2小时1次，奶量视早产儿胃肠耐受、体重增减情况而定，并予以记录。
4. 根据早产儿营养评分状况，定期监测体重，观察体重增减情况。
5. 严密观察病情变化

(1) 观察呼吸频率、方式，有无呼吸困难，有呼吸暂停时给予刺激足底、拍背、或适当予加压治疗，或遵医嘱给予机械通气护理。

(2) 发绀：遵医嘱给予氧气吸入，需密切观察患儿氧饱和度情况，做好眼底筛查，避免发生早产儿视网膜病（retinopathy of prematurity，ROP）。

(3) 观察心率和节律。

(4) 注意有无腹胀呕吐，记录大小便性状和次数。

(5) 注意有无黄疸，黄疸出现时间、程度，有异常及时报告医生，尽早治疗。

(6) 注意有无神经系统兴奋或抑制的表现。

6. 预防感染

(1) 保持病室温湿度适宜和空气新鲜。

(2) 严格执行消毒隔离制度及无菌技术。

(3) 注意皮肤、口腔、脐部、会阴部的护理，保持皮肤清洁，避免破损。采用鸟巢式护理，给早产儿安全感。产儿应用柔软、透气、有弹性的软垫，每2~3小时更换体位。

(4) 防止反复穿刺造成的皮肤损伤，应尽早建立脐静脉或中心静脉通路，以维持能量的供给。

(5) 患儿应左侧卧位睡眠，以防吸入呕吐物。

7. 减少强光刺激，用深色布遮盖暖箱，给患儿一个安静舒适的环境。

8. 减少疼痛的刺激，各种操作动作轻柔，做致痛性操作时要将患儿辅以屈膝位，给予肢体支持。在去除胶布、电极等粘贴物时应使用黏胶祛除剂以减轻患儿不适；抚触、非营养性吸吮也能减轻疼痛感。

(三) 健康指导

1. 责任护士耐心与家属沟通，介绍自己的身份及职责，建立信任关怀性的护患关系。
2. 加强早产儿父母的心理疏导，耐心解答患儿父母提出的问题，减轻其焦虑和愧疚感。
3. 指导并示范早产儿的护理方法，阐明保暖、喂养及预防感染的护理措施的重要性及注意事项。
4. 指导科学的育儿知识，鼓励母乳喂养，按需哺育。
5. 指导家长监测体温的方法，注意保暖。

6.加强手卫生，减少交叉感染。

（四）延伸护理

1.建立随访管理档案，发放随访预约卡，患儿出院 1 周后返回医院随访，由医护人员进行常规体检，对婴儿返家后的睡眠、喂养、大小便、脐带及其他异常情况进行相关检查和指导。

2.早产儿随访按"1-2-3"来安排随访时间，0～6 个月每月 1 次、6～12 个月每 2 个月 1 次、1～2 岁每 3～6 个月 1 次，以后每年 1 次直至 7 岁。

3.对早产儿应每 2 周随访检查眼底 1 次，直到出生后 10～12 周视网膜的发展近于正常为止。

4.了解患儿家长对护理服务的满意度，虚心听取意见和建议，完善护理服务。

四、新生儿肺透明膜病的关怀性护理

（一）评估和观察要点

1.评估患儿母亲是否妊娠合并糖尿病。

2.评估患儿家长的心理状态、经济状况及对病情的认知程度。

3.评估患儿的临床表现，如神志、精神状态、呼吸情况，观察有无鼻翼煽动、三凹征及呼吸暂停，注意呼吸困难是否呈进行性加重。

4.观察患儿有无呼吸不规则、呼吸暂停，右向左分流时出现面部青紫，吸氧也不能缓解，缺氧严重时四肢肌张力低下。

5.观察患儿发绀程度，听诊双肺呼吸音减低，吸气时可听到细湿啰音。

6.实验室检查　评估血气、胸部 X 线检查结果。

（二）护理措施

1.严密观察并记录生命体征、皮肤颜色等变化。

2.保持呼吸道通畅，及时清除口、鼻分泌物；根据病情及血气分析结果采用不同的供氧方法，避免长期高浓度吸氧，预防氧中毒。

3.注意保暖，环境温度最好维持在 26～28℃，相对湿度 55％～65％左右。将患儿置远红外线辐射床或温箱中，以便保暖、观察及抢救。箱温 32～34℃，维持皮肤温度在 36～36.5℃，肛温在 36.5～37.5℃，以减少耗氧。

4.严密观察病情变化，监测呼吸、心率、体温、神志、精神状态，观察呼吸困难及发绀的程度。心力衰竭时抬高头部。保持安静，减少不必要的搬动。

5.对气管插管行机械通气的患儿，要特别注意做好呼吸管理，严格无菌操作，预防并发肺部感染。

6.遵医嘱气管内滴入肺泡表面活性物质。

（1）头稍后仰，在喉镜指引下开放气道，轻柔准确地插入气管导管。

（2）滴入前彻底清理气道内分泌物。

（3）抽取药液，从气管内缓慢滴入（根据需要患儿可选择平卧、左侧或右侧位），然后用复苏囊加压给氧，有利于药液更好的弥散。用药后 4～6 小时禁止气道内吸引。

7.注意喂养，保证营养供给。吸吮吞咽障碍者可用鼻饲或静脉补充营养液；准确记录 24 小时出入量。输液时严格掌握输液速度，避免过多、过快。

8.预防感染，保持室内空气清新，严格执行消毒隔离制度及无菌操作技术。

9.定时检查患儿皮肤情况，可使用水床，预防压疮发生。

10.每日以同一体重秤测量体重并记录。

（三）健康指导

1.注意作好孕期保健，预防早产。

2. 及早治疗妊娠糖尿病。

3. 做好家属接待与解释工作，让家属了解病情及治疗过程，取得配合。

4. 鼓励母乳喂养并指导正确的喂养方法，特别指导家长注意患儿保暖，加强体温监测。

5. 教会家长居家照顾的相关知识，为患儿出院后得到良好的照顾打下基础。

6. 告知定期随访的重要性。

7. 指导家属加强手卫生，预防肺部感染。

（四）延伸护理

1. 建立信息平台，发送新生儿居家护理相关知识。

2. 建立随访管理档案，发放随访预约卡，患儿出院 1 周后返回医院随访。

3. 早产儿住院期间，经过氧疗，经治医师写出书面出院医嘱，准确告知筛查时间。对早产儿应每 2 周随访检查眼底 1 次，直到出生后 10～12 周视网膜的发展近于正常为止。

五、新生儿黄疸的关怀性护理

（一）评估和观察要点

1. 评估患儿出生史、母婴血型，有无胎粪排出延迟。

2. 评估患儿的临床表现。患儿黄疸出现的时间、部位、程度、进展情况及大、小便颜色。

3. 观察患儿的精神状况、吸吮力、肌张力、贫血、水肿、心力衰竭、嗜睡、反应低下、双眼凝视、尖叫、抽搐等表现。

4. 结合实验室检查肝功能、血常规、血型及溶血试验及临床症状等结果评估黄疸的类型。

5. 观察有无出血倾向，体检中发现胎儿有头部血肿，身上有瘀斑、出血点或紫癜，考虑宫内感染或败血症可能。

6. 每 4～6 小时监测经皮胆红素（transcutaneous bilirubin TcB）或血清胆红素，判断其发展速度。

7. 生命体征　观察体温、脉搏、呼吸及有无出血倾向；光疗照射时注意体温，确保体温稳定，24 小时心电监护观察 SPO_2 的波动，必要时给予吸氧改善缺氧症状，同时防止因光疗诱发的呼吸暂停。

8. 评估患儿家长的心理及社会支持状况。

（二）护理措施

1. 护理人员应按需调整喂养方式，少量多餐，耐心喂养，保证热量摄入。

2. 密切观察病情

（1）注意观察患儿皮肤、巩膜、大小便颜色变化及神经系统的表现。

（2）密切观察病情，详细记录黄疸进展情况、经皮测定的胆红素值。

（3）观察体温、脉搏、呼吸及有无出血倾向。尤其在光疗时，加强监测，及时发现体温及脉搏异常并及时处理。

（4）观察患儿精神反应、哭声、吸吮力、肌张力、有无惊厥等，从而判断有无核黄疸发生。

（5）观察胎便排出时间和次数，若胎便排出少或延迟，应警惕黄疸加重。注意大便颜色，如存在胎便排出延迟，应予灌肠处理，促进大便及胆红素排出。

（6）感染引起的黄疸，积极处理感染灶。

3. 遵医嘱保证营养供给，合理喂养。保持液体的摄入。

4. 遵医嘱给予肝酶诱导剂和白蛋白以加速未结合胆红素的转化排出，从而减少其通过血-脑屏障的机会，从而降低核黄疸的发生。

5. 维持患儿舒适体位，减少啼哭，避免耗氧增加。

6. 遵医嘱进行光疗，做好光疗护理。

（1）记录患儿全身情况，记录光疗照射开始及结束时间。

（2）光疗照射时皮肤要保持清洁，患儿沐浴后不扑粉。照射时要遮盖患儿双眼，用尿布保护会阴部。

（3）每两小时记录箱温、呼吸、心率、出入量、大小便性状、次数。

（4）光疗期间保证充足的水分和营养供给，防止产生脱水热。

（5）光疗期间密切观察患儿一般情况，有无皮疹、腹泻、青铜症等光疗不良反应发生。认真记录体温和体重的变化。

（6）注意蓝光箱的消毒。

（7）停止光疗后，继续观察黄疸情况。

7. 严重黄疸如需换血疗法，遵医嘱做好术前、术后的护理。

（1）换血前：核对换血知情同意书，并有家长签字。

1）物品准备：带有辐射的远红外保暖台、心电监护仪、氧气设备、吸氧装置、输液泵、一次性注射器、一次性输血器、三通、留置针、无菌手套、10%葡萄糖、0.9%生理盐水。

2）环境准备：换血操作应在手术室或经消毒处理的环境中进行。

3）患儿术前准备：立即禁食、禁水，遵医嘱术前给药。

4）选择合适的外周血管，建立2个静脉通道（常规补液、输血）和1个动脉通道（出血）。

5）换血前、中、后取血进行生化、血气分析、血钙、血糖、肝炎、HIV、梅毒等检查。

（2）换血中

1）根据患儿生命体征及换血耐受情况，换血速度从少量开始，采取先慢后快的原则，整个换血过程2~4小时。

2）术中监测患儿的心率、呼吸、精神反应、皮肤温度、血压、血氧饱和度；术中10~15分钟记录1次。

3）换血过程中注射器内不能有空气，防止空气栓塞。

4）根据血糖情况及时调整补液速度。

5）换血后密切观察患儿呼吸、心率、皮肤黄疸情况及有无抽搐、呼吸暂停、呼吸急促等表现。至少每小时观察1次并记录，发现异常情况及时和医生联系。

6）换血过程中观察出血量与进入量是否一致。

7）外周动静脉同步换血时，置管技术及保持动静脉通畅在换血过程中至关重要。

（3）换血后

1）遵医嘱进行血生化监测。

2）换血完毕后，病情稳定的患儿可考虑拔除动脉置管。

3）换血后观察黄疸程度和有无核黄疸症状。

4）换血后继续光疗，密切观察患儿黄疸程度及有无拒食、烦躁、抽搐、呼吸等变化。

5）换血后观察4~6小时，如情况良好，可试喂糖水，如无呕吐等异常，可在8小时后正常喂养。

（三）健康指导

1. 做好患儿家长的心理护理，向家长介绍黄疸的有关知识，使家长了解病情。

2. 指导家长如何观察黄疸，以便早发现问题、早就诊。及时给予康复治疗及出院后的康复指导。

3. 若为红细胞 G-6PD 缺乏者，需提醒家长忌喂食蚕豆及其制品，保管衣物时切勿放樟脑丸，并注意药物选用，以免诱发溶血。

4. 对发生胆红素脑病者，注意后遗症的出现，给予康复治疗和护理。

5. 如为母乳性黄疸，可指导家属继续母乳喂养，如全母乳喂养后仍出现黄疸，可改为隔次母乳喂养，严重者暂停母乳喂养，待黄疸消退后再恢复母乳喂养。

6. 告知定期随访的重要性。

7. 如需进行换血疗法，做好家属的心理护理及健康教育。

（四）延伸护理

1. 建立信息平台，发送新生儿居家护理相关知识。

2. 建立随访管理档案，发放随访预约卡，患儿出院 1 周后返回医院随访。

3. 在随访过程中，根据随访评估情况，制订早期干预计划，进行早期干预。

4. 做好产前咨询和孕期保健，指导孕妇预防和治疗感染性疾病，防止溶血病和败血症的发生。

六、新生儿颅内出血的关怀性护理

（一）评估和观察要点

1. 评估患儿的分娩史，了解患儿孕期及产时的分娩情况。

2. 有无窒息、产伤及早产的发生。

3. 评估患儿临床表现，检查前囟饱满程度，观察患儿瞳孔变化及肌张力情况。

4. 注意有无呕吐、双眼凝视、尖叫、呼吸节律改变及发绀、嗜睡、昏迷、肌张力低下、拥抱反射消失等异常症状。

5. 监测生命体征的改变，及时记录阳性体征并告知医生。

6. 如有惊厥发生，仔细观察惊厥发生的时间、部位，避免漏诊。

7. 了解实验室检查结果，如血常规、脑脊液、头颅 B 超、CT、MRI 检查结果。

（二）护理措施

1. 保持体温的稳定，将患儿置暖箱或辐射抢救床上，以便保温和及时发现惊厥发生的时间、部位、程度。

2. 保持安静 患儿应绝对静卧直到病情稳定。保持头高足低体位，头肩部抬高 15°～30°。一切治疗和护理尽量集中进行，并做到动作轻柔，尽可能避免移动和刺激患儿。静脉穿刺最好使用中心静脉置管或留置针，减少反复穿刺，减轻疼痛。

3. 注意观察神志、生命体征、瞳孔、前囟张力及血氧饱和度变化，定期测头围并记录，有异常情况及时与医生联系。

4. 保持呼吸道通畅，及时清理呼吸道分泌物。

5. 根据缺氧方式选择正确的给氧方式及浓度。

6. 供给足够的能量和水分，根据病情选择鼻饲或配方奶喂养，必要时可静脉补充水分或静脉营养治疗，保证热量的供给。

7. 维持体温稳定 体温过高时应予物理降温，体温过低时用远红外辐射床、暖箱或热水袋保暖。护理操作时注意保暖，操作后及时包裹好患儿。患儿体温维持在 36.5～37.4℃。

8. 并发症护理 做好恢复期的康复治疗，如高压氧治疗、婴儿抚触治疗及应用营养脑细胞药物。

（三）健康指导

1. 向家长解答病情，并给予支持和安慰，减轻其紧张和恐惧心理。对有后遗症患儿，鼓励指导家长做好患儿智力开发、肢体功能训练。

2. 向家长讲解本病的预防和护理知识，保持皮肤黏膜和口腔的清洁，预防交叉感染。

3. 指导家长如孩子发生脐部、皮肤、呼吸道和消化道感染时，应及时就医。

4. 指导家长掌握新生儿护理和喂养的正确方法。

（四）延伸护理

1. 建立信息平台，发送新生儿居家护理相关知识。

2. 建立随访管理档案，发放随访预约卡，患儿出院 1 周后返回医院随访。

3. 建议家长尽早带患儿到有条件的医院进行新生儿行为神经测定，早期发现脑损伤引起的异常，并预测婴儿后期的性格和中枢神经系统情况。

4. 指导家长患儿病后及早进行功能训练和智能开发，减轻后遗症症状；为家长提供心理、社会支持，提高家庭应对能力。

七、新生儿窒息与缺氧缺血性脑病的关怀性护理

（一）评估和观察要点

1. 评估母亲孕期健康史，有无影响胎盘血流灌注的疾病。

2. 评估分娩过程和孕期用药情况。

3. 评估患儿出生情况，包括 Apgar 1 分钟评分及 5 分钟评分。

4. 评估患儿各脏器功能，皮肤及缺氧情况。

5. 评估患儿心率、呼吸、肌张力、活力及生命体征。

6. 观察患儿有无前囟增高、惊厥、呼吸暂停，检查原始反射是否存在，有无瞳孔对光反射消失等。

7. 观察患儿有无意识改变和肌张力变化，严重者可伴脑干的功能障碍。

8. 评估患儿家长对相关知识的了解程度。

（二）护理措施

1. 将患儿置于辐射抢救台或暖箱中，取侧卧位；及时清除口、鼻分泌物，防止吸入乳汁及口、鼻分泌物引起窒息。

2. 严密监护患儿的呼吸、血压、心率、血氧饱和度等，注意观察患儿的神志、瞳孔、前囟张力及抽搐等症状，观察药物反应。

3. 窒息患儿应首先保持气道通畅，建立呼吸、吸氧，根据缺氧程度选择适合的给氧方式，必要时给予气管插管、人工呼吸机辅助通气。

4. 维持循环，建立有效静脉通路，遵医嘱给予扩充血容量、纠正酸中毒等处理，保证药物及时准确的应用。

5. 观察并记录患儿的精神反应、面色、哭声、皮肤颜色、生命体征、血氧饱和度、肢体末梢温度、尿量，观察患儿有无惊厥情况。

6. 保持安静，遵医嘱给予镇静、脱水剂及改善脑代谢的药物，以减少神经系统损害。

7. 亚低温治疗的护理和管理

（1）降温：采用循环水冷却法进行选择性头部降温，使脑温下降至 34℃ 的时间应控制在 30～90 分钟。

（2）维持：治疗的同时注意保暖，维持体温在 35.5℃。

（3）复温：亚低温治疗结束必须复温，一般选择自然复温方法，每 4 小时复温 1℃，至体温升至 35℃，可维持 2～3 小时再继续复温。需在 12 小时以上使患儿体温恢复至 37℃ 左右。严禁复温过快而导致血管扩张、回心血量减少，造成低血容量性休克，甚至颅内压反跳等一系列并发症。

（4）监测：监测患儿持续动态心电图、肛温、氧饱和度、呼吸、血压，观察面色、反应、末梢循环障碍情况，记录 24 小时出入量。

8. 遵医嘱进行喂养。病情严重者，一般出生后第一天禁食，第二天开始试喂温开水或 5% 的糖水，第三天开始试喂稀奶，以后逐渐过渡到全奶。试喂过程中要特别注意观察患儿有无胃潴留、呕吐、腹胀等不耐受情况。

9. 观察药物治疗效果及不良反应。应用多巴胺维持循环时应定时测量血压，检查有无血压升高、心率增快等不良反应，防治药物外渗至皮肤坏死；应用脱水剂、利尿剂时，观察有无水、电解质失衡

等不良反应。

10. 加强康复及随访，对有发育异常者尽早干预。

（三）健康指导

1. 及时向家长介绍病情和治疗情况，讲解病因、治疗、护理方法及预后，耐心解答家长提问，以得到家长的理解和最佳配合。

2. 对可能有后遗症的患儿，要给家长解释康复治疗方法及其重要性，以尽可能减轻后遗症。

（四）延伸护理

1. 建立信息平台，发送新生儿居家护理相关知识。

2. 建立随访管理档案，发放随访预约卡，患儿出院 1 周后返回医院随访。

3. 建议家长尽早带患儿到有条件的医院进行新生儿行为神经测定，以早期发现脑损伤引起的异常，并预测婴儿后期的性格和中枢神经系统情况。

4. 指导家长患儿病后应及早进行功能训练和智能开发，减轻后遗症症状；为家长提供心理、社会支持，提高家庭应对能力。

八、新生儿弥散性血管内凝血的关怀性护理

（一）评估和观察要点

1. 评估患儿是否有感染情况，如发热、白细胞增高、血培养阳性等。

2. 评估患儿是否由于寒冷及皮下脂肪变硬，血液循环受影响。

3. 评估是否有缺氧情况发生。

4. 评估产科因素　产妇是否有羊水栓塞、重度妊娠高血压疾病、胎盘早剥、前置胎盘等。

5. 病情观察

（1）出血症状：观察患儿是否有广泛自发性出血症状，观察出血部位及出血量。

（2）微循环障碍症状：护理需重点观察内容包括皮肤黏膜发绀、呼吸窘迫、血压下降、少尿或无尿、呼吸循环衰竭等症状。

（3）高凝和栓塞症状：如果静脉取血血液迅速凝固，应警惕高凝状态。各器官栓塞可引起相关症状，如皮肤、黏膜可有微栓塞的出血点。

（4）肾栓塞引起血尿、少尿；肺栓塞引起呼吸困难、面色青紫；脑栓塞引起神志改变等。

（二）护理措施

1. 维持体温稳定　新生儿体温中枢发育不完善，出生后保暖不当易发生体温不升。

2. 严密观察患儿全身情况、呼吸、心率、神志、皮肤颜色、末梢循环、肢体温度、血气分析结果、出血倾向等，有异常及时处理。

3. 发展性照顾　保持病室环境安静清洁，减少噪音；铺垫"鸟巢"模拟子宫环境，在暖箱上覆盖遮光布，减少灯光刺激；使患儿体位舒适，操作集中进行，减少疼痛刺激，促进患儿生长发育。

4. DIC 的护理

（1）治疗原发病：在临床治疗护理过程中，对于可能诱发 DIC 的高危患儿需积极防治休克，纠正酸中毒，改善缺氧，在一定程度上可以预防或阻止 DIC 的发生、发展，促进机体凝血-抗凝血、凝血-纤溶平衡的恢复。

（2）检查和治疗同步进行：早期诊断、及时治疗、正确护理和多学科合作是成功的关键，对临床症状符合 DIC 时，检查和治疗同步进行。

1）给予患儿改善微循环、补充凝血因子、有效供氧等措施；预防感染，加强生命体征监护是促进患儿痊愈的保障。密切观察患儿的病情变化，防止各脏器的出血，积极对各脏器功能进行有效的维护。

2）护理上还需注意减少肌内注射和静脉穿刺，扎止血带不宜过紧，时间不宜过长，动作要轻、快、稳，以防皮下出血加重。

3）建议DIC患儿尽量选择上肢静脉采血，下肢静脉采血后需选择合适的压迫时间和压迫力度，避免血栓形成。

（3）防止"死亡三角"恶性循环：低体温、酸中毒和凝血紊乱被称为"死亡三角"。护理人员需预见性地对患儿的病情变化进行评估，严密观察病情，预防"死亡三角"的恶性循环作用。

5. 支持性护理

（1）保证营养的供给：根据患儿病情采取合适的营养支持方式。疾病期以维持患儿的营养状态为主，恢复期则以改善患儿的营养状态为主。喂食时应抬高床头，以减少胃食管反流；喂食后给予右侧卧位，并加强巡视。

（2）加强基础护理，预防感染

1）医护人员勤洗手，严格执行无菌操作，预防感染，合理应用抗生素。

2）除观察皮肤出血情况外，还需注意保持皮肤清洁干燥；护理操作动作轻柔、敏捷，避免拖拉动作增加皮肤与床的摩擦；定时更换体位，对皮肤受压部位给予适当保护，避免破损。

3）做好各类导管的护理，包括静脉留置针的护理。①作好标识，明确各导管的名称、留置时间、置入深度；②妥善固定，保持通畅；③无菌操作；④根据需要更换敷贴；⑤加强巡视。

4）正确采集血标本，配合医师完成各项实验室检查，以评判病情变化和治疗效果。

5）遵医嘱使用抗凝剂、补充凝血因子、成分输血或应用抗纤溶药物。正确、按时给药，严格掌握药物剂量，并严密观察治疗效果。

（三）健康指导

1. 向患儿家长讲解有关疾病的知识及相关治疗的目的，取得家长配合。

2. 指导患儿康复期间应注意的事项，促进患儿康复。

3. 指导患儿家长定时复查。

4. 对出现后遗症患儿，给予康复治疗。

（四）延伸护理

1. 建立信息平台，发送新生儿居家护理相关知识。

2. 建立随访管理病历，发放随访预约卡，定期进行随访评估及健康体检。

3. 出院后定期电话回访患者，及时了解患儿出院后生长发育、喂养及患儿体重增长情况。

4. 通过了解患儿家长对护理服务的感受，虚心听取患者的意见和建议，改进相关护理。

（李　萍　程云仙　任　燕　杨丽娟　丁留敏）

参考文献

［1］张玉侠. 实用新生儿护理学［M］. 第5版. 北京：人民卫生出版社，2020.

［2］朱慧云，朱振云，余良珍，等. 住院患儿基于7S及人文关怀的晨间护理［J］. 护理学杂志，2021，36（7）：87-89.

［3］刘文君，周艳，王淑清，等. 住院新生儿母亲母婴依恋影响因素及护理干预研究进展［J］. 护理学杂志，2016，31（19）：14-16.

［4］艳华，陈红，等. 自制成型鸟巢应用于低出生体重儿［J］. 护理学杂志：综合版，2011，26（7）：71.

［5］范歆顾，叶天惠. 鸟巢式多功能新生儿护理用具的设计及应用［J］. 中华护理杂志 2020，（55）09，1436-1438.

［6］陆丹琼，王金燕，余霞，等. 袋鼠式护理对新生儿重症监护室窒息患儿的神经行为影响分析［J］. 中国实用护理杂志，2020，36（12）：909-912.

［7］盛玮青，杨江兰，徐红. 以家庭为中心的护理模式在早产儿出院指导中的应用［J］. 护理研究，2013，27（010）：867-869.

［8］蒙景雯，陈华，李变，等. 以家庭为中心的护理方案对早产儿家长照顾能力的影响［J］. 护理学杂志，2017，32

（9）：5-7.

[9] 向希盈，高翔羽，高喜容，等. 家庭参与式护理对早产儿体格生长及随访影响的多中心群组随机对照研究 [J].
中华新生儿科杂志，2020，35（6）：435-438.

[10] 谭彦娟，杨斯钰，陈羽双，等. 家庭参与式护理在缓解 NICU 早产儿操作性疼痛中的应用 [J]. 中国护理管理，
2020，20（7）：1103-1107.

[11] 杨雪梅，范从海，曹军华，等. 微信视频探视对无陪患儿家长焦虑的影响 [J]. 护理研究，2016，30（34）：
4344-4347.

[12] 乐琼，刘义兰，吴丽芬，等. 家庭综合音乐疗法在早产儿护理中的应用 [J]. 护理学杂志，2020，35（20）：
23-26.

[13] 张岚，何娇，乐琼. 家属声频音乐疗法联合早产儿口腔运动干预用于早产儿的效果评价 [J]. 护理学杂志，
2021，36（16）：25-28.

[14] 王卫平. 儿科学 [M]. 第 8 版. 北京：人民卫生出版社，2016.

[15] 江载芳，申昆玲，沈颖. 诸福棠实用儿科学 [M]. 第 8 版. 北京：人民卫生出版社，2015.

[16] 崔焱. 儿科护理学 [M]. 第 5 版. 北京：人民卫生出版社，2016.

[17] 张静芬，周琦. 儿科护理学 [M]. 第 2 版. 北京：科学出版社，2013.

[18] 邵肖梅，叶鸿瑁，丘小汕. 实用新生儿学 [M]. 北京：人民卫生出版社，2013.

[19] 张玉侠，胡晓静，陈建军，等. 实用新生儿护理学 [M]. 北京：人民卫生出版社，2015.

[20] Kan K，Choi H，Davis M. Immigrant families，children with special healthcare needs and the medical home [J].
Pediatrics，2016，137（1）：1-8.

[21] 崔炎. 儿科护理学 [M]. 北京：人民卫生出版社，2013.

[22] 刘墨言，李文，唐丽赖，等. 胎龄 26 周早产儿袋鼠式护理一例 [J]. 中华新生儿科杂志，2017，32（3）：219.

[23] 李扬，彭文涛，张欣. 实用早产儿护理学 [M]. 北京：人民卫生出版社，2015.

[24] 熊晓菊，陈锦秀，叶天惠. 家庭参与式照护模式在加拿大 NICU 应用现状及对我国早产儿护理的启示 [J]. 护理
研究，2017，31（6）：652-655.

[25] 侯怡，魏丽蓉，李秀春. 鼻塞式持续气道正压通气治疗新生儿肺透明膜的疗效及护理对第 [J]. 川北医学院学
报，2017，2：297-299.

[26] 费秀珍，王立新. 新生儿护理技术. 北京：人民军医出版社，2010.

[27] 刘雪莲. 2009 最新新生儿临床护理操作细节与护理质量安全管理控制及新生儿疾病筛查技术规范实用手册 [M].
北京：人民卫生科技出版社，2009.

[28] 中国新生儿复苏项目专家组. 中国新生儿复苏指南（2016 年北京修订）[J]. 中华实用临床儿科杂志，2017，32
（14）：1058-1062.

[29] 张玉兰. 儿科护理学 [M]. 北京：人民卫生出版社，2009.

[30] 吴本清. 新生儿危重症监护诊疗与护理 [M]. 北京：人民卫生出版社，2009.

[31] 刘洋子，宋金霞，孙桂霞. 新生儿贫血相关因素分析及防治进展. 齐鲁护理杂志，2013，19（19）：62-64.

[32] 王薇. 杜钦霞. 新生儿科临床护理评价指导 [M]. 北京：人民军医出版社，2011.

[33] 孟海燕，宋红丽，高璇. 128 例晚期新生儿败血症病因分析与预防 [J]. 中外医学研究，2014，12（2）：146-147.

[34] 王世平，郑珊，刘文英. 小儿外科围手术期管理 [M]. 郑州大学出版社，2013.

[35] 胡爱玲，郑春美，李伟娟. 现代伤口与肠造口临床护理实践 [M]. 北京：中国协和医科大学出版社，2010.

[36] Christine A. Gleason，Sherin U. Devaskar. Avery's Diseases of the newborn. Ninth Edition，2012.

[37] 韩霞，喻茜，胡健伟，等. 昆山市新生儿先天性心脏病筛查管理模式探讨 [J]. 中国实用儿科杂志，2015，30
（3）：219-222.

[38] 赖彩芹，王晨虹，杨莹. 胎儿先天性心脏病产前检查的研究进展 [J]. 中国优生与遗传杂志，2015.23（1）：1-3.

[39] 任平，张玉侠，等. 新生儿先天性鱼鳞病的护理 [J]. 中华护理杂志，2013，48（3）：274-275.

第六章

五官科患者关怀性护理

第一节　眼科患者关怀性护理

一、眼科患者一般关怀性护理

（一）评估和观察要点

1. 评估患者的视功能障碍：有无视力下降、视野缩小、色觉障碍、视物变形、复视。
2. 评估眼部感觉异常：有无眼痛、眼干、眼痒、异物感、畏光。
3. 评估眼外观异常：有无眼红、眼睑肿胀、眼部分泌物增多、眼球突出或凹陷、瞳孔改变。
4. 评估患者体征：有无眼部充血、眼压变化等。
5. 评估患者健康史：有无既往病史、药物过敏史等。
6. 评估生命体征，有无感染的症状和体征。
7. 患者的生活自理能力、跌倒风险评估、压疮风险评估、疼痛评估。
8. 询问患者及家属住院期间的需求及对治疗的期望值。
9. 评估患者的心理社会状况、家庭及社会支持情况。
10. 进行评估时注意保护患者的隐私，对于敏感信息单独与患者或家属进行交谈。

（二）护理措施

1. 责任护士热情主动问候患者，向患者及家属介绍自己。每日与患者进行沟通，评估患者沟通能力，选择恰当的沟通方式。用患者喜欢的称谓称呼患者。
2. 营造安全、温馨、舒适的住院环境，配备防滑垫、扶手等齐全的安全设施，并教会患者使用。
3. 向患者介绍疾病相关知识，消除患者紧张恐惧心理。
4. 协助患者完成各种常规及专科检查，操作时注意保护患者隐私。
5. 观察生命体征及病情变化，发现异常及时报告和处理，及时安抚患者及家属，减轻患者及家属的焦虑和担忧。
6. 观察患者情绪及反应，鼓励并指导患者对躯体不适、疼痛耐受、情感情绪等正确表达。
7. 根据医嘱正确给药及指导，并观察用药后的不良反应。
8. 根据医嘱给予合适的卧位及饮食护理。
9. 对传染性眼病实行接触性隔离，隔离前用通俗易懂的语言向患者及家属讲解隔离的目的，并确保患者和家属能理解。
10. 与医生共同为患者提供相关治疗及预后的实际信息，建立其对疾病合理的期望值。

11. 与患者沟通时使用耐心的、鼓励性的、指导性的话语，对于一侧视力较差的患者，应让其用健眼阅读，同时应用大号字体的健康指导资料。多运用肢体语言对患者进行关怀，如握手、搀扶患者到病室等，让患者对医务人员有充分的信任感，建立良好的医护患关系。

12. 对发病急、视力突然丧失的患者密切观察其心理变化，做好心理评估，适时给予心理疏导。

13. 针对视力严重下降或视野严重缺损患者，做好安全教育并加强巡视，预防跌倒。

（三）健康指导

1. 指导患者注意用眼卫生，预防眼部感染。

2. 术前指导患者按要求向各个方向转动眼球，术后勿碰撞术眼、勿挤眼。

3. 指导患者多食清淡易消化的饮食，适当活动，预防便秘。忌烟、酒、浓茶、咖啡和辛辣刺激性食物。

4. 指导患者保持充足睡眠，避免情绪激动，防止眼睛过度疲劳。

5. 指导患者若出现眼痛，应立即评估疼痛的性质、部位和伴随症状并告之医生。

6. 指导患者正确规范地使用眼药水，严格遵医嘱复查，若出现眼痛、视力下降等立即到医院就诊。

（四）延伸护理

1. 建立出院患者随访档案，及时与患者建立电话随访、信息平台及短信交流等多种沟通途径，借助这些反馈信息掌握患者的实际情况，并耐心解答患者的各类疑问。在每一次指导患者之后填写反馈单，以便更加全面地掌握患者的病情。

2. 出院时为患者发放"自我关爱卡"，卡片内容有疾病知识指导、用药指导、专家门诊时间、科室联系电话等。根据患者的实际情况提供针对性的健康教育，帮助患者及其家属能更好地认识疾病，并嘱咐患者将卡片摆放在家中醒目的位置，以达到对患者的提醒与监督作用。

3. 了解患者对护理服务的感受，虚心听取患者的意见和建议，改进相关护理服务。

二、白内障患者关怀性护理

（一）评估和观察要点

1. 询问患者是否患全身性疾病（如糖尿病等）及其他眼病（如眼外伤等）。

2. 了解视力下降的时间、程度、发展的速度和治疗经过等。

3. 评估患者感知和运动情况及生活自理能力。

4. 评估患者对疾病的认知程度。

5. 评估患者心理状况、情绪反应的强度及紧张度、性格特征、文化层次。

6. 了解患者及其家属住院期间有何问题、困难或需求。

7. 对评估情况进行记录，及时给予答复和解决能解决的问题。

（二）护理措施

1. 术前

（1）根据患者特点，如老年患者多有听力下降、反应慢、耐受力低等情况，与此类患者交流时语速应慢、声音应大；对听力不佳者，可以辅以肢体语言交流。

（2）建立良好护患关系，责任护士每日与患者交流，主动向患者及其陪伴家属介绍自己的身份及职责；主动向患者讲解手术的重要性，术前、术中和术后的配合，耐心解答患者疑问，增强患者信心；鼓励家属给予患者良好的家庭支持。

（3）根据患者情况及时评估并解决患者存在的生理、心理、社会等问题。

（4）遵医嘱正确使用眼药水，做好用药指导。注意无菌操作，防止患者之间发生交叉感染。

（5）遵医嘱做好术前准备，实施护理关怀操作。协助患者完成角膜曲率、人工晶体度数测量等专科检查。

（6）合并糖尿病、高血压患者指导其控制血糖、血压。

（7）耐心向患者讲解术中注意事项，指导患者训练双眼固视。

2. 术后

（1）主动迎接患者回病房，语言轻柔地询问患者的感受。

（2）根据手术类型、麻醉方式及意识情况安置患者，并遵医嘱采取适当卧位。

（3）观察生命体征并记录，全麻患者遵医嘱给予氧气吸入及心电监护。

（4）观察术眼敷料有无渗血及绷带松紧情况，保持术眼敷料在位、干燥，预防伤口感染。代谢性白内障患者注意眼部有无出血和感染情况，操作时严格无菌操作。

（5）主动巡视患者，重视患者需求，倾听患者术后的感受，及时给予回应与反馈。鼓励并接受患者对积极情绪和消极情绪的表达，分享感受；帮助患者保持乐观情绪，避免紧张、焦虑等负性情绪；倾听患者对治疗的反应与感受，及时解决患者存在的问题。

（三）健康指导

1. 评估患者和家属对疾病相关知识和信息的需求，做好健康教育，及时评估健康教育效果，以保证患者和家属掌握必要的知识。

2. 指导患者做好安全防范措施，预防坠床、跌倒，到暗室和浴室等容易跌倒的地方应主动寻求帮助。

3. 若患者合并全身其他疾病，做好相关疾病用药指导、饮食运动指导等。

4. 指导患者术后1周避免瞬目；1个月内勿做突然低头、弯腰等动作，防止人工晶体移位，少看书报和电视，避免视疲劳；3个月内避免重体力劳动、激烈运动，如跑步、打球、游泳等。活动量逐步增加。

5. 讲解眼部用药的重要性及注意事项，教会患者眼部用药方法。

6. 指导患者手术3个月后待屈光状态稳定，验光配镜。

（四）延伸护理

1. 向患者及其家属提供专家门诊时间、科室联系电话等信息。

2. 建立出院患者随访档案，定期电话随访。

3. 建立眼科疾病信息平台，及时了解患者出院后生理、心理及病情转归等情况，并对其问题进行针对性指导。

4. 了解患者对护理服务的感受，虚心听取患者的意见和建议，改进相关护理服务。

三、青光眼患者关怀性护理

（一）评估和观察要点

1. 询问患者有无青光眼家族史。

2. 评估患者现病史、既往史、过敏史及有无合并糖尿病、心血管疾病等全身疾病。

3. 评估患者既往治疗情况及效果。

4. 评估眼痛发生的时间、性质、持续时间，有无伴随头痛、恶心、呕吐症状。

5. 评估视力、视野、眼压、角膜、瞳孔等情况。

6. 评估患者感知和运动情况，记忆力、思维反应和应答能力。

7. 评估患者对疾病的认知程度。

8. 评估患者心理状况、情绪反应的强度及紧张度、性格特征、文化层次。

9. 了解患者及其家属住院期间有何问题、困难或需求。

10. 对评估情况进行记录并及时给予答复和解决。

（二）护理措施

1. 术前

（1）根据青光眼患者的心理特点（焦虑、恐惧），护士主动给予安慰、关心，告知该病的诱因，讲解术前注意事项，耐心解答患者疑问，教会患者控制情绪的方法，如深呼吸、听音乐等，解除其顾虑，取得患者的积极配合。

（2）遵医嘱给药，并做好用药指导：局部使用降眼压药、缩瞳药，口服碳酸酐酶抑制剂，静脉滴注高渗剂等。

（3）重视患者疼痛反应，安慰分散患者注意力，避免情绪紧张。密切观察高眼压先兆，如头痛、眼胀、虹视、雾视等，及时告知医生，迅速配合降眼压治疗。

（4）协助患者做好全身及眼部检查，并了解检查结果。

（5）遵医嘱术前 3 天开始用抗生素眼药水。

（6）指导合并糖尿病、高血压的患者控制血糖、血压。

2. 术后

（1）主动迎接患者回病房，根据手术类型、麻醉方式及意识情况安置患者。指导患者取舒适体位，询问患者的感受。

（2）观察生命体征并记录，对全身麻醉的患者遵医嘱给予氧气吸入及心电监护。

（3）观察术眼敷料有无渗血及绷带松紧情况，确保术眼敷料在位、干燥，防止伤口感染。

（4）用药护理：遵医嘱正确用药，观察药物疗效及不良反应。

1）眼局部滴高浓度缩瞳剂（如 2% 毛果芸香碱）时，要压迫泪囊区 2～3 min，以减少药物吸收。该药可引起眉弓疼痛、视物发暗、近视加深等不良反应，偶可出现胃肠道反应、头痛、眩晕、脉快、气喘、流涎、多汗等全身中毒症状，如出现应及时停药并报告医生。

2）使用 β-肾上腺素受体阻滞剂时，注意观察心率、脉率，发现异常及时停药并报告医生。脉率小于 60 次/分停止使用；窦性心动过缓房室传导阻滞的患者慎用；有支气管哮喘、肺源性心脏病、心力衰竭病史的患者禁用。

3）碳酸酐酶抑制剂局部用药不良反应小，常见不良反应有味觉异常、视力模糊等；口服碳酸酐酶抑制剂如乙酰唑胺应少量多次饮水，与小苏打同服，密切观察药物不良反应，如唇麻痹、手足有蚁爬行感；个别患者可出现血尿、肾绞痛，有泌尿系统结石的患者慎用。用药后定期检查尿常规，一旦出现异常，立即停药。有磺胺过敏史的患者禁用此类药物。

4）使用高渗剂时应注意观察尿量以及有无电解质紊乱，心、肾功能不全者慎用。20% 甘露醇 250 ml 静脉滴注 30～40 min 内滴完，静脉滴注后患者需卧床休息，预防直立性低血压。口服利尿药异山梨醇口服溶液后不宜多喝水，可用温开水漱口，注意观察胃肠道的不良反应。使用高渗剂半小时后测眼压，观察用药后的情况。

（5）主动巡视患者，倾听患者术后的感受，及时给予回应与反馈。对术眼疼痛的患者要注意鉴别术眼伤口痛和高眼压痛，记录疼痛时间、性质、规律和伴随症状，通知医生处理。

（6）指导患者进食清淡易消化的食物，多食蔬菜水果，保持排便通畅；避免辛辣刺激性食物、浓茶、咖啡等。行滤过泡手术的患者避免进补，如鹿茸、人参等。

（三）健康指导

1. 指导患者避免引起眼压升高的诱发因素　保证充足睡眠，避免情绪激动；避免在黑暗环境中停留过久；避免短时间内饮水过多，一次饮水以不超过 300 ml 为宜；不宜穿衣领过紧的衣服；避免强烈体育运动，如打篮球、游泳等。

2. 指导视野缺损的患者不宜骑车和驾驶车辆。

3. 指导患者避免揉擦、碰撞术眼，保护滤过泡。

4. 青光眼是终身性疾病，患者的用药依从性与视力密切相关，做好患者眼部用药的重要性及注意事项的讲解，教会患者眼部用药的方法。

5. 发现眼痛突然加剧、视力下降等立即告知医生。

6. 提供青光眼出院指导书面材料。

（四）延伸护理

1. 建立眼科信息平台，及时了解患者出院后生理、心理及病情转归等情况，并对其问题进行针对性指导。

2. 定期举办病友联谊活动，邀请治疗效果较好的患者做经验介绍，为此类患者提供心理支持。

3. 提供患者疾病知识指导、专家门诊时间、科室联系电话等信息。

4. 了解患者对护理服务的感受，虚心听取患者的意见和建议，改进相关护理服务。

四、视网膜脱离患者关怀性护理

（一）评估和观察要点

1. 评估患者发病年龄，有无合并糖尿病、心血管疾病等全身疾病，有无高度近视、眼外伤及眼部其他疾病病史。

2. 评估患者视力下降的时间、程度、发展的速度和治疗经过等。

3. 评估患者眼前闪光感、黑影飘动、视力、视野缺损、眼压和眼底情况。

4. 评估患者感知和运动情况及生活自理能力。

5. 评估患者对疾病的认知程度。

6. 评估患者心理状况、情绪反应的强度和紧张度及性格特征、文化层次。

7. 了解患者及其家属住院期间有何问题、困难或需求。

8. 对评估情况进行记录并及时给予答复和解决。

（二）护理措施

1. 术前

（1）根据视网膜脱离患者的心理特点（焦虑、悲观），护士主动给予安慰、关心，讲解术前、术中及术后注意事项，耐心解答患者疑问，解除其顾虑，取得患者的积极配合。

（2）向患者讲解休息与疾病的关系，指导卧床休息，勿剧烈运动及负重，针对裂孔的部位采取适当的卧位，使裂孔处于低位为宜。

（3）根据患者情况及时评估并解决患者存在的生理、心理、社会等问题。

（4）协助患者做好全身及眼部检查，并了解检查结果。

（5）遵医嘱术前三天开始用抗生素眼药水。

（6）指导合并糖尿病、高血压的患者控制血糖、血压。

（7）根据患者的手术方式行体位指导和训练。

2. 术后

（1）主动迎接患者回病房，根据手术类型、麻醉方式及意识情况安置患者。遵医嘱采取适当卧位。玻璃体腔注气或注油的患者术后应采取俯卧位，对局部麻醉患者询问其感受。

（2）观察生命体征并记录，对全身麻醉的患者遵医嘱给予氧气吸入及心电监护。

（3）观察术眼敷料有无渗血及绷带松紧情况，确保术眼敷料在位、干燥，防止伤口感染。

（4）严密观察病情变化：视力、眼压、眼痛、出血征象、眼部分泌物、眼前黑影等。

（5）体位护理

1）向患者讲解特殊体位的目的、对手术效果与疾病预后的重要性，引起患者的重视，获得心理认同，取得患者的配合。

2）通过示范、讲解、图片等形式指导患者特殊体位的正确姿势。

3）采取多种方法减轻患者因体位导致的不适，如按摩，热敷颈肩、背部等，使用俯卧位特殊枕头等。

（6）主动巡视患者，倾听患者术后的感受，及时给予回应与反馈。对术眼疼痛患者要注意鉴别术眼伤口痛和高眼压痛，记录疼痛时间、性质、规律和伴随症状，通知医生处理。

（7）遵医嘱正确用药，注意观察药物疗效及不良反应。

（8）密切观察高血压患者的血压情况，监测糖尿病患者的血糖情况。

（9）指导患者进食易消化的食物，多食蔬菜、水果，保持排便通畅。糖尿病患者进食糖尿病饮食，高血压患者进食低脂、低盐饮食。

（10）保持患者睡眠环境安静舒适，光线适宜。通过听轻音乐、协助按摩等方法促进患者睡眠，必要时遵医嘱服用镇静安眠药物。

（三）健康指导

1．指导患者注意用眼卫生，预防伤口感染。

2．指导患者保持良好生活习惯，戒烟戒酒、避免熬夜或用眼过度，半年内勿剧烈运动或从事重体力劳动。

3．指导患者采取正确的体位。

4．指导患者出院时尽量选择轨道交通工具，如乘坐汽车，请坐在前部；做惰性气体填充者，2个月内禁止乘坐飞机。

5．指导糖尿病、高血压患者定期检查健眼有无视网膜病变的发生。

6．讲解眼部用药的重要性及注意事项，教会患者眼部用药方法。

7．告知患者及家属疾病的防治知识。出院一周后复查，如出现视力突然下降、眼痛、分泌物增加、眼前黑影，应立即就诊。

（四）延伸护理

1．建立眼科信息平台，及时了解患者出院后生理、心理及病情转归等情况，并对其问题进行针对性指导。

2．定期举办病友联谊活动，邀请治疗效果较好的患者做经验介绍，为此类患者提供心理支持。

3．提供疾病知识指导、专家门诊时间、科室联系电话等信息。

4．了解患者对护理服务的感受，虚心听取患者的意见和建议，改进相关护理服务。

五、上睑下垂患者关怀性护理

（一）评估和观察要点

1．了解患者是否有神经系统疾病、家族遗传史及眼睑发育情况。

2．评估患者是否双眼发病，双眼大小、视力、额肌紧缩、仰头视物等情况。

3．评估患者感知和运动情况及应答能力。

5．评估患者对疾病的认知程度。

6．评估患者心理状况、情绪反应的强度和紧张度及性格特征、文化层次。

7．了解患者及其家属住院期间有何问题、困难或需求。

8．对评估情况进行记录并及时给予答复和解决。

（二）护理措施

1．术前

（1）根据上睑下垂患者自卑的心理特点，护士主动给予安慰、关心，向患者及家属讲解手术的重要性，术前、术中和术后的配合，鼓励患者表达思想，解除其顾虑，消除自卑心理；耐心解答患者及家属疑问，取得患者的积极配合。

（2）根据患者情况及时评估并解决存在的生理、心理、社会等问题。

（3）协助患者做好全身及眼部检查，并了解检查结果。

（4）遵医嘱术前三天开始用抗生素眼药水。

（5）术前预防上呼吸道感染；避免吸烟。

2. 术后

（1）主动迎接患者回病房，根据手术类型、麻醉方式及意识情况安置患者。指导患者取舒适体位，询问局麻患者及全麻清醒患者的感受。

（2）观察生命体征并记录，对全身麻醉的患者遵医嘱给予氧气吸入及心电监护。

（3）观察术眼敷料有无渗血及绷带松紧情况，确保术眼敷料在位、干燥，防止伤口感染。指导患儿家属，根据儿童的特性给予个性化的安抚，防止患儿抓伤眼睛、撕脱敷料。

（4）遵医嘱正确用药，注意观察药物疗效及不良反应。

（5）遵医嘱给予冰敷，并向患者及家属讲解冰敷的作用及目的。

（6）观察患者角膜有无缝线和睫毛刺激角膜情况。注意眼睑肿胀和闭合情况，正确牵拉 Frost 线以闭合眼睑，防止暴露性角膜炎的发生。

（7）主动巡视患者，倾听患者术后的感受，及时给予回应与反馈。

（8）患者进食易消化的食物，多食蔬菜、水果，保持排便通畅。

（三）健康指导

1. 教会患者及家属眼部用药的方法，指导患者注意用眼卫生，勿用手揉搓术眼。

2. 协助患者及时更换冰袋，保证冰敷效果。

3. 指导患者避免剧烈运动，勿碰撞术眼与眉弓，防止皮下血肿的发生。

4. 保证 Frost 线牵拉到位，患者睡眠时无角膜暴露。如有眼睑闭合不全，中午和晚上睡前涂足量的抗生素眼膏后包眼，以防角膜干燥而致暴露性角膜炎的发生。

5. 眼睑未完全闭合前，应尽量较少外出或戴护目镜，减少灰尘和异物对角膜的损伤；同时应加强眼球运动和瞬目动作训练，以利于眼睑闭合功能恢复及形成泪膜，防止角膜干燥。

6. 提供上睑下垂出院指导书面材料。

（四）延伸护理

1. 建立眼科信息平台，及时了解患者出院后生理、心理及病情转归等情况，并对其问题进行针对性指导。

2. 定期举办病友联谊活动，邀请治疗效果较好的患者做经验介绍，为此类患者提供心理支持。

3. 提供疾病知识指导、专家门诊时间、科室联系电话等信息。

4. 了解患者对护理服务的感受，虚心听取患者的意见和建议，改进相关护理服务。

六、斜视患者关怀性护理

（一）评估和观察要点

1. 询问患者有无外伤史、家族史、感染、肿瘤。

2. 评估患者斜视发生的时间及治疗经过。

3. 评估患者视力，有无复视、头位偏斜、眼球运动障碍、眼睑及周围皮肤等情况。

4. 评估患者生活自理能力。

5. 评估患者及家属对疾病的认知程度。

6. 评估患者心理状况、情绪反应的强度及紧张度、性格特征、文化层次。

7. 了解患者及其家属住院期间有何问题、困难或需求。

8. 对评估情况进行记录并及时给予答复和解决。

（二）护理措施

1. 术前

（1）因斜视患者多数是未成年儿童，因此应根据儿童心理特点，护士给予个性化的关心与安慰，使患者及家属正确认识疾病带来的形象改变。向患者及家属讲解手术的重要性，术前、术中和术后的配合，耐心解答患者及家属疑问，解除其顾虑和自卑心理，取得患者的积极配合。

（2）向患者及家属讲明患儿的安全防护措施。

（3）根据患者情况，及时评估并解决患者存在的生理、心理、社会等问题。

（4）协助患者做好全身及眼部检查，并了解检查结果。

（5）术前预防上呼吸道感染。

2. 术后

（1）主动迎接患者回病房，根据手术类型、麻醉方式及意识情况安置患者。指导患者取舒适体位，对局部麻醉患者询问其感受。

（2）观察生命体征并记录，对全身麻醉的患者遵医嘱给予氧气吸入及心电监护。

（3）观察术眼敷料有无渗血及绷带松紧情况，确保术眼敷料在位、干燥，防止伤口感染。术后双眼包盖，防止眼球转动撕脱肌肉缝线。指导患儿家属，根据儿童的特性给予个性化的安抚，防止患儿撕脱敷料，碰撞术眼。

（4）遵医嘱正确用药，注意观察药物疗效及不良反应。

（5）严密观察病情：患者有无出现恶心、呕吐症状，严重者遵医嘱给予止吐药，并解释是由于术中牵拉眼肌引起，不必惊慌；观察角膜情况，如出现畏光、流泪、结膜水肿等情况应立即告知医生；观察患者有无复视，做好训练指导，加强安全防护。

（6）主动巡视患者，倾听患者术后的感受，及时给予回应与反馈。

（7）指导患者可适当多进食高热量、高蛋白、维生素丰富、易消化的食物，如豆类、奶类、肉类及蔬菜水果。

（三）健康指导

1. 教会患者及家属眼部用药的方法，指导患者注意用眼卫生，勿用手揉搓术眼，避免视疲劳。

2. 对术后仍有复视的患者，为消除因复视引起的全身不适，可指导其采用暂时遮盖一眼的方法，但要讲明根据视功能情况进行双眼视功能训练的重要性。

3. 向屈光不正患者讲解持续戴镜的重要性，如有必要可于术后 2 个月重新验光配镜。

4. 向弱视患者及家属详细讲解弱视治疗的措施、注意事项和坚持规范训练的重要性。

5. 提供斜视出院指导书面材料。

（四）延伸护理

1. 建立眼科信息平台，及时了解患者出院后生理、心理及病情转归等情况，并对其问题进行针对性指导。

2. 定期举办病友联谊活动，邀请治疗效果较好的患者做经验介绍，为此类患者提供心理支持。

3. 提供知识指导、专家门诊时间、科室联系电话等信息。

4. 了解患者对护理服务的感受，虚心听取患者的意见和建议，改进相关护理服务。

七、翼状胬肉患者关怀性护理

（一）评估和观察要点

1. 询问患者有无长期户外工作经历及家族史。

2. 评估患者现病史、既往史、过敏史及有无合并糖尿病、心血管疾病等全身疾病。

3. 详细了解患者视力下降的时间、程度、发展的速度、眼球运动及异物感等情况。

4. 评估患者感知和运动情况、记忆力、思维反应和应答能力。

5. 评估患者对疾病的认知程度。

6. 评估患者心理状况、情绪反应的强度及紧张度、性格特征、文化层次。

7. 了解患者及其家属住院期间有何问题、困难或需求。

8. 对评估情况进行记录并及时给予答复和解决。

（二）护理措施

1. 术前

（1）建立良好护患关系，主动向患者讲解手术的重要性，术前、术中和术后的配合，耐心解答患者疑问，增强患者信心。

（2）根据患者情况及时评估并解决患者存在的生理、心理、社会等问题。

（3）协助患者做好全身及眼部检查，并了解检查结果。

（4）遵医嘱术前三天开始用抗生素眼药水。

（5）指导合并糖尿病、高血压的患者控制血糖、血压。

2. 术后

（1）主动迎接患者回病房，根据手术类型、麻醉方式及意识情况安置患者。指导患者取平卧位，避免头部剧烈活动，对局部麻醉患者询问其感受。

（2）观察生命体征并记录，对全身麻醉患者遵医嘱给予氧气吸入及心电监护。

（3）观察术眼敷料有无渗血及绷带松紧情况，确保术眼敷料在位、干燥，防止伤口感染。

（4）做好患者生活护理，保障患者安全。生活用品固定位置放置，方便取用，保证周围环境宽敞、无障碍物。

（5）病情观察：观察移植片的颜色、光泽、上皮完整性，有无松动、脱落或溶解。

（6）遵医嘱正确用药，注意观察药物疗效及不良反应。

（7）主动巡视患者，倾听患者术后的感受，及时给予回应与反馈。术眼疼痛患者要注意记录疼痛时间、性质、规律和伴随症状，通知医生处理。

（8）指导患者进食易消化的食物，多食蔬菜、水果，避免坚硬及辛辣刺激性食物，保持排便通畅。糖尿病患者进食糖尿病饮食，高血压患者进食低脂、低盐饮食。

（三）健康指导

1. 指导患者闭眼休息，减少术眼转动可以有效减少眼部刺激症状，以利于移植片的生长与切口愈合。

2. 指导患者注意用眼卫生，预防伤口感染，积极防治慢性结膜炎。

3. 指导患者户外活动时戴防风及防紫外线眼镜，减少户外及风尘环境工作时间。

4. 讲解眼部用药的重要性及注意事项，教会患者眼部用药方法以及眼药的存放方法。

5. 定期复查，观察是否有复发征象。

6. 提供翼状胬肉出院指导书面材料。

（四）延伸护理

1. 建立眼科信息平台，及时了解患者出院后生理、心理及病情转归等情况，并对其问题进行针对性指导。

2. 定期举办病友联谊活动，邀请治疗效果较好的患者做经验介绍，为此类患者提供心理支持。

3. 提供患者疾病知识指导、专家门诊时间、科室联系电话等信息。

4. 了解患者对护理服务的感受，虚心听取患者的意见和建议，改进相关护理服务。

八、角膜炎患者关怀性护理

（一）评估和观察要点

1. 询问患者有无角膜外伤史、戴角膜接触镜史、角膜异物剔除史；有无慢性泪囊炎、倒睫；有无长期营养不良、长期使用激素或免疫抑制剂及是否合并糖尿病。

2. 评估患者眼痛、畏光、流泪、异物感、视力、眼部分泌物及眼睑痉挛情况。

3. 评估眼痛发生的时间、性质、持续时间，有无其他伴随症状。

4. 评估患者感知和生活自理能力、记忆力、思维反应和应答能力。

5. 评估患者对疾病的认知程度。

6. 评估患者心理状况、情绪反应的强度和紧张度及性格特征、文化层次。

7. 了解患者及其家属住院期间有何问题、困难或需求。

8. 对评估情况进行记录并及时给予答复和解决。

（二）护理措施

1. 根据角膜炎患者焦虑的心理特点，护士主动给予安慰、关心，讲解疾病相关知识，耐心解答患者疑问，增强患者信心。

2. 营造安全、温馨的住院环境，避免强光刺激，操作后及时拉上隔帘。保证周围环境安全，患者生活用品固定位置放置，方便取用。

3. 根据疾病性质做好床边隔离工作和手卫生。对患者实施床边隔离前用通俗易懂的语言向患者及家属讲解隔离的目的及注意事项，并确保患者和家属能理解。

4. 严格遵守无菌技术执行各项操作，动作轻柔，避免加压眼球，预防角膜穿孔。

5. 病情观察　观察患者眼部刺激症状、角膜浸润灶及分泌物情况，视力、眼压的变化。

6. 用药护理　遵医嘱正确用药，观察药物疗效及不良反应。遵医嘱使用散瞳剂，防止虹膜后粘连。

7. 主动巡视患者，倾听患者术后的感受，及时给予回应与反馈。做好眼痛的阶段性评估，必要时遵医嘱给予止痛剂。

8. 指导患者进食易消化的食物，多食蔬菜、水果，避免辛辣刺激性食物，保持排便通畅。糖尿病患者进食糖尿病饮食。

（三）健康指导

1. 对患者做好安全教育　活动时动作缓慢，防止跌倒，到暗室和浴室等容易跌倒的地方应主动寻求帮助。

2. 指导患者注意眼休息，避免用手揉擦眼睛，勿用力挤眼，防外物撞击，预防角膜穿孔。

3. 指导患者注意防寒保暖，预防感冒；减少头部活动，避免低头、咳嗽、打喷嚏。

4. 指导患者出现疼痛突然减轻、房水涌出等立即告知医护人员。

5. 讲解眼部用药的重要性及注意事项，教会患者眼部用药方法。各种眼药水、眼药膏专人专用，预防交叉感染。

6. 指导患者养成良好的卫生习惯，不用手或不洁物品揉眼。

7. 指导患者外出时戴防护眼镜。

8. 指导患者定期复查，如出现眼痛、畏光、流泪应及时就诊。

（四）延伸护理

1. 建立眼科信息平台，及时了解患者出院后生理、心理及病情转归等情况，并对其问题进行针对性指导。

2. 定期举办病友联谊活动，邀请治疗效果较好的患者做经验介绍，为此类患者提供心理支持。

3. 提供患者疾病知识指导、专家门诊时间、科室联系电话等信息。

4. 了解患者对护理服务的感受，虚心听取患者的意见和建议，改进相关护理服务。

九、角膜移植患者关怀性护理

（一）评估和观察要点

1. 评估患者有无角膜外伤史、角膜溃疡、角膜白斑及有无合并糖尿病、心血管疾病等全身疾病。

2. 评估患者视力、眼痛、畏光、异物感、眼部分泌物增多等情况。

3. 评估患者感知和生活自理能力、记忆力、思维反应和应答能力。

4. 评估患者对疾病的认知程度。

5. 评估患者心理状况、情绪反应的强度和紧张度及性格特征、文化层次。

6. 了解患者及其家属住院期间有何问题、困难或需求。

7. 对评估情况进行记录并及时给予答复和解决。

（二）护理措施

1. 术前

（1）根据角膜移植患者焦虑的心理特点，鼓励患者表达自己的感受，及时给予安慰和理解，向患者讲解手术的重要性，术前、术中和术后的配合，耐心解答患者疑问，增强患者信心。

（2）根据患者情况及时评估并解决患者存在的生理、心理、社会等问题。

（3）协助患者做好全身及眼部检查，并了解检查结果。

（4）遵医嘱给药，做好用药指导　局部使用降眼压药、缩瞳药等。

（5）指导合并糖尿病、高血压的患者控制血糖、血压。

2. 术后

（1）主动迎接患者回病房，根据手术类型、麻醉方式及意识情况安置患者。指导患者取平卧位，避免头部剧烈活动，对局部麻醉患者询问其感受。

（2）观察生命体征并记录，对全身麻醉患者遵医嘱给予氧气吸入及心电监护。

（3）观察术眼敷料有无渗血及绷带松紧情况，确保术眼敷料在位、干燥，防止伤口感染。

（4）做好患者生活护理，保障患者安全。生活用品固定位置放置，方便取用，保证周围环境宽敞、无障碍物。

（5）病情观察：观察视力、眼压，有无前房出血、上皮缺损；移植片的颜色、光泽，有无松动、脱落或溶解。

（6）遵医嘱正确用药，注意观察药物疗效及不良反应。术后静脉滴注糖皮质激素抗排斥反应，坚持足量、规则、缓慢停药的原则。注意观察药物的不良反应，观察患者有无消化道不适感或出血征象。告知患者如何观察粪便颜色；注意观察患者的情绪和血压、体重、睡眠情况；局部使用糖皮质激素滴眼剂、眼膏时，要密切观察眼压的变化。

（7）主动巡视患者，倾听患者术后的感受，及时给予回应与反馈。对术眼疼痛患者要注意记录疼痛时间、性质、规律和伴随症状，通知医生处理。

（8）指导患者进食易消化的食物，多食蔬菜、水果，避免辛辣刺激性食物，保持排便通畅。糖尿病患者进食糖尿病饮食。

（三）健康指导

1. 指导患者闭眼休息，减少瞬目，禁止用力挤眼，避免头部过度活动，避免揉碰术眼。

2. 指导患者勿用力擤鼻、咳嗽，以免引起眼压升高。

3. 角膜内皮移植术后宜平卧 3 天，减少头部活动，并告知特殊体位的重要性。

4. 指导患者避免强光刺激，外出时戴防护眼镜；患眼勿热敷，避免剧烈运动。

5. 讲解眼部用药的重要性及注意事项，教会患者眼部用药方法以及眼药的存放方法。使用糖皮质激素患者告知其不良反应，讲明要逐渐减量，不能随意停用或增减次数。

6. 指导患者出院后须严格定期复查，以减少术后远期并发症。

7. 提供角膜移植出院指导书面材料。

（四）延伸护理

1. 建立眼科信息平台，及时了解患者出院后生理、心理及病情转归等情况，并对其问题进行针对性指导。

2. 定期举办病友联谊活动，邀请治疗效果较好的患者做经验介绍，为此类患者提供心理支持。

3. 提供患者疾病知识指导、专家门诊时间、科室联系电话等信息。

4. 了解患者对护理服务的感受，虚心听取患者的意见和建议，改进相关护理服务。

十、眼眶骨折患者关怀性护理

（一）评估和观察要点

1. 询问患者有无外伤史。

2. 评估患者视力、视物重影、眼球活动、眼球内陷等情况。

3. 评估患者感知和运动情况及生活自理能力。

4. 评估患者对疾病的认知程度。

5. 评估患者心理状况、情绪反应的强度及紧张度、性格特征、文化层次。

6. 了解患者及其家属住院期间有何问题、困难或需求。

7. 对评估情况进行记录并及时给予答复和解决。

（二）护理措施

1. 术前

（1）根据眼眶骨折患者焦虑、恐惧、自卑的心理特点，护士主动给予安慰、关心，主动向患者讲解手术的重要性，术前、术中和术后的配合，耐心解答患者疑问，解除其顾虑，取得患者的积极配合。

（2）根据患者情况及时评估并解决患者存在的生理、心理、社会等问题。

（3）协助患者做好全身及眼部检查，并了解检查结果。

（4）遵医嘱做好术前准备，耐心解释备皮的目的。

2. 术后

（1）主动迎接患者回病房，对全身麻醉患者遵医嘱给予氧气吸入及心电监护，并做好详细记录。

（2）观察术眼敷料有无渗血及绷带松紧情况，确保术眼敷料在位、干燥，防止伤口感染。

（3）遵医嘱正确用药，观察药物疗效及不良反应。

（4）病情观察：观察呕吐、术眼有无光感变化、瞳孔大小、对光反射，视力、眼压及复视变化情况。

（5）主动巡视患者，倾听患者术后的感受，及时给予回应与反馈。术眼疼痛患者要注意鉴别术眼伤口痛和高眼压痛，记录疼痛时间、性质、规律和伴随症状，根据疼痛评分给予安慰和治疗。呕吐要注意鉴别是麻醉后反应还是高眼压所致。

（6）指导患者进行眼肌功能锻炼。

（三）健康指导

1. 指导患者掌握自我心理调整的方法，如同病友谈心、听音乐等。

2. 教会患者及家属眼部用药的方法，指导患者注意用眼卫生，勿用手揉搓、碰撞术眼，避免视疲劳。

3. 应告知患者和家属保证安全，避免受伤。

4. 指导患者勿用力擤鼻、咳嗽，以免出现眶内和眼睑皮下气肿。

5. 向患者和家属详细讲解眼球运动训练的方法和坚持规范训练的重要性。

(四) 延伸护理

1. 建立眼科信息平台，及时了解患者出院后生理、心理及病情转归等情况，并对其问题进行针对性指导。

2. 定期举办病友联谊活动，邀请治疗效果较好的患者做经验介绍，为此类患者提供心理支持。

3. 提供患者疾病知识指导、专家门诊时间、科室联系电话等信息。

4. 了解患者对护理服务的感受，虚心听取患者的意见和建议，改进相关护理服务。

（王峥嵘）

第二节　耳鼻咽喉科患者关怀性护理

一、耳鼻咽喉科患者一般关怀性护理

(一) 评估和观察要点

1. 评估患者意识状态、体位、皮肤黏膜情况。

2. 评估患者的生活自理能力。

3. 评估患者的跌倒风险。

4. 评估患者的饮食、营养及排泄等情况，了解患者生活习惯、既往史及家族史。

5. 评估患者疼痛的部位、性质及程度。

6. 评估患者的压疮风险。

7. 评估患者的生命体征。

8. 评估患者的心理状态，了解患者情绪、心理感受、家庭及社会支持情况。

9. 询问患者及其家属住院期间有何问题、困难或需求。

10. 实施各项评估时，非单人间拉隔帘，单人间关门，保护患者隐私。

11. 对评估情况进行记录并及时给予答复或解决能够解决的问题。

(二) 护理措施

1. 热情接待新患者，行入院宣教，及时通知医生。责任护士每日与患者交流，礼貌称呼患者，主动向患者及其陪伴家属介绍自己的身份及职责；与患者家属进行良好沟通，鼓励家属给予患者良好的家庭支持。

2. 入院评估如有异常，立即通知管床医生，遵医嘱进行相应的治疗及处理。

3. 备好抢救的药品及器械。

4. 注意患者有无发热、感冒，女患者月经来潮等情况，及时通知医生。

5. 手术前指导患者取下活动性义齿、眼镜、角膜接触镜，将首饰及贵重物品交其家属保管，入手术室前应排空大小便。

6. 手术前遵医嘱注射术前针，并将病历、术中用药等带入手术室。

7. 倾听患者对手术的内心反应与感受，给予鼓励与安慰，帮助其消除对手术的恐惧心理。

8. 向患者介绍手术名称及简单过程、麻醉方式、术前准备的目的及内容，并讲解术后可能出现的不适及需要的医疗处置，使患者有充分的心理准备，解除顾虑，促进患者术后的康复。

9. 动态病情观察　了解患者疼痛的性质及程度，教会患者疼痛评分的方法、观察疼痛持续的时间及缓解方式等。若病情需要，遵医嘱使用止痛药者，用药后半小时观察患者用药后的反应、疼痛是否缓解，并观察患者有无不适。

10. 经常巡视病房，重视患者需求，动态评估患者的身心状况，做好心理护理。采用正向鼓励、倾听等沟通技巧，鼓励并接受患者对积极情绪和消极情绪的表达，分享感受；帮助患者保持乐观情绪，避免紧张、焦虑等负性情绪；倾听患者对治疗的反应与感受，及时解决患者存在的问题。责任护士不能解决的问题，及时向护士长或相关人员报告。

11. 各项操作中保护患者隐私，注意遮盖，避免患者受凉。

（三）健康指导

1. 根据医嘱给予相应的饮食指导。评估患者和家属对疾病相关知识和信息的需求，做好健康教育，及时评估健康教育效果，以保证患者和家属掌握必要的知识。

2. 指导患者注意保暖，预防感冒。

3. 根据医嘱指导患者完成术前常规检查。

4. 对行全身麻醉手术者，指导术前禁食、禁饮 6～8 小时，防止全身麻醉所导致的吸入性肺炎、窒息等。

5. 指导患者住院期间禁烟酒，勿擅自外出。

6. 进行出院指导。

（四）延伸护理

1. 建立信息平台，发送各类疾病护理相关知识。评估患者出院时的病情、心理、社会支持系统状况，提供科室咨询电话、联系方式，针对性发放并讲解出院指导资料，交代清楚出院后复诊事宜，确认患者及家属掌握。

2. 出院后定期电话回访患者，及时了解患者出院后生理、心理及病情转归及自我护理等情况，并对其问题进行针对性指导。

3. 了解患者对护理服务的感受，虚心听取患者的意见和建议，改进相关护理服务。

二、耳内科患者关怀性护理

（一）评估和观察要点

1. 评估患者听力下降的程度，以及有无眩晕、恶心、呕吐。

2. 评估患者的生命体征、意识、瞳孔的变化。

3. 评估患者的心理状态，了解患者情绪、心理感受、家庭及社会支持情况。

4. 询问患者及其家属住院期间有何问题、困难或需求。

5. 实施各项评估时，非单人间拉隔帘，单人间关门，保护患者隐私。

（二）护理措施

1. 建立信任、关怀性的关系。责任护士每日与患者交流，礼貌称呼患者，向患者及陪伴家属介绍自己的身份及职责；与患者家属进行良好沟通；鼓励家属给予患者良好的家庭支持。

2. 主动巡视患者，询问与倾听患者主观感受与心理反应，告知心理状态对疾病的影响，向患者讲解疾病的发病机制、治疗方案，每项治疗的目的、疾病转归中可能出现的情况，使患者积极配合治疗及护理。

3. 有眩晕者，严格卧床休息，呕吐者注意水、电解质平衡。

4. 观察用药反应　使用血管扩张剂时应注意血压的变化；使用低分子右旋糖酐时观察有无过敏反应；使用巴曲酶注射液者，应注意有无出血倾向及腰痛，发现异常及时处理。

5. 及时解决患者存在的问题。

6. 对全聋的患者应做好非语言沟通。

（三）健康指导

1. 指导患者保持良好的生活习惯，避免情绪波动，注意休息，避免劳累。

2. 指导患者加强体育锻炼，增强体质，预防感冒，避免噪音环境。

3. 指导患者按时服用口服药。

4. 指导患者定期复查。

5. 提供出院后各项护理书面指导材料。

（四）延伸护理

1. 建立信息平台，发送疾病相关知识。评估患者出院时的病情、心理、社会支持系统状况，提供科室咨询电话、联系方式，针对性发放并讲解出院指导资料，交代清楚出院后复诊事宜，确认患者及家属掌握。

2. 出院后定期电话回访患者，及时了解患者出院后生理、心理及病情转归等情况，并对其问题进行针对性指导。

3. 了解患者对护理服务的感受，虚心听取患者的意见和建议，改进相关护理服务。

三、耳外科患者关怀性护理

（一）评估和观察要点

1. 评估患者听力下降的程度，以及有无眩晕、恶心、呕吐。

2. 评估患者耳漏的性质、颜色、气味及量。

3. 评估患者的生命体征、意识、瞳孔的变化。

4. 询问患者有何不适；了解患者的心理感受、家庭及社会支持情况。

5. 询问患者及其家属住院期间有何问题、困难或需求。

6. 实施各项评估时，非单人间拉隔帘，单人间关门，保护患者隐私。

（二）护理措施

1. 术前

（1）术前备皮：指导患者剃除术耳周围头发范围距耳部 5～7 cm，女患者除剃去周围头发外，应将余发向健侧编成小辫，对有颅内并发症或行电子耳蜗植入术的患者则应剃光头。植皮的患者还应准备大腿内侧或腹部的皮肤。

（2）倾听患者对手术的内心反应与感受，给予其鼓励与安慰，帮助其消除对手术的恐惧心理。

（3）与患者家属进行良好沟通，鼓励家属给予患者良好的家庭支持。

（4）及时解决患者存在的问题。

2. 术后

（1）指导患者取平卧位或侧卧位，术耳朝上，避免受压。

（2）评估患者疼痛部位、程度、性质、持续时间，根据疼痛程度给予及时、正确的止痛措施。重视患者的疼痛诉求。

（3）局部麻醉手术患者术后 2 小时即可进食，全身麻醉患者清醒后 6 小时指导进半流质饮食或软食，3～5 天后根据病情逐渐改为普食。

（4）主动巡视患者，主动询问与倾听患者术后主观感受与心理反应，及时给予回应与反馈。

（5）各项操作中保护患者隐私；注意遮盖，避免患者受凉。

（三）健康指导

1. 有眩晕或听力重建手术者，指导患者应多卧床休息，保持口腔清洁，加强皮肤护理，预防深静脉血栓、跌倒、坠床及压力性损伤。

2. 听力损害严重或有眩晕者，指导家属陪护。

3. 面瘫患者应注意保护眼部。

4. 指导患者保持耳部伤口干燥，勿挖耳，正确擤鼻。

5. 指导患者避免进食油炸等过硬食物。

6. 指导患者增强体质，预防感冒。

7. 指导患者定期复查。

8. 提供出院后各项护理书面指导材料。

（四）延伸护理

1. 建立信息平台，发送疾病相关知识。评估患者出院时的病情、心理、社会支持系统状况，提供科室咨询电话、联系方式，针对性发放并讲解出院指导资料，交代清楚出院后复诊事宜，确认患者及家属掌握。

2. 出院后定期电话回访患者，及时了解患者出院后生理、心理及病情转归及自我护理等情况，并对其问题进行针对性指导。

3. 了解患者对护理服务的感受，虚心听取患者的意见和建议，改进相关护理服务。

四、听神经瘤患者关怀性护理

（一）评估和观察要点

1. 评估患者有无听力下降、耳鸣、眩晕、面部感觉异常及运动感觉障碍，有无头痛、恶心、呕吐等脑积水和颅内高压症状。

2. 评估患者进食有无呛咳。

3. 评估患者生活自理能力，有无压疮、跌倒风险，疼痛及营养情况。

4. 评估患者的心理状态，有无焦虑、恐惧等不良情绪等。

5. 评估患者的生命体征、意识、瞳孔的变化，有无头痛、恶心、呕吐，并观察患者有无面瘫的症状。

6. 评估患者有无颅内压升高、脑脊液漏、伤口出血、感染等并发症。

7. 评估患者电解质的变化。

8. 询问患者有何不适，了解患者的心理感受、家庭及社会支持情况。

9. 询问患者及其家属住院期间有何问题、困难或需求。

10. 实施各项评估时，非单人间拉隔帘，单人间关门，保护患者隐私。

（二）护理措施

1. 术前

（1）评估患者心理状况，向患者及家属介绍听神经瘤手术的目的、必要性以及术中、术后的配合，解除思想顾虑。

（2）指导患者完善术前相关检查，如听力检查、前庭功能检查、心电图、胸部 X 线检查、采血检查、磁共振成像等。

（3）指导患者备皮：剃光头及剃须，必要时备腹部及大腿内侧皮肤。

（4）指导患者准备好减压贴，备好枕头、吸管、卫生纸、便盆等生活用品。

（5）指导患者术前禁食、禁饮 6～8 小时，保证充足的睡眠。

（6）指导患者术前训练床上大小便。

（7）指导患者了解疼痛评分及起床"三步法"，预防跌倒及深静脉血栓等知识。

（8）与患者家属进行良好沟通，鼓励家属给予患者良好的家庭支持。

（9）及时解决患者存在的问题。责任护士不能解决的问题，及时向护士长或相关人员报告。

2. 术后

（1）体位：全身麻醉患者按全身麻醉常规护理，麻醉清醒 6 h 后抬高床头 15°～30°，取平卧位或健侧卧位，严格卧床休息，避免术耳受压。

（2）基础护理：指导患者保持口腔清洁，加强口腔护理，给予患者翻身、拍背、排痰，预防肺部感染。按摩患者双下肢，观察肢体有无肿胀及疼痛，防止深静脉血栓。

（3）饮食护理：鼓励患者进食清淡、易消化、高蛋白饮食，食物不宜过硬。对面瘫、进食呛咳的患者，应指导进食方法，如仍不能改善情况，不能正常进食，应报告医生，必要时给予留置胃管或加强静脉营养的补充。

（4）用药护理：讲解用药目的及药物不良反应。

（5）输液护理：及时观察输液部位皮肤及血管情况，如有红肿、疼痛、外渗等情况，应及时拔出针头，更换输液部位，并给予相应处理。

（6）疼痛护理：慎用止痛药，安抚患者情绪，转移患者注意力，家属陪伴。

（7）皮肤护理：保持床单位干净整洁，定时翻身，并结合使用减压贴，防止压疮的发生。

（8）引流管的护理：术后患者留置尿管，指导患者活动翻身时避免使管道打折、受压、扭曲、脱管等，保持通畅；每日清洗会阴，保持尿道口清洁。

（9）面瘫患者如有闭目不全，可涂红霉素眼膏。

（10）术后并发症的观察

1）颅内高压：观察患者生命体征、意识、瞳孔，如发现患者出现剧烈头痛、恶心、喷射性呕吐、躁动不安或意识障碍及瞳孔改变、血压升高、呼吸脉搏减慢等症状，应立即通知医生处理。

2）脑脊液漏：观察患者外耳道是否有清水样分泌物流出，且干燥后不成痂状。

3）出血：观察伤口有无出血情况，伤口敷料是否干燥。

4）感染：观察患者体温变化，有无高热，伤口有无红肿、疼痛等，发现异常及时处理。

（11）心理护理：进行术后康复指导，协助患者减轻不适，鼓励患者增强战胜疾病的信心，同时做好家属的心理辅导工作，给予鼓励和支持，减少患者的恐惧及焦虑。

（12）主动巡视患者，询问与倾听患者有何需求。及时解决患者存在的问题。责任护士不能解决的问题，及时向护士长或相关人员报告。

（三）健康指导

1. 指导患者预防呼吸道感染，避免去人多的公共场所。

2. 指导患者避免重体力劳动，进行适当的体育锻炼，增强体质。避免紧张激动的情绪，有利于疾病康复。

3. 指导患者选择富含维生素、蛋白质的食物，以增强抵抗力。

4. 指导患者保持外耳道的清洁干燥。

5. 眼睑闭合不全者，指导使用氧氟沙星滴眼液或红霉素眼膏涂眼。

6. 面瘫者指导进行康复训练，如皱额抬眉、闭眼、鼓腮、吹口哨等。

7. 指导患者按时复查，出现不适随时就诊。

8. 提供出院后各项护理书面指导材料。

（四）延伸护理

1. 建立信息平台，发送疾病护理相关知识。评估患者出院时的病情、心理、社会支持系统状况，提供科室咨询电话、联系方式，针对性发放并讲解出院指导资料，交代清楚出院后复诊事宜，确认患者及家属掌握。

2. 出院后定期电话回访患者，及时了解患者出院后生理、心理及病情转归等情况，并对其问题进行针对性指导。

3. 了解患者对护理服务的感受，虚心听取患者的意见和建议，改进相关护理服务。

五、鼻出血患者关怀性护理

(一) 评估和观察要点

1. 评估患者鼻腔出血情况及生命体征。
2. 评估患者鼻出血的诱因，有无鼻外伤及鼻中隔偏曲。
3. 了解患者生活习惯、既往史及家族史。
4. 评估患者既往治疗情况及效果。
5. 询问患者有何不适；了解患者的心理感受、家庭及社会支持情况。
6. 询问患者及其家属住院期间有何问题、困难或需求。
7. 实施各项评估时，非单人间拉隔帘，单人间关门，保护患者隐私。

(二) 护理措施

1. 患者取半卧位，休克者取休克卧位。对出血较多者，立即给予初步简易止血，如按压两侧鼻翼，冷敷额部、颈部、鼻根部等，同时注意全身情况。
2. 如出血严重至休克，须协助医生迅速急救，建立静脉通路，给予止血剂、输血、吸氧、保暖等处理。
3. 严密观察病情变化，如需手术者积极完善各项术前准备工作，并做好护理记录。
4. 加强口腔护理，每日 2～3 次；对有贫血的患者，加强皮肤护理，预防压疮。
5. 对高血压性鼻出血者，应提高警惕。每日早晚监测血压，重视患者主诉，患者出血前多有头部发热、发胀等预兆，应立即报告医生。
6. 倾听患者对手术的内心反应与感受，给予鼓励与安慰，帮助其消除对手术的恐惧心理。
7. 及时解决患者存在的问题。
8. 与患者家属进行良好沟通，鼓励家属给予患者良好的家庭支持。
9. 评估患者疼痛部位、程度、性质、持续时间，根据疼痛程度给予及时、正确的止痛措施。重视患者的疼痛诉求。
10. 主动巡视患者，询问与倾听患者的主观感受与心理反应；及时给予回应与反馈。
11. 各项操作中保护患者隐私；注意遮盖，避免患者受凉。

(三) 健康指导

1. 指导患者进食高热量、易消化的软食，避免过热、辛辣刺激性食物。
2. 指导患者鼻腔纱条抽出后 2 小时内宜限制活动。
3. 指导患者尽量避免剧烈运动、低头过久、用力打喷嚏，防止伤口出血。
4. 指导患者按时服药，控制血压，积极治疗原发病，出现不适随时就诊。
5. 提供出院后各项护理书面指导材料。

(四) 延伸护理

1. 建立信息平台，发送疾病护理相关知识。评估患者出院时的病情、心理、社会支持系统状况，提供科室咨询电话、联系方式，针对性发放并讲解出院指导资料，交代清楚出院后复诊事宜，确认患者及家属掌握。
2. 出院后定期电话回访患者，及时了解患者出院后生理、心理及病情转归等情况，并对其问题进行针对性指导。
3. 了解患者对护理服务的感受，虚心听取患者的意见和建议，改进相关护理服务。

六、鼻颅底疾病患者关怀性护理

(一) 评估和观察要点

1. 评估患者嗅觉功能是否减退或消失。

2．评估患者的生命体征、意识、瞳孔的变化，有无头痛、恶心、呕吐、眼球突出、复视和视力减退等症状。

3．评估患者有无鼻塞、鼻漏、鼻面部麻木等症状。

4．询问患者有何不适；了解患者的心理感受、家庭及社会支持情况。

5．询问患者及其家属住院期间有何问题、困难或需求。

6．实施各项评估时，非单人间拉隔帘，单人间关门，保护患者隐私。

（二）护理措施

1．术前

（1）倾听患者对手术的内心反应与感受，向患者介绍疾病相关知识，给予鼓励与安慰，帮助其消除对手术的恐惧心理。

（2）备皮：剃须、剃头、剪鼻毛。

（3）全身麻醉手术者，指导患者术前 6～8 小时禁食、禁饮。

（4）遵医嘱做好交叉配血、备血、药物过敏试验。

（5）与患者家属进行良好沟通，鼓励家属给予患者良好的家庭支持。

（6）及时解决患者存在的问题。

2．术后

（1）全身麻醉者常规取卧位，待清醒 6 小时后指导患者改半卧位或头高足低位。

（2）围术期严密监测患者意识、生命体征变化。

（3）评估患者疼痛部位、程度、性质、持续时间，根据疼痛程度给予及时、正确的止痛措施。重视患者的疼痛诉求。

（4）主动巡视患者，询问与倾听患者术后主观感受与心理反应；及时给予回应与反馈。

（5）保持呼吸道通畅，密切观察意识、瞳孔及生命体征的变化以及有无并发症发生。

（6）术后并发症的观察：

1）出血：密切观察血压变化及伤口出血情况，准确记录出血量。

2）神经损伤：密切观察患者视力、肢体活动及呼吸情况，监测血氧饱和度，一旦出现失明、复视、偏瘫、血氧饱和度下降、呼吸改变，应立即通知医生紧急处理。

3）颅内高压：密切观察患者意识状态、瞳孔变化和神经系统体征。患者需卧床休息，抬高床头 $15°～30°$，遵医嘱给予脱水药物和敏感抗生素。如发现患者出现头痛、恶心、喷射状呕吐、躁动不安或意识障碍伴瞳孔改变、血压升高、呼吸脉搏减慢等症状，应立即通知医生处理。

4）脑脊液鼻漏患者需卧床休息。

5）颅内感染：观察患者体温变化和意识状态，体温升高时应及时复查血常规，协助判断有无感染征象。高热患者尽量采用物理降温措施。

6）代谢疾病：观察患者液体出入量和相关生化指标，及时发现患者有无尿崩症、水电解质紊乱情况，如有异常及时通知医生处理。

7）及时做好病情和 24 小时出入量记录。

8）留置导尿管护理：除常规护理外，拔管前应每 4～6 小时或有尿意时开放导尿管，以训练膀胱舒缩功能，防止排尿功能障碍。

9）各项操作中保护患者隐私；注意遮盖，避免患者受凉。

（三）健康指导

1．指导患者均衡营养，避免进食辛辣刺激性食物。

2．指导患者保持伤口敷料干燥，防止鼻腔进水。

3．指导患者严禁挖鼻、洗鼻、用力擤鼻，避免剧烈运动，预防跌倒。

4．眼睑闭合不全者应用氧氟沙星滴眼液滴眼或红霉素眼膏涂眼。

5. 指导患者保持鼻腔干燥，可使用鼻腔润滑剂润滑鼻腔。

6. 指导患者按时复查，出现不适随时就诊。

7. 提供出院后各项护理书面指导材料。

（四）延伸护理

1. 建立信息平台，发送疾病护理相关知识。评估患者出院时的病情、心理、社会支持系统状况，提供科室咨询电话、联系方式，针对性发放并讲解出院指导资料，交代清楚出院后复诊事宜，确认患者及家属掌握。

2. 出院后定期电话回访患者，及时了解患者出院后生理、心理及病情转归等情况，并对其问题进行针对性指导。

3. 了解患者对护理服务的感受，虚心听取患者的意见和建议，改进相关护理服务。

七、脑脊液鼻漏患者关怀性护理

（一）评估和观察要点

1. 评估患者鼻腔分泌物的性状、量，是否伴有嗅觉丧失、视物模糊、感觉障碍。

2. 评估患者的生命体征、意识、瞳孔的变化，有无头痛、恶心、呕吐等症状。

3. 了解患者饮食嗜好及生活习惯、既往史、外伤史及家族史。

4. 询问患者有何不适；了解患者的心理感受、家庭及社会支持情况。

5. 询问患者及其家属住院期间有何问题、困难或需求。

6. 实施各项评估时，非单人间拉隔帘，单人间关门，保护患者隐私。

（二）护理措施

1. 术前

（1）倾听患者对手术的内心反应与感受，向患者介绍疾病相关知识，给予鼓励与安慰，帮助其消除对手术的恐惧心理。

（2）备皮：剃须、剪鼻毛，必要时遵医嘱备耳后或下肢皮肤。

（3）全麻手术者，指导患者术前 6～8 小时禁食、禁饮。

（4）正确收集脑脊液鼻漏的标本。

（5）遵医嘱做好交叉配血、备血、药物过敏试验。

（6）与患者家属进行良好沟通，鼓励家属给予患者良好的家庭支持。

（7）及时解决患者存在的问题。

2. 术后

（1）全身麻醉者常规取卧位，清醒 6 小时后改半卧位或床头抬高 15°～30°，绝对卧床 1～2 周，以降低颅内压，利于伤口恢复。

（2）卧床期间指导患者床上活动，预防深静脉血栓。定时翻身、拍背，保持皮肤清洁干燥舒适，防止压疮及肺部感染。

（3）术后 6 小时指导患者进冷流食或半流食，勿进食过热、辛辣刺激食物，防止鼻部血管扩张，引起术腔出血。

（4）避免颅内高压

1）指导患者避免受凉打喷嚏，避免用力咳嗽、咳痰。

2）指导患者保持排便通畅，预防便秘，避免用力排便，必要时遵医嘱给予开塞露或缓泻药，禁用高压灌肠。

3）及时有效地降低颅内压，遵医嘱及时准确使用脱水药。

4）指导患者避免弯腰、频繁低头及剧烈活动。

（5）评估患者有无颅内压增高症状：剧烈头痛、喷射性呕吐等。

（6）监测患者体温变化，观察有无颅内感染，注意患者有无头痛、呕吐、颈项强直等脑膜刺激征。

（7）密切观察患者有无低颅压症状：有无头痛、头晕、视物模糊、尿量过多等症状。发现异常及时报告医生，及时处理。

（8）主动巡视患者，询问与倾听患者术后主观感受与心理反应；及时给予回应与反馈。

（9）留置导尿管护理：除常规护理外，拔管前应每4～6小时或有尿意时开放导尿管，以训练膀胱舒缩功能，防止排尿功能障碍，无特殊情况尽早拔出尿管。

（10）各项操作中保护患者隐私；注意遮盖，避免患者受凉。

（三）健康指导

1. 指导患者均衡营养，避免进食辛辣刺激性食物，选择富含维生素、蛋白质及粗纤维食物，预防便秘，避免用力排便。

2. 指导患者勿用力擤鼻，注意鼻腔及口腔卫生，戒烟禁酒。

3. 指导患者半年内避免重体力劳动和过度弯腰、低头动作。

4. 指导患者按时复查，如有咸味液体流经口咽，或鼻部有清水样液体流出等，应及时就诊。

5. 提供出院后各项护理书面指导材料。

（四）延伸护理

1. 建立信息平台，发送疾病护理相关知识。评估患者出院时的病情、心理、社会支持系统状况，提供科室咨询电话、联系方式，针对性发放并讲解出院指导资料，交代清楚出院后复诊事宜，确认患者及家属掌握。

2. 出院后定期电话回访患者，及时了解患者出院后生理、心理及病情转归等情况，并对其问题进行针对性指导。

3. 了解患者对护理服务的感受，虚心听取患者的意见和建议，改进相关护理服务。

八、呼吸道异物患者关怀性护理

（一）评估和观察要点

1. 评估异物的性质、大小、形态及存留时间。

2. 评估患者既往治疗情况及效果。

3. 评估患者呼吸困难的程度及有无并发症。

4. 询问患者有何不适；了解患者的心理感受、家庭及社会支持情况。

5. 询问患者及其家属住院期间有何问题、困难或需求。

6. 实施各项评估时，非单人间拉隔帘，单人间关门，保护患者隐私。

（二）护理措施

1. 术前

（1）倾听患者对手术的内心反应与感受，向患者介绍疾病相关知识，给予鼓励与安慰，帮助其消除对手术的恐惧心理。

（2）准备氧气、吸引器、气管切开包等急救物品。

（3）指导患者减少活动，减少哭闹，以免增加耗氧量，避免异物移位。

（4）观察患者有无呛咳及气管拍击音，根据患者呼吸困难的程度对症处理。

（5）与患者家属进行良好沟通，鼓励家属给予患者良好的家庭支持。

（6）及时解决患者存在的问题。

2. 术后

（1）全身麻醉术后取去枕平卧位，头偏向一侧，麻醉清醒后 6 小时进食。

（2）给予吸氧、心电监护，必要时吸痰。

（3）主动巡视患者，询问与倾听患者术后主观感受与心理反应，及时给予回应与反馈。

（三）健康指导

1. 安慰患者及家属，消除其恐惧心理。

2. 对患者及家属进行有关预防呼吸道异物的健康教育。

3. 提供出院后各项护理书面指导材料。

（四）延伸护理

1. 建立信息平台，发送疾病护理相关知识。评估患者出院时的病情、心理、社会支持系统状况，提供科室咨询电话、联系方式，针对性发放并讲解出院指导资料，交代清楚出院后复诊事宜，确认患者及家属掌握。

2. 出院后定期电话回访患者，及时了解患者出院后生理、心理及病情转归等情况，并对其问题进行针对性指导。

3. 了解患者对护理服务的感受，虚心听取患者的意见和建议，改进相关护理服务。

九、食管异物患者关怀性护理

（一）评估和观察要点

1. 评估异物的性质、大小、形态及存留时间。

2. 评估既往治疗情况及效果。

3. 评估患者呼吸困难的程度及有无并发症。

4. 评估患者疼痛的部位，有无吞咽困难及呼吸困难，有无咯血及痰中带血。

5. 询问患者有何不适；了解患者的心理感受、家庭及社会支持情况。

6. 询问患者及其家属住院期间有何问题、困难或需求。

7. 实施各项评估时，非单人间拉隔帘，单人间关门，保护患者隐私。

（二）护理措施

1. 术前

（1）倾听患者对手术的内心反应与感受，向患者介绍疾病相关知识，给予鼓励与安慰，帮助其消除对手术的恐惧心理。

（2）指导患者减少活动，避免异物移位损伤大血管。

（3）监测患者生命体征，做好病情记录。根据患者呼吸困难的程度对症处理。

（4）与患者家属进行良好沟通，鼓励家属给予患者良好的家庭支持。

（5）及时解决患者存在的问题。

2. 术后

（1）局部麻醉者取半卧位；全身麻醉未完全清醒者取去枕平卧位，头偏向一侧，清醒后 6 小时改半卧位。

（2）食管黏膜无损伤者，局部麻醉术后 2 小时指导患者进流质饮食，次日视病情逐步改为半流质；全身麻醉术后患者清醒 6 小时后进食。

（3）主动巡视患者，询问与倾听患者术后主观感受与心理反应，及时给予回应与反馈。

（三）健康指导

1. 安慰患者及家属，做好解释工作，消除其恐惧心理。

2. 对患者及家属进行有关预防食管异物发生的健康教育。

3. 提供出院后各项护理书面指导材料。

（四）延伸护理

1. 建立信息平台，发送疾病护理相关知识。评估患者出院时的病情、心理、社会支持系统状况，提供科室咨询电话、联系方式，针对性发放并讲解出院指导资料，交代清楚出院后复诊事宜，确认患者及家属掌握。

2. 出院后定期电话回访患者，及时了解患者出院后生理、心理及病情转归等情况，并对其问题进行针对性指导。

3. 了解患者对护理服务的感受，虚心听取患者的意见和建议，改进相关护理服务。

十、腮腺肿瘤患者关怀性护理

（一）评估和观察要点

1. 评估患者腮腺肿物的大小，有无压迫相关组织症状，如张口受限、咽侧膨隆、软腭肿胀、颊部肿块等。

2. 评估患者有无疼痛及疼痛的部位、性质、持续时间。

3. 评估患者有无面瘫现象，如同侧额纹消失、眼睑闭目不全、鼻唇沟变浅、同侧口角歪斜等。

4. 了解患者生活习惯、既往史及家族史。

5. 询问患者有何不适；了解患者的心理感受、家庭及社会支持情况。

6. 询问患者及其家属住院期间有何问题、困难或需求。

7. 实施各项评估时，非单人间拉隔帘，单人间关门，保护患者隐私。

（二）护理措施

1. 术前

（1）倾听患者对手术的内心反应与感受，向患者介绍疾病相关知识，给予鼓励与安慰，帮助其消除对手术的恐惧心理。

（2）与患者家属进行良好沟通，鼓励家属给予患者良好的家庭支持。

（3）及时解决患者存在的问题。

2. 术后

（1）围术期严密监测患者意识、生命体征变化，尤其要严密观察呼吸及血氧饱和度的变化，及时清除口鼻分泌物，保持呼吸道通畅。

（2）全身麻醉者取去枕平卧位，头偏向一侧。全身麻醉患者麻醉清醒6小时后改半卧位。

（3）评估患者疼痛部位、程度、性质、持续时间，根据疼痛程度给予及时、正确的止痛措施。重视患者的疼痛诉求；取舒适体位，减少伤口张力。

（4）全身麻醉术后6小时指导患者进流食或半流食，必要时给予鼻饲饮食。禁忌酸辣刺激性食物，防止腮腺炎瘘的发生。

（5）保持口腔清洁，督促患者每日饭前、饭后漱口，必要时给予口腔护理。

（6）主动巡视患者，询问与倾听患者术后主观感受与心理反应，及时给予回应与反馈。

（7）各项操作中保护患者隐私；注意遮盖，避免患者受凉。

（三）健康指导

1. 鼓励患者多进食高蛋白、高维生素饮食，避免过热、酸辣刺激性食物。

2. 指导患者保持口腔清洁，坚持饭前、饭后漱口和正确的刷牙方法，彻底清除口腔内食物残留。

3. 指导患者注意劳逸结合，适当户外活动，增强体质，预防感冒。

4. 指导患者按时复查，如伤口红肿不适及时就诊。

5. 提供出院后各项护理书面指导材料。

（四）延伸护理

1. 建立信息平台，发送疾病护理相关知识。评估患者出院时的病情、心理、社会支持系统状况，提供科室咨询电话、联系方式，针对性发放并讲解出院指导资料，交代清楚出院后复诊事宜，确认患者及家属掌握。

2. 出院后定期电话回访患者，及时了解患者出院后生理、心理及病情转归等情况，并对其问题进行针对性指导。

3. 了解患者对护理服务的感受，虚心听取患者的意见和建议，改进相关护理服务。

（陈　庆）

第三节　口腔科患者关怀性护理

一、颌面部创伤患者关怀性护理

（一）评估和观察要点

1. 评估患者受伤后的状态，患者意识状态、瞳孔、生命体征、运动感觉障碍、脑脊液漏情况。
2. 评估患者呼吸频率、深度及血氧饱和度，有无呼吸抑制、呼吸道梗阻等。
3. 评估患者伤口有无活动性出血；对于颌面部创伤有昏迷史的患者，要详细评估昏迷持续时间。
4. 评估患者有无全身并发伤。
5. 评估患者面部左右是否对称、咬合情况、张口度等专科情况。
6. 评估患者及家属的心理状态、家庭及社会支持情况。
7. 评估患者对疾病和手术的认知程度。
8. 询问患者及其家属住院期间有何问题、困难或需求。
9. 进行各项评估时，非单间拉隔帘，单间关门，保护患者隐私。

（二）护理措施

1. 术前

（1）建立信任、关怀性的关系。责任护士每日与患者交流，礼貌称呼患者，向患者及陪伴家属介绍自己的身份及职责；与患者家属进行良好沟通；鼓励家属给予患者良好的家庭支持。

（2）做好颌面部创伤急诊患者抢救工作，协助医生进行抢救和伤口清创缝合。

（3）解除呼吸道阻塞，使患者保持正确体位，解开患者衣领，头偏向一侧。

（4）严密观察患者伤口是否有活动性出血，如有出血应立即止血。

（5）合并颅脑损伤的患者应卧床休息，减少搬动，严密观察患者的生命体征、意识、瞳孔、肢体活动度及肌张力情况，并注意观察有无恶心、呕吐。有脑脊液漏时，禁止做填塞与冲洗，以免引起颅内感染。

（6）完善术前检查及术区皮肤准备，嘱术前禁食、禁饮时间，做好生活护理。

（7）与患者和家属沟通交流，做好心理护理，使其积极配合医护人员进行医疗护理操作。

2. 术后

（1）术后入重症监护室，专人护理，严密观察病情变化。

（2）观察呼吸的频率、节律；及时清除呼吸道内分泌物；做好带气管插管或气管切开患者的气道护理。

（3）观察伤口有无渗血、渗液，伤口敷料包扎是否固定良好，伤口引流液的量、颜色、性质，有无继发性出血及面部肿胀情况。

（4）颌间固定的患者应注意观察口内夹板、结扎丝有无脱落、断开、移位以及是否损伤牙龈或唇、颊等。检查咬合关系是否正常，应及时调整和改变牵引、固定的方向。

（5）面部多发性骨折患者术后常规面部冰敷48小时，之后改为热敷直至出院。

（6）口内有切口的患者，进食后先用清水漱口，再用漱口液含漱，避免食物残渣存留在伤口上引起感染，一般口腔护理2～3次/日。颌间固定患者餐后应进行口腔冲洗。

（7）术后给予高热量、高蛋白质、高维生素、营养丰富的流食或半流食。根据患者骨折的部位和伤情不同，采用不同进食方法。术后口内无伤口者，可进半流食；口内伤口不大、张口受限者，可用汤匙、吸管进食流食；颌间固定患者，行鼻饲饮食。

（8）协助患者翻身、拍背，病情许可时早期下床活动，做好安全护理。

（9）与患者及家属多交流，鼓励其表达感受，了解其在治疗过程中的疑问，详细解释，使患者及家属加强疾病治愈的信心。

（三）健康指导

1. 出院后注意安全，避免碰撞骨折部位再次受伤。

2. 指导患者掌握牵引橡皮圈的悬挂方法。使用颌间弹性牵引固定的患者，术后2～3周骨折断端已经纤维性愈合，可遵循动静结合的原则，在饭前取下颌间牵引的橡皮圈，饭后清洁口腔，再挂上橡皮圈，以维持固定状态，但要注意重新悬挂的位置和方向。

3. 指导张口受限患者掌握张口训练方法。一般术后7～10天即开始练习，根据开口度的不同，使用鸭嘴形可调式开口器或阶梯形木块作开口器。开口练习时，将开口器前端置于磨牙区，逐渐加大撑开高度，使张口度逐渐增大。应注意开口器是放在两侧磨牙区而不是前牙区，且应左右交替练习，以防颌关系紊乱。

4. 提供出院后各项护理书面指导材料，指导患者定期复诊。

（四）延伸护理

1. 建立信息平台，定期推送面部骨折康复锻炼相关知识。

2. 定期电话回访患者，及时了解出院后患者的康复情况，通过沟通解决患者在康复过程中遇到的问题，帮助其树立康复信心。

3. 开口练习的时间至少应坚持6个月以上。术后咬合关系稳定后开始练习，应日夜使用开口器，开口度正常以后可改为日间练习。训练应循序渐进，逐渐增加开口度（开口度是指上下中切牙切缘间的距离），每周至少应增大1～2 mm，成人开口度至少应练习到35 mm以上，儿童视年龄一般应到30 mm以上。

4. 了解患者对护理服务的感受，虚心听取患者的意见和建议，改进相关护理服务。

二、颌面部肿瘤患者关怀性护理

（一）评估和观察要点

1. 评估患者的基本资料、家庭史、心理社会史、疾病史等。

2. 评估患者的营养状况。

3. 评估患者病变的部位，疼痛的性质、张口程度，咀嚼、吞咽功能是否有障碍。如肿瘤切除同期做皮瓣转移修复手术，则要评估供瓣区的软组织和血管情况。

4. 评估患者及家属的心理状况。患者对疾病的认识和对术后的期望值等，能否积极配合医护人员的操作等。

5. 询问患者及其家属住院期间有何问题、困难或需求。

6. 实施各项评估时，非单间拉隔帘，单间关门，保护患者隐私。

（二）护理措施

1. 术前

（1）建立信任、关怀性的关系。责任护士每日与患者交流，礼貌称呼患者，向患者及陪伴家属介绍自己的身份及职责；与患者家属进行良好沟通；鼓励家属给予患者良好的家庭支持。

（2）积极与患者和家属沟通交流，了解其对疾病的认识和对手术的期望值，使其正确认识手术的风险和疾病的预后，积极配合医护人员进行医疗护理操作。

（3）需要做游离组织瓣移植者，保护供区肢体，禁止有创性操作，防止破损并保持清洁。

（4）需做气管切开术的患者，因术后不能讲话，术前要教会患者一些固定的手势以便表达基本的生理需要，或用书面的形式进行交流。

（5）术前教会患者床上大小便，学会有效咳痰的方法。

（6）完成术前准备，做好术区皮肤准备、术前宣教及用药。术前两天洁牙，保持口腔清洁。

2. 术后

（1）患者术后去枕平卧 6 小时，后改半卧位。有游离组织瓣者，采取合适体位，制动 3～5 天。

（2）观察患者呼吸频率和深度，及时清理呼吸道分泌物，保持呼吸道通畅。给予雾化吸入 3 次/日，每 2 小时翻身、拍背 1 次。气管切开的患者，按照气管切开的护理原则进行吸痰，谨防并发症的发生。

（3）观察伤口渗血、渗液和肿胀情况，记录伤口引流液的量、颜色、性质，观察有无继发性出血。每日用生理盐水对伤口进行护理 2～3 次，保持伤口清洁、干燥。

（4）观察供瓣区伤口渗血、渗液和肢端末梢血液循环、活动情况，保持伤口清洁、干燥；抬高肢体 30°，以利于血液循环。患肢制动 5 天，并行功能锻炼。

（5）给予高热量、高蛋白、高维生素的全流食或鼻饲饮食，禁食辛辣刺激性食物。

（6）术后责任护士应主动关心患者。由于颜面破坏和语言、吞咽等功能障碍，患者术后常常情绪低落，护士应关注患者的需求，鼓励并帮助其树立战胜疾病的信心。

（三）健康指导

1. 帮助患者和家属正确认识肿瘤疾病的性质，适应与肿瘤共存的生活方式，学会排解焦虑情绪的方法，建立良好的生活方式。

2. 指导患者出院后合理膳食，促进身体早日康复。鼻饲者，指导家属正确掌握鼻饲饮食的方法。

3. 指导患者及家属正确掌握清洁口腔的方法，保持口腔卫生。

4. 指导患者定期复查，定期化疗和放疗，并监测其不良反应。

5. 在专业人士指导下完成肢体功能锻炼和语言功能训练。

（四）延伸护理

1. 建立信息平台，定期推送颌面部肿瘤治疗康复的相关知识。

2. 定期电话回访，及时了解出院后患者的康复情况以及心理状态，帮助其树立康复信心。

3. 通过沟通帮助患者解决康复过程中出现的问题，减轻其痛苦。

4. 了解患者对护理服务的感受，虚心听取患者的意见和建议，改进相关护理服务。

三、口腔修复疾病患者关怀性护理

（一）评估和观察要点

1. 责任护士接诊时应与患者交流。尊重患者，使用尊称；护士主动向患者及其陪伴家属介绍接诊医生及自己的身份及职责。

2. 根据患者主诉，对患者口腔情况进行检查，了解患者口内牙齿、黏膜情况。

3. 评估患者对修复疾病的认知及对修复体的了解程度。

4. 了解患者生活习惯、社会压力、既往史、现病史、家族史、过敏史、慢性病、传染病史，有无吸烟史。

5. 询问患者有何不适；了解患者的心理感受、家庭及社会支持情况。

6. 询问患者及家属就诊期间有何问题、困难或需求。

7. 实施各项评估时，保护患者隐私。

（二）护理措施

1. 术前

（1）用物准备：核对患者治疗信息，准备治疗所需用物，一一核对，划分清洁区和污染区，器械材料归类放置。

（2）椅位准备：确保椅位功能一切正常；根据患牙位置，调整椅位、灯光；系胸巾，开漱口水；为患者讲解治疗用物都是一人一用一消毒。

（3）患者准备：系胸巾→备纸巾→调整患者体位→调节灯光；使用漱口水，保持口腔清洁。

（4）心理护理：嘱患者放松，为患者讲解治疗的整个流程，消除患者恐惧心理。若治疗过程中有任何不适，举左手示意等术中注意事项。

（5）嘱患者随身物品妥善保管。

2. 术中

（1）严格遵循无菌技术操作原则，防止交叉感染。

（2）密切观察患者的面容及神态，主动关心患者治疗中的反应并及时给予关心和帮助。若有过敏、头晕、昏厥等现象，立即停止操作，配合医生积极抢救。

（3）及时吸唾液防止误吞误吸，避免碎屑、冲洗液等误入气管或食管，使用强吸，减少诊室空气污染。

（4）取模时，协助医生选择合适托盘，严格按照比例调拌印模材料并制取印模，过程中嘱患者用鼻吸气用嘴呼气，头微低，减轻取模时的会厌反射，以减少不适，预防呕吐发生。

3. 术后　清理患者面部污渍、血迹，协助整理面容；调整至舒适体位。选合适颜色。

（三）健康指导

1. 了解病情，根据患者具体情况做好相应的健康教育，消除患者恐惧心理。

2. 指导患者义齿的佩戴、使用及维护。

3. 向患者解释术后注意事项及不适如何处理。

4. 嘱定期复诊。

（四）延伸护理

1. 术后 24 小时做好电话回访，一周后再次回访，并及时、准确记录患者反馈。

2. 定期开展健康宣教大讲堂，普及口腔保健知识。

3. 建立信息平台，发送修复疾病相关知识。

4. 了解患者对护理服务的感受、意见和建议，改进相关护理服务。

四、口腔牙体牙髓疾病患者关怀性护理

（一）评估和观察要点

1. 责任护士接诊时应与患者交流，尊重患者，使用尊称；主动向患者及其陪伴家属介绍接诊医生、自己的身份及职责。

2. 依据患者主诉，对患者口腔情况进行检查，了解口腔情况及患者对口腔保健的认知。

3. 评估患者对牙体牙髓疾病的认知程度。

4. 了解患者的全身健康状况、饮食习惯及日常口腔保健程度，既往史、现病史、家族史、药物过

敏史、慢性病、传染病史，有无吸烟史。

5. 询问患者有何不适，了解患者心理感受、家庭及社会支持情况。

6. 询问患者及家属就诊期间有何问题、困难或需求。

（二）护理措施

1. 术前

（1）椅位准备：确保椅位功能一切正常；根据患牙位置，调整椅位、灯光；系胸巾，开漱口水；为患者讲解治疗用物都是一人一用一消毒。

（2）患者准备：系胸巾→备纸巾→调整患者体位→调节灯光；使用漱口水，保持口腔清洁，预防术后感染。

（3）心理护理：嘱患者放松，为患者讲解治疗的整个流程，消除患者恐惧心理。若治疗过程中有任何不适，举左手示意等术中注意事项。

（4）嘱患者随身物品妥善保管。

2. 术中

（1）严格遵循无菌技术操作原则，防止交叉感染。

（2）密切观察患者的面容及神态，主动关心患者治疗中的反应并及时给予关心和帮助。若有过敏、头晕、昏厥等现象，立即停止操作，配合医生积极抢救。

3. 术后　清理患者面部污渍、血迹，协助整理面容；调整至舒适体位。

（三）健康指导

1. 了解病情，根据患者具体情况做好相应的健康宣教，消除患者恐惧心理。

2. 指导患者口腔清洁方法，如正确刷牙、使用牙线等。

3. 向患者解释术后注意事项及不适如何处理。

4. 嘱定期复诊。

（四）延伸护理

1. 术后 24 小时做好电话回访，一周后再次回访，并及时、如实记录患者反馈。

2. 定期开展健康宣教大讲堂，普及口腔保健知识。

3. 建立信息平台定期推送牙体牙髓疾病相关知识。

4. 了解患者对护理服务的感受、意见和建议，改进相关护理服务。

五、口腔牙周疾病患者关怀性护理

（一）评估和观察要点

1. 责任护士接诊时应与患者交流。尊重患者，使用尊称；护士主动向患者及其陪伴家属介绍接诊医生、自己的身份及职责。

2. 根据患者主诉，对患者口腔情况进行检查，了解患者口腔情况及患者对口腔保健的认知。

3. 评估患者对牙周疾病的认知程度。

4. 了解患者生活习惯、社会压力，既往史、现病史、家族史、过敏史、慢性病、传染病史，有无吸烟史。

5. 询问患者有何不适；了解患者的心理感受、家庭及社会支持情况。

6. 询问患者及家属就诊期间有何问题、困难或需求。

（二）护理措施

1. 术前

（1）完成相关的血液、牙周袋检测、X 线检查，及时了解检查结果。

（2）医护准备：七步洗手法，采用标准防护，戴口罩、护目镜，对携带传染源的患者需严密防护。

（3）患者准备：系胸巾→备纸巾→调整患者体位→调节灯光；为患者讲解治疗用物都是一人一用一消毒。使用漱口水，保持口腔清洁，预防术后感染。

（4）心理护理：嘱患者放松，为患者讲解治疗的整个流程，消除患者恐惧心理。若治疗过程中有任何不适，举左手示意等术中注意事项。

（5）嘱患者随身物品妥善保管。

2. 术中

（1）协助医生进行口腔消毒及麻醉药注射。

（2）观察病情：密切观察患者全身状况，及时向医生汇报。

3. 术后　清理患者面部污渍、血迹，协助整理面容；调整至舒适体位。

（三）健康指导

1. 了解病情，根据患者具体情况做好相应的健康教育，消除患者恐惧心理。

2. 指导患者口腔清洁方法。养成良好的口腔卫生习惯，每日进食后及时刷牙，使用间隙刷，避免有软垢和牙菌斑生成。

3. 向患者解释术后注意事项及不适如何处理。

4. 嘱定期复诊。

（四）延伸护理

1. 术后 24 小时做好电话回访，一周后再次回访，并及时、如实记录患者反馈。

2. 定期开展健康宣教大讲堂，普及口腔保健知识。

3. 建立信息平台定期推送牙周疾病相关知识。

4. 了解患者对护理服务的感受、意见和建议，改进相关护理服务。

六、口腔正畸疾病患者关怀性护理

（一）评估和观察要点

1. 责任护士接诊时应与患者交流。尊重患者，使用尊称；护士主动向患者及其陪伴家属介绍接诊医生、自己的身份及职责。

2. 根据患者主诉，对患者口腔情况进行检查，了解患者牙𬌗形态。

3. 评估患者对正畸疾病的认知，消除患者对正畸的误区。

4. 了解患者生活习惯、社会压力，既往史、现病史、家族史、过敏史、慢性病、传染病史，有无吸烟史。

5. 询问患者有何不适；了解患者的心理感受、家庭及社会支持情况。

6. 询问患者及家属就诊期间有何问题、困难或需求。

（二）护理措施

1. 术前

（1）根据医嘱完成相关 X 线检查、研究模型制取及脸部外观和口内齿列照相；签订正畸治疗协议书。

（2）患者准备：系胸巾→备纸巾→调整患者体位→调节灯光；使用漱口水，保持口腔清洁。

（3）心理护理：嘱患者放松，为患者讲解治疗的整个流程，消除患者恐惧心理。若治疗过程中有任何不适，举左手示意等术中注意事项。

（4）嘱患者随身物品妥善保管。

2. 术中

（1）严格遵循无菌技术操作原则，防止交叉感染。

（2）密切观察患者的面容及神态，主动关心患者治疗中的反应并及时给予关心和帮助。若有过敏、头晕、昏厥等现象，立即停止操作，配合医生积极抢救。

3. 术后　清理患者面部污渍，协助整理面容；调整至舒适体位。

（三）健康指导

1. 了解病情，根据患者具体情况做好相应的健康教育，消除患者恐惧心理。

2. 告知患者正畸治疗后的禁忌证、并发症、可能会影响治疗所需时间的因素及治疗结束后的最终结果。

3. 向患者解释交代，术后注意事项及不适如何处理。

4. 嘱定期复诊。

（四）延伸护理

1. 术后 24 小时做好电话回访，一周后再次回访，并及时、如实记录患者反馈。

2. 定期开展健康宣教大讲堂，普及口腔保健知识。

3. 建立信息平台定期推送正畸疾病相关知识。

4. 了解患者对护理服务的感受、意见和建议，改进相关护理服务。

七、颌面部先天性唇腭裂患儿关怀性护理

（一）评估和观察要点

1. 责任护士和家属充分沟通，了解相关病史，如是否有唇腭裂家族史、过敏史，是否合并先天性心脏病，是否有上呼吸道感染等。

2. 评估患儿的生长发育和营养状况，如身高、体重、坐高、头围、胸围、皮褶厚度等。如为低体重儿，应重点给予关注及喂养指导。

3. 评估患儿的意识状态及生命体征。

4. 评估患儿的喂养情况，如喂养方式、进食量、吸吮功能及喂养过程中是否有呛咳等。

5. 评估患儿及家属的心理-社会状况，如患儿或家属是否有自卑、焦虑等心理，对手术的期望值及对疾病的认知情况。

6. 对评估情况进行记录。

（二）护理措施

1. 术前

（1）与患儿家属充分沟通，讲解手术治疗的必要性和重要性，正确引导和及时纠正异常的心理变化，鼓励家庭成员给予患儿关心和支持。

（2）指导家属术前用汤匙或唇腭裂专用奶瓶给患儿喂食，直至掌握正确的喂养体位和方法，帮助患儿适应新的喂养方式。

（3）完善术前检查，除常规检查外，应注意患儿的凝血功能是否正常。备皮、配血。给予患儿家属术前宣教。

（4）了解患儿家庭是否存在困难，责任护士不能解决的问题，及时向护士长或相关人员报告。

2. 术后

（1）严密监测患儿生命体征、意识状态等变化，持续心电监护。

（2）麻醉清醒前给予去枕平卧位，头偏向一侧。如清醒后患儿哭闹，可让家属水平位怀抱患儿，头偏向一侧。

（3）持续低流量吸氧，及时清洁患儿口鼻腔分泌物；观察鼻塞和鼻模的固位情况，防止鼻塞吸入

鼻腔，误入气管。

（4）麻醉清醒后给予患儿清淡、易消化、高热量的温凉流食，并根据患儿情况逐步过渡到正常饮食。护士应关注患儿术后进食的流食种类和量，做好记录和交接。

（5）观察患儿术区肿胀情况及伤口出血情况。每日 3 次用生理盐水进行唇裂伤口清洁，擦除伤口的奶渍和分泌物，腭裂患儿则每次进食后给予少量温水，保持口内伤口清洁。

（6）使用儿童专用病床或采取在成人床加床档防护等安全护理措施，防止坠床。对哭闹不配合的患儿，术后在征求家属同意的基础上使用唇腭裂患儿专用约束防护器具。

（7）责任护士与患儿及家属建立良好护患关系，关注他们的需求和感受，及时给予解决。

（三）健康指导

1. 指导家属在术后一个月内正确使用汤匙或唇腭裂专用奶瓶为患儿喂食，一个月后可恢复原喂养方式。

2. 教会患儿家属掌握正确佩戴鼻模的流程和清洁鼻模的方法。

3. 向家属强调看护好患儿，防止患儿摔跤及碰撞、抓挠伤口，以免伤口复裂。

4. 提供出院后各项护理书面指导材料。

5. 指导患儿家属定期复诊，遵照唇腭裂序列治疗时间表进行治疗。

（四）延伸护理

1. 建立信息平台，定期推送唇腭裂序列治疗相关知识。

2. 出院后定期电话回访患儿家属，及时了解患儿出院后伤口愈合状况、心理状态，并对其问题进行针对性指导。

3. 利用信息平台指导腭裂患儿进行语音康复治疗。

4. 了解患儿及其家属对护理服务的感受、意见和建议，改进相关护理工作。

（刘　蕊）

参考文献

[1] 鲁才红，邢育珍，陈庆. 五官科护理操作规程及评分标准［M］. 武汉：湖北科学技术出版社，2015.

[2] 侯军华，宫琦玮. 五官科疾病护理指南［M］. 北京：人民军医出版社，2012.

[3] 席淑新. 眼耳鼻咽喉口腔科护理学［M］.3 版. 北京：人民卫生出版社，2012.

[4] 黄选兆，汪吉宝，孔维佳. 实用耳鼻咽喉科学［M］.2 版. 北京：人民卫生出版社，2011.

[5] 李敏. 五官科护理［M］. 北京：人民卫生出版社，2010.

[6] 周旺红. 眼耳鼻咽喉口腔科护理学［M］.2 版. 北京：高等教育出版社，2010.

[7] 黄行芝，刘义兰，杨春. 关怀护理学–华生人性关怀理论在护理中的应用［M］. 北京：人民军医出版社，2009.

[8] 陈燕. 儿童人工电子耳蜗植入术的护理［J］. 当代护士，2010，3（中旬刊）：40-41.

[9] 杨玉霞，李艳，韦少杰. 巨大听神经瘤术后护理 132 例［J］. 中国医药指南，2013，7（11）：349-350.

[10] 金晓婷，杨虹. 颈静脉球瘤切除并跨面神经移植患者的护理［J］. 中华护理杂志，2012，4（47）：309-310.

[11] 张桂华，金蕾，李桂珠. 护理干预对高血压性鼻出血患者自我效能及再出血的影响［J］. 齐鲁护理杂志，2015，9（21）：25-26.

[12] 杨虹，李秀雅，肖克珍，李莉. 术后早期半卧位对全身麻醉下行鼻内镜手术患者舒适度的影响［J］. 中华现代护理杂志，2017，23（8）：1087-1090.

[13] 蔡周婷. 垂体瘤经鼻蝶术后脑脊液鼻漏的护理［J］. 当代护士，2017，10（中旬刊）：1-2.

[14] 严喆，郭丽丽，沈蓉蓉. 低温等离子消融术治疗慢性扁桃体炎的观察与护理［J］. 上海护理，2012，12（6）：48-49.

[15] 刘忠俊，王晖. 儿童呼吸道异物窒息相关危险因素及护理研究进展［J］. 护理学杂志，2012，27（4）：90-92.

[16] 施颖颖，陈海静. 异物致食管穿孔的护理体会［J］. 中国中西医结合耳鼻咽喉科杂志，2017，25（4）：316-317.

[17] 陈玉薇，李育玲，龚穗清，等．人文关怀护理在全喉切除术病人中的应用［J］．护理研究，2014，10（28）：3777-3779．

[18] 中华医学会耳鼻咽喉头颈外科学分会咽喉学组．阻塞性睡眠呼吸暂停低通气综合征诊断．中华结核和呼吸杂志杂志，2012，35（1）：9-12．

[19] 张小燕，余蓉．颈部术后负压引流管的护理体会［J］．局解手术学杂志，2012，21（6）：701-702．

[20] 卢潇潇，周迎春．60 例腮腺肿瘤术后患者涎瘘的预防与护理［J］．护理学报，2013，20（6B）：34-35．

[21] 管淑红，李艳丽．甲状腺肿瘤普外科手术治疗护理探讨［J］．国际护理学杂志，2014，23（8）：1994-1996．

第七章

老年患者关怀性护理

第一节　老年内科患者关怀性护理

一、老年内科患者一般关怀性护理

(一) 评估和观察要点

1. 评估患者日常生活活动能力。

2. 评估患者认知功能。

3. 评估患者营养状况。

4. 评估患者有无跌倒、坠床风险。

5. 评估患者有无压力性损伤风险。

6. 评估患者的饮食、营养及排泄等情况，了解患者生活习惯、既往史及家族史。

7. 评估既往治疗情况及效果。

8. 评估患者生命体征，病情允许者测量身高、体重。

9. 评估患者心理状况，了解患者情绪、心理感受、家庭及社会支持情况。

10. 查阅检查报告，了解各项检查结果。

11. 询问患者及其家属住院期间有何问题、困难或需求。

12. 实施各项评估时，注意保护患者隐私。对听力不好的老年患者，询问时要细心、耐心，适当提高音量，或借助书面形式沟通。

13. 对评估情况进行记录并及时给予答复或解决能够解决的问题。

(二) 护理措施

1. 提供适宜居住的病室环境，温度 20~25℃，湿度宜 50%~60%。给予完善的安全防护设施（扶手）。

2. 责任护士每日与患者交流，使用尊称，尊重患者，主动向患者及其陪伴家属介绍自己的身份及职责；与患者家属进行良好沟通，鼓励家属给予患者良好的家庭支持。

3. 详细向患者及家属讲解疾病相关知识，提高其对疾病的认知，消除焦虑和恐惧心理。

4. 给予合适饮食　根据不同疾病给予相应的饮食指导，以松软、易消化、清淡为宜，戒烟酒，忌食辛辣刺激性食物。

5. 合理安排患者的休息与活动　以不产生不适为宜。协助不能自理的患者经常变换体位，活动四肢，预防肌肉萎缩、便秘等并发症的发生。

6. 指导患者遵医嘱正确服药，注意观察服药后的效果及有无不良反应，向患者做好药物相关知识的宣教，发现异常，及时通知医师，协助医师处理。

7. 与听觉、认知障碍的患者沟通时应态度和蔼，语速要慢，声音适当提高，及时、耐心地回答患者提出的问题。必要时为老年人提供放大镜等用物。

8. 经常巡视病房，严密观察患者生命体征，如有异常及时报告医生并协助处理。

9. 重视患者需求，动态评估患者的身心状况，做好心理护理。采用正向鼓励、倾听等沟通技巧，鼓励并接受患者对积极情绪和消极情绪的表达，分享感受；帮助患者保持乐观情绪，心情愉快，避免紧张、焦虑等负性情绪；倾听患者对治疗的反应与感受，及时解决患者存在的问题。责任护士不能解决的问题，及时向护士长或相关人员报告。

10. 对于生活不能自理或昏迷的患者做好生活护理，促进患者舒适。为活动不便的患者提供协助，并预防跌倒。

11. 各项操作中保护患者隐私，注意遮盖，避免患者受凉。

12. 及时对患者进行动态安全评估并制订相应的措施。

（三）健康指导

1. 评估患者和家属对疾病相关知识和信息的需求，做好健康教育，及时评估健康教育效果，以保证患者和家属掌握必要的知识。

2. 指导患者生活要有规律，避免精神紧张、过度疲劳。

3. 指导患者养成良好的饮食习惯，少量多餐。戒烟酒，注意个人卫生。

4. 指导患者适量活动，提高机体抵抗能力。

5. 指导患者遵医嘱正确服药，注意观察药物疗效和不良反应。

6. 指导患者定期复诊，以了解病情控制情况，及时调整用药剂量。

（四）延伸护理

1. 提供科室咨询电话、联系方式，针对性发放并讲解出院指导资料，交代清楚出院后复诊事宜，确认患者及家属掌握。

2. 出院后定期电话回访患者，及时了解患者出院后生理、心理、病情转归及自我护理等情况，并对其问题进行针对性指导。

3. 了解患者对护理服务的感受，虚心听取患者的意见和建议，改进相关护理服务。

二、老年糖尿病患者关怀性护理

（一）评估和观察要点

1. 评估主要症状及其特点，如有无烦渴多饮、多食、多尿、腹胀、便秘和腹泻、体重减轻、伤口愈合不良、感染等。

2. 评估伴随症状，有无心悸、胸闷及心前区不适感；有无肢体发凉、麻木或疼痛和间歇性跛行；有无视物模糊；有无经常发生尿频、尿急、尿痛、尿失禁及尿潴留等情况。

3. 了解患者的生活方式、饮食习惯、食量，评估营养状况。

4. 评估既往史及家族史、目前用药情况和病情控制情况。

5. 评估生命体征、精神状态。酮症酸中毒昏迷及高渗性昏迷者，应注意患者瞳孔的大小及对光反射情况。体温、血压、心率及节律有无异常，有无呼吸节律、频率的改变，以及呼气中有无烂苹果味。

6. 评估患者的心理状况、对疾病的了解程度，患病后有无焦虑、恐惧等心理变化，家庭成员对本病的认知程度和态度，以及患者所在社区的医疗保健服务情况。

7. 查阅检查报告　了解血糖、糖化血红蛋白、三酰甘油、胆固醇、高密度脂蛋白胆固醇，血肌酐、尿素氮，血钾、钠、氯、钙等检查结果。

8. 询问患者及家属住院期间有何问题、困难或需求。

9. 实施各项评估时，注意保护患者隐私，对听力不好的老年患者，态度要和蔼，询问时要细心、耐心、适当提高音量，或借助书面形式沟通。

10. 对评估情况进行记录并及时给予答复或解决能够解决的问题。

（二）护理措施

1. 责任护士每日与患者交流，使用尊称，尊重患者，主动向患者及其陪伴家属介绍自己的身份及职责；与患者家属进行良好沟通，鼓励家属给予患者良好的家庭支持。

2. 详细向患者及家属讲解糖尿病相关知识，提高其对疾病的认知，消除其焦虑和恐惧心理。

3. 给予合适饮食，指导患者主食的分配应定量定时，根据患者生活习惯、病情和配合药物治疗的需要进行安排。少食多餐，控制总热量，严格限制各种甜食。

4. 合理安排患者的休息与活动。病情轻者进行适度的运动和体能锻炼，以有氧运动为主。活动前评估患者糖尿病控制情况，根据具体情况决定活动方式、时间以及所采用的活动量，预防意外的发生。不在空腹时运动，运动中注意补充水分，随身携带糖果，当出现饥饿感、心慌、出冷汗、头晕等低血糖症状时及时食用。

5. 了解各类降糖药物的作用、剂量、用法、不良反应和注意事项，指导患者正确服用。

6. 对使用胰岛素的老年糖尿病患者，按时为患者注射胰岛素并监测血糖，做好记录；注意观察使用胰岛素的不良反应，如有异常，应及时通知医生处理。

7. 经常巡视病房，重视患者需求，动态评估患者的身心状况，做好心理护理。采用正向鼓励、倾听等沟通技巧，鼓励并接受患者对积极情绪和消极情绪的表达，分享感受；帮助患者保持乐观情绪，心情愉快，避免紧张、焦虑等负性情绪；倾听患者对治疗的反应与感受，及时解决患者存在的问题。责任护士不能解决的问题，及时向护士长或相关人员报告。

8. 对于生活不能自理或昏迷的患者做好口腔护理，促进患者舒适。

9. 各项操作中保护患者隐私，注意遮盖，避免患者受凉。

（三）健康指导

1. 评估患者和家属对疾病相关知识和信息的需求，做好健康教育，及时评估健康教育效果，以保证患者和家属掌握必要的知识。

2. 指导患者生活要有规律，避免精神紧张、过度疲劳。

3. 指导患者养成良好的饮食习惯，少量多餐。戒烟酒，注意个人卫生。

4. 指导患者加强体育锻炼，提高机体抵抗能力。

5. 指导患者掌握自我监测的方法，学习和掌握监测血糖、血压、体重指数的方法。

6. 指导患者遵医嘱正确服药，注意观察药物疗效和不良反应，对使用胰岛素的患者，教会患者或其家属掌握正确的注射方法。

7. 指导患者掌握糖尿病足的预防和护理知识。

8. 指导患者定期复诊，以了解病情控制情况，及时调整用药剂量。

9. 指导患者外出时随身携带识别卡，指导识别低血糖征兆，以便发生低血糖等紧急情况时及时处理。

（四）延伸护理

1. 提供科室咨询电话、联系方式，针对性发放并讲解出院指导资料，交代清楚出院后复诊事宜，确认患者及家属掌握。

2. 出院后定期电话回访患者，及时了解患者出院后生理、心理、病情转归及自我护理等情况，并对其问题进行针对性指导。

3. 了解患者对护理服务的感受，虚心听取患者的意见和建议，改进相关护理服务。

三、老年肺部感染患者关怀性护理

（一）评估和观察要点

1. 评估患者胸部症状及体征，有无咳嗽、咳痰、三凹征；有无呼吸频率、节律异常；有无胸部压痛、叩诊实音或浊音；有无肺泡呼吸音减弱或消失、异常支气管呼吸音、干（湿）啰音、胸膜摩擦音。

2. 评估痰液的性状、颜色、量，有无血痰。

3. 评估皮肤、淋巴结，有无面颊绯红、口唇发绀、皮肤黏膜出血、浅表淋巴结肿大。

4. 评估病程及此次发病的诱因，有无着凉、淋雨、劳累等诱因，有无上呼吸道感染史；有无慢性阻塞性肺疾病、糖尿病等慢性病史；是否使用过抗生素、激素、免疫抑制剂等；是否吸烟，吸烟量多少。

5. 评估患者的饮食、营养等情况，了解日常活动与休息、饮食、排便是否规律，是否有食欲减退、恶心、呕吐、腹泻等表现。

6. 评估既往治疗情况及效果。

7. 评估生命体征，观察患者意识是否清楚，有无烦躁、嗜睡、表情淡漠，有无体温升高。

8. 评估患者心理状况，了解患者情绪、心理感受、家庭及社会支持情况。

9. 查阅检查报告：了解血常规、X线检查、痰培养、动脉血气分析等检查结果。

10. 询问患者及其家属住院期间有何问题、困难或需求。

11. 对评估情况进行记录并及时给予答复或解决能够解决的问题。

（二）护理措施

1. 责任护士每日与患者交流，使用尊称，尊重患者，主动向患者及其陪伴家属介绍自己的身份及职责；与患者家属进行良好沟通，鼓励家属给予患者良好的家庭支持。

2. 详细向患者及家属讲解肺部感染相关知识，提高其对疾病的认知，消除其焦虑和恐惧心理。

3. 给予合适饮食：指导患者进食足够热量、蛋白质和维生素的流质或半流质饮食，鼓励多饮水，对失水明显的患者遵医嘱静脉补液，对老年患者应注意补液速度。

4. 合理安排患者的休息与活动：病情轻者进行适度的运动和体能锻炼。

5. 遵医嘱合理使用抗生素，观察疗效和不良反应。

6. 指导病房每日应定时开窗通风，保持空气新鲜，定期进行空气消毒，减少探视。

7. 严密监测患者的体温，体温过高时要注意休息与生活护理，发热患者卧床休息，做好口腔护理，鼓励患者经常漱口，防止继发感染。对高热患者可采用降温贴、冰袋、酒精擦浴等物理降温措施，降温过程中注意询问患者的感受，做好病情观察，监测并记录生命体征。

8. 指导老年患者学会有效咳嗽及咳痰的方法，遵医嘱按时为患者进行雾化吸入，对不能自主咳痰的患者及时吸痰，以保持呼吸道通畅。操作时严格无菌，动作轻柔准确，技术熟练。

9. 经常巡视病房，做好病情监测，必要时进行心电监护，观察患者有无心率加快、脉搏细速、血压下降、体温过高或呼吸困难等，有无精神萎靡、神志模糊等，皮肤黏膜有无发绀、肢端湿冷等。准确记录24小时液体出入量，密切关注患者实验室检查结果，发现异常情况立即通知医生，并备好物品，积极配合抢救。

10. 耐心倾听患者的内心感受，给予安慰和心理疏导，为患者提供心理支持。与患者及家属进行有效沟通，了解患者和家属存在的问题及未满足的需求，及时解决并提供针对性帮助。责任护士不能解决的问题，及时向护士长或相关人员报告。

（三）健康指导

1. 评估患者和家属对疾病相关知识和信息的需求，做好健康教育，及时评估健康教育效果，以保

证患者和家属掌握必要的知识。

2. 指导患者养成良好的生活习惯，注意休息，劳逸结合，防止过度疲劳。避免受凉、淋雨、吸烟、酗酒。

3. 指导患者适当参加体育锻炼，增强体质。

4. 指导患者有皮肤瘙、疖、伤口感染、毛囊炎、蜂窝织炎时应及时治疗，尤其是免疫功能低下者、慢性病、长期卧床、年老体弱者，应注意经常改变体位，按时翻身拍背，咳出气道痰液。

5. 指导患者遵医嘱正确服药，注意观察药物疗效和不良反应，出现发热、心率增快、咳嗽、咳痰、胸痛等症状，及时就诊。

（四）延伸护理

1. 提供科室咨询电话、联系方式，针对性发放并讲解出院指导资料，交代清楚出院后复诊事宜，确认患者及家属掌握。

2. 出院后定期电话回访患者，及时了解患者出院后生理、心理、病情转归及自我护理等情况，并对其问题进行针对性指导。

3. 了解患者对护理服务的感受，虚心听取患者的意见和建议，改进相关护理服务。

四、老年骨质疏松患者关怀性护理

（一）评估和观察要点

1. 评估患者年龄、近期身高变化。

2. 评估患者胸廓有无变形，患者外形是否驼背。

3. 评估患者腰背部及关节有无疼痛，疼痛性质、持续时间、是否走路时加重而卧床时可以缓解。

4. 了解患者生活习惯、饮食习惯，评估营养状况。

5. 评估既往史及家族史、目前用药情况和病情控制情况。

6. 评估患者每日照射阳光时间。

7. 根据实验室检查结果，判断患者骨折的风险程度。

8. 评估患者及家属对疾病及转归的认知程度、心理反应及承受能力，仔细倾听患者对疾病的述说，及时了解患者的心理感受及社会支持状况；询问患者及家属住院期间有何需求及困难，帮助其解决问题并提供及时的帮助。责任护士不能解决的问题，及时向护士长或相关人员报告。

9. 实施各项评估时，非单人间拉隔帘，单人间关门，保护患者隐私。对听力不好的老年患者，询问时要细心、耐心，适当提高音量。

（二）护理措施

1. 责任护士每日与患者交流，使用尊称，尊重患者，主动向患者及其陪伴家属介绍自己的身份及职责；与患者家属进行良好沟通，鼓励家属给予患者良好的家庭支持。

2. 详细向患者及家属讲解骨质疏松相关知识，提高其对疾病的认知，消除其焦虑和恐惧心理。

3. 给予合适饮食 指导患者增加富含钙质和维生素 D 的食物，补充足够维生素 A、维生素 C 及含铁的食物，以利于钙的吸收，适度摄取蛋白质及脂肪。

4. 保证病室环境安全，防止跌倒的发生。将日常所需物尽量放置床边，以利患者取用。

5. 衣服和鞋穿着要合适，且有利于活动。必要时指导患者使用手杖或助行器。

6. 加强观察患者服药后的效果及不良反应，发生异常情况及时通知主管医生并协助处理。

7. 多询问患者的主观感受，疼痛的患者注意休息，对疼痛部位给予湿热敷，可促进血液循环，减轻肌肉痉挛，缓解疼痛。也可给予局部肌肉按摩，以减少因肌肉僵直所引发的疼痛。还可用超短波、微波或分米波疗法、低频及中频电疗法、磁疗法和激光等，达到消炎和止痛效果。患者疼痛难忍时可遵医嘱使用药物，使用前要正确评估疼痛的程度，做好疼痛评分的记录，动态监测患者疼痛情况。

8. 耐心倾听患者的内心感受，给予安慰和心理疏导，为患者提供心理支持。与患者及家属进行良好有效沟通，了解患者和家属存在的问题及未满足的需求，及时解决并提供针对性帮助。倾听患者对治疗的反应与感受，及时解决患者存在的问题。责任护士不能解决的问题，及时向护士长或相关人员报告。

（三）健康指导

1. 评估患者和家属对疾病相关知识和信息的需求，做好健康教育，及时评估健康教育效果，以保证患者和家属掌握必要的知识。

2. 指导患者养成良好的生活和饮食习惯，注意休息，劳逸结合，避免酗酒及长期高蛋白、高盐饮食。

3. 指导患者适当运动，锻炼全身肌肉和关节运动的协调性和平衡性，增加肌力。

4. 指导患者遵医嘱正确服药，注意观察药物疗效和不良反应，应用激素治疗的患者应定期检查。

5. 加强预防跌倒的宣传教育和保护措施，指导患者出院后加强自我保护，避免损伤或意外伤害。

（四）延伸护理

1. 提供科室咨询电话、联系方式，针对性发放并讲解出院指导资料，交代清楚出院后复诊事宜，确认患者及家属掌握。

2. 出院后定期电话回访患者，及时了解患者出院后生理、心理、病情转归及自我护理等情况，并对其问题进行针对性指导。

3. 了解患者对护理服务的感受，虚心听取患者的意见和建议，改进相关护理服务。

（胡雪慧）

第二节　老年外科患者关怀性护理

一、老年外科患者一般关怀性护理

1. 病室环境要安静、舒适、阳光充足、通风良好，室温 20～25℃，湿度 50%～60%。物品摆放要整齐、整洁，地面要防滑、无拉线、无障碍物，设地灯，走廊、淋浴室、马桶旁要有扶手、防滑垫，并在显眼处张贴温馨防滑提示语。

2. 责任护士热情起身迎接新入院患者，主动问候患者，使用尊称。主动介绍身份职责，帮患者拿行李或搀扶体弱者，协助床旁更衣，耐心、细致地进行入院宣教。

3. 及时建立护理病历，备好留取常规标本器具。根据病情测量体温、血压、体重等，如有异常及时处理。详细讲解医生开具的检查，必要时协助患者检查，消除患者的紧张感。

4. 充分评估患者口腔、牙齿及营养状况，制订个性化的饮食方案。饮食宜少量多餐，以松软、易消化、清淡为宜。

5. 护理操作集中、技术熟练，语言应温馨，体态应端庄。与有听觉、认知障碍的患者沟通时态度要和蔼，语速要慢，及时答复患者提出的问题，让患者感到温暖。

6. 协助患者安全用药，为患者制订相应的用药卡片，填写具体药名、用药时间、方法等。合理安排用药时间，密切观察药物效果和不良反应。

7. 对患者态度和蔼，及时询问患者住院期间有何需求，鼓励患者说出自己的想法和感受。在病区设置宣传栏并及时更新宣传内容，对常见的一些相关疾病进行文字、图片介绍，使患者及家属能充分了解相关疾病知识，对正确用药起到辅助作用。

8. 了解患者的心理感受、家庭及社会支持情况，认真倾听患者及家属住院期间的问题、困难或未满足的需求，及时提供帮助和关怀，满足其身心需求。

9. 全面、动态评估患者的安全问题，做好安全教育和安全防护。

10. 为患者翻身、擦浴时动作应轻柔并注意遮盖以防受凉，外出检查时嘱患者增加衣服以防感冒。

11. 做好围术期的评估与观察，制订个体化护理计划，严防肺部感染、下肢深静脉血栓、肌肉萎缩、便秘等并发症的发生，确保患者安全。

12. 用通俗易懂的语言，耐心解释围术期功能锻炼的必要性，协助患者按照康复计划进行功能锻炼，遵循循序渐进的原则。

13. 夜间巡视应合理安排时间，巡视时应做到"说话轻、走路轻、关门轻、操作轻"。尽早熄灯睡觉，注意保持病室安静、温湿度适宜，保证患者充足的睡眠时间。

14. 出院时协助患者整理用物，清点病房用品，为患者做好健康教育和出院指导（包括休息、饮食、服药、活动、复查等），同时征求患者意见和建议。

15. 对在家中照顾患者的家属进行疾病相关知识的教育，使家属掌握疾病相关知识、护理方法及注意事项。为患者制订个性化的家庭护理计划，让患者和家属在住院期间熟悉计划的内容并掌握护理方法，保证患者在出院后能积极执行落实。患者离院后做好床单位及房间物品的终末处理，防止交叉感染。

二、老年外科患者围术期关怀性护理

（一）评估和观察要点

1. 全面评估患者的身体状况，观察生命体征及病情变化。

2. 评估患者的营养状况，观察各项营养指标及面色情况。

3. 观察患者皮肤的色泽、温度（尤其是肢体末端），检查有无水肿、皮疹、出血及皮肤的弹性状况，判断水、电解质及酸碱平衡状况。

4. 及时检查患者有无义齿、牙齿松动，肌肉、骨骼变形及活动受限等情况，如有异常及时告知医生。

5. 仔细询问、观察患者的记忆力、理解力、注意力等，判断患者是否有意识障碍，确保患者提供资料的可靠性。

6. 与患者及家属进行良好沟通，了解患者视力、听力情况。

7. 耐心听取患者的主诉，了解患者目前的需求、心理问题，判断患者的耐受程度。

（二）护理措施

1. 术前

（1）责任护士每日与患者交流，礼貌称呼患者，向患者及陪伴家属介绍自己的身份及职责。与患者家属进行良好沟通，鼓励其给予患者良好的家庭支持。了解患者的文化程度、心理状况及需求，倾听患者对手术的内心反应与感受，给予鼓励与安慰，介绍成功病例，减轻疑虑和恐惧心理。

（2）针对不同手术、麻醉方式及可能出现的护理问题，对患者及家属进行相关知识的健康宣教。

（3）耐心向患者解释术前适应性练习的重要性，指导患者采用适宜的方式进行适应性练习，减轻患者术后的不适感。

（4）手术前准备

1）皮肤准备：主动向患者解释皮肤准备的意义，取得其配合。在皮肤准备过程中注意保护患者隐私和保暖，防止受凉。根据患者术野毛发情况必要时备皮，备皮时要细心，防止皮肤损伤。

2）胃肠道准备：术前8～12小时禁食、4小时禁水。清洁灌肠患者应注意防止水电解质紊乱。

3）术晨协助患者穿好手术衣，再次核对患者腕带信息、手术部位标识。

4）入手术室前嘱患者排空膀胱，对需留置导尿的患者做好解释工作，及时了解有无前列腺增生和尿道狭窄等病史。

5）关注患者的心理状况，鼓励其真实表达内心感受，做好心理疏导。教会其放松技术和缓解心理压力的方法，必要时可给予镇静药，保证良好的睡眠。

2. 术后

（1）根据患者病情及麻醉方式，提前备好各种急救药品和物品，检查急救器械和仪器性能。

（2）协助患者家属及护工正确搬运患者至病床。

（3）患者麻醉苏醒前应取去枕平卧位，头偏向一侧，以免误吸，必要时备口咽通气道和负压吸引器。

（4）严密监测患者生命体征，准确记录病情变化。

（5）观察手术伤口有无红肿、渗血、渗液，敷料有无松动、脱落、过紧等现象，及时评估并询问患者腹带、胸带的松紧和舒适度。

（6）主动巡视患者，动态评估伤口疼痛的部位、程度、性质和持续时间。重视患者的疼痛诉求，适当使用肢体接触安抚患者，并采取措施促进舒适。

（7）耐心解释各项治疗的意义，操作时保护患者隐私，注意遮盖，避免受凉。

（8）鼓励患者早期活动，主动介绍功能锻炼的计划及注意事项，活动时要密切监测生命体征，做好安全宣教。

（9）患者术后出现排尿困难、排痰困难、腹胀等不适，应教会其放松技巧，正确指导其有效咳嗽、咳痰，及时查找不适的原因，采取有效措施促进舒适，消除紧张感。

（10）留置引流管的患者，详细告知引流管的作用，密切观察引流液的颜色、性质和量，活动时妥善固定管道，保持引流通畅。若出现管道意外脱出，妥善处理。

（11）遵医嘱给予适当饮食；对禁食、留置胃管、生活不能自理的患者给予口腔护理；留置尿管者给予会阴护理，尽早拔除尿管。

（12）主动询问与倾听患者的主观感受，敏锐观察患者情绪的变化；帮助解决问题，满足心理需求；清楚回答患者的问题，及时给予回应与反馈。

（三）健康指导

1. 指导患者加强自我保健意识，培养积极乐观的心态和健康的生活方式。

2. 鼓励患者询问与疾病知识和健康相关的问题，提供个体化的饮食及肢体功能锻炼等指导。

3. 组织患者参加疾病康复知识讲座，为患者演示功能锻炼的动作，播放相关疾病康复锻炼视频。

4. 根据患者的个体差异，提供针对性、个体化的心理支持和健康教育，推行"一对一帮助患者恢复自理生活能力训练"，教会患者出院后所需的康复知识及生活自理技巧。

5. 指导患者出院后服药的方法，详细告知药理作用及不良反应。

6. 提供出院后各项护理健康教育处方。

（四）延伸护理

1. 提供科室咨询电话，针对性发送健康教育的相关知识，确保患者和家属掌握。

2. 出院后定期回访，及时了解患者出院后生理、心理、病情转归及自我护理情况，并对其问题进行针对性指导。

3. 出院后指导患者认识疾病复发征象及需就诊症状，协助患者制订复诊计划。

4. 鼓励患者表达对护理服务的感受，虚心听取意见和建议，改进相关护理服务。

三、老年外科体液代谢和酸碱平衡失调患者关怀性护理

（一）评估和观察要点

1. 评估患者的年龄、近期体重变化、饮食、液体摄入、运动、营养及排泄等情况，了解其一般资

料、生活习惯、既往史、用药史等，判断是否有诱发体液代谢和酸碱平衡失调的相关因素。

2. 评估患者局部身体状况，判断有无眼窝凹陷、皮肤弹性改变、肢体水肿；有无神经、肌兴奋性增高或降低；有无肌无力或四肢软瘫；有无厌食、便秘等表现；测量腹围。

3. 评估患者全身状况，密切关注有无生命体征异常，如体温过高、脉搏增快、呼吸短促、血压下降等；有无消化道功能障碍，如腹胀、便秘、肠麻痹等；有无心功能异常，如传导阻滞和节律异常等；有无神经症状，如乏力、阳性病理体征、神志淡漠等；有无出入水量异常，如尿量减少、尿比重变化等。

4. 查阅患者实验室检查结果，了解血清 pH、血清 Na^+、血清 K^+、血浓度 HCO_3^-、氧和二氧化碳分压、渗透压、中心静脉压、心电图等检测结果，及时判断患者是否有呼吸衰竭、电解质代谢紊乱及酸碱平衡失调，以便及时给予正确的处理。

5. 与患者及家属进行良好沟通，评估其对疾病及转归的认知程度、心理反应及承受能力，以便采取针对性措施，促进适应性反应。

6. 主动关心患者，倾听患者诉说，及时了解其心理感受及社会支持状况。

7. 询问患者及家属住院期间有何需求及困难，帮助其解决问题并提供及时的帮助。

8. 对患者进行各项评估时，注意保护患者隐私，尊重患者，重视患者体验和感受。

9. 对评估情况进行准确记录并及时给予答复患者的疑惑，消除顾虑。

(二) 护理措施

1. 责任护士每日与患者交流，礼貌称呼患者，向患者及陪伴家属介绍自己的身份及职责。与患者家属进行良好沟通，鼓励患者家属给予患者良好的家庭支持。

2. 详细告知患者及家属体液代谢和酸碱平衡失调的相关知识，提高其对疾病的认知，缓解其焦虑和担忧心理。

3. 根据患者的疾病资料，及时采取有效预防措施或遵医嘱积极处理原发疾病，消除或控制导致体液代谢和酸碱代谢紊乱的危险因素，鼓励患者共同参与制订护理计划，给予全面的护理。

4. 耐心、细致向患者及家属解说各项治疗的意义、方法和操作步骤。体液不足者，遵医嘱及时补充液体，准确记录 24 小时出入量，以维持足够的体液量；体液过多者，及时评估患者脑水肿或肺水肿的进展程度，停止可能继续增加体液的各种治疗，并遵医嘱给予相应治疗的护理，积极纠正体液量过多。

5. 纠正患者酸碱失衡时，协助患者取适当体位，维持正常的气体交换；密切监测患者的生命体征、血清电解质和血气分析指标动态变化趋势，定期评估患者认知力和定向力，改善和促进患者神志恢复。

6. 对症治疗过程中，密切监测患者意识、生命体征、中心静脉压等情况，关注实验室检查结果，及时判断治疗效果，注意观察不良反应和相应的并发症，发现异常及时通知医生对症处理。

7. 维持皮肤和黏膜的完整性 定时观察患者皮肤黏膜状况，保持皮肤清洁和干燥，加强对不能自理者的巡视，定时协助其翻身，预防压力性损伤的发生；指导患者养成良好的卫生习惯，经常用漱口液清洁口腔，预防口腔炎。

8. 指导适度运动：指导能自理的患者进行适度的运动和体能锻炼，鼓励患者及家属共同制订活动计划，包括活动时间、量及形式，鼓励患者诉说在活动中的感受，注意倾听并给予鼓励，以利于身心康复。

9. 给予合适饮食：患者可因体液失衡、电解质紊乱导致胃肠道平滑肌收缩无力而出现呕吐、食欲减退、腹胀、便秘等，正确指导患者合理饮食，如饮食均衡、粗细搭配，多饮水，多食富含膳食纤维的食物等，协助下床活动，帮助养成定时如厕的习惯。

10. 加强患者住院期间的安全教育，合理制订保护措施，移去环境中的危险物品，减少意外受伤的可能；对于血压偏低或不稳定的患者，在改变体位时动作要慢，防止因体位性低血压造成眩晕而跌倒受伤。

11. 主动与患者进行沟通交流，适当使用抚摸等肢体语言，采用正向鼓励、倾听等沟通技巧，鼓励患者真实表达自我情绪和内心感受，帮助患者保持积极乐观情绪，消除患者紧张、焦虑情绪；了解患者困难及需求，随时提供帮助、排忧解难。

12. 注重患者就医体验，各项操作中注意尊重患者，保护患者隐私；适当遮盖，避免患者受凉。

（三）健康指导

1. 评估患者和家属对疾病相关知识和信息的需求，给予针对性健康教育，讲解必要的保健知识和方法，提高老年人的自我保健意识。

2. 告知患者饮食应营养丰富、全面均衡、规律进食，并适当补充水分。

3. 指导患者高度重视易导致体液失衡和酸碱代谢紊乱的原发疾病和诱因治疗。

4. 长时间禁食、长期控制饮食摄入或近期有呕吐、腹泻、胃肠道引流者，应注意及时补钾，以防发生低钾血症。

5. 肾功能减退者和长期使用抑制排钾的利尿剂（如螺内酯、氨苯蝶啶等）的患者，应限制含钾食物或药物的摄入，定期复诊并监测血钾浓度，以防发生高钾血症。服用排钾利尿剂（呋噻类）者，要注意根据尿量补钾，防止低钾血症。

6. 告知患者发生呕吐、腹泻、高热、进食困难、出血等症状应及时来医院就诊。

7. 为患者交代清楚出院后复诊事宜，提供出院后各项护理健康教育处方。

8. 指导患者关注体重、腰围情况，注意有无隐性水肿发生。

（四）延伸护理

1. 提供科室咨询电话，针对性发送体液代谢和酸碱平衡失调的相关知识，确保患者和家属掌握。

2. 出院后定期电话回访，及时了解患者出院后身体状况、活动能力及居家护理需求等情况，提供针对性的护理指导和就医指导。

3. 了解患者对护理服务的感受，虚心听取患者的意见和建议，改进相关护理服务。

四、老年休克患者的关怀性护理

（一）评估和观察要点

1. 正确判断引起患者休克的原因，如有无腹痛和发热，有无因严重烧伤、损伤或感染等引起的大量失血、失液，了解患者受伤或发病后的救治情况。

2. 密切监测患者生命体征，观察患者意识、皮肤色泽及温度、脱水情形、氧饱和度、尿量、毛细血管再充盈时间等，必要时监测中心静脉压、肺动脉压及肺毛细血管楔压等。

3. 仔细观察患者受伤的部位、范围，有无出血、水肿；分泌物的颜色、性状、气味有无异常等；有无感染征象，感染的原因及部位；有无心律/心率异常、心绞痛的征象，肺部听诊有无爆裂声或其他杂音；有无膀胱及肠道功能异常，如大小便失禁、腹胀、尿潴留等；有无受伤部位以下的运动、感觉、反射及自主神经系统功能缺失的情况；有无哮喘、胸闷、呼吸困难、瘙痒、荨麻疹等过敏反应的征象。发现异常及时报告医生，尽早控制休克进一步发展。

4. 全面评估患者有无组织缺氧、酸碱失衡、心肌梗死、脑水肿、多器官功能衰竭、感染、败血症、成人呼吸窘迫综合征、弥漫性血管内凝血等并发症的发生，动态观察患者病情变化。

5. 全面监测患者动脉血气分析、血乳酸、血常规、电解质、凝血功能、心肌酶谱、心电图、心脏超声、心动图等，根据辅助检查结果了解休克的严重程度和判断重要脏器功能，遵医嘱及时对症处理。

6. 评估患者用药史及对药物的耐受程度，密切观察药物的不良反应。

7. 动态评估治疗效果，尽早恢复患者有效循环血量，纠正微循环障碍，恢复组织灌注，增强心肌功能。

8. 休克患者起病急，病情进展快，并发症多，抢救过程使用的监护仪器较多，积极与患者及家属进行沟通交流，注意评估患者及家属的情绪变化、心理承受能力、对治疗和预后的了解程度及社会支持状况。

（二）护理措施

1. 责任护士每日与患者交流，礼貌称呼患者，向患者及陪伴家属介绍自己的身份及职责。与患者家属进行良好沟通，鼓励患者家属给予患者良好的家庭支持。

2. 患者休克时，由专人护理，分秒必争，迅速抢救患者生命。

3. 患者取平卧位或仰卧中凹卧位（疑有脊柱损伤时禁用此卧位），增加回心血量。必要时使用抗休克裤，避免不必要的搬动和翻身，减轻患者的痛苦。

4. 快速建立 1～2 条静脉通路，确保扩容治疗和各类药物的及时应用。

5. 补充血容量并注意输液速度，根据血压及血液动力学监测情况调节输液速度。中心静脉压正常值为 6～12 mmH$_2$O，低于正常值时应加快输液速度，高于正常值时应减慢输液速度，防止肺水肿及心力衰竭的发生。

6. 保持患者呼吸道通畅，昏迷者头偏向一侧或置入口咽通气道，以免呕吐物误吸或舌后坠，减少窒息发生。

7. 及时鼻导管或面罩给氧，必要时加压给氧或气管插管给氧。灭菌注射用水加温湿化，避免呼吸道干燥影响痰液排出。

8. 采取恰当的措施积极控制休克的病因，同时注意正确处理并发症，以改善患者预后。

9. 经补充血容量及纠正酸碱失衡后休克未见好转时，应采用血管活性药物治疗，使用时从低浓度开始，并按药物浓度严格控制滴速，严防药物外渗，以免引起组织坏死，增加患者痛苦和负担。

10. 遵医嘱尽早、迅速、足量、短期应用糖皮质激素，不宜超过 48 小时。

11. 严密观察患者病情变化，每 15～30 分钟为患者测量体温、脉搏、呼吸、血压，密切监测患者意识、面唇色泽、皮肤肢端温湿度、瞳孔及尿量变化，动态监测患者的实验室检查结果。持续导尿，准确记录 24 小时出入量，必要时总结 4～8 小时出入量，若每小时尿量少于 20 ml，提示肾血流量不足；每小时尿量恢复到 30 ml 则提示肾血流量改善，休克好转。

12. 对低体温患者应加盖棉被、毛毯予以保暖，适当调节室内温度，切忌用热水袋、电热毯等，以免烫伤及使皮肤血管扩张，增加局部组织耗氧量而加重组织缺氧，引起重要器官的血流灌注进一步减少；高热患者以物理降温为主，必要时遵医嘱使用药物降温，药物降温时应加强观察，避免因出汗过多而加重休克。对低血压及低血容量者绝对忌用药物降温，头部可置冰帽，以降低脑代谢，保护脑细胞。及时更换汗液浸湿的衣、被等，保持患者皮肤清洁和干燥。

13. 实施抢救过程中，选择适当的语言来安慰患者，消除其紧张、焦虑情绪；及时与家属沟通病情变化，共同制订护理计划。注意用隔帘遮挡，保护患者隐私。

14. 及时询问患者有无疼痛或不适，遵医嘱正确使用镇静止痛药，及时去除疼痛、光线、声音等刺激，指导患者减轻疼痛的技巧，促进患者舒适。

15. 注意了解患者家属的文化程度，敏锐地观察其情绪变化，了解其心理承受能力，用诚恳的语言与家属进行有效沟通并给予安慰和鼓励。

16. 与患者及家属进行有效沟通，了解患者和家属存在的问题及未满足的需求，及时解决并提供针对性帮助，使患者心情舒畅，更好地配合治疗与护理。

（三）健康指导

1. 指导患者保持积极乐观的心态，正确面对疾病。

2. 教会患者和家属正确使用保暖措施，预防烫伤。

3. 给患者讲解休克相关知识，发生高热或感染及时到医院就诊。

4. 指导患者出院后加强自我保护，避免损伤或意外伤害。

5. 给予患者出院后饮食指导和运动指导，增强机体抵抗力。

6. 提供出院后关于休克方面的护理健康教育处方。

（四）延伸护理

1. 提供科室咨询电话，针对性发送休克的转归过程、意外损伤后的初步处理和自救知识，确保患者和家属掌握。

2. 出院后定期对患者进行电话随访，及时了解患者出院后病情转归情况，提供针对性的护理指导和就医指导。

3. 定期电话随访，了解患者对意外损伤初步处理及自救知识的掌握情况。了解患者住院期间对科室护理服务的感受，虚心听取其意见和建议，改进相关护理服务。

（张俊梅　潘卫宇　路俊英）

参考文献

[1] 叶芳，占海娃. 住院老年患者跌倒的原因分析与对策 [A]. 解放军护理杂志，2010，27（11）：1666-1669.

[2] 宋岳涛，吕继辉，李翔，张守字. 老年综合评估 [M]. 北京：中国协和医科大学出版社，2012.

[3] 王蕾，刘艳. 老年患者常见护理意外原因及护理 [A]. 数理医药学杂志，2014，27（5）：615-616.

[4] 李加宁，宋雁宾. 加强护理风险管理的思路与方法 [J]. 中华护理杂志，2005，40（1）：47-48.

[5] 邓志萍，肖玉芳. 护理安全带隐患因素分析及管理对策 [J]. 现代临床护理，2008，7（6）：55-57.

[6] 陈霞. 集束化护理理念的临床应用现状 [J]. 天津护理，2015，23（2）：181-182.

[7] 尤黎明，吴瑛. 内科护理学第六版 [M]. 北京：人民卫生出版社，2017.

[8] 黄行芝，刘义兰，杨春. 关怀护理学-华生人性关怀理论在护理专业中的应用 [M]. 北京：人民军医出版社，2009：29-37.

[9] 马燕兰，侯惠如. 老年疾病护理指南 [M]. 北京：人民军医出版社，2013.

[10] 冯志仙. 外科护理 [M]. 杭州：浙江大学出版社，2013.

[11] 屈请荣，李胜云. 外科手术室疾病护理 [M]. 郑州：郑州大学出版社，2011.

[12] 刘于晶. 护士人文关怀品质测评工具的构建研究 [D]. 上海：第二军医大学，2009.

[13] 刘小明. 常见疾病护理指导手册 [M]. 长沙：湖南科学技术出版社，2013：264-268.

[14] 李乐之，路潜. 外科护理学第五版 [M]. 北京：人民卫生出版社，2012：8-9.

[15] 刘义兰，杨雪娇，胡德英，等. 护理人文关怀标准的研究进展 [J]. 中华护理杂志，2014，49（12）：1500-1505.

[16] 罗红，石嫣，李玉珍，等. 近10年国外老年护理研究现状及热点的文献计量学分析 [J]. 中华现代护理杂志，2018，24：2853-2859.

第八章

肿瘤科患者关怀性护理

一、头颈部肿瘤患者关怀性护理

（一）评估和观察要点

1. 责任护士每日与患者沟通，主动向患者及家属介绍自己的身份及职责。

2. 评估患者鼻腔及口腔有无分泌物及异味，局部有无出血，观察出血颜色、量及性状。

3. 评估患者声嘶、吞咽、进食情况。

4. 评估患者听力是否存在障碍。

5. 评估患者咳嗽发生时间、诱因、性质、节律、与体位的关系、伴随症状、睡眠等，询问患者咳痰的难易程度，观察痰液的颜色、性质、量。

6. 评估患者营养状况、进食情况。

7. 放疗前了解患者是否拔牙。

8. 评估患者有无疼痛，疼痛评分情况，疼痛发生的诱因，现在及过去一周给予的止疼治疗，评估止疼治疗的效果和不良反应。

9. 评估脑肿瘤患者的生命体征及意识水平、瞳孔大小及对光反射，肢体有无运动障碍及肌张力情况，评估患者有无癫痫史

10. 评估患者心理健康状况，了解患者的心理感受、家庭及社会支持情况。

11. 实施各项评估时，注意保护患者隐私。

（二）护理措施

1. 化疗患者护理

（1）静脉输注化疗的患者，建议行中心静脉给药。输注化疗药物期间加强巡视，发现化疗药物渗漏，立即按预案处理。

（2）用药前详细告知药物使用方法、作用及不良反应，减轻患者恐惧与焦虑，帮助其树立治疗的信心。

（3）化疗期间进食高蛋白、高维生素、高热量，低脂肪、易消化饮食。鼓励进食，少量多餐。多吃新鲜水果及蔬菜，预防便秘，鼓励患者多饮水，全天饮水量应在 2000 ml 左右。注意休息，劳逸结合。

（4）化疗期间予心电监护，严密观察患者生命体征。

（5）注意观察尿量，24 小时尿量要求在 2500～3500 ml。

（6）严密观察患者用药后的反应：恶心、呕吐、腹痛、腹泻、便秘、血尿、便血、发热等情况，及时报告医生对症处理。

2. 放疗患者护理

（1）拔牙患者需待伤口愈合 7～10 天后方可放疗，放疗后 2 年内勿拔牙，放疗后 3～5 年可分批拔

除龋齿，拔牙前常规抗感染治疗 3～7 天。

（2）随时观察患者口腔情况，告知患者为避免食物刺激黏膜，餐前、餐后、睡前漱口。对吞咽困难或口腔溃疡者给予吸管吸入，金因肽外用。

（3）指导患者使用含氟牙膏和软毛牙刷刷牙。对于鼻腔干燥的患者，可使用石蜡油或复方薄荷油润滑湿润鼻腔。

（4）放疗期间进行鼻咽腔冲洗，建议患者坚持半年左右。

（5）喉癌患者放疗前必须将金属气管套管更换为塑料套管。

（6）气管套管护理，根据患者咳痰量每日清洗套管 1～3 次。定期更换固定的纱带，及时更换气管套管纱布，保持气管造口周围皮肤清洁、干燥，预防感染。放疗期间注意观察套管内的痰量、颜色、性质，痰中带血时应多饮水并加强气道湿化。

（7）放疗开始后皮肤可使用外用药（比亚芬）涂抹，放疗前需清洗干净，如果局部皮肤破溃应避免涂抹。可每日行放射野皮肤拍水，以避免局部皮肤的干燥。

（8）放疗期间患者宜穿宽大棉质衣服，不穿高领衣服或使用丝巾，保持局部皮肤清洁干燥，有汗及时擦干，禁止使用肥皂、化妆品及护肤品等刺激性液体擦洗，勿抓挠和阳光直晒。保持放射野皮肤标记清晰。

（9）头部放疗的患者要注意休息，注意预防跌倒。

（10）当皮肤出现破溃或脓液渗出，每日用生理盐水清洗，待干后喷洒金因肽，然后涂抹磺胺粉，并保持局部皮肤清洁卫生。

（11）每周自测体重，指导其测量门齿距，观察口腔黏膜及皮肤情况，并填写放疗卡。

3. 其他护理措施

（1）每日与患者交流至少 5 分钟，使其放松心情；观察患者目前状态，有无家属陪伴，有无紧张、压力及其来源。

（2）主动巡视患者，询问患者所需，倾听患者治疗后主观感受与心理反应，及时给予回应与反馈。及时解决患者存在的问题。

（3）实施手术治疗者，护理措施见相关章节。

（4）实施靶向治疗和免疫治疗者，提供相应护理。

（三）健康指导

1. 评估患者和家属对疾病相关知识和信息的需求，做好健康教育，及时评估健康教育效果。

2. 帮助患者保持情绪稳定，以平常心对待生活，勿紧张焦虑。向患者介绍自我放松训练的方法，如呼吸放松、肌肉放松等。

3. 告知患者保证充足的睡眠，调整作息时间，避免熬夜。

4. 保持呼吸道通畅，指导患者做深呼吸及咳嗽运动，有痰液要及时咳出。对声嘶患者多给予生活上的照顾及精神安慰。

5. 在放疗期间坚持功能锻炼。鼓水、张口、弹舌、鼓腮、叩齿、颈部牵拉运动，每日 50～100 次，以防止咀嚼肌及周围组织的纤维化。

6. 指导患者注意保护喉咙，避免说话过多，多采用其他方式进行交流。

7. 指导患者正确使用加湿器湿化空气，缓解出现的鼻干、口干等不适。

8. 指导患者及家属预防鼻出血，知晓出血的紧急处理方法。

9. 养成良好的饮食习惯，戒烟酒，清淡饮食，进食高热量、高蛋白、高维生素、无刺激的食物；鼓励患者取坐位或半坐位进食，进食后休息 15～30 分钟，应少食多餐。

10. 注意补充足够水分，少量多次饮水。

11. 保持大便通畅，应多吃新鲜水果等预防便秘。

12. 告知患者治疗期间机体免疫力低下，应防止受凉，避免到人多的地方，防止交叉感染。

13. 指导患者和家属掌握止痛药物正确的服用方法及相关不良反应的观察要点。

14. 指导患者和家属知晓正确、有效的癫痫发作的预防措施及癫痫发作的应急处理。

15. 指导放化疗患者出院后定期复查血常规及肝肾功能，并按时返院复查。

（四）延伸护理

1. 出院后电话回访，指导患者养成良好的生活习惯，戒烟酒，清淡饮食。先进软食，慢慢过渡到一般饮食，注意食物多样化，满足身体各种营养素的需求。注意保护放疗照射皮肤，勿曝晒、冻伤。终生坚持鼻腔冲洗和头颈功能锻炼。

2. 电话回访时，及时了解患者出院后生理、心理、病情进展及自我护理等情况，并对其问题进行针对性指导。提供科室咨询电话，针对性发放并讲解出院指导资料，确认患者及家属掌握。

3. 虚心听取患者的意见和建议，改进相关护理服务。

4. 鼻咽癌患者出院后责任护士回访了解目前恢复情况，指导定期复查血常规、肝肾功能、鼻咽镜和 MIR。定期随诊时间为第 1 年每 2～3 个月一次，第 2 年每 3～4 个月一次，第 3 年每 6 个月 1 次，以后每年 1 次。

（五）临终关怀

1. 护士为患者提供整洁、清新安静的休息环境，尽可能地为患者提供单独的病房并配备患者喜欢的物件。

2. 主动巡视患者，询问与倾听患者的主观感受与心理反应，及时给予回应与反馈。

3. 保持患者口腔、鼻腔的清洁、湿润，保持患者皮肤清洁及肛周清洁干燥无浸渍。

4. 重视患者的疼痛诉求，给予个体化止痛治疗。教会患者疼痛自评方法，告知患者及家属疼痛的原因或诱因及减轻和避免疼痛的其他方法，包括音乐疗法、注意力分散法、自我暗示法等放松技巧。

5. 加强营养，给予高蛋白、高热量、丰富维生素、易消化饮食，根据患者的饮食量与治疗需要，制订个体化营养方案。

6. 对于谵妄患者应保持环境安静，避免刺激。

7. 鼓励家属陪伴和坦诚沟通，适时表达关怀和爱。引导患者回顾人生，肯定其生命的意义，在患者及家属的同意下接受专业团队的舒缓治疗，让患者及家属从容面对未来。

（孙　丽）

二、胸部肿瘤患者关怀性护理

（一）评估和观察要点

1. 责任护士每日与患者沟通，主动向患者及家属介绍自己的身份及职责。

2. 评估患者的呼吸频率、节律及深度，观察患者口唇、甲床有无发绀及外周血氧饱和度等。评估患者有无呼吸困难，如有呼吸困难，评估肺功能、胸部 CT、胸部彩超结果，与医生沟通，明确患者发生呼吸困难的原因。

3. 了解患者饮食嗜好及生活习惯，是否有吸烟史、既往史、家族史。

4. 评估咳嗽发生时间、诱因、性质、节律、与体位的关系、伴随症状、睡眠等，询问患者咳痰的难易程度，观察痰液的颜色、性质、量。

5. 评估患者有无咯血，观察咯血的颜色、性状及量、伴随症状、心理反应等。

6. 评估患者吞咽进食情况。

7. 评估患者有无疼痛，疼痛评分情况，疼痛发生的诱因，现在及过去一周给予的止疼治疗，评估止疼治疗的效果和不良反应。

8. 评估患者营养状况、进食情况。

9. 评估患者心理健康状况，了解患者的家庭及社会支持情况。

10. 实施各项评估时，注意保护患者隐私。

（二）护理措施

1. 化疗患者护理

（1）使用对血管刺激性大的药物时，合理选择静脉通路，最大限度地保护患者的血管。

（2）化疗期间尽量将患者安排在单间或病患少、较安静的房间。

（3）化疗期间多饮水，每天 2000 ml 左右，以加快化疗药物代谢，减少化疗药物对肝肾功能及身体的刺激。观察 24 小时尿量，根据患者当天输液量及饮水情况，24 小时尿量要求在 2500～3500 ml。

（4）化疗期间每日保证不少于 8 小时的睡眠，消除紧张情绪，必要时可适当服用镇静药物。

（5）化疗当天至化疗结束 7 天内患者因药物作用体能下降，易发生晕厥。下床或如厕时家属应随时陪同，防止因头晕、乏力而发生跌倒及坠床。

（6）每周测量体重（固定时间、衣物）以动态观察营养状况，体重下降明显、营养缺乏的患者身体耐受性下降，化疗反应也相对较重。

（7）化疗期间机体免疫力低下，应防止受凉，避免到人多的地方，防止交叉感染。

（8）化疗过程中如出现脱发，可将头发剪短或剃除，外出可佩戴头巾、帽子及假发，以防脱发加重患者心理负担。治疗结束后 3～6 个月可长出新发。

（9）各项操作中保护患者隐私，注意遮盖，避免患者受凉。

2. 放疗患者护理

（1）刺激性干咳无痰患者可服用止咳药物；痰液不易咳出可行雾化吸入治疗，并静脉使用化痰药物，正确掌握咳痰的方法技巧。

（2）进食疼痛的患者进食前可含漱口水，饭后适量饮水以冲洗附着于病变部位（食道黏膜）的食物，增加放疗的敏感性。

（3）鼓励患者多进食，少食多餐。切勿进食热、硬、有渣、酸辣等刺激性的食物，宜进食温凉、清淡、无刺激、营养丰富的流质食物，如鱼汤面、汽水肉、蒸鸡蛋、新鲜果汁等。

（4）皮肤产生口腔黏膜反应，要鼓励患者多饮水，保持口腔清洁湿润。如有咽痛，可含漱口水，泡饮菊花茶、金银花茶等。

（5）皮肤早期有干性反应时（红斑、刺痒），可涂收敛止痒药物如比亚芬、地塞米松霜剂。皮肤出现针尖样小水疱、渗液，为湿性反应期，可涂抗炎生肌的油膏，如速愈平或鱼肝油软膏等。

（6）放疗中尽量保持体位不变，以保证放疗顺利进行，请患者妥善保护定位标记（即医生在皮肤上所画的有色线条），如印记模糊，请及时找医生重新标记，不得自行描画。

3. 其他护理措施

（1）每日与患者交流至少 5 分钟，使其放松心情，观察患者目前状态，有无家属陪伴，有无紧张、压力及其来源。帮助患者认识焦虑和紧张的情绪不利于疾病的治疗，开朗乐观的心态利于疾病的恢复，保持情绪稳定，以平常心对待生活，勿焦虑。

（2）主动巡视患者，询问患者所需，倾听患者治疗后主观感受与心理反应，及时给予回应与反馈。及时解决患者存在的问题。

（3）实施手术治疗的患者，护理措施见外科患者关怀性护理相关章节。

（4）对胸腔引流患者应妥善固定导管，观察引流液颜色、量、性状及引流过程中患者有无头昏、心慌、出汗、面色苍白等胸膜反应发生。

（5）肺栓塞患者应绝对卧床休息，观察患者意识及生命体征变化，为患者提供生活护理。如发现患者剧烈胸痛、呼吸困难加剧、发绀明显、烦躁不安、大咯血、面色苍白、出冷汗、血压下降，立即通知医生并配合抢救，同时安抚患者及家属，消除患者的恐惧感，稳定患者情绪。

（6）实施靶向治疗和免疫治疗的患者，提供相应护理。

（7）开展呼吸功能锻炼活动。

（三）健康指导

1. 评估患者和家属对疾病相关知识和信息的需求，做好健康教育，及时评估健康教育效果，以保证患者和家属掌握必要的知识。

2. 指导患者和家属进行正确、有效的呼吸肌功能训练及正确的咳嗽和拍背方法。

3. 有针对性地开展营养及心理个体辅导。

4. 指导患者及家属胸腔引流管不慎滑脱时的紧急处理方法。

5. 指导患者出院后的饮食护理。进食营养丰富、全面均衡、易消化饮食，并注意饮食卫生，规律进食。

6. 告知患者治疗期间机体免疫力低下，应防止受凉，避免到人多的地方，防止交叉感染。

7. 指导患者和家属掌握止痛药物正确的服用方法及相关不良反应的观察要点。

8. 化疗期间应加强营养的摄入，多食优质高蛋白、丰富维生素类食物，如鱼、精瘦肉、蛋、牛奶、新鲜蔬菜水果等。如进食有梗阻，应以温凉流质或半流质食物为主，严禁油炸及其他坚硬的食物，避免损伤食道。

9. 放疗期间健康指导

（1）放疗期间避免进食对胃有刺激的辛辣食物，以清淡易消化的食物为主，进食原则为少食多餐。

（2）放疗期间每日保证不少于 8 小时的睡眠，消除紧张情绪，必要时可服用镇静药物。

（3）放疗过程中如出现脱发，可将头发剪短或剃除，外出可佩戴头巾、帽子及假发，以防脱发加重患者心理负担。治疗结束后 3～6 个月可长出新发。

（4）坚持呼吸功能锻炼能有效降低反射性肺炎的发生率，可在护理人员指导下锻炼（腹式呼吸或缩唇呼吸），每次 15～20 分钟，每天 4～5 次。

（四）延伸护理

1. 出院后定期电话回访患者，及时了解患者出院后生理、心理、病情进展及自我护理等情况，并对其问题进行针对性指导。

2. 了解患者对护理服务的感受，虚心听取患者的意见和建议，改进相关护理服务。

3. 建立信息平台，发送居家照护基本知识，包括压疮预防、下肢深静脉血栓预防、坠积性肺炎预防及跌倒预防等。

4. 提供住院期间及出院后各项护理的书面指导材料。

（孙　丽）

三、腹部肿瘤患者关怀性护理

（一）评估和观察要点

1. 责任护士每日与患者沟通，主动向患者及家属介绍自己的身份及职责。

2. 了解患者的进食情况、饮食嗜好及生活习惯，既往史及家族史。

3. 评估患者恶心和呕吐情况，观察其发生的时间、频率、原因或诱因，呕吐的特点及呕吐物的颜色、性质、量、气味，伴随的症状等。

4. 评估患者排便情况，观察大便的颜色、性状、次数和量，有无排便习惯的变化。

5. 评估患者有无肠梗阻，观察其腹痛、腹胀、恶心、呕吐、肛门停止排气排便等症状。了解血常规、电解质、X 线立位腹平片等。腹部检查了解肠型、腹部压痛、肠鸣音亢进或消失等。

6. 评估患者对肠造口的心理认知与接纳程度，了解其排便情况，观察造口的形状、高度及血运，保持造口及周围皮肤清洁；及时发现刺激性皮炎、造口出血、缺血坏死、水肿、回缩、狭窄、脱垂、撕裂、肉芽肿及皮肤黏膜分离等并发症。

7. 评估患者有无消化道出血，观察其呕血或便血情况，包括出血及持续时间、出血量、颜色、性状、次数和伴随症状、心理反应等。

8. 评估患者有无腹水，观察其腹痛、腹胀、双下肢水肿程度及腹围变化，了解腹部 B 超及各项生化检查结果。

9. 评估患者有无黄疸，观察其皮肤、巩膜黄染程度及皮肤瘙痒情况，了解肝功能情况。

10. 评估患者有无疼痛，疼痛评分情况，疼痛发生的诱因，现在及过去一周给予的止疼治疗，评估止疼治疗的效果和不良反应。

11. 询问患者有何不适，了解患者的心理感受、家庭及社会支持情况。

12. 实施各项评估时，注意保护患者隐私。

（二）护理措施

1. 化疗患者的护理

（1）在化疗药物输注过程中应使用心电监护，观察心电图是否出现室上性心动过速、窦性心动过速等心律失常。

（2）化疗时观察 24 小时尿量。

（3）对白细胞减少的患者，应减少探视，避免外出，避免到人多的场所，预防呼吸道感染。注意饮食卫生，预防消化道感染；保持口腔清洁，餐后漱口；便后保持会阴部及肛周皮肤清洁。

（4）血小板减少的患者，忌辛辣、刺激、坚硬、油炸食物，防止消化道出血；避免碰撞，勿搔抓皮肤，防止外伤；软毛刷刷牙，勿剔牙，防止牙龈出血；勿搓揉鼻部及挖鼻孔，防止鼻黏膜出血；保持大便通畅，避免用力排便；如有头痛、恶心、呕吐，及时告知医护人员。

（5）血红蛋白低的患者，注意休息，避免发生晕厥而跌倒；血红蛋白＜60 g/L 时，绝对卧床休息，有缺氧症状时吸氧。

（6）对于肝区疼痛的患者，应耐心询问患者疼痛的程度和持续时间，对疼痛剧烈者，可遵医嘱给予止痛治疗，必要时给予吗啡等强效镇痛剂，同时观察止痛效果及不良反应。

（7）治疗期间应严密观察病情变化，注重患者的精神状态，监测体温、脉搏、血压的变化。询问患者有无腹泻、黑便，以便及时诊断治疗。

2. 放疗患者护理

（1）放疗后 1～2 小时，可能出现恶心、呕吐等不良反应，因此指导患者放疗前后半小时暂禁食，以减轻可能发生的消化道反应。

（2）保持放射野皮肤标记清晰，如标记模糊应及时找医生填补，不可自行添加或涂改。

（3）穿宽松柔软的棉质衣服，保持放射野皮肤清洁干燥，避免摩擦，避免阳光暴晒、冷热等物理刺激，避免贴胶布及涂碘酊，洗澡时用清水，避免香皂、沐浴露等刺激。

（4）放疗期间，身体耗费大量能量来自我康复，加上疾病带来的压力，以及放射对正常细胞的影响，都会导致疲劳。指导患者少活动、多休息、早睡觉，大多数患者在放疗结束后，虚弱和疲劳也会逐渐消失。

（5）放疗期间应严密观察病情变化，注重患者的精神状态，监测体温、脉搏、血压的变化。询问患者有无腹泻、黑便，以便及时诊断治疗。

（6）当患者大便次数增加，出现腹痛、腹泻，严重者可有血便，指导患者遵医嘱使用止泻剂，便后保持肛周局部皮肤清洁。宜进食无刺激性、易消化饮食。

（7）指导患者放疗期间多饮水，预防放射性膀胱炎，并告诉患者膀胱功能在放疗结束后可恢复正常。

（8）出现放射性肠炎可给予地塞米松＋思密达＋生理盐水保留灌肠，也可用小檗碱 20 ml 保留灌肠，每日 1～2 次。灌肠时嘱患者左侧卧位，灌肠后继续左侧卧位 1～2 小时，使药液在肠道能被充分吸收。

3. 其他护理措施

（1）每日与患者交流至少 5 分钟，使其放松心情，观察患者目前状态，有无家属陪伴，有无紧张、压力及其来源。帮助患者认识焦虑和紧张的情绪不利于疾病的治疗，开朗乐观的心态利于疾病的恢复，保持情绪稳定，以平常心对待生活，勿焦虑。

（2）主动巡视患者，询问患者所需，倾听患者治疗后主观感受与心理反应，及时给予回应与反馈。及时解决患者存在的问题。

（3）实施手术治疗的患者，相关护理措施见外科患者关怀性护理章节。

（4）实施靶向治疗和内分泌治疗的患者，提供相应护理。

（5）有针对性地开展营养及心理个体辅导。

（三）健康指导

1. 评估患者和家属对疾病相关知识和信息的需求，做好健康教育，及时评估健康教育效果，以保证患者和家属掌握必要的知识。

2. 充足的营养支持对机体恢复有重要的作用，指导患者进食易消化、营养丰富的饮食，如粥、鱼类、鸡蛋羹、肉末、胡萝卜、西兰花、土豆、西红柿、南瓜、香菇、海带等。胃全切或部分切除的患者可少食多餐，在一日三餐的基础上，于两餐之间适当加餐。

3. 对食欲不佳的患者，鼓励与家属一同进餐，营造良好的就餐氛围。避免在禁食的患者面前进餐。

4. 有倾倒综合征者，应指导患者通过饮食调整来缓解症状，避免过浓、过甜、过咸的流质食物，宜进低碳水化合物、高蛋白饮食，餐时限制饮水、喝汤，进餐后平卧 10～20 分钟，一般术后半年到 1 年逐渐自愈。

5. 指导患者保证充足睡眠。对化疗引起失眠的患者，可遵医嘱服用舒乐安定或佳静安定改善睡眠。

6. 告知患者治疗期间机体免疫力低下，应防止受凉，避免到人多的地方，防止交叉感染。

7. 有肠造口患者，平时衣服应柔软、宽松，腰带处不宜过紧，以免对造口产生压迫。洗澡时可采用淋浴的方式，游泳时可选用迷你型造口袋，外出旅游随身携带足够的造口护理用品。避免有碰撞的运动，如摔跤、打篮球等。必要时可佩戴肠造口护罩来保护造口。避免重体力劳动和增加腹压的运动，减少造口旁疝的发生。

8. 指导患者及家属知晓腹腔引流管不慎滑脱时的紧急处理方法。

9. 指导患者和家属掌握止痛药物正确的服用方法及相关不良反应的观察要点。

10. 指导放化疗患者出院后定期复查血常规、肝肾功能及电解质，并按时返院复查。

11. 指导患者注意观察是否有黑便，是否出现呕吐隔夜宿食等症状，早期识别胃出血、贲门或幽门梗阻等并发症。

（四）延伸护理

1. 出院后回访，指了解患者目前的恢复情况、病情转归及自我护理等情况，并对其问题进行针对性指导；出院在家服药期间如果出现较严重的不良反应要及时联系管床医生，给以相应的评估及处理。

2. 治疗后的 1 个月、6 个月、1 年、2 年进行复查，查血常规、肝功能、CA199 和腹部彩超，必要时复查腹部 CT。观察术区局部及远处有无肿瘤复发和转移，了解术后恢复情况。

3. 建立信息平台，发送居家照护基本知识，包括造口维护、压疮预防、下肢深静脉血栓预防、坠积性肺炎预防及跌倒预防等。

4. 提供住院期间及出院后各项护理的书面指导材料。

5. 了解患者对护理服务的感受，虚心听取患者的意见和建议，改进相关护理服务。

（孙　丽）

四、泌尿和男性生殖系统肿瘤患者关怀性护理

（一）评估和观察要点

1. 责任护士每日与患者沟通，主动向患者及家属介绍自己的身份及职责。

2. 观察患者尿液的颜色、性状、量。

3. 评估患者排尿情况，是否有膀胱刺激征。

4. 了解患者饮食嗜好及生活习惯，既往史及家族史。

5. 询问患者有何不适，了解患者的心理感受、家庭及社会支持情况。

6. 观察放疗患者照射野皮肤反应。

7. 评估患者管道，了解各类管道的评分、管道类型、风险等级及固定情况，观察引流液颜色、性状和量。

8. 评估患者有无疼痛，疼痛评分情况，疼痛发生的诱因，现在及过去一周给予的止疼治疗，评估止疼治疗的效果和不良反应。

9. 实施各项评估时，注意保护患者隐私。

（二）护理措施

1. 化疗患者护理

（1）化疗药物灌注前应仔细询问患者的病史，既往灌注后的反应，做好患者和家属解释工作，患者若有创伤或感染，灌注应延迟 1 周。

（2）叮嘱患者灌注治疗前 1 天晚上应保证充足的睡眠，清洗会阴，明确告知灌注前 12 小时控制水的摄入并禁水 4 小时，膀胱灌注时要排空膀胱尿液。

（3）灌注后指导患者变换体位 1 次/30 分钟，病变部位体位变换时间相对延长；采用仰卧位、左侧卧位、右侧卧位和俯卧位 4 种体位。保留 2 小时后患者自主排出药液。告知患者排药后增加饮水量，加速尿液的形成。

（4）蒽环类药物有心脏不良反应，告知患者药物使用过程中的不良反应，用药过程中使用心电监护，如出现心悸、气短、心前区疼痛、呼吸困难，及时告知医护人员。

（5）严密观察患者用药后的反应，恶心、呕吐、腹痛、腹泻、便秘、血尿、便血、发热等情况，及时报告医生对症处理。

（6）指导患者在化疗期间多饮水，观察有无尿频、尿急、尿痛等膀胱刺激征，遵医嘱正确使用解毒剂。正确记录 24 小时尿量。

2. 放疗患者护理

（1）观察尿量及颜色、性状的变化，正确记录 24 小时尿量。有无膀胱刺激征、排尿困难、尿潴留等症状。

（2）告知患者放疗过程中要保持外生殖器清洁、干燥，防止细菌进入男性尿道造成感染。

（3）湿性反应严重时可用氟轻松霜外涂；放疗区域皮肤禁止用沐浴液等刺激性液体清洗；宜穿着宽松棉质内裤，防止放疗区皮肤磨损。

（4）指导患者忌辛辣、燥热的食物，避免刺激性食物导致性器官充血，痔疮、便秘症加重，压迫前列腺加重排尿困难。症状严重时可遵医嘱给予中药灌肠合剂行保留灌肠。

3. 其他护理措施

（1）每日与患者交流至少 5 分钟，使其放松心情，观察患者目前状态，有无家属陪伴，有无紧张、压力及其来源。

（2）由于疾病带来泌尿系统和男性生殖系统的不适和不便，往往导致患者生活质量下降，患者存在自卑、羞愧、抑郁、焦虑甚至绝望等负性心理反应，会加重其身体上的不适，运用倾听、解释、安慰等技巧与患者沟通，表示关心与体贴，并及时取得家属的配合，预防和避免自杀等意外的发生。

（3）主动巡视患者，询问患者所需，倾听患者治疗后主观感受与心理反应，及时给予回应与反馈。及时解决患者存在的问题。

（4）耐心听取患者的叙述和感受，给予支持和鼓励。指导患者用看电视、看书、听音乐的方式来调节和缓解负面情绪，使自己放松，保持良好的心态。有针对性地开展心理个体辅导。

（三）健康指导

1. 评估患者和家属对疾病相关知识和信息的需求，做好健康教育，及时评估健康教育效果，以保证患者和家属掌握必要的知识。

2. 男性生殖系统肿瘤患者因病变位置特殊，内心羞愧，难以启齿，自卑感强烈，多与患者进行沟通，了解患者内心想法。

3. 加强社会支持力度，了解患者及家属对疾病的认知程度，告知治疗的先进性，争取家属亲人的支持。

4. 指导患者进行自我心理暗示：治疗后可以正常的生活、不影响性功能，树立战胜疾病的信心。

5. 治疗过程中注意保护个人隐私，使患者感到被关心，有自尊感。

6. 进食高蛋白、高热量、低盐、清淡富含维生素的食物，水肿严重者及高血压者应忌盐，适当增加豆制品、水果、蔬菜的摄入，以防便秘。

7. 告知患者治疗期间机体免疫力低下，应防止受凉，避免到人多的地方，防止交叉感染。

8. 指导患者和家属掌握止痛药物正确的服用方法及相关不良反应的观察要点。

（四）延伸护理

1. 出院后回访，了解患者目前的恢复情况、病情转归及自我护理等情况，并对其问题进行针对性指导。出院在家服药期间如果出现较严重的不良反应，及时联系管床医生，给以相应的评估及处理。

2. 了解患者对护理服务的感受，虚心听取患者的意见和建议，改进相关护理服务。

3. 电话随访嘱患者治疗后 1 个月内避免用力排便。习惯性便秘者应多饮水，多食高纤维的食物，必要时口服缓泻药或使用开塞露。3 个月内不骑自行车，不走远路，不提重物，不要坐软凳及沙发，避免腹压增加导致出血。出现尿失禁者，告知继续进行盆底肌收缩训练，严重者可使用阴茎夹控制排尿。

4. 性生活指导。治疗结束 3 个月后可适度性生活，注意要防止生殖器官过度充血。

5. 提供住院期间及出院后各项护理的书面指导材料。

（孙　丽）

五、女性生殖系统肿瘤患者的关怀性护理

（一）评估和观察要点

1. 责任护士每日与患者交流，礼貌称呼患者；主动向患者及家属介绍自己的身份及职责。

2. 观察患者阴道分泌物的颜色、性状、量。

3. 评估患者排尿情况，是否有膀胱刺激征或膀胱阴道瘘等异常状况。

4. 评估患者排便情况，有无便秘、腹泻、直肠阴道瘘等排便异常状况。

5. 观察放疗照射野皮肤反应。

6. 评估患者疼痛情况，有疼痛的患者运用 BPI 简明疼痛评估量表进行全面评估。

7. 评估患者有无恶心、呕吐、头晕、乏力等症状，发生的时间、频率、原因或诱因，以及伴随症

状等。

8. 根据 MORSE 量表评估患者跌倒风险；评估骨转移患者骨相关事件发生风险。

9. 使用住院患者营养风险筛查评估量表评估患者饮食、营养等情况。

10. 使用心理评估量表，如 PHQ-9、GAD-7、DT 等，了解患者的心理感受、家庭及社会支持情况。必要时使用自杀倾向评估与预防记录单。

11. 评估留置管道患者导管滑脱风险。

12. 使用 VTE-Padua 评分评估患者深静脉血栓发生风险。

13. 对卧床患者进行 Braden 及 Baethel 评估，了解皮肤压力性损伤风险及生活自理能力。对长期卧床患者评估肌力分级情况及肢体失用性萎缩风险。

14. 评估患者淋巴水肿情况。对于出现淋巴水肿的患者，测量其双侧下肢髌骨上缘和下缘各 15 cm、足背踝关节上 5 cm、趾蹼上 5 cm 周径，根据水肿情况进行分级并记录留档，给予针对性护理。

15. 了解患者饮食嗜好及生活习惯，既往史及家族史。

16. 询问患者有何不适；了解患者的心理感受、家庭及社会支持情况。

17. 询问患者及其家属住院期间有何问题、困难或需求。

18. 实施各项评估时，非单人间拉隔帘，单人间关门，保护患者隐私。

19. 对评估情况进行记录并及时给予答复或解决能够解决的问题。

（二）护理措施

1. 化疗患者的护理

（1）化疗前后行静脉采血，了解血常规及肝肾功能情况。

（2）化疗期间多饮水，每天至少 1500～2000 ml，促进排尿。

（3）外周神经毒性：化疗时指导患者佩戴加压橡胶手套或冰手套，预防白蛋白结合紫杉醇诱发的周围神经病变，减轻患者的指端麻木感。当患者出现手足综合征时，可涂抹凡士林润肤膏等保湿，避免接触刺激性洗涤用品，注意防晒。

（4）脱发：化疗前告知患者会有暂时性的脱发，让患者有心理准备。指导患者准备假发、棉帽、丝巾等，减少患者因外形原因引起的自卑心理。

（5）腹腔灌注化疗时，指导患者注意更换体位，使药物在腹腔得到充分吸收。

（6）进高蛋白、高维生素、高热量饮食，少食多餐，保证营养摄入。

（7）预防感染，保持室内阳光充足，空气流通。注意个人卫生。减少频繁进出公共场合所致交叉感染。

（8）保持充足的睡眠，避免治疗性疲乏。

（9）各项操作中保护患者隐私；注意遮盖，避免患者受凉。

2. 放疗患者的护理

（1）放疗期间，注意观察患者对放疗的耐受情况及不良反应程度。

（2）每日进行阴道冲洗，冲洗动作轻柔，冲洗压力不宜过大，预防阴道粘连及狭窄。

（3）组织间插植放疗的护理：插植前清洁外阴，排空大小便。插植期间避免用力排便及大幅度翻身，以防插植针移位或脱落，必要时使用气垫床，预防压力性损伤。疼痛时遵医嘱使用止痛药物，难以入睡时可遵医嘱口服安眠药。勤换看护垫，保持床单位清洁干燥。往返病房及放疗室途中避免跌倒或坠床，注意保暖。

（4）妥善固定尿管，避免导管打折、脱出，尿袋放置不宜高过膀胱，以免逆行感染。

（5）放疗期间监测体温，当体温大于 38℃时应暂停治疗。

（6）放疗区皮肤护理：穿宽松棉质衣服，用温水和柔软毛巾轻轻沾洗，禁用肥皂、碘酒、酒精等刺激性物品，局部皮肤忌搔抓、撕剥，防止皮肤损伤造成感染。可以使用皮肤放射线保护剂涂抹，预防放射性皮炎。

（7）如发现照射区定位线条不清晰，应及时请主管医师补画，切勿自行填补。

（8）观察大小便情况，鼓励进食清淡易消化饮食，禁食生冷、辛辣、刺激性食物。出现放射性肠炎可给予地塞米松＋思密达＋生理盐水保留灌肠，也可加用云南白药、人工牛黄等药物，每日 1～2 次。嘱患者每天饮水 1500～2000 ml，每次排尿后注意外阴及尿道口的清洁，防止逆行感染。

（9）对下肢淋巴水肿患者进行综合消肿治疗，包括手法淋巴引流、压力治疗、皮肤护理及功能锻炼，耐心讲解各个操作步骤及注意事项，教会患者及家属自我护理的方法。

3. 其他护理措施

（1）每日与患者交流至少 5 分钟，使其放松心情，观察患者目前状态，有无家属陪伴，有无紧张、压力及其来源。

（2）主动巡视患者，询问患者所需，倾听患者治疗后主观感受与心理反应，及时给予回应与反馈，及时解决患者存在的问题。责任护士不能解决的问题，及时向护士长和医生报告。

（3）实施手术治疗的患者，护理措施见妇科护理章节。

（4）对实施靶向治疗、免疫治疗的患者，进行相应观察和护理。

（5）评估照顾者负担和心理状态，为患者家属提供心理关怀和照顾者团体辅导。

（三）健康指导

1. 注意保护患者隐私，避免在患者面前说暗示性的语言，多给予患者安慰和鼓励，使其尽快适应患者角色，更好地配合治疗。

2. 动员患者的丈夫与家属多关心患者，消除丈夫对妇科疾病所持的不正确认知，给予患者更多体谅和爱护。

3. 鼓励患者坚持阴道冲洗至治疗结束后半年，坚持提肛锻炼，增加阴道张力，预防阴道感染及粘连。

4. 放射性肠炎是盆腔放疗常见的不良反应之一，表现为肠鸣音增强、腹痛和水样腹泻，有时有黏液血便、里急后重等症状。指导患者清淡饮食，腹泻时进食少渣半流质饮食，口服抗生素、思密达等药物。

5. 放射性膀胱炎发生在放疗时或结束后两年，表现为尿频、尿急、尿痛等症状，甚至会出现肉眼血尿，伴排尿困难。鼓励患者多饮水，促进排尿。

6. 年轻患者伴有绝经症状者可用雌激素替代治疗，以保持阴道弹性。

7. 性知识指导　一般治疗结束后 3 个月可恢复性生活，以防止阴道狭窄和粘连。性交困难，如干燥或疼痛，可用润滑剂。鼓励患者进行提肛锻炼以增加阴道肌肉张力。如出现阴道狭窄，可选择适当的阴道扩张器，以防阴道挛缩。

8. 提供出院后各项护理的书面指导材料。

（四）延伸护理

1. 责任护士回访内容包括患者目前恢复情况，有无阴道不规则出血、咯血、头痛、月经和婚育情况，妇科检查，血常规检查，胸片，血和尿 HCG 测定，盆腔检查等。

2. 帮助患者合理安排休息和活动时间，保证日常生活、活动和娱乐，避免重体力劳动。

3. 开展健康教育大课堂，宣传预防知识，帮助患者稳定情绪，保持自我形象，提高生活质量。

4. 了解患者对护理服务的感受，虚心听取患者的意见和建议，改进相关护理服务。

5. 下肢淋巴水肿的功能锻炼，患者可做深呼吸、原地踏步、拉伸等锻炼，全身运动可选择游泳、太极拳、瑜伽等，注意循序渐进，适度而行。

（代　艺）

六、乳腺癌患者关怀性护理

（一）评估和观察要点

1. 责任护士每日与患者交流，礼貌称呼患者；主动向患者及家属介绍自己的身份及职责。

2. 了解患者自我护理知识的知晓情况。

3. 评估患者疼痛情况，了解疼痛评分、疼痛发生的诱因、现在及过去一周给予的止痛治疗，评估止痛治疗的效果和不良反应。

4. 评估患者各种症状。评估恶心与呕吐发生的时间、频率、原因或诱因，呕吐的特点及呕吐物的颜色、性质、量、气味，伴随的症状等；评估脑转移患者头疼、呕吐的症状，床边备压舌板，预防癫痫发作时舌咬伤；根据 MORSE 量表评估患者跌倒风险；评估骨转移患者骨相关事件发生的风险。

5. 评估患者淋巴水肿情况。对于出现淋巴水肿的患者，测量其双侧肘上 10 cm、肘下 10 cm、手腕处臂围，根据水肿情况进行分级并记录留档，给予针对性护理。

6. 对于有癌性伤口患者，评估伤口部位、大小、深度、形状、颜色、感染状态、渗出物和出血情况，观察有无恶臭及伤口周围皮肤情况，并留取照片以供对照。

7. 使用住院患者营养风险筛查评估量表评估患者饮食、营养等情况。

8. 留置管道患者评估其导管风险，观察引流管情况，如引流液的颜色、性状、量等。妥善固定，预防脱管和感染，且高风险患者贴管道标识。

9. 评估患者肌力分级情况及肢体失用性萎缩风险。

10. 使用 PHQ-9 量表评估患者心理健康状况，了解患者的心理感受、家庭及社会支持情况。

11. 了解患者饮食偏好及生活习惯，既往史及家族史。

12. 询问患者有何不适；了解患者的心理感受、家庭及社会支持情况。

13. 询问患者及其家属住院期间有何问题、困难或需求。

14. 实施各项评估时，非单人间拉隔帘，单人间关门，保护患者隐私。

（二）护理措施

1. 化疗患者护理

（1）治疗乳腺癌的化疗药物多为发疱剂，化学性静脉炎的发生率高，对静脉的保护尤为重要，根据治疗方案及患者意愿，指导患者合理使用静脉通道。

（2）由于脱发所致的"化疗特殊形象"是影响患者自尊的严重问题。指导患者化疗前剃短发，购买假发或柔软的棉帽、头巾，告知脱发为暂时性，停止化疗后可重新长出。脱发后，不要使用刺激性香皂、洗发水等，注意保护头皮。

（3）口腔黏膜不良反应　口腔不良反应包括口腔溃疡、口干、味觉改变、口唇麻木和口腔疼痛等。建议在治疗开始前和治疗期间进行完整的口腔科检查，定期至口腔科进行清洁护理，保持良好的口腔卫生习惯，避免进食热、酸等刺激性食物，使用不含乙醇、碘、百里香衍生物的漱口水等。

（4）手足综合征　手足综合征通常表现为双侧掌趾受压部位出现过度角化、红斑和脱屑，伴疼痛和感觉迟钝。在治疗开始时，建议患者使用温水，避免使用肥皂，应用无乙醇润肤霜每天保湿皮肤。同时，减少阳光照射，使用物理防晒霜。

（5）饮食护理　化疗常见红细胞、白细胞和血小板等下降。指导患者进食可预防和纠正贫血的食物。含铁丰富的食物，如动物内脏、瘦肉等；蔬菜类，如菠菜、芹菜、西红柿等；水果类，如红枣、杏、桃子等。预防白细胞及血小板下降的食物有蛋黄、瘦肉、泥等。配合药膳，如搭配黄芪、红枣等的粥类。

（6）腋网综合征护理　常见上臂内侧条索状物，与腋窝手术损伤淋巴管有关。表现为上肢疼痛，肩关节活动受限，尤以外展为著，伴有牵拉感。常发生于术后 5～12 周，少数可发生于术后 3 个月。大部分患者在 3 个月内可痊愈，1 年内可恢复肩关节功能。

（7）各项操作中保护患者隐私；注意遮盖，避免患者受凉。

2. 放疗患者护理

（1）避免摩擦照射野皮肤并保持腋窝处的透气、干爽。站立或行走时患者宜着衣袖宽松、柔软的、吸湿性强的棉质衣服，保持患侧手叉腰的动作；卧位时患者宜将患肢上举置于头顶，尽量使腋窝处敞开。

（2）出现吞咽困难时，指导患者进食流质或半流质食物，禁食粗、硬、辛辣刺激性食物，忌食过热的食物，宜少量多餐，慢速进食，进食后饮温开水以冲洗食管。预防放射性咽喉炎的发生，放射期间应少量多次饮水，并进食富含维生素的食物和水果，如蔬菜、梨、西瓜、草莓等。

（3）大面积胸壁放疗患者，如出现咳嗽、咳痰、发热、胸闷、气短等，可能发生了放射性肺炎。应立即停止放疗，并按医嘱使用抗生素、激素、支气管扩张剂治疗，必要时给予吸氧。注意休息、保暖，预防感冒。

（4）注意血常规的变化，当白细胞计数$<3\times10^9/L$时，应暂停放疗，并按医嘱给予升白细胞的药物治疗。当白细胞计数$<1\times10^9/L$时，行保护性隔离。

（5）患肢经放疗更易出现水肿，故应继续进行患肢的功能锻炼和保护，必要时行向心性按摩。放疗结束后应持续保护好照射野皮肤，保护时间视皮肤情况而定。

3. 其他护理措施

（1）每日与患者交流至少5分钟，使其放松心情，观察患者目前状态，有无家属陪伴，有无紧张、压力及其来源。

（2）主动巡视患者，询问患者所需，倾听患者治疗后主观感受与心理反应，及时给予回应与反馈。及时解决患者存在的问题。

（3）癌性伤口患者以舒适为护理目标。敷料可根据伤口渗液量和恶臭情况及时更换。做好伤口的观察记录，留取照片，必要时可请伤口专科治疗师会诊。

（4）患侧上肢功能锻炼　功能锻炼对于恢复患者肩关节功能和预防及减轻水肿至关重要，宜尽早开始，遵守循序渐进，不可随意提前，以免影响伤口的愈合。练习握拳、伸指、屈腕、前臂伸屈运动、爬墙及器械锻炼，出院后半年内坚持上述康复训练，以巩固疗效。

（5）实施手术治疗的患者，护理措施参见外科患者关怀性护理相关章节。对实施靶向治疗、免疫治疗或内分泌治疗的患者，观察用药效果及副作用。妥善保管药品。

（6）构建乳腺癌康复者团队，与整形科、康复科、生殖中心、营养科、心理咨询师、社会工作者等专业人士合作，给予患者人文关怀，帮助患者战胜疾病，保持心理健康，形体康复，回归社会，家庭和谐。

（三）健康指导

1. 指导患者建立良好的生活方式，调整生活节奏，保持心情舒畅。改善生活习惯，养成良好的饮食习惯。

2. 帮助患者认识焦虑和紧张情绪不利于疾病的治疗，开朗乐观的心态利于疾病的恢复，保持情绪稳定，以平常心对待生活，勿焦虑。

3. 上肢淋巴水肿的预防及治疗　上肢淋巴水肿的预防包括预防感染、避免高温环境、避免负重和避免上肢近端受压。上肢淋巴水肿的治疗包括保守治疗和手术治疗。保守治疗指综合消肿疗法，包括人工淋巴引流、压力绷带治疗、皮肤护理等。如患侧手臂出现红肿热痛等症状，或水肿突然加重等，应考虑淋巴管炎可能，应及时检查血常规并予抗炎治疗。

4. 为患者介绍义乳及乳房整形手术方式，以弥补手术后外形的缺憾。

5. 提供出院后各项护理的书面指导材料。

（四）延伸护理

1. 生育指导　与患者进行充分沟通，让患者知晓乳腺癌专科治疗后的生育风险，帮助患者得到医生关于生育力保护的咨询与建议，合理选择避孕方式及生育时机。

2. 回访　责任护士回访出院后患者，了解其目前恢复情况，指导其定期自查健侧乳腺及患侧胸壁，解答患者的疑问并提供其他病友可借鉴的信息。

3. 复查　告诉患者定期复查的重要性及出院后的注意事项，2 年内 3 个月复查一次；3～5 年内 6 个月复查一次；第 6 年开始，每年复查 1 次。复查内容包括物理检查、影像学检查、血常规、生化、肿瘤标志物检查等。

4. 了解患者对护理服务的感受，虚心听取患者的意见和建议，改进相关护理服务。

（代 艺）

七、骨肉瘤患者关怀性护理

（一）评估和观察要点

1. 责任护士每日与患者交流，礼貌称呼患者；主动向患者及家属介绍自己的身份及职责。

2. 评估患者自我护理知识知晓情况。

3. 评估既往治疗情况及效果。

4. 评估生命体征。

5. 评估患者疼痛的特点：疼痛部位、性质、程度、发生及持续的时间，疼痛的诱发因素、伴随症状，既往史及患者的心理反应。

6. 评估患者止疼药物服用情况、治疗效果及不良反应。

7. 评估患者的伴随症状：病灶皮温、有无肿胀、有无病理性骨折，评估患者有无跛行、有无关节活动受限及肌肉萎缩，做好腿或臂围的监测。

8. 评估患者关节置换或截肢术后的生活自理及功能锻炼情况。

9. 评估患者肌力分级情况及肢体失用性萎缩风险。

10. 评估患者有无癌性伤口。如有癌性伤口，评估伤口的部位、大小、有无渗液、恶臭及周围皮肤情况等。

11. 评估住院患者营养、跌倒、管道、压疮风险，对高风险患者做好指导。

12. 评估脑转移患者头痛、呕吐的情况，为患者备压舌板，预防癫痫发作时舌咬伤。

13. 评估肺转移患者胸闷、呼吸困难的情况，监测患者血氧饱和度，必要时予以吸氧。

14. 使用 PHQ-9 量表评估者心理健康状况，了解患者家庭及社会支持情况。

15. 询问患者有何不适；询问患者及其家属住院期间有何问题、困难或需求。

16. 评估患者对死亡的态度。

17. 实施各项评估时，非单人间拉窗帘，单人间关门，保护患者隐私。

（二）护理措施

1. 化疗患者的护理

（1）评估患者及家属的准备程度，包括心理状态和对疾病的知晓程度，针对性地给予心理护理及健康宣教。

（2）评估患者血管状况。根据患者需用化疗药物的性质和患者的血管状况，选择合适的静脉和穿刺工具。建议选用 PICC。

（3）根据患者的饮食量与治疗需要，制订个体化营养方案，必要时遵医嘱予以静脉营养治疗。

（4）合理安排患者的休息和活动。对症状较轻的关节置换的患者，鼓励其进行功能锻炼及下床活动，注意劳逸结合；症状较重者卧床休息至症状缓解。卧床期间做好生活护理，保持环境安静、舒适，减少探视，保证患者充足的睡眠。

（5）遵医嘱正确用药，观察化疗药物的作用及不良反应，做好用药指导。

1）大剂量甲氨蝶呤（MTX）：主要不良反应为肝肾功能损害及口腔黏膜炎，嘱患者饭前饭后温水漱口，多饮水，每日饮水量大于 2000 ml。

2）顺铂（DDP）：主要不良反应为肾毒性及胃肠道反应。指导患者每日饮水量大于 2000 ml，记录 24 h 尿量，若有呕吐及时告知医务人员。

3）阿霉素（ADM）：主要不良反应为心脏不良反应。嘱患者若有心慌、心悸等情况及时告知医务人员。

4）异环磷酰胺（IFO）：主要不良反应为出血性膀胱炎。嘱患者多饮水，注意观察小便颜色，若出现尿频、尿急、尿痛等症状，及时告知医务人员。

（6）儿童化疗患者，重点观察患儿腹痛的情况，评估腹痛的程度、发生和维持的时间、次数、诱发因素，用药后腹痛缓解程度及时间。

（7）保持患者口腔清洁湿润，皮肤及肛周清洁干燥无浸渍。

（8）遵医嘱给予止痛药，告知家属药物不良反应，有针对性地开展多种形式的疼痛教育。

（9）每天测量患者病灶肿胀处周径并予以记录。如有病理性骨折，必要时予以石膏固定；指导患者行轻微的肌肉活动。

（10）癌性伤口患者以舒适为护理目标。对渗液少的患者，可使用亲水性敷料；中等或大量渗液者需使用藻酸盐敷料、泡沫敷料等高渗液量的敷料；高渗出量者可采用造口袋或伤口引流袋进行渗液收集；对于有恶臭的癌性伤口，可通过伤口的清洗和清创及局部用抗生素进行处理，以控制感染和恶臭。敷料可根据伤口渗液量和恶臭情况及时更换。必要时可请伤口专科治疗师会诊。

（11）各项操作中保护患者隐私，注意遮盖，避免患者受凉。

（12）经常巡视病房，重视患者需求，使用 PHQ-9 量表动态评估患的心理状态，做好心理护理，针对性地进行心理疏导，预防自杀等护理安全事件的发生。

（13）鼓励家属陪伴和坦诚沟通，适时表达关怀和爱。

2. 放疗患者的护理

（1）肺部放疗患者的护理

1）告知患者关注呼吸道症状，如有咳嗽、咳痰，教会患者正确咳痰方法，并注意痰液的颜色及性质。痰多、黏稠时，遵医嘱给予化痰药物或雾化治疗。

2）对呼吸困难者给予持续低流量吸氧，指导患者行腹式呼吸，同时注意患者有无胸痛、气急、发绀等表现，遵医嘱给予相应处理，如立即给予氧气吸入、监测血氧饱和度、协助患者取半坐卧位等，改善呼吸状况。

3）加强患者营养，多给予维生素类食品，劳逸结合，增加机体免疫力。减少家属探视，强化护理人员的消毒隔离措施，做好手卫生，防止交叉感染。

（2）头部放射治疗的护理

1）保持头皮清洁，夏天外出使用遮阳伞或透气性好的帽子、头巾，以防止日光对皮肤的直接照射，引起灼伤。

2）养成良好的排便习惯，保持大小便通畅；指导有效咳嗽、咳痰，避免打喷嚏、干呕，以防止腹压增加引起颅内压增高。

3）卧床休息时将床头抬高，以利颅内静脉回流，可以减轻头痛、头晕的症状。

4）当患者出现头痛、头昏、呕吐、抽搐、癫痫等症状时，应及时通知医生。

3. 其他护理措施

（1）每日与患者交流至少 5 分钟，使其放松心情，观察患者目前状态，有无家属陪伴，有无紧张、压力及其来源。

（2）主动巡视患者，询问患者所需，倾听患者治疗后主观感受与心理反应，及时给予回应与反馈，及时解决患者存在的问题。

（3）截肢术后患者做好患肢痛的宣教，指导行截肢残端抚触及进行音乐疗法、正念冥想等心理护理，做好残端皮肤管理，为安装义肢做准备。

（4）膝关节置换的患者，鼓励患者尽早使用助走器，循序渐进锻炼膝关节活动能力。

（5）组织相关活动丰富患者住院期间的生活；对患者家属照顾者给予支持。

（三）健康指导

1. 评估患者和家属对疾病相关知识和信息的需求，做好健康教育，及时评估健康教育效果，以保证患者和家属掌握必要的知识。

2. 指导患者正确监测病灶肿胀程度（如监测腿围、臂围等并记录）、皮温等情况；避免患肢负重，预防病理性骨折。

3. 鼓励卧床患者进行床上肢体活动，不能自主活动患者应进行被动关节活动，预防血栓及肢体失用性萎缩；指导卧床患者勤翻身，保持皮肤清洁，预防压力性损伤。

4. 指导止疼药物的规范使用。

5. 做好关节置换术后或截肢术后患者的功能锻炼指导。

（1）截肢患者的功能锻炼。①残端的拍打和按摩，以减轻患肢痛；②臀肌肌力练习：仰卧位残肢下垫软枕，伸髋使臀部抬起；③内收练习：取仰卧或坐位，残肢和健侧肢体夹沙袋，或站立位拉橡皮筋做抗阻内收练习。

（2）膝关节置换的功能锻炼。①术后 1～3 日可做膝关节的屈伸及之间运动，股四头肌的收缩练习；②术后 4～14 日加强膝关节的屈伸运动，屈伸范围 0°～45°，以后每日增加 10°，出院时能达到 95°；③术后 2～6 周继续膝关节屈伸运动，注意保持合适体重，预防骨质疏松。可适当进行太极拳、散步、骑自行车等活动。

（3）髋关节置换术功能锻炼

足部动作：逐步屈伸足踝部，每 5 分钟或 10 分钟为一个疗程，可术后立即开始。

踝旋转动作：活动踝部，先向另一足转，再相反外转，每日数次，每次 5 下。

直腿高举动作：收缩大腿肌肉，下肢完全伸直收缩肌肉的情况下，将下肢从床上抬高几厘米，维持 5～10 秒，重复做。

贴床屈膝：足贴于床面，滑动屈膝，足后跟向臀部靠拢，可反复做，但下肢不可内旋；外展动作：下肢滑向外侧，越远越好，再收回。

注意"六不要"：不下蹲、不盘腿、不翘二郎腿、不向患侧侧卧、不坐矮凳子或软沙发、不侧身弯腰或过度向前弯腰。

6. 有针对性地开展营养及心理个体辅导。

（四）延伸护理

1. 评估患者出院时的病情、心理、社会支持系统状况，提供科室咨询电话、联系方式，针对性发放和讲解出院指导资料，详细交代出院后注意事项，确认患者及家属掌握。

2. 回访　出院后定期电话回访患者，及时了解患者出院后生理、心理、病情进展及自我护理等情况，建立信息平台，发送居家照护基本知识，包括关节置换术后功能锻炼、压疮预防、下肢深静脉血栓预防及跌倒预防等。

3. 复查　化疗患者出院后每 3 天复查血常规及肝肾功能，放疗患者出院后每周复查血常规及肝肾功能；每间隔 2 个疗程复查影像学检查。如有骨髓抑制现象，应及时就诊。

（五）临终关怀

1. 症状控制　肿瘤患者终末期有疼痛、呼吸困难、恶心、呕吐、便秘、昏迷和压力性损伤等不适症状，患者身体承受极大的痛苦。通过症状管理缓解患者痛苦，最大限度地提高患者的生活质量。

2. 舒适照护　舒适照护包括病室的环境，使病室床单位整洁明亮，对活动不便的患者可给予必要的生活护理，必要时予留置导尿护理，肠内、肠外营养护理等。使患者在生理、心理、社会、精神上达到最愉快的状态，缩短或降低不愉快的程度。

3. 死亡教育 给予患者更多的爱心和耐心，语言及非语言关怀，改善患者心境，减轻痛苦。选择适当时机对患者进行死亡教育，使其能正视死亡，解除恐惧。充分尊重患者的意愿和生前预嘱，安详有尊严地走完人生最后一程。

4. 家属护理 对患者家属给予患者情感支持与鼓励。对丧亲者给予支持，帮助顺利度过哀伤期，回归正常的生活轨道。

（代 艺）

参考文献

[1] Min Gao，Lin Zhang，*et al*. Influence of humanistic care based on Carolina care model for ovarian cancer patients on postoperative recovery and quality of life [J]. *Am J Transl Res*，2021，13（4）：3390-3399.

[2] Arabella L Simpkin，Perry B Dinardo，*et al*. Reconciling technology and humanistic care：Lessons from the next generation of physicians [J]. *Med Teach*，2021，39（4）：430-435.

[3] Elizabeth A Rider，MaryAnn C Gilligan. Healthcare at the Crossroads：The Need to Shape an Organizational Culture of Humanistic Teaching and Practice.：An Exploratory Study. *J Gen Intern Med*，2018，33（7）：1092-1099.

[4] Juliette Ferry-Danini. A new path for humanistic medicine [J]. *Theor Med Bioeth*. 2018，39（1）：57-77.

[5] 李雪. 相关检验结果在头颈部恶性肿瘤患者心理干预中的作用——评《肿瘤的检验诊断》[J]. 检验医学，2020，35（7）：740.

[6] 李晓林，李南南，马国章. 正念减压疗法对肿瘤患者心理干预 [J]. 中国实用医药，2020，15（20）：180-182.

[7] 瞿松梅，仝欢欢，李欢欢. 评价积极心理干预在晚期肿瘤患者临终关怀中的应用价值 [J]. 健康大视野，2020，（18）：232.

[8] 林雪棉，郑淑华. 心理护理对肿瘤介入治疗患者生活质量的影响 [J]. 护理实践与研究，2017，14（10）：143-145.

[9] 陈鑫，莫霖. 肿瘤患者心理康复. 第1版 [M]. 北京：人民卫生出版社，2017.

[10] 颜妙中，张珂. 心理干预对卵巢癌患者生存质量的影响 [J]. 中国现代医生，2019，57（06）：146-149.

[11] 刘少红，蒋璐杏. 优质护理服务对儿童神经母细胞瘤短期预后的影响分析 [J]. 临床医学工程，2016，02：241-242.

[12] 吴洁，聂森，周嵘，等. 心理干预治疗在骨肉瘤患者中的应用 [J]. 现代肿瘤医学，2013，21（2）：407-408.

[13] 李茸，李晓军. 人文关怀结合姑息护理在晚期癌症患者中的应用研究 [J]. 中国社会医学杂志，2019，36（05）：490-493.

[14] 白琴主编. 舒缓疗护. 北京：人民卫生出版社，2013.

[15] 中国抗癌协会肿瘤心理学专业委员会. 中国肿瘤心理治疗指南. 北京：人民卫生出版社，2016.

[16] 刘小立，王昆主编. 疼痛病学诊疗手册·癌性疼痛分册. 北京：人民卫生出版社，2017.

[17] 吴欣娟，谌永毅，刘翔宇，等. 安宁疗护专科护理. 北京：人民卫生出版社，2020.

[18] 施永兴，王光荣. 缓和医学理论与生命关怀实践. 上海：上海科学普及出版社，2009.

[19] 沈雁英主编. 肿瘤心理学. 北京：人民卫生出版社，2010.

第九章

感染性疾病科患者关怀性护理

一、感染性疾病科患者关怀性一般护理

(一) 评估和观察要点

1. 观察患者神志、精神状态，新入室患者立即测量生命体征，包括血压、心率或脉搏、体温、呼吸等。

2. 评估患者流行病学资料。

3. 评估患者的饮食、营养及排泄等情况，了解患者的生活习惯。

4. 评估患者对感染性疾病相关知识及消毒隔离的掌握情况。

5. 评估患者心理状况，了解患者情绪、对所出现症状、住院隔离等的心理反应、家庭及社会支持情况。

6. 查阅患者检查报告，了解主要检查结果。

7. 询问患者及其家属住院期间有何问题、困难或需求。

8. 注重保护患者隐私，实施护理评估时，单人间关门，非单人间拉隔帘。

9. 对评估情况进行记录，及时答复或解决出现的问题。

(二) 护理措施

1. 患者入院时，责任护士应热情接待患者，主动作自我介绍，介绍病区环境、设施使用，介绍消毒隔离制度、安全注意事项、探陪制度，介绍病房优质护理工作内容，取得患者配合。

2. 协助患者取合适体位，保证充分休息，危重患者需绝对卧床。

3. 建立信任、支持、和谐、关怀性的护患关系。责任护士经常与患者交流，礼貌称呼患者，采用正向鼓励、倾听等沟通技巧，鼓励并接受患者对积极情绪和消极情绪的表达，分享感受；与患者家属进行良好沟通，鼓励家属给予患者良好的家庭支持。

4. 根据患者疾病给予合适饮食，注意营养均衡。了解患者饮食习惯并为患者创造温馨的进餐环境，促进疾病的恢复。

5. 严密观察患者症状、体征及辅助检查结果的变化及药物疗效和不良反应等，及时与患者及家属沟通告知检查结果，同时根据患者心理状态注意保护性医疗制度的落实。

6. 认真执行交接班制度，按病情要求做好患者的基础护理、症状护理及各类专科护理，促进患者舒适。

7. 指导并协助患者正确留取各类标本，及时送检；治疗及时、安全，进行各项护理前向患者解释，护理治疗中关注患者的舒适；对第一次进行的操作要告知患者知情同意，讲解目的、注意事项、配合方法；各项操作中保护患者隐私；注意遮盖，避免患者受凉。

8. 经常巡视病房，重视患者需求，动态评估患者的身心状况，做好心理护理。多与患者交谈，倾

听患者内心反应及感受，指导患者保持乐观的心情，及时解决患者存在的问题。责任护士自己不能解决的问题，及时向护士长或相关人员报告；稳定患者情绪，建立良好护患关系，增强其战胜疾病的信心。

9. 严格执行消毒隔离制度，根据疾病传播途径做好消毒隔离工作，避免交叉感染，防止疾病播散。

（三）健康指导

1. 评估患者和家属对疾病相关知识和信息的需求，做好健康教育。

2. 向患者讲解与疾病有关的医疗知识、检查相关知识，讲解传染病的预防、传播途径等知识，防止复发和出现并发症。

3. 适时介绍药物知识，指导患者按时服药，并确认是否已服用；出院时指导患者药物的用法、用量、不良反应的自我监测等。

4. 指导患者以积极、合作、乐观的心态配合治疗和护理，帮助患者建立战胜疾病的信心。

5. 介绍出院流程，征求患者及家属的意见和建议，进行出院指导。出院时仍有传染性者，向患者及家属再次介绍消毒隔离的相关知识。

（四）延伸护理

1. 评估患者出院时的病情、心理、社会支持系统状况，提供科室咨询电话、联系方式，针对性发放并讲解出院指导资料，交代清楚出院后复诊事宜，确认患者及家属掌握。

2. 出院后选择与患者或家属约定的日期进行回访，及时了解患者出院后生理、心理、病情转归及自我护理等情况，并提供针对性健康指导和疑难问题解答。

3. 提醒患者或家属按时复诊，有需要者可选择适当时间进行家庭访视。

4. 及时了解患者对护理服务的感受，虚心听取患者的意见和建议，及时分析并改进护理服务。

二、病毒性肝炎患者关怀性护理

（一）评估和观察要点

1. 评估患者流行病学资料，包括居住地有无肝炎流行、是否与肝炎患者密切接触、个人饮食及饮水卫生、有无注射、输血及使用血制品史等。

2. 评估病毒性肝炎的类型。

3. 评估患者有无乏力、体重减轻及消化道症状，如食欲减退、恶心、厌油、腹水、肝区痛、中毒性鼓肠、肝臭等。

4. 评估患者黄疸变化，如尿色、巩膜及皮肤黄疸持续时间、是否进行性加重，有无皮肤瘙痒、瘙痒部位及程度，有无出血表现等。

5. 评估患者生命体征、神志及精神状态的变化（嗜睡、性格改变、烦躁不安、昏迷等）。

6. 评估患者有无出血倾向，牙龈、注射部位及消化道出血等。

7. 评估患者对病毒性肝炎相关知识及消毒隔离的掌握情况。

8. 评估患者心理状况，了解患者情绪，对所出现症状、住院隔离等的心理反应。

9. 了解患者的生活习惯、家庭及社会支持情况，掌握患者及其家属应对能力。

10. 查阅患者检查报告，了解肝炎病毒标记物、血清酶、血清蛋白、胆红素、凝血酶原活动度等结果。

11. 询问患者及其家属住院期间有何问题、困难或需求。

12. 注重保护患者隐私，实施护理评估时，单人间关门，非单人间拉隔帘。

13. 对评估情况进行记录，及时答复或解决出现的问题。

（二）护理措施

1. 责任护士每日与患者交流，礼貌称呼患者，主动向患者及其陪伴家属介绍自己的身份及职责；采用正向鼓励、倾听等沟通技巧，鼓励并接受患者对积极情绪和消极情绪的表达，分享感受。

2. 合理安排患者的休息与活动。指导患者急性期卧床休息，卧床期间做好生活护理，保持环境安静、舒适，减少探视，保证患者充足的睡眠。恢复期逐渐增加活动量，以不疲劳为度。

3. 了解患者饮食习惯给予合适饮食指导，并为患者创造温馨的进餐环境，促进疾病的恢复。急性期肝炎指导患者进食易消化清淡饮食，但应保证足够的热量、蛋白质和维生素 C，蛋白质每日 1~1.5 g/kg，多进食水果、蔬菜等富含维生素 C 的食物；慢性肝炎患者指导其注重蛋白质的摄入，每日 1.5~2 g/kg，以优质蛋白为主，避免高糖饮食；重症肝炎患者指导其早期应给予低脂、低盐、高糖、高维生素、易消化的流质或半流质饮食，限制蛋白质摄入，恢复期逐渐给予适当蛋白、高维生素易消化食物。

4. 动态观察患者生命体征、意识状态、黄疸、出血倾向，消化道症状等有无改变，准确记录 24 小时出入量，有腹水患者测量腹围，了解患者感受，如有异常及时处理，增强患者对护理人员的信任感、安全感及对康复的信心。

5. 对黄疸患者做好皮肤护理，保持患者清洁舒适。瘙痒严重者遵医嘱给予药物，并协助患者修剪指甲，以免抓破皮肤导致出血和感染，增加患者痛苦。

6. 对烦躁不安者加用床档保护，防止坠床等意外发生。

7. 观察患者用药后有无不良反应，及时遵医嘱对症处理。如使用抗病毒药物时应观察有无骨髓抑制、食欲减退、肾功能减退、流感样症状等，并告知患者可能出现的不适，指导患者及时告知医护人员。

8. 协助做好各项检查准备，及时与患者及家属沟通告知检查结果。

9. 严格执行消毒隔离制度，向患者及家属讲解消毒隔离的重要性，使患者消除因隔离产生的焦虑情绪，并能配合隔离消毒的要求，做好个人卫生。

10. 实施护理操作时注意保护患者隐私，注意遮盖，避免患者受凉。

11. 经常巡视病房，重视患者需求，动态评估患者的身心状况，做好心理护理。多与患者交谈，鼓励并接受患者对积极情绪和消极情绪的表达，指导患者保持豁达、乐观的心情，举例介绍同类患者的治疗经过和预后情况等方式，减少紧张、焦虑等负性情绪。及时解决患者存在的问题，尽量满足患者的需求，责任护士自己不能解决的问题，及时向护士长或相关人员报告；稳定患者情绪，建立良好护患关系，增强其战胜疾病的信心。

12. 与患者家属进行良好沟通，鼓励家属关心、支持患者，给予患者良好的家庭支持。

（三）健康指导

1. 评估患者和家属对疾病相关知识和信息的需求，做好健康教育，及时评估健康教育效果，以保证患者和家属掌握必要的知识。

2. 指导患者生活规律，劳逸结合。肝功能未恢复时应卧床休息，肝功能基本恢复后可适当增加活动量，以不感觉疲劳为原则；症状消失、肝功能正常三个月以上者可恢复工作。

3. 指导患者进食高蛋白、富含维生素、并能提供足够热量的食物，绝对禁酒。

4. 指导慢性肝炎患者居家时应采取相应的隔离措施，如不共用剃须刀等洗漱用品、家庭分餐制等；家中密切接触者可行预防接种。

5. 指导患者遵医嘱按时用药，不得随意增减药量，忌滥用药物，以免增加肝的负担，影响疾病康复。

6. 指导患者出院后应定期到门诊复查。如出现厌食、疲乏、巩膜黄染、小便浓茶样等症状及时就诊。

7. 指导患者保持豁达、乐观的心情，正确对待疾病，避免焦虑、紧张、愤怒等不良情绪。

（四）延伸护理

1. 评估患者出院时的病情、心理、社会支持系统状况，提供科室咨询电话、联系方式，针对性发放并讲解出院指导资料、交代清楚出院后复诊事宜，确认患者及家属掌握。

2. 出院后定期进行回访，及时了解患者出院后生理、心理、病情转归及自我护理等情况，并提供针对性健康指导和疑难问题解答。

3. 提醒患者或家属按时复诊，有需要者可选择适当时间进行家庭访视。

4. 及时了解患者对护理服务的感受，虚心听取患者的意见和建议，及时分析并改进护理服务。

三、肺结核患者关怀性护理

（一）评估和观察要点

1. 评估患者是否与肺结核患者或带菌者有密切接触史及个人卫生习惯等情况。

2. 评估患者生命体征，有无发热、呼吸的频率与深浅度及咳嗽、咳痰、胸痛等情况。

3. 评估患者有无咯血及咯血量。

4. 评估患者有无乏力、盗汗，近期是否有免疫力下降等。

5. 评估患者对肺结核相关知识及消毒隔离、个人防护的掌握情况。

6. 评估患者是否存在孤独及焦虑心理，了解患者情绪。

7. 评估患者家庭及社会支持情况，包括家庭对患者的心理支持情况，对支付医疗费用是否存在困难，掌握患者及其家属应对能力。

8. 查阅患者检查报告，了解痰结核分枝杆菌检查、结核菌素试验、纤维支气管镜检查及影像学检查如胸片、CT 等结果。

9. 询问患者及其家属住院期间有何问题、困难或需求。

10. 注重保护患者隐私，实施护理评估时，单人间关门，非单人间拉隔帘。

11. 对评估情况进行记录，及时答复或解决出现的问题。

（二）护理措施

1. 责任护士每日与患者交流，礼貌称呼患者，主动向患者及其陪伴家属介绍自己的身份及职责。

2. 合理安排休息与活动。结核中毒症状明显，有咯血、高热等时需卧床休息，卧床期间做好生活护理，保持环境安静、舒适，保证患者充足的睡眠和休息。症状减轻及恢复期，可进行适量户外活动，以提高机体的抗病能力，但要避免劳累和重体力劳动。

3. 了解患者饮食习惯给予合适饮食指导，并为患者创造温馨的进餐环境，促进疾病的恢复。指导患者进食高热量、高蛋白、富含维生素的食物，多食肉类、蛋类、牛奶、水果、蔬菜等以满足机体需要，增强机体修复能力和抵抗力；避免烟、酒及辛辣刺激性食物；大量盗汗时多饮水。

4. 动态观察病情变化，并及时处理，增强患者对护理人员的信任感、安全感及对康复的信心。

（1）肺结核发热的特点多为午后、傍晚低热或中等程度发热，需严密监测患者体温变化，并做好记录。嘱患者卧床休息，多饮水，加强基础护理；出现高热时给予物理降温，随时更换衣被。

（2）观察痰液的颜色、性质、量，及时留取痰标本。

（3）密切观察并发症如自发性气胸、咯血等。

5. 咯血患者做好相应护理措施。

（1）咯血时患者易出现焦虑、恐惧心理，应安慰患者避免精神紧张。对于极度紧张、咳嗽剧烈者可遵医嘱给予小剂量镇静剂、镇咳药。

（2）告知患者咯血时勿屏气，以免诱发喉头痉挛，血液引流不畅形成血块导致窒息。

（3）协助患者采取患侧卧位或半卧位，保持呼吸道通畅，嘱患者将气道存留积血咳出。

（4）密切观察患者是否出现胸闷、憋气、烦躁不安等窒息表现。一旦出现立即取头低足高位，轻拍背部，排出口咽部和气道的积血，必要时吸痰，并做好气管插管/气管切开的准备以尽快解除呼吸道梗阻。

（5）若咯血量过多应配血备用，酌情适量输血。

（6）大量咯血者暂时禁食；小量咯血者宜进食易消化、温凉、高蛋白、高热量、营养丰富的流质或半流质饮食。

6.重视患者胸痛诉求，评估胸痛的程度、性质、持续时间，嘱患者采取患侧卧位，遵医嘱及时、正确应用止痛措施。

7.向患者强调规律治疗的重要性，指导患者按时服药，配合治疗。应用抗结核药物时指导患者如出现皮疹、胃肠不适、巩膜黄染、耳鸣、视物模糊、关节疼痛等不良反应及时通知医护人员，不要惊慌。

8.严格执行消毒隔离制度，向患者及家属讲解消毒隔离的重要性，使患者消除因隔离产生的焦虑情绪，并能配合隔离消毒的要求，做好个人卫生。

9.注意保护患者隐私，防止其资料泄露，实施护理操作时注意遮盖。

10.随时巡视病房，重视患者需求，动态评估患者的身心状况，做好心理护理。做好耐心细致的思想工作，使患者对疾病有正确的认识，树立战胜疾病的信心。肺结核病患者住院时间较长，可因症状较重而对医护人员充满依赖心理，责任护士应结合患者不同的心理特点做好心理护理，培养患者自我护理能力。及时解决患者存在的问题，尽量满足患者的需求，责任护士自己不能解决的问题，及时向护士长或相关人员报告。

11.与患者家属进行良好沟通，鼓励家属关心、支持患者，给予患者良好的家庭支持。

（三）健康指导

1.评估患者和家属对疾病相关知识和信息的需求，做好健康教育，及时评估健康教育效果，以保证患者和家属掌握必要的知识。

2.指导患者生活规律，避免劳累和重体力劳动，保证充足的睡眠和休息，适当体育锻炼，增强机体抵抗力。

3.指导患者加强营养，进食高蛋白、高热量、高维生素、低脂肪饮食，忌辛辣食物，多饮水，戒烟酒。

4.指导痰菌阳性患者注意与家人及周围人群的隔离，戴口罩，分室居住。避免去人多的公共场所，养成良好的卫生习惯，减少结核病的传播。

5.指导患者出院后定期复查肝、肾功能、痰结核菌、X线胸片或CT，以了解治疗效果和病情变化。

6.指导患者以积极、合作、乐观的心态配合治疗和护理，避免多虑、自卑等情绪，帮助患者建立战胜疾病的信心。

（四）延伸护理

1.评估患者出院时的病情、心理、社会支持系统状况，提供科室咨询电话、联系方式，针对性发放并讲解出院指导资料、交代清楚出院后复诊事宜，确认患者及家属掌握。

2.建立肺结核患者档案，掌握患者从发病到治愈的全过程。

3.提醒患者或家属按时复诊。

4.定期进行电话随访，了解患者的遵医情况；不定期进行家庭随访或在患查者复查时面对面的交流，进行肺结核相关知识的疑问解答和短信提示，并给予解答和指导。认真向患者及家属讲述用药方法、饮食、康复等相关知识。

5.及时了解患者对护理服务的感受，针对患者提出的意见或建议，及时分析并改进护理服务。

四、艾滋病患者关怀性护理

（一）评估和观察要点

1. 评估流行病学资料，包括有无艾滋病患者或无症状病毒携带者的密切接触史，有无性紊乱史、输血/血制品史、血友病病史，有无器官移植及血液透析史等。

2. 评估患者有无间歇或持续性发热史，有无慢性咳嗽、渐进性呼吸困难、反复腹泻、进行性体重下降等。

3. 评估患者有无意识改变、淋巴结肿大、带状疱疹，口腔有无舌毛状白斑，皮肤有无皮疹、结节、溃疡等。

4. 评估患者对艾滋病相关知识的掌握情况。

5. 评估患者心理状况，对该疾病、住院隔离等的心理反应。

6. 了解患者家庭及社会支持情况，掌握家属应对能力及对患者的关怀程度。

7. 查阅患者检查报告，了解血常规、免疫学检查、血清学检查、病毒分离、影像学检查如胸片等结果。

8. 询问患者及其家属住院期间有何问题、困难或需求。

9. 注重保护患者隐私，实施护理评估时，单人间关门，非单人间拉隔帘。

10. 对评估情况进行记录，及时答复或解决出现的问题。

（二）护理措施

1. 责任护士每日与患者交流，礼貌称呼患者，主动向患者及其陪伴家属介绍自己的身份及职责。

2. 合理安排休息与活动。指导患者急性感染期和艾滋病期应卧床，保证充足的睡眠和休息，以减轻症状；无症状感染期可以正常工作，但应避免劳累。

3. 了解患者饮食习惯给予合适饮食指导，并为患者创造温馨的进餐环境。指导患者进食高热量、高蛋白、高维生素、易消化饮食，少量多餐，禁食生冷及刺激性食物；腹泻者忌食生冷、刺激食物，予以少渣、少纤维素、易消化饮食。

4. 动态观察病情变化，并及时处理，增强患者对护理人员的信任感、安全感及对康复的信心。

（1）严密观察患者生命体征及病情变化，并注意患者精神状态的变化，如有异常及时通知医生。

（2）观察患者有无呼吸、消化、中枢神经系统症状及皮肤黏膜病变的表现。

（3）定期复查血常规，当中性粒细胞低于 $0.5 \times 10^9/L$ 时，及时报告医师处理。

5. 观察患者使用抗病毒药物后的不良反应，如骨髓抑制等。告知患者药物的使用方法、配伍禁忌和相互作用，如替诺福韦酯、恩曲他滨需与食物同服，去羟肌苷可诱发周围神经炎、腹泻、口腔炎或胰腺炎，齐多夫定不能与司他夫定同服等。

6. 协助做好各项检查准备，及时与患者及家属沟通告知检查及化验结果。

7. 严格执行消毒隔离制度，在标准预防基础上执行接触传播的隔离与预防措施。艾滋病期患者由于免疫缺陷，应实施保护性隔离。向患者及家属讲解消毒隔离的重要性，使患者消除因隔离产生的焦虑情绪，以取得合作。

8. 注意保护患者隐私，防止其资料泄露，维护患者权利。实施护理操作时注意遮盖。

9. 经常巡视病房，重视患者需求，动态评估患者的身心状况，做好心理护理。与患者进行有效沟通，运用倾听技巧，了解患者心理状况，针对其心理障碍进行疏导，予以关怀、温暖和同情，以解除其恐惧感，积极配合治疗。帮助患者正视现实，建立自尊和自信。及时解决患者存在的问题，责任护士自己不能解决的问题，及时向护士长或相关人员报告。稳定患者情绪，建立良好护患关系，增强其战胜疾病的信心。

10. 与患者家属进行良好沟通，指导家属尊重患者人格，给予患者谅解、鼓励、关怀、同情和支持，减轻患者的心理压力。

（三）健康指导

1. 评估患者和家属对疾病相关知识和信息的需求，做好健康教育，及时评估健康教育效果，以保证患者和家属掌握必要的知识。

2. 疾病预防指导　通过多种途径进行艾滋病的基本知识、传播方式及预防措施的宣教；加强对艾滋病高危人群的疫情监测；推广使用一次性针头、注射器。指导患者及家属注意个人卫生，不共用牙具、剃须刀等；严格血液及血制品管理，严格监测献血者、精液及组织、器官供者的艾滋病抗体。

3. 疾病知识指导　加强宣教，使患者充分认识疾病的相关知识、传播方式、预防措施及保护他人和自我健康监控的方法。

4. 消毒隔离指导　尽可能使用一次性用品。指导家属在接触被患者血液、体液、污染的物品和排泄物时，应戴橡胶手套或使用其他方法避免直接接触；其他被患者血液、体液、排泄物污染的物品应用含氯消毒剂消毒；被血液、体液或排泄物等污染的衣物、被单，应用含氯消毒剂浸泡 30 分钟后再清洗。

5. 指导患者急性感染期和艾滋病期应卧床休息，无症状感染期可正常工作和学习，避免劳累。

6. 指导患者定期到医院进行相关检查，如艾滋病抗体、$CD4^+$ 淋巴细胞计数或白细胞计数、病毒载量等。如接受抗病毒治疗，应定期接受指导和病情观察等；如出现不明原因的发热或明显的头痛、恶心、呕吐、腹泻等应及时就诊。

（四）延伸护理

1. 评估患者出院时的病情、心理、社会支持系统状况，提供科室咨询电话、联系方式，针对性发放并讲解出院指导资料、交代清楚出院后复诊事宜，确认患者及家属掌握。

2. 出院后定期进行回访，及时了解患者治疗过程、心理、遵医情况、病情转归等情况，并提供针对性健康指导和疑难问题解答。

3. 提醒患者或家属按时复诊。

4. 及时了解患者对护理服务的感受，针对患者提出的意见或建议，及时分析并改进护理服务。

五、伤寒患者关怀性护理

（一）评估和观察要点

1. 评估流行病学资料，包括居住地是否有伤寒流行，近期是否到过伤寒流行区，有无伤寒病史、伤寒患者接触史。

2. 评估患者饮食、饮水、个人卫生及生活环境。

3. 评估患者发病时间、既往诊疗经过等。

4. 评估患者生命体征、神志、面色、皮肤黏膜等情况。

5. 评估患者腹部情况及排便次数、形状，有无肠出血、肠穿孔征象等。

6. 评估患者对伤寒的认识及了解程度，对发热等症状的心理反应、应对措施及效果，对住院隔离的认识及适应情况。

7. 了解家属对疾病的认识及对患者的关怀程度。

8. 查阅患者检查报告，了解血常规、血培养、肥达试验等结果。

9. 询问患者及其家属住院期间有何问题、困难或需求。

10. 注重保护患者隐私，实施护理评估时，单人间关门，非单人间拉隔帘。

11. 对评估情况进行记录，及时答复或解决出现的问题。

（二）护理措施

1. 责任护士每日与患者交流，礼貌称呼患者，主动向患者及其陪伴家属介绍自己的身份及职责。采用正向鼓励、倾听等沟通技巧，鼓励并接受患者对积极情绪和消极情绪的表达，分享感受。

2. 合理安排休息与活动。指导患者急性期绝对卧床休息，减少不必要的翻动，至退热后 1 周方可逐渐增加活动量；恢复期无并发症，可逐渐下床活动。

3. 了解患者饮食习惯给予合适饮食指导，并为患者创造温馨的进餐环境。发热期间指导患者进食富含营养、清淡、易消化的流质或半流质饮食，鼓励多饮水，持续发热者应增加每日进食次数，选择高热量、优质蛋白等可口食物，少量多餐，以保证每日足够的液体及营养摄入；退热间期指导患者选择高热量、无渣或少渣、少纤维的半流质饮食；恢复期指导患者循序渐进，切勿进食过多、过急，避免生冷、粗糙、坚硬及刺激性食物，以免诱发肠出血、肠穿孔。

4. 动态观察病情变化，并及时处理，增强患者对护理人员的信任感、安全感及对康复的信心。

（1）观察生命体征、神志、面色、腹部情况及排便次数、形状，注意有无肠出血、肠穿孔征象，发现异常及时通知医生并及时处理。

（2）严密观察患者体温变化，高热时采用物理降温等措施，嘱患者多饮水。

（3）观察患者排便情况。每日至少大便一次，如有便秘，可用开塞露或生理盐水低压灌肠，忌用泻药；避免大便时过度用力，防止因剧烈肠蠕动或腹腔内压力过大造成不良后果。

5. 遵医嘱使用抗菌药物，观察用药后疗效及不良反应，如胃肠道反应、皮疹、血常规及肝功能的改变等，并告知患者可能出现的不适，指导患者及时告知医护人员。

6. 协助做好各项检验及检查，及时与患者及家属沟通告知检查结果。

7. 严格执行消毒隔离制度，向患者及家属讲解消毒隔离的重要性，使患者消除因隔离产生的焦虑情绪，并能配合隔离消毒的要求，做好个人卫生。

8. 实施护理操作时注意保护患者隐私，注意遮盖避免患者受凉。

9. 随时巡视病房，重视患者需求，做好心理护理。由于患者各种不适可能引起焦虑、恐惧、日常生活紊乱等不良心理反应，并且由于不理解病程中限制饮食、消毒隔离的意义，常会出现不配合和急躁情绪，帮助患者及家属理解熟悉疾病的相关知识，与患者交流，鼓励患者说出内心感受，与患者及家属讨论可能面对的问题，在精神上给予支持。

10. 与患者家属进行良好沟通，指导家属在情感上关心、支持患者，减轻患者的心理压力。

（三）健康指导

1. 评估患者和家属对疾病相关知识和信息的需求，做好健康教育，及时评估健康教育效果，以保证患者和家属掌握必要的知识。

2. 疾病预防指导：加强公共饮食卫生管理、水源保护和粪便管理，注意个人卫生。

3. 保护易感人群：高危人群应定期普查普治；与带菌者一起生活或进入流行区前进行疫苗接种。

4. 疾病知识指导

（1）指导患者养成良好的卫生与饮食习惯，坚持饭前、便后洗手，不饮生水，不吃不洁食物等。

（2）告知患者伤寒恢复过程很慢，指导患者按要求定期复查，痊愈后仍需检查粪便，以防成为带菌者，若有发热等不适应及时随诊，以防复发。

（3）若粪便或尿液培养呈阳性持续 1 年或 1 年以上者，不可从事饮食服务业，且仍须用抗生素治疗。

（4）指导患者/家属对居家治疗的居所和临时隔离治疗点中被污染的厕所、地面、餐具、衣物等随时消毒，患者排泄物要严格消毒。

5. 指导患者避免劳累和过度活动，保证充分休息。

6. 指导患者进少渣饮食，少量多餐，避免暴饮暴食。

（四）延伸护理

1. 评估患者出院时的病情、心理、社会支持系统状况，提供科室咨询电话、联系方式，针对性发放并讲解出院指导资料、交代清楚出院后复诊事宜，确认患者及家属掌握。

2. 伤寒恢复过程缓慢，出院后仍需定期进行电话回访，建立患者健康档案系统，及时了解患者生理、心理、病情转归等情况，并提供针对性健康指导和疑难问题解答。

3. 提醒患者或家属按时复诊，有需要者可选择适当时间进行家庭访视。

4. 及时了解患者对护理服务的感受，虚心听取患者的意见和建议，及时分析并改进护理服务。

六、流行性乙型脑炎患者关怀性护理

（一）评估和观察要点

1. 评估流行病学资料，包括居住地蚊虫密度及蚊虫叮咬史，当地有无流行性乙型脑炎（乙脑）流行，近期有无乙脑疫苗接种史，有无乙脑病史，有无乙脑患者接触史等。

2. 评估患者生命体征、有无高热、热型及持续时间。

3. 评估患者有无惊厥、抽搐发生及发生次数、频率、抽搐部位等。

4. 评估患者有无意识障碍症状，有无剧烈头痛、呕吐等表现。

5. 评估患者及家属对疾病知识、住院、康复治疗的认识，以及家属对患者的关怀程度。

6. 评估患者心理状况，对所出现症状、住院隔离等的心理反应。

7. 了解患者的生活习惯、家庭及社会支持情况，掌握患者及其家属应对能力。

8. 查阅患者检查报告，了解血常规、脑脊液、血清学检查如 IgM 抗体、补体结合试验、病原学检查等结果。

9. 询问患者及其家属住院期间有何问题、困难或需求。

10. 注重保护患者隐私，实施护理评估时单人间关门，非单人间拉隔帘。

11. 对评估情况进行记录，及时答复或解决出现的问题。

（二）护理措施

1. 责任护士每日与患者交流，礼貌称呼患者，主动向患者及其陪伴家属介绍自己的身份及职责。

2. 为患者创造良好的休养环境，病室环境安静，光线柔和、温湿度适宜、通风良好，防止声音、强光刺激。有计划集中安排各种检查、治疗、护理操作，以减少对患者的刺激，以免诱发惊厥或抽搐。

3. 做好患者基础护理，使患者清洁舒适，昏迷患者预防坠积性肺炎和压疮等并发症的发生。

4. 了解患者饮食习惯给予合适饮食指导，并为患者创造温馨的进餐环境。指导患者初期饮食应清淡，进食流质或水果汁，补充高热的代谢消耗；极期患者病情变化迅速，惊厥、抽搐、昏迷者应静脉补液，保证每日入量 1500～2000 ml（颅内高压患者除外），或给予鼻饲高营养流质，注意保持电解质平衡；恢复期提供正常饮食，以高营养为主，防止继发感染，促进疾病的恢复。

5. 动态观察病情变化，并及时处理，增强患者对护理人员的信任感、安全感及对康复的信心。

（1）严密观察患者生命体征及病情变化，及时对症处理，如高热时采用物理降温、药物降温、降低室温等综合措施控制体温。

（2）观察患者意识障碍是否加重，有无烦躁不安，有无惊厥发作先兆如口角抽动、肌张力增高等表现。

（3）观察患者有无颅内压增高和脑疝先兆，如剧烈头痛、喷射性呕吐、血压升高等。

6. 注意患者安全，防止坠床，必要时使用床挡或约束带并征得患者/家属知情同意。

7. 协助做好各项检验及检查，及时与患者及家属沟通告知检查结果。

8. 严格执行消毒隔离制度，采取虫媒隔离。接触患者时，应戴口罩、帽子、手套；安装防蚊门窗。向患者及家属讲解消毒隔离的重要性，使患者消除因隔离产生的焦虑情绪，并能配合隔离消毒的要求。

9. 实施护理操作时注意保护患者隐私。

10. 经常巡视病房，重视患者需求，动态评估患者的身心状况，做好心理护理。刚清醒的患者，护士要使患者保持安静，避免不良刺激，帮助患者适应环境，直至恢复正常。对躯体活动受限或有语言障碍的患者，护士应以高度责任心和同情心给予关心与照顾，并鼓励患者积极治疗，持之以恒，使残疾减到最低程度。及时解决患者存在的问题，尽量满足患者的需求，责任护士自己不能解决的问题，及时向护士长或相关人员报告。

11. 与患者家属进行良好沟通，鼓励家属关心、支持患者，给予患者良好的家庭支持。

12. 对遗留有精神、神经后遗症患者，护士应从生活上关心、照顾患者；有肢体瘫痪者，给予被动肢体活动，以防肌肉萎缩；鼓励并指导患者进行功能锻炼，帮助其尽快康复。

（三）健康指导

1. 评估患者和家属对疾病相关知识和信息的需求，做好健康教育，及时评估健康教育效果，以保证患者和家属掌握必要的知识。

2. 加强宣教乙脑的疾病知识和防治知识，在乙脑流行季节如发现有高热、头痛、意识障碍等，应考虑乙脑可能性，立即送院诊治。

3. 向患者和（或）家属提供保护性护理及日常生活护理相关知识，提高患者生活质量。

4. 恢复期患者仍有瘫痪、失语、痴呆等神经精神症状者，鼓励患者坚持康复训练和治疗，指导家属相应的护理措施及康复疗法，如语言、智力、吞咽和肢体功能锻炼，还可结合理疗、推拿按摩、高压氧及中药等治疗，使残疾降到最低程度。

5. 指导患者以积极的心态配合治疗和护理，帮助患者建立战胜疾病的信心。

（四）延伸护理

1. 评估患者出院时的病情、心理、社会支持系统状况，提供科室咨询电话、联系方式，针对性发放并讲解出院指导资料，交代清楚出院后复诊事宜，确认患者及家属掌握。

2. 出院后定期进行回访，及时了解患者出院后生理、心理、病情转归及自我护理等情况，并提供针对性健康指导和疑难问题解答。

3. 提醒患者或家属按时复诊，有需要者可选择适当时间进行家庭访视。

4. 及时了解患者对护理服务的感受，虚心听取患者的意见和建议，及时分析并改进护理服务。

七、流行性出血热患者关怀性护理

（一）评估和观察要点

1. 评估患者流行病学资料，询问当地有无流行性出血热患者，是否与流行性出血热患者有过密切接触。

2. 询问患病的起始时间，有无明显诱因，主要症状及特点，有无伴随症状及并发症。

3. 评估患者体温变化如发热程度、热型、持续时间等。

4. 评估患者血压变化及休克表现。

5. 评估患者有无充血，出血征象如皮肤瘀点、瘀斑、黏膜出血，有无呕血、便血等。

6. 评估患者肾功能情况，尿液颜色、性质、量。

7. 评估患者意识状态，有剧烈头痛、意识模糊等。

8. 评估患者对流行性出血热的认识及了解程度、心理状态、对住院隔离的认识及适应情况。

9. 了解家属对疾病的认识及对患者的关怀程度。

10. 查阅患者检查报告，了解血常规、尿常规、血液生化检查如尿素氮、血肌酐、电解质、血气分析、免疫学检查如血清特异性抗原、抗体、病原学检查等结果。

11. 询问患者及其家属住院期间有何问题、困难或需求。

12. 注重保护患者隐私，实施护理评估时，单人间关门，非单人间拉隔帘。

13. 对评估情况进行记录，及时答复或解决出现的问题。

（二）护理措施

1. 责任护士每日与患者交流，礼貌称呼患者，采用正向鼓励、倾听等沟通技巧，鼓励并接受患者对积极情绪和消极情绪的表达，分享感受。

2. 合理安排患者的休息与活动。早期指导患者绝对卧床休息，忌随意搬动患者，以免加重组织器官出血；恢复期指导患者仍要注意休息，逐渐增加活动量。

3. 责任护士了解患者饮食习惯，给予合适饮食指导，并为患者创造温馨的进餐环境，促进疾病的恢复。指导患者进食清淡、高热量、高维生素有营养的流质或半流质饮食，少量多餐。少尿期应进食高热量、丰富维生素、低盐、低蛋白饮食，以免加重氮质血症和水钠潴留；多尿期应进食含钾丰富的食物；恢复期应进食高热量、高蛋白、高维生素饮食。

4. 动态观察病情变化包括生命体征、意识状态等，并及时处理，增强患者对护理人员的信任感、安全感及对康复的信心。

（1）严密观察生命体征、意识状态。注意血压、脉搏变化，有无脉搏细速、节律不整；有无嗜睡、昏迷等；密切观察症状、体征变化，如"三红"（颜面、颈部、胸部潮红）、"三痛"（头痛、腰痛、眼眶痛），皮肤瘀斑分布、大小，有无呕血、便血、肺水肿等。

（2）严密观察患者体温变化，高热时以物理降温为主，降温过程中重点观察体温热型，随时掌握体温变化，注意保暖，尤其避免降温过快引起虚脱。鼓励患者多饮水以利于毒素排出。

（3）严密观察患者尿量及颜色，并准确记录24小时出入量。监测血液电解质及肾功能变化，发现异常及时处理。出现肾衰竭行透析治疗时，给予相应的护理措施。

5. 遵医嘱使用抗病毒药物、止血药物等，注意观察药物疗效及不良反应并告知患者可能出现的不适，指导患者及时告知医护人员。

6. 保持床单位清洁干燥，平整减少对皮肤的不良刺激；衣服应宽松、柔软，出汗较多时及时更换；剪短指甲，避免搔抓引起皮损；做好口腔、会阴护理，保证患者舒适，减少痛苦。

7. 协助做好各项检验及检查，及时与患者及家属沟通告知检查结果。

8. 严格执行消毒隔离制度，采用空气隔离和接触隔离措施。自发病起隔离至热退，护理患者时穿隔离衣、戴口罩、手套。向患者及家属讲解消毒隔离的重要性，使患者消除因隔离产生的焦虑情绪，并能配合隔离消毒的要求。

9. 实施护理操作时注意保护患者隐私，注意遮盖，避免患者受凉。

10. 经常巡视病房，重视患者需求，动态评估患者的身心状况，做好心理护理。护士态度热情、动作沉着、熟练，帮助患者及家属理解、熟悉病情进展情况、病程中可能出现的表现和变化、采取的各种有效措施等，建立康复信心。及时解决患者存在的问题，尽量满足患者的需求，责任护士自己不能解决的问题，及时向护士长或相关人员报告。

11. 与患者家属进行良好沟通，指导家属不要将焦虑紧张的情绪传递给患者，鼓励家属关心、支持患者，给予患者良好的家庭支持。

（三）健康指导

1. 评估患者和家属对疾病相关知识和信息的需求，做好健康教育，及时评估健康教育效果，以保证患者和家属掌握必要的知识。

2. 疾病预防指导　加强预防流行性出血热的卫生宣教，使其意识到防鼠灭鼠是预防疾病的关键；加强个人防护，不要用手直接接触鼠类或鼠的排泄物；改善卫生条件，防止鼠类排泄物污染食物和水。

3. 疾病知识指导

（1）进行疾病的发生、预后及康复等知识的健康教育，尤其是早期表现、发病后应及时就诊等；介绍发病后配合临床治疗、护理的方法。

（2）指导患者生活规律，保证足够睡眠，安排力所能及的体力活动，以不感到疲劳为主。

4. 指导患者定期复查肾功能、血压等，如有异常及时就诊。

5. 帮助患者及其亲属建立良好的心理状态，树立战胜疾病的信心。

（四）延伸护理

1. 评估患者出院时的病情、心理、社会支持系统状况，提供科室咨询电话、联系方式，针对性发放并讲解出院指导资料，交代清楚出院后复诊事宜，确认患者及家属掌握。

2. 流行性出血热恢复时间长，因此出院后定期进行电话回访，指导患者仍应注意休息，及时了解患者生理、心理、病情转归等情况，并提供针对性健康指导和疑难问题解答。

3. 提醒患者或家属按时复诊，有需要者可选择适当时间进行家庭访视。

4. 及时了解患者对护理服务的感受，虚心听取患者的意见和建议，及时分析并改进护理服务。

（田　丽）

八、发热伴血小板减少综合征患者关怀性护理

（一）评估和观察要点

1. 评估患者流行病学资料，如有无在丘陵、林区、山地等地工作、生活或旅游史，蜱虫叮咬史等。

2. 评估患者生命体征、神志及精神状态的变化（嗜睡、性格改变、烦躁不安、昏迷）等。

3. 评估热型、热程及伴随症状，有无寒战、皮疹等；及时评估降温处理后的疗效。

4. 评估患者有无出血倾向，牙龈、注射部位及内脏出血（咯血、呕血、便血、尿血）等。

5. 评估患者有无头痛、乏力、全身肌肉酸痛、恶心、呕吐、腹泻、纳差及咳嗽、咳痰等不适症状。

6. 评估患者全身皮肤情况，检查头发、皮肤有无蜱虫附着。

7. 评估患者对发热伴血小板减少综合征相关知识的认知程度（病因、流行病学、治疗方案、饮食与休息、预防措施等）。

8. 评估患者心理状况，了解患者情绪，对所出现症状、住院隔离等的心理反应。

9. 了解患者的生活习惯、经济状况、家庭及社会支持情况，掌握患者及其家属应对能力。

10. 查阅患者检查报告，如血常规、新型布尼亚病毒核酸及抗体、肝肾功能、电解质、凝血功能等指标，有异常及时通知医生，尽早处理。

11. 询问患者及其家属住院期间有何问题、困难或需求。

12. 注重保护患者隐私，实施护理评估时，单人间关门，非单人间使用屏风。

13. 对评估情况进行记录；及时答复或解决出现的问题。

（二）护理措施

1. 责任护士每日与患者交流，礼貌称呼患者，主动向患者及其陪伴家属介绍自己的身份及职责，建立信任、帮助、关怀性关系。

2. 合理安排患者的休息与活动。指导患者发热期、血小板减少或出血时卧床休息，卧床期间做好生活护理，保持环境安静、舒适，减少探视，保证患者充足的睡眠。恢复期逐渐增加活动量，以不疲劳为度。

3. 了解患者饮食习惯，给予合适饮食指导，并为患者创造温馨的进餐环境和氛围，促进疾病的恢复。指导患者进食高蛋白、高热量、高维生素、营养丰富易消化的流质或半流质饮食，少量多餐，禁忌刺激性食物，多饮水，消化道症状重或出血时禁食。

4. 动态观察患者生命体征、意识状态、出血倾向，呼吸道及消化道症状等有无改变，准确记录24 h出入量，了解患者感受，如有异常及时处理，增强患者对护理人员的信任感、安全感及对康复的

信心。

5. 对发热患者做好体温监测，观察热型、发热的程度及经过，鼓励患者多饮水，协助患者做好物理降温，高热患者遵医嘱给予药物降温，出汗过多时，及时协助患者更换衣物，加强保暖，避免着凉。

6. 出血或血小板明显降低者（$<30\times10^9/L$），密切观察生命体征及出血情况，遵医嘱给予止血或输注血制品等支持治疗，多关心患者，消除其焦虑和恐惧心理。

7. 烦躁不安者加强安全护理，严格控制探视人员，减少环境刺激，必要时加用床档和适当约束，防止坠床等意外发生，并耐心向患者及家属做好解释。

8. 对疼痛患者做好疼痛评估，给予患者鼓励与支持，帮助患者用更积极、健康的方法对待疼痛，如采用听音乐、深呼吸、看报纸、看电视等方式转移患者的注意力，缓解疼痛。

9. 做好皮肤护理，保持患者清洁舒适。腹泻患者指导其便后使用湿纸巾擦拭或予温水清洗肛周皮肤，防止失禁性皮炎的发生；长期卧床者协助其定时翻身。

10. 告知患者用药目的、不良反应及注意事项，观察用药后有无不良反应，及时遵医嘱对症处理。如使用多西环素时，注意控制输液滴数，及时询问患者注射部位有无疼痛，预防静脉炎的发生。

11. 依据医嘱和患者的时间合理安排各项检查项目、时间，按需提供陪检服务，及时与患者及家属沟通，告知检查结果。

12. 严格执行消毒隔离制度，向患者及家属讲解消毒隔离的重要性，使患者消除因隔离产生的焦虑情绪，并能配合隔离消毒的要求，做好个人卫生。

13. 实施护理操作时注意保护患者隐私并集中护理操作，告知操作目的及注意事项，动作轻柔，减少暴露，关心尊重患者。

14. 经常巡视病房，主动询问患者，重视患者需求。倾听患者内心反应及感受，鼓励并接受患者对积极情绪和消极情绪的表达，指导患者保持豁达、乐观的心情，举例介绍同类患者的治疗经过和预后情况等方式，减少紧张、焦虑等负性情绪。

15. 微笑服务，换位思考，理解并同情患者，及时解决患者存在的问题，尽量满足患者明确及隐含的合理需求，并给予患者生理、心理、情感支持。

16. 加强与患者家属和朋友之间的沟通，鼓励其关心、支持患者，为患者创造良好的社会和家庭支持体系。

（三）健康指导

1. 评估患者和家属对疾病相关知识和信息的需求，做好健康教育，及时评估健康教育效果，以保证患者和家属掌握必要的知识。

2. 指导患者生活规律，劳逸结合，保证充足的睡眠。

3. 指导患者进食高蛋白、富含维生素并能提供足够热量的食物，以保证营养。

4. 指导患者遵医嘱按时用药，不得随意增减药量，忌滥用药物，以免增加肝的负担，影响疾病康复。

5. 户外活动时做好个人防护，着长衣长裤，做好防虫措施。

6. 一旦被蜱虫叮咬，切勿自行处理，可就近就医。

7. 有明确的蜱虫接触史或叮咬史，要注意监测体温变化，一旦出现不适应立即就诊。

8. 指导患者出院后应定期到门诊复查。

9. 指导患者保持豁达、乐观的心情，正确对待疾病，避免焦虑、紧张、愤怒等不良情绪。

（四）延伸护理

1. 评估患者出院时的病情、心理、社会支持系统状况，提供科室咨询电话、联系方式，针对性发放并讲解出院指导资料，交代清楚出院后复诊事宜，确认患者及家属掌握。

2. 出院后定期进行回访，及时了解患者出院后生理、心理、病情转归及自我护理等情况，并提供针对性健康指导和疑难问题解答。

3. 提醒患者或家属按时复诊，有需要者可选择适当时间进行家庭访视。

4. 及时了解患者对护理服务的感受，虚心听取患者的意见和建议，及时分析并改进护理服务。

九、人工肝支持治疗患者关怀性护理

（一）评估和观察要点

1. 术前

（1）评估患者流行病学资料，包括肝炎病史、有无肝炎家族史。

（2）知晓患者有无药物过敏史、输血史、近期出血史，有无牙龈、注射部位出血倾向，有无皮肤瘀点、瘀斑及呕血、黑便等消化道出血症状。

（3）评估患者的生命体征、意识状态、精神状态、合作程度、自理能力等。

（4）评估患者有无乏力、体重减轻及消化道症状，如食欲减退、恶心、厌油、腹胀、腹水、肝区疼痛等症状。

（5）评估患者黄疸及凝血功能，了解患者的血常规、肝功能、凝血功能等各项化验指标。

（6）知晓患者血型，了解患者是否进行血浆配型，有无输入血浆及是否有过敏反应，与管床医生及护士沟通，确定患者的治疗方案。

（7）评估患者穿刺部位的皮肤及血管情况，有无皮肤瘙痒、瘙痒部位及程度，注意血管局部有无出血及血肿，动脉弹性及搏动性，初步判断穿刺难度及血流情况。对置管者评估患者置管处敷料是否干燥，穿刺点有无红肿、渗血、脓性分泌物及血痂等。

（8）评估患者对人工肝支持治疗知识的了解情况，评估患者的心理状况，了解患者对人工肝治疗是否有心理准备、配合程度、有无顾虑及思想负担等心理反应。

（9）了解患者的生活习惯、家庭及社会支持情况，掌握患者及其家属应对能力。

（10）询问患者及其家属住院期间有何问题、困难或需求。

（11）术前根据医嘱签署高值耗材知情同意书。

（12）根据患者的治疗方式准备相应的管路及物品，检查仪器设备是否处于功能状态；确认患者血型并申请血浆。

2. 术中

（1）评估患者配合程度及皮肤情况，为患者选择舒适的体位。

（2）评估患者中心静脉留置导管管路通畅情况。

（3）治疗前再次核对患者姓名、性别、年龄、住院号、血型、治疗模式、"人工肝治疗知情同意书"是否签署，准确选择治疗模式，认真执行查对制度，及时更换血浆，保证治疗的连续性。

（4）密切监测患者生命体征，经常询问患者感受。

（5）严格执行操作规程，熟悉常见问题的处理方法。

（6）观察患者的病情变化及意识状态，有无治疗并发症；重视患者的主诉，主动询问患者有无心悸、胸闷、乏力、寒战、头晕、皮肤瘙痒等，及时处理过敏反应。

（7）评估患者对术后常规护理（饮食、休息、活动、用药、置管护理、预防血栓知识等）的知晓程度。

（8）保护患者隐私，单人间关门，双人治疗时拉上隔帘。

3. 术后

（1）评估患者的治疗效果，监测患者的生命体征及意识变化。

（2）与责任护士认真交接班，包括治疗模式、治疗中生命体征是否平稳、治疗中是否发生并发症、使用药物及用量、穿刺方式及置管的护理。

（3）评估患者置管通畅及固定情况，对患者进行置管侧肢体活动指导，观察患者伤口敷料是否有渗液或渗血，预防感染。

（4）再次评估患者饮食、休息、心理、皮肤、压疮、跌倒、血栓、营养状况。

（5）对评估结果进行记录，及时答复并解决出现的问题。

（二）护理措施

1. 术前

（1）治疗护士术前与患者交流，礼貌称呼患者，主动向患者及家属介绍自己的身份及职责，了解患者病情特点及治疗期望，建立信任、帮助、关怀性关系。

（2）告知患者人工肝治疗的方法和意义，为患者讲解人工肝治疗的目的、治疗方法、治疗周期、治疗过程、近期和远期疗效，可能出现的并发症及预防措施，取得患者及家属的理解与配合，使患者以平和的心态和稳定的情绪接受治疗。

（3）休息与饮食：患者卧床休息，保证充足的睡眠，给予高热量、高维生素、富含营养、清淡易消化的饮食，根据病情适当限制蛋白质的摄入。治疗当日正常饮食，减少水分的摄入，术前排空大、小便，有低血糖病史者准备糖果或点心。

（4）术前常规测量体温、脉搏、呼吸、血压，再次核对血型，了解患者血常规、肝功能、凝血功能等各项化验指标，根据医嘱备好抗过敏及抗凝药物，备好抢救器械、药品以及同型血浆 2000～3000 ml。

（5）指导患者及家属准备用物，备好便盆及看护垫。

（6）人工肝治疗时间长，术中血流动力学变化大，体位变化容易引起血流不畅，为保证治疗的顺利进行，术前指导患者练习床上大小便。

（7）根据医嘱及穿刺部位为患者备皮，注意保护患者隐私，观察血管周围皮肤情况、局部有无出血及血肿。

（8）与患者及家属沟通，建立良好的护患关系，主动询问患者，了解患者的真实需求，倾听患者的心声及感受，以实例讲解人工肝治疗过程及预后情况，消除患者的心理恐惧及担忧。允许患者表达消极的情绪及负面思想，鼓励患者树立战胜疾病的信心，以积极向上乐观的心态，配合人工肝治疗。

（9）鼓励家属关心、支持患者，给予患者良好的家庭支持。

2. 术中

（1）人工肝室按人工肝治疗规范设置，符合院感要求，环境安静、舒适。选择合适的转运工具，和责任护士进行床边交接班，测量生命体征，建立有效的静脉通路，将患者送至人工肝室，转运时注意患者安全，为患者介绍人工肝室的环境，消除患者的陌生感，为患者选择舒适的卧位。

（2）治疗开始前进行心电监测，密切监测生命体征和血氧饱和度并详细记录。再次核对患者姓名、性别、年龄、住院号、血型、治疗模式，根据医嘱使用抗过敏药物。

（3）评估留置管路，穿刺点有无渗血、渗液，敷料是否干燥清洁，严格无菌操作，更换敷料，清除导管内血凝块，回抽顺畅后上机治疗。

（4）操作规范，循序渐进提高血泵流速。开始治疗时调整血泵 80 ml/min，以较慢流速进行，密切观察患者反应，每 10 分钟测量血压、脉搏、呼吸、氧饱和度，10～20 分钟后逐渐提高血流速度到 110 ml/min，生命体征平稳，每半小时监测生命体征并详细记录。

（5）治疗过程中密切观察患者的生命体征，严密观察患者病情变化，经常询问患者的感受，及时发现并发症并报告医生，遵医嘱给予对症处理。

（6）严格执行操作规程，熟悉各种人工肝的治疗方式、报警识别、并发症的处理，记录各种参数，观察仪器治疗参数变化趋势，在异常报警前及时发现问题并予以解决。

（7）了解患者肝功能及凝血功能，为保证治疗的顺利进行，根据医嘱合理使用抗凝剂。

（8）治疗过程中，指导患者减少躯体不必要的活动，避免体位改变引起血流不畅或中断，置管侧肢体保持平直，上臂动静脉穿刺时上肢肢体制动，下肢股静脉置管者下肢肢体制动，以保证治疗的顺利进行。

（9）术中与患者沟通，了解患者需求，及时给予帮助，做好术后健康宣教及心理护理，建立人工肝治疗档案。

（10）术中指导患者进食清淡易消化的食物，禁高蛋白、生、冷、辛、辣、油腻不易消化的食物，注意营养均衡且卫生。

（11）保护患者隐私，单人间关门，双人治疗时拉上隔帘。

3. 术后

（1）人工肝护士护送患者回病房，并与病房护士做好交接班，包括治疗模式、治疗中生命体征是否平稳、治疗中是否发生并发症、使用药物及用量、穿刺方式及置管的护理。

（2）根据病情给予吸氧及心电监护。

（3）严密观察患者神志、生命体征，有无出血、水电解质失衡等情况。

（4）人工肝治疗后指导患者卧床休息，协助患者取舒适卧位，保持静脉置管侧肢体水平，勿随意弯曲，大腿弯曲不能超过90°。复评患者跌倒评分，跌倒风险分值低，病情允许，可以下床使用坐便器排大、小便；跌倒风险高，病情危重，病情不允许者，在床上排大、小便。定时翻身，预防压疮的发生。

（5）指导患者床上活动，行踝关节跖屈背伸运动及踝关节旋转运动。建议每日3～4次，每次20～30组，可根据患者的耐受程度调整运动频次，双腿交替进行或同时进行。

踝关节跖屈背伸运动：平卧于床上，双腿放松，缓慢而均匀用力，在没有疼痛或只有微痛的限度内，尽最大角度勾起脚尖（背伸），然后脚尖缓缓下压（跖屈）。注意要在最大位置保持5～10秒左右，目的是让肌肉能够持续收缩。

踝关节旋转运动：以踝关节为中心，由踝关节屈、内翻、伸、外翻组成的踝关节"旋转"运动，尽力保持动作幅度够大，每个动作维持3秒。被动运动时以左手固定患者踝部，右手握足前部踝关节做旋转运动。

（6）饮食指导。治疗后患者血清胆红素、内毒素等有害物质可被部分清除，食欲会明显增加，但此时患者的肝功能及胃肠道水肿、充血尚未完全恢复，因此应反复告知患者及家属，在治疗后24～72小时内控制蛋白质的摄入，指导患者少食多餐，进食营养丰富、清淡易消化的流食或半流食，必要时从肠外途径供给营养。

（7）观察穿刺点渗血、渗液情况，2～3天换药一次，如有污染及时更换。

（8）治疗结束，由医生拔除股静脉插管。股静脉拔管前嘱患者排空大、小便，拔管后用加压袋加压4～6小时，并观察有无渗液、渗血。凝血酶原时间过长者，延长加压时间。拔管后每天更换无菌纱布1次，连续3天。

（9）鼓励家属关心、支持患者，给予患者良好的家庭支持。

（三）健康指导

1. 术前

（1）术前评估患者的心理状况，包括精神、情绪、应对能力、对手术有心理准备、有无顾虑和思想负担，告知患者人工肝治疗的方法和意义，以及如何配合的技巧。

（2）休息与饮食：患者卧床休息，实施治疗前晚保证充足的睡眠，进食高热量、高维生素、富含营养、易消化饮食，根据病情适当限制蛋白质摄入。

（3）告知患者治疗过程中可能发生的并发症，了解患者健康史及过敏史，嘱患者如有不适及时寻求医务人员帮助。

（4）了解患者社会支持情况，如家庭收入、家属态度及经济承受能力。

2. 术中

（1）卧位：人工肝治疗中指导患者取舒适的平卧位，穿刺侧肢体制动，勿随意更换卧位，指导患者床上适度活动。

（2）饮食护理：人工肝治疗中可以正常进食，以免治疗时间长出现低血糖症状，指导患者进食清淡易消化的食物，禁高蛋白、生、冷、辛、辣、油腻不易消化的食物，注意饮食均衡营养卫生。

（3）向患者讲解人工肝治疗过程的注意事项，如有不适立即告知治疗护士。

（4）关心患者，消除患者的紧张情绪，了解患者需求，鼓励亲人、朋友给患者提供生活和精神上的帮助，积极配合人工肝治疗顺利完成。

3. 术后

（1）休息与环境：病室安静整洁，治疗后协助患者取舒适卧位，保持静脉置管侧肢体水平位，勿随意弯曲，协助患者床上大、小便及生活护理。24 小时后无不适，可下床适量活动。

（2）饮食护理：治疗后患者的肝功能及胃肠道水肿充血远未完全恢复，因此应反复告知患者及家属，在治疗后 24～72 小时内控制蛋白质摄入，指导患者少食多餐，进食营养丰富、清淡易消化的流食或半流食，必要时从肠外途径供给营养。

（3）指导患者保持穿刺部位干燥，如有污染及时更换。

（4）拔除股静脉置管后加压包扎，观察有无渗液、渗血。凝血酶原时间过长者，延长加压时间。拔管后每天更换无菌纱布 1 次，连续 3 天。

（5）注重患者心理护理，了解患者需求，鼓励亲人、朋友给患者提供生活和精神上的支持，减轻患者负担，增强患者战胜疾病的信心，以积极乐观的心态面对疾病。

（四）延伸护理

1. 评估患者出院时的病情、心理、社会支持系统状况，提供科室咨询电话、联系方式，针对性发放并讲解出院指导资料、讲解出院后复诊事宜，确认患者及家属掌握。

2. 出院后定期进行回访，及时了解患者出院后生理、心理、病情转归及自我护理等情况，并提供针对性的健康指导和疑难问题解答。

3. 提醒患者或家属按时复诊，有需要者可选择适当时间进行家庭访视。

4. 及时了解患者对护理服务的感受，虚心听取患者的意见和建议，及时分析并改进护理服务。

十、新型冠状病毒肺炎患者关怀性护理

（一）评估和观察要点

1. 评估患者流行病学资料，包括有无高、中风险地区旅居史，与确诊或无症状感染者接触史等。

2. 评估患者所属新型冠状病毒肺炎的临床分型（轻型、普通型、重型、危重型）。

3. 评估患者有无发热、咳嗽、乏力、嗅觉减退或丧失、流鼻涕、腹泻等症状。

4. 评估患者呼吸情况，如呼吸是否急促，是否有憋、喘、闷等表现；是否有皮肤发绀表现，发绀的范围、程度；是否有咳嗽咳痰，痰液的性质、量；是否伴有胸痛表现，疼痛性质、部位、程度等。

5. 评估患者生命体征（体温、脉搏、呼吸、血压、血氧饱和度）、神志及精神状态的变化（嗜睡、性格改变、烦躁不安、昏迷）等。

6. 评估患者的氧疗效果。

7. 评估患者对新型冠状病毒肺炎及消毒隔离相关知识的掌握情况。

8. 评估患者的需求及心理状况，了解患者情绪。

9. 了解患者的生活习惯、家庭及社会支持情况，掌握患者的应对能力。

10. 查阅患者检查报告，了解新型冠状病毒肺炎相关指标情况，如核酸、肺部 CT、血常规、CRP、动脉血气分析、肝肾功能及电解质等结果。

11. 保护患者安全及隐私。

12. 对评估情况进行记录；及时答复或解决出现的问题。

（二）护理措施

1. 责任护士着装规范（二级防护）进入病房，与患者交流，礼貌称呼患者，主动向患者介绍自己

的身份及职责，建立信任、帮助、关怀性关系。

2. 落实消毒隔离制度，营造安全、安静、舒适的病室环境。病房禁止探视，患者活动范围限制在所住病室，多病患病室，床间距保持在 1 米以上，病室每日定时空气消毒，物表、地面等每日用 1000 mg/L 的含氯消毒液擦拭。患者常规佩戴口罩，责任护士为患者发放口罩并每日更换，指导并监督患者落实个人卫生，如手卫生，并反复、耐心地为患者讲解手卫生的目的、步骤及重要性等，以减少交叉感染及疾病传播的风险，增强患者的安全感。

3. 生活护理。保持患者尤其是危重不能自理者的床单位及衣着干净，以促进舒适。护士入病室操作等，根据患者病情尽量集中进行，以保证患者休息。生活不能自理者，护士落实生活护理。

4. 密切观察患者的呼吸症状。当出现呼吸费力、喘憋等呼吸困难症状时，及时关心并安抚患者，安置于舒适体位，并通知医生，协助医生进行氧疗等处理，以改善患者症状。对于咳嗽伴咳痰患者，注意观察患者的痰液性质、量等，做好记录，并妥善处理，以促进患者舒适，必要时遵医嘱为患者留取痰标本，并安排专人及时收取。对于有胸痛尤其是突发胸痛的患者，护士需警惕，安抚患者的同时要立即通知医生，并及时处理，以防出现气胸或肺栓塞等紧急情况，危急患者生命。

5. 动态观察患者生命体征、神志等有无改变。新型冠状病毒肺炎患者往往有发热情况，部分患者甚至会有高热表现，护士在遵医嘱给予退热处理的基础上，还可为患者擦拭身体，促进降温的同时可促进患者的舒适，积极监测患者的体温变化，降温后及时为患者擦净汗液，并更换干净衣物，以防着凉感冒，危重者为患者喂水，以补充水分。另需准确记录患者 24 小时出入量，不能自理者，由护士为患者记录并处理呕吐物及排泄物等。

6. 密切观察患者的氧疗效果。当患者使用鼻导管和面罩等基础氧疗方式短时间（1～2 小时）不能改善呼吸症状或氧饱和度时，应及时通知医生进行氧疗方式的变更。当更换为经鼻高流量吸氧时，需关注 ROX 指数 $[SPO_2/(FIO_2 * R)]$，若指数持续降低至 4.88（界限值），并继续下降，及时向医生反映，尽早根据患者情况更换为呼吸机氧疗。在氧疗的过程中，根据氧疗的方式遵医嘱及时行动脉血气分析。

7. 对于神志清楚的患者，护士每日向患者进行消毒隔离知识及疾病相关知识宣教，以减少患者对疾病的担忧，鼓励患者正视自身疾病和当前状况，更好应对出现的突发状况。

8. 实施心理护理。隔离病房的封闭性让患者内心备受煎熬，包括害怕家人的疏远、担忧家人的安危、不知疾病的预后等。因此入院时护士即向患者介绍病房布局和隔离相关规定，解释隔离的重要性和必要性，取得患者的理解。护士经常巡视病房，积极增进与患者的沟通交流，包括与患者的眼神接触、握手、对患者鼓励和肯定，向患者介绍类似疾病的康复病例等，了解患者内心的需求，并鼓励患者表达积极与消极的情绪。主动联系患者家属与患者沟通，鼓励家属多关心、支持患者，可通过电话、视频、短信等形式，让患者知道家人安好的同时，感受到家人的支持，减轻孤独感和恐惧感，从而积极配合治疗，以利早日康复。对于负性情绪短时不能化解的患者，可教会患者音乐疗法、正念疗法等缓解，若患者心理问题较严重，必要时联系心理医生或精神科专科医生会诊。

9. 饮食与营养。每日由护士统一为患者分发三餐；当患者不愿进食，可待患者愿进食时将食物加热送至患者食用；对于饭菜不合口味的患者，尽量与营养科沟通，尽可能满足患者的需求。指导患者细嚼慢咽，为患者每日安排新鲜蔬菜及水果，补充营养，以增强抵抗力。不能自主进食者，护士帮助患者喂食，无法经口进食者，遵医嘱给予必要的鼻饲等肠内营养或肠外营养方式。

10. 休息与活动。患者以卧床休息为主，辅以适当活动，以免肌肉萎缩，影响日后活动能力；下床者需指导其预防跌倒的相关知识，如起床三步法等。由于长期卧床可能会出现肺部感染、下肢静脉血栓、压疮等并发症，护士需指导并协助患者有效咳痰，进行口腔护理等预防肺部感染，指导患者进行股四头肌、踝泵运动等预防下肢静脉血栓，指导并协助翻身，保持皮肤清洁干燥，预防压疮。长期卧床患者还可能会出现便秘，需指导或协助患者床上排便的方法，如顺时针按摩腹部、热水敷腹部等。

11. 协助做好各项检查准备，及时与患者沟通，告知检查结果，减少患者的担忧。

12. 实施护理操作时注意保护患者隐私，并注意遮盖，避免患者受凉。

13. 及时解决患者存在的问题，根据不同患者的病情特点和需求，提供个性化解决方法。

（三）健康指导

1. 指导患者新型冠状病毒肺炎疾病的相关知识，如疾病的流行状况、传播特点等，让患者对自己、对疾病有充分的认识，以更好地应对疾病带来的不适。

2. 指导患者生活规律，劳逸结合。平时规律作息，不熬夜，保证充足睡眠，适当活动锻炼，增强抵抗力，并根据天气变化增减衣物，预防感冒。患者可进行呼吸功能锻炼，如深呼吸、吹气球等，但以不引起身体不适为宜。

3. 指导患者进食高蛋白、富含维生素并能提供足够热量的食物，以保证机体需要，增强免疫力。需禁烟酒。

4. 指导患者出院后仍应采取相应的防护措施，如在家里通风条件较好的房间继续自我隔离 14 天，与家人分餐，每日进行健康监测，如测量体温。自我隔离结束后也应尽量避免频繁外出，尤其是到疫情高风险地区，尽量避免多人聚餐，平时做好手卫生，外出时必须戴口罩等。

5. 对于有出院带药的患者，指导患者遵医嘱按时用药，不得随意增减，以免影响药效，忌滥用药物，以免增加脏器负担，导致身体不适。

6. 指导患者出院后遵医嘱按时（出院后第 2 周和第 4 周）复诊。如出院后再次出现发热、咳嗽等症状，及时就诊。

7. 指导患者保持豁达、乐观的心情，正确对待疾病，避免焦虑、紧张、愤怒等不良情绪。

（四）延伸护理

1. 评估患者出院时的病情、心理、社会支持系统状况，提供科室咨询电话、联系方式，针对性发放并讲解出院指导资料、交代清楚出院后复诊事宜，确认患者掌握。

2. 出院后定期回访，及时了解患者出院后生理、心理、病情转归及自我护理等情况，并提供针对性健康指导和疑难问题解答。

3. 提醒患者按时复诊，对有需要者可选择适当时间进行家庭访视。

4. 及时了解患者对护理服务的感受，虚心听取患者的意见和建议，及时分析并改进护理服务。

（王伟仙）

参考文献

[1] 尤黎明，吴瑛. 内科护理学［M］. 北京：人民卫生出版社，2012.

[2] 林梅，田丽，王莹. 内科常见疾病护理［M］. 北京：人民卫生出版社，2018.

[3] 于卫华. 护理［M］. 合肥：中国科学技术大学出版社，2017.

[4] 冯志仙. 内科护理［M］. 杭州：浙江大学出版社，2012.

[5] 黄菊艳，齐晓霞. 临床护理［M］. 北京：中国医药科技出版社，2016.

[6] 潘瑞红，刘明秀，郑晓芹. 实用临床专科疾病护理［M］. 武汉：华中科技大学出版社，2014.

[7] 姜平，姜丽华. 传染病临床护理［M］. 北京：中国协和医科大学出版社，2016.

[8] 李秀云，汪晖. 临床护理［M］. 北京：人民军医出版社，2012.

[9] 中华人民共和国国家卫生和计划生育委员会. 中华人民共和国卫生行业标准肺结核诊断：WS 288-2017［EB］.（2017-12-12）

[10] 王伟仙，吴丽芬，刘义兰，等. 新型冠状病毒肺炎隔离病房的紧急筹建与管理. 护理学杂志，2020，35（10）：62-63.

[11] 王永梅，郝淑卿，王鹏雁. 精准护理模式对发热伴血小板减少综合征患者的影响. 齐鲁护理杂志，2020，15：88-91.

第十章

精神科患者关怀性护理

一、精神疾病患者一般性关怀性护理

(一) 评估和观察要点

1. 了解患者的一般情况,包括姓名、性别、年龄、婚姻、民族、籍贯、职业、文化程度、住址、联系电话(包括本人、监护人)、病史提供者及资料的可靠性。

2. 询问患者的主要症状、病程、就诊的原因,患者或代诉者的语言要简明扼要,避免使用专业术语。

3. 了解现病史 精神科病历的主要内容,病史应按照发病的时间顺序加以描述,具体包括发病的原因或诱因、时间、病程、症状发展、治疗情况。

4. 了解既往史/家族史 重点了解既往有无精神障碍、躯体疾病及神经系统疾病;了解家族成员中的精神障碍史及与本人的关系。

5. 个人史 一般从母亲孕期开始到发病前的成长经历都需要详细了解,根据不同年龄段、疾病的特点以及具体情况进行询问,对儿童青少年应询问出生时情况、身心发育情况、学习及家庭教养方式、有无精神创伤或受虐待等。

6. 评估睡眠与饮食 询问是否有睡眠障碍,如入睡困难、易醒、早睡、多梦等,了解饮食情况,是否厌食、拒食,以及吞咽情况。

7. 观察患者意识状态、仪态、接触、注意力。

8. 观察患者的意志是否正常、增强或减退,观察有无动作增多或减少。

9. 判断患者思维、定向力、记忆力、计算能力、智能转台、自知力。

10. 询问患者及其家属住院期间有何问题、困难或需求。

11. 实施各项评估时,非单人间拉隔帘,单人间关门,保护患者隐私。

12. 对评估情况进行记录并及时给予答复或解决能够解决的问题。

(二) 护理措施

1. 建立治疗性护患关系,尊重患者人格,体会患者心境,保持接纳、持续性与一致性的态度和行为。

2. 秉承保密原则,对患者的诊断、治疗过程与其他生活方面的私隐同样看待。

3. 治疗过程中避免过多自我暴露,以免患者将注意力集中在护理人员身上。

4. 掌握面谈技巧,倾听、接受、肯定、澄清、善于提问、重构、代述、鼓励患者表达。

5. 合理安排患者的休息与活动,制作作息时间表,注意生活规律和劳逸结合。病区环境安静、舒适,保证患者足够的睡眠。

6. 给予合适饮食 指导患者有规律定时进食营养丰富的食物,戒烟酒。

7. 做好安全护理，清理危险物品，病情严重者需密切监护，一旦发生意外征兆及时采取有效措施。

8. 密切观察病情变化，观察精神药物可能出现的不良反应，尤其当患者出现头晕、四肢无力、走路不稳时，应做好防跌倒评估及宣教。

9. 识别精神障碍患者的藏药行为　某些精神障碍患者，由于受精神病症状影响，常出现妄想、幻觉，对治疗、护理不配合，不愿意吃药，由此会出现藏药行为，应加以预防。

（1）护士应向患者进行宣教，解释服药的重要性，用温开水送服，服药前嘱患者排空大小便。

（2）要求患者当面服药，对于有藏药可能的患者要检查其口腔、手中和水杯。

（3）如怀疑患者有吐药可能，可以在患者服药后将其留在病室内观察30分钟。

（4）为患者准备透明软塑料杯，方便观察患者藏药行为。

（5）每天对患者床单位及床头柜进行检查，检查是否藏药。

（6）对于持续抗拒服药、藏药且血药浓度持续偏低的患者，精神症状明显的可以考虑改为注射给药，如长效针剂。

10. 疾病恢复期，观察患者症状消失情况、自知力恢复的程度。

11. 经常巡视病房，重视患者需求，动态评估患者的身心状况，鼓励并接受患者对积极情绪和消极情绪的表达，分享感受；倾听患者对治疗的反应与感受，及时解决患者存在的问题提供相应帮助。

12. 各项操作中保护患者隐私；注意遮盖，避免患者受凉。

（三）健康指导

1. 患者出院前一周，责任护士给予服药训练，目的是让患者熟悉自己每天所服药物的名称并能辨认药物，了解每天服药次数及每次数量。

2. 向患者及家属讲解疾病的表现、治疗、预防、家庭护理、危机状况的处理等，并教导家属如何与患者进行交流，与患者建立良好关系。

3. 向患者或家属说明治疗要求及维持治疗的重要性，以提高患者对治疗的依从性；向患者及家属介绍药物常见的不良反应及对不良反应的观察、护理对策。

4. 进行饮食指导，合理均衡营养，避免暴饮暴食及饮浓茶、咖啡，戒烟酒；服药期间避免剧烈运动及驾驶，可以适当散步、做瑜伽、唱歌、跳舞、打太极拳。

5. 告知复诊时间，遵医嘱按时按量服药，切勿自行减药或停药，出现特殊情况时及时返院就诊。

（四）延伸护理

1. 向患者或家属讲解疾病复发的先兆症状以及相应的预防干预措施。告知患者或家属如何获得社会和专业组织的支持及帮助，可以与社区卫生服务中心联系以取得帮助。

2. 出院后定期电话回访患者，及时了解患者心理及病情转归和服药情况，并对其问题进行针对性指导。

3. 了解患者对护理服务的感受，虚心听取患者的意见和建议，改进相关护理服务。

二、抑郁症患者关怀性护理

（一）评估和观察要点

1. 评估有无自主性活动明显减少、生活被动、兴味索然、不愿参加平时感兴趣的活动。

2. 评估患者是否无法集中注意力，是否有自责、自罪、无用的观念，毫无根据地认为自己是家庭和社会的累赘。

3. 观察患者是否感到悲伤、沮丧、郁闷、无望感，整日忧心忡忡，严重者悲观绝望，有度日如年、生不如死感，典型的抑郁心境有晨重夜轻的节律变化。

4. 评估患者是否存在自杀倾向。

5. 询问患者有无食欲、性欲明显减退，体重减轻，消瘦，躯体不适可涉及各脏器，如恶心、呕吐、腹泻、心慌、胸闷、出汗、怕冷等。睡眠障碍主要表现为早醒，一般比平时早醒 2～3 小时，醒后无法再入睡，也是抑郁发作的特征。

6. 记录评估情况。

（二）护理措施

1. 鼓励患者抒发感觉

（1）在与语言反应很少的患者接触时，应以耐心、缓慢、和蔼、热情的态度给以鼓励、劝告、指导，并用亲切同情的目光鼓励患者说出最担心、最需要、最关心的是什么等。

（2）耐心倾听患者的各种心理问题，了解致病因素，同情其挫折感，关心其病苦，使患者感受到对他的尊重和理解。

2. 安全护理，严防患者采取伤害自己的行为

（1）需随时了解患者自杀意念的强度及可能采取的方法，谨慎查看患者周围的环境以及对危险物品的保管。

（2）密切观察病情变化，以防意外，患者采取自杀行为往往是趁人不注意或容易失去警惕时，如在周末、假期和病情开始好转时。

3. 维持适当的营养，保证足够的睡眠、休息与个人生活上的照顾。

（1）食欲不振、便秘是抑郁症患者常出现的问题，应选择患者平时较喜欢吃的并且含粗纤维的食物，陪伴患者用餐，可少量多餐。

（2）观察排泄情况，如进食及活动无法解决患者的便秘问题时，可口服缓泻剂或开塞露塞肛，减轻患者排便的痛苦。

（3）如患者自觉自己没有价值而不应该吃饭时，可让其从事一些为他人做事的活动，如此可以帮助患者接受食物。若患者坚持不进食，体重持续减轻，则必须采取进一步的措施，如喂食。

（4）必要时可送至医院输液或住院治疗，以此维持适当的水和营养。

（5）对睡眠障碍的患者，应鼓励和陪伴患者在白天多参加文体活动，以不疲劳为宜。入睡前喝热饮，行温水浴等，以促进患者睡眠。

（6）抑郁症患者由于情绪低落、缺少主动性，因此常不注重衣着和个人卫生，家人应给予帮助，协助其完成。

（7）对于卧床不起或抑郁性木僵患者，要保持病床整洁，每 2 小时帮助翻身一次，并注意查看受压部位皮肤有无发红、破损，防止压疮的发生，年老及消瘦患者可使用气垫床或水垫。每日帮助其活动全身各关节，按摩受压的皮肤，防止关节僵硬、肢体挛缩等并发症。

4. 药物护理

（1）加强药物不良反应的观察和护理，服用抗抑郁药物后患者有时会出现乏力、困倦、头晕、视力模糊等不良反应，特别是刚服药时反应较重，随时间的推移，肌体开始慢慢适应后就不会感觉那么重了。如果症状继续加重需告知医生，遵医嘱调整或更换药物，必要时做相应检查。

（2）患者依从性差时做到监督服药，服药后检查口腔，保证服药到胃，严防患者藏药，一次性吞服自杀。

（3）加强服药知识的教育，讲解服药的重要性：不仅对治疗有积极作用，对预防复发也很重要，强化服药意识。

5. 阻断患者负向心理

（1）当患者病情好转、认知能力恢复后，容易产生继发性抑郁，感到自己给家人带来不幸，担心出院后不能胜任原来的工作，怕受人歧视或讥笑嘲讽，产生悲观厌世的心理，这对疾病的治疗与康复都是不利的。可以帮助患者回顾其优点、长处、成就的机会，增加正向看法，协助患者检视自己的

认知。

(2) 帮助患者修正不切实际的目标，协助患者完成某些建设性的工作及参与社交活动，安排患者参加一些户外活动，如逛公园、看展览等。

（三）健康指导

1. 为患者提供疾病知识，帮助患者认识自己患病的原因、性质和规律，同时介绍一些心理咨询科普读物让患者学习，增强患者战胜疾病的信心。

2. 告知患者及其家属药物治疗的重要性和常见不良反应，定期复诊，不可擅自加药、减药或停药。

3. 指导患者培养健康的身心和乐观积极态度的生活，作息规律，积极参加社会活动，避免精神刺激，保持稳定的心境。

4. 服药期间应遵医嘱进食新鲜水果及蔬菜，多饮水，防止药物性便秘。

（四）延伸护理

1. 讲解疾病复发可能出现的先兆表现，如睡眠不佳、情绪不稳、烦躁、疲乏无力等，如出现及时到医院就医。

2. 帮助患者唤起心理上的愉快和满足感，提高患者的自尊和价值感，稳定其情绪。

3. 建立信息平台，做好回访工作。

三、焦虑症患者关怀性护理

（一）评估和观察要点

1. 评估患者过去一周在正常环境下的睡眠形态，是否早醒、睡眠维持困难、入睡困难，入睡方式、深度、时间和干扰因素。

2. 询问患者是否存在头晕、胸闷、心悸、呼吸困难、口干、尿频、出汗等自主神经系统症状和运动性不安等症状。

3. 评估患者是否合并疲劳、抑郁、强迫、惊惧发作以及人格解体等症状。

4. 了解患者是否存在警觉性增高或回避或求助行为。

5. 实施各项评估时，非单人间拉隔帘，单人间关门，保护患者隐私。

6. 对评估情况进行记录并及时给予答复或解决能够解决的问题。

7. 评估患者家庭的支持情况，家庭有无重大事件的发生以致影响其情绪。

8. 查阅评估报告，了解其焦虑的严重程度。

（二）护理措施

1. 患者严重焦虑时，应将其安置在安静舒适的房间，避免干扰。周围设施要简单安全，最好有专人看护。

2. 密切观察躯体情况的变化并记录，待患者情绪稳定时，应不失时机地为患者做心理护理，安慰、镇定患者的情绪。

3. 对伴有躯体疾病的患者，向其讲明激动的情绪会对身体造成不良的影响，帮助患者能从主观上控制自己的情绪。

4. 对有严重躯体疾患的老年患者，除严密监测外，还要调整饮食结构，加强营养物质的摄入，增加钙质食物的补充，以防骨折发生。

5. 平时运用良好的护理交流技巧。注意倾听患者的主诉，允许焦虑症患者有适量的情绪宣泄，以防恶劣情绪暴发而影响身体健康。

6. 解释性心理治疗，将疾病的相关知识向患者进行宣教，有利于减轻患者的心理压力，更好地配合治疗。

（三）健康指导

1. 家属要保持良好的判断力，根据患者的实际情况和以往的习惯在生活中给予患者适度的关心和照顾，最好不要让患者的疾病成为家庭日常生活的中心；让患者做力所能及的或感兴趣的事情，可以很好地转移患者的注意力，有效减低焦虑的程度。

2. 督促患者服药治疗，最好由家属保管药物。

3. 抗焦虑药若大量服用会有一定的危险，因此药物由家属保管会更安全。如患者很敏感，家属对药物的监管要做得隐蔽些，以免加重患者的心理压力。

4. 指导患者培养健康的身心和乐观积极态度的生活，作息规律，积极参加社会活动，避免精神刺激，保持稳定的心境。

5. 服药期间应遵医嘱进食新鲜水果及蔬菜，多饮水，以防药物性便秘。

（四）延伸护理

1. 焦虑症的治疗需要一段时间，有些患者的病情会有反复，家属在这个过程中难免会有疑虑，但应该注意的是：不要在患者面前表现出这些疑虑和困惑，可私下找医生咨询有关问题，在患者面前应表现出积极、有信心、配合治疗的态度。

2. 对患者的关心保持在正常范围内，不可过度关心。

3. 建立信息平台，做好回访工作。

四、精神分裂症患者关怀性护理

（一）评估和观察要点

1. 了解现病史　此次发病有无明显诱因，发病时间、就诊原因、具体表现、对工作学习的影响。

2. 询问患者既往健康状况如何，既往精神疾病情况，家庭成员中是否有精神疾病患者。

3. 了解患者生长发育过程。

4. 评估患者社会功能　交往能力、人际关系、支持系统、经济状况。

5. 评估患者饮食、睡眠、生活能否自理、大小便、活动情况、心理状况。

6. 实施评估时注意观察患者的言语、表情、行为，或者从其书信、日记、绘画作品中了解。

7. 通过患者家属、朋友收集资料，也可以借助一些心理、社会功能评估量表来测定。

8. 评估患者有无情感淡漠、情感迟钝，情感反应与周围环境是否相符，是否存在抑郁情绪，有无自杀的想法等。

（二）护理措施

1. 严密掌握病情，做好有针对性的防范

（1）当班护士需了解每位患者的精神症状、发病经过、诊断、治疗、护理重点、注意事项。

（2）对有自杀、自伤、冲动伤人、外走企图或行为的患者随时观察，不离视线，严重者必须安置于单独病房，24小时重点监护。

2. 与患者建立良好的护患关系，及时发现危险征兆

（1）护士要主动接触、尊重、关心、接纳患者。

（2）及时满足患者的合理要求，取得其信任，对发现患者有自杀或冲动伤人的征兆时，及时制止，避免意外发生。

3. 严格执行各项护理及工作制度，如发药、治疗、护理、外出检查制度及交接班制度、岗位责任制度等。

4. 每日进行安全检查

（1）严禁携带对患者生命有威胁的物品进入病房，病房的门窗损坏及时修理，办公室、治疗室等场所随时上锁。

（2）加强病区内危险物品管理，如药品、器械、输液架、玻璃及锐器物品、绳带、易燃物等定点放置，加锁保管。

（3）对家属借用的水果刀、指甲剪等应及时让其归还。

5. 尊重、关心患者，对其因疾病原因做出的怪异言行不指责，但对于过分要求不可一味迁就，因不利于康复。

（三）健康指导

1. 定期复诊，按时按量服药，不随意增减药或停药。

2. 定时复查血常规、肝肾功能、相关药物浓度、心电图，及时发现药物损害。

3. 保证营养供给。对吞咽障碍者，可遵医嘱给予流质或半流质饮食，缓慢进食，以防误吸，必要时鼻饲或静脉补液；对暴饮暴食患者，应及时给予制止或限制其饮食。

4. 督促和协助患者做好个人卫生，家属不可一手包办，要让患者自己完成，可适时采用一些简单行为强化手段，如奖励或适当的惩罚等来培养患者健康的生活习惯，督促其规律地生活。

5. 督促患者参加活动，做一些力所能及的简单劳动。

6. 制订合理的作息时间，保证足够睡眠，提供良好的睡眠环境，避免噪音和强光刺激；如伴有睡眠障碍，可在医生指导下使用药物帮助睡眠。

（四）延伸护理

1. 给患者表达情感的机会，鼓励其诉说内心的想法，指导家属及时发现患者可能存在的心理问题并加以疏导，合理的沟通交流不仅给予患者情感上的满足与支持，而且可强化患者思维活动的过程，减少思维退化。

2. 教会患者应付应激的一些技巧，如培养患者感兴趣的爱好、帮助分析压力产生的原因、改变一些不正确的认知思维模式。

3. 鼓励参加社交活动，正确对待社会上对精神疾病患者的歧视性言行，帮助其克服各种困难，重建社交能力，尽快融入社会。

4. 建立信息平台，做好回访工作。

五、失眠症患者关怀性护理

（一）评估及观察要点

1. 评估患者过去2～4周总体睡眠状况

（1）是否存在入睡困难：入睡时间超过30分钟。

（2）睡眠质量是否下降：睡眠维持障碍，整夜觉醒≥2次、睡眠浅、易醒或早醒、多梦。

（3）醒后是否不易再次进入睡眠状态，醒后有无不适、疲乏或白天困倦。

（4）总睡眠时间是否减少，通常少于6小时。

2. 评估患者失眠的原因

（1）与患者明确是否存在其他各种类型的躯体疾病。

（2）询问是否存在心境障碍、焦虑障碍、记忆障碍以及其他精神障碍。

3. 失眠每周3次或者以上、持续1个月以上，且对社会功能有损害，或失眠引起显著的苦恼或精神活动效率低下。

4. 排除躯体疾病或神经症状导致的继发性失眠。

5. 对日间功能进行评估，如记忆功能、注意力功能及计划功能，排除其他损害日间功能的疾病。

（二）护理措施

1. 帮助患者养成良好睡眠习惯的护理

（1）午饭后避免喝咖啡，睡前6小时内不喝酒；

（2）夜晚，特别是接近睡眠时间时，避免吸烟；

（3）睡前 3 小时可以进行适当的体育锻炼，但避免剧烈的锻炼；

（4）睡前不看连续剧、小说，禁止打麻将、扑克或者其他易引起兴奋的游戏；

（5）睡前避免大量摄入过多的液体或食物；

（6）保持卧室环境安静、整洁、舒适以及适宜的光线及温度；

（7）每天坚持规律的体育锻炼，根据自身情况，选择快走或者慢跑，每天不少于 30 分钟；

（8）每天避免小睡，午睡不要超过半小时，下午一点半前完成午睡。

2．做好睡眠的刺激控制

（1）将卧床仅仅当作睡觉与性生活的地方；

（2）只有晚上有睡意或者到了规定的睡眠时间时才上床休息；

（3）如果卧床后约 20 分钟内无法入睡时（无须看表），应离开卧室，进行一些放松活动，直到感觉有睡意再返回卧室睡觉；

（4）如果再次感觉到大约 20 分钟内依然无法入睡，再次离开卧室，重复进行放松活动，直到感觉有睡意；如有必要，可整晚都重复该过程。

（5）无论前一晚的睡眠时间多少，第二天早晨都在同一时间起床（包括周末）。

3．指导患者做好睡前的松弛疗法

（1）睡前 1 小时可以在暗的灯光下通过深呼吸、伸展运动、做瑜伽、听放松的音乐等进行放松活动，使自己从压力中放松下来，提高睡眠质量。

（2）通过影像、书籍、面对面等方式，请专业人士讲授压力释放以及放松的相关技能训练，如渐进式肌肉放松、指导式想象、生物反馈、冥想、意向训练等。

（三）健康指导

1．指导患者保持自然入睡，不要过于关注并试图努力入睡。

2．告诫患者不要担忧失去控制自己睡眠的能力。

3．理性分析患者失眠可能的原因。

4．教育患者不要将夜间睡眠时多梦与白天不良后果相联系。

5．告诫患者不要有夜间睡眠时间不足而用白天多睡进行补偿的心理。

6．不要通过喝酒帮助睡眠，因喝酒对睡眠有害。

7．可从事一些简单活动，不要担忧明天。

8．如果卧床 20 分钟不能入睡，应起床离开卧室。

（四）延伸护理

1．建立信息平台，发送失眠相关知识，帮助患者建立良好的睡眠习惯。

2．帮助患者纠正不切实际的睡眠期望。

3．教育患者理性看待失眠的不良后果。

4．告知一个好的睡眠模式需要几周的时间去建立。

六、创伤后应激障碍患者关怀性护理

（一）评估和观察要点

1．评估患者应激源的发生原因、种类、强度、持续时间、频率、当时情景、与患者的切身利益关系是否密切、与疾病发生的关系等。

2．评估患者精神状况，包括感知觉症状，如有无幻觉、妄想等。

3．评估患者有无现存的冲动、伤人、自杀、自伤、木僵等行为，有无退缩和平行障碍行为。

4．评估患者躯体的一般情况和各器官的功能水平，以及营养、饮食、睡眠和排泄等情况。

5. 了解患者心理应对方式和认知。

6. 实施各项评估时，非单人间拉隔帘，单人间关门，保护患者隐私。

7. 对评估情况进行记录并及时给予答复或解决能够解决的问题。

（二）护理措施

1. 做好安全护理

（1）使个体尽快摆脱创伤性环境，避免进一步的刺激。

（2）连续评估自杀、自伤和冲动伤人的危险因素。

（3）提供安全、安静、舒适的环境，减少外界刺激，避免接触到危险物品。

（4）尊重和保护隐私。

（5）保持接触，传递关心，鼓励表达不良情绪。

2. 生活护理　帮助患者满足生活需要，如洗漱更衣、个人卫生、营养的补充，注意皮肤、口腔的护理。

（1）遵医嘱给予相应的药物，注意药物的不良反应。

（2）防止有意识障碍的患者坠床、跌倒和走失。

（3）适当限制有行为紊乱和兴奋躁动的患者，保证其安全，必要时专人护理。

3. 与患者建立良好的信任和合作关系。态度和蔼诚恳，认真聆听，接纳患者焦虑和抑郁的感受，鼓励患者用可接受的方式表达焦虑、激动，允许患者自我发泄，但不要过分关注。

4. 给予支持性的心理护理　积极的语言暗示，指导学习适应性的技巧来控制症状和管理情绪，如深呼吸、放松技术、参加工娱活动等转移注意力的方法。

5. 帮助患者分析创伤后应激障碍以及恶劣心境的原因和危害，配合医生进行认知行为治疗，帮助患者度过困境。

6. 帮助患者认识和正确对待致病因素和疾病性质，克服个性中的缺陷，提高自我康复能力。

（三）健康指导

1. 帮助患者列出可能解决问题的各种方案，协助分析各种问题的优缺点，辅导患者有效地应对困难。

2. 运用正确的强化方式，强化疾病可治愈的观点，教会正确应对创伤性体验和困难，给予患者肯定和鼓励，帮助患者树立信心。

3. 指导患者养成良好的饮食习惯，戒烟酒，饮食宜新鲜、易消化。

4. 指导患者加强体育锻炼，提高机体抵抗能力。

5. 指导和帮助患者遵医嘱正确、坚持服药，以防疾病复发。

6. 告知患者如有不适，随时就诊。

（四）延伸护理

1. 协助患者和家属制订切实可行的生活目标，促进患者恢复社会功能。

2. 指导家属学习相关疾病知识，使其对创伤后应激障碍的发生有正确地认识，消除模糊观念引起的焦虑和抑郁，以免担心疾病会演变成"精神病"。

3. 告知家属理解患者的痛苦和困境，既要关心和尊重患者，又不能过分迁就或强制患者。

4. 建立信息平台，做好回访工作。

七、阿尔茨海默病患者关怀性护理

（一）评估和观察要点

1. 评估健康史

（1）既往史：是否有脑外伤史、药物中毒、脑瘤、抑郁症史、中风等。

（2）家族遗传史：是否有痴呆家族史，21-三体综合征家族史等。

（3）个人生活史：低教育水平等。

（4）此次发病情况：诱因，如是否缺氧，肝、肾衰竭，电解质失衡，酒精戒断等。

2.评估生理心理状况

（1）认知功能障碍：近记忆障碍常为首发及最明显症状；计算能力减退，思维迟缓，思考问题困难。

（2）评估患者有无精神和行为障碍，如幻听、错觉、妄想。

3.社会状况

（1）家庭状况：患者需要24小时照顾，是否增加家庭的经济负担，负责照顾的家人是否觉得负担太重且不能得到放松。

（2）环境状况：是否有安全、适宜的空间患者可以活动而不受干扰，周围是否有标识记号帮助患者保持空间的定向力。

（二）护理措施

1.帮助患者建立对人、时、地基本的定向感

（1）使用较大的字迹、明显的颜色（如黑色配黄色）来表明时间、日期，将时钟放在显而易见的地方。

（2）厕所应该选择明亮的颜色，可将马桶的图形画在厕所门口，让患者比较容易找到。

（3）澄清患者的看法，例如每日在患者面前说自己的名字、今天几号、身在何处。

（4）当患者无法做决定时给予适当的协助。

（5）说话的语调要温和，用较低的声调、较慢的速度、简短的句子；若有问题需要其回答，应给予充分的时间反应。

2.提高自我照顾能力的护理

（1）选择较容易穿脱的衣服，如松紧带裤子等；可与患者共同一项一项地重新复习自我照顾过程，并且写在纸上，贴在明显地方。

（2）将个人清洁用品放在显而易见的地方。

（3）每件事皆由患者先做，然后视情况给予协助，或是事后检查其执行情况，并给予正向回馈。

（4）协助处理弄脏的衣物。

（5）保证营养摄入，但注意把握适当的量，避免患者因无意识而暴饮暴食。

3.患者沟通障碍的护理

（1）鼓励患者以言语表达感受，当语言功能已经出现障碍时可使用肢体语言或写下来。

（2）选择安静的环境与患者沟通，减少其注意力不集中的机会，如避免电视机或收音机的干扰。

（3）沟通时应注意目光接触，在沟通的开始和结束都叫患者的名字，以建立其定向感。

（4）使用简单明了的句子；允许发问，延迟反应或回答；避免患者于沟通过程中有挫折感而变得躁动不安。

（5）会谈者的态度要平稳，并适时给予患者再保证。

（三）健康指导

1.家人应该共同参与患者相关的护理计划。

2.指导患者及其家属定期复查，及时了解患者病情转归及自我护理等情况，并对其问题进行针对性指导。

3.指导患者家属提供安全的居家环境，减少滑倒概率。在房间内和浴室内加装扶手；维持厕所、餐厅和走廊的小灯照明；选择适当的鞋子；降低床铺的高度，减少患者从床上跌落受伤的机会；收好家中危险的器具；将总开关阀和电源开关设在高处。

4.评估吞咽功能，指导患者进食的状态，流质或者碎餐，防止哽噎。

5.防走失　患者随身上携带标注姓名、住址、电话的名牌，家中的大门夜间要反锁。

6. 指导患者及家属留意排便及排尿的情况，注意观察有无失禁的情况。

7. 指导患者按时服药，家属进行监督。观察有无药物的不良反应，及时与医务人员沟通。

（四）延伸护理

1. 评估患者的家庭结构、角色关系、家人互动情形和支持情形，可以向此类家庭推荐支持团体，寻求帮助。

2. 鼓励家人表达他们的担心、看法、伤痛，并且告之他们的情绪反应是正常的，不需要因此而感到罪恶感。

3. 鼓励家属相互表达关怀。

4. 建立信息平台，做好回访工作。

八、精神发育迟滞患者关怀性护理

（一）评估和观察要点

1. 询问患者既往的健康状况，是否较常人容易罹患某些躯体疾病。

2. 与同龄孩子比较，各项躯体发育指标如身高、体重是否达标。

3. 查看有无躯体畸形，有无饮食障碍或睡眠障碍等。

4. 评估患者有无感觉过敏和减退、错觉、幻觉及感知觉综合障碍等。

5. 评估有无意志减退和增强、怪异行为、多动行为，有无刻板或强迫行为，有无暴力和自伤、自杀行为。

6. 询问患者能否独立进食、洗漱、更衣、料理大小便，能否独立外出等。

7. 评价学习能力、自我控制与自我保护能力，有无人际交往障碍。

8. 评估有无不当家庭养育方式，了解家属对疾病的认识，有无现存或潜在的家庭矛盾和危机。

（二）护理措施

1. 保证患者安全活动环境。居住环境以安全、简单、整洁为宜，房间窗户应有相应的安全措施，室内严禁存放锐器、玻璃、电源等有危险隐患的物品。对病室内的危险物品要加强管理，如药品、器械、玻璃制品、易燃物等。制止影响患者安全的一切活动，如登高、打闹等，谨防意外的发生。患者外出时需有专人陪伴。

2. 密切观察患者病情，及时发现患者精神症状和躯体不适，及时处理，防止延误诊治。病情波动需及时记录与交班。

3. 服药过程中，服药到口，监督患者将药物咽下，服药后检查患者口腔，防止漏服和藏药。严格观察病情演变，及时处理不良反应。

4. 熟悉患者病情，了解家属对患者的态度、教育方式和训练情况并给予合理指导。

5. 进行心理治疗和行为治疗时，要求用词简单易懂，内容形象具体，操作性强，方便患者理解并反复练习。

6. 掌握患者的情绪特点和个人喜好，分析不良情绪和行为的刺激因素，尽早去除不利因素，对有一定理解能力的患者，可帮助其分析原因，学会自己控制情绪。

7. 合理安排日常活动和休息时间，保证充足的休息和睡眠，根据患者的病情，以督察、指导或代理的方式对患者进行日常护理。

8. 创造安全、舒适的进餐环境，选用安全餐具，指导患者自主进餐，加强患者生活自理能力的训练，必要时可协助进餐。

9. 合理饮食，保证营养供给。某些遗传性代谢性疾病需通过严格控制饮食防止或减轻症状，如苯丙酮尿症的患者采用低苯丙氨酸饮食，限制含苯丙氨酸食物的摄入量。

10. 建立良好的护患关系　对待患者要有爱心和耐心，取得患者的信任和对治疗的配合是护理的关键。

（三）健康指导

1. 指导家属做好教育训练。

（1）基本生活技能训练：包括个人日常生活自理能力、个人卫生、个人安全等方面的训练，掌握生活技能，学会自我保护，规避危险，亦可教患者学习交通安全知识以及简单的救护知识等。

（2）语言功能训练：矫正语言障碍和缺陷，注意学校教育和家庭教育相配合，通过反复的教、模仿并配合实物与动作，让患者尽可能多地掌握一些词汇。

（3）简单劳动技能和职业技能训练：应选择适合患者智力水平和动作发展水平的劳动技能教育，注重现实性和适应性。

（4）道德品质和个性品质教育：贯穿于任何其他训练当中，主要是提高患者明辨是非的能力，培养患者遵纪守法、勤劳善良等品质；学会合理表达自己的要求和控制情绪，增加患者的独立自主能力，培养他们的自尊心、自信心和责任心。

2. 对于有遗传代谢性疾病的家庭，做好相关病防治知识的宣教工作。

（四）延伸护理

1. 着重点在于家属能正确认识疾病的特征和可能的预后，在生活学习中能够关心、爱护患者，并从实际出发，对患者的未来寄予恰当的希望。

2. 鼓励患者与外界接触，多说话、多练习，并及时给予表扬，提高患者的学习兴趣和信心。

3. 建立信息平台，做好回访工作。

九、心理危机患者关怀性护理

（一）评估和观察要点

1. 了解患者近期是否遇到了突发事件或面临重大的挫折和困难，且患者既不能回避又无法用自己的资源和应激方式来解决。

2. 询问患者日常的学习或工作习惯是否遭到破坏，紧张持续的时间。

3. 评价患者寻求心理帮助的动机，分析采用何种技术或方法能在最短时间内达到最佳的干预效果。

4. 在评估过程中，注意保证患者的安全。

5. 采用倾听的技术，必须无条件地以积极的方式接纳患者，不要评价求助者的经历和感受，让患者相信有人关心和支持他。

6. 与患者共同制订计划来纠正其情绪的失衡状态。

7. 评估结束之前，应该从患者处得到诚实、直接和适当的承诺。

（二）护理措施

1. 要事先知晓患者可能拒绝你提供的帮助　有心理危机的人有时因难以承认无法处理自己的问题而加以否认，不要认为他们的拒绝是针对你本人。

2. 向患者表达你的关心，询问他们目前面临的困难以及对他们的影响，鼓励患者向你或其他信任的人倾诉。

3. 多倾听，少说话，给患者一定的时间说出内心的感受与担忧，不要劝告患者，也不要自觉有责任要找出一些解决的办法。

4. 要有耐心，不要因患者不能很容易地与你交谈而放弃，允许谈话中出现沉默，有时重要的信息在沉默之后会出现。

5. 不要担心患者会出现强烈的情感反应，情感暴发或哭泣有利于患者的情感释放。

6. 保持冷静，要接纳患者，不做评判，也不要试图说服患者改变自己内心的感受。

7. 询问患者是否有自杀的想法。如有自杀的风险，要尽量取得他人的帮助，以便与你共同承担帮助患者的责任（非常重要）；对患者的自杀想法不要答应给予保密（非常重要）。

8. 相信患者所说的话，对任何自杀迹象均应认真对待，不论患者用什么方式流露。

9. 让患者相信别人是可以给予其帮助的，并鼓励患者寻求他人的帮助和支持；如果你认为患者需要精神科专业的帮助，提供转介信息。

10. 如果患者对寻求精神科帮助而感到恐惧或担忧，应花时间倾听他们的担心，告诉他们大多数处于这种情况的人需要专业帮助，解释你建议他们见专业人员并不是因为你对他们的事情不关心。

11. 如果你认为患者即刻自杀的危险性很高，要立即采取措施：不要让其独处；去除自杀的危险物品，或将患者转移至安全的地方；陪患者去精神心理卫生机构寻求专业人员的帮助。

12. 给予希望，让患者知道面临的困境能够有所改变。

13. 结束谈话时，鼓励患者再次与你讨论相关的问题，并且让知道你愿意继续帮助他们。

14. 契约或合同（非常重要）。

（三）健康指导

1. 指导患者认识和理解目前的危机或境遇是暂时的，不可能持续终生，学习解决问题的技巧和心理应对方式。

2. 指导家庭成员应齐心协力，给予患者心理支持，促进其心理健康发展。

3. 指导患者生活要有规律，避免精神紧张、过度疲劳。

4. 指导患者养成良好的饮食习惯，戒烟酒，注意饮食卫生。

5. 指导患者加强体育锻炼，提高机体抵抗能力。

（四）延伸护理

1. 帮助患者重建社会交往和支持系统，尤其是人际关系的维持和稳定。

2. 干预结束后，对患者进行定期跟踪咨询及风险评估，对于心理健康不稳定者，应安排人员对其进行密切监护，制订各种危机预案，防止恶性事件的发生。

3. 向患者提供紧急的求助电话。

4. 建立信息平台，做好回访工作。

十、自杀行为患者关怀性护理

（一）评估和观察要点

1. 自杀一般发生在夜晚、凌晨、午间、工作人员交接班时、抢救危重患者时，周末、节假日等工作人员少时。

2. 评估患者自杀的原因及危险因素，自杀率较高的精神疾病包括抑郁症、精神分裂症、酒精和药物依赖及人格障碍。

3. 自杀行为发生的征兆评估主要包括以下方面：

（1）有企图自杀的病史；

（2）情绪低落，表现为紧张、无助、无望、经常哭泣；

（3）失眠、体重减轻，以及害怕夜晚来临；

（4）将自己与他人隔离，特别将自己关在隐蔽的地方或反锁于室中；

（5）存在幻听，幻听的内容可能是命令患者自杀；

（6）现实或想象中有负罪感；

（7）在抑郁了很长时间后突然感觉很开心，且无任何理由；

（8）显得非常冲动，易激惹，行为比较突然，在预料之外；

（9）存在迫害妄想、被折磨或被惩罚的想法或言论；

（10）问一些可疑的问题；

（11）谈论死亡与自杀，表示想死的意念，时常发呆；

（12）将自己的事情处理的有条不紊，表示出异常的兴趣，并开始分发自己的财产；

（13）收集或储藏绳子、玻璃刀、刀具或其他用来自杀的物品。

（二）护理措施

1. 心理护理

（1）与患者建立治疗性信任关系：与患者多沟通，解除患者疑虑，使患者放弃自杀打算。

（2）尽量安排家属及朋友与患者接触，减少患者与他人隔离的感觉。指导家属一起共同参与患者的治疗和护理，同时严密观察患者的病情变化。

（3）进行心理咨询，让患者充分表达内心的感受，发泄情绪，同时护理人员给予真诚的关心和同情。

（4）根据患者的病情和具体情况，可与患者讨论自杀的问题（如计划、时间、地点、方式、如何获得自杀工具），这种坦率的交谈可大大降低患者自杀的危险性。

2. 安全护理

（1）将患者置于护理人员视线范围内，病房安静，设施齐全，光线明亮，空气流通，整洁舒适。

（2）严格落实巡视制度，尤其在夜间、凌晨、午睡、饭前和交接班及节假日等病房医务人员少的情况下。

（3）密切观察患者自杀的先兆症状。

（4）服药到口，严防患者藏药顿服；病区避免存放锐器、绳索等危险物品；定期检查病区急救设施，杜绝安全隐患。

3. 使用安全契约：通过口头或书面的形式，与患者达成契约，使患者同意在一定时间内不会采取自杀行为，有自杀冲动时要及时与医护人员联系。患者的家属、亲友也可以参与到条约的制订和监督中。

4. 严重自伤、自杀行为患者的护理

（1）将患者安置在重症监护病房，24 小时一对一守护，密切检查患者身上及床单位有无危险物品或遗书和字条等。

（2）随时评估患者自杀的危险性。

（3）一旦发生自伤或自杀，应立即隔离患者进行抢救。对自伤或自杀后的患者做好自伤、自杀后的心理疏导，做好进一步的防范措施。

5. 生活护理：要保证患者的营养，观察患者的排泄情况，保证睡眠，适当参加活动。

（三）健康指导

1. 指导患者采用一些减少焦虑、悲哀、抑郁情绪的方法：参加自己喜欢的活动，如绘画、制作；音乐放松疗法；向医护人员或家属倾诉，寻求心理支持；适当参加体育活动。

2. 引导患者认识自己的疾病，审视自我存在的价值，以欣赏的态度看待自己的优点和长处。

3. 指导患者生活要有规律，避免精神紧张、过度疲劳。

4. 指导患者养成良好的饮食习惯，戒烟酒，注意饮食卫生。

5. 指导患者加强体育锻炼，提高机体抵抗能力。

6. 帮助患者重建社会支持体系，学会与人沟通；做好家属、朋友的工作，增加对患者的理解和接纳，这对消除自杀意念和行为有长期意义。

（四）延伸护理

1. 向患者及家属宣教如何早期确认自杀意图的征兆。如家属早期干预无效，要尽快寻求帮助。

2. 对自杀患者的评价是一个持续的过程，需要不断地重新评价和判断目标是否达到。

3. 向患者提供紧急求助电话。

4. 建立信息平台，做好回访工作。

（周春兰　赵　芳　张洪霞　李恩泽）

参考文献

［1］江开达. 精神病学［M］. 第 2 版. 北京：人民卫生出版社，2011.

［2］刘哲宁. 精神科护理学［M］. 第 3 版. 北京：人民卫生出版社，2013.

［3］王世俊，林丽婵，蔡娟秀，等. 老年护理学（第五版）. 台湾：华杏出版股份有限公司，2008.

［4］井霖源. 精神科护理［M］. 北京：人民卫生出版社，2010.

［5］郝伟，于欣. 精神病学［M］. 第 7 版. 北京：人民卫生出版社，2013.

［6］姚绍敏，罗金菊. 心理障碍精神分裂症［M］. 江苏：江苏科学技术出版社.

［7］李凌江，陆林. 精神病学［M］. 北京：人民卫生出版社，2015.

［8］张斌. 中国失眠障碍诊断和治疗指南［M］. 北京：人民卫生出版社，2016.

［9］田红梅. 躯体疾病所致精神障碍患者的护理［J］. 中国伤残医学，2015，23（11）.

［10］赵芳，何金爱，陈炜. 精神疾病护理安全防范［M］. 第 2 版. 北京：科学出版社，2017.

第十一章

其他专科患者关怀性护理

第一节　重症监护患者关怀性护理

一、重症监护患者一般关怀性护理

（一）患者入住 ICU 前关怀性护理

1. 向患者及其家属介绍 ICU 环境及探视制度，介绍非语言交流方式，同时告知患者家属需准备的生活物品等。

2. 了解患者及家属对于入住 ICU 的需求与担忧，了解患者的生活习惯与个人喜好。

（二）患者入住 ICU 期间关怀性护理

1. 主动沟通，建立信任的护患关系

（1）护士每班主动问候清醒患者，礼貌称呼，向患者介绍自己的身份与职责。对于昏迷患者，每日轻声呼唤患者姓名；对于深度镇静患者宜实施每日镇静中断，轻声呼唤患者姓名，轻拍患者肩部。

（2）每日告知患者日期、时间点及所在位置等；对清醒患者生日或特殊节日表达祝福。

（3）对于气管插管或气管切开等语言表述有困难的患者，护理人员通过患者的表情、口形、手势、眼神及身体动作等肢体语言，判断患者所表达的需求；向患者提供图片、患者沟通代码卡、写字板、纸笔等，便于及时了解患者所传达的信息。

（4）了解其个性特征及生活习惯等，为患者提供个性化照护；对患者的特殊需求和关怀措施，进行登记与交接。

（5）规范实施各项护理措施并履行对患者的承诺。

2. 密切观察病情，实施各项治疗及抢救措施

（1）密切观察患者意识、瞳孔、生命体征、血氧饱和度、呼吸状态、皮肤情况、各种管道情况、营养状况、出入量等。

（2）根据医嘱正确实施药物治疗，观察药物的效果及副作用。

（3）做好行机械通气、CRRT、ECMO 等患者的护理；观察仪器运行是否正常，如有障碍及时处理。

（4）对特殊患者实施相应的隔离措施；注意手卫生等，避免各种感染的发生。

（5）指导或协助患者适当进行床上活动，避免各相关并发症的发生。

（6）患者的特殊病情变化及时报告医生，及时实施抢救。

（7）做好相关护理记录。

3. 尊重患者尊严，保护患者隐私

（1）无论患者神志是否清醒，不得在患者面前谈论影响自尊的话题。不得与无关人员谈论患者的病情，避免在清醒患者床旁谈论患者病情的不利变化。

（2）对神志清醒的患者要尊重其知情权，执行各项操作前介绍方法、目的，取得患者同意和配合。

（3）在进行需要身体暴露的操作时，用隔帘或屏风遮挡，减少身体暴露时间和范围，避免无关人员在场。

4. 提供人性化环境

（1）病区干净整洁，病房光线柔和；维持 ICU 室温在 22～24℃，保持湿度在 50％～60％；有条件者每天定时通风 30min，保持空气清新。

（2）及时关闭或移走患者床边未使用的仪器。

（3）墙壁上可张贴温馨、暖色的壁画或令人安心、鼓励等标语。

（4）护理人员工作服装干净整洁，仪表端庄。

（5）对患者主动、热情、耐心、友善；医护之间相互协作，营造和谐融洽的病室氛围。

5. 协助满足患者生活需求

（1）做好口腔护理及床上擦浴等，保持患者面部、口腔、头发（胡须）、皮肤、会阴、指甲清洁，无异味。

（2）重视患者的饮食与营养，评估患者的肠道功能及进食情况。对于能进食的患者，联系家属或营养室准备合适的饮食。不能自理者由护理人员协助患者经口进食。

（3）患者大小便后，及时清洗、擦干会阴及肛门等部位、及时更换浸湿或污染的床单被套等。

6. 舒适护理　包括但不限于以下几个方面的舒适护理

（1）减轻患者口渴不适　评估清醒患者有无口渴；如有口渴，评估口渴的程度。对于机械通气、禁食禁饮的患者主诉口渴时，可用冰水擦洗、喷洒口腔等方法湿润舌头、口唇，湿润口唇后涂抹凡士林或润唇膏；吞咽功能正常、配合度好的口渴患者，可含化冰棒、冰块；张口呼吸及高流量吸氧的患者，应使用具有加温、加湿功能的氧疗装置并增加雾化频次。

（2）减轻患者疼痛不适　每班评估清醒患者有无疼痛；如有，则评估疼痛的部位、程度及性质。对患者向护士报告的疼痛给予重视并及时处理。可采用如冷敷、热敷、按摩、活动肢体、呼吸调整、经皮电神经刺激等非药物疗法。必要时，根据医嘱使用药物镇痛。

（3）应根据患者病情、治疗目的及患者感受，协助患者采取合适体位。根据需求，放置软枕、体位垫等；定时变换体位；必要时进行身体部位的按摩及协助肢体活动。

（4）其他症状引起的不适　评估患者是否有呼吸困难、恶心等不适。采取适当措施减轻患者不适。

（5）减轻因治疗性措施引起的不适　减轻患者因管道导致的不适，各种管道妥善固定，松紧适宜。减少约束导致的不适，优先使用替代干预措施；在约束过程中，动作轻柔，约束带宽度及松紧适度；约束后定期观察，定时更换约束部位并进行约束侧肢体按摩。

7. 促进患者休息与睡眠

（1）病室灯光宜柔和，为有需求的患者提供眼罩。

（2）合理设置仪器报警限值，将仪器报警声调至安全的最低限度；控制治疗性噪音，白天的噪音控制在 35～40 分贝，晚上不超过 35 分贝，酌情为患者提供耳塞。

（3）在不影响患者治疗与护理工作的前提条件下，尽量使操作集中进行。

8. 心理社会状态评估与支持

（1）心理社会情况评估　通过观察患者语言与非语言行为如语音、语调、面部表情、肢体语言动作等方式，耐心了解患者是否存在焦虑、恐惧、无助及绝望等心理。了解患者家庭社会支持情况，有无亲人与之联系及探视等。

（2）心理社会支持　采取握手及床旁适当陪伴患者等方式，增强患者对护理人员的信任感及在ICU病房的安全感。患者病情发生变化应及时处理，并保持镇定。邻床患者抢救或死亡时，宜拉上隔帘或屏风遮挡，及时抚慰。及时用恰当的方式告诉患者病情好转与康复的消息；对患者的配合表示感谢与肯定。做好患者与其家属等的沟通联络。协助患者与家属通过电话、视频等形式进行交流。指导家属探视时保持情绪稳定，对患者进行语言鼓励，进行亲情抚触和呼唤。

9. 患者家属人文关怀　尊重家属，使用通俗易懂的语言与家属进行沟通，告知患者情况；听取患者家属的想法和心声；鼓励家属参与决策。优化 ICU 家属等候区环境。在不违反医疗原则和疫情防控规定的情况下，根据患者身心状况及需求实施预约探视；可适当延长探视时间，或增加探视频次。

（三）离开 ICU 患者人文关怀

1. 转出 ICU 前，耐心解答患者和家属对于疾病治疗护理和生活照护的疑问，告知患者即将转往科室的情况。

2. 由医生或护士亲自护送患者到转科病房。告知病房护士患者的身心状况、情绪反应等。

3. 对去世患者及时进行尸体料理，维护其尊严。必要时对家属进行安抚。

4. 对转出患者进行电话或现场等形式的回访，给予关心，提供相应的健康指导与帮助。了解患者对 ICU 护理工作的满意度及建议。

二、行重症监护支持技术患者关怀性护理

（一）机械通气患者关怀性护理

1. 评估及观察要点

（1）评估患者病情，包括生命体征、血氧饱和度、意识状态、缺氧的表现、呼吸的状态及动脉血气分析结果等。

（2）评估呼吸机性能，使用前进行呼吸机自检，保证呼吸机处于正常备用状态。

（3）评估负压吸引装置、简易呼吸器、给氧装置、抢救物品及药物是否齐全。

（4）上机后评估患者胸廓的起伏状况，听诊双肺呼吸音，心电监护和呼吸机的各项监测指标及动脉血气分析结果等。

（5）观察痰液的颜色、性质、量。

（6）观察有无并发症发生，如人机对抗、气压伤和气道损伤等。

2. 护理措施

（1）与患者和（或）家属进行良好沟通，说明机械通气治疗的目的、方法、注意事项以及必要时会采取适当的镇静镇痛和约束措施，以取得理解与配合，保证治疗的有效性及患者的安全。

（2）妥善安置呼吸机，正确连接呼吸机的电源、空气源、氧气源及呼吸管路，开机行呼吸机自检。

（3）根据患者病情及医嘱调节呼吸机的呼吸模式和各项参数，合理设置各种报警限值，连接模拟肺，确认呼吸机正常运转 5～30 分钟后再连接患者。

（4）与患者的人工气道正确连接，各接头处连接紧密，并妥善固定呼吸机管路，保证人工气道的安全，同时防止管路牵拉给患者造成的不适。

（5）评估患者胸廓的起伏状况，听诊双肺呼吸音是否清晰、对称，有无干湿啰音等。

（6）严密观察患者的病情变化，包括生命体征、SpO_2、意识状态、呼吸机的各项监测指标（呼吸频率、潮气量、分钟通气量、气道压力等）和动脉血气分析结果等，并做好及时、准确的记录。

（7）保持患者呼吸道的通畅，选择合适的气道湿化方式，进行合理的胸部物理治疗，促进排痰和呼吸功能恢复。

（8）密切监测呼吸机的运行状态，呼吸机报警时要立即分析原因，及时处理并报告，消除患者的紧张、焦虑。

（9）床旁备有简易呼吸器及氧气吸入装置，若突发意外情况，应立即用简易呼吸器为患者进行辅助呼吸。

（10）长期使用呼吸机患者的呼吸回路每周更换1次，有分泌物或其他污染时及时更换。

（11）呼吸机相关性肺炎的预防措施：

1）若无禁忌证床头抬高 $30° \sim 45°$

2）进行与气道相关的操作时严格遵守无菌技术操作规程。

3）使用有消毒作用的口腔含漱液进行口腔护理，每 $6 \sim 8\,h$ 一次。

4）宜使用气囊上方带侧腔的气管导管，及时清除声门下分泌物。气囊放气前应确认气囊上方的分泌物已被清除。

5）定期监测气囊压力，维持压力在 $25 \sim 30\,cmH_2O$。

6）及时清除呼吸机管道中的冷凝水，严防其返流入湿化器或患者气道内。

7）每日评估呼吸机及气管插管的必要性，尽早脱机或拔管。

（12）遵医嘱给予镇痛镇静治疗，缓解气管插管带来的不适、人机对抗等情况，实时根据疼痛评估、镇静评分情况调整药物用量。躁动不配合患者必要时采取保护性约束。

（13）对于清楚的患者护士应采取一些有效的交流方式，如写字板、需求卡、图示表等，方便患者表达自己的想法，及时满足患者的需求，让患者了解机械通气设备、监护仪、输液泵等，缓解患者紧张、焦虑的不良情绪，增强患者治疗信心。

3. 健康指导

（1）向患者及家属讲解机械通气的目的、方法及注意事项。

（2）指导患者床上活动，防止深静脉血栓形成。

（3）呼吸机进行辅助呼吸时，会影响语言的交流，指导患者使用非语言方式表达需要。

（4）当患者呼吸功能明显改善的时候向其说明撤离呼吸机的程序和配合要求，增加患者的信心，帮助其顺利撤机。患者撤离呼吸机后，指导其积极进行呼吸功能和有效咳痰的锻炼。

（二）体外膜肺氧合患者关怀性护理

1. 评估及观察要点

（1）评估患者病情，包括生命体征、心脏与呼吸功能、病史等。

（2）评估血管通路的穿刺部位和功能。

（3）评估患者实验室检查结果。

（4）评估 ECMO 设备的性能。

（5）监测凝血功能。

（6）评估肢体并发症和四肢血运情况。

（7）评估患者及家属的心理状况。

2. 护理措施

开始阶段：

（1）组成医护小组，制订诊疗护理计划，为预防感染患者应安排在单间内，入住前对房间进行消毒。

（2）与患者家属沟通，告知其意义和必要性，取得理解支持。

（3）评估 ECMO 设备的性能，正确安装管路并排气，注意无菌操作。

（4）应适量给予患者镇静、镇痛、肌松药，减轻疼痛给患者带来的痛苦。

（5）监测生命体征的变化，准备好各种抢救药品和设备。插管完成后，可通过 X 线确定插管位置是否合适。

支持阶段：

（1）连续监测患者生命体征和循环功能，如有异常及时通知医生处理。

（2）监测体外膜肺氧合的性能，包括血流量、氧合器前后压力及有无血栓形成。每 4～6 h 观察 ECMO 循环系统内有无血栓形成，用强光手电照射观察整个 ECMO 管路。

（3）保持体外膜肺氧合系统管道装置的密闭及机器转流正常，严禁在管路里加药、输液、输血和抽取血标本。如膜肺出现血浆渗漏、气体交换不良时，应更换膜肺。

（4）连续观察并记录体外膜肺氧合参数。机器旁备用应急手摇泵，如发生紧急情况使用手摇泵维持 ECMO 功能，迅速排查原因，解除故障或更换仪器。

（5）监测呼吸机参数，定时监测动脉血气分析。进行与气道相关的操作时严格遵守无菌技术操作规程，做好气道湿化，加强气道引流，促进肺复张。

（6）妥善固定管路，记录置管深度，每班检查并交接，严防管道移位、脱落、打折。

（7）术侧肢体制动，密切观察肢体动脉搏动、皮肤温度、颜色、感觉、有无水肿等情况，每日测量穿刺侧肢体臂围/腿围，并与对侧肢体对比，注意有无缺血、僵硬、皮肤发白等，每班记录。发现异常及时报告医生。

（8）凝血功能监测：ECMO 需全身肝素化，使激活凝血时间（ACT）维持在 150～200 s，活化部分凝血活酶时间（APTT）50～70 s。间隔 4～6 h 测定抗凝指标，随时调整肝素用量。同时密切观察患者全身皮肤黏膜、气道、消化道及穿刺点有无出血和渗血情况并及时报告医生。

（9）体温的监测：通过变温水箱调节患者的体温，使体温保持在正常范围。温度太高将增加氧耗，温度太低易发生凝血机制和血流动力学紊乱。

（10）每小时监测并记录尿量及尿色。

（11）严格无菌操作，定期更换穿刺处敷贴及监测管道，预防感染发生。

（12）注意营养的补充，尽早开始肠内营养帮助胃肠功能的恢复。

（13）患者行体外膜肺氧合治疗期间限制了体位，加强皮肤压力性损伤的预防及护理。

撤除阶段：

拔除管路后观察穿刺部位出血，神志清楚患者加强沟通，增强战胜疾病的信心。

3. 健康指导

由于体外膜肺氧合是临床上作为一种新型的生命支持医学新技术，很多患者和家属对这些新技术不了解，此时，医护人员应当多和患者及家属交流，多向他们解释和宣传，对患者和家属有疑问的时候，要及时给予解答，安抚患者的情绪，使患者保持良好的心情。增强患者战胜疾病的信心，争取患者积极主动配合医院的康复治疗过程，以利于病情尽快康复。

（莫蓓蓉　黄海燕　许　娟　刘义兰）

第二节　手术室患者关怀性护理

一、术前访视关怀性护理

1. 手术室护士衣帽整洁，佩戴胸卡，精神饱满，神情自然，于术前一日下午，避开就餐和治疗时间，到病房访视患者。

2. 首先手术室护士通过阅读病历，与主管医护人员沟通，了解患者一般资料（床号、姓名、性别、年龄、体重等）；收集临床资料，包括生命体征、术前诊断、手术名称、手术部位、各项检查结果，有无传染病、特殊感染，有无过敏史、手术史，交叉配血情况；了解患者的营养状况、身高、体重、社会文化背景，女性患者是否在月经期等，确保对患者的基本情况做到心中有数，预见性地评估术中可能出现的危险因素，采取有效的防范措施。

3. 手术室护士与患者见面，礼貌称呼患者，主动向患者及其陪伴家属介绍自己的身份及职责，说明访视的目的，取得患者及其家属的认可和合作。认真倾听患者对手术的想法，主动讲解手术目的及此类手术成功案例，缓解其紧张情绪。

4. 帮助患者了解手术、麻醉相关知识　采用口头讲解、提问与讨论相结合的方式，使用宣教手册、图片、视频等形象生动的宣教材料介绍手术室的环境，包括进入手术室到离开手术室的整个流程；术中所需的体位；告知患者手术前禁食、禁饮时间，术前更换患服，不化妆并妥善保管好个人的贵重物品等；提醒患者备齐手术所需物品（影像学资料及术中特殊用物等）。

5. 运用沟通交流技巧，态度亲切，耐心回答患者提出的问题。取得患者信任。根据具体问题给予正确解答，尽量多用鼓励性、安慰性语言，并注意倾听，在倾听中密切观察患者的肢体语言，以便正确评估患者的心理活动。同时要评估患者的一般状态，如口唇、皮肤颜色等。

6. 对婴幼儿、沟通障碍或意识不清的患者，做好与家属的有效沟通，全面了解患儿或患者的全身状况，做好家属的安抚工作。

二、手术患者转运关怀性护理

1. 手术室护士到病房接手术患者时，应面带微笑，向患者进行自我介绍，并认真做好核对工作。与患者亲切交谈，拉近与患者的距离，缓解其紧张恐惧的情绪。

2. 与病房护理人员准确交接手术患者的相关信息及物品，认真填写手术患者转运交接单并签字。

3. 转运患者的过程中，应保持匀速缓慢推行，接送人员位于患者头侧，密切观察患者反应及病情变化，与患者亲切交谈，缓解其紧张情绪，并注意保暖。

4. 安抚患者家属，指引患者家属到等候区等待，并提醒其保持电话畅通。

5. 小儿患者，可开设儿童术前准备间，创造温馨、宽松、愉悦的儿童等候环境，尽量缩短手术患儿进入手术等候区的时间。实施麻醉前，家属可在小儿术前准备间陪伴患儿。

6. 接台手术患者，将患者送至术前准备间等候，准备间护士核对接台患者信息，开放静脉通路，做好患者的心理安抚工作，同时播放轻松、舒缓的音乐，减轻接台患者的焦虑及陌生感。

三、术中患者关怀性护理

1. 护士应常规检查手术室环境，保证所有电源、仪器、接线板、吸引器等都处于正常工作状态，仪器设备按规范化布局放置到位；调节手术室内温、湿度，使其达到最佳状态，温度调至 21～25℃，湿度为 30％～60％，为患者营造安全、舒适、和谐的环境。

2. 患者安全转运至手术室后，护士应始终陪伴在患者身边，面带微笑，用鼓励性、安慰性的语言与患者亲切交流，用适宜的肢体语言转移患者注意力，保持安静的手术环境，缓解患者焦虑、紧张情绪。

3. 手术医护人员应严格执行三方核查制度，确认患者信息无误后，协助患者移动至手术床，转移过程中注意保证患者安全，避免坠床；同时注意保护患者的隐私，尽可能减少对患者身体部位的暴露。对于携带管道的患者，移动过程中注意保护管道，避免扭曲、打折、脱落，并妥善固定。

4. 为患者进行静脉穿刺和麻醉前，手术室护士应耐心、细致地向患者做好解释工作；实施护理操作时双手清洁、温暖，动作轻柔娴熟，做到稳、准、快，减少疼痛刺激带给患者的不适。

5. 根据不同手术，评估并准备适于患者的手术辅助设备、器械和敷料，按规范化布局进行各类仪器的摆放，正确连接各仪器，使其处于功能状态；适当给予患者关怀性问候，减少患者因手术器械使用过程中发出的声音而产生的畏惧。

6. 在正确摆放体位前，确保静脉通路、尿管等各类引流管的通畅以及电刀、负极板的安全放置；对患者容易受压的部位使用防压疮垫或者压疮贴保护；按照体位安置原则合理摆放体位，防止患者神经、血管受压，避免因体位安置造成的并发症和不适；同时注意保护患者的隐私，减少对患者身体部位的暴露。

7. 手术过程中应注意保护患者的体温，及时调整手术间温度，对非手术区域的四肢、躯干用棉被、棉垫遮盖保暖；使用充气式加温仪、加温输液输血，使用温盐水冲洗腹腔，加强体温管理意识，防止患者围术期低体温的发生。

8. 洗手护士和巡回护士应严格执行无菌技术操作，按照物品清点制度要求，在手术开始前、关闭体腔前、关闭体腔后、缝合皮肤前共同查对手术器械、敷料、缝针等物品，做到数目无误并准确记录，术中如有添加应及时记录。

9. 手术室护士在整个围术期应密切观察患者各项指标，术中做好观察与护理，包括患者生命体征变化、病情变化、出血情况、手术体位保护、用药、输液、输血情况和反应等，最大限度保证患者安全。

10. 对于非全麻手术患者，术中应及时与患者沟通，告知并安慰患者手术过程顺利，无需过分紧张。适当抚摸患者肌肤，如轻抚额头、轻握患者双手等，使患者感到温暖。

11. 手术结束后，用温盐水擦净患者皮肤上的消毒液及血迹，为患者穿好衣裤，盖好被服，注意隐私保护和保暖。手术医护人员共同搬运患者至转运床，动作轻柔；注意保护伤口，避免因震动给患者带来疼痛。

12. 患者出手术室前需再次评估，保证各种引流管正确连接、稳妥固定、引流通畅；观察伤口有无渗血、包扎是否妥当、受压皮肤是否完好。

四、复苏患者关怀性护理

1. 麻醉护士常规检查恢复室环境，保证所有电源、心电监护仪、麻醉机、中心供氧装置和吸引装置等都处于功能状态。调节恢复室温、湿度至最佳状态，为患者营造安全、舒适、和谐的环境。

2. 患者安全转运至恢复室后，常规使用约束装置，注意评估转运床的性能，发现潜在危险因素及时处理，保证患者安全。

3. 常规监测患者体温，合理使用加温装置为复苏期患者进行复温，注意避开层流通风口，加强体温管理意识，防止患者围术期低体温的发生。

4. 妥善固定患者各引流管路与静脉通路，防止麻醉恢复期患者因躁动而引起的拔管或脱管等意外情况发生。

5. 用蘸有温水的清洁纱布擦净患者皮肤上的血渍，为患者整理好衣裤，尽可能减少患者的身体暴露，注意保护患者隐私和保暖工作。

6. 患者未清醒前要及时清除口腔及呼吸道分泌物，保持呼吸道通畅，尽量避免拔管后剧烈咳嗽引起的疼痛与不适。

7. 为清醒患者进行各项操作前，应耐心、细致地向患者做好解释工作，减轻患者恐惧心理。

8. 清醒未拔管的患者，护士应用和蔼的话语主动介绍所处环境，告知其手术已结束，指导患者平静呼吸，告知气管插管拔除指征，使其配合。

9. 气管插管拔除后的患者，注意倾听他们的需求，多用鼓励和安慰的话语与患者沟通，及时解答患者疑问，保护患者自尊；进行 VAS 疼痛评估并进行对症处理。

10. 对于拔管后配合的患儿，在保证其呼吸道和生命体征稳定的情况下给予舒适体位，电视播放动画片以缓解患儿紧张与陌生感；对不配合的患儿，通知家属入室陪伴，缓解患儿恐惧、紧张等不良情绪，同时交代家属注意事项，护士定时巡视患儿，保证患儿安全。

11. 麻醉护士应在整个苏醒期密切观察患者各项指标。做好护理观察，包括患者生命体征变化、病情变化、出血情况、输液、输血情况等，最大限度保证患者安全。

12. 患者出恢复室前再次核对患者信息，评估患者的意识、肌力均恢复，达到出室标准；各引流管、输液管路处于功能正常状态，伤口无渗血、包扎完好、受压皮肤完好，各麻醉记录单填写完整无误。

13. 患者安全转运病房后，麻醉医生和护士应向病房护士及家属做好床旁交接和指导，待患者各项生命体征平稳后方可离开。

五、术后随访关怀性护理

1. 手术室护士在术后 48 小时内应对患者进行随访，向患者进行自我介绍，态度温和，询问患者术后恢复情况，评估全麻患者呼吸系统、循环系统等是否稳定，意识、肌力恢复情况；评估区域阻滞麻醉患者四肢活动度和感觉异常情况；评估患者有无恶心、呕吐、瘙痒、声音嘶哑等情况，并进行特殊情况的记录与处理。

2. 对使用镇痛泵的患者进行出 PACU 前、术后 24 小时、48 小时、72 小时的镇痛随访，及时反馈给主麻醉医生并进行登记与质量分析。

3. 询问患者和家属对围术期的感受和建议，及时整理反馈意见，改善相关护理服务。

（李育红　单单单　孟令娟）

第三节　中医科患者关怀性护理

一、中医科患者关怀性一般护理

（一）评估和观察要点

1. 新入院患者测量生命体征，观察患者意识、面色、舌象、步态等。

2. 评估患者的症状及伴随症状、持续时间等。

3. 评估患者的饮食、营养、睡眠、二便及汗出等情况，了解患者生活方式、既往史及家族史。

4. 评估患者的心理状况，了解患者的心理感受、家庭及社会支持情况。

5. 对患者进行日常生活能力评估、高危因素评估，告知患者及家属防跌倒、防坠床、防窒息、防烫伤、防压疮等安全措施。

6. 评估既往治疗情况及效果。

7. 查阅患者检查报告，了解主要检查结果。

8. 评估患者对疾病相关知识及中医康复保健知识的了解情况。

9. 询问患者及其家属住院期间有何问题、困难或需求。

10. 实施评估时，非单人间拉隔帘，单人间关门，保护患者隐私，同时注意遮盖，避免患者受凉。

11. 记录评估内容，及时给予答复或解决能够解决的问题。

（二）护理措施

1. 热情接待患者及家属，责任护士主动进行自我介绍，根据患者病情及证候、睡眠等情况安排床位，如实热证患者可安排阴面房间，避免噪声、强光刺激；虚寒证患者可安排沿阳面房间，护送患者到指定床位。

2. 向患者及家属介绍病区环境设施、安全注意事项、探陪制度，介绍病房优质护理工作内容。

3. 根据患者病情协助取合适体位，烦躁及年老体弱者给予床栏保护，防止坠床。

4. 建立信任、支持、和谐、关怀性的护患关系。责任护士每日与患者交流，礼貌称呼患者，采用正向鼓励、倾听等沟通技巧，鼓励并接受患者对积极情绪和消极情绪的表达，分享感受；与患者家属进行良好沟通，鼓励家属给予患者良好的家庭支持。

5. 根据疾病与证型给予合适饮食，指导饮食宜忌，有规律地进餐、细嚼慢咽、不吃烫食，注意营养均衡，戒烟酒。

6. 遵医嘱正确给药。服药时间、温度和方法，依病情、药性而定，注意观察服药后的效果及反应，并向患者做好药物相关知识的宣教。

7. 观察患者的生命体征、疾病的症状、体征及辅助检查结果的变化，及时与患者及家属沟通告知检查结果，同时注意保护性医疗制度的落实。

8. 认真执行交接班制度，按病情要求做好患者的基础护理、症状护理及各类专科护理，促进患者舒适。

9. 指导并协助患者正确留取各类标本，及时送检；协助做好各项检查及辅助治疗如 CT、MRI 等检查治疗的护理。

10. 遵医嘱为患者实施拔罐、刮痧、艾灸、耳穴压豆、穴位贴敷等中医护理技术操作，做好告知、宣教，认真观察效果，并及时记录。

11. 做好情志护理，勤巡视病房，重视患者需求，动态评估患者的身心状况。多与患者交谈，倾听患者的感受，灌输信心和希望，协助患者寻求健康行为，及时解决患者存在的问题。责任护士自己不能解决的问题，及时向护士长或相关人员报告；避免负性语言刺激，给予患者鼓励，增加战胜疾病的信心。同时，也可以使用放松疗法或听音乐等方式缓解焦虑、抑郁情绪。

12. 治疗及时、安全，进行各项护理前向患者解释，护理治疗中关注患者的舒适；对第一次进行的操作需取得知情同意，讲解目的、注意事项、配合方法；各项操作中保护患者隐私；注意遮盖，避免患者受凉。

13. 根据患者病情变化及时调整符合患者疾病证型的护理要求，填写辨证施护记录单。

（三）健康指导

1. 根据病情，对患者、家属或照料者进行相关健康知识的指导，使之对疾病、治疗、康复、护理等知识有一定的了解，积极配合治疗。

2. 根据患者中医证型进行饮食护理指导。

3. 向患者介绍生活起居、用药、情志、康复运动等方面的知识，以及养生保健操的作用，带领其学习直至其完全掌握。

4. 指导患者定期门诊复查，提供出院后相关书面指导材料。

（四）延伸护理

1. 建立信息平台，发送疾病相关知识。

2. 出院后定期电话回访患者，及时了解患者出院后服药、康复、心理及病情转归等情况，并对其问题进行针对性指导。

3. 了解患者对护理服务的感受，虚心听取患者的意见和建议，改进相关护理服务。

二、中风病患者关怀性护理

中风病（脑梗死急性期）急性期是各种因素引起脏腑功能失调，气血逆乱，导致脑脉痹阻，临床以突然昏仆、半身不遂、口舌歪斜、言语塞涩或不语、偏身麻木为主症。发病 2 周以内者。

（一）评估和观察要点

1. 评估患者起病方式、有无发病诱因　安静休息时发病还是睡眠中发病，发病前有无头疼、头晕、发热、腹泻、情志刺激等。

2. 评估患者疾病的危险因素　高血压、糖尿病、心房纤颤、高同型半胱氨酸血症、高脂血症、肥胖、脑动脉狭窄、酗酒等。

3. 评估患者意识、瞳孔、面色、舌象、生命体征、尿量等。

4. 评估患者的言语、吞咽与认知功能。

5. 评估患者有无偏盲、偏身感觉障碍、平衡障碍，以及肌力、肌张力、步态等情况。

6. 评估患者的饮食、营养、睡眠及排泄等情况，了解患者生活习惯、既往史及家族史。

7. 评估患者的心理状况以及家庭及社会支持情况，必要时运用焦虑、抑郁量表对患者进行测评。

8. 评估患者的眩晕等其他不适与伴随症状、持续时间等。

9. 对患者进行日常生活能力评估、高危因素评估，告知患者及家属防跌倒、防坠床、防窒息、防烫伤、防压疮等安全措施。

10. 评估既往治疗情况及效果。

11. 评估患者疾病相关知识及中医康复保健知识的了解情况。

12. 查阅患者检查报告，了解头部 CT、MRI、经颅多普勒超声、血生化、心电图等结果。

13. 询问患者及其家属住院期间有何问题、困难或需求。

14. 实施评估时，非单人间拉隔帘，单人间关门，保护患者隐私，同时注意遮盖，避免患者受凉。

15. 记录评估内容，及时给予答复或解决能够解决的问题。

（二）护理措施

1. 热情接待患者及家属，责任护士主动进行自我介绍，根据患者病情及证候、睡眠等情况安排床位，护送患者到指定床位。根据患者病情协助取合适体位，烦躁及年老体弱者给予床栏保护，防止坠床。

2. 向患者及家属介绍病区环境设施、安全注意事项、探陪制度，介绍病房优质护理工作内容。

3. 责任护士每日与患者交流，对患者使用尊称，主动告知患者及家属自己的身份及职责；与患者家属进行良好沟通，鼓励家属给予患者良好的家庭支持。

4. 动态病情观察　观察患者意识、瞳孔、生命体征的变化；有无肢体无力、言语不利加重等进展型卒中的发生，一旦出现立即通知医师处理。

5. 中脏腑昏迷或吞咽困难者，根据病情予禁食或鼻饲喂服，以补充足够的水分及富有营养的流质，如米汤、匀浆膳、混合奶等，饮食忌肥甘厚味、辛辣刺激之品。

6. 对卧床和生活不能自理的患者加强基础护理，防止坠积性肺炎、压疮及下肢深静脉血栓等并发症的发生。

7. 患肢保持功能位，注意保暖防寒，鼓励和指导患者进行肢体功能锻炼，帮助患者做肢体的被动运动与按摩。

8. 肢体忽略患者护理

（1）日常生活护理时，用提醒、示范等方法让患者注意患侧，将红色胶带贴在忽略侧桌面上，将闹钟、手机等放在忽略侧，工作人员与其交谈或操作时要站在患者忽略侧，增加患者对患侧的关心和注意。

（2）每天经常触摸忽略侧肢体，让患者判断触及部位，在患者的注意下，用手、粗糙的毛巾、毛刷或震动的按摩器摩擦忽略侧肢体，增加忽略侧肢体感觉的输入。

9. 勤巡视病房，做好防坠床、跌倒等相关知识宣教。年老体弱、步态不稳、精神异常、认知障碍等患者，有专人陪伴，防止走失、跌倒等意外发生，保障患者安全。

10. 日常生活能力的训练　做好患者个人卫生、进食、服药、穿衣、排便、生活工具的使用等训练。

11. 临证护理

（1）眼睑不能闭合者，覆盖生理盐水纱布或涂金霉素眼膏；遵医嘱取藿香、佩兰、金银花、荷叶等煎煮后做口腔护理。

（2）痰多息促者，可予循经拍背法；遵医嘱背部穴位贴敷或拔罐，如肺俞、膏肓等。

（3）吞咽困难者，保持进餐环境安静、舒适，进餐时不要讲话，防止误吸。轻度吞咽障碍者以摄食训练和体位训练为主，中度、重度吞咽障碍者采用间接训练为主。遵医嘱穴位贴敷，取廉泉、阿呛等穴。

（4）言语塞涩者，建立护患交流板，与患者达到良好沟通，同时鼓励患者开口说话，配合康复治疗师进行语言康复训练。

（5）半身不遂者，遵医嘱选用艾灸、中药湿敷患肢；二便失禁者艾灸神阙、气海、关元等穴位；便秘者神阙穴穴位贴敷。

12. 做好情志护理，关心尊重患者，多与患者沟通，了解其心理状态，及时予以心理疏导；采用释放、宣泄等方法解除患者因突然得病而产生的恐惧、焦虑、悲观情绪，使患者心中的焦躁、痛苦释放出来；鼓励家属多陪伴患者、多给予情感支持；鼓励病友间相互交流治疗体会，提高认知，增强治疗信心。同时，也可以使用放松疗法或听音乐等方式缓解焦虑、抑郁情绪。

13. 遵医嘱正确用药，观察药物作用及不良反应，做好用药指导。

（1）使用抗血小板聚集药及抗凝剂，应注意观察有无溃疡及出血倾向。

（2）使用脱水剂者遵医嘱准时、准量应用，静脉给药时速度要快，同时密切观察患者生命体征、尿量及有无液体外渗情况。

（3）高血压、糖尿病患者应遵医嘱服药，忌擅自停药及增减药物。

（4）服用中药的时间、温度和方法，依病情、药性而定，注意观察服药后的效果及反应，并向患者做好药物相关知识的宣教。

14. 遵医嘱为患者实施艾灸、耳穴压豆、穴位贴敷等中医护理技术操作，做好告知、宣教，认真观察效果，并及时记录。

15. 各项操作中保护患者隐私；注意遮盖，避免患者受凉。

（三）健康指导

1. 指导患者起居有常，慎避外邪，保持大便通畅，养成定时排便的习惯，勿努挣。

2. 饮食清淡、营养均衡、易消化，定时进餐、细嚼慢咽、不吃烫食，戒烟酒。根据患者证型指导饮食，如气虚血瘀证者宜食益气、健脾通络之品；痰热腑实证者饮食宜清淡、化痰通络润燥为主。

3. 注意安全，防呛咳窒息、防跌倒坠床、防烫伤等意外。做好健康宣教，增强患者及家属的防范意识。

4. 鼓励患者加强肢体功能锻炼，重症者协助其每日多做被动运动或进行肢体按摩，防止肌肉萎缩。

5. 养成定时排便的习惯，可每日顺时针按摩腹部 15～30 分钟，以利排便。

6. 因本病有常反复发作的特点，如再次出现肢体无力、偏身感觉障碍、语言不利或眩晕、复视、共济失调、平衡障碍、吞咽困难等，要立即去医院就诊。

7. 康复患者应遵照康复师的建议做好肢体、吞咽及言语康复。

8. 做好卧床患者家属预防并发症的知识与技能的培训与教育，如正确进行翻身叩背，每日进行肢体的按摩与被动运动预防下肢静脉血栓等。

9. 指导家属督促患者按时服药，定期门诊复查。

10. 向患者及家属提供出院后各项书面指导材料。

（四）延伸护理

1. 建立信息平台，发送疾病护理、康复保健等相关知识。

2. 出院后定期电话回访患者，及时了解患者出院后情况，并对其问题进行针对性指导。

3. 了解患者对护理服务的感受，虚心听取患者的意见和建议，改进相关护理服务。

三、颤病（帕金森病）患者关怀性护理

本病以静止性震颤、肌强直、运动减少和姿势步态异常为主要临床表现。

（一）评估和观察要点

1. 观察患者神志、面色、舌象、步态等，评估患者肌张力、运动及平衡能力。

2. 评估患者震颤的部位、频率、幅度以及对工作、生活的影响。

3. 评估患者的吞咽功能、语言沟通能力。

4. 评估患者的注意力、记忆力、理解力等。

5. 评估患者的自理能力及陪护人员的帮助能力。

6. 评估患者的饮食、营养、睡眠及二便等情况，了解患者生活习惯、既往史及家族史。

7. 评估患者的心理状况，了解患者的心理感受、家庭及社会支持情况。

8. 对患者进行日常生活能力评估、高危因素评估，告知患者及家属防跌倒、防坠床、防窒息、防烫伤、防压疮等安全措施。

9. 评估患者的用药情况及效果，是否定期监测血常规、肝肾功能、心电图等。

10. 评估患者疾病相关知识及康复保健知识的掌握情况。

11. 查阅患者检查报告，了解主要检查结果。

12. 询问患者及其家属住院期间有何问题、困难或需求。

13. 实施评估时，非单人间拉隔帘，单人间关门，保护患者隐私，同时注意遮盖，避免患者受凉。

14. 记录评估内容，及时给予答复或解决能够解决的问题。

（二）护理措施

1. 责任护士按照礼仪规范，使用文明用语，尊重患者，主动告知患者及家属自己的身份及职责，主动与患者交流住院期间涉及的相关问题。

2. 老年患者对环境的适应能力差，病房定时通风，保持适宜的温度、湿度、采光等。

3. 饮食治疗是帕金森病的辅助治疗方法之一，目的在于维持患者较佳的营养和身体状况，通过调整饮食，使药物治疗达到更好的效果。

（1）在轻松的环境中愉快进餐，进食时细嚼慢咽，不要说话或谈笑，防止呛咳。

（2）食物多样化，根据患者的年龄、活动量给予足够的总热量及营养素，注意满足糖、蛋白质的供应。由于食物蛋白质中一些氨基酸成分会影响左旋多巴吸收，可晚间进食蛋白质及奶类，因为晚间通常不服药；或者服药与进食间隔 40 分钟。

（3）摄入充足的水分，不仅可以减少泌尿道的感染机会，同时可以缓解因用药出现的口干、眼干、便秘等症状。

（4）忌食辛辣刺激的食物，避免引起或加重便秘。如果同时患有其他疾病，还应兼顾这些疾病的特殊饮食。

4. 疾病早期患者运动功能无障碍，生活基本自理，应指导患者尽量参加各种形式的社交活动，每日进行四肢各关节的功能锻炼。晚期应协助患者做肢体的被动活动和肌肉、关节的按摩，以促进肢体的血液循环，预防肢体挛缩、关节僵直的发生。

5. 活动注意事项

（1）帕金森病患者起步困难与在步行中突然中止（僵住）是很常见的，要告诉患者步行时思想要放松，尽量增大步幅。当向前走时脚应抬高，翘起脚趾，用脚后跟着地，尽可能保持两脚分开及背部挺直；要摆动双臂、目视前方，不要目视地面。

（2）有时患者感觉双脚像黏在地上，这时可以先后退一步再向前走，这比直接向前走容易些。

（3）家人协助患者走路时，只需牵扶患者一手伴行，让患者自己掌握平衡，千万不可拉着患者走路，那样会使患者失去平衡而跌倒。

（4）日常活动时，注意不要登高，不要操作运转的机械（骑三轮车比自行车更稳妥），防止烫伤及打破贵重器皿。

（5）患者对炎热天气比较敏感，夏季在室外活动最好选择清晨或傍晚，衣着宽松，以免影响活动。

6. 对卧床和生活不能自理的患者加强生活护理，防止坠积性肺炎、跌倒坠床、压疮等的发生。同时做好陪护人员相关知识的宣教，共同保障患者安全。

7. 遵医嘱实施药物治疗，观察治疗效果及不良反应。通常服用复方左旋多巴半小时后进餐或餐后40分钟服药，以便药物能更好地吸收，避免高蛋白饮食之后服药。注意药物的使用禁忌，观察用药后的效果和不良反应，如美多巴可降低心律和血压，患者可能出现头昏和晕厥，应告知患者改变姿势时动作要缓慢；安坦（苯海索）对于70岁以上的患者慎用，前列腺肥大、心动过速、青光眼者禁用。

8. 本病在不同阶段存在不同的心理障碍。疾病早期，患者症状不明显、生活能够自理，患者的心理变化不大。随着病情进展，肢体震颤加重，动作迟缓而笨拙，出现"面具脸"，语调单一、谈吐断续，患者可出现焦虑、抑郁，有些患者了解到本病不能根治，也可产生恐惧或绝望心理。了解并掌握患者的心理状态，有针对性地进行心理护理。通过医务人员关心、帮助、体贴的语言与措施，使患者保持情绪稳定。让患者明白该病虽然不能根治，但是同高血压、糖尿病一样有许多治疗方法，以增强患者治疗的信心。

9. 经常巡视病房，建立信任、支持、和谐、关怀性的护患关系，重视患者需求，倾听患者对治疗的反应与感受，及时解决患者存在的问题。责任护士自己不能解决的问题，及时向护士长或相关人员报告。

10. 各项操作中保护患者隐私；注意遮盖，避免患者受凉。

（三）健康指导

1. 起居注意　居室摆设简单安全，移开环境中的障碍物，常用的物品要放在患者能够拿到的地方。如果坐下或站起困难，选择平直靠背带扶手的椅子，不要用太深、太软的椅子和沙发。如果行走时拖行，皮底鞋子较其他鞋子更合脚并可保持平衡。记住走路时先放下脚后跟，想象你正跨过地上的许多小水坑，你会发现行走并不困难。前拉链的衣服使穿衣更方便。如果有书写困难或不能书写，可以把橡皮捆绑在粗笔上，使笔更粗，更易于握持。

2. 根据病情选择膳食

（1）普食：适用于咀嚼能力尚好的患者。

（2）软食：适用于咀嚼能力和消化能力减退的患者，采用易消化、易咀嚼、无刺激的食物。

（3）半流食：适用于咀嚼、吞咽功能受一定限制的患者，可选用面片、稀粥、豆腐脑、蛋羹、鸡蛋汤等。

（4）流食：适用于晚期吞咽困难的患者。

3. 为患者提供科学而切实可行的锻炼计划，要持之以恒。先进行准备动作，目的是防止受伤和疼痛，时间为10～20分钟，方式是缓慢伸展四肢，伸展时吸气。为达到锻炼的目的和效果，让患者选择一种自己喜爱的运动方式，如散步、慢跑、跳舞、太极拳、导引养生功或踏健身车等，时间为15～40分钟。最后进行放松动作，与准备动作部分或全部相同，时间为10～15分钟。

4. 患者往往因为担心在公共场合变得"僵硬"而紧张，放松和深呼吸训练可以减轻这种感觉。安静环境下调暗灯光，取舒适的坐位或卧位，闭眼。开始呼吸，深而缓慢，将注意力集中在呼吸上，腹部在吸气时鼓起，呼气时放松，经鼻吸气，连续做此练习5～15分钟。也可以进行被动式肌肉放松，从头到脚放松，每次10～30分钟。

5. 指导患者按时服药，不要随意增减药量。

（四）延伸护理

1. 建立患者信息交流群，与患者保持联系，发送疾病相关知识，向患者及家属提供帮助，同时加强病友之间的交流，增加战胜疾病的信心。

2. 出院后定期电话回访患者，及时了解患者出院后情况，并对其问题进行针对性指导，同时督促患者定期门诊复查及监测血常规、肝肾功能、心电图等。

3. 了解患者对护理服务的感受，虚心听取患者的意见和建议，改进相关护理服务。

四、针刀治疗眩晕患者关怀性护理

眩晕（椎动脉型颈椎病）因痰浊上蒙、瘀血阻窍所致。以头晕目眩、视物旋转或自身不稳为主要临床表现。

（一）评估和观察要点

1. 评估患者当前主要症状、临床表现，如眩晕、恶心、呕吐等症状。
2. 评估患者饮食嗜好及生活习惯，既往史及药物、皮肤过敏史
3. 评估患者的社会心理状况。
4. 评估患者体质及手术部位的皮肤情况，女性患者月经情况。
5. 查阅患者检查报告，了解主要检查结果。
6. 询问患者及其家属住院期间有何问题、困难或需求。
7. 实施各项评估时，非单人间拉隔帘，单人间关门，保护患者隐私。
8. 对评估情况进行记录，及时给予答复或解决能够解决的问题。

（二）护理措施

1. 热情接待患者及家属，责任护士主动进行自我介绍，根据患者病情及证候、睡眠等情况安排床位，护送患者到指定床位。
2. 向患者及家属介绍病区环境设施、安全注意事项、探陪制度，介绍病房优质护理工作内容。
3. 建立信任、支持、和谐、关怀性的护患关系。责任护士每日与患者交流，礼貌称呼患者，采用正向鼓励、倾听等沟通技巧，鼓励并接受患者对积极情绪和消极情绪的表达，分享感受；与患者家属进行良好沟通，鼓励家属给予患者良好的家庭支持。
4. 临证护理
（1）眩晕发作时应卧床休息，改变体位时动作缓慢，避免深低头、旋转等动作，防止摔倒。
（2）观察眩晕发作的次数、持续时间、伴随症状及血压等变化。
（3）讲解发生眩晕的病因、诱因，指导患者避免诱因的方法，如自我调适，保持心理平衡，避免急躁、发怒等不良情绪刺激，
（4）遵医嘱穴位按摩，可选择百会、风池、头维、太阳、印堂等穴位，清头明目，每次20分钟，每日1次。
5. 术前
（1）向患者介绍针刀的治疗方法、目的及注意事项，给予其鼓励与安慰，使患者克服恐惧心理，消除顾虑和紧张情绪，树立信心，取得配合。
（2）患者或家属签署术前知情同意书。
（3）手术前一晚上保证患者正常睡眠，防止患者晕针。
（4）治疗当日正常进食，不要空腹，餐后1小时以后治疗。
6. 术中　整个手术过程中应注意与患者沟通，经常询问患者感受与针感，及时给予支持与关怀（如握着患者的手），同时严密观察患者的病情变化，观察面色。
7. 术后
（1）取平卧位，颈后垫一薄枕，避免头部做旋转运动，保持中立位。
（2）密切观察生命体征及治疗效果，询问有无眩晕、心慌、麻木等症状。
（3）保持伤口处清洁干燥，避免水和汗渍浸湿，观察有无渗血、渗液，创可贴如有脱落应及时更换，并观察有无过敏现象。
（4）两天内不洗澡，三天后进行适当功能锻炼。
（5）给予患者每日伤口消毒一次，连续三天。

（6）选择合适的枕头，枕头的填充物不宜太硬、太软，最好选用定期晾晒与更换的荞麦皮枕头。仰卧时枕头与枕骨同高，侧卧时枕头与肩同高，使颈部与躯干保持一条直线，而不偏向一侧。

（7）主动巡视患者，询问与倾听患者的主观感受，及时给予回应与解答。

（8）各项操作中保护患者隐私，并做好保暖。

（三）健康指导

1. 起居有常。居室阳光充足，空气新鲜流通，避湿寒，防外邪，注意颈部保暖；枕头高矮合适。平时保持正确的姿势，抬头、低头、转头不宜过猛，避免长时间伏案工作。

2. 正确指导患者头颈部功能锻炼。

（1）拔项法：吸气时头顶向上伸展，下颌微收，双肩下沉，使颈部后方肌肉紧张用力，坚持3秒钟，然后呼气放松。

（2）项臂争力：两手交叉，屈肘上举，用手掌抱颈项部，用力向前，同时头颈尽量用力向后伸，使两力相对抗，随着一呼一吸有节奏地进行锻炼。

（3）仰首观天：双手叉腰，先低头看地，闭口使下颌尽量紧贴前胸，停留片刻，然后头颈仰起，两眼看天，仍停留片刻，反复进行。

（4）回头望月：头部转向一侧，头顶偏向另外一侧，双眼极力向后上方观望，如回头望月状，坚持片刻，进行对侧锻炼。

（5）保健"米字操"：身体直立，双手自然下垂，挺胸、抬头，目视前方，颈部向左侧屈，吸气，复原时呼气，再向右侧屈。颈前屈，下颌贴胸。颈后伸到最大限度。头向左斜上方摆动至最大限度，再向右斜上方摆动至最大限度，配合呼吸。向左斜下方摆头至最大范围，再向右斜下方摆动至最大范围。整个过程就像头部在写出一个"米"字的感觉。

3. 饮食指导。宜清淡、营养丰富、全面均衡，忌生冷、肥甘甜腻及辛辣刺激之品。恶心呕吐者宜进食细软温热素食，如生姜枇杷叶粥或生姜陈皮饮。

4. 用药指导。中药汤剂宜温服，眩晕伴呕吐者宜姜汁滴舌后服，并采用少量频服，观察用药后反应。

5. 提供出院后各项护理书面指导材料。

（四）延伸护理

1. 评估患者出院时病情，提供科室咨询电话、健康指导材料，告知出院后复诊事宜，确认患者掌握。

2. 建立微信公众号，发送疾病护理、康复保健等相关知识。

3. 出院后定期电话回访患者，及时了解患者出院后情况，并对其问题进行针对性指导。

4. 了解患者对护理服务的感受，虚心听取患者的意见和建议，改进相关护理服务。

五、腰腿痛（腰椎间盘突出症）患者关怀性护理

以腰腿痛或肢体麻木为主要临床表现，病位在腰府、肝肾。

（一）评估和观察要点

1. 了解患者疼痛的部位、性质、程度及持续时间。

2. 了解患者对疼痛的耐受程度。

3. 了解患者的生活习惯及导致疾病发生的诱因。

4. 评估患者患病后的自理能力。

5. 了解患者是否能够接受刺络拔罐、艾灸等治疗操作。

6. 查阅患者检查报告，了解主要检查结果。

7. 询问患者及其家属住院期间有何问题、困难或需求。

8. 实施各项评估时，非单人间拉隔帘，单人间关门，保护患者隐私。

9. 对评估情况进行记录并及时给予答复或解决能够解决的问题。

（二）护理措施

1. 责任护士按照礼仪规范，尊重患者，主动告知患者及家属自己的身份及职责，主动与患者及家属交流住院期间涉及的相关问题，与患者家属进行有效的沟通，鼓励家属给予患者良好的家庭支持。

2. 根据患者病情及体质情况为患者安排病房。

3. 保持病室整洁、安静，合理安排患者休息与活动。

4. 急性期严格卧床休息限制腰部活动，卧硬板床，恢复期下床活动时佩戴围腰加以保护。

5. 注意腰部保暖，不穿低腰裤，衣服长度要超过腰部，避免不良姿势，不能久坐、久站、跷二郎腿。

6. 做好情志护理，卧床时关心体贴患者，满足患者正常生活需要，治疗及功能锻炼时解除患者的焦虑，详细解释本病的发病原因、治疗护理及预后等，以增强其治愈疾病的信心。

7. 治疗时注意保护患者隐私，或单人间或给予屏风遮挡，治疗过程中防止受凉。

8. 注意观察大便情况，保持大便通畅。

9. 饮食宜清淡易消化，忌辛辣刺激之品。

10. 经常巡视病房，建立信任、支持、和谐、关怀性的护患关系，重视患者需求，倾听患者对治疗的反应与感受，及时解决患者存在的问题。责任护士自己不能解决的问题，及时向护士长或相关人员报告。

（三）健康指导

1. 评估患者对疾病相关知识的需求，及时评估教育的效果，以保证患者掌握必要的知识。

2. 生活起居

（1）急性期患者以卧床休息为主，采取舒适体位。下床活动时戴腰托加以保护和支撑，不宜久坐。

（2）告知患者捡拾地上物品时宜双腿下蹲腰部挺直，动作要缓。

（3）指导患者在日常生活与工作中，注意对腰部的保健，提倡坐硬板凳，宜卧硬板薄软垫床。工作时要做到腰部姿势正确，劳逸结合，防止过度疲劳，同时还要防止寒冷等不良因素的刺激。

（4）指导患者正确咳嗽、打喷嚏的方法，注意保护腰部，避免诱发和加重疼痛。

（5）腰椎间盘突出症病程长、恢复慢，鼓励患者应保持愉快的心情，用积极乐观的人生态度对待疾病。

（6）加强腰背肌功能锻炼，要注意持之以恒。主要锻炼方法有：卧位直腿抬高，交叉蹬腿及五点支撑、飞燕式的腰背肌功能锻炼，根据患者的具体情况进行指导。

1）飞燕式锻炼：患者俯卧位，双下肢伸直，两手贴在身体两旁，下半身不动，抬头时上半身向后背伸，每日 3 组，每组做 10 次。逐渐增加为抬头，上半身后伸与双下肢直腿后伸同时进行。腰部尽量背伸形似飞燕，每日 5～10 组，每组 20 次。

2）五点支撑锻炼：患者取卧位，以双手叉腰作支撑点，两腿半屈膝 90°，脚掌置于床上，以头后部及双肘支撑上半身，双脚支撑下半身，成半拱桥形，当挺起躯干架桥时，膝部稍向两旁分开，速度由慢而快，每日 3～5 组，每组 10～20 次。适应后增加至每日 10～20 组，每组 30～50 次。以锻炼腰、背、腹部肌肉力量。

3）加强腰背肌功能锻炼，要注意持之以恒。简单锻炼方法有：俯卧位时晃动腰臀部，拉单双杠等，根据患者的具体情况进行指导。

（7）腰托使用健康指导

1）腰托的选用及佩戴：腰托规格要与自身腰的长度、周径相适应，其上缘须达肋下缘，下缘至臀裂，松紧以不产生不适感为宜。

2）佩戴时间：可根据病情掌握佩戴时间，腰部症状较重时应随时佩戴，轻症患者可在外出或较长时间站立及固定姿势坐位时使用，睡眠及休息时取下。

3）使用腰托期间应逐渐增加腰背肌锻炼，防止和减轻腰部肌肉萎缩。

3. 饮食指导

（1）气滞血瘀证：饮食忌辛辣刺激，宜食行气活血的食物。

（2）寒湿痹阻证：饮食忌生冷，宜食温性、热性的食物。

（3）肾气不足证：饮食忌过咸，咸伤肾，不利于疾病的恢复；宜食滋补肾气的食物。

（四）延伸护理

1. 评估患者出院时的病情，提供科室咨询电话、健康指导材料，告知出院后复诊事宜，确认患者掌握。

2. 建立信息平台，发送疾病护理、康复保健等相关知识。

3. 出院后定期电话回访患者，及时了解患者出院后情况，并对其问题进行针对性指导。

4. 了解患者对护理服务的感受，虚心听取患者的意见和建议，改进相关护理服务。

（杨红艳　胡　丹）

第四节　皮肤科患者关怀性护理

一、带状疱疹患者关怀性护理

（一）评估和观察要点

1. 评估患者疼痛的性质、程度、部位及持续时间。

2. 评估皮肤皮损的程度，红斑、水疱变化情况，有无新皮损、有无渗液、有无血疱形成。

3. 评估潜在感染的部位，患者的症状、体征、创面的清洁、分泌物的性质、颜色、量。

4. 评估患者机体免疫力及营养状况。

5. 了解患者饮食嗜好及生活习惯，既往史及家族史。

6. 询问患者有何不适；了解患者的心理感受、家庭及社会支持情况。

7. 询问患者及其家属住院期间有何问题、困难或需求。

8. 实施各项评估时，非单人间拉隔帘，单人间关门，保护患者隐私。

9. 对评估情况进行记录并及时给予答复或解决能够解决的问题。

（二）护理措施

1. 责任护士每日与患者交流，礼貌称呼患者，主动向患者及其陪伴家属介绍自己的身份及职责；与患者家属进行良好沟通，鼓励家属给予患者良好的家庭支持。

2. 合理安排患者的休息与活动　病情较轻者可正常活动，注意生活规律和劳逸结合，保持环境安静、舒适，减少探视，保证患者充足的睡眠。

3. 给予合适饮食　清淡营养丰富的食物，如牛奶、鸡蛋，提高免疫力。

4. 遵医嘱正确用药，观察药物作用及不良反应，做好用药指导。

5. 疼痛护理

（1）根据医嘱积极治疗疱疹，防止破损、溃烂发生。局部如有破损应及时换药，保护创面不受感染。

（2）向患者做好解释工作，分散注意力，解除思想负担及恐惧感，配合治疗。

（3）重视患者的疼痛诉求，必要时遵医嘱给予止痛剂并观察疗效。

（4）主动巡视患者，主动询问与倾听患者术后主观感受与心理反应；及时给予回应与反馈。

6. 丘疱疹护理

（1）患者取健侧卧位，避免患处受压。

（2）避免皮损部位不良刺激：穿柔软棉质内衣，措施同上。避免搔抓及摩擦。

（3）并发症预防及护理

1）发生于三叉神经眼支，注意有无头痛、呕吐、恶心等脑膜炎的表现。

2）累及角膜者，注意有无全眼球炎的发生。

3）面神经及听神经受累，注意有无耳鸣、眩晕、面瘫。

7. 眼部护理（主要针对头面部带状疱疹的患者）：可用棉签擦除眼部分泌物。遵医嘱用抗生素眼药水和抗病毒眼药水交替滴眼，角膜疱疹有破溃，要防止眼球受压，滴药时动作轻柔。

8. 骶尾部及外阴部的带状疱疹，注意有无尿潴留现象。

9. 疱未破时可用炉甘石洗剂外涂，每日4次；疱破溃有渗出时，以3%硼酸湿敷；感染创面应清创后再湿敷，每日4次，每次20分钟；溃疡创面进行换药。湿敷时注意温度，以免受凉，注意保护患者的隐私。

10. 干燥结痂创面，以阿昔洛韦软膏和抗生素软膏交替外涂。

11. 当头皮发生溃疡时，应剪去局部头发，保持创面清洁，外用药物，预防感染。

12. 经常巡视病房，重视患者需求，动态评估患者的身心状况，做好心理护理。多与患者交谈，采用正向鼓励、倾听等沟通技巧，鼓励并接受患者对积极情绪和消极情绪的表达，分享感受；帮助患者保持乐观情绪，心情愉快，避免紧张、焦虑等负性情绪；倾听患者对治疗的反应与感受，及时解决患者存在的问题。责任护士自己不能解决的问题，及时向护士长或相关人员报告。

13. 各项操作中保护患者隐私；注意遮盖，避免患者受凉。

（三）健康指导

1. 评估患者和家属对疾病相关知识和信息的需求，做好健康教育，及时评估健康教育效果，以保证患者和家属掌握必要的知识。

2. 告知患者避免接触儿童或未出过水痘或带状疱疹的人群。

3. 指导患者生活要有规律，避免精神紧张、过度疲劳。

4. 指导患者养成良好的饮食习惯，戒烟酒，注意饮食卫生，饮食宜清淡易消化，忌辛辣刺激性食物。

5. 指导患者加强体育锻炼，提高机体抵抗能力。

（四）延伸护理

1. 建立信息平台，发送本病相关知识，收集满意度调查表。

2. 出院后定期电话回访患者，及时了解患者出院后生理、心理及病情转归及自我护理等情况，并对其问题进行针对性指导。

3. 了解患者对护理服务的感受，虚心听取患者的意见和建议，改进相关护理服务。

二、银屑病患者关怀性护理

（一）评估和观察要点

1. 观察患者皮损形态、瘙痒部位、性质、程度。

2. 观察皮疹的面积、大小、薄厚、形态、颜色，鳞屑的多少有无脓疱、关节疼痛。

3. 评估皮疹有无渗液、有无血疱形成。

4. 评估瘙痒的程度及诱发因素。

5. 观察患者有无上呼吸道感染，如咽喉痛、扁桃腺炎等。

6. 评估患者营养状况，是否有低蛋白血症，如脱屑多脓疱型渗出多的患者。

7. 评估患者的文化程度及对疾病的了解。

8. 评估患者的焦虑程度及睡眠状态。

9. 了解患者饮食嗜好及生活习惯，既往史及家族史。

10. 询问患者有何不适；了解患者的心理感受、家庭及社会支持情况。

11. 询问患者及其家属住院期间有何问题、困难或需求。

12. 实施各项评估时，非单人间拉隔帘，单人间关门，保护患者隐私。

13. 对评估情况进行记录并及时给予答复或解决能够解决的问题。

（二）护理措施

1. 责任护士每日与患者交流，礼貌称呼患者，主动向患者及其陪伴家属介绍自己的身份及职责；与患者家属进行良好沟通，鼓励家属给予患者良好的家庭支持。

2. 合理安排患者的休息与活动 病情较轻者可正常活动，注意生活规律和劳逸结合，保持环境安静、舒适，减少探视，保证患者充足的睡眠。

3. 给予低脂、高热量、高维生素饮食，忌辛辣刺激性食物，戒烟戒酒。

4. 遵医嘱正确用药，观察药物作用及不良反应，做好用药指导。

（1）使用外用药物治疗前，应嘱患者用温水尽量将鳞屑洗去。先刮除皮屑再擦药，反复揉擦，利于药物吸收。

（2）急性期不宜使用刺激性药物，可使用软膏保护。

（3）大面积使用刺激性药物时注意观察皮肤反应。如皮损加重、出现红肿渗液等立即报告医师。

（4）瘙痒多在夜间加重，可在睡前加服抗组胺药物，并涂止痒的外用药物。避免搔抓，必要时夜间戴手套。

5. 头部有病变者，动员患者剪短或剃光头发以便于治疗，每1～2周理发1次。

6. 光疗的患者要遮盖面部及会阴部。

7. 协助关节病型银屑病患者制订运动计划，坚持每天规律实施肢体运动，以维持关节活动度。下蹲困难者，排便时应准备可搬动的椅式或凳式厕坐架，以防发生意外。

8. 注意监测泛发性脓疱型银屑病患者的体温，如有发热，注意降温，防止发生高热、抽搐等。

9. 长期大量使用皮质类固醇、免疫抑制药等药物，易诱发口腔念珠菌感染，应定期观察口腔黏膜情况，指导患者保持口腔卫生；注意眼睛护理；脓疱创面较大时用护架支撑被子，并防止创面受压；严格无菌操作，避免引起皮肤感染。

10. 经常巡视病房，重视患者需求，动态评估患者的身心状况，做好心理护理。采用正向鼓励、倾听等沟通技巧，鼓励并接受患者对积极情绪和消极情绪的表达，分享感受；帮助患者保持乐观情绪，避免紧张、焦虑等负性情绪；倾听患者对治疗的反应与感受，及时解决患者存在的问题。责任护士自己不能解决的问题，及时向护士长或相关人员报告。

11. 各项操作中保护患者隐私；注意遮盖，避免患者受凉。

（三）健康指导

1. 评估患者和家属对疾病相关知识和信息的需求，做好健康教育，及时评估健康教育效果，以保证患者和家属掌握必要的知识。

2. 指导患者注意劳逸结合，避免过度紧张和疲劳，预防上呼吸道感染。感染可加重本病，应及时治疗，控制感染，坚持治疗。

3. 指导患者到正规医院就诊，不要乱投医。

4. 指导患者避免诱发因素，如外伤，保持情绪稳定，正确处理人际关系。

5. 指导患者合理饮食，因本病不是过敏性疾病，没有必要严格限制海鲜、牛羊肉等，只有在皮损泛发或加重时适当忌口。

6. 向患者讲解本病不是传染病，不必自我隔离，家属也没必要过度紧张，要为患者提供良好的环境，正确对待，积极治疗。

7. 本病不能彻底治愈，易反复发作，告诉患者做好长期治疗的思想准备。

8. 提供出院后各项护理书面指导材料。

（四）延伸护理

1. 建立信息平台，发送与本病护理相关的知识。

2. 出院后定期电话回访患者，及时了解患者出院后生理、心理及病情转归及自我护理等情况，并对其问题进行针对性指导。

3. 可成立银屑病患友会，提供患友间的适当交流平台，加强患者的沟通，树立治疗疾病的信心。

4. 了解患者对护理服务的感受，虚心听取患者的意见和建议，改进相关护理服务。

三、湿疹患者关怀性护理

（一）评估和观察要点

1. 观察患者瘙痒部位、性质、程度。

2. 观察皮损分布、面积及渗液等情况，有无继发感染。

3. 皮疹有无渗液形成。

4. 评估患者的文化程度及对疾病的了解。

5. 了解患者饮食嗜好及生活习惯，既往史及家族史。

6. 询问患者有何不适，了解患者的心理感受、家庭及社会支持情况。

7. 询问患者及其家属住院期间有何问题、困难或需求。

8. 实施各项评估时，非单人间拉隔帘，单人间关门，保护患者隐私。

9. 对评估情况进行记录并及时给予答复或解决能够解决的问题。

（二）护理措施

1. 责任护士每日与患者交流，礼貌称呼患者，主动向患者及其陪伴家属介绍自己的身份及职责；与患者家属进行良好沟通，鼓励家属给予患者良好的家庭支持。

2. 合理安排患者的休息与活动　病情较轻者可正常活动，注意生活规律和劳逸结合，保持环境安静、舒适，减少探视，保证患者充足的睡眠。

3. 按医嘱给予清淡饮食，禁食鱼、虾、蟹及刺激性饮食。婴幼儿湿疹系母乳喂养者，母亲应暂禁食鱼、虾、蛋类等食物。

4. 遵医嘱正确用药，观察药物作用及不良反应，做好用药指导。

5. 避免局部刺激，嘱患者不要搔抓和用肥皂或热水洗烫患处。

6. 对湿疹糜烂渗出者，给予湿敷，铺好护垫，防止浸湿床单被褥。大面积湿敷时注意避免受凉。

7. 保持床铺清洁、平整、干燥，对两手湿敷或包扎者，给予必要的生活护理。

8. 避免搔抓、热水刺激，以免发生感染，婴儿可用纱布裹手，夜间加以约束。

9. 经常巡视病房，重视患者需求，动态评估患者的身心状况，做好心理护理。采用正向鼓励、倾听等沟通技巧，鼓励并接受患者对积极情绪和消极情绪的表达，分享感受；帮助患者保持乐观情绪，心情愉快，避免紧张、焦虑等负性情绪；倾听患者对治疗的反应与感受，及时解决患者存在的问题。责任护士自己不能解决的问题，及时向护士长或相关人员报告。

10. 各项操作中保护患者隐私。

（三）健康指导

1. 评估患者和家属对疾病相关知识和信息的需求，做好健康教育，及时评估健康教育效果，以保证患者和家属掌握必要的知识。

2. 教会患者寻找致病和诱发因素，生活起居规律，对花粉、尘螨过敏者，室内不宜放置鲜花，避免劳累、精神紧张，保持心情愉快。

3. 避免精神刺激和局部刺激，保持床单位及个人卫生，避免搔抓和用肥皂或热水洗烫患处。正确使用抗过敏药物及外用药膏。

4. 指导患者居住环境应通风、干燥，避免长期在阴暗潮湿的环境中工作。对有此病史者，应避免各种外界刺激和忌食易致敏食物。

5. 禁食海鲜、辛辣食物，少喝咖啡、酒等。

6. 指导患者保持床褥干燥整洁，患者的内衣以松软棉织品为宜，保持皮肤清洁，避免继发感染。

7. 提供出院后各项护理书面指导材料。

（四）延伸护理

1. 建立信息平台，发送与本病护理相关的知识。

2. 出院后定期电话回访患者，及时了解患者出院后生理、心理及病情转归及自我护理等情况，并对其问题进行针对性指导。

3. 了解患者对护理服务的感受，虚心听取患者的意见和建议，改进相关护理服务。

四、药物性皮炎患者关怀性护理

（一）评估和观察要点

1. 评估皮肤受损的程度，红斑、水疱变化情况，观察有无新发皮疹，尤其伴瘙痒症状者。

2. 全身皮肤情况，皮疹的颜色，有无水疱或大疱形成。

3. 观察患者疼痛的程度、持续时间、发作规律及加重、减轻的因素。

4. 观察用药后的反应。

5. 严密观察生命体征的变化等。

6. 评估营养状况。

7. 询问患者及其家属住院期间有何问题、困难或需求。

8. 实施各项评估时，非单人间拉隔帘，单人间关门，保护患者隐私。

9. 对评估情况进行记录并及时给予答复或解决能够解决的问题。

（二）护理措施

1. 责任护士每日与患者交流，礼貌称呼患者，主动向患者及其陪伴家属介绍自己的身份及职责；与患者家属进行良好沟通，鼓励家属给予患者良好的家庭支持。

2. 合理安排患者的休息与活动　病情较轻者可正常活动，注意生活规律和劳逸结合，症状较重者卧床休息至症状缓解，卧床期间做好生活护理，保持环境安静、舒适，减少探视，保证患者充足的睡眠。

3. 鼓励患者进食高热量、高蛋白、高维生素、易消化食物；口腔溃烂影响进食者，可遵医嘱给予肠外营养；高热患者卧床休息，鼓励多饮水。

4. 遵医嘱正确用药，观察药物作用及不良反应，做好用药指导。用药前详细询问药物过敏史，并注意药物过敏的前驱或早期症状。

（1）加强用药后的观察，避免交叉过敏。大剂量应用激素，观察有无并发症及不良反应。

（2）有口腔、会阴糜烂时应保护口腔及会阴的清洁，有眼部糜烂者，应尽力睁眼，每天涂抹眼药膏两次以上。

（3）皮肤瘙痒者，可外用或口服止痒药物，避免热水洗烫、剧烈搔抓，防止皮肤破溃。

（4）向患者讲解易致敏的药物，避免再次使用，并在病例的显著位置标明致敏药物的名称。

（5）静脉滴注激素时，滴速宜慢，向患者交代控制滴数的重要性，以维持血液内浓度。

5. 表皮剥脱或大疱破溃者予以翻身，避免受压，加深皮肤损害。

6. 预防医院感染，严格执行消毒隔离制度，做好眼、鼻、口腔黏膜及皮肤护理，动作轻柔，随时询问患者感受，防止继发感染。

7. 保护皮肤清洁干燥，被汗液浸湿的衣服、床单、被褥及时更换。

8. 床单被罩应消毒灭菌，室内电子灭菌灯消毒，每日一次；定时通风换气。

9. 加强与患者沟通，了解其心理状况，做好心理护理，消除顾虑；告知患者形象的变化只是暂时的，使用激素类药物有助于疾病恢复。

10. 减少探视，避免交叉感染。

11. 经常巡视病房，重视患者需求，动态评估患者的身心状况，做好心理护理。采用正向鼓励、倾听等沟通技巧，鼓励并接受患者对积极情绪和消极情绪的表达，分享感受；帮助患者保持乐观情绪，心情愉快，避免紧张、焦虑等负性情绪；倾听患者对治疗的反应与感受，及时解决患者存在的问题。责任护士自己不能解决的问题，及时向护士长或相关人员报告。

12. 各项操作中保护患者隐私；注意遮盖，避免患者受凉。

（三）健康指导

1. 评估患者和家属对疾病相关知识和信息的需求，做好健康教育，及时评估健康教育效果，以保证患者和家属掌握必要的知识。

2. 协助患者多饮水，以利于促进体内药物的排出。

3. 指导患者尽早进食，加强营养，予以高蛋白饮食，多喝新鲜牛奶；补充高维生素的食物如水果，进食困难者可以喝新鲜果汁或蔬菜汁。

4. 指导患者适当下地活动，减少多种并发症的发生。

5. 带激素出院者，指导患者注意激素的不良反应，严格遵医嘱用药，定期复查。

6. 指导患者杜绝滥用药物，禁止再服用致敏药物及化学结构类似的药物，一旦发生皮疹及时就医。

7. 提供出院后各项护理书面指导材料。

（四）延伸护理

1. 建立信息平台，发送与本病护理相关的知识。

2. 出院后定期电话回访患者，及时了解患者出院后生理、心理及病情转归及自我护理等情况，并对其问题进行针对性指导。

3. 了解患者对护理服务的感受，虚心听取患者的意见和建议，改进相关护理服务。

五、荨麻疹患者关怀性护理

（一）评估和观察要点

1. 观察患者神志及生命体征，尤其是呼吸和血压，注意床旁心电监护监测。

2. 评估皮损的程度，红斑、风团变化情况，观察有无新发皮损。

3. 评估瘙痒的部位、程度、发作规律、加重及减轻因素。

4. 观察皮损持续时间，如数分钟至数小时，少数可长至数天后消失。

5. 观察体温，部分患者可伴有高热。

6. 观察患者有无恶心、呕吐、腹痛、腹泻、胸闷、面色苍白及喉头水肿等症状。

7. 了解患者饮食嗜好及生活习惯，既往史及家族史。

8. 询问患者有何不适，了解患者的心理感受、家庭及社会支持情况

9. 询问患者及其家属住院期间有何问题、困难或需求。

10. 实施各项评估时，非单人间拉隔帘，单人间关门，保护患者隐私。

11. 对评估情况进行记录并及时给予答复或解决能够解决的问题。

（二）护理措施

1. 责任护士每日与患者交流，礼貌称呼患者，主动向患者及其陪伴家属介绍自己的身份及职责；

与患者家属进行良好沟通，鼓励家属给予患者良好的家庭支持。

2. 合理安排患者的休息与活动　注意生活规律和劳逸结合，保持环境安静、舒适，减少探视，保证患者充足的睡眠。

3. 给予清淡富有营养易消化食物，禁食辛辣刺激性食物及鱼、虾、蟹、海鲜等。

4. 遵医嘱正确用药，观察药物作用及不良反应，做好用药指导。

5. 勿用过烫的水及化学洗剂清洗皮肤，修剪指甲，避免搔抓，内衣宜选宽松柔软棉制品，勿穿化纤紧身内衣，以免刺激皮肤，加重瘙痒。

6. 经常巡视病房，重视患者需求，动态评估患者的身心状况，做好心理护理。采用正向鼓励、倾听等沟通技巧，鼓励并接受患者对积极情绪和消极情绪的表达，分享感受；帮助患者保持乐观情绪，心情愉快，避免紧张、焦虑等负性情绪；倾听患者对治疗的反应与感受，及时解决患者存在的问题。责任护士自己不能解决的问题，及时向护士长或相关人员报告。

7. 各项操作中保护患者隐私；注意遮盖，避免患者受凉。

（三）健康指导

1. 评估患者和家属对疾病相关知识和信息的需求，做好健康教育，及时评估健康教育效果，以保证患者和家属掌握必要的知识。

2. 指导患者饮食应避免鱼、虾、蟹等易引起过敏的食物；保持皮肤清洁，局部奇痒者，可外用药物涂擦，不可用力搔抓，以免表皮破溃引起感染。急性荨麻疹发作严重时，应住院治疗。

3. 教会患者正确保护皮肤的方法。

4. 指导患者尽可能找出发病诱因并去除，如禁用或禁食某些对机体过敏的药物或食物，避免接触致敏物品。

（四）延伸护理

1. 建立信息平台，发送与本病护理相关的知识。

2. 出院后定期电话回访患者，及时了解患者出院后生理、心理及病情转归及自我护理等情况，并对其问题进行针对性指导。

3. 了解患者对护理服务的感受，虚心听取患者的意见和建议，改进相关护理服务。

六、皮肌炎患者关怀性护理

（一）评估和观察要点

1. 观察患者体温的变化。

2. 评估皮肤受损的程度、部位。

3. 评估患者的自理能力。

4. 评估患者的呼吸频率。

5. 观察患者有无吞咽困难。

6. 观察患者肌无力程度，是否疼痛。

7. 观察有无内脏损害。

8. 了解患者饮食嗜好及生活习惯，既往史及家族史。

9. 询问患者有何不适，了解患者的心理感受、家庭及社会支持情况

10. 询问患者及其家属住院期间有何问题、困难或需求。

11. 实施各项评估时，非单人间拉隔帘，单人间关门，保护患者隐私。

12. 对评估情况进行记录并及时给予答复或解决能够解决的问题。

（二）护理措施

1. 责任护士每日与患者交流，礼貌称呼患者，主动向患者及其陪伴家属介绍自己的身份及职责；

与患者家属进行良好沟通，鼓励家属给予患者良好的家庭支持。

2. 加强眼睑、掌指关节、颈前及上胸等易发生红斑、丘疹或皮疹部位皮肤的护理，保持皮肤清洁、干燥，嘱患者勿用手抓，保持皮肤的完整性。肌肉或静脉注射时，避开皮损部位。

3. 合理安排患者的休息与活动　急性期绝对卧床休息，卧床期间做好生活护理，保持环境安静、舒适，减少探视，保证患者充足的睡眠。肌无力的患者，不应让其单独活动，以免摔倒。

4. 给予高蛋白、高热量、低盐饮食，戒烟酒。

5. 遵医嘱正确用药，观察药物作用及不良反应，做好用药指导。

6. 遵医嘱正确用药。对使用皮质类固醇激素治疗的患者，密切观察大便的颜色变化，必要时做隐血实验；观察有无感染征象，做好消毒隔离；药物减量过程中注意观察肌力的变化、皮疹情况及吞咽功能是否好转。

7. 卧床休息，尽量减少活动，给予一级护理，定时翻身，预防压疮发生。

8. 吞咽困难者，嘱患者勿吃花生、豆荚等硬质食品，服药时将药片碾碎方能服用，以免误入气管引起窒息。必要时给予鼻饲流质饱食。

9. 严密观察病情变化，如出现心悸加重、心律不齐、口涎增多、吐黏痰、呼吸困难等，应立即报告医生。

10. 经常巡视病房，重视患者需求，动态评估患者的身心状况，做好心理护理。采用正向鼓励、倾听等，鼓励并接受患者对积极情绪和消极情绪的表达，分享感受；帮助患者保持乐观情绪，心情愉快，避免紧张、焦虑等负性情绪；倾听患者对治疗的反应与感受，及时解决患者存在的问题。责任护士自己不能解决的问题，及时向护士长或相关人员报告。

11. 各项操作中保护患者隐私；注意遮盖，避免患者受凉。

（三）健康指导

1. 评估患者和家属对疾病相关知识和信息的需求，做好健康教育，及时评估健康教育效果，以保证患者和家属掌握必要的知识。

2. 指导患者生活要有规律，避免精神紧张、过度疲劳。

3. 指导患者养成良好的饮食习惯，戒烟酒，避免饮用咖啡等刺激食物，注意饮食卫生，饮食宜清淡易消化，忌辛辣刺激性食物。

4. 指导患者加强体育锻炼，提高机体抵抗能力。

5. 指导患者穿宽松的衣物，保持皮肤清洁干燥，清水清洁皮肤，忌用肥皂或香皂清洗，避免使用化妆品。

6. 指导患者避免阳光直射，平时对手、足加以保暖，寒冷季节应戴棉手套，穿厚袜子，冬天可用温水浸泡手足，多穿衣以防因躯干部位受寒冷刺激而引起雷诺现象。

（四）延伸护理

1. 建立信息平台，发送本病护理相关知识。

2. 出院后定期电话回访患者，及时了解患者出院后生理、心理及病情转归及自我护理等情况，并对其问题进行针对性指导。

3. 了解患者对护理服务的感受，虚心听取患者的意见和建议，改进相关护理服务。

七、神经性皮炎患者关怀性护理

（一）评估和观察要点

1. 评估皮损的形态，瘙痒部位、程度及性质。

2. 注意有无皮肤受到再刺激现象，协助发现诱因。

3. 观察有无继发感染的并发症及糖尿病、高血压的并发症。

4. 了解患者饮食嗜好及生活习惯，既往史及家族史。

5. 询问患者有何不适；了解患者的心理感受、家庭及社会支持情况

6. 询问患者及其家属住院期间有何问题、困难或需求。

7. 实施各项评估时，非单人间拉隔帘，单人间关门，保护患者隐私。

8. 对评估情况进行记录并及时给予答复或解决能够解决的问题。

（二）护理措施

1. 责任护士每日与患者交流，礼貌称呼患者，主动向患者及其陪伴家属介绍自己的身份及职责；与患者家属进行有效沟通，鼓励家属给予患者良好的家庭支持。

2. 合理安排患者的休息与活动　病情较轻者可正常活动，注意生活规律和劳逸结合，保持环境安静、舒适，减少探视，保证患者充足的睡眠。

3. 给予清淡饮食，多食水果、蔬菜，避免饮酒、辛辣刺激性食物。

4. 遵医嘱正确用药，观察药物作用及不良反应，做好用药指导。

5. 保持皮肤清洁，着透气性好、柔软宽松棉质内衣，剪短指甲，避免搔抓及热水洗烫，以免加重皮损。

6. 保持床铺清洁、平整、干燥，两手湿敷或包扎者，给予必要的生活护理。

7. 吞咽困难者，嘱患者勿吃花生、豆荚等硬质食品，服药时将药片碾碎方能服用，以免误入气管引起窒息。

（三）健康指导

1. 评估患者和家属对疾病相关知识和信息的需求，做好健康教育，及时评估健康教育效果，以保证患者和家属掌握必要的知识。

2. 指导患者生活要有规律，避免精神紧张、过度疲劳。平时可选择散步、打羽毛球、太极拳、练气功等活动；培养种花、养金鱼、下棋等良好习惯来陶冶情操，临睡前不喝浓茶与咖啡，以保证充足的睡眠。

3. 指导患者养成良好的饮食习惯，戒烟酒，注意饮食卫生，饮食宜清淡易消化，忌辛辣刺激性食物，室温宜凉爽，忌热水烫澡，避免搔抓。

4. 指导患者加强体育锻炼，提高机体抵抗能力。

5. 避免衣物的刺激，衣领不要太硬，不要穿毛织品和化纤品的内衣裤。

6. 避免日晒。

（四）延伸护理

1. 建立信息平台，发送本病护理相关知识。

2. 出院后定期电话回访患者，及时了解患者出院后生理、心理及病情转归及自我护理等情况，并对其问题进行针对性指导。

3. 了解患者对护理服务的感受，虚心听取患者的意见和建议，改进相关护理服务。

（楚　鑫）

第五节　康复科患者关怀性护理

一、康复科患者一般关怀性护理

1. 热情接待新入院患者，主动向患者及家属做自我介绍，礼貌称呼患者，询问患者及家属有无特

殊要求，为患者整理床单位，备齐用物。

2. 通知主管医生，介绍病区主任、护士长、主管医生、病区环境、规章制度及优质护理服务内容。

3. 评估患者的认知、感觉、言语、吞咽、心理、运动功能和日常生活活动能力（activites of daily living，ADL），并制订相应康复护理计划。

4. 对患者进行跌倒及压疮风险评估，根据评分结果采取相应措施，并填写预防患者压疮、跌倒、坠床风险告知书，对其进行安全知识宣教。

5. 了解患者的饮食习惯和生活习惯，根据各类康复治疗和疾病类别、特点，制订个体化饮食方案。

6. 初期康复护理评定：了解功能障碍的部位、性质、范围、严重程度、发展趋势、愈合和结局。中期评定：动态观察功能障碍变化，调整康复护理计划。后期评定：评定康复治疗效果。

7. 关注患者报告结局（patient reported outcome，PRO），责任护士每日与患者及家属交流，了解患者的心理感受及满意度，解答患者的问题，根据治疗效果检查和修订护理计划。

8. 加强心理护理，多与患者沟通交流，正向鼓励和耐心倾听，及时答疑解惑，通过音乐疗法、意象导引疗法等帮助患者克服各种负性情绪，增强康复信心，积极配合治疗，促进功能恢复。

9. 倾听患者的意见及建议，及时反馈并解决问题。

10. 进行护理操作、翻身时注意保暖和保护患者隐私。

11. 做好生活护理，督促患者洗澡、洗头、修剪指甲，预防发生各种并发症。

12. 帮助患者及家属熟悉各类康复原理及程序，使其积极配合康复医师、治疗师做好药物治疗、物理治疗和作业治疗。

13. 每日记录大小便次数、自主排便情况，观察患者二便的颜色、性状和量，保持大小便通畅。

14. 保持病房整洁、舒适、安静和安全，定期开窗通风，做好晨、晚间护理，室温保持在 18～24℃，相对湿度为 50%～60%。

15. 做好康复知识的宣教，告知家属康复计划，指导家属督促和鼓励患者坚持康复锻炼，巩固治疗效果。

16. 患者出院后床单位进行终末消毒。定期电话回访患者，及时了解患者出院后生理、心理、病情转归及自我护理等情况，并对其问题进行针对性指导。

17. 了解患者对护理服务的感受，虚心听取患者的意见和建议，改进相关护理服务。

二、脊髓损伤患者康复关怀性护理

（一）评估和观察要点

1. 评估患者一般情况，包括体温、脉搏、呼吸、血压、疼痛。

2. 评估患者肌力、关节活动度、感觉、呼吸功能、ADL、膀胱和直肠功能、运动、平衡能力等，坐起时有无体位性低血压，以及支具和轮椅的选择、居家环境等。

3. 评估患者适用体位及皮肤完整性、营养摄入量、摄入方式、排泄情况等。

4. 评估安全隐患，包括床挡、保暖方式、进食体位、周围障碍物等。

5. 评估心理状况，了解患者情绪、心理感受、家庭及社会支持情况。

6. 实施各项评估时，双人间拉隔帘遮挡，单人间关门，注意保护患者隐私。

7. 记录评估情况。

（二）护理措施

1. 责任护士每日与患者交流，礼貌称呼患者，介绍自己的身份与职责，与患者建立信任的关系。

2. 密切观察患者生命体征的变化，在医生指导下固定损伤部位，颈髓损伤患者活动翻身时必须颈托固定，密切观察呼吸是否平稳。

3. 使用气垫床，骨隆突处和受压部位垫软垫，协助患者每 2 小时变换一次体位，解除局部压力，翻身时应保持头、颈、躯干在同一轴线，避免扭曲、旋转和拖拉，以防造成再次损伤。

4. 协助患者做好个人卫生，每天进行会阴护理，保持皮肤及床单位的干燥、清洁。操作时注意保护患者隐私。

5. 及时帮助患者排出呼吸道分泌物，如定时翻身叩背、震动排痰、体位引流等。若患者痰液不易排出，及时通知医生，可遵医嘱给予雾化吸入，或使用化痰剂，必要时应用抗生素，预防肺部感染。

6. 明确康复训练的价值和意义，帮助脊髓损伤患者正确认识康复锻炼的重要性，引导其将注意力集中于康复训练。对康复训练意义的评价要切合实际，既不能夸大康复训练的效果，也不能缩小康复训练的作用，以免影响患者的康复进程和效果。

7. 帮助患者重新建立价值取向，正确认识残疾和残疾后的人生价值，树立正确的价值观，找到人生的方向和目标，坦然面对残疾和未来。

8. 做好分阶段心理康复护理

（1）对震惊期患者合理运用心理防御机制，用体贴性的语言，向患者正确解释脊髓损伤的知识，收集对患者恢复有利的信息，缓解患者对残疾的恐惧感，指导家属或朋友给患者更多的关心和照顾。

（2）对待否认期患者不要着急，允许患者有一个适应、领悟的心理过程，认真倾听，在患者情绪平静后，鼓励他们多接触病友，逐渐了解病情。

（3）预防自杀是抑郁或焦虑反应阶段的重点。护理人员要密切关注患者的情绪变化，引导患者积极面对残疾的现实，树立康复信心。

（4）接受期患者最突出的心理问题是面对新生活的信心不足。应帮助患者看到自身的优势和潜能，出院之前帮助患者学习人际交往技巧，学会处理残疾生活可能遇到的一些特殊情况，指导患者正确处理与家人的关系。

9. 经常巡视，主动询问患者需求。及时解决患者存在的问题。

（三）健康指导

1. 根据患者及家属需求进行针对性的指导，评估宣教效果及掌握程度。

2. 指导患者合理饮食，以高蛋白、高热量、高维生素的食物为主，提高机体免疫力；多吃水果蔬菜，预防便秘。

3. 指导患者养成定时排便习惯，必要时可用手刺激肛门，促进排便，每天热敷腹部或用手顺时针按摩腹部。

4. 留置尿管患者，嘱其注意保持会阴部清洁，多喝水，预防泌尿系感染，定时夹闭尿管，训练膀胱功能；指导间歇导尿患者每天饮水量在 $1800 \sim 2000$ ml。

5. 向患者家属讲解体位变换的方法，定时变换体位，以预防压力性损伤。指导患者变换体位时，若出现头晕、眼黑、视物不清等体位性低血压表现，应立即改变体位至卧床或头低位，症状多可自行缓解。

6. 指导患者及家属进行呼吸功能训练，包括呼吸锻炼、有效咳嗽等；鼓励患者多饮水，以稀释气道分泌物，促进痰液排出。

7. 指导患者进行上肢、下肢、翻身坐起的被动、主动训练，床椅转移、站立、行走，循序渐进。

8. 指导患者辅助用具和矫形器的正确使用方法，提高自理能力。

9. 指导患者结合个人兴趣，进行作业疗法和职业技能的锻炼，如编织、手工艺、书法、花艺等，通过进食、穿脱衣服、刷牙洗脸等日常活动的训练，逐步提高自我照顾能力。

10. 提醒患者根据天气及时增减衣物，训练时注意保暖。

（四）延伸护理

1. 定期电话回访出院患者，及时了解患者出院后生理、心理及病情转归及自我护理等情况，并对其提出的问题给予针对性指导。

2. 为出院患者提供联系方式，供患者及家属咨询。

3. 了解患者对护理服务的感受，虚心听取患者的意见和建议，改进相关护理服务。

三、脑卒中患者康复关怀性护理

（一）评估和观察要点

1. 评估患者既往病史及脑卒中发病的危险因素。

2. 严密观察患者生命体征，询问患者有何不适。

3. 评估患者的主要症状和体征，是否存在并发症。

4. 评估患者现存的功能障碍类型，包括运动功能障碍、感觉功能障碍、共济障碍、言语障碍、吞咽功能障碍、认知障碍、继发性功能障碍等。

5. 评估脑出血患者的瞳孔大小，双侧是否等大、等圆，对光反射是否灵敏。

6. 评估是否存在安全隐患，包括床挡安全性、周围障碍物、保暖方式、食物类型、进食体位等。

7. 评估患者心理状况，了解患者情绪、心理感受、家庭及社会支持情况。

8. 实施各项评估和治疗时，注意保护患者隐私。

9. 记录评估情况。

（二）护理措施

1. 责任护士每日与患者交流，礼貌称呼患者，介绍自己的身份与职责。

2. 进行专科评估时动作轻柔，尽量减轻患者不适。

3. 指导软瘫期患者抗痉挛体位的摆放，以预防和减轻上肢屈肌、下肢伸肌的典型痉挛模式，保护肩关节及早期诱发分离运动。多采用患侧卧位，可增加对患侧的知觉刺激输入，减轻患侧痉挛，仰卧位仅作为过渡体位使用。

4. 指导恢复期患者早期进行日常生活能力训练，包括进食方法、个人卫生、穿脱衣裤鞋袜、床椅转移、洗漱等，提高生活质量。

5. 后遗症期的患者可表现为肢体痉挛、关节挛缩变形、运动姿势异常，此期应多鼓励患者，指导患者继续训练和利用残余功能，正确使用辅助器具，如手杖、步行器、轮椅、支具，并对家庭环境进行评估和必要的改造，如门槛和台阶改成斜坡，蹲便改为坐便，适当添加扶手等。

6. 早期开展言语功能训练，多与患者交流，并进行针对性指导，注重患者的心理疏导，训练时观察患者的注意力、耐性以及兴趣爱好，根据其日常生活及工作选择训练内容，增强其语言训练的信心和依从性。

7. 关注吞咽障碍患者口腔卫生和全身状况的改善，确保营养均衡。根据患者喜好选择患者易接受的食物，鼓励患者自主进食，增加进食的愉悦感，进食时采用半坐位或坐位，磨烂的食物最容易吞咽，糊状食物不易进入气管，应优先选择。

8. 留置胃管患者交接班时检查胃管置入长度、固定情况，并做好营养指导。

9. 做好心理和情感障碍患者的护理，纠正患者对疾病的错误认知，关注患侧肢体功能的恢复；促进患者不良情绪的宣泄，指导家庭给予充分支持。

10. 对疾病早期患侧给予尊重和理解，及时告知患者检查的目的及意义，增加患者的安全感和信心；对性情急躁的患者要积极引导，讲解脑血管病的危险因素，告知患者情绪的重要性；对于缺乏信心的患者给予鼓励和安慰，讲解疾病的发展和预后，消除紧张情绪；对于情绪低落的患者应耐心倾听，给予开导，树立战胜疾病的勇气。

11. 经常巡视，询问患者有何困难或需求，及时提供帮助。

（三）健康指导

1. 向患者讲解脑卒中的发生、发展及预后等相关知识，鼓励患者积极接受治疗。

2. 指导患者重视个人卫生，督促或协助患者洗澡、洗头、剪指甲，保证患者舒适。

3. 给予饮食指导，尤其吞咽障碍患者应注意食物的选择和营养搭配，选择富含膳食纤维的食物，预防便秘。

4. 指导家属协助患者进行不良肢位的摆放，防止足内翻及足下垂；定时翻身叩背、促进有效排痰。

5. 指导家属协助患者进行力所能及的日常活动，进行坐起、床椅转移和渐进起立训练，注意保护患者安全。

6. 指导吞咽障碍患者选择合理饮食，家属需掌握正确的喂食方法，进食时抬高床头，健侧喂食，防止呛咳、误吸，喂食后清洁口腔。

7. 针对所用药物、理疗、检查的作用和方式进行宣教，减轻患者紧张心理。

8. 教会患者减压技巧。使其理解康复治疗原理，掌握训练方法，恢复自信，积极主动配合训练。

（四）延伸护理

1. 定期电话回访患者，及时了解患者出院后生理、心理、病情转归及自我护理等情况，并对其提出的问题给予针对性指导。

2. 为出院患者提供联系方式，供患者及家属咨询。

3. 评估患者家庭环境的安全性和实用性，指导患者进行家庭环境改造。

4. 了解患者对护理服务的感受，虚心听取患者的意见和建议，改进相关护理服务。

四、骨折患者康复关怀性护理

（一）评估和观察要点

1. 评估受伤原因、骨折类型、局部疼痛、肿胀情况。

2. 评估关节活动度、日常生活能力、生活质量、心理及社会情况。

3. 观察患肢是否维持良好的组织灌注，评估皮肤颜色、温度、感觉等，末梢动脉搏动是否良好。

4. 评估患者症状改善情况，查阅病历，了解治疗效果。

5. 评估患者周围物品的摆放和病房环境，确保活动、训练时的安全。

6. 评估患者心理状况，了解患者情绪、心理感受、家庭及社会支持情况。

7. 实施各项评估时，非单人间拉隔帘，单人间关门，保护患者隐私。

（二）护理措施

1. 责任护士每日与患者及其陪伴家属沟通，礼貌称呼患者。

2. 保持病房环境安静，温湿度适宜，提高患者舒适度，减轻不适。

3. 根据患者疾病情况（智力、心理、运动能力、脏器功能等）和日常生活能力，制订相应的康复护理计划。

4. 康复过程遵循循序渐进原则，功能锻炼从骨折复位固定后开始，根据骨折愈合情况及稳定程度，活动次数由少到多，范围由小到大，负重由轻到重，在治疗师指导下进行正确有效的康复锻炼，防止肌肉萎缩和静脉血栓的发生。

5. 上肢骨折患者，经治疗后采用石膏固定，应抬高患肢，尽量高于心脏，三角巾悬吊，并练习有效握拳每日多次，频次 500~1000 次，以促进局部血液循环，促进骨折愈合。

6. 在饮食管理方面，适量增加蛋白质、钙的摄入，如鱼、虾、乳、蛋、禽类等食物；以易消化、易吸收的蛋白为主，清淡、低盐、低脂饮食；多食蔬菜、水果、粗纤维食物，预防便秘；戒烟限酒；避免食用动物性脂肪、煎炸及辛辣刺激性食物。

7. 有石膏固定的患者，注意石膏处的松紧度及清洁，严重污染时及时给予更换，注意观察肢端血运及皮温；定时翻身、局部减压，预防压力性损伤。

8. 每天评估疼痛程度，在进行各项护理操作、搬运及康复训练时，动作轻柔，态度和蔼，必要时给予心理疏导，采用音乐疗法、交谈转移患者注意力，理疗等减轻疼痛，或遵医嘱用药。

9. 鼓励患者积极参与日常活动，在床上积极锻炼，预防深静脉血栓的形成。学习辅助用具的使用，强化自身尚能完成的动作，增加康复信心，预防废用综合征。

10. 针对患者出现的症状做好解释工作，让患者了解疾病发展及日常注意事项，使其积极配合治疗和护理。对于老年骨折患者，应更加关注其心理反应，及时指导宣教，关心鼓励患者，帮助解决生活中的困难，调动家庭及社会的支持和帮助。

11. 定时巡视病房，重视患者需求，动态评估患者的身心状况，做好心理护理。多与患者交谈，采用正向鼓励、倾听等沟通技巧，鼓励并接受患者对积极情绪和消极情绪的表达，分享感受；帮助患者保持乐观情绪，避免紧张、焦虑等负性情绪；倾听患者对治疗的反应与感受，及时解决患者存在的问题。

（三）健康指导

1. 评估患者和家属对疾病相关知识和信息的需求，结合患者的个人情绪、性格特点、生活习性等，做好健康教育，及时评估健康教育效果，以保证患者和家属掌握必要的知识。

2. 指导患者平均每天至少 20 分钟日照，充足的光照会对维生素 D 的生成及钙质吸收起到非常关键的作用；保持适当的体重，低体重可导致和加重骨质疏松；在日常生活中预防跌倒的发生，应注意以下几点：①使用防滑地板；②地面不能有水渍；③在浴缸、坐厕、过道处尽可能安装扶手；④穿防滑鞋；⑤居室内保持光线充足，过道避免放置障碍物，以防绊倒；⑥家具避免重量过轻或带有滑轮；⑦养成起床、活动缓慢的习惯，防止体位性低血压的发生，如有头晕立即躺下，通知值班医生，监测血压，必要时遵医嘱用药；⑧不吸烟、不酗酒。

3. 指导患者正确使用辅助用具和矫形器，合理利用各种支具、辅助用具，有效提高患者生活自理能力。

4. 针对较严重损伤的患者，叮嘱家属尽量减少搬动，防止增加出血风险，避免出现休克；指导患者保持正确体位，避免损伤加重；针对病情较为稳定的患者，指导其在床上进行大小便训练，并协助家属正确取放便器。

5. 指导患者及家属，若入睡困难，可嘱患者饮用热牛奶平和情绪，或通过听音乐、按摩等，帮助尽快入睡。

6. 建立有效的沟通，进行针对性心理疏导，教会患者减压技巧。使其理解康复治疗原理，掌握训练方法，恢复自信，积极主动配合训练。

7. 做好出院指导，出院时向患者讲解住院带药、康复训练、饮食、复诊相关注意事项。

（四）延伸护理

1. 建立信息平台，推送骨折的相关护理知识。

2. 为出院患者提供 24 小时热线服务，随时接受患者及家属的电话咨询。

3. 定期电话回访出院患者，及时了解患者出院后生理、心理、病情转归及自我护理等情况，并对其提出的问题给予针对性指导。

4. 了解患者对护理服务的感受，虚心听取患者的意见和建议，改进相关护理服务。

五、截肢康复患者关怀性护理

（一）评估和观察要点

1. 严密观察患者的生命体征。

2. 评估伤口有无渗血、出血及感染征象，残端愈合、疼痛以及残端活动度等状况，及时发现病情变化。

3. 评估患者的精神、情绪、饮食、睡眠、营养状况、大小便状况。了解患者的饮食、生活习惯、既往史、家族史、心理状况、家庭及社会支持系统，询问患者及家属住院期间有何需求及困难。

4. 评估患者术后的体位摆放是否正确。

5. 评估假肢的舒适度和安全性。

6. 实施各项评估时，注意保护患者隐私。

7. 评估患者血常规、生化、凝血功能检查及残肢 X 线的检查等阳性结果，给予针对性指导。

（二）护理措施

1. 责任护士主动与患者及其陪伴家属沟通，每日与患者交流，礼貌称呼患者。

2. 术前详细评估患者病情，对于需要截肢的患者详细告知患者病情，介绍治疗的重要性，手术的具体方案，介绍相同病例康复效果，提高患者接受度，帮助患者树立信心，并做好对家属的解释工作，取得理解和支持。

3. 截肢术后，患者身体外观发生变化，在护理工作中要理解患者烦躁、易怒行为，关心体贴患者，加强巡视，鼓励家属多给予关心、支持。详细介绍术后康复计划，鼓励患者树立积极回归社会和家庭的信心，逐渐恢复正常生活。

4. 密切观察患肢的皮肤，注意有无压痛、发红或其他皮肤异常情况；严密观察全身状况及残端伤口情况，所有骨突出处均应用绵垫保护，然后用弹力绷带包扎至安装假肢为止。包扎时从远端向近端包扎，远端紧近端松，以不影响远端血液循环为宜。

5. 截肢后由于残肢主动肌与拮抗肌的肌力不平衡，要正确地摆放残肢，避免关节挛缩畸形。膝上截肢，髋关节应保持伸直，勿外展；膝下截肢，膝关节伸直位，尤其在坐位时更要注意；肘下截肢，肘关节保持在 45°屈曲位。

6. 在伤口完全愈合后指导患者家属给予残端适度的按摩、拍打，提高残端的耐摩耐压程度；避免发生残端感染、残肢疼痛、关节挛缩等并发症。

7. 询问患者有何不适，如有疼痛，及时通知主管医生，查找引起疼痛的原因，观察全身及局部情况，检查有无发热、水肿、出血、感觉异常、放射痛等体征，必要时遵医嘱用药。

8. 加强营养，清淡饮食，给予高能量、高蛋白、富含胶原、微量元素及维生素的食物，以补充足够的营养；指导患者进食粗纤维食物和腹部按摩以防止便秘。

9. 做好管路护理。对留置尿管的患者，注意保持会阴部的清洁，鼓励患者多饮水，预防泌尿系统感染。妥善固定引流管，防止折叠、扭曲、脱落、滑出，保持引流管通畅，维持负压状态，并观察记录引流液颜色、性质、量。

10. 多与患者交谈，采用正向鼓励、倾听等沟通技巧，鼓励并接受患者对积极情绪和消极情绪的表达，分享感受；帮助患者保持乐观情绪，避免紧张、焦虑等负性情绪；倾听患者对治疗的反应与感受，及时解决患者存在的问题。

（三）健康指导

1. 鼓励家属多与患者沟通与交流，巧用沟通技巧，促使患者讲出内心想法、感受，使其恐惧、紧张、疼痛、委屈等情感得以宣泄；关注患者情绪变化，及时给予心理疏导，多向患者讲解身残志坚的人物故事，提高其意志力，恢复信心。

2. 指导患者正确的功能锻炼方法，加强残肢锻炼，增强肌力、关节活动度，肢体功能锻炼由简单到复杂，循序渐进，最大限度地恢复生活自理，鼓励患者做一些力所能及的事情，恢复其自尊心、自信心。

3. 截肢术后，鼓励患者早日坐起或离床，应尽早穿戴临时假肢，在截肢一周后，疼痛消除或切口愈合前，即开始安装临时假肢，在医护人员的严密保护并确保安全的情况下及时进行假肢佩戴后的训练，如使用假肢的训练、站立位平衡训练、迈步训练、步行训练等，注意防止跌倒；训练后脱下假肢，注意观察残端情况，有无皮肤磨损、颜色的变化、感觉的改变等。

4. 现代假肢接受腔形状、容量十分精确，一般体重增减超过 3 公斤就会引起假肢接受腔的过紧或过松，对安装假肢的患者，应保持适当的体重，脱掉假肢后就应用弹力绷带包扎，防止残肢肿胀、脂肪沉积，促进残端定型。

5. 指导患者进食高蛋白、高热量、易消化饮食，并多吃水果、蔬菜及富含粗纤维的食物，以防便秘。

6. 指导患者定期复查，注意保持残肢皮肤和假肢接受腔的清洁，防止残肢皮肤红肿、毛囊炎、溃疡、过敏、皮炎等，注意肢端血液循环、残端皮温情况，如有异常，及时就医。

7. 个体化健康教育，推行"一对一帮助患者恢复自理能力训练的活动"，以假肢的装配使用来代偿已截肢体的部分功能，鼓励患者从事力所能及的工作，最终达到生活自理、回归社会。

（四）延伸护理

1. 建立信息平台，推送残肢及假肢护理的相关知识。

2. 为出院患者提供 24 小时热线服务，随时接受患者及家属的电话咨询。

3. 电话回访出院患者，及时了解患者出院后生理、心理及病情转归及自我护理等情况，并对其提出的问题给予针对性指导。

4. 加强患者出院后假肢的延续护理工作，指导患者定时随访，及时对假肢和使用中的问题进行针对性指导。

5. 了解患者对护理服务的感受，虚心听取患者的意见和建议，改进相关护理服务。

六、颅脑损伤患者关怀性护理

（一）评估和观察要点

1. 严密观察患者血压、心率、意识、瞳孔，以及头痛、呕吐特点等，及时发现病情变化。

2. 评估肢体功能、认知功能，言语功能、吞咽功能障碍程度。

3. 观察患者有无癫痫症状，及时识别并处理。

4. 评估患者心理及社会行为，大小便排泄功能。

5. 了解患者的性格、心理状态、家庭及社会支持系统。

6. 询问患者及其家属住院期间的困难和需求，及时给予解决。

（二）护理措施

1. 责任护士每日与患者交流，对患者采用合适的尊称；主动向患者及其家属自我介绍。

2. 做好预防性康复护理。使用气垫床，定时翻身，保持床单位整洁，预防压力性损伤；早期进行关节的主动和被动活动，维持良好的功能位；鼓励患者尽早参与自理活动，如床上翻身，病情允许时取坐位，增强肌力、恢复心肺功能、防止挛缩畸形。

3. 维持合适的体位，头的位置不宜过低，以利于颅内静脉回流，必要时给予卧床患者被动运动训练。

4. 采用促醒措施，如音乐治疗、家属叙述、视觉刺激、针灸按摩、肢体运动和皮肤刺激、生活护理刺激、高压氧治疗。

5. 为患者提供含营养成分丰富、清淡易消化的食物，多食富含粗纤维的水果和蔬菜，如芹菜、韭菜、香蕉等，允许患者根据个人喜好选择食物。

6. 观察患者排便情况，评估大小便形态和次数；对便秘、尿潴留者，鼓励多做适当的活动以利于肠蠕动，指导和训练患者养成定时排便的习惯，鼓励患者增加液体摄入。留置尿管的患者注意保持会阴部清洁，鼓励患者多饮水，预防泌尿系感染，定时开放尿管，以训练膀胱收缩功能。

7. 为患者提供良好的睡眠环境，如病房内空气新鲜，温度适宜，周围环境安静等。教会患者一些有利于睡眠的方法，如温水泡脚、全身放松、依次计数等；必要时，可遵医嘱给予药物辅助入眠。

8. 提供安全的治疗环境，对有意识障碍、智能障碍和癫痫发作的患者及动作迟缓、步态不稳的患者设专人护理；对意识模糊、行走不便及反应迟钝的患者应限制其活动范围。

9. 患者情绪稳定时为患者讲解相关训练技巧、方法等，使其了解康复是一个缓慢渐进的过程，需要足够的耐心和信心，使家属及患者主动协助医护人员对患者实施康复训练，提高患者的康复效果。

10. 针对情绪消极、行为障碍的患者，应多与其交谈，在情感上给予支持和同情，鼓励患者积极面对现实，树立信心，以积极的态度配合康复治疗，尽力恢复功能，早日回归家庭和社会。

11. 对患者实施行为矫正疗法，通过不断学习，消除病态行为，树立健康行为，使患者能面对现实，学会放松，逐步消除恐惧、焦虑与抑郁。鼓励患者自己做力所能及的事，提高康复信心。

（三）健康指导

1. 指导患者及家属把康复训练贯穿于日常生活中去，如进食、洗漱、更衣、大小便的动作训练，家庭或陪护人员要掌握基本的训练方法和原则，了解训练的长期性、艰巨性及家庭康复的优点和意义。

2. 吞咽功能障碍患者进食时应坐直或头稍前屈，健侧喂食，根据病情选择合适的食物，避免发生呛咳和误吸。

3. 家属给予患者相应的促醒措施，如多与患者交流，播放患者喜欢的音乐或亲人的声音等。

4. 指导患者家属在饮食上保证蛋白质、糖、脂肪、维生素及微量元素的合理供给。

5. 指导患者家属将患者患侧肢体处于功能位，勿使肢体关节扭转弯曲，防止关节挛缩，进行功能康复。

6. 指导言语障碍患者先学会噘嘴、鼓腮、叩齿弹舌、舌舔上腭的运动，再教其发音，由词、词组、句到文章，循序渐进，并进行反复听力训练，利用图片、字片、实物等强化患者的记忆，个体训练与集体训练相结合。

7. 指导患者及家属注意保护颅骨缺损处，防止外伤。

8. 患者练习独立行走时，指导家属给予一定的保护性措施，防止跌倒的发生。

9. 指导患者定期复查，如有头晕、头痛或发现颅骨缺损处有膨隆等不适症状应及时就医。

（四）延伸护理

1. 定期电话回访出院患者，及时了解患者出院后生理、心理及病情转归及自我护理等情况，并对其提出的问题给予针对性指导。

2. 为出院患者提供联系方式，供患者及家属咨询。

3. 残留严重功能障碍的患者，联系所辖区社区卫生服务中心，共同参与管理，最大限度提高患者的生活质量。

4. 了解患者对护理服务的感受，虚心听取患者的意见和建议，改进相关护理服务。

七、脑瘫康复患儿关怀性护理

（一）评估和观察要点

1. 评估患儿脑瘫的类型，主要功能障碍表现，如运动障碍、视觉障碍、听力损害、言语障碍等。

2. 评估患儿是否存在癫痫或惊厥症状，发作频次和严重程度，是否伴有呼吸增快、大小便失禁等。

3. 评估患儿是否存在心理行为异常，如自残行为、暴力倾向、睡眠障碍、性格异常等。

4. 评估患儿是否伴有学习困难，及严重程度。评估语言交往能力，因患儿脑部发育不全，造成语言发育迟缓，发音困难，语言欠清晰。

5. 评估患儿的功能独立性，包括以下方面：①个人卫生动作；②进食动作；③更衣动作；④排便动作；⑤转移动作；⑥移动动作（包括行走、上下楼梯）；⑦认知交流能力。

6. 了解患者的性格、心理状态、家庭及社会支持系统。

7. 询问患者及其家属住院期间有何问题、困难或需求。

（二）护理措施

1. 责任护士每日与患儿家属交流，主动向患儿家属做自我介绍。

2. 做好患儿的生活护理，加强营养、预防感染，对有吞咽、咀嚼障碍者，防止呛咳或窒息。保持床单位的干净、整洁、无皱褶；及时更换尿布，防止臀红的发生。

3. 提供轻松愉悦的进餐环境，尽可能鼓励患儿自行进食，挑选容易下咽的食物；协助进餐时态度要和蔼，进餐不可过快，保证患儿有充分的咀嚼时间；进食中，注意力要集中，嘱患儿不要说话，以免发生误吸；如患儿有疲劳感时，可适当休息，疲劳缓解后继续用餐。

4. 创造良好的训练环境，为患儿营造一种温馨、安静、舒适、符合儿童需要的病房环境，消除患儿恐惧、紧张、孤独等心理障碍，开展病区活动，组织集体游戏，创造良好的成长环境，促进患儿全身心的发育，提高康复疗效。

5. 说明活动及锻炼的重要性，保持患肢的功能位，在治疗师的指导下协助患儿进行被动或主动运动、锻炼肌肉的力量和耐力，协助肢体康复，配合推拿、按摩、针刺及理疗等，纠正异常姿势。

6. 加床档保护，防止坠床发生；勿强行按压患侧肢体，以免引起骨折，对患侧肢体加以保护，防止不自主运动时损伤；锻炼活动时，注意周围环境，移开阻挡物体，并加以保护。帮助患儿定时变换体位，减轻局部皮肤的压力，预防压力性损伤。

7. 了解患儿的心理特点，患儿表现为好哭、任性、固执、孤僻、情感脆弱、易于激动及情绪不稳定等，与患儿及家属交流过程中称呼得当、语言和蔼，对待患儿态度热情、真诚，同情、理解患儿的疾苦。采用正向鼓励、倾听等沟通技巧，鼓励并接受患儿及家属对积极情绪和消极情绪的表达，分享感受；帮助其保持乐观情绪，避免紧张、焦虑等负性情绪。

8. 经常巡视，主动询问患儿及其家长有何困难及需求，并提供相应的帮助。

（三）健康指导

1. 指导家长有针对性的训练和照顾方法，包括如何控制患儿躯干及肢体、各种体位的正确姿势、如何抱患儿、如何照顾患儿日常生活等。

2. 为患儿家属提供出院后各项护理书面指导材料，结合动画和卡通插图，设计可视化、形象化的健康教育工具。

3. 饮食的选择

（1）脑瘫患儿要选择容易消化吸收、营养丰富的高蛋白饮食，蛋白质与脑的记忆、思维有密切的关系。

（2）以碳水化合物如米饭、面食、馒头、粥、粉为主食，过多杂食会影响食欲，造成营养失调。

（3）鼓励患儿多吃蔬菜水果，少吃脂肪肥肉。蔬菜和水果含有维生素和纤维，有利于保持大便通畅。如患儿不吃蔬菜，可以把菜剁烂做成菜泥、菜汤，指导患儿养成吃蔬菜的习惯。

4. 指导患儿家属每日为患儿安排户外活动，让阳光照射皮肤，增进食欲，促进钙的吸收。

5. 指导患儿及家属正确使用矫形器或其他辅助支具。

（四）延伸护理

1. 建立信息平台，推送脑瘫患儿护理相关知识。

2. 出院后定期电话回访患儿家属，及时了解患儿出院后生理、心理、病情转归及护理等情况，并对其问题进行针对性指导。

3. 为出院患儿家属提供24小时热线服务，随时接受患儿家属的电话咨询。

4. 了解患儿家属对护理服务的感受，虚心听取患儿家属的意见和建议，改进相关护理服务。

（李黎明　张月兰）

参考文献

[1] 赵庆华.危重症临床护理实用手册［M］.北京：人民卫生出版社，2014.

[2] 廖永珍，黄海燕，郭慧玲.ICU患者人文关怀需求与关怀实施［J］.护理学杂志，2013，28（1）：94-96.

[3] 郝彬，黄海燕.ICU人文关怀管理实践［J］.护理学杂志，2013，28（19）：65-66.

[4] 中华护理学会.临床诊疗指南·护理学分册［M］.北京：人民卫生出版社，2007.

[5] 张园园，冯洁惠.人文关怀应用于重症监护病房患者的护理进展［J］.全科护理，2013，11（8A）：2094-2095.

[6] 赵辉，范志红，严芳琴.标准化沟通交接表在急诊科和ICU患者交接中的应用［J］.护理学报，2015，22（10）：8-11.

[7] 庄一渝，韦秀霞，彭剑英，等.ICU过渡期护理临床实践与研究进展［J］.中华护理杂志，2016，51（2）：211-215.

[8] 汪海霞.ICU病人转出过渡期护理的研究及展望［J］.护理研究，2017，31（19）：2311-2313.

[9] 方芳.危重症监护［M］.北京：人民卫生出版社，2012.

[10] 卢小清.ABC患者评估流程在ICU床旁交接班中的应用［J］.中国医药指南，2014，12（18）：384-385.

[11] 何蕾，陈连芳，侯丽，等.舒适护理在ICU危重症患者中的应用［J］.中华全科医学，2012，10（8）：1327-1328.

[12] 余桂健，陈卓莲，杨艳英，等.ICU患者和家属心理需求与健康教育的调查研究［J］.中华全科医学，2011第9卷第6期.

[13] 张春艳，王淑芹，权京玉，等.5例应用体外膜肺氧合治疗重症急性呼吸窘迫综合征的护理［J］.中华护理杂志，2011，46（1）：46-48.

[14] 龙村.体外膜肺氧合循环支持专家共识［J］.中国体外循环杂志，2014，12（2）：65-67.

[15] 丽娟.实用心血管疾病护理［M］.北京：人民卫生出版社，2009.

[16] 赵举，金振晓.体外膜肺氧合培训手册［M］.北京：人民卫生出版社，2015.

[17] 重症监护病房医院感染预防与控制规范.中华人民共和国国家卫生和计划生育委员会.2016.

[18] 北京协和医院.临床护理.北京：人民卫生出版社，2012.

[19] 温韬雪.危重症临床护理指南.北京：人民卫生出版社，2013.

[20] 王翠玲，李璞.营养与膳食［M］.北京：人民卫生出版社，2014.

[21] 赵庆华.危重症临床护理实用手册［M］.北京：人民卫生出版社，2014.

[22] 阮满真，黄海燕.危重症护理监护技术［M］.北京：人民军医出版社，2013.

[23] 米元元，沈月，郝彬，等.ICU患者肠内营养支持并发腹泻的循证护理实践［J］.中华护理杂志，2017，52（11）：1291-1298.

[24] Kjeldsen C L，Hansen M S，Jensen K，et al. Patients' experience of thirst while being conscious and mechanically ventilated in the intensive care unit［J］. Nursing in Critical Care，2017.

[25] 周士博，来青，沈小玲.以同质医疗理念为中心的创新型护理对ICU患者中的需求分析与实践应用［J］.广东医学，2019，v.40（24）：88-91.

[26] 陆爽爽，胡婷，倪洁，等.入ICU前访视对患者ICU综合征发生率的影响［J］.护理研究，2016，30（4）：460-462.

[27] 莫蓓蓉，李文红，邹艳辉，等.2种个性化音乐疗法对改善ICU患者焦虑状况的对比研究［J］.中国实用护理杂志，2008，24（7）：63-64.

[28] CYPRESS B S. Transfer Out of Intensive mare［J］. Dimensions of Critical Care Nursing，2013，32（5）：244-261.

[29] 郭莉.手术室护理实践指南［M］.北京：人民卫生出版社，2019.

[30] 赵子傑.手术全期安全——醫.護.病三方防護指南［M］.中国台湾：華杏出出版機，2016.

[31] 高兴莲.田莳.手术室专科护士培训与考核［M］.北京：人民军区出版社出版，2011.

[32] 官莉萍.官颖萍.崔芳.心理护理和人性化护理在麻醉恢复室患者舒适化护理中的应用［J］.当代护士（下旬刊），2020，27（1）：91-92.

[33] 刘晓玲.在儿科麻醉恢复室开展优质护理服务的体会［J］.医学信息，2017，30（12）：143-144.

[34] 国家中医药管理局.中医护理方案.2013.

［35］吴绪平主编. 针刀医学护理学［M］. 北京：中国中医药出版社，2007.

［36］张季声主编. 远离阿尔茨海默病，让晚年更幸福［M］. 哈尔滨：黑龙江科学技术出版社，2017.

［37］董慈等主编. 老年痴呆及相关疾病诊护［M］. 北京：科学技术文献出版社，2017.

［38］［法］克里斯托弗·勒夫维斯，［法］法兰克·皮特里著. 阿尔茨海默病精神运动康复照护指导手册［M］. 北京：中国社会出版社，2017.10.

［39］魏建锋编著. 帕金森病中医特色疗法［M］. 北京：人民军医出版社，2015.

［40］（美）玛丽亚·梅耶，（美）保拉·德尔，（美）苏珊·艾麦科，著；王娜，张国富译. 帕金森病的日常护理［M］. 北京：电子工业出版社，2017.

［41］孙斌主编. 帕金森病健康指南［M］. 北京：北京科学技术出版社，2006.

［42］李洪莹编著. 腰椎间盘突出症诊疗方案［M］. 上海：上海世界图书出版公司，2016.

［43］陈守相等主编. 颈肩腰腿痛的中西医结合治疗［M］. 武汉：湖北科学技术出版社，2016.

［44］马勇，傅强主编. 颈腰椎病康复指导［M］. 北京：人民军医出版社，2015.

［45］吴自勤，李领娥著. 皮肤病中医治疗及防护［M］. 北京：学苑出版社，2017.

［46］吴欣娟. 皮肤科护理工作指南［M］. 北京：人民卫生出版社，2016.

［47］孙乐栋. 皮肤性病护理与美容［M］. 北京：人民军医出版社，2011.

［48］耿小凤，丁保玲. 北京大学第一医院皮肤科护理工作指南［M］. 北京：人民卫生出版社，2017.

［49］刘义兰，胡德英，杨春. 护理人文关怀理论与实践. 北京：北京大学医学出版社，2017.

［50］刘惠军. 护理中的人文关怀［M］. 北京：北京大学医学出版社，2017.

［51］陈吉辉. 皮肤性病护理手册［M］. 北京：科学出版社，2011.

［52］赵亚南. 安抚性护理方法对皮肤病患者的影响. 皮肤病与性病，2018，40（3）：449-450.

［53］王元姣. 康复护理学［M］. 杭州：浙江大学出版社，2011.

［54］魏花萍，王勇平. 骨科创伤康复与护理［M］. 兰州：甘肃科学技术出版社，2016.

［55］李惠玲. 护理人文关怀［M］. 北京：北京大学医学出版社，2015.

［56］郭学军，周梅. 康复护理学［M］. 郑州：郑州大学出版社，2008.

［57］中国吞咽障碍康复评估与治疗专家共识组. 中国吞咽障碍评估与治疗专家共识（2017年版）第二部分治疗与康复管理篇［J］. 中华物理医学与康复杂志，2018，40（1）：1-10.

［58］中国健康促进基金会骨病专项基金骨科康复专家委员会. 骨科康复中国专家共识［J］. 中华医学杂志，2018，98（3）：164-170.

［59］中国康复医学会脊柱脊髓专业委员会.《新鲜下颈段脊柱脊髓损伤评估与治疗》的专家共识［J］. 中国脊柱脊髓杂志，2015，25（4）：378-384.

［60］中华医学会神经病学分会，中华医学会神经病学分会脑血管病学组. 中国急性缺血性脑卒中诊治指南2014［J］. 中华神经科杂志，2015，48（4）：246-257.

［61］中国康复医学会儿童康复专业委员会，中国残疾人康复协会小儿脑性瘫痪康复专业委员会，《中国脑性瘫痪康复指南》编委会. 中国脑性瘫痪康复指南（2015）：第一部分［J］. 中国康复医学杂志，2015，30（7）：747-754.